CB071298

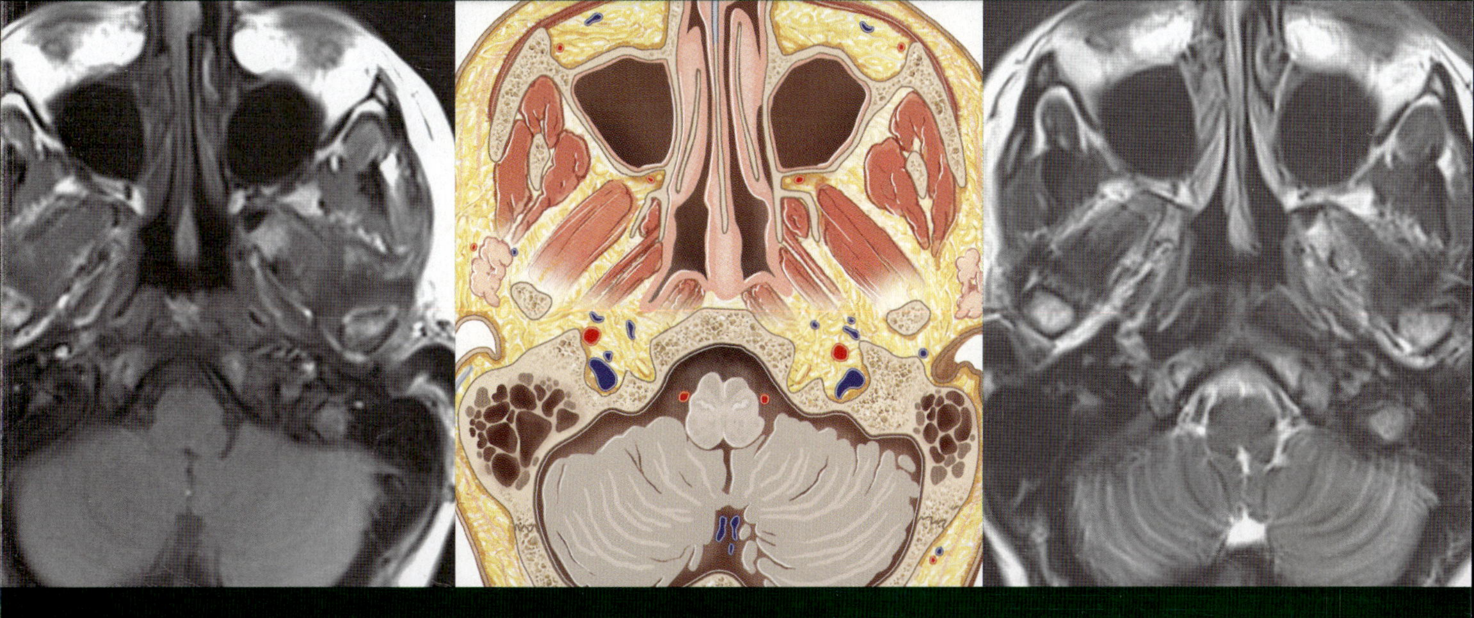

NETTER'S Correlative Imaging
NEUROANATOMIA

NETTER'S Correlative Imaging
NEUROANATOMIA

Editores do Volume

THOMAS C. LEE, MD
Assistant Section Head
Neuroradiology
Instructor
Harvard Medical School
Boston, Massachusetts

SRINIVASAN MUKUNDAN, JR., MD, PhD
Neuroradiology Network Chief
Brigham and Women's Hospital
Associate Professor of Radiology
Harvard University
Boston, Massachusetts

Editora da Série

NANCY M. MAJOR, MD
Director of Diagnostic Imaging
Orthopaedic Associates of Allentown
Allentown, Pennsylvania

Ilustrações

Frank H. Netter, MD

Ilustradores Colaboradores

Tiffany Slaybaugh DaVanzo, MA, CMI
Carlos Machado, MD

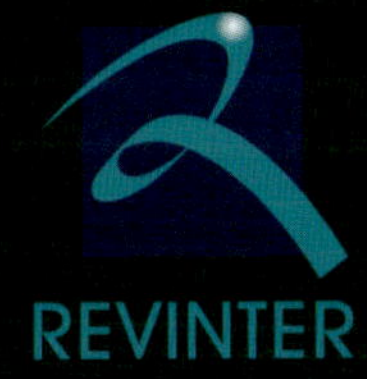

REVINTER

ISBN 978-85-372-0676-8

Tradução:
NELSON GOMES DE OLIVEIRA
Tradutor, Médico, RJ

Revisão Técnica:
FLÁVIA DJAHJAH
Graduada em Medicina pela UFRJ
Residência Médica em Radiologia pela UERJ
Médica-Radiologista da Rede Labs D'Or – Rio de Janeiro, RJ

CIP-BRASIL. CATALOGAÇÃO NA PUBLICAÇÃO
SINDICATO NACIONAL DOS EDITORES DE LIVROS, RJ

L516n

Lee, Thomas C.
Netter's correlative imaging – neuroanatomia/Thomas C. Lee, Srinivasan Mukundan, Jr.; tradução Nelson Gomes de Oliveira. – 1. ed. – Rio de Janeiro: Revinter, 2016.
il.

Tradução de: Netter's correlative imaging, neuroanatomy
ISBN 978-85-372-0676-8

1. Neuroanatomia. I. Mukundan Júnior, Srinivasan. II. Título.

16-29924 CDD: 611.8
CDU: 611.8

Título original:
Netter's Correlative Imaging: Neuroanatomy

ISBN 978-1-4377-0415-0

Livraria e Editora REVINTER Ltda.
Rua do Matoso, 170 – Tijuca
20270-135 – Rio de Janeiro – RJ
Tel.: (21) 2563-9700 – Fax: (21) 2563-9701
livraria@revinter.com.br – www.revinter.com.br

Aos meus pais maravilhosos, Wendy e Doug,
pelo seu apoio e encorajamento inabaláveis.
Aos meus irmãos, Ashley, Hillary, MacGregor e Alex,
que têm sido fontes permanentes de amor e inspiração.
McKinley D. Nickerson, Project Coordinator

Aos meus pais inspiradores, Sun Hyee e Chang Whan Lee,
que proporcionaram a minha formação.
À minha irmã e ao meu cunhado, Jane e Richard, e ao seu filho, Alexander,
por trazerem brilhante esperança para o futuro.
À minha mulher que me apoia, Ji In, e que é a minha alma gêmea exclusiva.
Thomas C. Lee

À minha mulher, Nancy, e aos nossos filhos, TJ e Dev.
Aos meus pais, professores e mentores.
Aos estudantes do passado, presente e futuro, os quais,
por meio do seu estudo e dedicação, validam este esforço.
Srinivasan Mukundan

Sobre os Artistas

FRANK H. NETTER, MD

Frank H. Netter nasceu em 1906 na cidade de Nova York. Estudou arte na *Art Students League* e na *National Academy of Design* antes de entrar na faculdade de medicina da New York University, onde recebeu seu MD em 1931. Durante seus anos de estudante, os esboços nos cadernos do Dr. Netter atraíram a atenção dos professores de medicina e outros médicos, permitindo-lhe aumentar seus rendimentos ilustrando artigos e livros. Ele continuou ilustrando paralelamente, depois de estabelecer uma clínica de cirurgia em 1933, mas afinal optou por abandonar sua clínica em favor de uma dedicação integral à arte. Depois de servir no Exército dos Estados Unidos durante a II Guerra Mundial, o Dr. Netter começou sua longa colaboração com a *CIBA Pharmaceutical Company* (agora Novartis Pharmaceuticals). Esta parceria de 45 anos resultou na produção da extraordinária coleção de arte médica tão familiar aos médicos e outros profissionais de saúde em todo o mundo.

Em 2005, a Elsevier, Inc., adquiriu a *Netter Collection* e todas as publicações da *Icon Learning Systems.* Há agora mais de 50 publicações apresentando a arte do Dr. Netter disponível por meio da Elsevier, Inc. (nos Estados Unidos: www.us.elsevierhealth.com/Netter; fora dos E.U.: www.elsevierhealth.com).

Os trabalhos do Dr. Netter estão entre os mais refinados exemplos do uso da ilustração no ensino de conceitos médicos. Os 13 volumes da *Netter Collection of Medical Illustrations,* que incluem a maior parte das mais de 20.000 pinturas criadas pelo Dr. Netter, se tornaram e permanecem sendo um dos mais famosos trabalhos médicos já publicados. O *The Netter Atlas of Human Anatomy,* publicado pela primeira vez em 1989, apresenta as pinturas anatômicas da *Netter Collection.* Agora já traduzido para 16 línguas, ele é o atlas de anatomia de escolha entre os médicos e profissionais de saúde em todo o mundo.

As ilustrações Netter são apreciadas não apenas pelas suas qualidades estéticas, porém, mais importante, pelo seu conteúdo intelectual. Como escreveu o Dr. Netter em 1949, "... o esclarecimento de um assunto é o objetivo e a meta da ilustração. Não importando quão lindamente pintada, quão delicada e sutilmente representado um assunto possa ser, ele tem pouco valor como uma *ilustração médica* se não servir para tornar claro algum ponto médico". O planejamento do Dr. Netter, sua concepção, ponto de vista e abordagem são o que informam suas pinturas e o que as tornam tão valiosas intelectualmente.

Frank H. Netter, MD, médico e artista, morreu em 1991.

Saiba mais sobre o médico-artista cujo trabalho inspirou a coleção *Netter Reference*: http://www.netterimages.com/artist/netter.htm

CARLOS MACHADO, MD

Carlos Machado foi escolhido pela Novartis para ser o sucessor do Dr. Netter. Ele continua a ser o artista principal que colabora para a *Netter Collecton of Medical Illustrations.*

Autodidata em ilustração médica, o cardiologista Carlos Machado contribuiu com meticulosas atualizações para algumas pranchas originais do Dr. Netter e criou muitas pinturas próprias, no estilo de Netter, como uma extensão da *Netter Collection.* A *expertise* fotorrealística do Dr. Machado e sua percepção aguçada da relação médico/paciente caracterizam o seu estilo visual vívido e inesquecível. Sua dedicação à pesquisa de cada tópico e assunto que ele pinta o colocam entre os principais ilustradores médicos em atividade atualmente.

Saiba mais sobre a sua formação e veja mais da sua arte em: http://www.netterimages.com/artist/machado.htm

TIFFANY SLAYBAUGH DAVANZO, MA, CMI

Tiffany Slaybaugh DaVanzo é uma *Certified Medical Illustrator* graduada pelo programa de Mestrado da *Johns Hopkins University School of Medicine's Art as Applied to Medicine.* Ela tem sido uma ilustradora médica autônoma desde 2006, e o seu trabalho recebeu muitos prêmios. Ela se especializa em arte para publicações médicas, educação e o campo da medicina legal.

O primeiro texto médico de Tiffany foi o *Atlas of Human Anatomy* de Netter. Essa obra atualmente está assentada na sua mesa, crivada de notas de *Post-It* pelos anos de uso intenso, mas é um tributo à influência do Dr. Netter na sua arte. Ela considera um ponto alto na sua carreira estar criando novo trabalho de arte para a coleção Netter. Tiffany reside no Tennessee com seu marido e duas filhas jovens.

Sobre os Editores

Thomas C. Lee, MD, cresceu em Toronto, Ontário. Cursou *Harvard College* e ganhou o grau de AB com honras em estudos bioquímicos. Graduou-se em medicina na McGill University em Montreal, antes de retornar à sua cidade natal, onde completou uma residência em radiologia diagnóstica, seguida por uma *fellowship* em neurorradiologia na Universidade de Toronto.

Enquanto estudante em Harvard, frequentou o *Addenbrooke's Hospital* na *Cambridge University*, Reino Unido, pelo prêmio Weissman. Como estudante de medicina, ganhou o *BiochemPharma Award* para estudo de pesquisa médica de mais alto mérito científico, e, como residente, venceu o Prêmio da *Radiological Society of North America* de excelência em pesquisa. Foi coautor de vários trabalhos revistos pelos pares e de capítulos de livros. Palestrou em muitos congressos locais, nacionais e internacionais, com um foco em imagem e intervenção na cabeça, pescoço e coluna vertebral, e mais recentemente sobre crioablação de nervos e tumores dirigida por MRI de lesões na cabeça, pescoço e coluna.

O Dr. Lee é atualmente instrutor de radiologia na *Harvard Medical School*, bem como assistente do chefe do setor de neurorradiologia no *Brigham and Women's Hospital*, e é um conselheiro pré-médico da *Quincy House of Harvard College*.

Srinivasan Mukundan, Jr., MD, PhD, cresceu em Atlanta, Georgia, onde cursou a *Emory University* para estudar química, ganhando seus graus de BS. MS e PhD. Então entrou na *Emory University School* of *Medicine*, ganhando seu MD e completando um *fellowship* pós-doutoral em MRI cardíaca, uma residência em radiologia diagnóstica e um *fellowship* clínico em neurorradiologia.

O Dr. Mukundan ganhou prêmios de pesquisa como estudante graduado, estudante de medicina e residente. Também recebeu o *Berlex Neuroradiology Education Research Foundation Scholar Award* da *American Society of Neuroradiology* e o *Scholar Award da American Roentgen Ray Society*. Foi coautor de mais de 80 trabalhos revistos pelos pares, bem como 10 capítulos de livros e um livro-texto. Além disto, é um palestrante frequente nacional e internacionalmente sobre uma variedade de tópicos relacionados com a neurorradiologia, MRI e imagem pré-clínica (curso básico).

O Dr. Mukundan é atualmente professor-associado de radiologia na *Harvard Medical School* e chefe do setor de neurorradiologia no *Brigham and Women's Hospital*. Além disto, desempenha várias outras posições administrativas no *Brigham and Women's Hospital*, incluindo diretor da rede de neurorradiologia, codiretor do *Clinical Functional MRI Program*, e chefe do *Contrast Agent Safety Committee*. É também o primeiro diretor do *Brigham and Women's Hospital Small Animal Imaging Laboratory*.

Agradecimentos

Da nossa perspectiva, este projeto começou vários anos atrás, com um telefonema da Dra. Nancy Major, querida colega e amiga. Nancy serviu como a força impulsora por trás da série *Netter's Correlative Imaging*, encontrando os autores e ajudando a definir o formato único deste projeto. No nosso projeto específico, ela forneceu apoio e orientação em vários estádios-chaves do projeto.

A equipe de publicação da Elsevier é liderada por Elyse O'Grady, *Senior Content Strategist*, e Marybeth Thiel, *Senior Content Development Editor*. Elas praticam a sua tarefa de acordo com as mais finas tradições de edição e publicação de livros que evoluíram desde o tempo das primeiras prensas. Isto é particularmente admirável, dado que muitas destas tradições são desafiadas no nosso mundo moderno. Principalmente, Marybeth e Elyse são reconhecidas pela sua paciência e sua paixão, acompanhando este projeto até a sua conclusão.

Diversos colegas e amigos desempenharam papéis importantes durante a evolução deste projeto. Expressamos gratidão do fundo do coração a estes profissionais:

Dra. Pamela Deaver

Dr. Leahthan Domeshek

Dr. Gerald Grant

Dr. Jeffrey Marcus

Dr. Karli Spetzler

Agradecimentos especiais vão para Frank H. Netter, MD, frequentemente considerado o "Michelangelo da Medicina", que criou e aperfeiçoou este gênero. Nossa artista, Tiffany DaVanzo, mergulhou na criação de ilustrações que são de alta qualidade artística, e a seguir passou horas incontáveis em conferências revendo os detalhes finos do trabalho de arte, prancha por prancha, para assegurar precisão anatômica. Tiffany recebe agradecimento pela sua fidelidade à tradição Netter à qual estamos todos dedicados.

Finalmente, **McKinley Nickerson** trabalhou como nossa coordenadora do projeto. Ela *trouxe miríade* de contribuições que variaram desde programação e coordenação até auxílio em segmentação de imagem e provas digitais. Dito de maneira simples, este projeto nunca teria sido completado sem a participação de McKinley.

Prefácio

O estudo da anatomia, pela sua própria natureza, expõe o estudante às formas e funções responsáveis pelas operações internas do corpo humano – uma das mais elegantes demonstrações da síntese de arte e ciência. Esta declaração nunca é tão verdadeira do que quando ao rever os trabalhos de Frank H. Netter, MD (1906-1991). Seus monumentais trabalhos de arte educaram incontáveis gerações de médicos e continuarão a fazê-lo por muitos anos no futuro.

A evolução das tecnologias de imagem tomográfica, incluindo tomografia computadorizada (CT) e imagem de ressonância magnética (MRI), permitiu que os médicos e os aspirantes a médicos tivessem a capacidade de olhar dentro do corpo humano, de muitas maneiras previamente impossíveis. Isto, por sua vez, forçou à revisão da anatomia da maneira que não era contemplada quando o Dr. Netter começou a produzir seu trabalho de arte, há mais de três quartos de século. Resolução limitada espacial e temporal, parâmetros dos tecidos, contraste de imagem e *averaging* de volume parcial são todas questões que confundem a interpretação de imagens de MRI e TC, e não fazem parte do ensino anatômico convencional no laboratório de dissecção.

Apesar da natureza evolutiva do problema da educação em anatomia, a abordagem do Dr. Netter ainda fornece o gabarito de como ensinar imagem médica moderna. Correlacionando diretamente as imagens médicas de corte transversal com a "arte de Netter" que é *voxel*-combinada, o estudante ganha a chave para destrancar a anatomia oculta no interior.

Muitos tratados existentes com imagens de radiologia e com ilustrações esclarecedoras focalizam a apresentação de reconstruções em 3D para obterem uma melhor compreensão do trajeto inteiro de uma estrutura particular, como um nervo craniano. Nosso objetivo, no entanto, é fornecer um guia de referência mais rigoroso "corte por corte" de ambos – a imagem médica tomográfica e a ilustração correspondente. Por exemplo, alguém pode compreender o trajeto geral do nervo facial, todavia ainda ter dificuldade em identificar o componente fracionário desta estrutura em uma única imagem axial. Em contraposição, indivíduos podem precisar de ajuda para identificar uma estrutura desconhecida em uma dada imagem, particularmente nos planos coronais ou sagitais. Finalmente, as características de imagens da CT *versus* diferentes sequências de MRI, como imagens ponderadas para T1 ou T2, podem, muitas vezes, ser causadoras de confusão, e nós esperamos que sejam parcialmente esclarecidas através deste livro.

Este volume permanece fiel aos objetivos da *Netter's Correlative Imaging Series.* Há uma alta qualidade de imagem permitindo a demonstração de estruturas anatômicas importantes, incluindo estruturas nem sempre incluídas em outras fontes. O livro serve também como referência anatômica amistosa ao usuário, para técnicas de imagem comumente empregadas no cérebro, cabeça, pescoço e coluna vertebral. Tal como com os outros volumes na série, o texto não inclui patologia. Além disto, anatomia variante normal e pérolas clínicas são apresentadas.

Estruturas estão marcadas usando-se os termos mais comuns e devem ser aceitáveis para os radiologistas, neurocirurgiões e neurologistas.

Nós temos a esperança de que este volume venha a servir como uma fonte principal de conhecimento para o novato e como texto de referência para o veterano amadurecido. Em qualquer dos dois casos, esperamos que seja útil diariamente.

Sumário

PARTE 1 CÉREBRO

1 VISÃO GERAL DO CÉREBRO 2

2 CÉREBRO 15

Axial, 16-61
Coronal, 62-97
Sagital, 98-123

3 TÁLAMO E NÚCLEOS DA BASE 125

Axial, 126-135
Coronal, 136-145

4 SISTEMA LÍMBICO 147

Axial, 148-155
Coronal, 156-167
Sagital, 168-173

5 TRONCO CEREBRAL E NERVOS CRANIANOS 175

Nervo Olfatório (CN I)
  Axial, 176-177
  Coronal, 178-179
Nervo Óptico (CN II)
  Axial, 180-185
  Coronal, 186-197
  Sagital, 198-199
Nervo Oculomotor (CN III)
  Axial, 200-207
  Coronal, 208-217
Nervo Troclear (CN IV)
  Axial, 218-221
  Coronal, 222-223
Nervo Trigêmeo (CN V)
  Axial, 224-241
  Sagital, 242-243
  Coronal, 244-245
Nervos Abducente (CN VI), Facial (CN VII) e Vestibulococlear (CN VIII)
  Axial, 246-259
  Sagital, 260-263
Nervos Glossofaríngeo (CN IX), Vago (CN X), Acessório (CN XI) e Hipoglosso (CN XII)
  Axial, 264-271

6 VENTRÍCULOS E CISTERNAS DO LÍQUIDO CEFALORRAQUIDIANO 273
Axial, 274-285
Coronal, 286-291
Sagital, 292-293

7 SELA TÚRCICA 295
Coronal, 296-303
Sagital, 304-305

PARTE 2 CABEÇA E PESCOÇO

8 VISÃO GERAL DA CABEÇA E PESCOÇO 308

9 SEIOS PARANASAIS 321
Axial, 322-337
Coronal, 338-353

10 ÓRBITAS 355
Axial, 356-367
Coronal, 368-379

11 MANDÍBULA E MÚSCULOS DA MASTIGAÇÃO 381
Axial, 382-389
Coronal, 390-397

12 OSSO TEMPORAL (ORELHA MÉDIA, CÓCLEA, SISTEMA VESTIBULAR) 399
Axial, 400-411
Coronal, 412-419

13 CAVIDADE ORAL, FARINGE E PESCOÇO SUPRA-HIÓIDEO 421
Axial, 422-437
Coronal, 438-453
Sagital, 454-469

14 HIPOFARINGE, LARINGE E PESCOÇO INFRA-HIÓIDEO 471
Axial, 472-487
Coronal, 488-503
Sagital, 504-519

PARTE 3 COLUNA VERTEBRAL

15 VISÃO GERAL DA COLUNA VERTEBRAL 523

16 COLUNA VERTEBRAL 535

Coluna Cervical
- Axial, 536-551
- Coronal, 552-561
- Sagital, 562-571

Coluna Torácica
- Axial, 572-577
- Sagital, 578-583

Columa Lombossacral
- Axial, 584-595
- Sagital, 596-605

ÍNDICE REMISSIVO 607

PARTE 1 CÉREBRO

CAPÍTULO 1 VISÃO GERAL DO CÉREBRO 2

CAPÍTULO 2 CÉREBRO 15

CAPÍTULO 3 TÁLAMO E NÚCLEOS DA BASE 125

CAPÍTULO 4 SISTEMA LÍMBICO 147

CAPÍTULO 5 TRONCO CEREBRAL E NERVOS CRANIANOS 175

CAPÍTULO 6 VENTRÍCULOS E CISTERNAS DO LÍQUIDO CEFALORRAQUIDIANO 273

CAPÍTULO 7 SELA TÚRCICA 295

Capítulo 1 VISÃO GERAL DO CÉREBRO

CÉREBRO: VISTAS LATERAIS 3

CÉREBRO: VISTAS MEDIAIS 4

CÉREBRO: VISTA INFERIOR 5

SEIOS VENOSOS DURAIS 6

SEIOS VENSOS DURAIS (CONTINUAÇÃO) 7

VENTRÍCULOS DO CÉREBRO 8

ARTÉRIAS DO CÉREBRO: VISTAS INFERIORES 9

NÚCLEOS DA BASE 10

QUARTO VENTRÍCULO E CEREBELO 11

NÚCLEOS DOS NERVOS CRANIANOS NO TRONCO CEREBRAL: ESQUEMA 12

ANATOMIA NEUROVASCULAR INTRACRANIANA 13

ANATOMIA NEUROVASCULAR INTRACRANIANA (CONTINUAÇÃO) 14

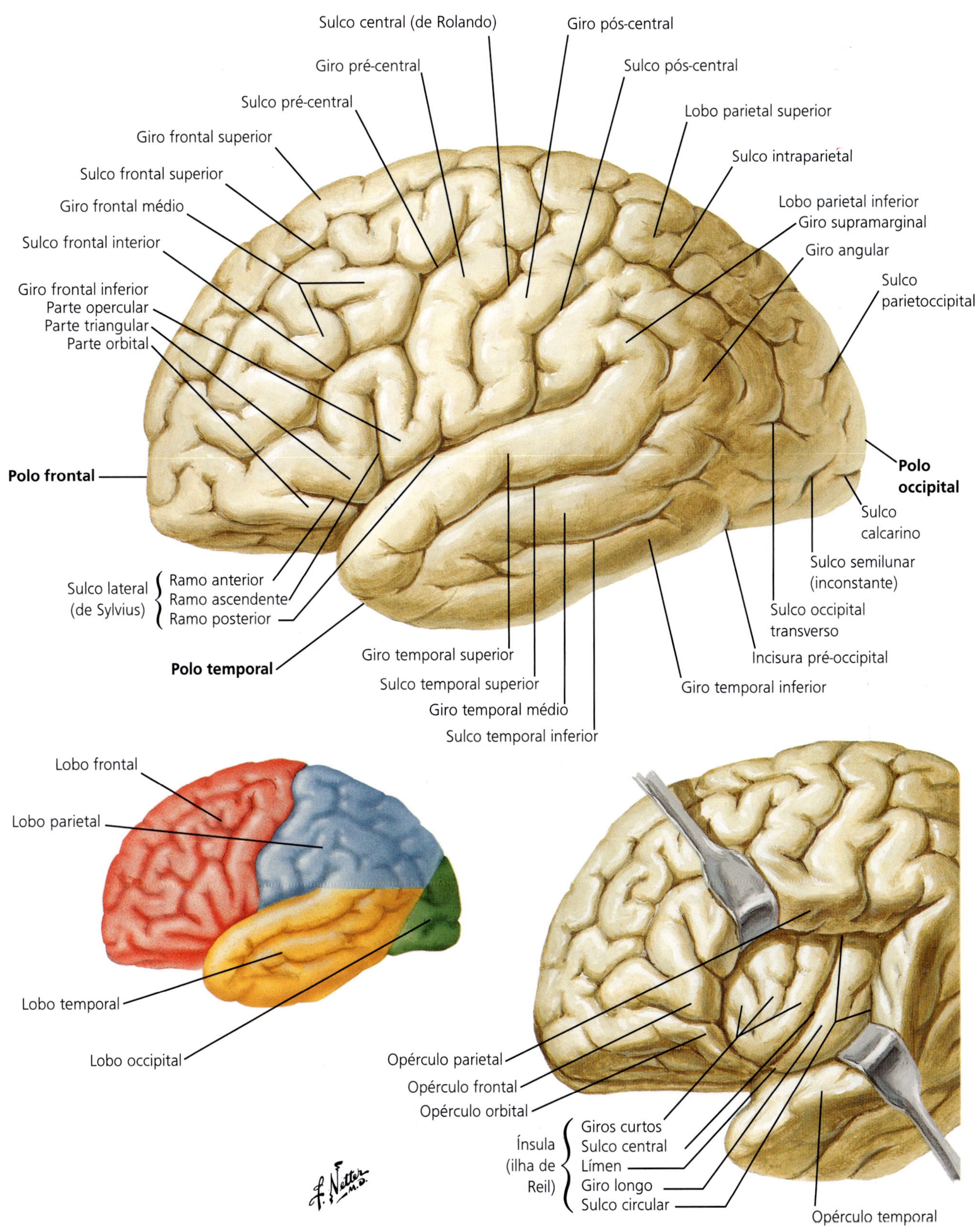

Sulco central (de Rolando)
Giro pós-central
Giro pré-central
Sulco pós-central
Sulco pré-central
Lobo parietal superior
Giro frontal superior
Sulco intraparietal
Sulco frontal superior
Lobo parietal inferior
Giro supramarginal
Giro frontal médio
Giro angular
Sulco frontal interior
Sulco parietoccipital
Giro frontal inferior
Parte opercular
Parte triangular
Parte orbital
Polo frontal
Polo occipital
Sulco calcarino
Sulco semilunar (inconstante)
Sulco lateral (de Sylvius)
Ramo anterior
Ramo ascendente
Ramo posterior
Sulco occipital transverso
Polo temporal
Giro temporal superior
Incisura pré-occipital
Sulco temporal superior
Giro temporal inferior
Giro temporal médio
Sulco temporal inferior
Lobo frontal
Lobo parietal
Lobo temporal
Lobo occipital
Opérculo parietal
Opérculo frontal
Opérculo orbital
Ínsula (ilha de Reil)
Giros curtos
Sulco central
Límen
Giro longo
Sulco circular
Opérculo temporal
F. Netter M.D.

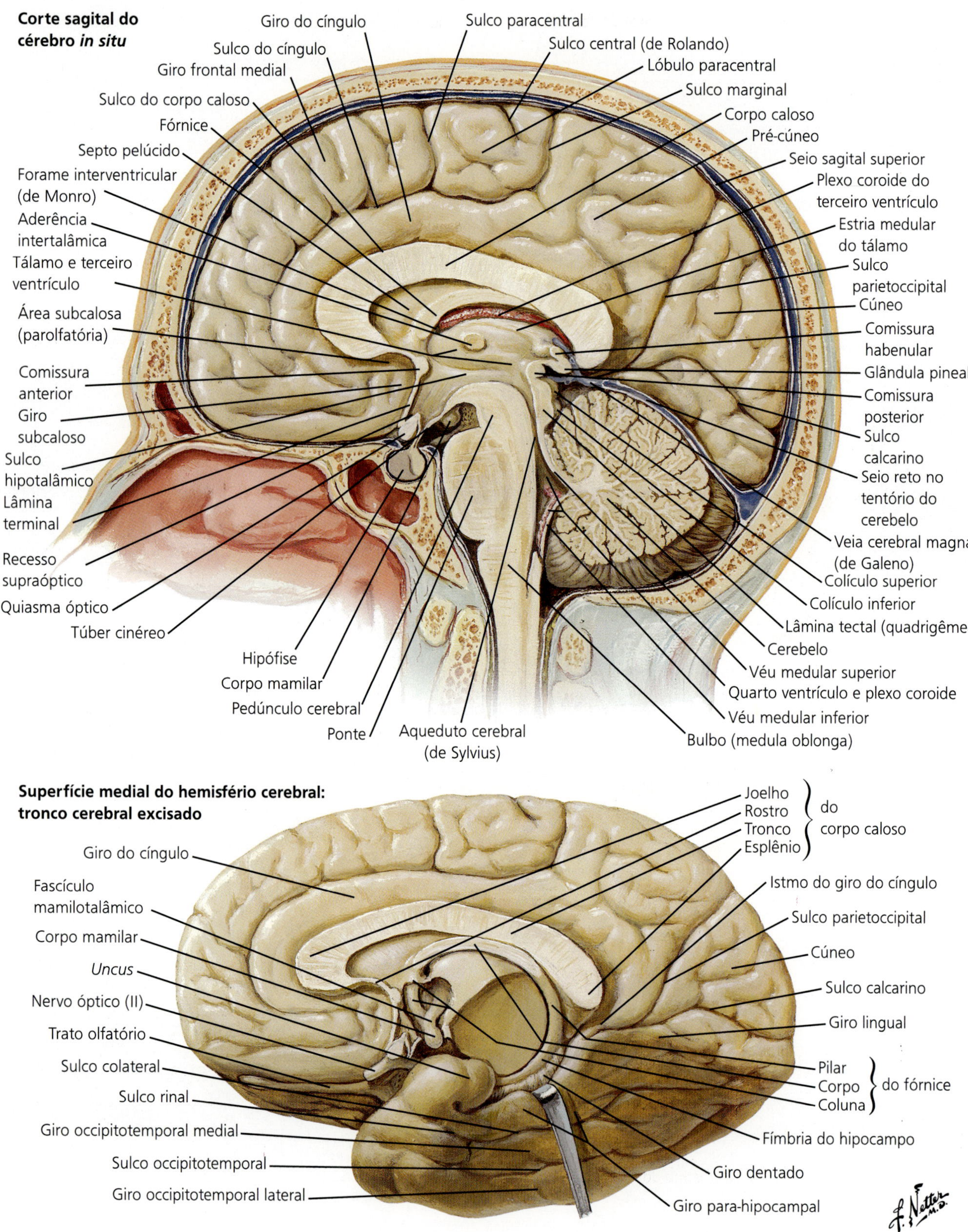
Corte sagital do cérebro *in situ*
Giro do cíngulo
Sulco paracentral
Sulco central (de Rolando)
Sulco do cíngulo
Giro frontal medial
Lóbulo paracentral
Sulco do corpo caloso
Sulco marginal
Fórnice
Corpo caloso
Pré-cúneo
Septo pelúcido
Seio sagital superior
Forame interventricular (de Monro)
Plexo coroide do terceiro ventrículo
Aderência intertalâmica
Estria medular do tálamo
Tálamo e terceiro ventrículo
Sulco parietoccipital
Cúneo
Área subcalosa (parolfatória)
Comissura habenular
Glândula pineal
Comissura anterior
Comissura posterior
Giro subcaloso
Sulco calcarino
Sulco hipotalâmico
Seio reto no tentório do cerebelo
Lâmina terminal
Veia cerebral magna (de Galeno)
Recesso supraóptico
Colículo superior
Colículo inferior
Quiasma óptico
Lâmina tectal (quadrigêmea)
Túber cinéreo
Cerebelo
Hipófise
Véu medular superior
Corpo mamilar
Quarto ventrículo e plexo coroide
Pedúnculo cerebral
Véu medular inferior
Ponte
Aqueduto cerebral (de Sylvius)
Bulbo (medula oblonga)
Superfície medial do hemisfério cerebral: tronco cerebral excisado
Joelho
Rostro
Tronco
Esplênio
do corpo caloso
Giro do cíngulo
Fascículo mamilotalâmico
Istmo do giro do cíngulo
Sulco parietoccipital
Corpo mamilar
Cúneo
Uncus
Sulco calcarino
Nervo óptico (II)
Giro lingual
Trato olfatório
Sulco colateral
Pilar
Corpo
Coluna
do fórnice
Sulco rinal
Fímbria do hipocampo
Giro occipitotemporal medial
Giro dentado
Sulco occipitotemporal
Giro occipitotemporal lateral
Giro para-hipocampal
F. Netter M.D.

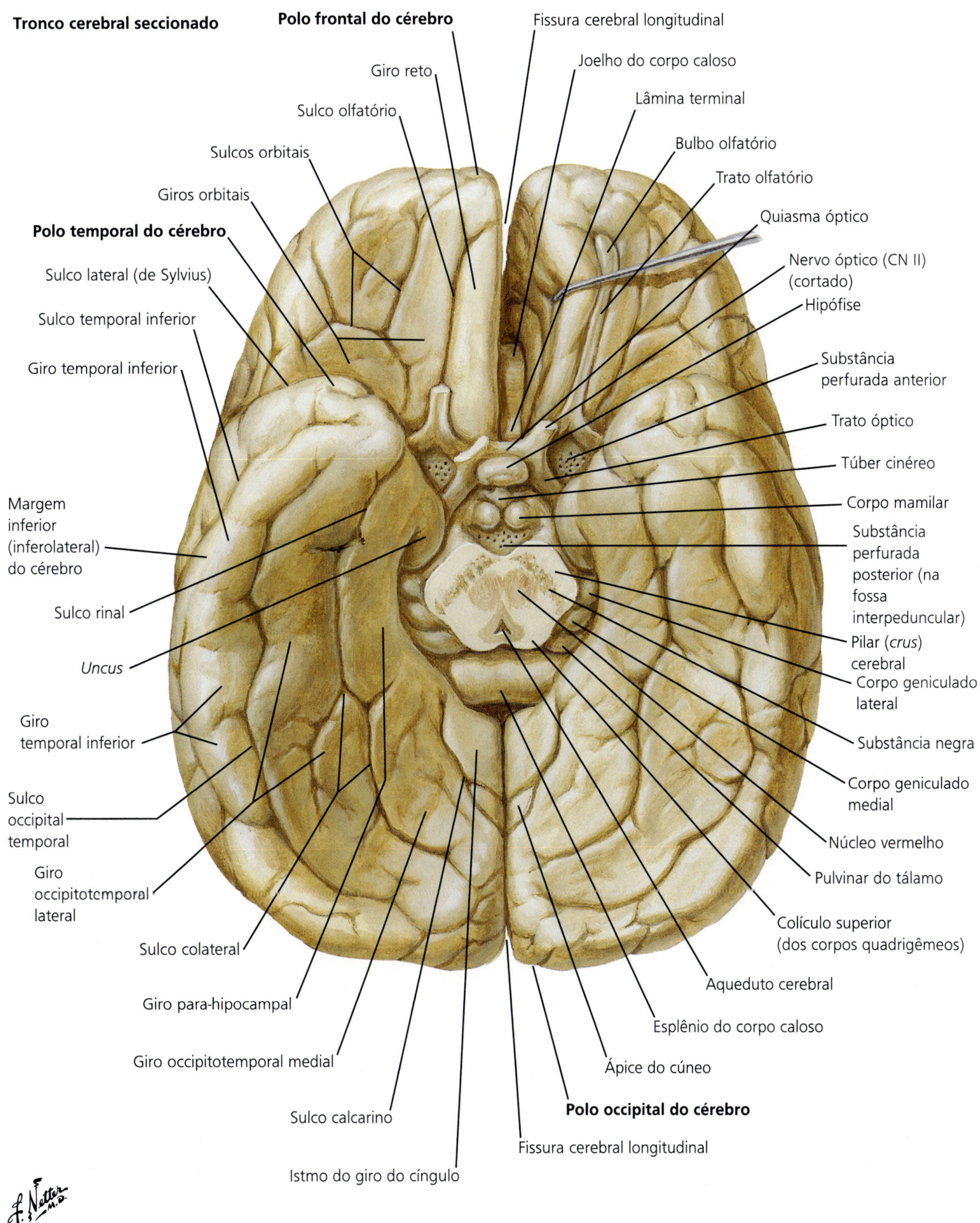
Tronco cerebral seccionado
Polo frontal do cérebro
Fissura cerebral longitudinal
Giro reto
Joelho do corpo caloso
Sulco olfatório
Lâmina terminal
Sulcos orbitais
Bulbo olfatório
Trato olfatório
Giros orbitais
Quiasma óptico
Polo temporal do cérebro
Sulco lateral (de Sylvius)
Nervo óptico (CN II) (cortado)
Hipófise
Sulco temporal inferior
Substância perfurada anterior
Giro temporal inferior
Trato óptico
Túber cinéreo
Margem inferior (inferolateral) do cérebro
Corpo mamilar
Substância perfurada posterior (na fossa interpeduncular)
Sulco rinal
Pilar (*crus*) cerebral
Uncus
Corpo geniculado lateral
Giro temporal inferior
Substância negra
Sulco occipital temporal
Corpo geniculado medial
Giro occipitotemporal lateral
Núcleo vermelho
Pulvinar do tálamo
Colículo superior (dos corpos quadrigêmeos)
Sulco colateral
Aqueduto cerebral
Giro para-hipocampal
Esplênio do corpo caloso
Giro occipitotemporal medial
Ápice do cúneo
Sulco calcarino
Polo occipital do cérebro
Fissura cerebral longitudinal
Istmo do giro do cíngulo

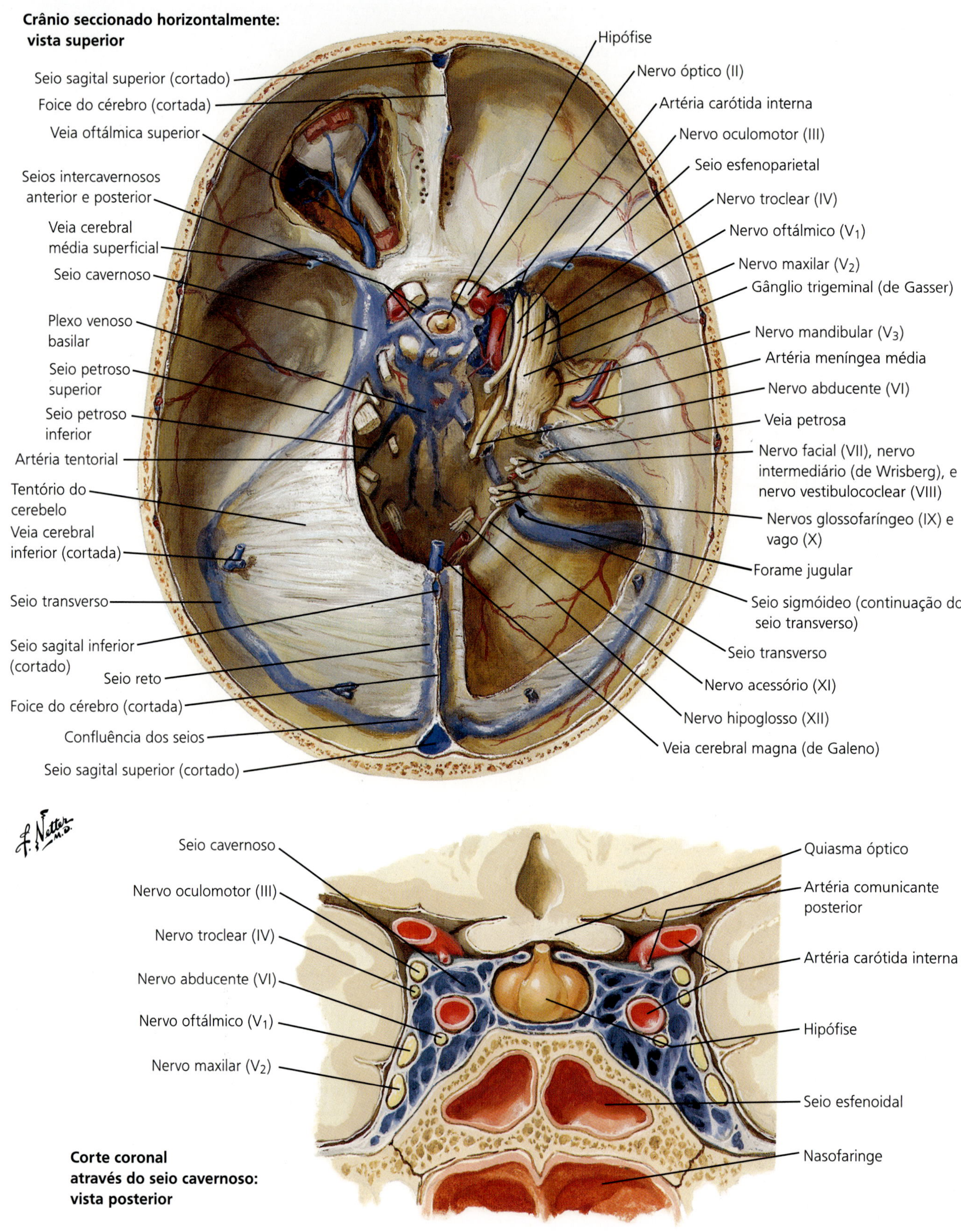
Crânio seccionado horizontalmente: vista superior
Seio sagital superior (cortado)
Foice do cérebro (cortada)
Veia oftálmica superior
Seios intercavernosos anterior e posterior
Veia cerebral média superficial
Seio cavernoso
Plexo venoso basilar
Seio petroso superior
Seio petroso inferior
Artéria tentorial
Tentório do cerebelo
Veia cerebral inferior (cortada)
Seio transverso
Seio sagital inferior (cortado)
Seio reto
Foice do cérebro (cortada)
Confluência dos seios
Seio sagital superior (cortado)
Hipófise
Nervo óptico (II)
Artéria carótida interna
Nervo oculomotor (III)
Seio esfenoparietal
Nervo troclear (IV)
Nervo oftálmico (V_1)
Nervo maxilar (V_2)
Gânglio trigeminal (de Gasser)
Nervo mandibular (V_3)
Artéria meníngea média
Nervo abducente (VI)
Veia petrosa
Nervo facial (VII), nervo intermediário (de Wrisberg), e nervo vestibulococlear (VIII)
Nervos glossofaríngeo (IX) e vago (X)
Forame jugular
Seio sigmóideo (continuação do seio transverso)
Seio transverso
Nervo acessório (XI)
Nervo hipoglosso (XII)
Veia cerebral magna (de Galeno)
F. Netter M.D.
Seio cavernoso
Nervo oculomotor (III)
Nervo troclear (IV)
Nervo abducente (VI)
Nervo oftálmico (V_1)
Nervo maxilar (V_2)
Quiasma óptico
Artéria comunicante posterior
Artéria carótida interna
Hipófise
Seio esfenoidal
Nasofaringe
Corte coronal através do seio cavernoso: vista posterior

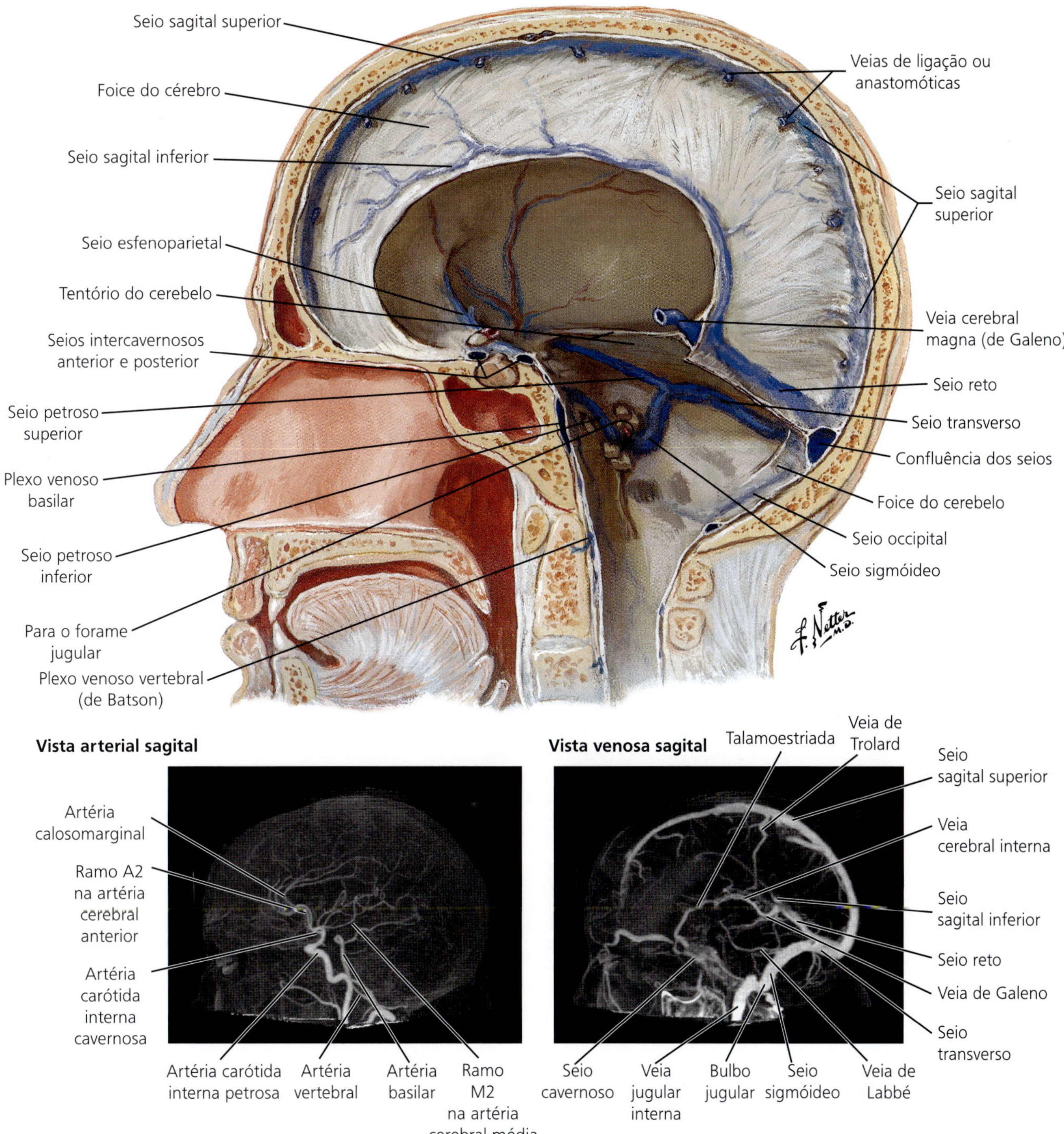
Corte sagital
Seio sagital superior
Foice do cérebro
Seio sagital inferior
Seio esfenoparietal
Tentório do cerebelo
Seios intercavernosos anterior e posterior
Seio petroso superior
Plexo venoso basilar
Seio petroso inferior
Para o forame jugular
Plexo venoso vertebral (de Batson)
Veias de ligação ou anastomóticas
Seio sagital superior
Veia cerebral magna (de Galeno)
Seio reto
Seio transverso
Confluência dos seios
Foice do cerebelo
Seio occipital
Seio sigmóideo
Vista arterial sagital
Artéria calosomarginal
Ramo A2 na artéria cerebral anterior
Artéria carótida interna cavernosa
Artéria carótida interna petrosa
Artéria vertebral
Artéria basilar
Ramo M2 na artéria cerebral média
Vista venosa sagital
Talamoestriada
Veia de Trolard
Seio sagital superior
Veia cerebral interna
Seio sagital inferior
Seio reto
Veia de Galeno
Seio transverso
Seio cavernoso
Veia jugular interna
Bulbo jugular
Seio sigmóideo
Veia de Labbé

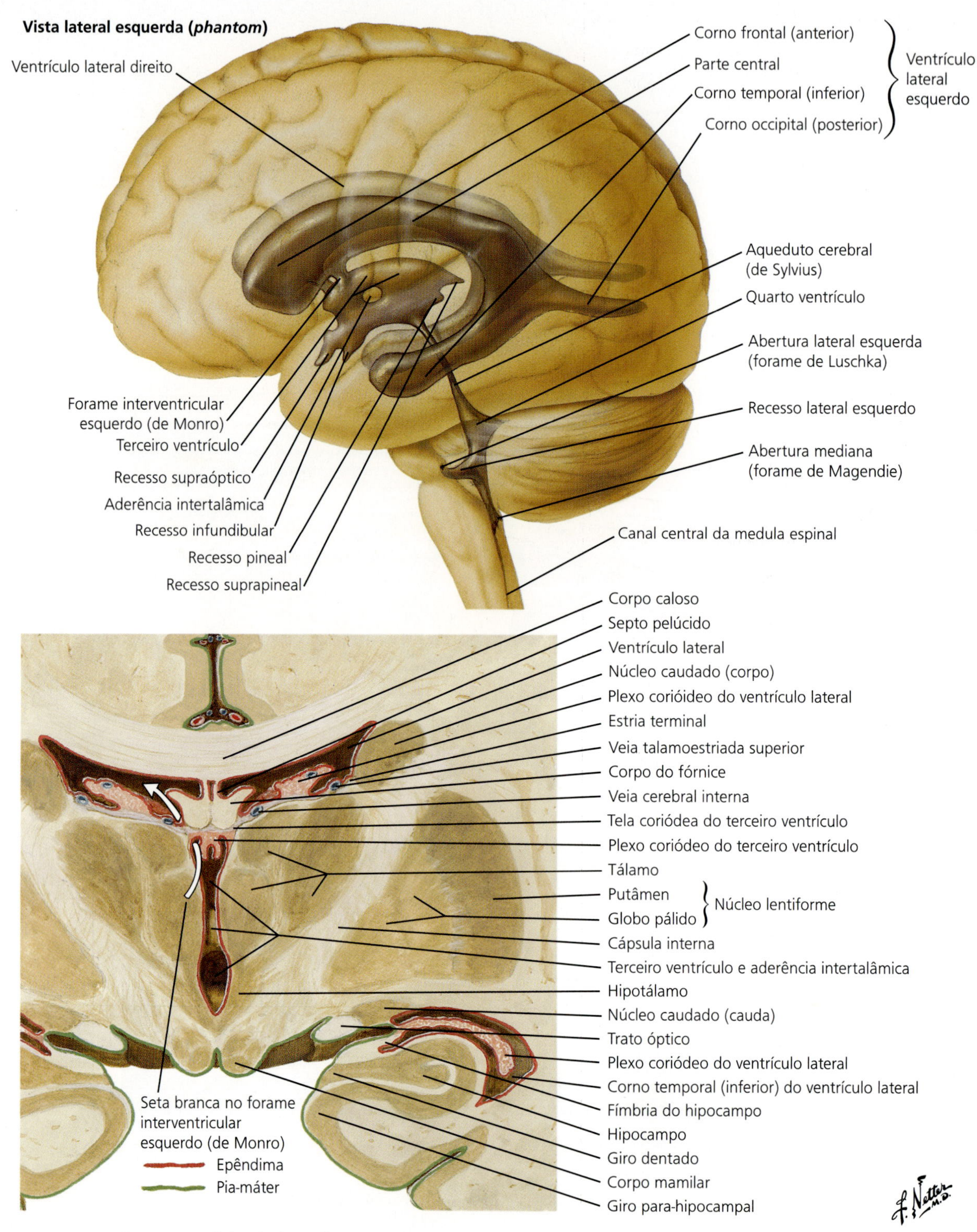
Vista lateral esquerda (*phantom*)
Ventrículo lateral direito
Corno frontal (anterior)
Parte central
Corno temporal (inferior)
Corno occipital (posterior)
Ventrículo lateral esquerdo
Aqueduto cerebral (de Sylvius)
Quarto ventrículo
Abertura lateral esquerda (forame de Luschka)
Recesso lateral esquerdo
Abertura mediana (forame de Magendie)
Canal central da medula espinal
Forame interventricular esquerdo (de Monro)
Terceiro ventrículo
Recesso supraóptico
Aderência intertalâmica
Recesso infundibular
Recesso pineal
Recesso suprapineal
Corpo caloso
Septo pelúcido
Ventrículo lateral
Núcleo caudado (corpo)
Plexo corióideo do ventrículo lateral
Estria terminal
Veia talamoestriada superior
Corpo do fórnice
Veia cerebral interna
Tela coriódea do terceiro ventrículo
Plexo coriódeo do terceiro ventrículo
Tálamo
Putâmen
Globo pálido
Núcleo lentiforme
Cápsula interna
Terceiro ventrículo e aderência intertalâmica
Hipotálamo
Núcleo caudado (cauda)
Trato óptico
Plexo coriódeo do ventrículo lateral
Corno temporal (inferior) do ventrículo lateral
Fímbria do hipocampo
Hipocampo
Giro dentado
Corpo mamilar
Giro para-hipocampal
Seta branca no forame interventricular esquerdo (de Monro)
Epêndima
Pia-máter

Corte coronal do cérebro: vista posterior

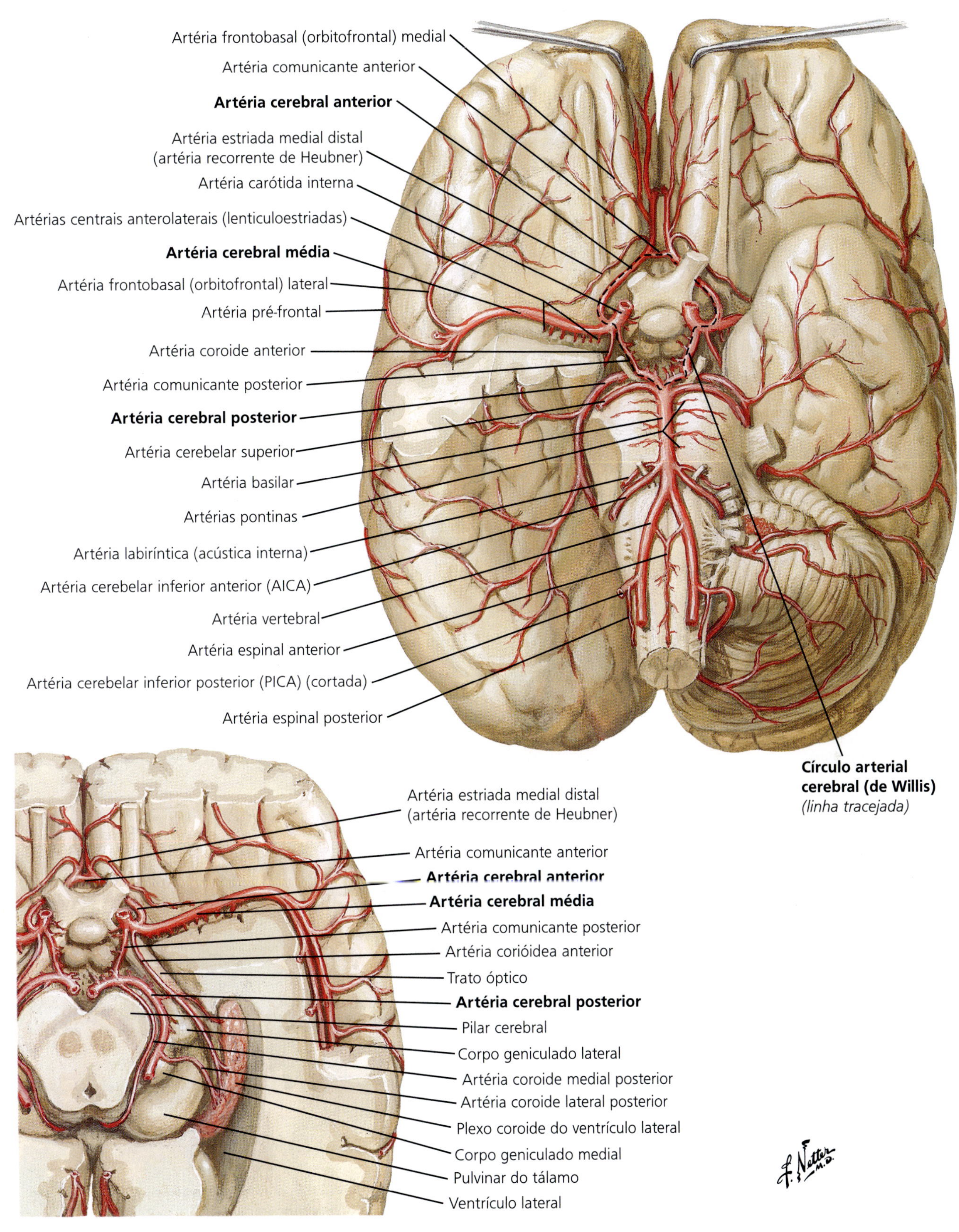
Artéria frontobasal (orbitofrontal) medial
Artéria comunicante anterior
Artéria cerebral anterior
Artéria estriada medial distal (artéria recorrente de Heubner)
Artéria carótida interna
Artérias centrais anterolaterais (lenticuloestriadas)
Artéria cerebral média
Artéria frontobasal (orbitofrontal) lateral
Artéria pré-frontal
Artéria coroide anterior
Artéria comunicante posterior
Artéria cerebral posterior
Artéria cerebelar superior
Artéria basilar
Artérias pontinas
Artéria labiríntica (acústica interna)
Artéria cerebelar inferior anterior (AICA)
Artéria vertebral
Artéria espinal anterior
Artéria cerebelar inferior posterior (PICA) (cortada)
Artéria espinal posterior
Círculo arterial cerebral (de Willis) (linha tracejada)
Artéria estriada medial distal (artéria recorrente de Heubner)
Artéria comunicante anterior
Artéria cerebral anterior
Artéria cerebral média
Artéria comunicante posterior
Artéria corióidea anterior
Trato óptico
Artéria cerebral posterior
Pilar cerebral
Corpo geniculado lateral
Artéria coroide medial posterior
Artéria coroide lateral posterior
Plexo coroide do ventrículo lateral
Corpo geniculado medial
Pulvinar do tálamo
Ventrículo lateral

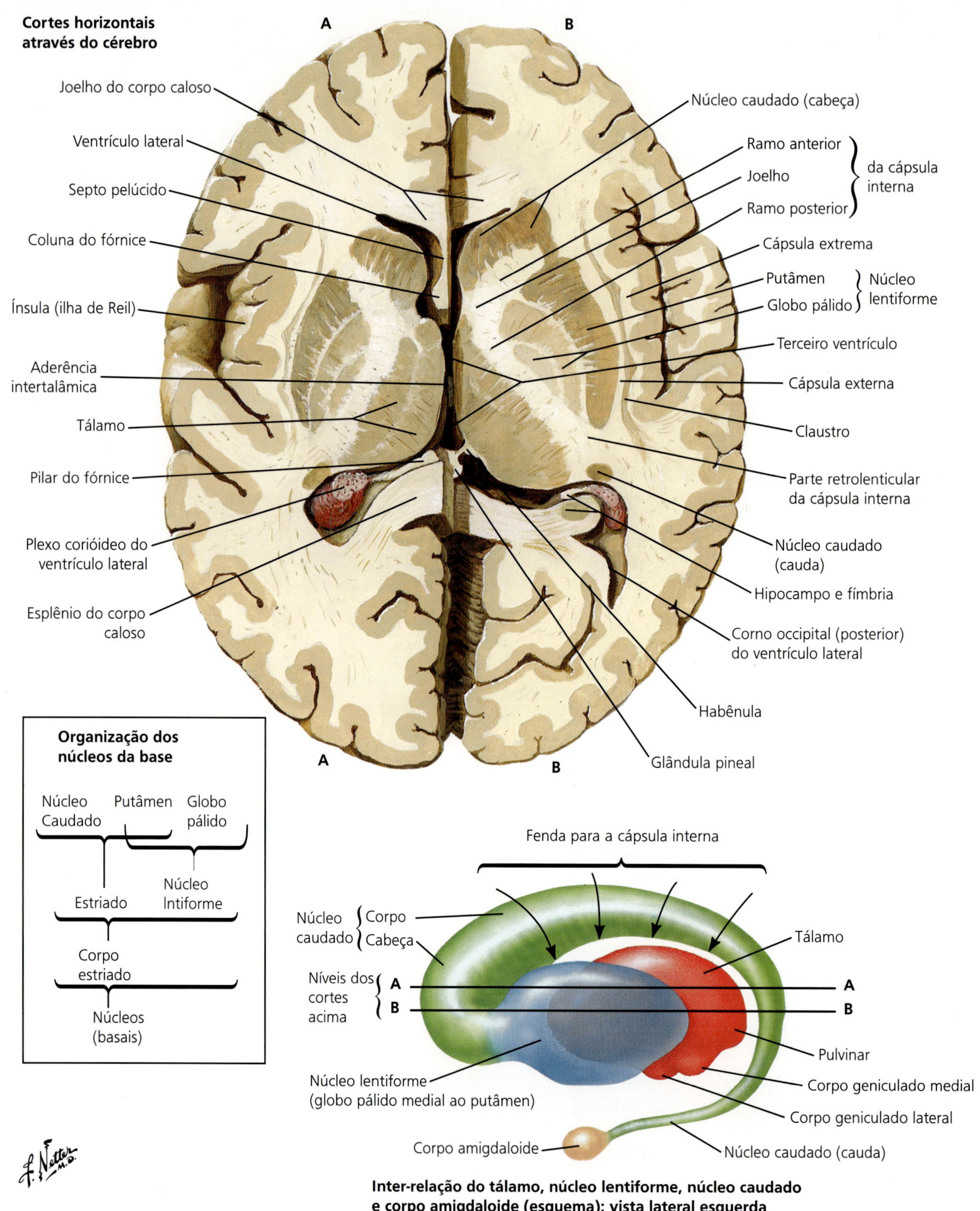
Cortes horizontais através do cérebro
A
B
Joelho do corpo caloso
Ventrículo lateral
Septo pelúcido
Coluna do fórnice
Ínsula (ilha de Reil)
Aderência intertalâmica
Tálamo
Pilar do fórnice
Plexo corióideo do ventrículo lateral
Esplênio do corpo caloso
Núcleo caudado (cabeça)
Ramo anterior
Joelho
Ramo posterior
da cápsula interna
Cápsula extrema
Putâmen
Globo pálido
Núcleo lentiforme
Terceiro ventrículo
Cápsula externa
Claustro
Parte retrolenticular da cápsula interna
Núcleo caudado (cauda)
Hipocampo e fímbria
Corno occipital (posterior) do ventrículo lateral
Habênula
Glândula pineal
A
B
Organização dos núcleos da base
Núcleo Caudado
Putâmen
Globo pálido
Núcleo lntiforme
Estriado
Corpo estriado
Núcleos (basais)
Fenda para a cápsula interna
Núcleo caudado
Corpo
Cabeça
Tálamo
Níveis dos cortes acima
A
B
A
B
Pulvinar
Núcleo lentiforme (globo pálido medial ao putâmen)
Corpo geniculado medial
Corpo geniculado lateral
Corpo amigdaloide
Núcleo caudado (cauda)

Inter-relação do tálamo, núcleo lentiforme, núcleo caudado e corpo amigdaloide (esquema): vista lateral esquerda

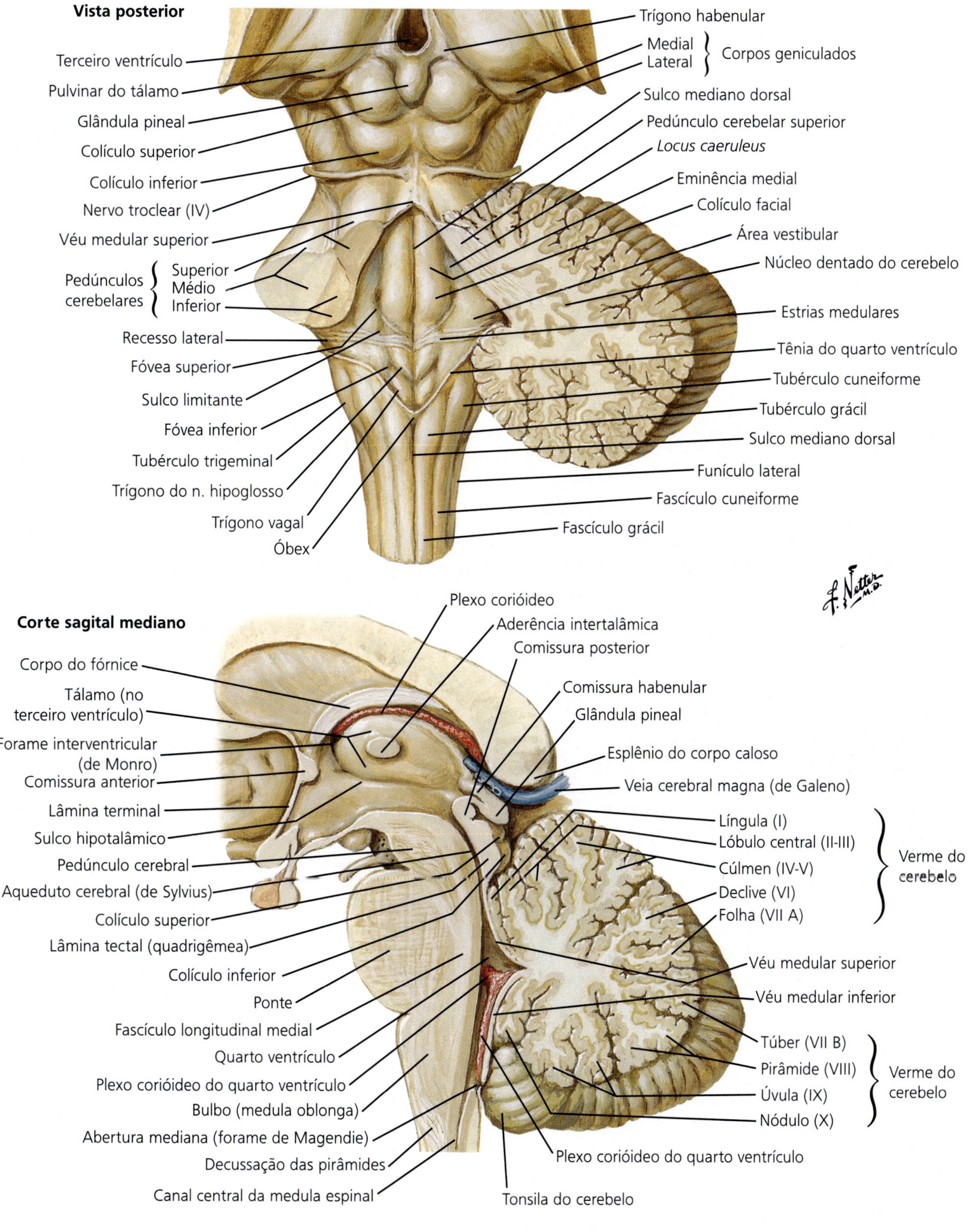

Vista posterior
Terceiro ventrículo
Pulvinar do tálamo
Glândula pineal
Colículo superior
Colículo inferior
Nervo troclear (IV)
Véu medular superior
Pedúnculos cerebelares
Superior
Médio
Inferior
Recesso lateral
Fóvea superior
Sulco limitante
Fóvea inferior
Tubérculo trigeminal
Trígono do n. hipoglosso
Trígono vagal
Óbex
Trígono habenular
Medial
Lateral
Corpos geniculados
Sulco mediano dorsal
Pedúnculo cerebelar superior
Locus caeruleus
Eminência medial
Colículo facial
Área vestibular
Núcleo dentado do cerebelo
Estrias medulares
Tênia do quarto ventrículo
Tubérculo cuneiforme
Tubérculo grácil
Sulco mediano dorsal
Funículo lateral
Fascículo cuneiforme
Fascículo grácil
Corte sagital mediano
Corpo do fórnice
Tálamo (no terceiro ventrículo)
Forame interventricular (de Monro)
Comissura anterior
Lâmina terminal
Sulco hipotalâmico
Pedúnculo cerebral
Aqueduto cerebral (de Sylvius)
Colículo superior
Lâmina tectal (quadrigêmea)
Colículo inferior
Ponte
Fascículo longitudinal medial
Quarto ventrículo
Plexo corióideo do quarto ventrículo
Bulbo (medula oblonga)
Abertura mediana (forame de Magendie)
Decussação das pirâmides
Canal central da medula espinal
Plexo corióideo
Aderência intertalâmica
Comissura posterior
Comissura habenular
Glândula pineal
Esplênio do corpo caloso
Veia cerebral magna (de Galeno)
Língula (I)
Lóbulo central (II-III)
Cúlmen (IV-V)
Declive (VI)
Folha (VII A)
Verme do cerebelo
Véu medular superior
Véu medular inferior
Túber (VII B)
Pirâmide (VIII)
Úvula (IX)
Nódulo (X)
Verme do cerebelo
Plexo corióideo do quarto ventrículo
Tonsila do cerebelo
F. Netter M.D.

Vista posterior (*phantom*)

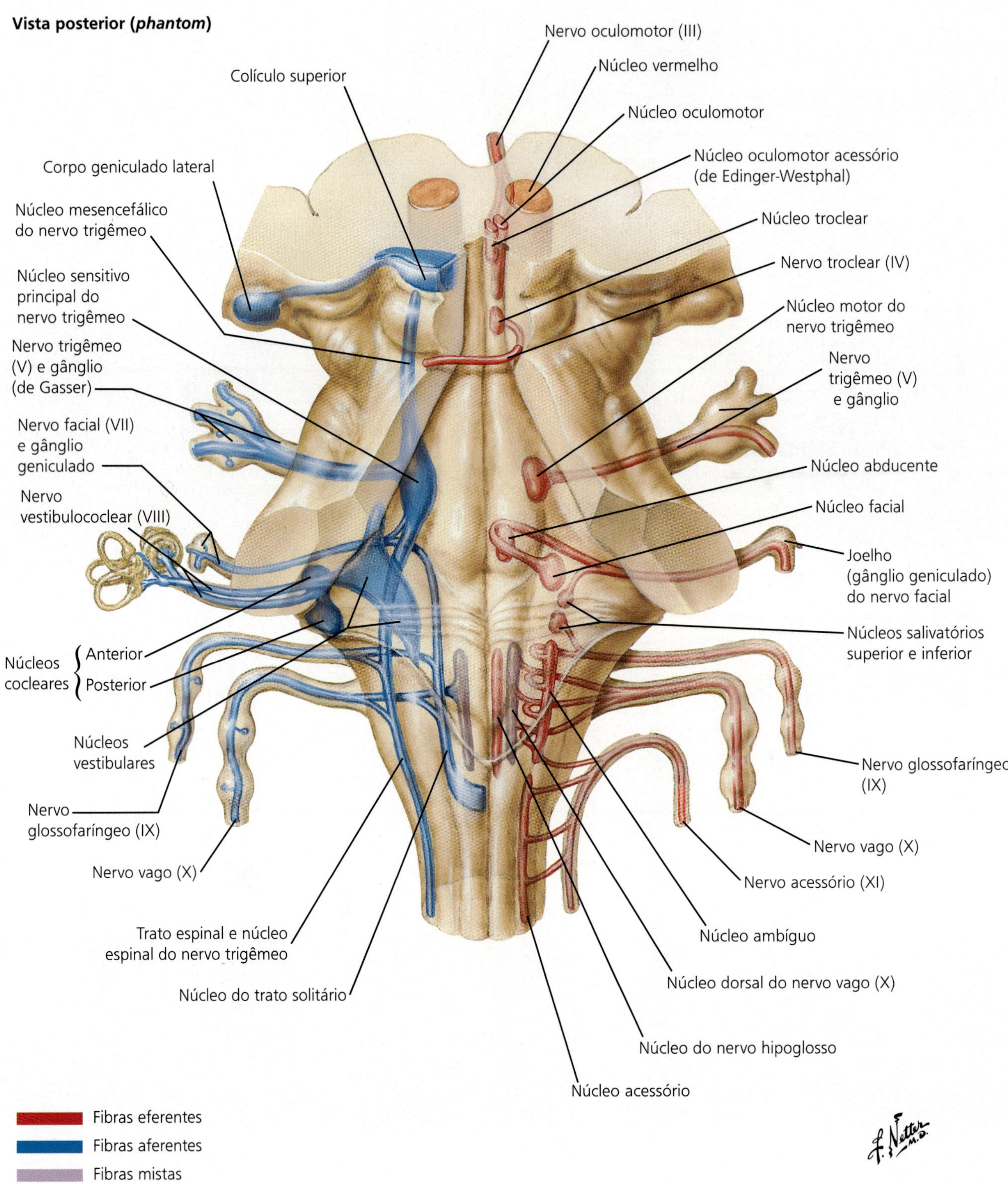
Nervo oculomotor (III)
Núcleo vermelho
Colículo superior
Núcleo oculomotor
Núcleo oculomotor acessório (de Edinger-Westphal)
Corpo geniculado lateral
Núcleo mesencefálico do nervo trigêmeo
Núcleo troclear
Nervo troclear (IV)
Núcleo sensitivo principal do nervo trigêmeo
Núcleo motor do nervo trigêmeo
Nervo trigêmeo (V) e gânglio (de Gasser)
Nervo trigêmeo (V) e gânglio
Nervo facial (VII) e gânglio geniculado
Núcleo abducente
Nervo vestibulococlear (VIII)
Núcleo facial
Joelho (gânglio geniculado) do nervo facial
Núcleos salivatórios superior e inferior
Núcleos cocleares
Anterior
Posterior
Núcleos vestibulares
Nervo glossofaríngeo (IX)
Nervo glossofaríngeo (IX)
Nervo vago (X)
Nervo vago (X)
Nervo acessório (XI)
Trato espinal e núcleo espinal do nervo trigêmeo
Núcleo ambíguo
Núcleo do trato solitário
Núcleo dorsal do nervo vago (X)
Núcleo do nervo hipoglosso
Núcleo acessório
Fibras eferentes
Fibras aferentes
Fibras mistas
F. Netter M.D.

Vista arterial coronal

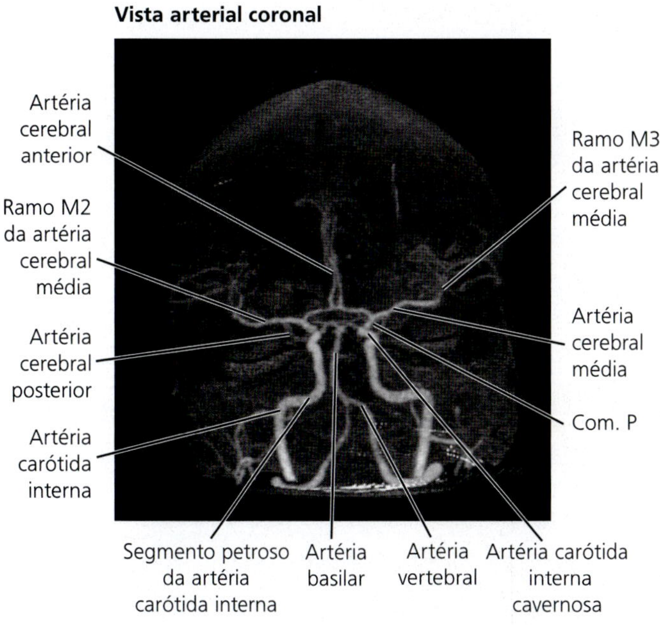
Artéria cerebral anterior
Ramo M2 da artéria cerebral média
Artéria cerebral posterior
Artéria carótida interna
Ramo M3 da artéria cerebral média
Artéria cerebral média
Com. P
Segmento petroso da artéria carótida interna
Artéria basilar
Artéria vertebral
Artéria carótida interna cavernosa

Vista venosa coronal

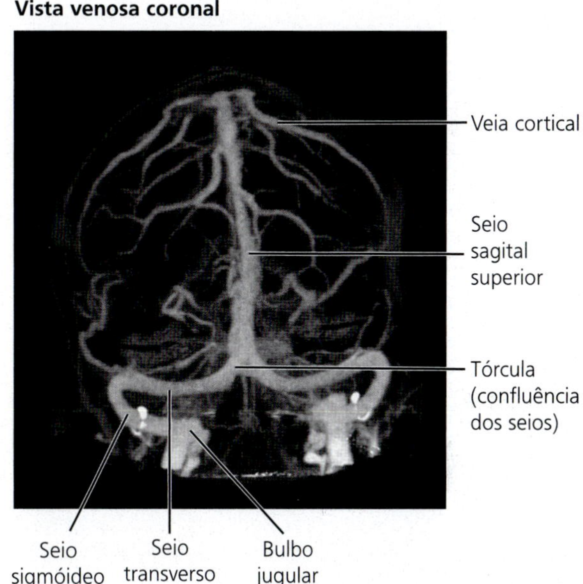
Veia cortical
Seio sagital superior
Tórcula (confluência dos seios)
Seio sigmóideo
Seio transverso
Bulbo jugular

Vista arterial axial

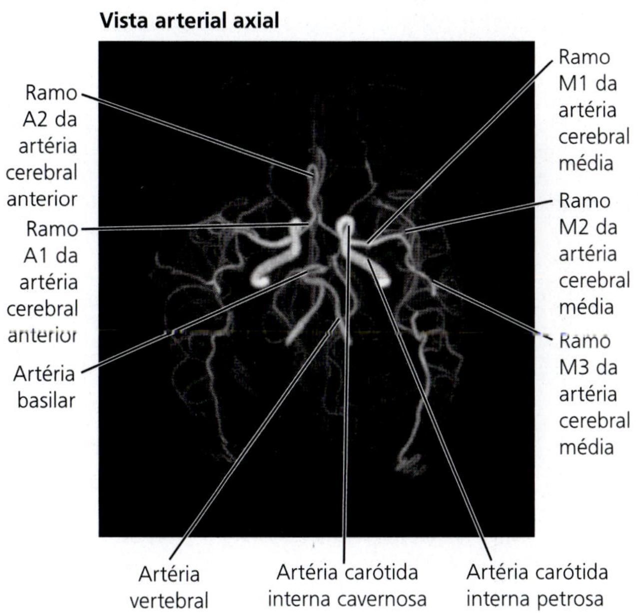
Ramo A2 da artéria cerebral anterior
Ramo A1 da artéria cerebral anterior
Artéria basilar
Ramo M1 da artéria cerebral média
Ramo M2 da artéria cerebral média
Ramo M3 da artéria cerebral média
Artéria vertebral
Artéria carótida interna cavernosa
Artéria carótida interna petrosa

Vista venosa axial

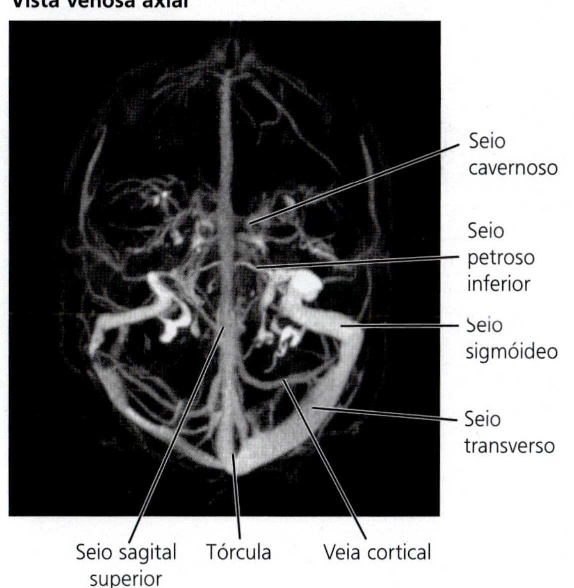
Seio cavernoso
Seio petroso inferior
Seio sigmóideo
Seio transverso
Seio sagital superior
Tórcula
Veia cortical

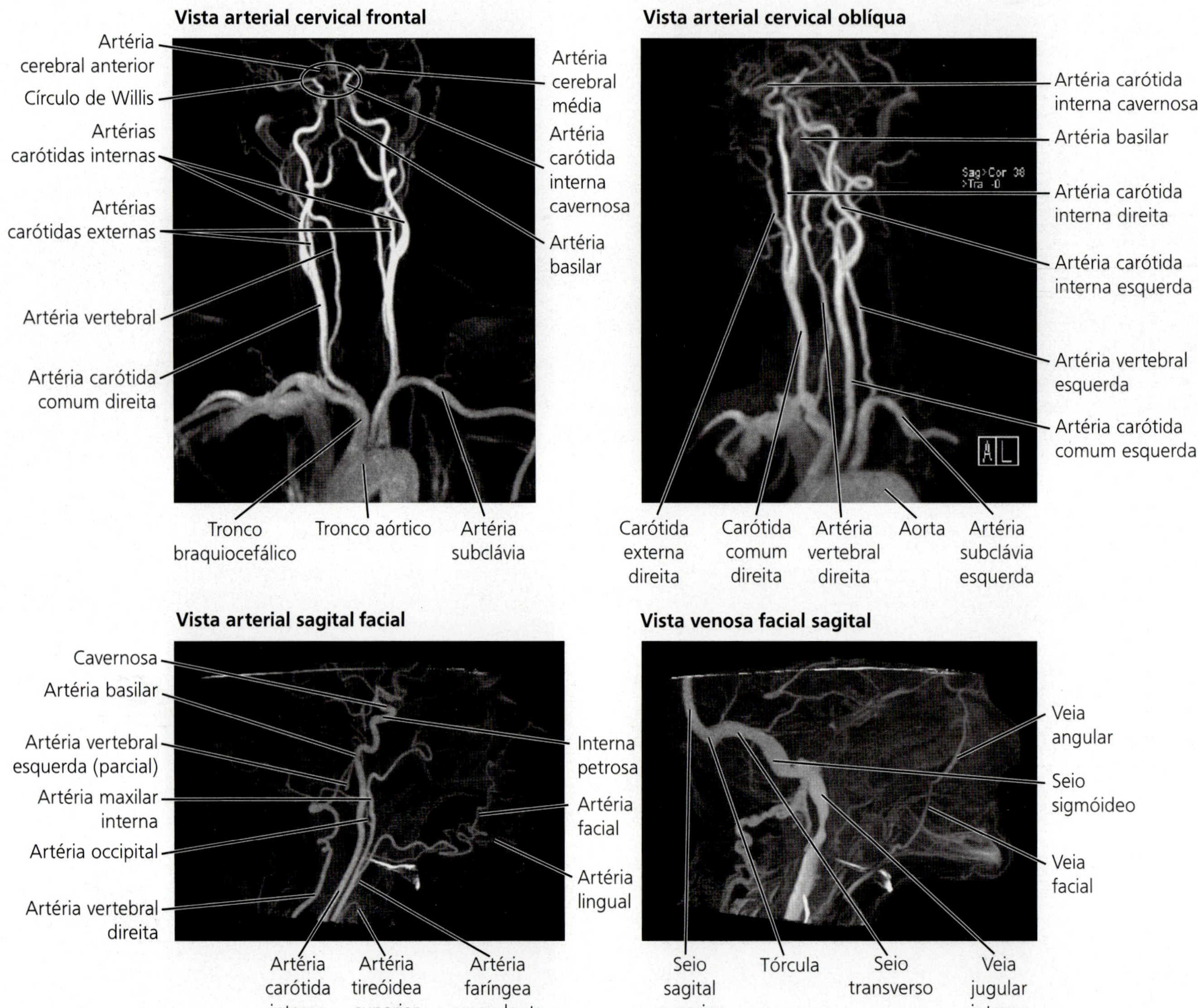
Vista arterial cervical frontal
Artéria cerebral anterior
Círculo de Willis
Artérias carótidas internas
Artérias carótidas externas
Artéria vertebral
Artéria carótida comum direita
Artéria cerebral média
Artéria carótida interna cavernosa
Artéria basilar
Tronco braquiocefálico
Tronco aórtico
Artéria subclávia
Vista arterial cervical oblíqua
Artéria carótida interna cavernosa
Artéria basilar
Artéria carótida interna direita
Artéria carótida interna esquerda
Artéria vertebral esquerda
Artéria carótida comum esquerda
Carótida externa direita
Carótida comum direita
Artéria vertebral direita
Aorta
Artéria subclávia esquerda
Vista arterial sagital facial
Cavernosa
Artéria basilar
Artéria vertebral esquerda (parcial)
Artéria maxilar interna
Artéria occipital
Artéria vertebral direita
Interna petrosa
Artéria facial
Artéria lingual
Artéria carótida interna
Artéria tireóidea superior
Artéria faríngea ascendente
Vista venosa facial sagital
Veia angular
Seio sigmóideo
Veia facial
Seio sagital superior
Tórcula
Seio transverso
Veia jugular interna

Capítulo 2 CÉREBRO

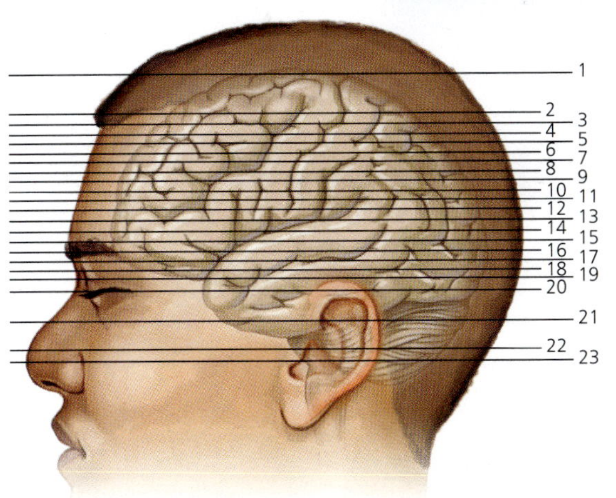
1
2
3
4
5
6
7
8
9
10
11
12
13
14
15
16
17
18
19
20
21
22
23

AXIAL 16

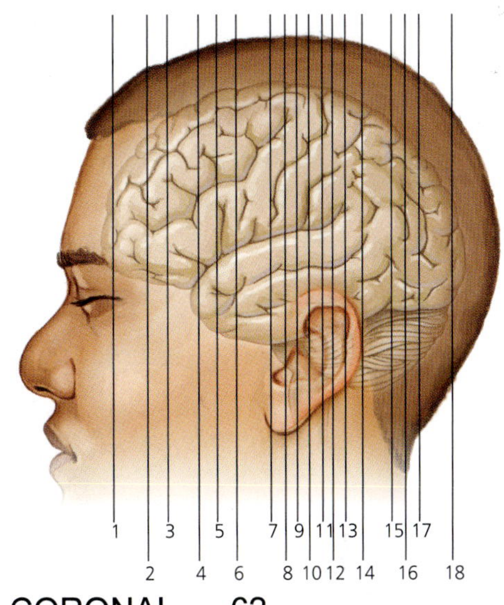
1 3 5 7 9 11 13 15 17
2 4 6 8 10 12 14 16 18

CORONAL 62

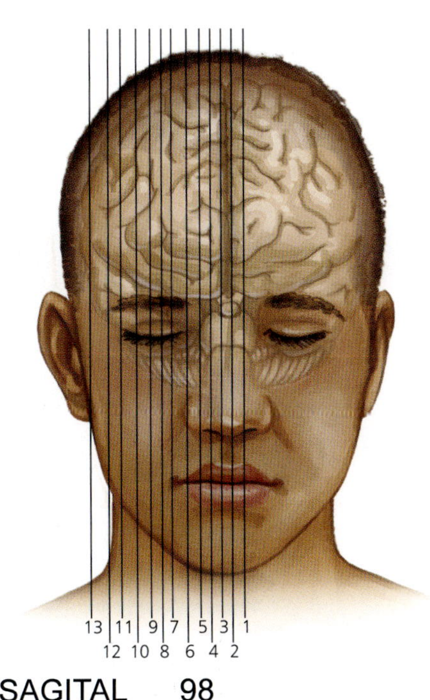
13 11 9 7 5 3 1
12 10 8 6 4 2

SAGITAL 98

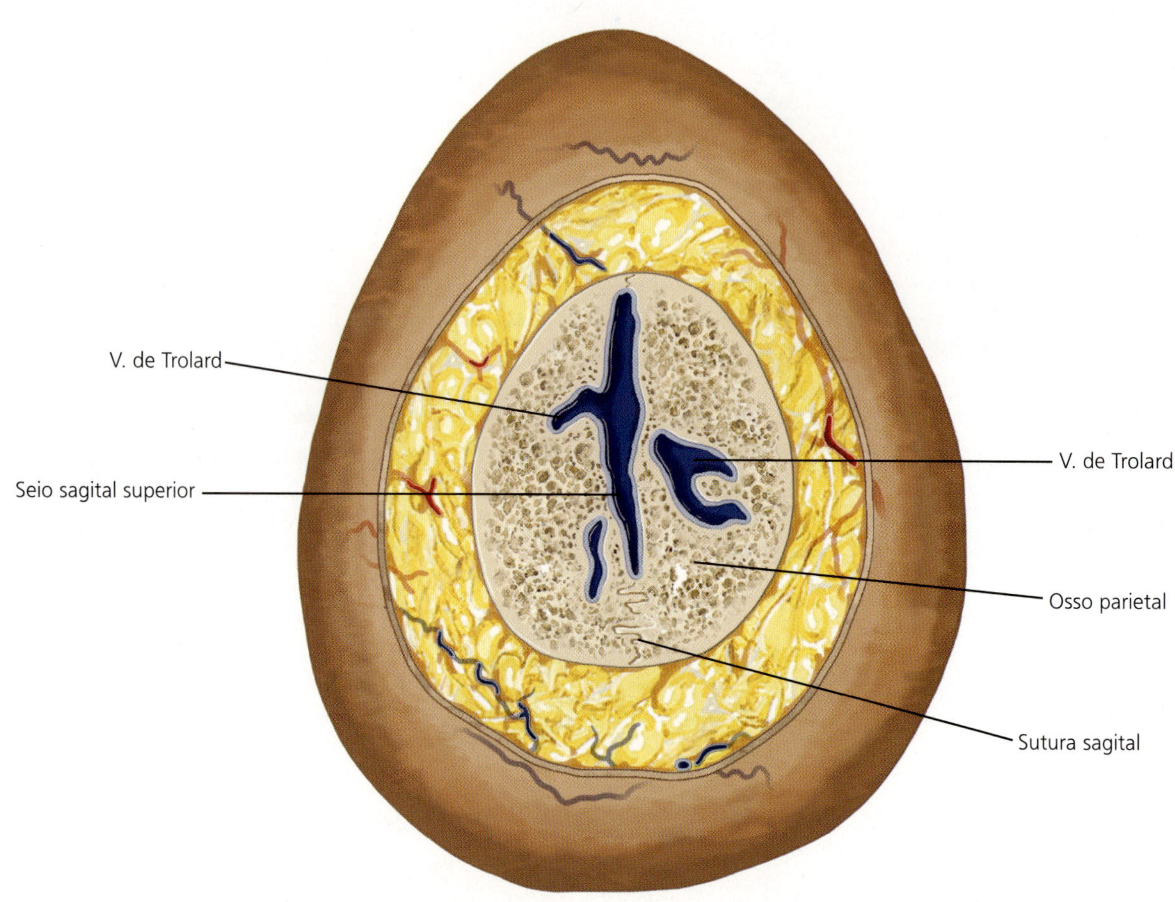
V. de Trolard
Seio sagital superior
V. de Trolard
Osso parietal
Sutura sagital

ANATOMIA NORMAL

Lembrando o anatomista francês Paulin Trolard (1842-1910) e também conhecida como a veia anastomótica superior, a veia de Trolard é a maior veia cortical na convexidade (ver também Cérebro Coronal 15). A veia de Trolard se anastomosa com a veia cerebral média e o seio sagital superior.

Notar os primeiros nervos cranianos, os nervos olfatórios, nos sulcos olfatórios ao longo do soalho inferior medial da fossa anterior do crânio. Observar que há volume parcial das veias corticais com o topo da calota, tal que as veias artefatualmente parecem estar dentro do osso em vez de dentro da abóbada craniana (ver Cérebro Coronal 2).

CONSIDERAÇÕES DIAGNÓSTICAS

Uma lesão, tal como uma lesão metastática na medula, pode, muitas vezes, ser despercebida no vértice *(vertex cranii)*. Imagem de ressonância magnética (IRM) ponderada para difusão muitas vezes é útil na identificação dessas lesões, não porque a lesão seja restrita à difusão, mas porque as outras estruturas são frequentemente de sinal baixo, tornando a lesão conspicuamente brilhante. O mesmo princípio vigora quanto à base do crânio, onde a presença de muitas estruturas pode tornar lesões patológicas fáceis de não serem percebidas.

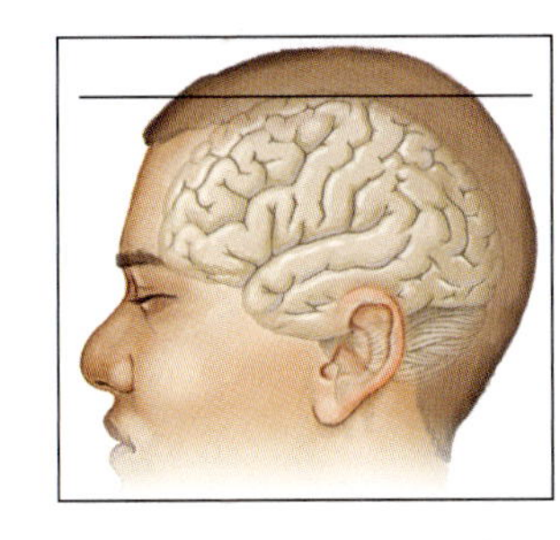

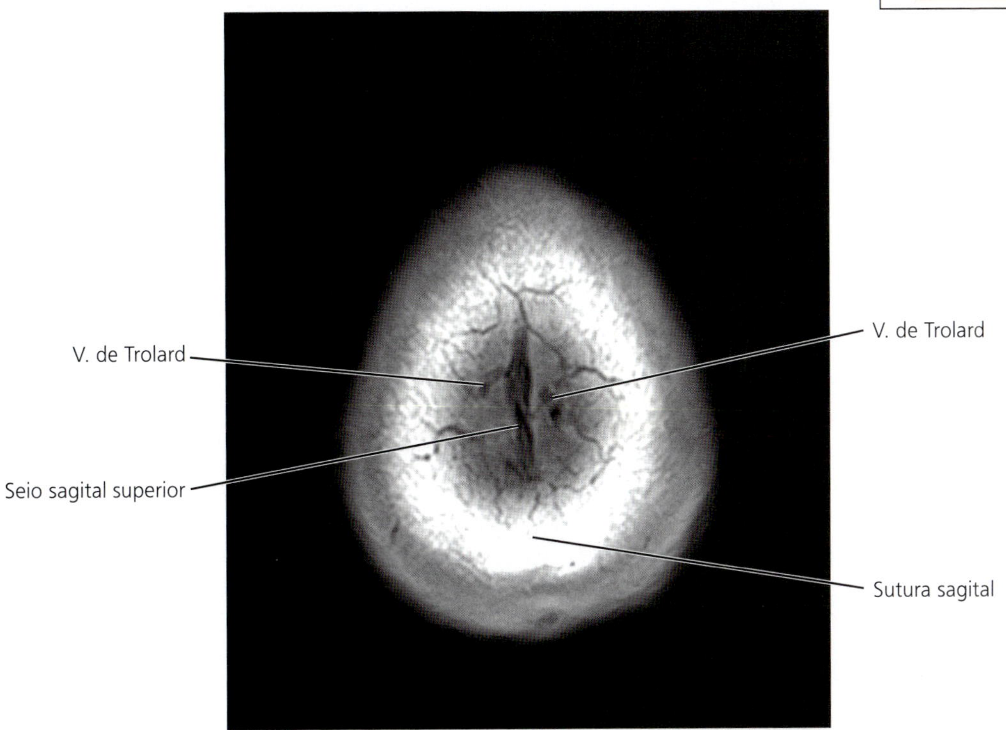
V. de Trolard
V. de Trolard
Seio sagital superior
Sutura sagital

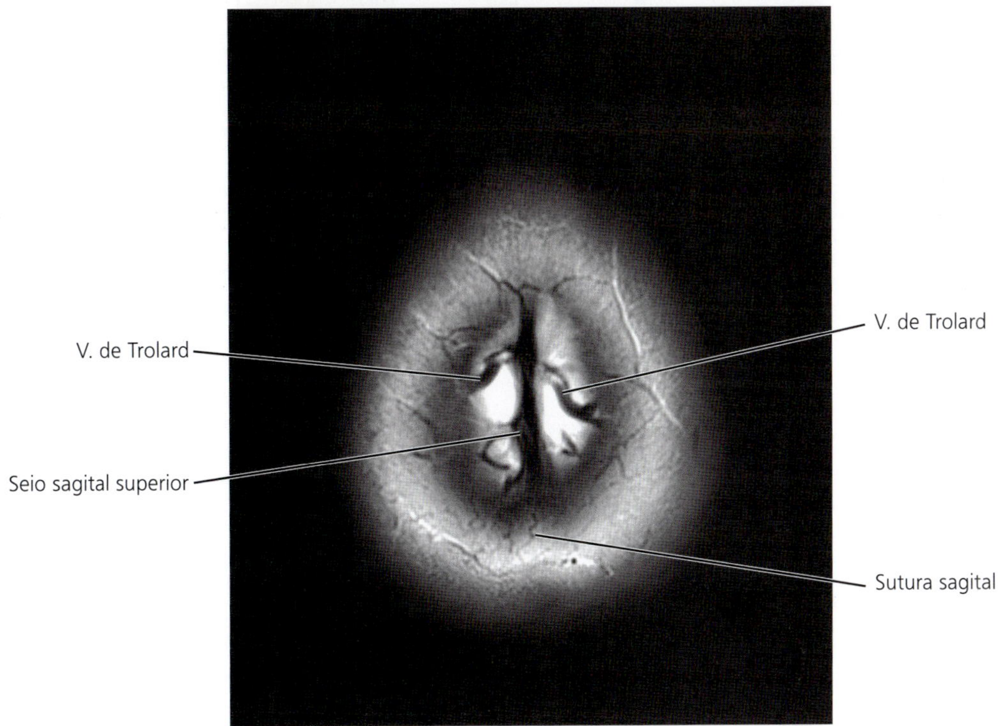
V. de Trolard
V. de Trolard
Seio sagital superior
Sutura sagital

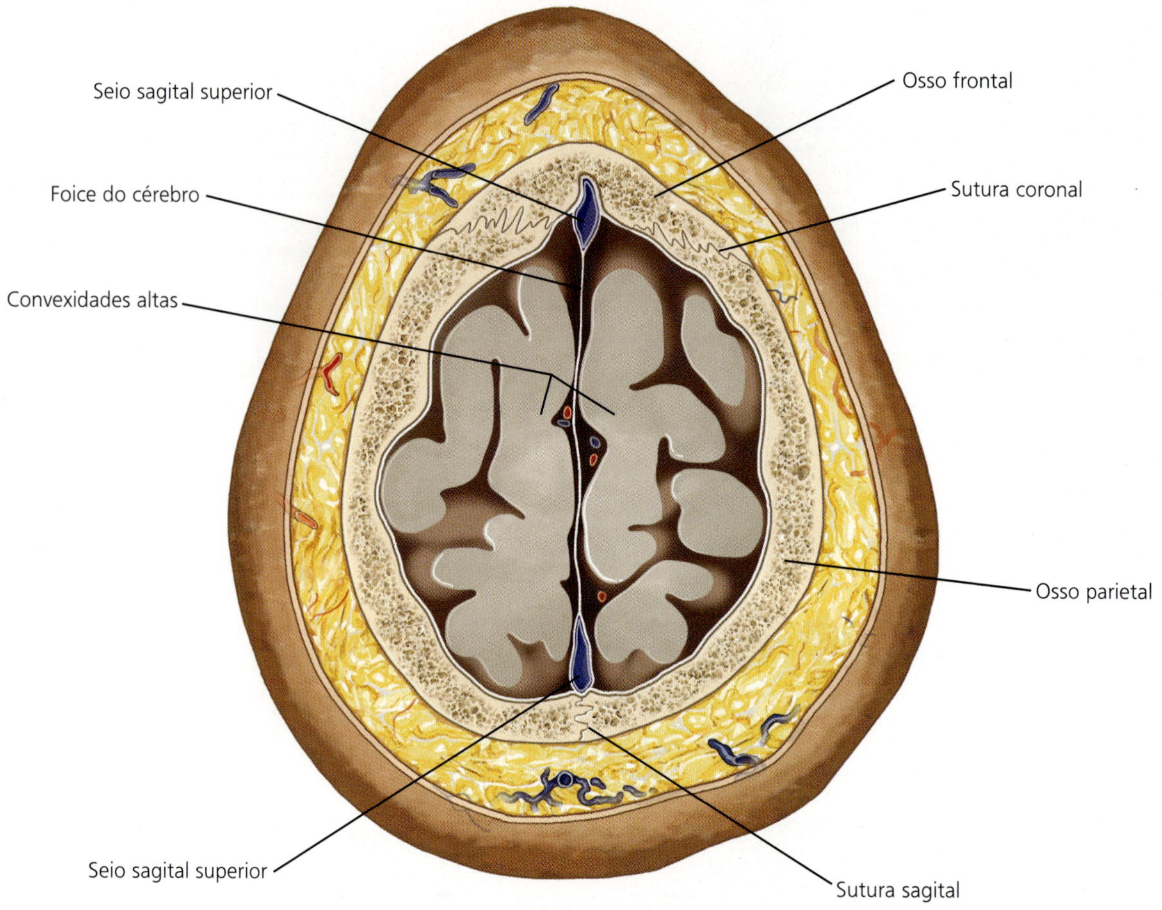
Seio sagital superior
Osso frontal
Foice do cérebro
Sutura coronal
Convexidades altas
Osso parietal
Seio sagital superior
Sutura sagital

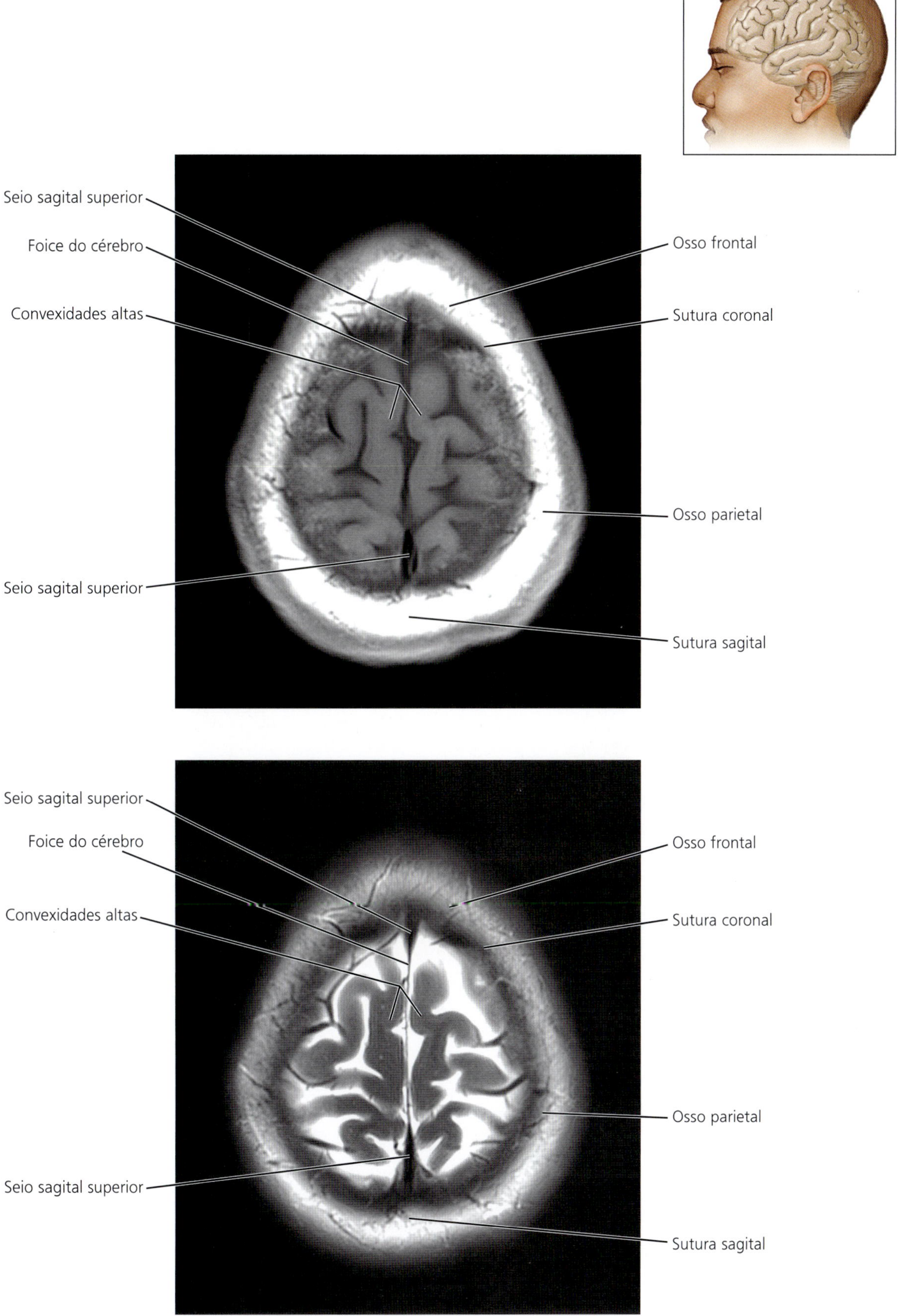
Seio sagital superior
Foice do cérebro
Convexidades altas
Seio sagital superior
Osso frontal
Sutura coronal
Osso parietal
Sutura sagital
Seio sagital superior
Foice do cérebro
Convexidades altas
Seio sagital superior
Osso frontal
Sutura coronal
Osso parietal
Sutura sagital

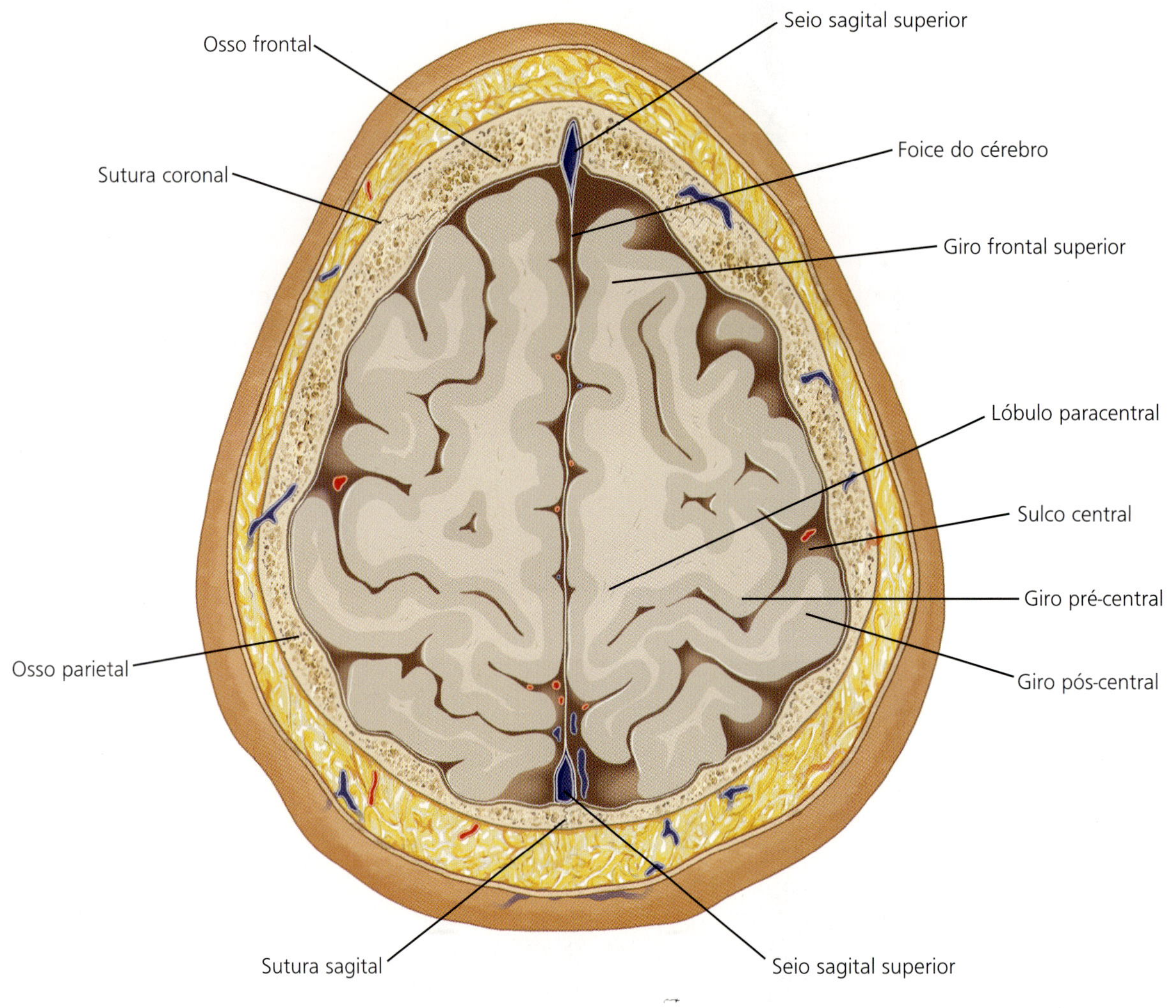
Osso frontal
Seio sagital superior
Sutura coronal
Foice do cérebro
Giro frontal superior
Lóbulo paracentral
Sulco central
Giro pré-central
Osso parietal
Giro pós-central
Sutura sagital
Seio sagital superior

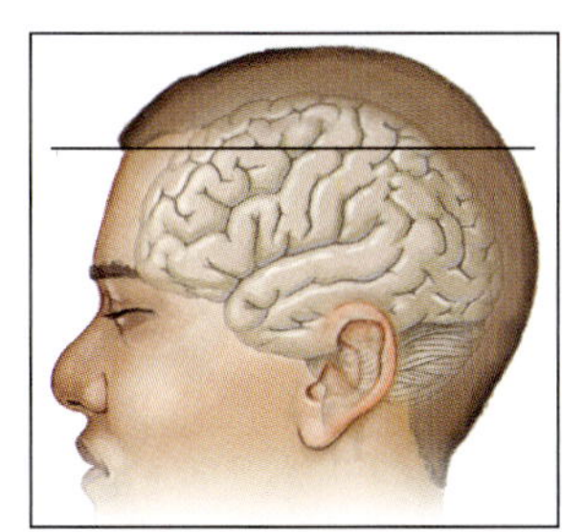

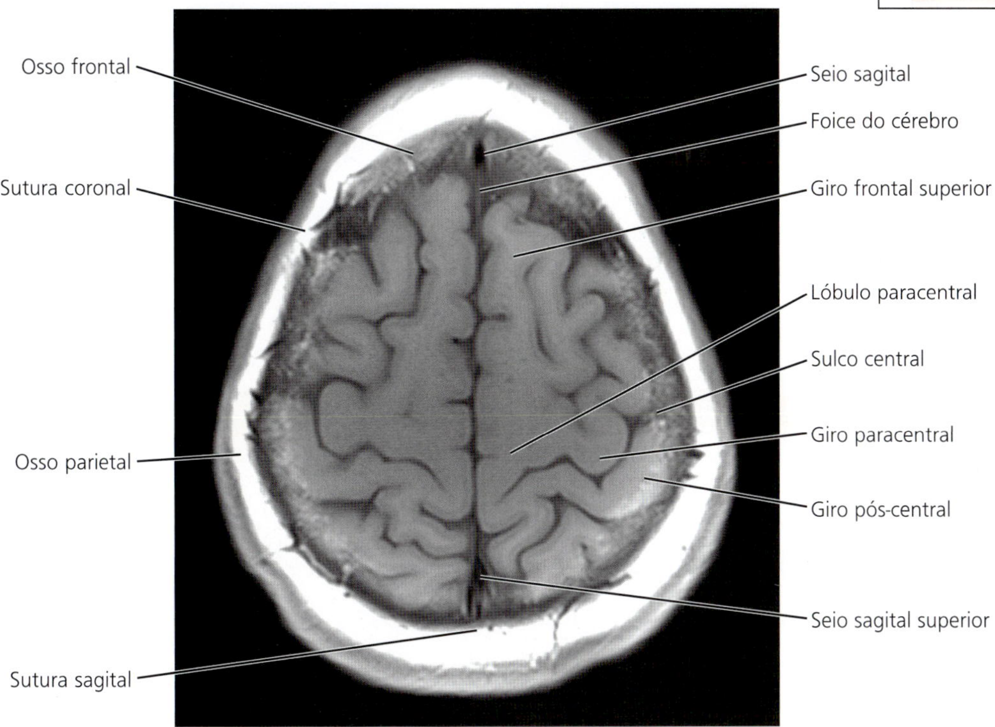
Osso frontal
Sutura coronal
Osso parietal
Sutura sagital
Seio sagital
Foice do cérebro
Giro frontal superior
Lóbulo paracentral
Sulco central
Giro paracentral
Giro pós-central
Seio sagital superior

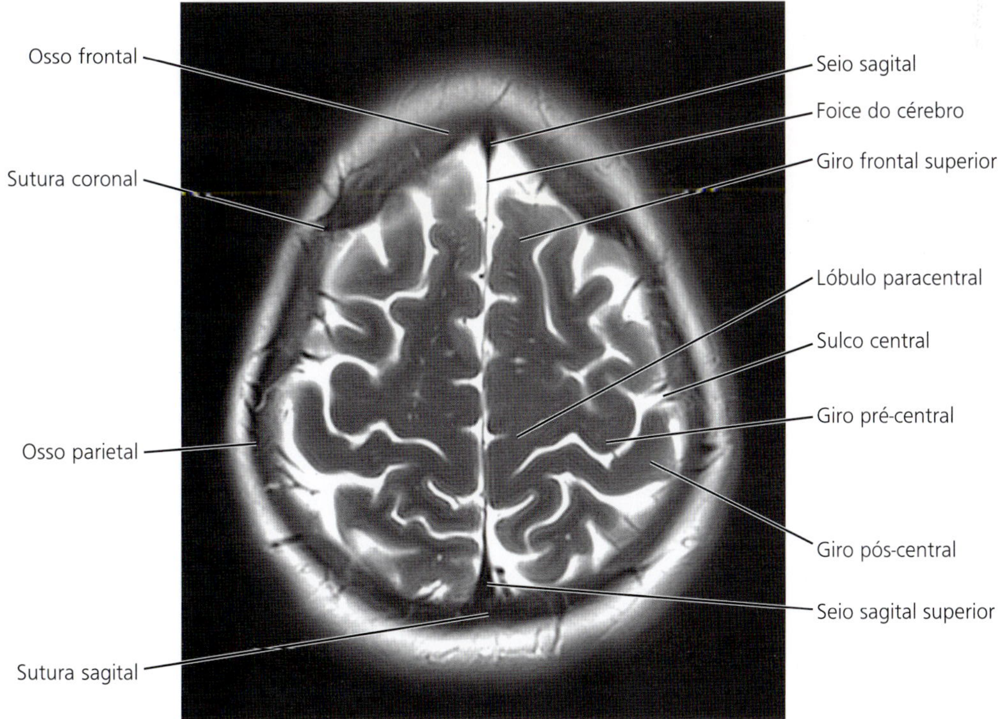
Osso frontal
Sutura coronal
Osso parietal
Sutura sagital
Seio sagital
Foice do cérebro
Giro frontal superior
Lóbulo paracentral
Sulco central
Giro pré-central
Giro pós-central
Seio sagital superior

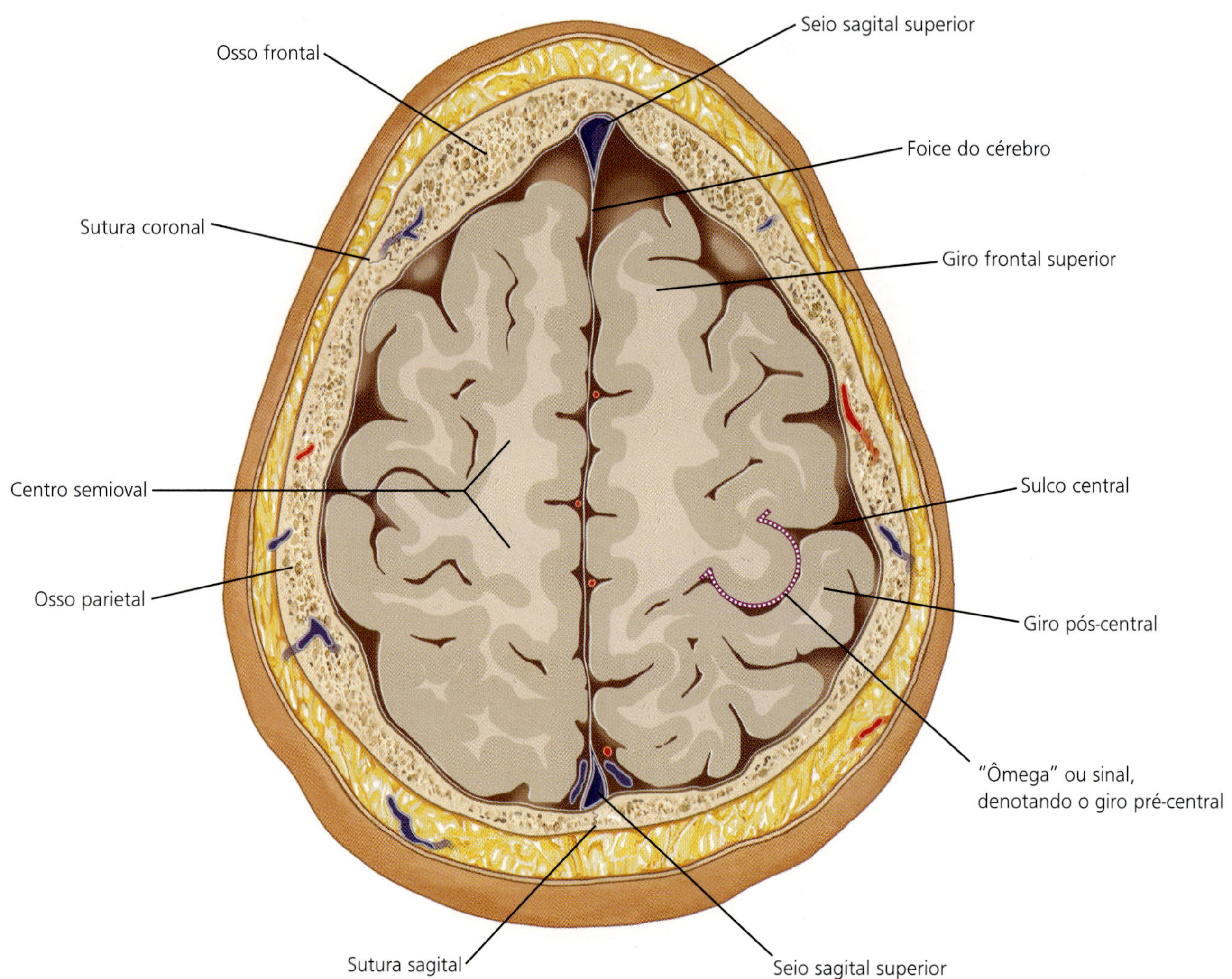
Seio sagital superior
Osso frontal
Foice do cérebro
Sutura coronal
Giro frontal superior
Centro semioval
Sulco central
Osso parietal
Giro pós-central
"Ômega" ou sinal,
denotando o giro pré-central
Sutura sagital
Seio sagital superior

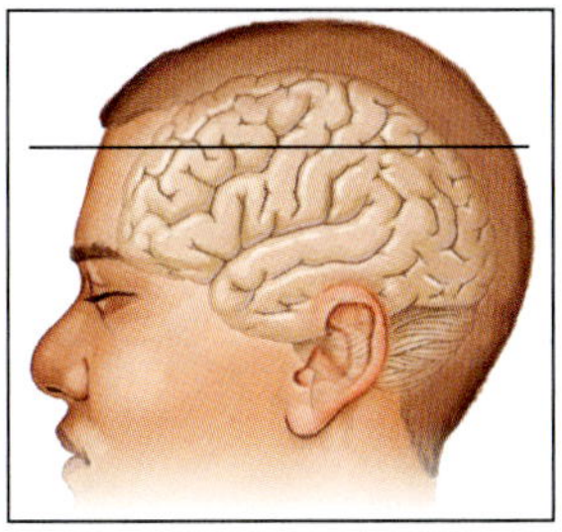

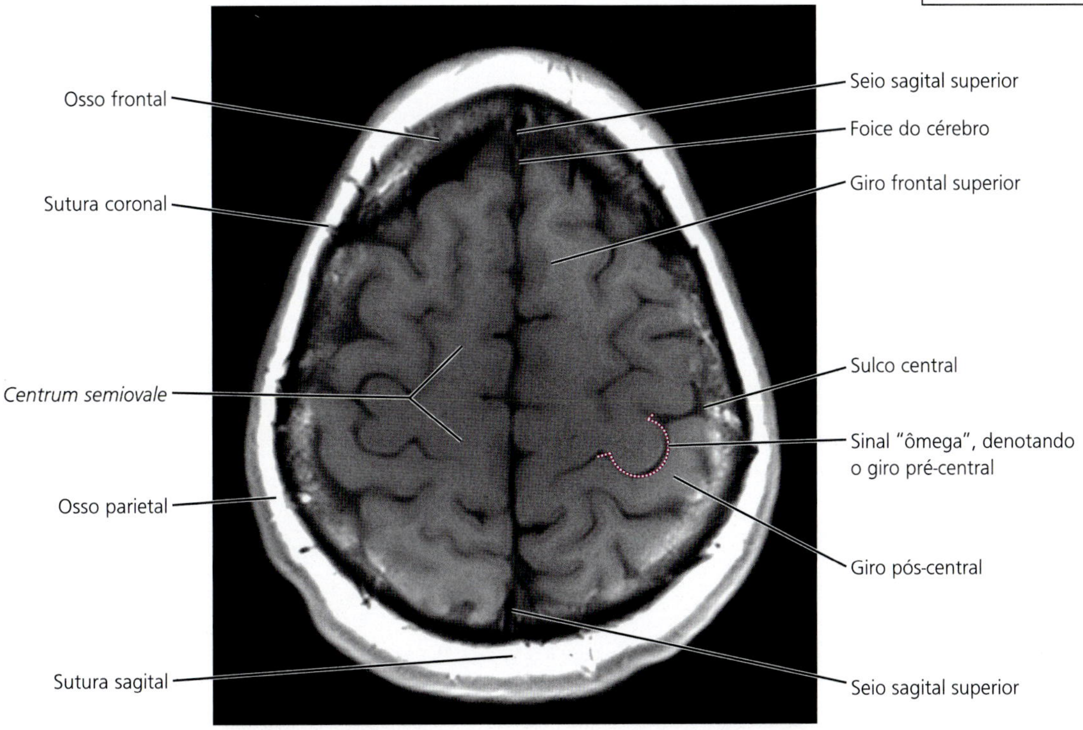
Osso frontal
Sutura coronal
Centrum semiovale
Osso parietal
Sutura sagital
Seio sagital superior
Foice do cérebro
Giro frontal superior
Sulco central
Sinal "ômega", denotando o giro pré-central
Giro pós-central
Seio sagital superior

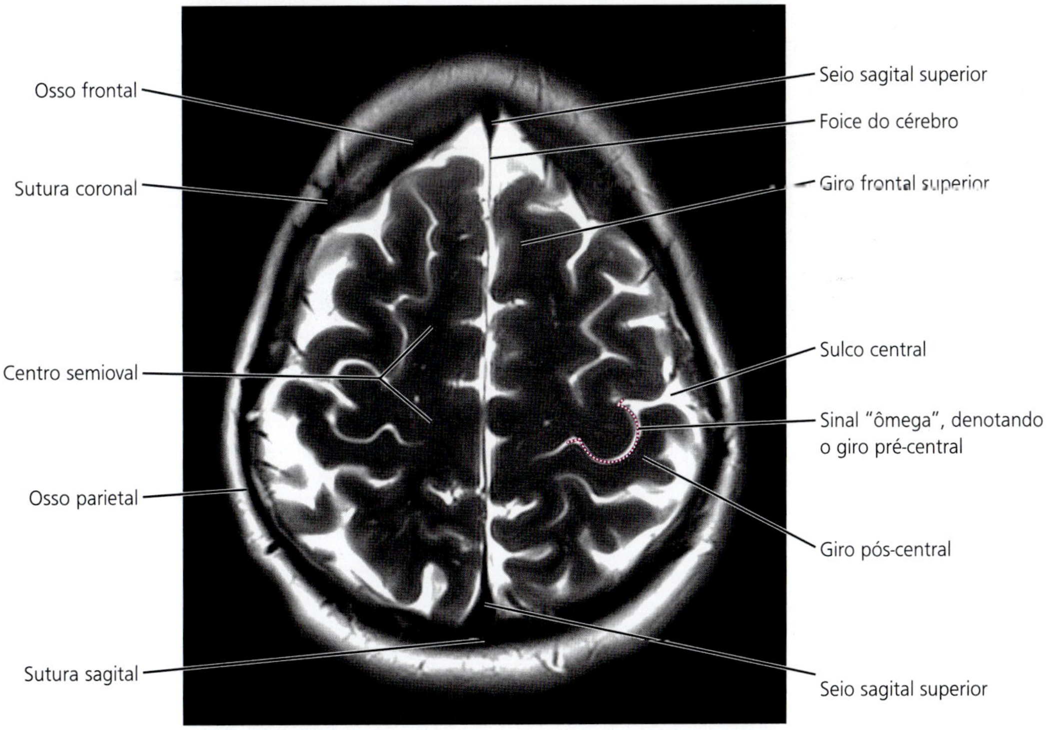
Osso frontal
Sutura coronal
Centro semioval
Osso parietal
Sutura sagital
Seio sagital superior
Foice do cérebro
Giro frontal superior
Sulco central
Sinal "ômega", denotando o giro pré-central
Giro pós-central
Seio sagital superior

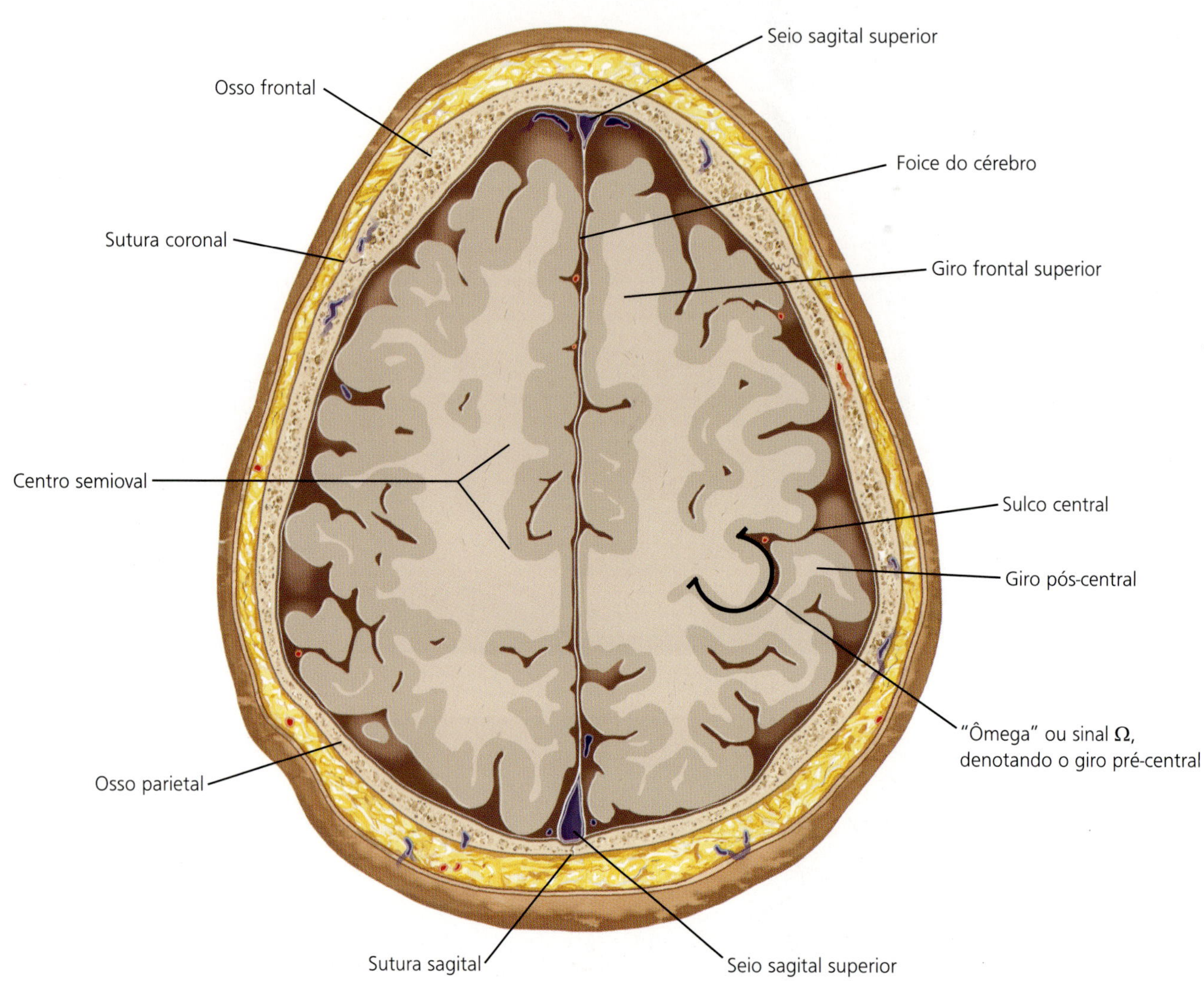
Seio sagital superior
Osso frontal
Foice do cérebro
Sutura coronal
Giro frontal superior
Centro semioval
Sulco central
Giro pós-central
"Ômega" ou sinal Ω,
denotando o giro pré-central
Osso parietal
Sutura sagital
Seio sagital superior

ANATOMIA NORMAL

O "sinal ômega" denota uma configuração sulcal semelhante à letra grega e é um sinal do sulco central que separa a fita motora anteriormente e o córtex sensitivo posteriormente. O sinal ômega também demarca o lobo frontal do lobo parietal. Observe-se que os dois sulcos na linha mediana imediatamente posterior às extremidades mediais dos sulcos centrais devem assemelhar-se a um sorriso.

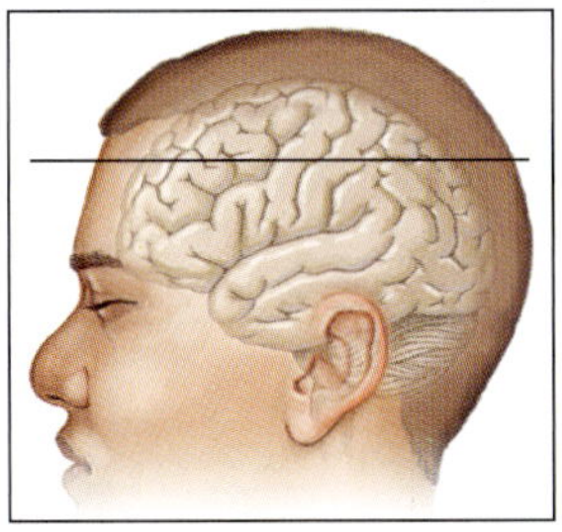

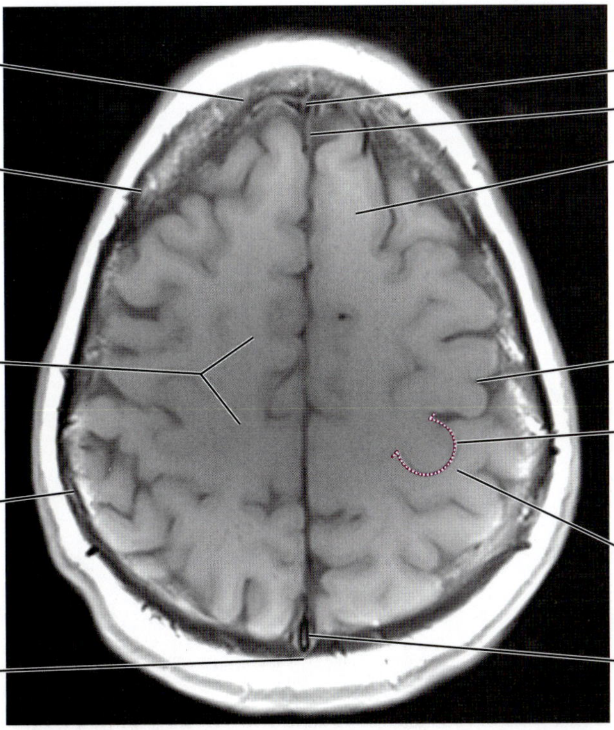
Osso frontal
Sutura coronal
Centro semioval
Osso parietal
Sutura sagital
Seio sagital superior
Foice do cérebro
Giro frontal superior
Sulco central
Sinal "ômega", denotando o giro pré-central
Giro pós-central
Seio sagital superior

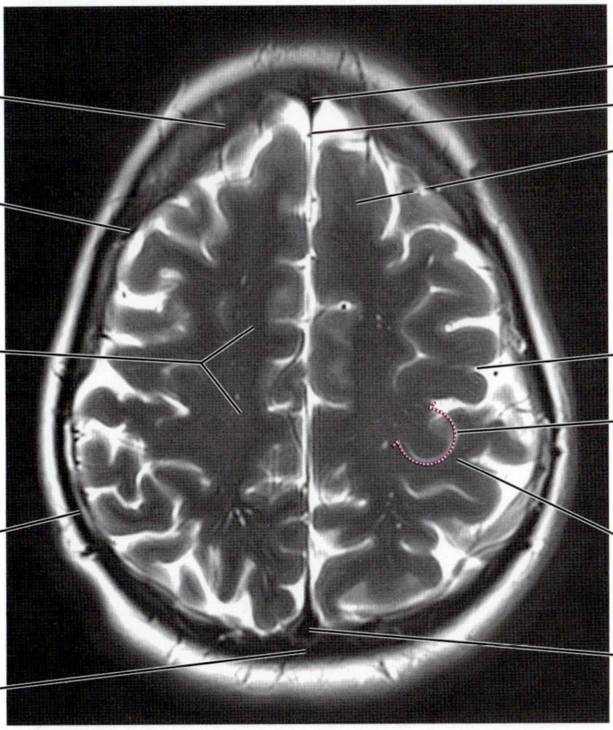
Osso frontal
Sutura coronal
Centro semioval
Osso parietal
Sutura sagital
Seio sagital superior
Foice do cérebro
Giro frontal superior
Sulco central
Sinal "ômega", denotando o giro pré-central
Giro pós-central
Seio sagital superior

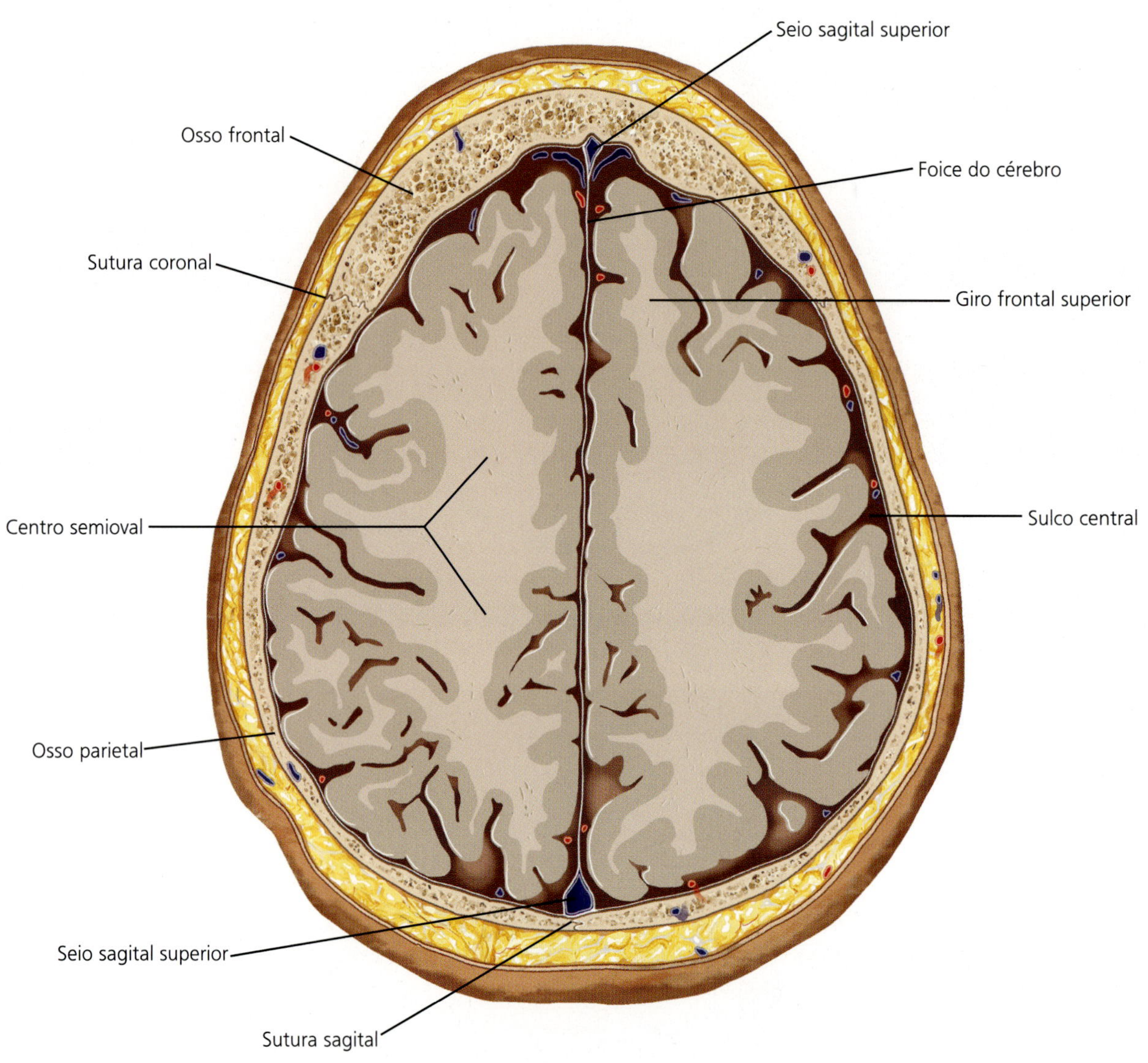
Seio sagital superior
Osso frontal
Foice do cérebro
Sutura coronal
Giro frontal superior
Centro semioval
Sulco central
Osso parietal
Seio sagital superior
Sutura sagital

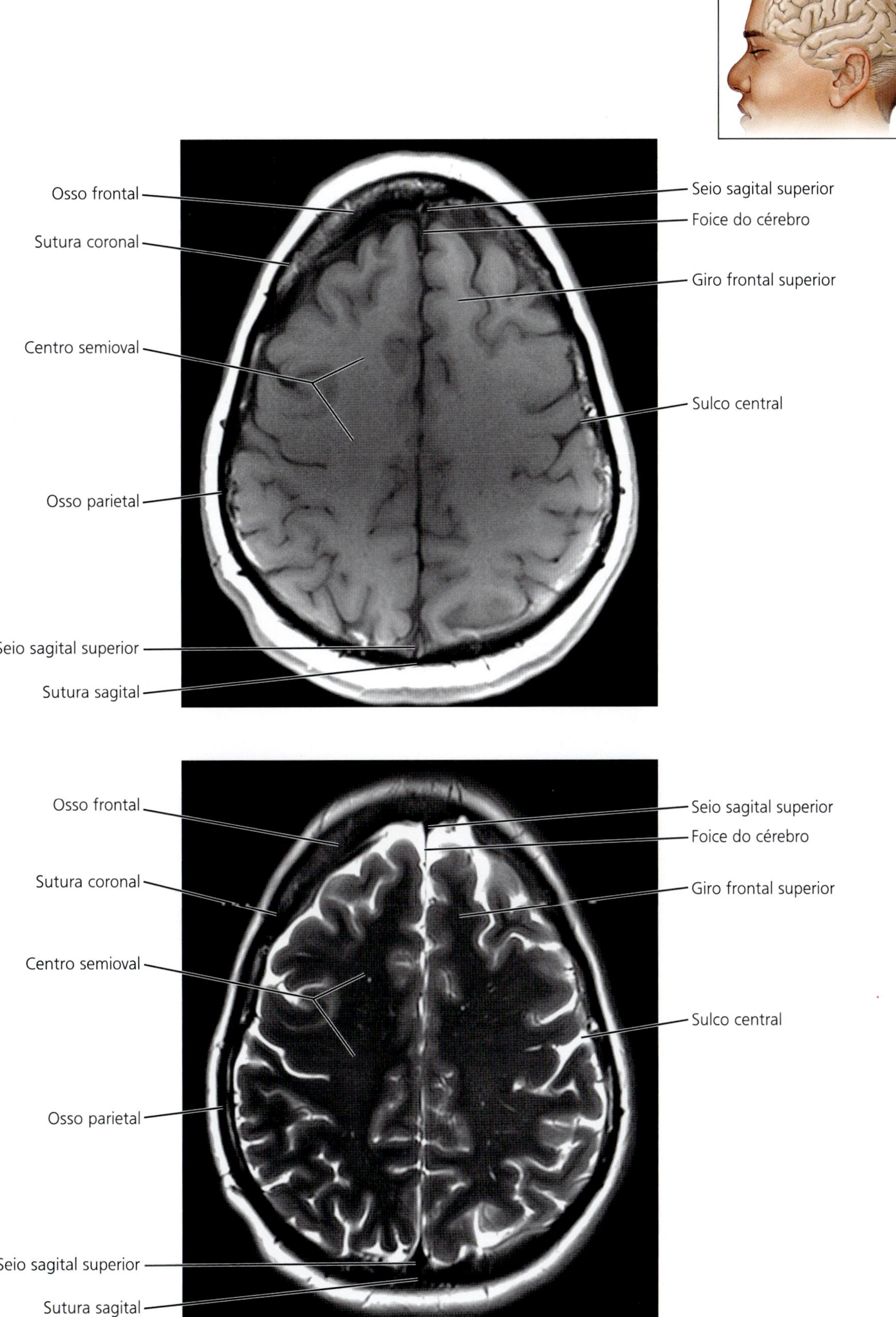
Osso frontal
Sutura coronal
Centro semioval
Osso parietal
Seio sagital superior
Sutura sagital
Seio sagital superior
Foice do cérebro
Giro frontal superior
Sulco central
Osso frontal
Sutura coronal
Centro semioval
Osso parietal
Seio sagital superior
Sutura sagital
Seio sagital superior
Foice do cérebro
Giro frontal superior
Sulco central

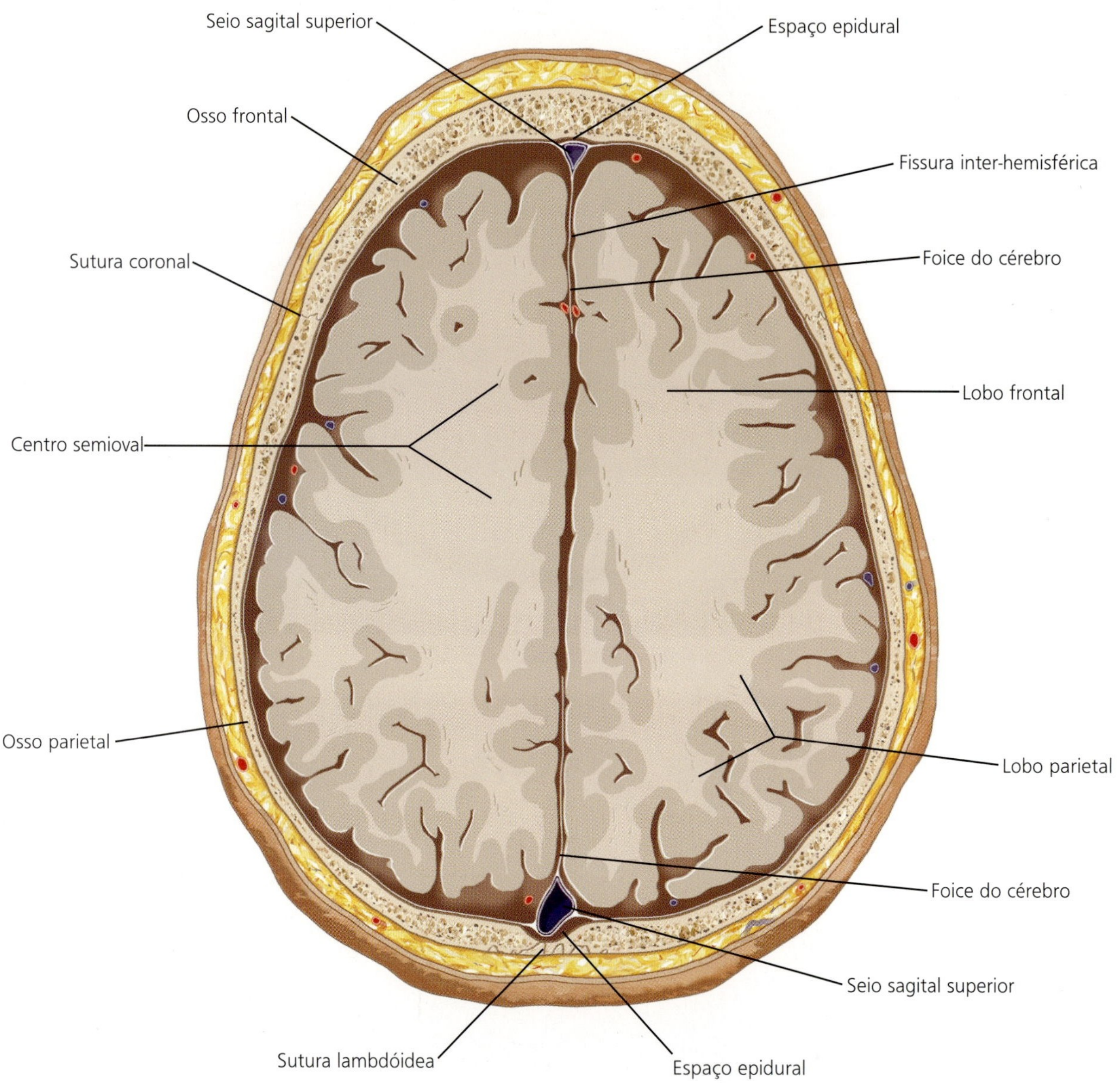
Seio sagital superior
Espaço epidural
Osso frontal
Fissura inter-hemisférica
Sutura coronal
Foice do cérebro
Lobo frontal
Centro semioval
Osso parietal
Lobo parietal
Foice do cérebro
Seio sagital superior
Sutura lambdóidea
Espaço epidural

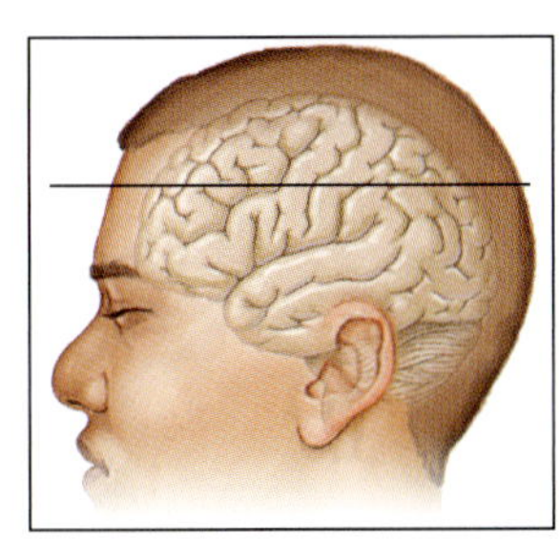

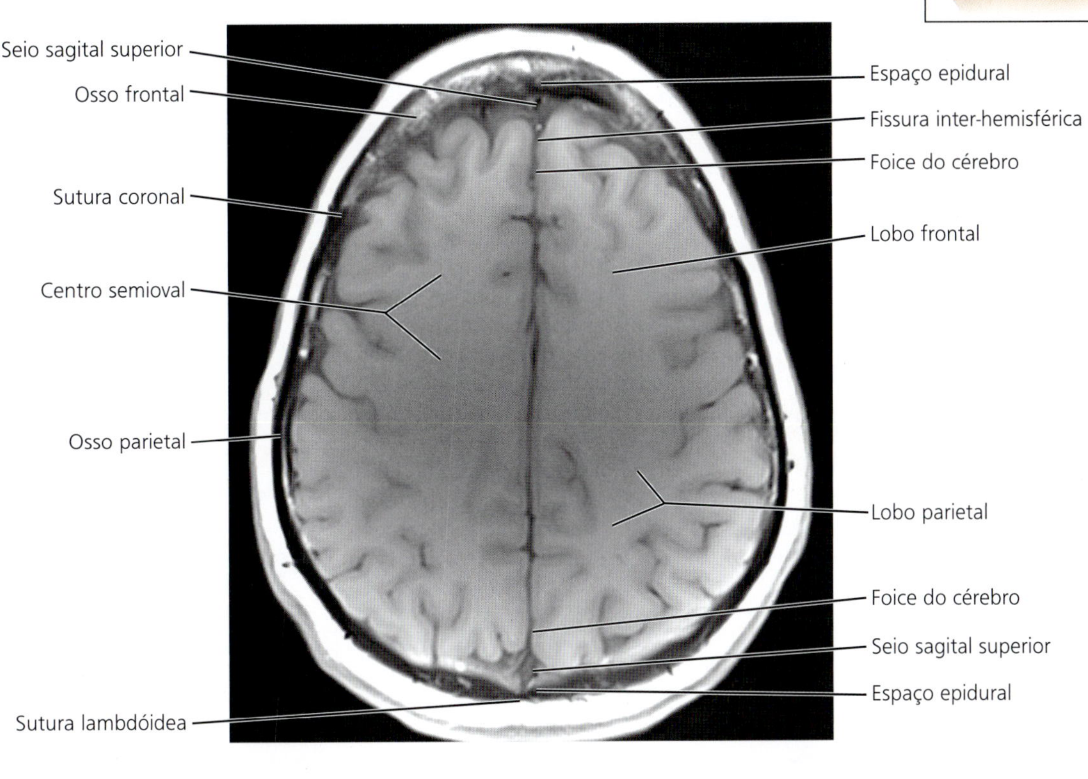
Seio sagital superior
Osso frontal
Sutura coronal
Centro semioval
Osso parietal
Sutura lambdóidea
Espaço epidural
Fissura inter-hemisférica
Foice do cérebro
Lobo frontal
Lobo parietal
Foice do cérebro
Seio sagital superior
Espaço epidural

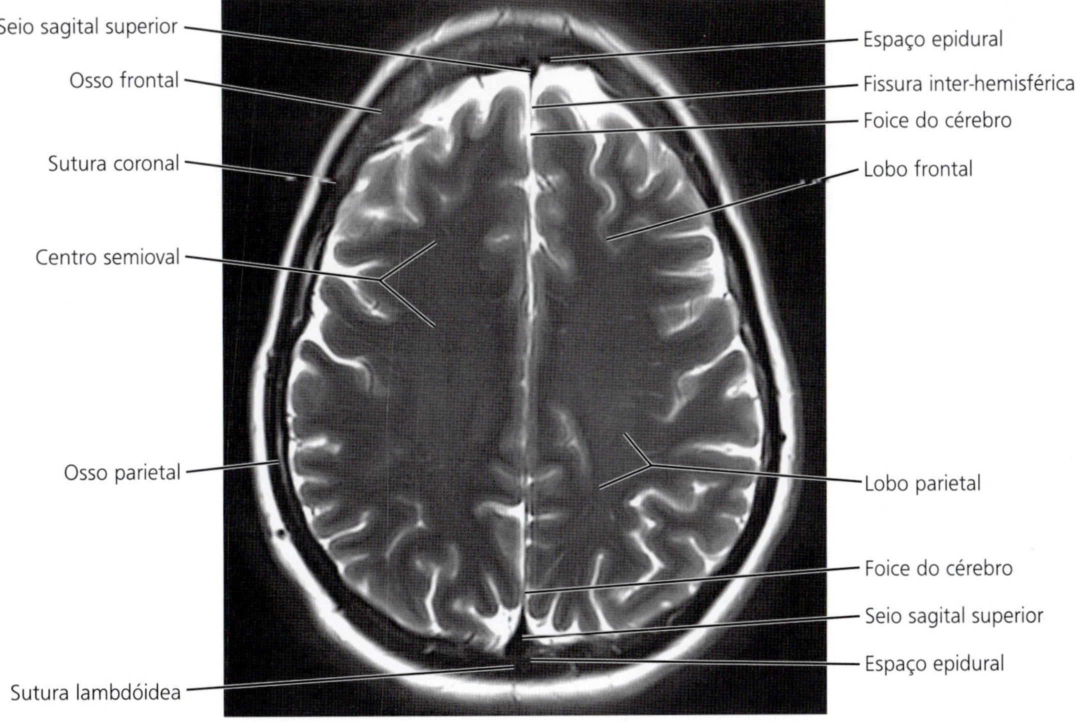
Seio sagital superior
Osso frontal
Sutura coronal
Centro semioval
Osso parietal
Sutura lambdóidea
Espaço epidural
Fissura inter-hemisférica
Foice do cérebro
Lobo frontal
Lobo parietal
Foice do cérebro
Seio sagital superior
Espaço epidural

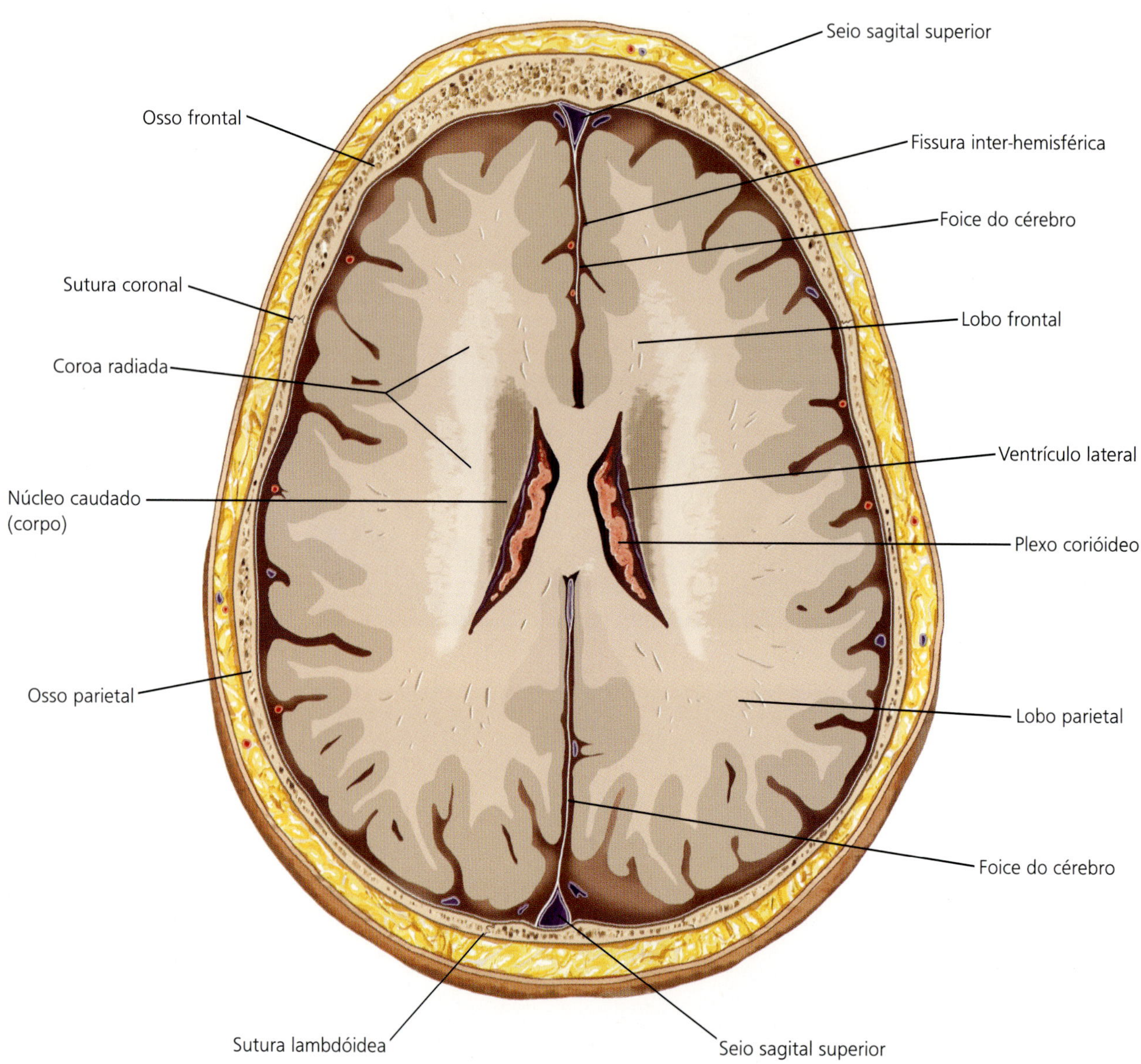
Seio sagital superior
Osso frontal
Fissura inter-hemisférica
Foice do cérebro
Sutura coronal
Lobo frontal
Coroa radiada
Ventrículo lateral
Núcleo caudado
(corpo)
Plexo corióideo
Osso parietal
Lobo parietal
Foice do cérebro
Sutura lambdóidea
Seio sagital superior

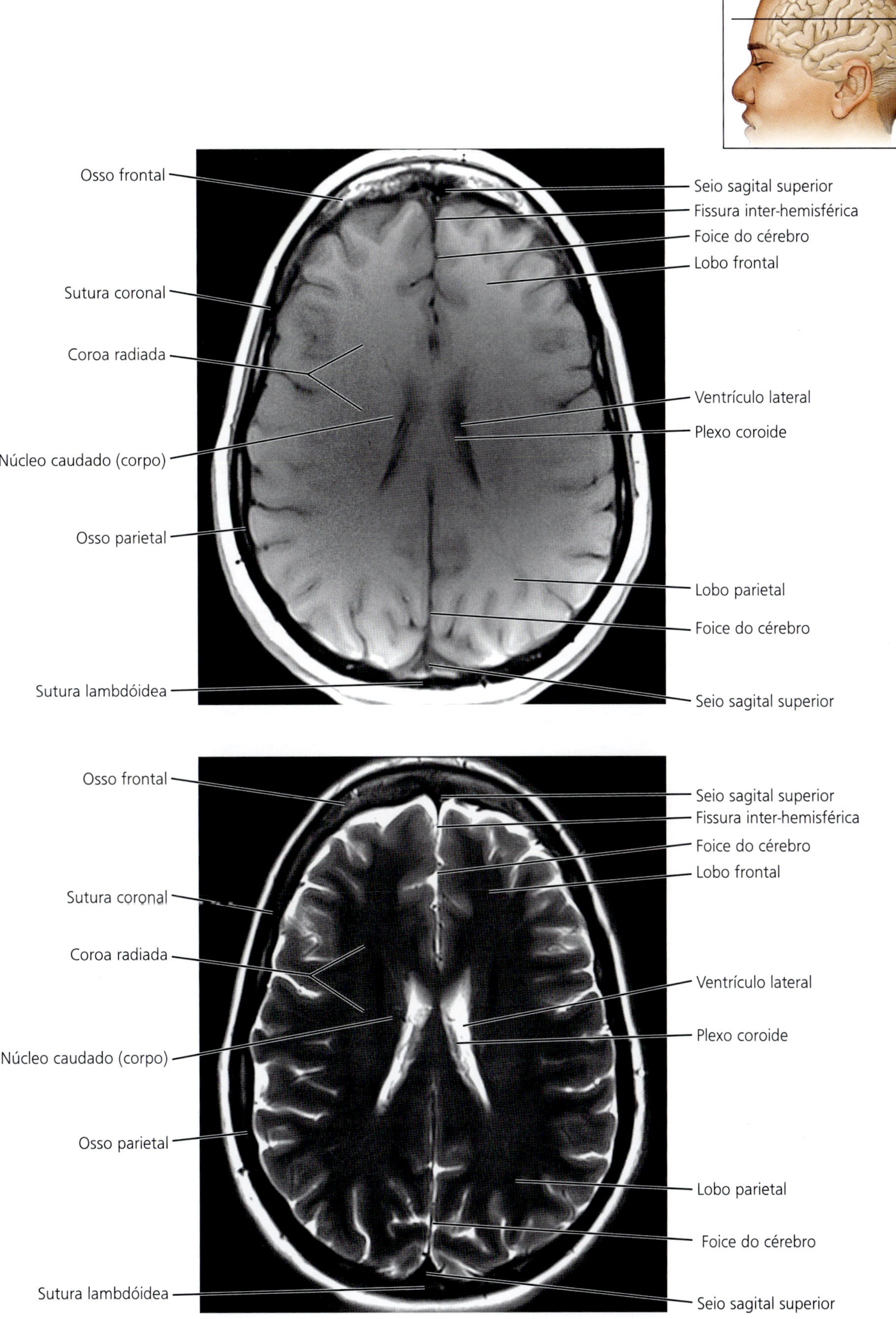
Osso frontal
Seio sagital superior
Fissura inter-hemisférica
Foice do cérebro
Lobo frontal
Sutura coronal
Coroa radiada
Ventrículo lateral
Plexo coroide
Núcleo caudado (corpo)
Osso parietal
Lobo parietal
Foice do cérebro
Sutura lambdóidea
Seio sagital superior
Osso frontal
Seio sagital superior
Fissura inter-hemisférica
Foice do cérebro
Lobo frontal
Sutura coronal
Coroa radiada
Ventrículo lateral
Plexo coroide
Núcleo caudado (corpo)
Osso parietal
Lobo parietal
Foice do cérebro
Sutura lambdóidea
Seio sagital superior

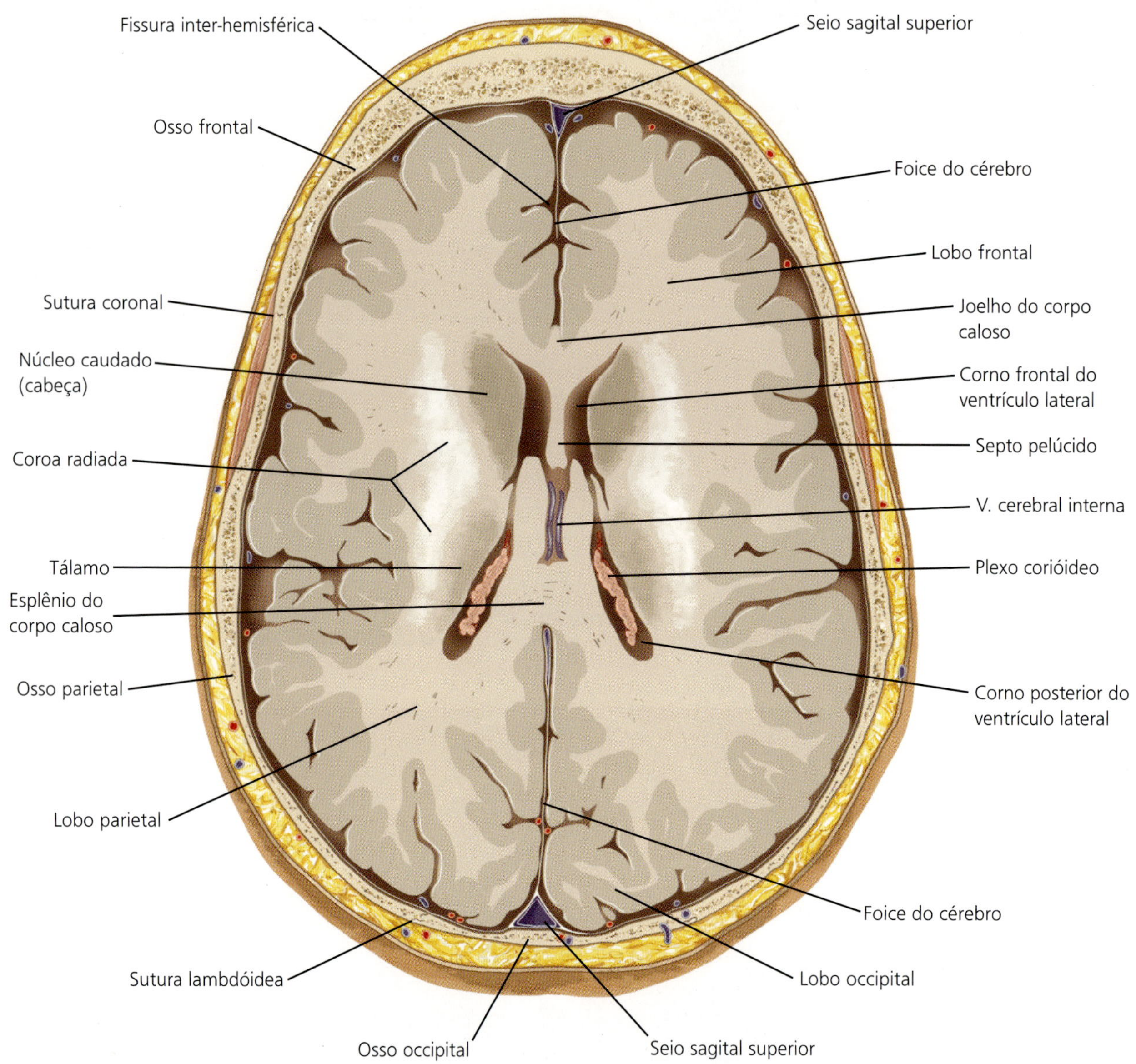
Fissura inter-hemisférica
Seio sagital superior
Osso frontal
Foice do cérebro
Lobo frontal
Sutura coronal
Joelho do corpo caloso
Núcleo caudado (cabeça)
Corno frontal do ventrículo lateral
Septo pelúcido
Coroa radiada
V. cerebral interna
Tálamo
Plexo corióideo
Esplênio do corpo caloso
Osso parietal
Corno posterior do ventrículo lateral
Lobo parietal
Foice do cérebro
Sutura lambdóidea
Lobo occipital
Osso occipital
Seio sagital superior

ANATOMIA NORMAL

As fibras de substância branca ao nível dos núcleos basilares conhecidas como cápsula interna (Axiais 10 e 11) são conhecidas como coroa radiada (Axiais 8 e 9) mais superiormente ao longo das margens laterais dos ventrículos, e como o centro semioval superior aos ventrículos (Axial 7).

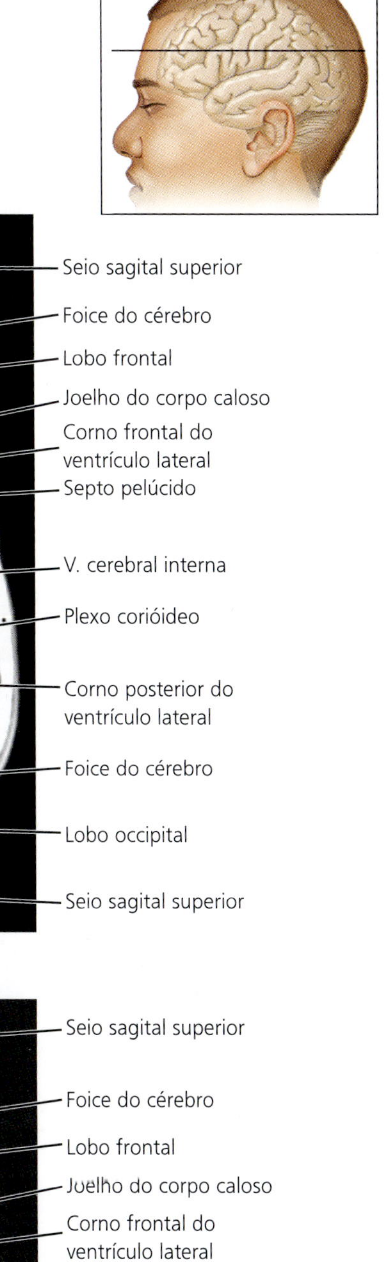

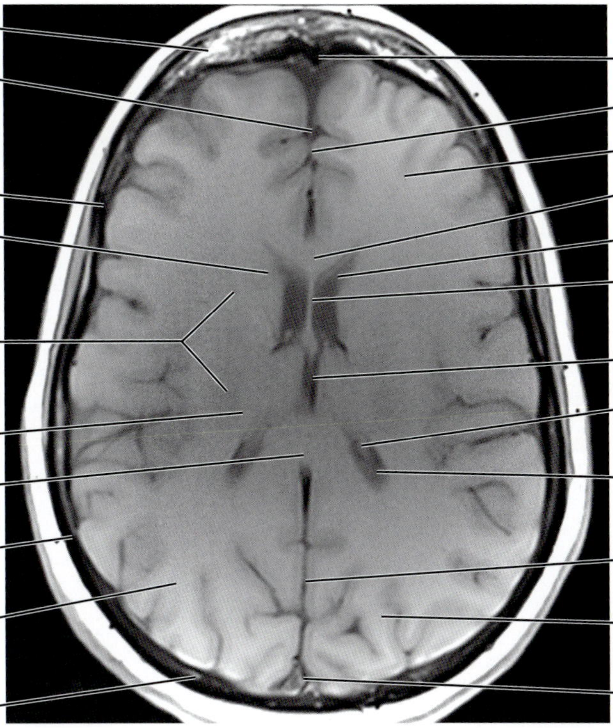

Osso frontal
Fissura inter-hemisférica
Sutura coronal
Núcleo caudado (cabeça)
Coroa radiada
Tálamo
Esplênio do corpo caloso
Osso parietal
Lobo parietal
Sutura lambdóidea

Seio sagital superior
Foice do cérebro
Lobo frontal
Joelho do corpo caloso
Corno frontal do ventrículo lateral
Septo pelúcido
V. cerebral interna
Plexo corióideo
Corno posterior do ventrículo lateral
Foice do cérebro
Lobo occipital
Seio sagital superior

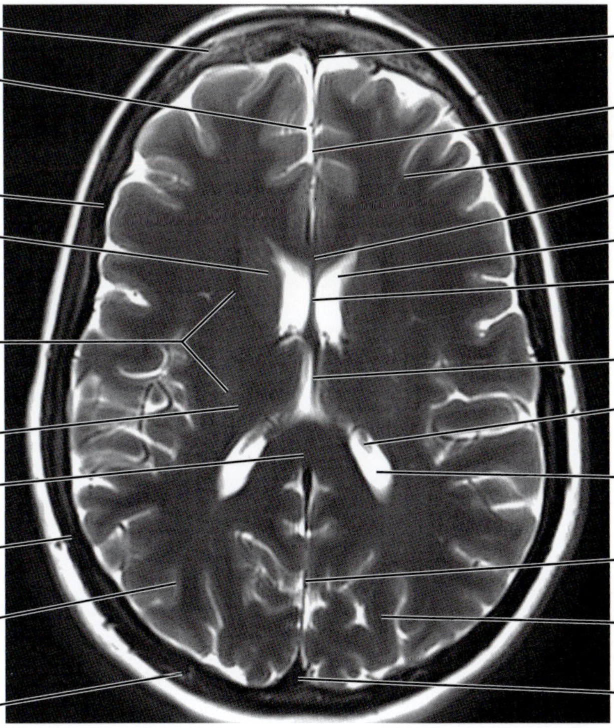

Osso frontal
Fissura inter-hemisférica
Sutura coronal
Núcleo caudado (cabeça)
Coroa radiada
Tálamo
Esplênio do corpo caloso
Osso parietal
Lobo parietal
Sutura lambdóidea

Seio sagital superior
Foice do cérebro
Lobo frontal
Joelho do corpo caloso
Corno frontal do ventrículo lateral
Septo pelúcido
V. cerebral interna
Plexo corióideo
Corno posterior do ventrículo lateral
Foice do cérebro
Lobo occipital
Seio sagital superior

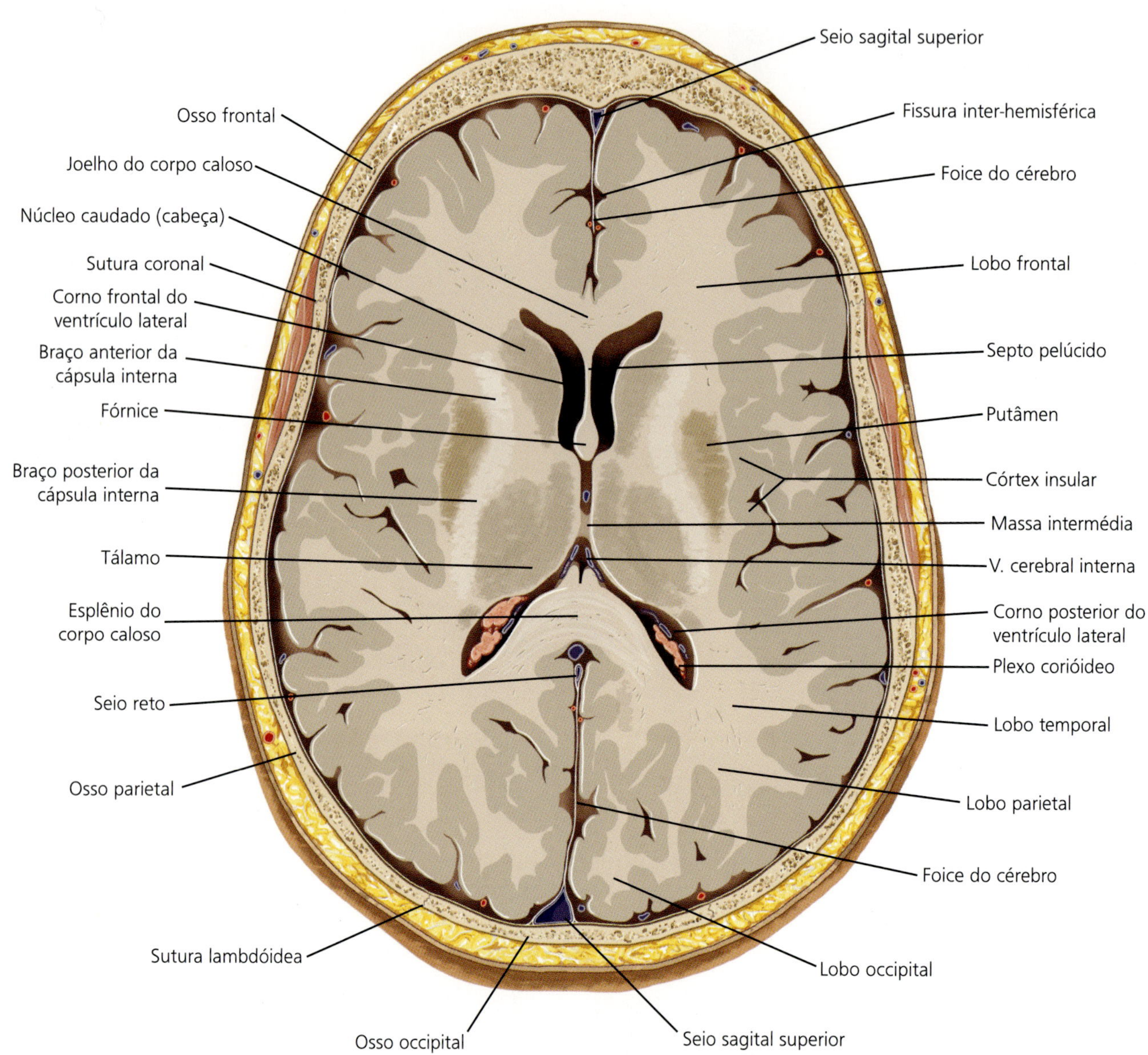
Seio sagital superior
Osso frontal
Fissura inter-hemisférica
Joelho do corpo caloso
Foice do cérebro
Núcleo caudado (cabeça)
Lobo frontal
Sutura coronal
Corno frontal do ventrículo lateral
Septo pelúcido
Braço anterior da cápsula interna
Fórnice
Putâmen
Braço posterior da cápsula interna
Córtex insular
Massa intermédia
Tálamo
V. cerebral interna
Esplênio do corpo caloso
Corno posterior do ventrículo lateral
Plexo corióideo
Seio reto
Lobo temporal
Osso parietal
Lobo parietal
Foice do cérebro
Sutura lambdóidea
Lobo occipital
Osso occipital
Seio sagital superior

ANATOMIA NORMAL

Observar como o sinal dos núcleos da base não é ideal nesta sequência de IRM ajustada para capturar o cérebro inteiro. Para melhor delineação, ver o Capítulo 3.

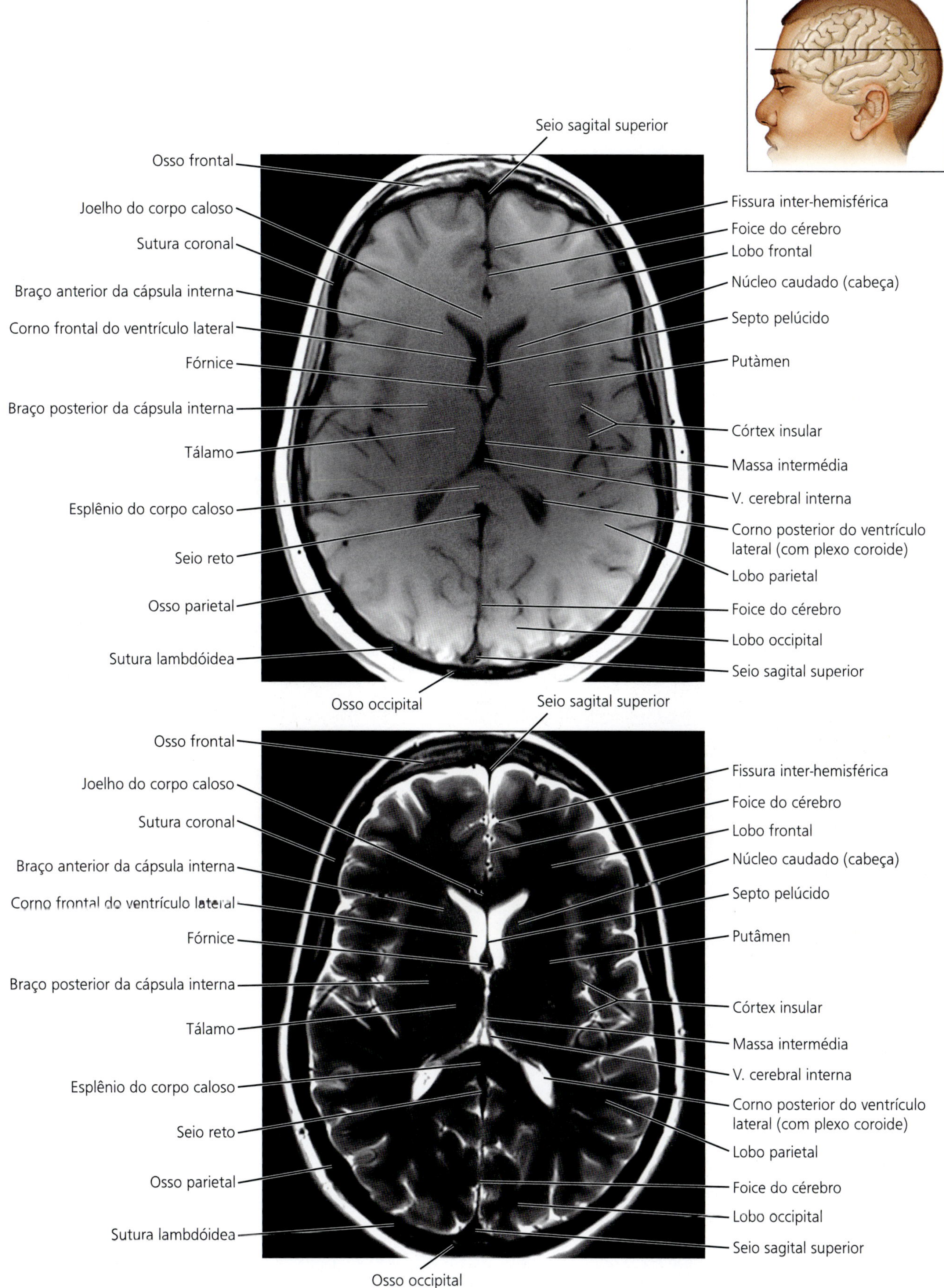
Seio sagital superior
Osso frontal
Joelho do corpo caloso
Sutura coronal
Braço anterior da cápsula interna
Corno frontal do ventrículo lateral
Fórnice
Braço posterior da cápsula interna
Tálamo
Esplênio do corpo caloso
Seio reto
Osso parietal
Sutura lambdóidea
Osso occipital
Fissura inter-hemisférica
Foice do cérebro
Lobo frontal
Núcleo caudado (cabeça)
Septo pelúcido
Putàmen
Córtex insular
Massa intermédia
V. cerebral interna
Corno posterior do ventrículo lateral (com plexo coroide)
Lobo parietal
Foice do cérebro
Lobo occipital
Seio sagital superior
Seio sagital superior
Osso frontal
Joelho do corpo caloso
Sutura coronal
Braço anterior da cápsula interna
Corno frontal do ventrículo lateral
Fórnice
Braço posterior da cápsula interna
Tálamo
Esplênio do corpo caloso
Seio reto
Osso parietal
Sutura lambdóidea
Osso occipital
Fissura inter-hemisférica
Foice do cérebro
Lobo frontal
Núcleo caudado (cabeça)
Septo pelúcido
Putâmen
Córtex insular
Massa intermédia
V. cerebral interna
Corno posterior do ventrículo lateral (com plexo coroide)
Lobo parietal
Foice do cérebro
Lobo occipital
Seio sagital superior

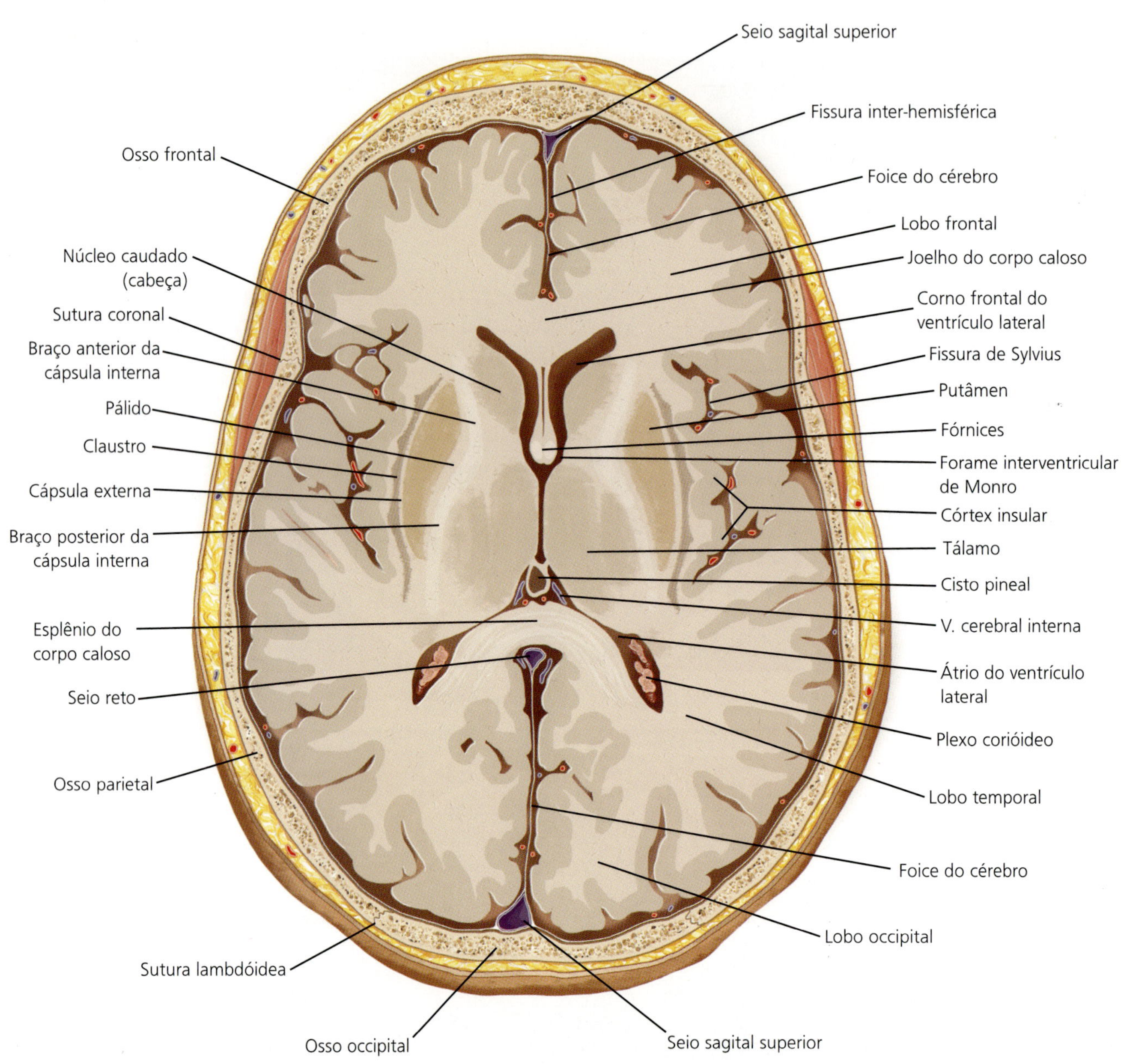
Seio sagital superior
Fissura inter-hemisférica
Osso frontal
Foice do cérebro
Lobo frontal
Núcleo caudado (cabeça)
Joelho do corpo caloso
Sutura coronal
Corno frontal do ventrículo lateral
Braço anterior da cápsula interna
Fissura de Sylvius
Putâmen
Pálido
Fórnices
Claustro
Forame interventricular de Monro
Cápsula externa
Córtex insular
Braço posterior da cápsula interna
Tálamo
Cisto pineal
Esplênio do corpo caloso
V. cerebral interna
Átrio do ventrículo lateral
Seio reto
Plexo corióideo
Osso parietal
Lobo temporal
Foice do cérebro
Lobo occipital
Sutura lambdóidea
Osso occipital
Seio sagital superior

PROCESSO PATOLÓGICO

O forame de Monro (forame interventricular) pode ser um importante ponto de obstrução do fluxo do líquido cefalorraquidiano (CSF). Um pequeno cisto coloide pode, ocasionalmente, ser encontrado nesta localização e poderia causar obstrução em um tempo relativamente curto, rapidamente se tornando fatal se não tratado. CSF é produzido a uma taxa de cerca de 500 mL/dia, e o espaço em torno do cérebro e medula espinal é capaz de conter apenas 150 mL. CSF intracranialmente e no interior do canal espinal circula cerca de quatro vezes ao dia.

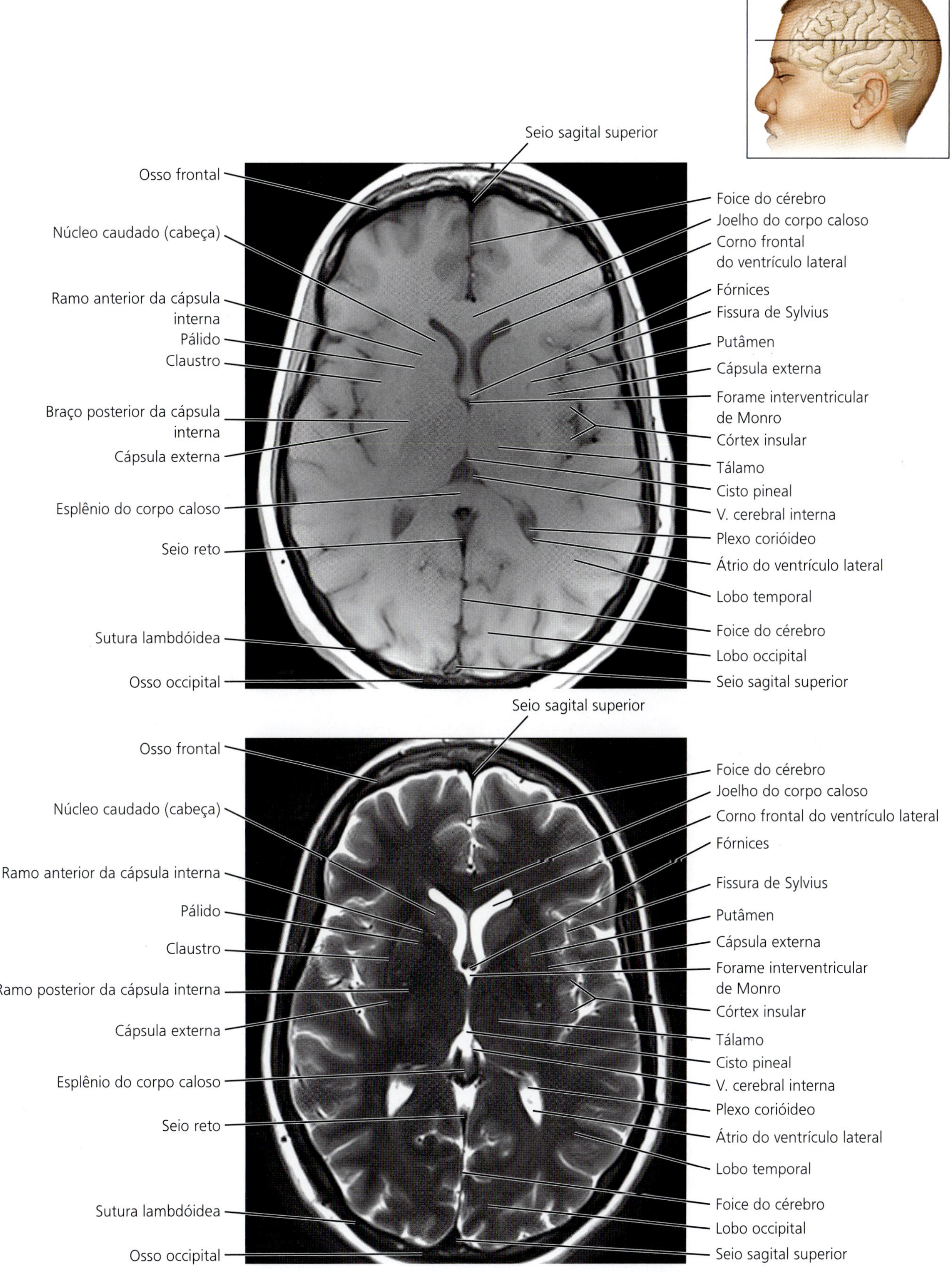
Seio sagital superior
Osso frontal
Núcleo caudado (cabeça)
Ramo anterior da cápsula interna
Pálido
Claustro
Braço posterior da cápsula interna
Cápsula externa
Esplênio do corpo caloso
Seio reto
Sutura lambdóidea
Osso occipital
Foice do cérebro
Joelho do corpo caloso
Corno frontal do ventrículo lateral
Fórnices
Fissura de Sylvius
Putâmen
Cápsula externa
Forame interventricular de Monro
Córtex insular
Tálamo
Cisto pineal
V. cerebral interna
Plexo corióideo
Átrio do ventrículo lateral
Lobo temporal
Foice do cérebro
Lobo occipital
Seio sagital superior
Seio sagital superior
Osso frontal
Núcleo caudado (cabeça)
Ramo anterior da cápsula interna
Pálido
Claustro
Ramo posterior da cápsula interna
Cápsula externa
Esplênio do corpo caloso
Seio reto
Sutura lambdóidea
Osso occipital
Foice do cérebro
Joelho do corpo caloso
Corno frontal do ventrículo lateral
Fórnices
Fissura de Sylvius
Putâmen
Cápsula externa
Forame interventricular de Monro
Córtex insular
Tálamo
Cisto pineal
V. cerebral interna
Plexo corióideo
Átrio do ventrículo lateral
Lobo temporal
Foice do cérebro
Lobo occipital
Seio sagital superior

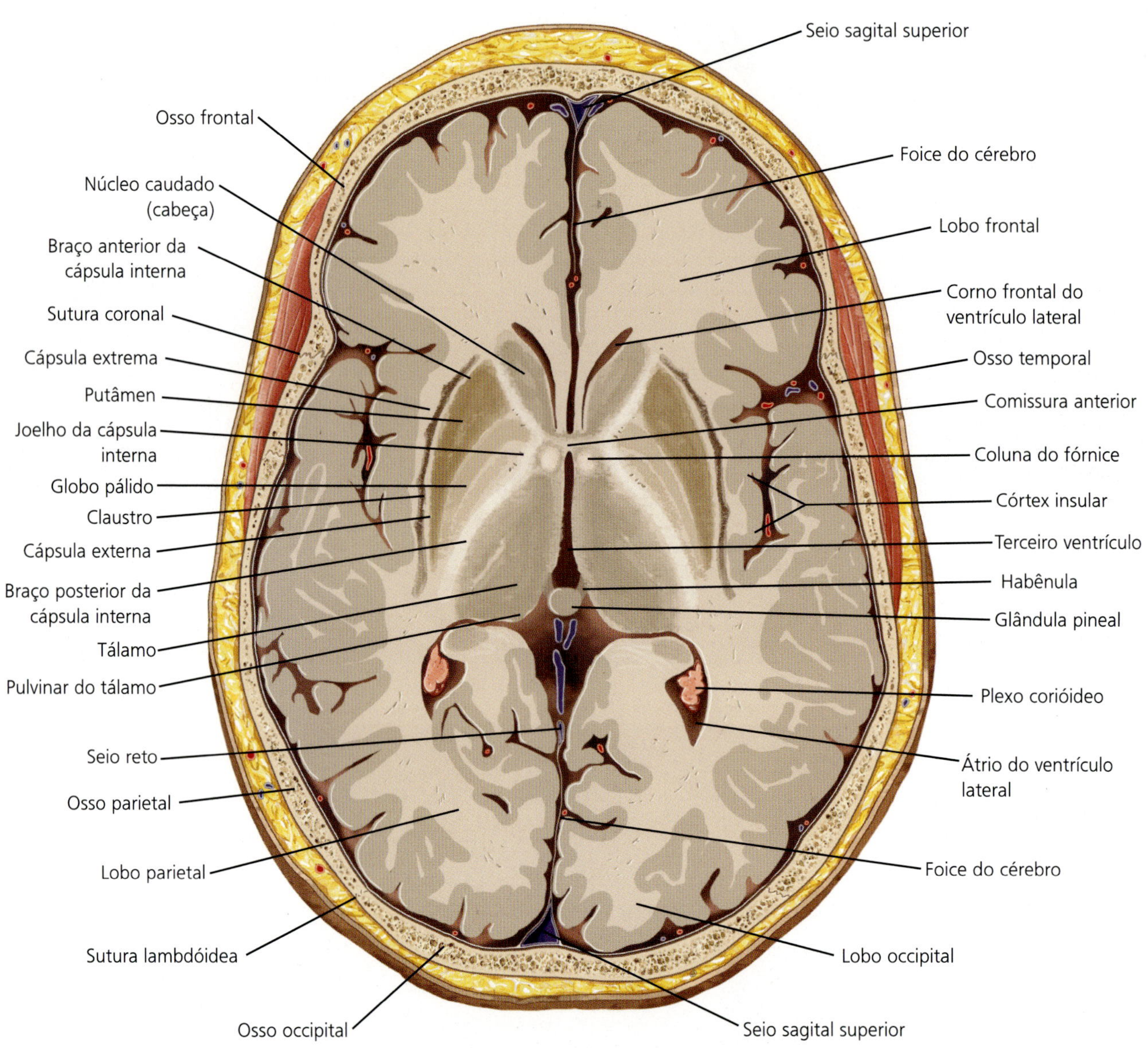
Seio sagital superior
Osso frontal
Foice do cérebro
Núcleo caudado (cabeça)
Lobo frontal
Braço anterior da cápsula interna
Corno frontal do ventrículo lateral
Sutura coronal
Osso temporal
Cápsula extrema
Comissura anterior
Putâmen
Joelho da cápsula interna
Coluna do fórnice
Globo pálido
Córtex insular
Claustro
Terceiro ventrículo
Cápsula externa
Habênula
Braço posterior da cápsula interna
Glândula pineal
Tálamo
Pulvinar do tálamo
Plexo corióideo
Seio reto
Átrio do ventrículo lateral
Osso parietal
Lobo parietal
Foice do cérebro
Sutura lambdóidea
Lobo occipital
Osso occipital
Seio sagital superior

ANATOMIA NORMAL

Habênula (do latim habena, "rédea") originalmente se referia ao pedículo do Glândula pineal, mas agora é comumente usada para indicar um grupo vizinho de neurônios no tálamo dorsal e caudal. O córtex insular é, muitas vezes a primeira localização onde um infarto na área da artéria cerebral média se tornará evidente em tomografia computadorizada (CT) sem contraste do crânio. Perda de diferenciação da substância cinzenta insular em relação à substância branca subinsular deve sempre ser avaliada.

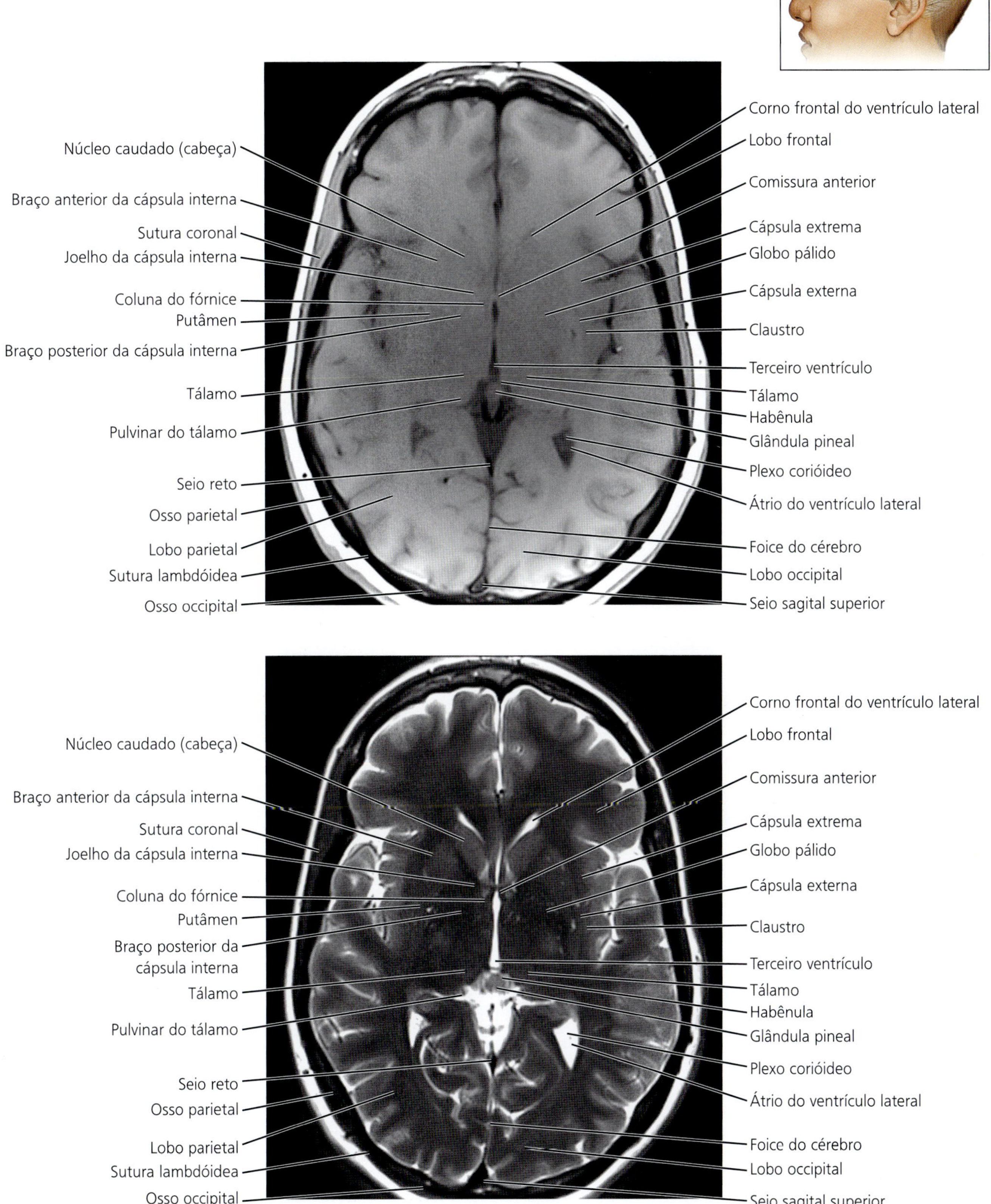
Núcleo caudado (cabeça)
Braço anterior da cápsula interna
Sutura coronal
Joelho da cápsula interna
Coluna do fórnice
Putâmen
Braço posterior da cápsula interna
Tálamo
Pulvinar do tálamo
Seio reto
Osso parietal
Lobo parietal
Sutura lambdóidea
Osso occipital
Corno frontal do ventrículo lateral
Lobo frontal
Comissura anterior
Cápsula extrema
Globo pálido
Cápsula externa
Claustro
Terceiro ventrículo
Tálamo
Habênula
Glândula pineal
Plexo corióideo
Átrio do ventrículo lateral
Foice do cérebro
Lobo occipital
Seio sagital superior
Núcleo caudado (cabeça)
Braço anterior da cápsula interna
Sutura coronal
Joelho da cápsula interna
Coluna do fórnice
Putâmen
Braço posterior da cápsula interna
Tálamo
Pulvinar do tálamo
Seio reto
Osso parietal
Lobo parietal
Sutura lambdóidea
Osso occipital
Corno frontal do ventrículo lateral
Lobo frontal
Comissura anterior
Cápsula extrema
Globo pálido
Cápsula externa
Claustro
Terceiro ventrículo
Tálamo
Habênula
Glândula pineal
Plexo corióideo
Átrio do ventrículo lateral
Foice do cérebro
Lobo occipital
Seio sagital superior

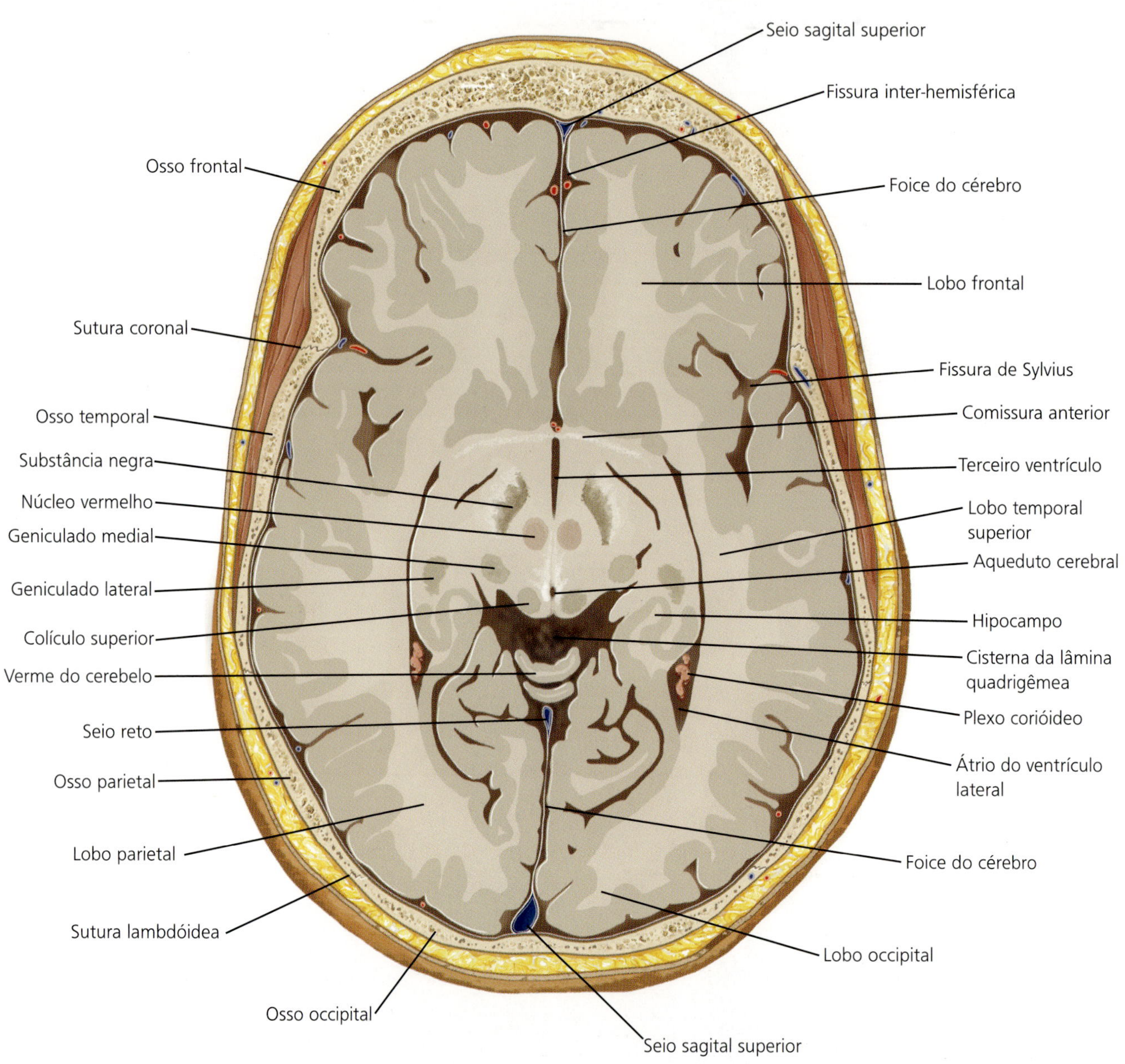
Seio sagital superior
Fissura inter-hemisférica
Osso frontal
Foice do cérebro
Lobo frontal
Sutura coronal
Fissura de Sylvius
Osso temporal
Comissura anterior
Substância negra
Terceiro ventrículo
Núcleo vermelho
Lobo temporal superior
Geniculado medial
Aqueduto cerebral
Geniculado lateral
Hipocampo
Colículo superior
Cisterna da lâmina quadrigêmea
Verme do cerebelo
Plexo corióideo
Seio reto
Átrio do ventrículo lateral
Osso parietal
Lobo parietal
Foice do cérebro
Sutura lambdóidea
Lobo occipital
Osso occipital
Seio sagital superior

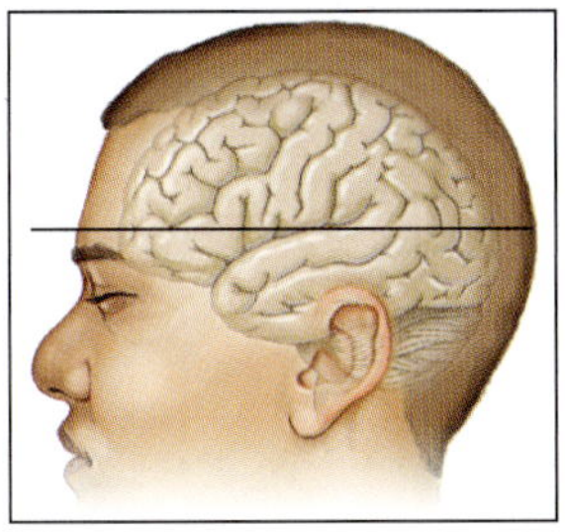

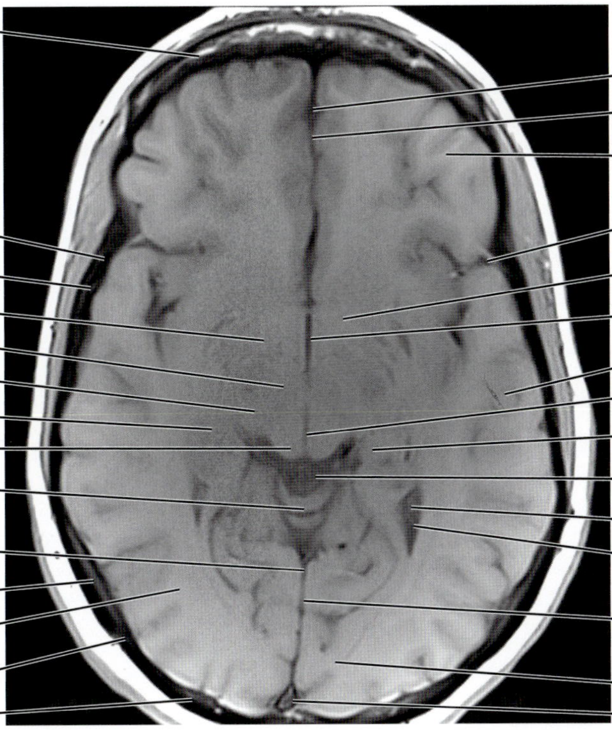
Osso frontal
Sutura coronal
Osso temporal
Substância negra
Núcleo vermelho
Geniculado medial
Geniculado lateral
Colículo superior
Verme do cerebelo
Seio reto
Osso parietal
Lobo parietal
Sutura lambdóidea
Osso occipital
Fissura inter-hemisférica
Foice do cérebro
Lobo frontal
Fissura de Sylvius
Comissura anterior
Terceiro ventrículo
Lobo temporal superior
Aqueduto cerebral
Hipocampo
Cisterna da lâmina quadrigêmea
Plexo corióideo
Átrio do ventrículo lateral
Foice do cérebro
Lobo occipital
Seio sagital superior

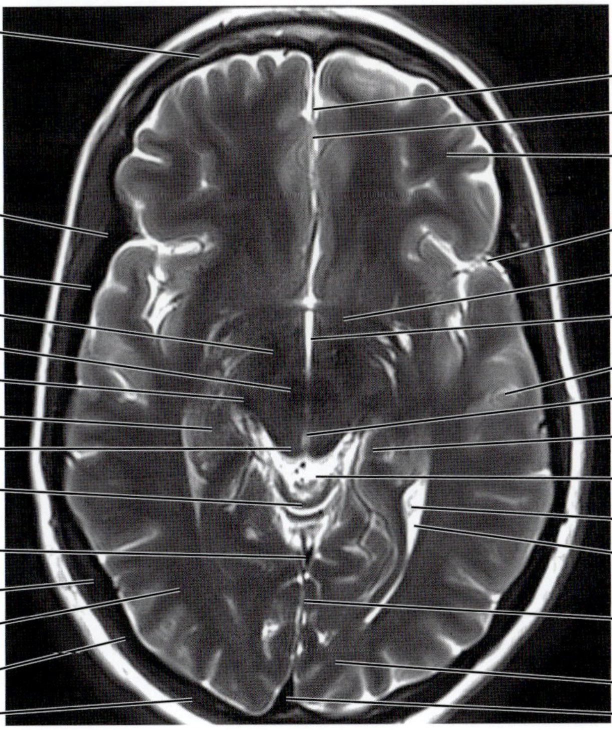
Osso frontal
Sutura coronal
Osso temporal
Substância negra
Núcleo vermelho
Geniculado medial
Geniculado lateral
Colículo superior
Verme do cerebelo
Seio reto
Osso parietal
Lobo parietal
Sutura lambdóidea
Osso occipital
Fissura inter-hemisférica
Foice do cérebro
Lobo frontal
Fissura de Sylvius
Comissura anterior
Terceiro ventrículo
Lobo temporal superior
Aqueduto cerebral
Hipocampo
Cisterna da lâmina quadrigêmea
Plexo corióideo
Átrio do ventrículo lateral
Foice do cérebro
Lobo occipital
Seio sagital superior

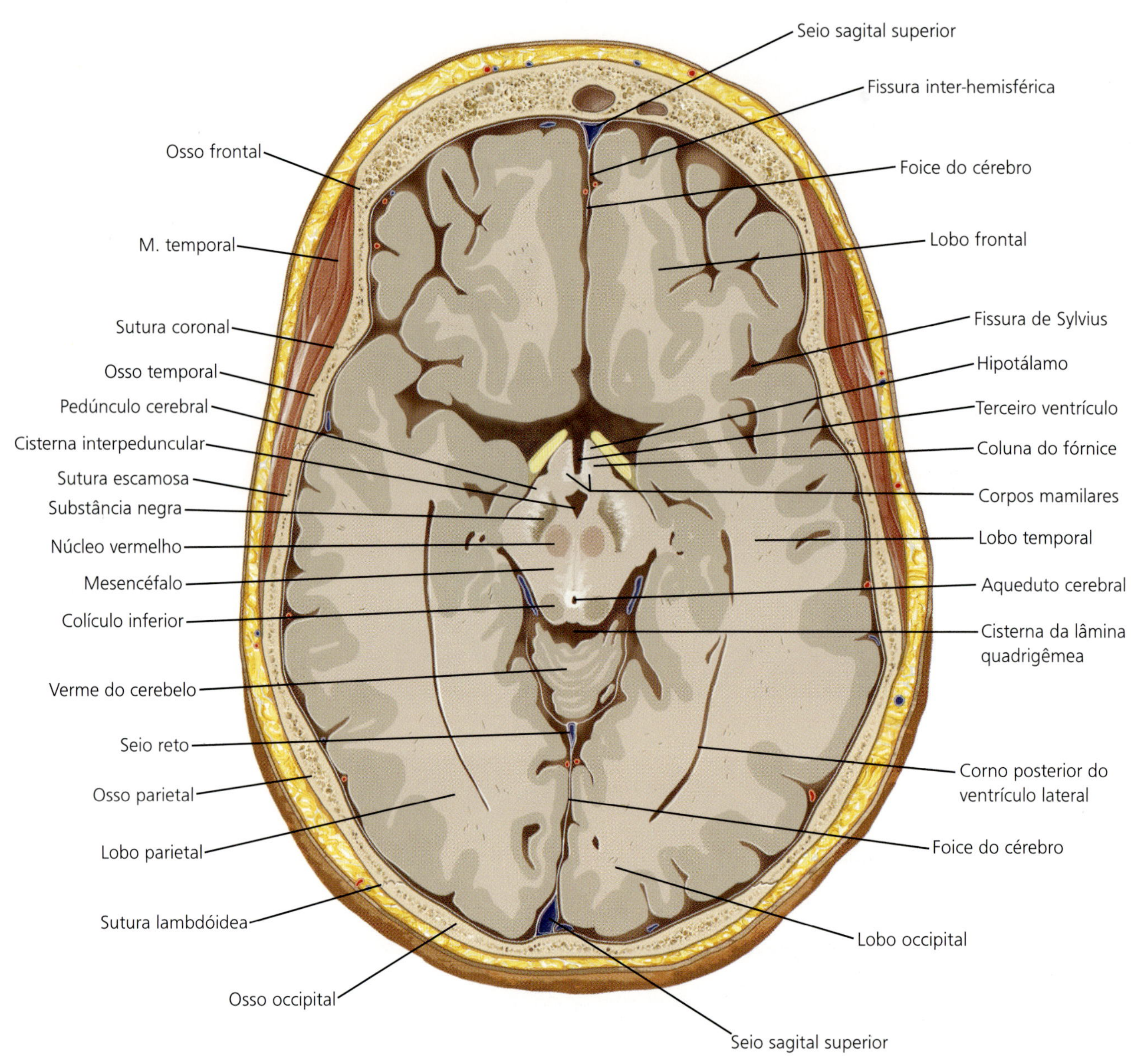
Seio sagital superior
Fissura inter-hemisférica
Foice do cérebro
Lobo frontal
Fissura de Sylvius
Hipotálamo
Terceiro ventrículo
Coluna do fórnice
Corpos mamilares
Lobo temporal
Aqueduto cerebral
Cisterna da lâmina quadrigêmea
Corno posterior do ventrículo lateral
Foice do cérebro
Lobo occipital
Seio sagital superior
Osso frontal
M. temporal
Sutura coronal
Osso temporal
Pedúnculo cerebral
Cisterna interpeduncular
Sutura escamosa
Substância negra
Núcleo vermelho
Mesencéfalo
Colículo inferior
Verme do cerebelo
Seio reto
Osso parietal
Lobo parietal
Sutura lambdóidea
Osso occipital

ANATOMIA NORMAL

Observar os pequenos porém conspícuos corpos mamilares formando um par anterior à cisterna interpeduncular, na extremidade anterior dos fórnices. Os corpos mamilares fazem parte do sistema límbico e são considerados como acrescentando o elemento do odor às memórias. Os corpos podem estar aumentados e brilhantes na ponderação em T2 na encefalopatia de Wernicke. Não confundir os corpos mamilares com os pares de colículos inferiores e superiores, que estão localizados na superfície posterior do tronco cerebral.

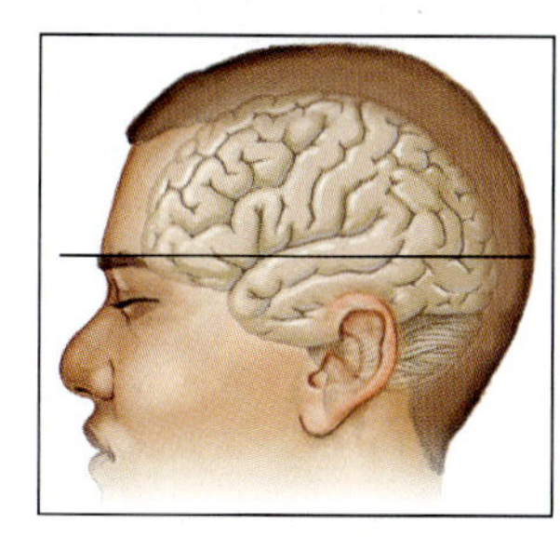

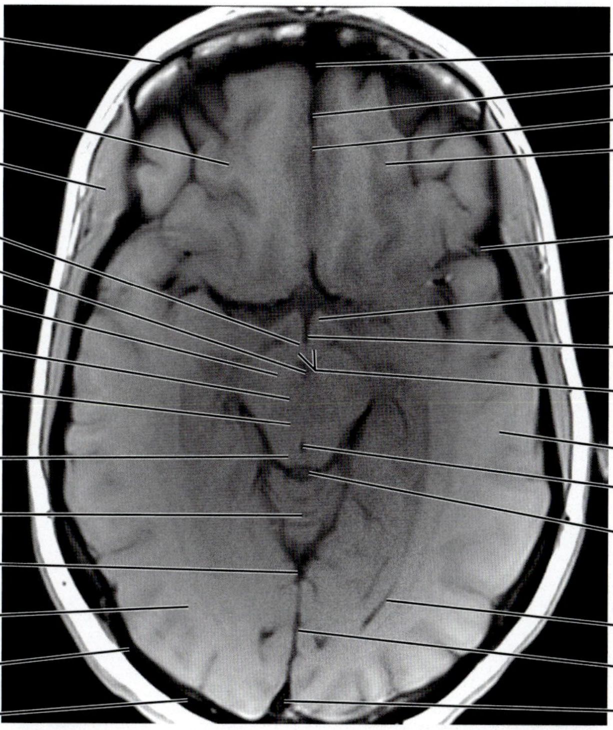

Osso frontal
Lobo frontal
M. temporal
Coluna do fórnice
Cisterna interpeduncular
Substância negra
Núcleo vermelho
Mesencéfalo
Colículo inferior
Verme do cerebelo
Seio reto
Lobo parietal
Sutura lambdóidea
Osso occipital

Seio sagital superior
Fissura inter-hemisférica
Foice do cérebro
Lobo frontal
Fissura de Sylvius
Hipotálamo
Terceiro ventrículo
Corpos mamilares
Lobo temporal
Aqueduto cerebral
Cisterna da lâmina quadrigêmea
Corno posterior do ventrículo lateral
Foice do cérebro
Seio sagital superior

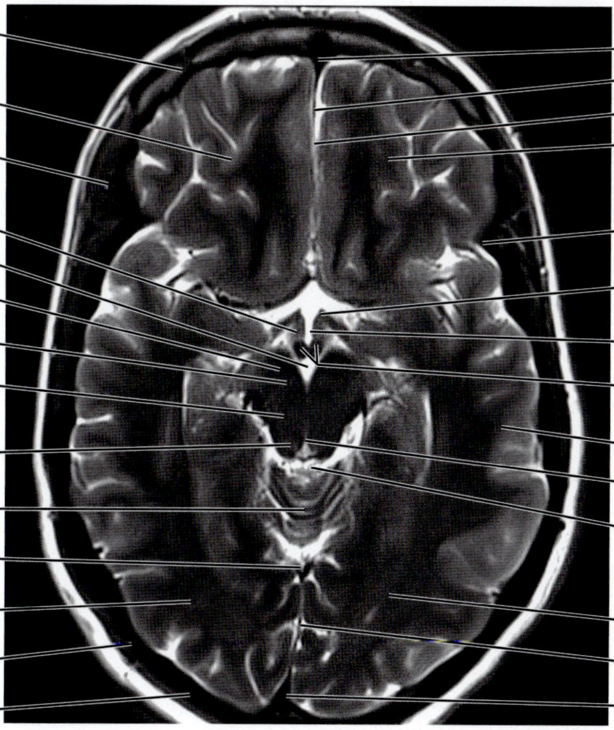

Osso frontal
Lobo frontal
M. temporal
Coluna do fórnice
Cisterna interpeduncular
Substância negra
Núcleo vermelho
Mesencéfalo
Colículo inferior
Verme do cerebelo
Seio reto
Lobo parietal
Sutura lambdóidea
Osso occipital

Seio sagital superior
Fissura inter-hemisférica
Foice do cérebro
Lobo frontal
Fissura de Sylvius
Hipotálamo
Terceiro ventrículo
Corpos mamilares
Lobo temporal
Aqueduto cerebral
Cisterna da lâmina quadrigêmea
Corno posterior do ventrículo lateral
Foice do cérebro
Seio sagital superior

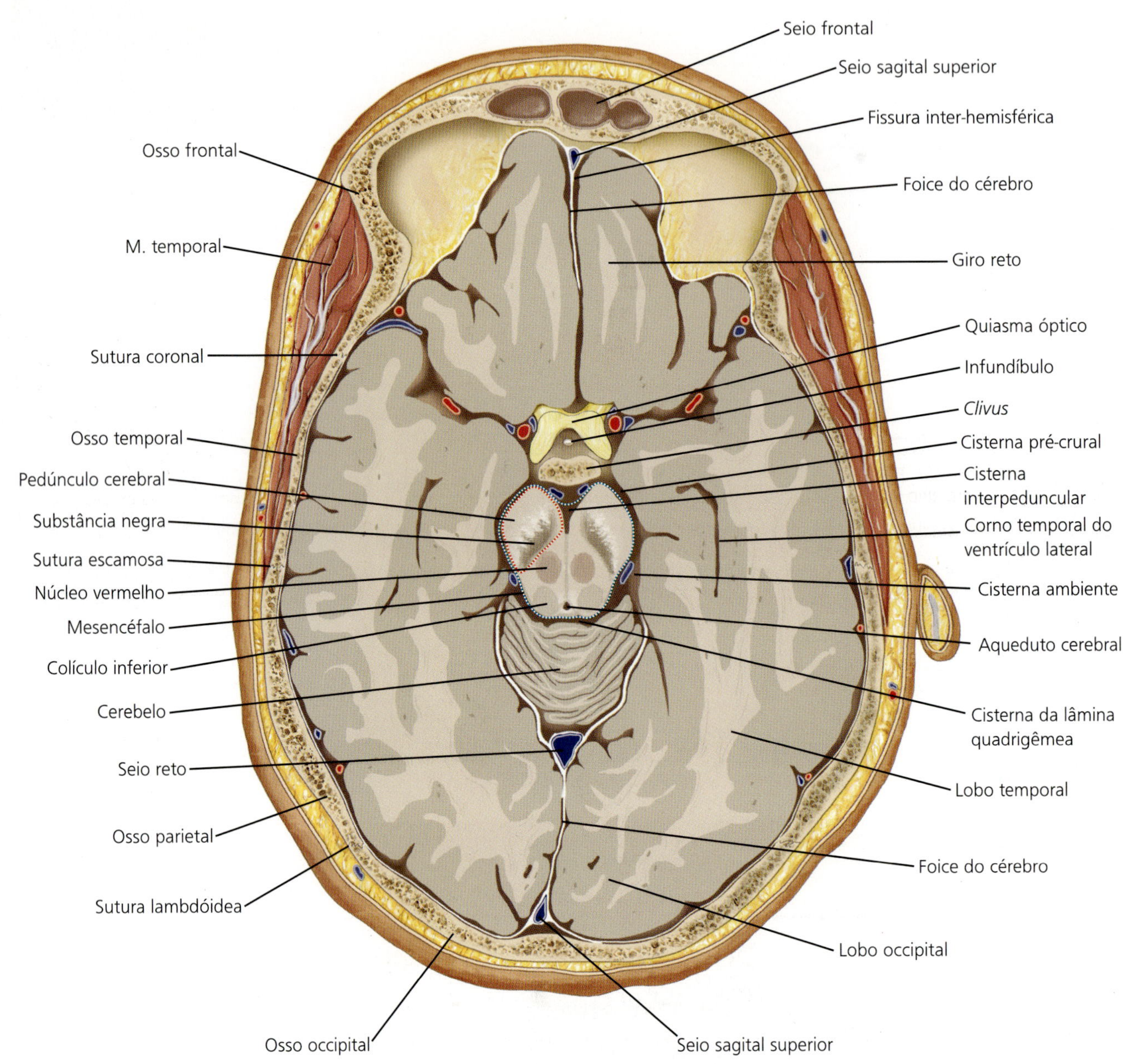
Seio frontal
Seio sagital superior
Fissura inter-hemisférica
Foice do cérebro
Giro reto
Quiasma óptico
Infundíbulo
Clivus
Cisterna pré-crural
Cisterna interpeduncular
Corno temporal do ventrículo lateral
Cisterna ambiente
Aqueduto cerebral
Cisterna da lâmina quadrigêmea
Lobo temporal
Foice do cérebro
Lobo occipital
Seio sagital superior
Osso frontal
M. temporal
Sutura coronal
Osso temporal
Pedúnculo cerebral
Substância negra
Sutura escamosa
Núcleo vermelho
Mesencéfalo
Colículo inferior
Cerebelo
Seio reto
Osso parietal
Sutura lambdóidea
Osso occipital

ANATOMIA NORMAL

Observar que as cisternas da base são compostas da cisterna suprasselar, que se assemelha a uma estrela de seis pontas, e cisterna da lâmina quadrigêmea com forma de sorriso (ver também Axial 14). As seis pontas da cisterna suprasselar incluem a fissura inter-hemisférica, duas cisternas de Sylvius, duas cisternas ambiente e a cisterna interpeduncular.

PROCESSO PATOLÓGICO

A cisterna interpeduncular é um bom aspecto anatômico a escrutinar; esta localização ocasionalmente revela hemorragia subaracnóidea quando um aneurisma cerebral se rompe. Isto geralmente ocorre da área do polígono de Willis, que é propensa a muitas variações anatômicas.

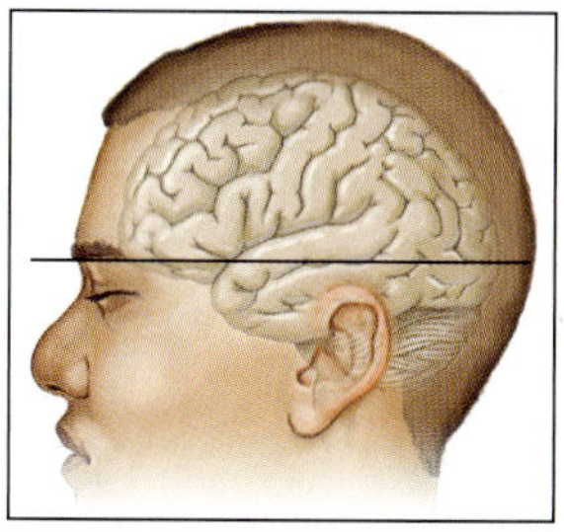

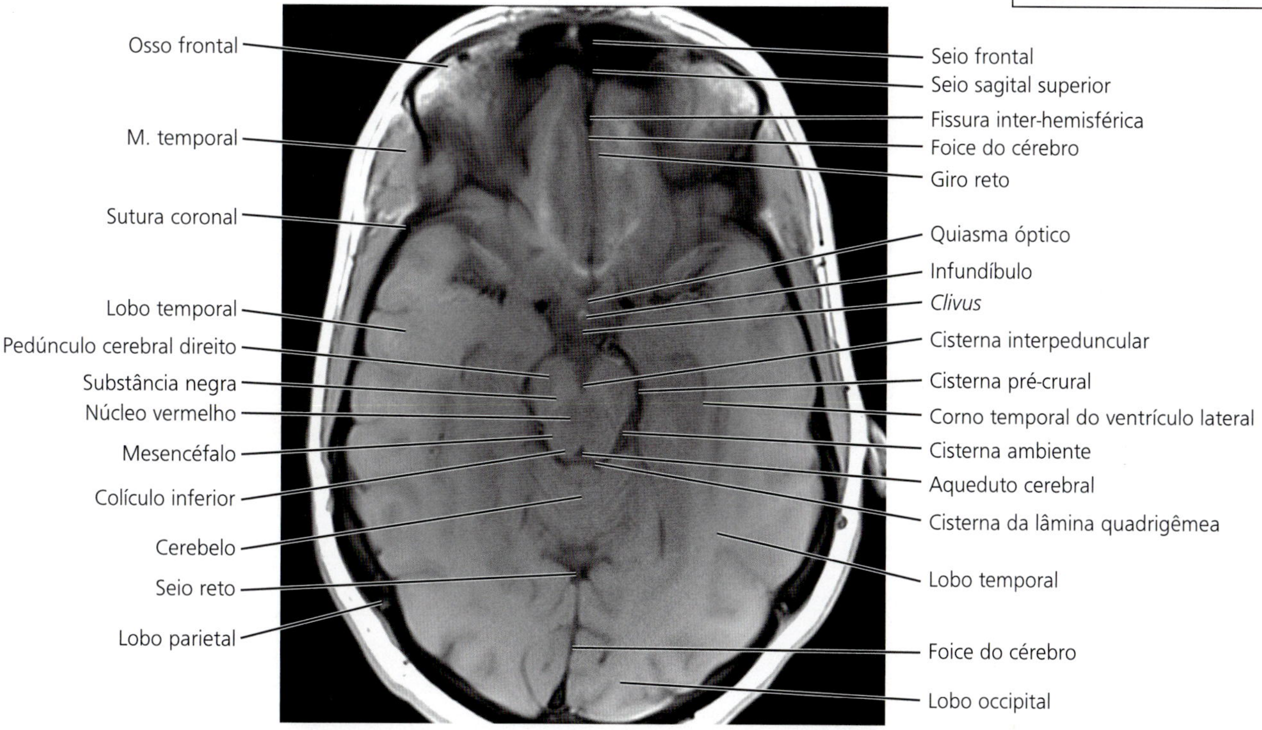
Osso frontal
M. temporal
Sutura coronal
Lobo temporal
Pedúnculo cerebral direito
Substância negra
Núcleo vermelho
Mesencéfalo
Colículo inferior
Cerebelo
Seio reto
Lobo parietal
Seio frontal
Seio sagital superior
Fissura inter-hemisférica
Foice do cérebro
Giro reto
Quiasma óptico
Infundíbulo
Clivus
Cisterna interpeduncular
Cisterna pré-crural
Corno temporal do ventrículo lateral
Cisterna ambiente
Aqueduto cerebral
Cisterna da lâmina quadrigêmea
Lobo temporal
Foice do cérebro
Lobo occipital

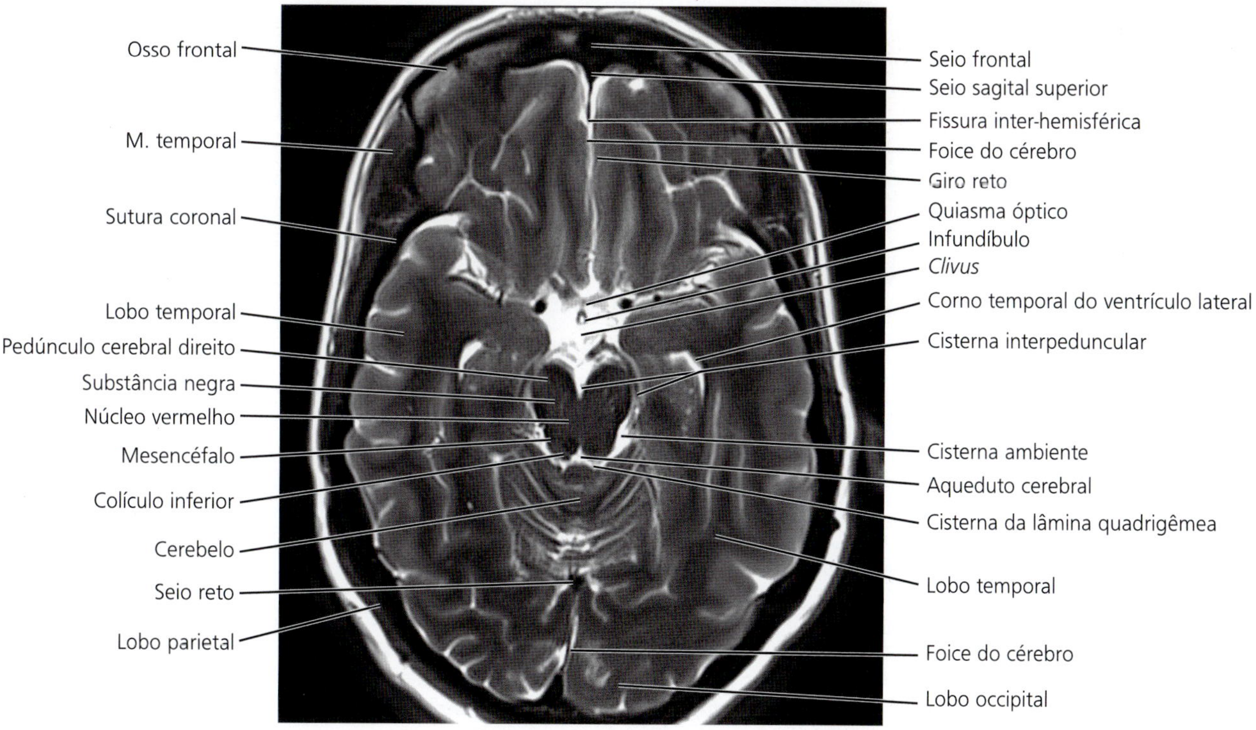
Osso frontal
M. temporal
Sutura coronal
Lobo temporal
Pedúnculo cerebral direito
Substância negra
Núcleo vermelho
Mesencéfalo
Colículo inferior
Cerebelo
Seio reto
Lobo parietal
Seio frontal
Seio sagital superior
Fissura inter-hemisférica
Foice do cérebro
Giro reto
Quiasma óptico
Infundíbulo
Clivus
Corno temporal do ventrículo lateral
Cisterna interpeduncular
Cisterna ambiente
Aqueduto cerebral
Cisterna da lâmina quadrigêmea
Lobo temporal
Foice do cérebro
Lobo occipital

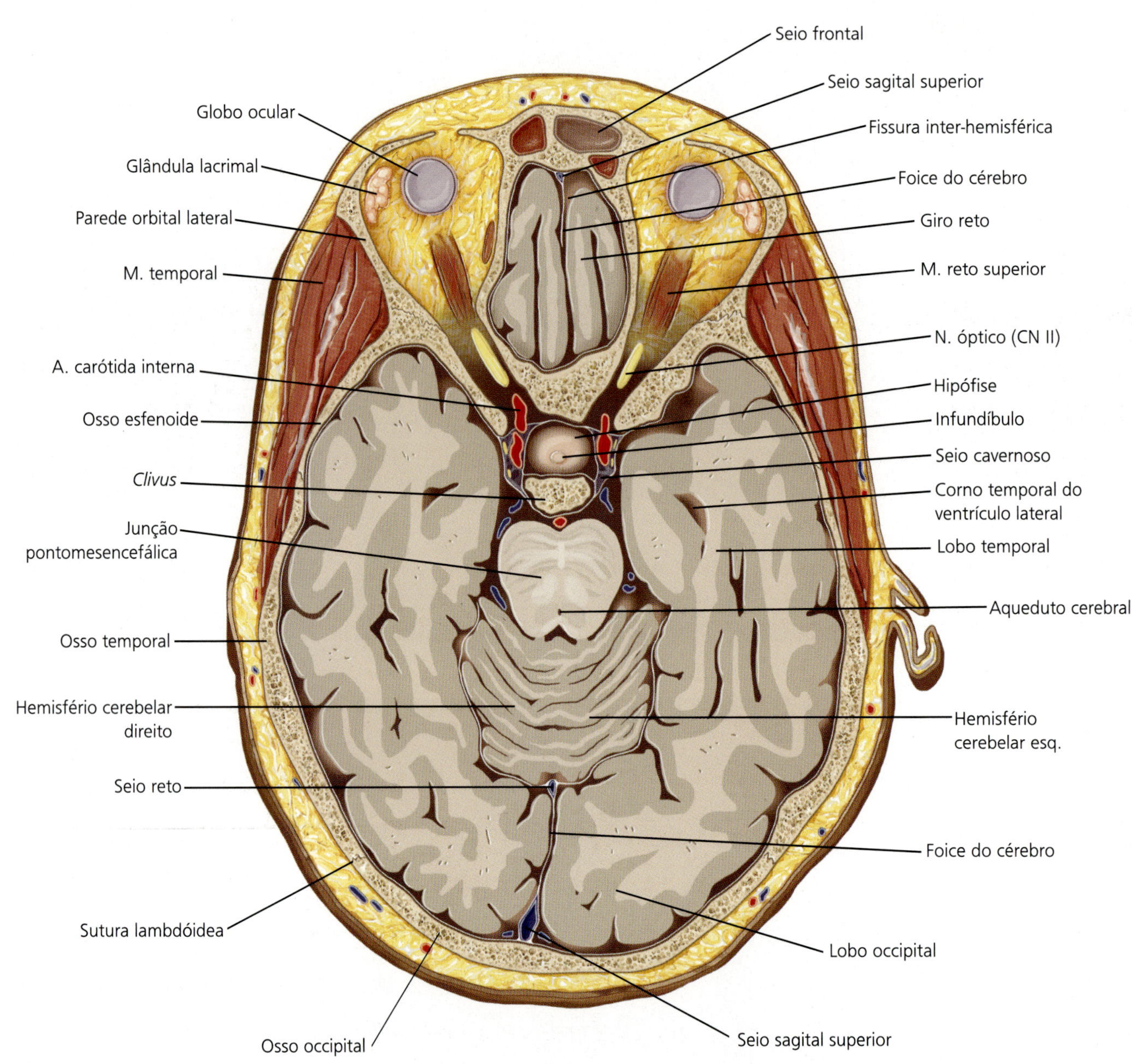
Seio frontal
Seio sagital superior
Fissura inter-hemisférica
Foice do cérebro
Giro reto
M. reto superior
N. óptico (CN II)
Hipófise
Infundíbulo
Seio cavernoso
Corno temporal do ventrículo lateral
Lobo temporal
Aqueduto cerebral
Hemisfério cerebelar esq.
Foice do cérebro
Lobo occipital
Seio sagital superior
Osso occipital
Sutura lambdóidea
Seio reto
Hemisfério cerebelar direito
Osso temporal
Junção pontomesencefálica
Clivus
Osso esfenoide
A. carótida interna
M. temporal
Parede orbital lateral
Glândula lacrimal
Globo ocular

CONSIDERAÇÕES DIAGNÓSTICAS

Os cornos temporais podem ser úteis para ajudar a diferenciar hidrocefalia verdadeira de dilatação ex-vácuo dos ventrículos por perda de volume da substância branca central. No primeiro caso, os cornos temporais estão dilatados e, no último caso, não estão. O corpo dos ventrículos laterais pode, às vezes, parecer proeminente, mas com cornos temporais de tamanho normal quando há perda de volume da substância branca central por doença microangiopática crônica. Uma vez que o corpo e os cornos temporais são estruturas contínuas, ambos devem estar dilatados na hidrocefalia verdadeira.

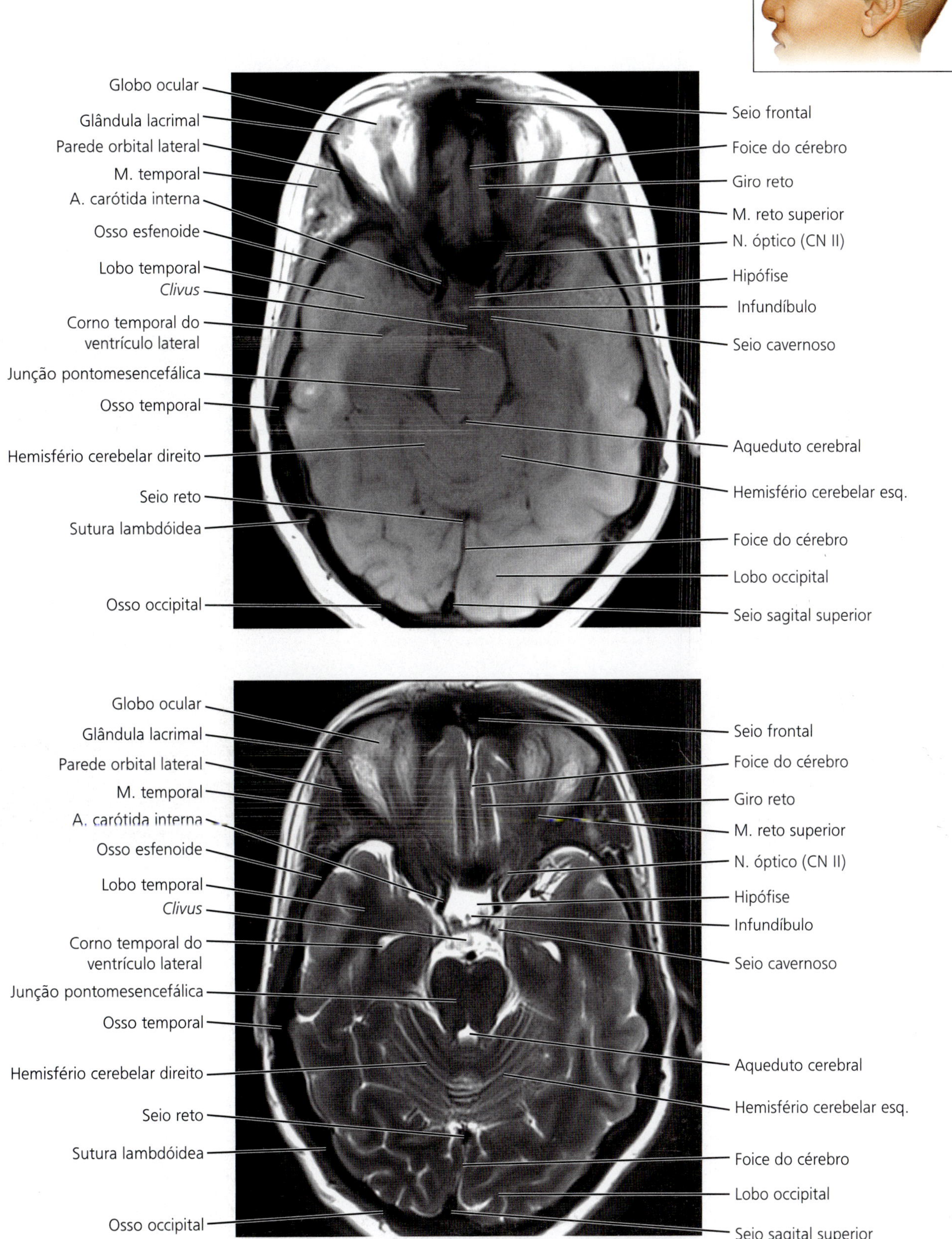
Globo ocular
Glândula lacrimal
Parede orbital lateral
M. temporal
A. carótida interna
Osso esfenoide
Lobo temporal
Clivus
Corno temporal do ventrículo lateral
Junção pontomesencefálica
Osso temporal
Hemisfério cerebelar direito
Seio reto
Sutura lambdóidea
Osso occipital
Seio frontal
Foice do cérebro
Giro reto
M. reto superior
N. óptico (CN II)
Hipófise
Infundíbulo
Seio cavernoso
Aqueduto cerebral
Hemisfério cerebelar esq.
Foice do cérebro
Lobo occipital
Seio sagital superior
Globo ocular
Glândula lacrimal
Parede orbital lateral
M. temporal
A. carótida interna
Osso esfenoide
Lobo temporal
Clivus
Corno temporal do ventrículo lateral
Junção pontomesencefálica
Osso temporal
Hemisfério cerebelar direito
Seio reto
Sutura lambdóidea
Osso occipital
Seio frontal
Foice do cérebro
Giro reto
M. reto superior
N. óptico (CN II)
Hipófise
Infundíbulo
Seio cavernoso
Aqueduto cerebral
Hemisfério cerebelar esq.
Foice do cérebro
Lobo occipital
Seio sagital superior

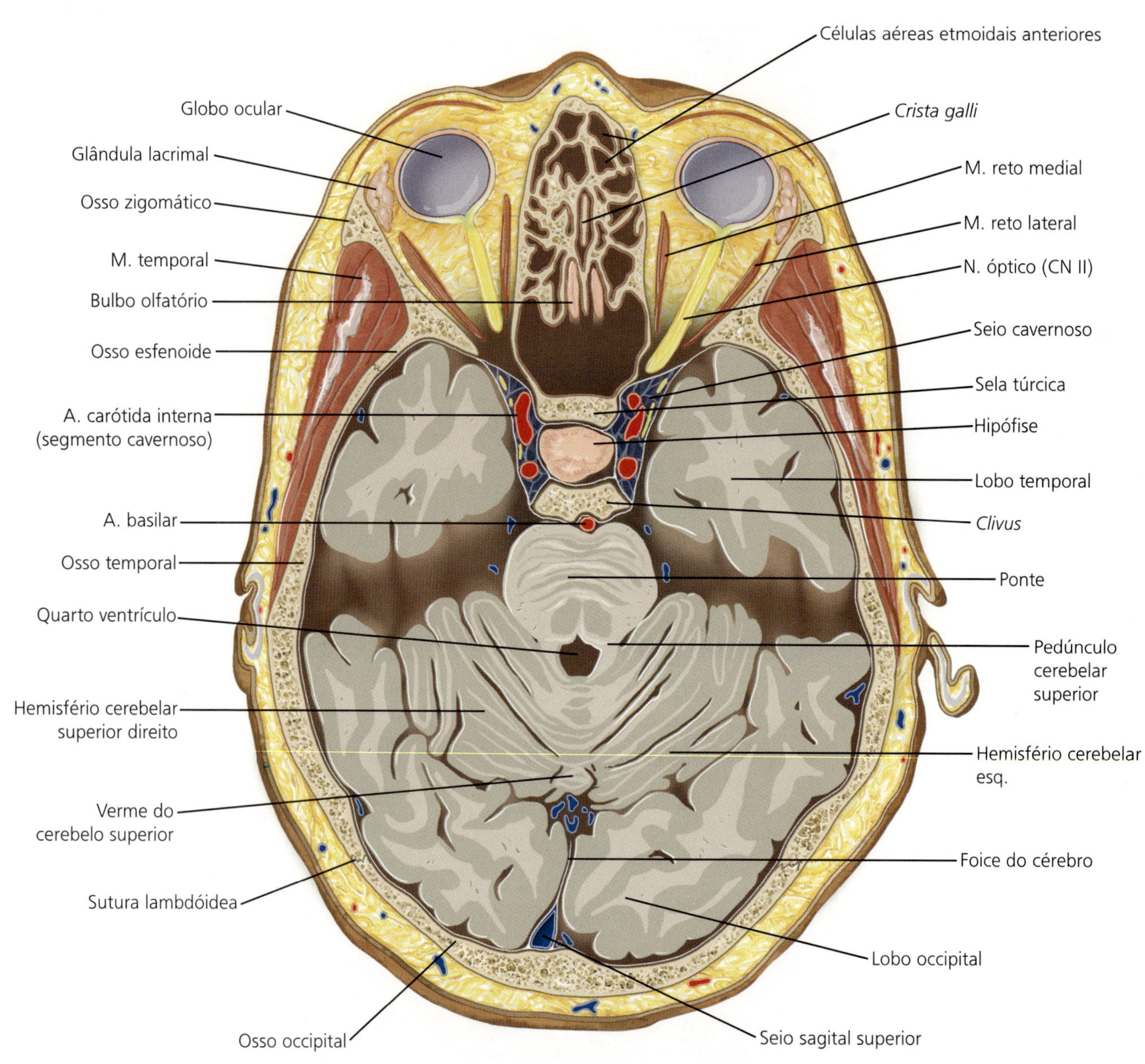
Células aéreas etmoidais anteriores
Globo ocular
Crista galli
Glândula lacrimal
M. reto medial
Osso zigomático
M. reto lateral
M. temporal
N. óptico (CN II)
Bulbo olfatório
Seio cavernoso
Osso esfenoide
Sela túrcica
A. carótida interna (segmento cavernoso)
Hipófise
Lobo temporal
A. basilar
Clivus
Osso temporal
Ponte
Quarto ventrículo
Pedúnculo cerebelar superior
Hemisfério cerebelar superior direito
Hemisfério cerebelar esq.
Verme do cerebelo superior
Foice do cérebro
Sutura lambdóidea
Lobo occipital
Osso occipital
Seio sagital superior

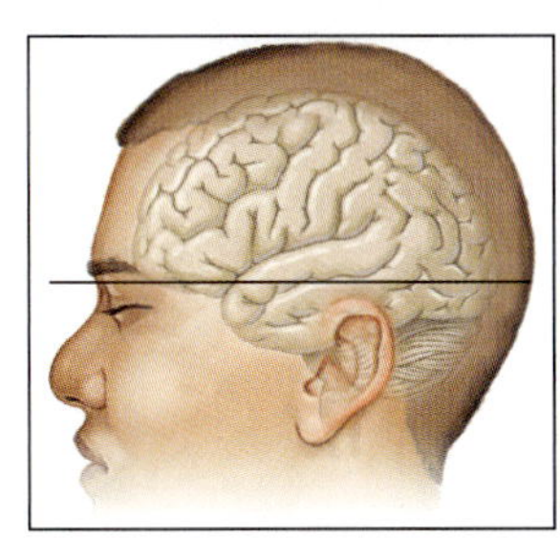

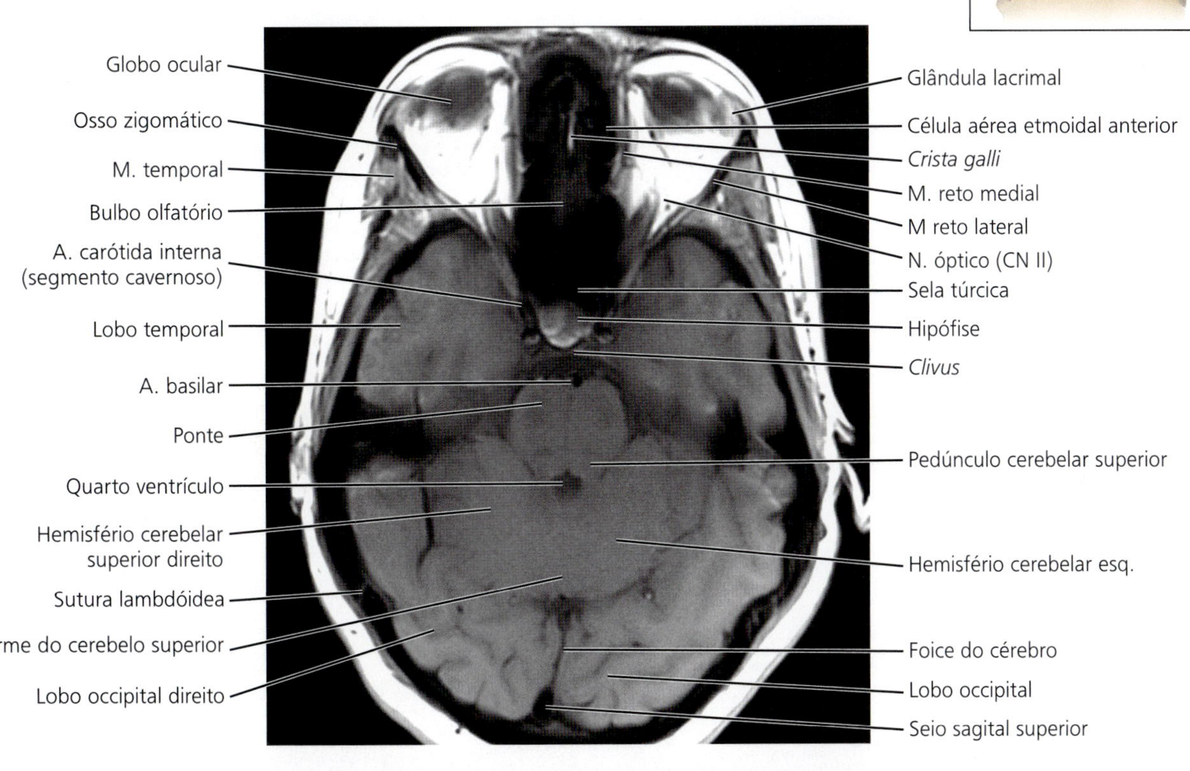
Globo ocular
Osso zigomático
M. temporal
Bulbo olfatório
A. carótida interna (segmento cavernoso)
Lobo temporal
A. basilar
Ponte
Quarto ventrículo
Hemisfério cerebelar superior direito
Sutura lambdóidea
Verme do cerebelo superior
Lobo occipital direito
Glândula lacrimal
Célula aérea etmoidal anterior
Crista galli
M. reto medial
M reto lateral
N. óptico (CN II)
Sela túrcica
Hipófise
Clivus
Pedúnculo cerebelar superior
Hemisfério cerebelar esq.
Foice do cérebro
Lobo occipital
Seio sagital superior

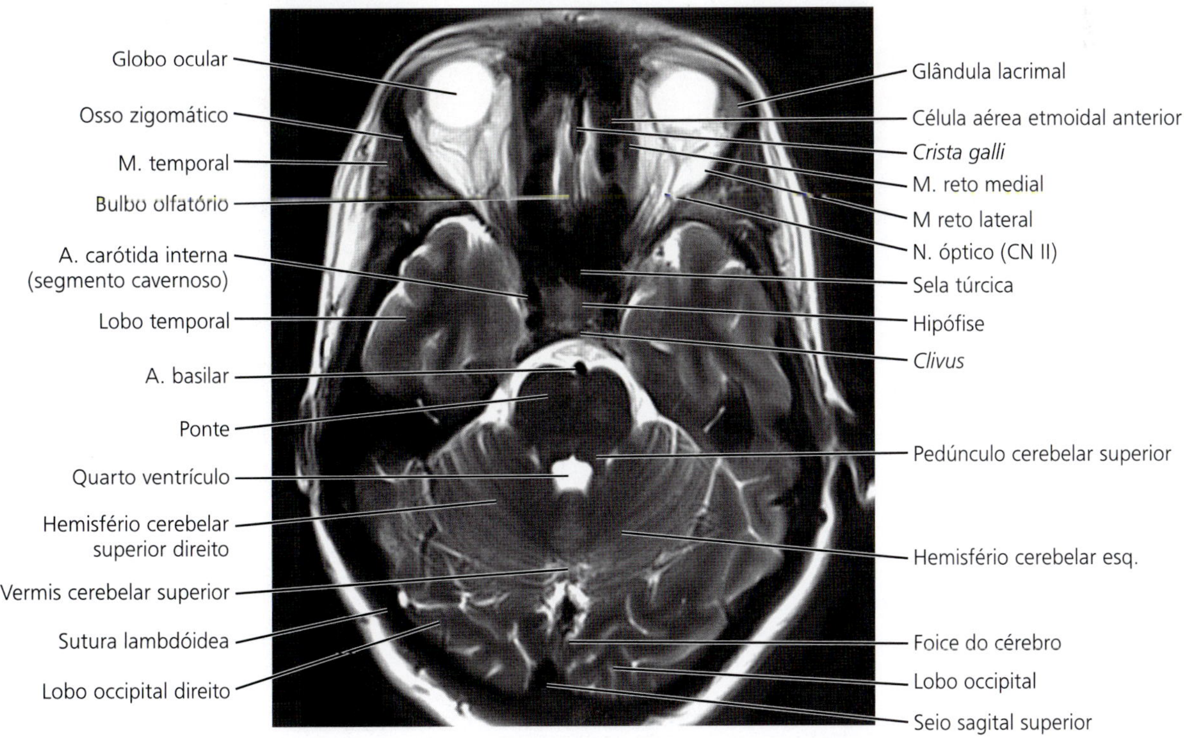
Globo ocular
Osso zigomático
M. temporal
Bulbo olfatório
A. carótida interna (segmento cavernoso)
Lobo temporal
A. basilar
Ponte
Quarto ventrículo
Hemisfério cerebelar superior direito
Vermis cerebelar superior
Sutura lambdóidea
Lobo occipital direito
Glândula lacrimal
Célula aérea etmoidal anterior
Crista galli
M. reto medial
M reto lateral
N. óptico (CN II)
Sela túrcica
Hipófise
Clivus
Pedúnculo cerebelar superior
Hemisfério cerebelar esq.
Foice do cérebro
Lobo occipital
Seio sagital superior

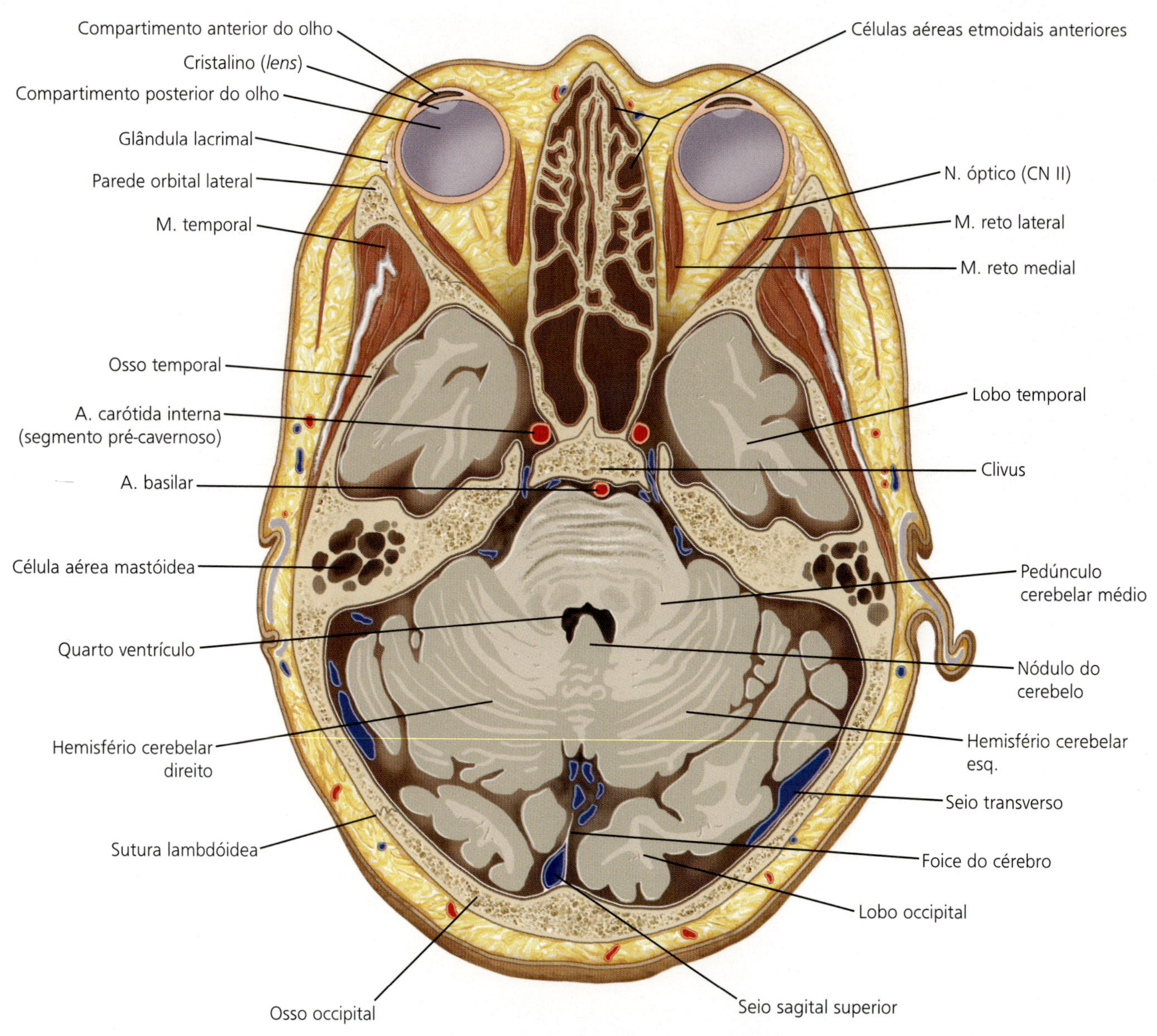
Compartimento anterior do olho
Cristalino (*lens*)
Compartimento posterior do olho
Glândula lacrimal
Parede orbital lateral
M. temporal
Osso temporal
A. carótida interna
(segmento pré-cavernoso)
A. basilar
Célula aérea mastóidea
Quarto ventrículo
Hemisfério cerebelar
direito
Sutura lambdóidea
Osso occipital
Células aéreas etmoidais anteriores
N. óptico (CN II)
M. reto lateral
M. reto medial
Lobo temporal
Clivus
Pedúnculo
cerebelar médio
Nódulo do
cerebelo
Hemisfério cerebelar
esq.
Seio transverso
Foice do cérebro
Lobo occipital
Seio sagital superior

CONSIDERAÇÕES DIAGNÓSTICAS

Um achado sutil mas importante é a perda do vazio de *flow void* normal na artéria basilar, o que pode indicar um trombo.

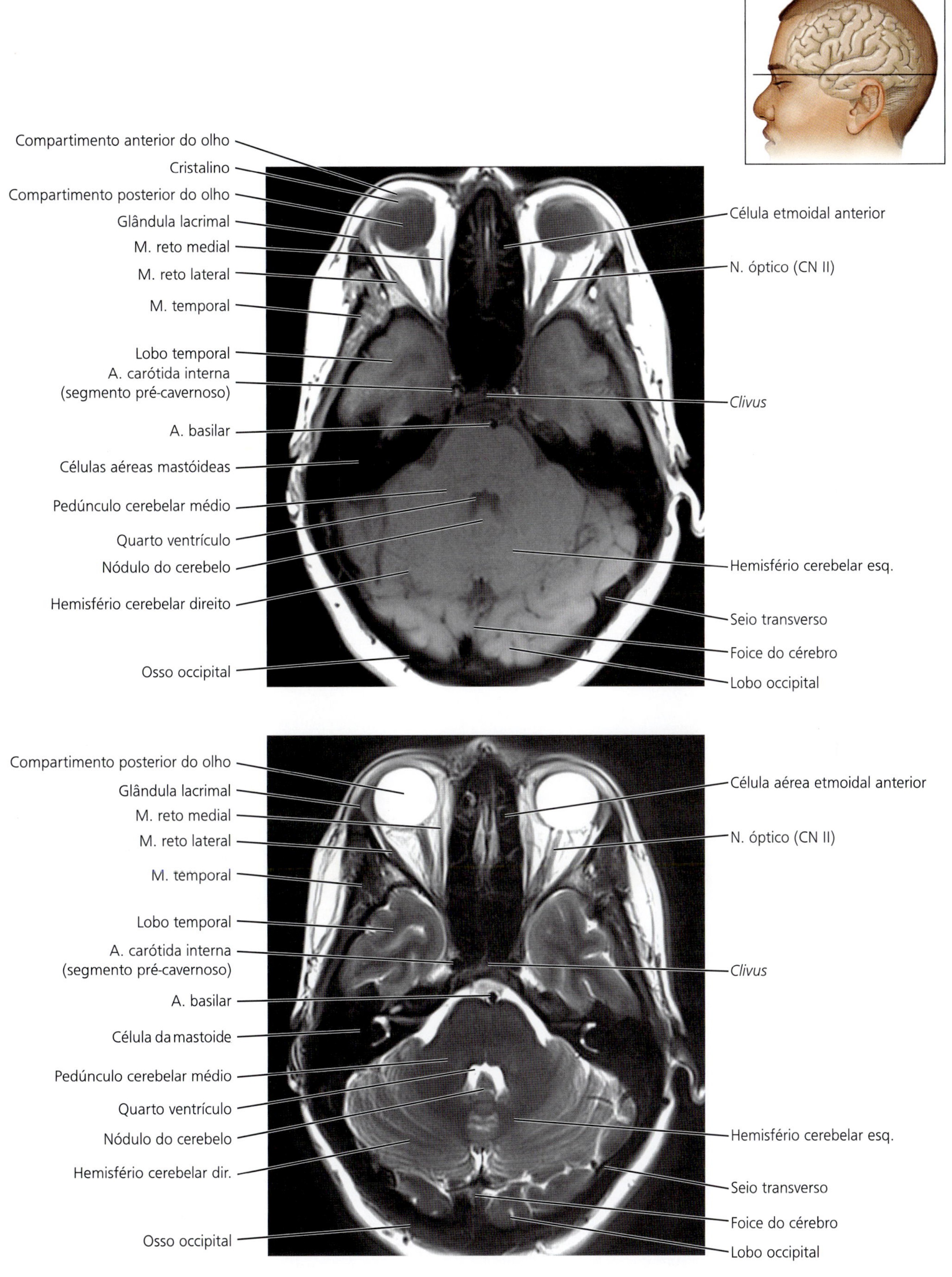
Compartimento anterior do olho
Cristalino
Compartimento posterior do olho
Glândula lacrimal
M. reto medial
M. reto lateral
M. temporal
Lobo temporal
A. carótida interna (segmento pré-cavernoso)
A. basilar
Células aéreas mastóideas
Pedúnculo cerebelar médio
Quarto ventrículo
Nódulo do cerebelo
Hemisfério cerebelar direito
Osso occipital
Célula etmoidal anterior
N. óptico (CN II)
Clivus
Hemisfério cerebelar esq.
Seio transverso
Foice do cérebro
Lobo occipital
Compartimento posterior do olho
Glândula lacrimal
M. reto medial
M. reto lateral
M. temporal
Lobo temporal
A. carótida interna (segmento pré-cavernoso)
A. basilar
Célula da mastoide
Pedúnculo cerebelar médio
Quarto ventrículo
Nódulo do cerebelo
Hemisfério cerebelar dir.
Osso occipital
Célula aérea etmoidal anterior
N. óptico (CN II)
Clivus
Hemisfério cerebelar esq.
Seio transverso
Foice do cérebro
Lobo occipital

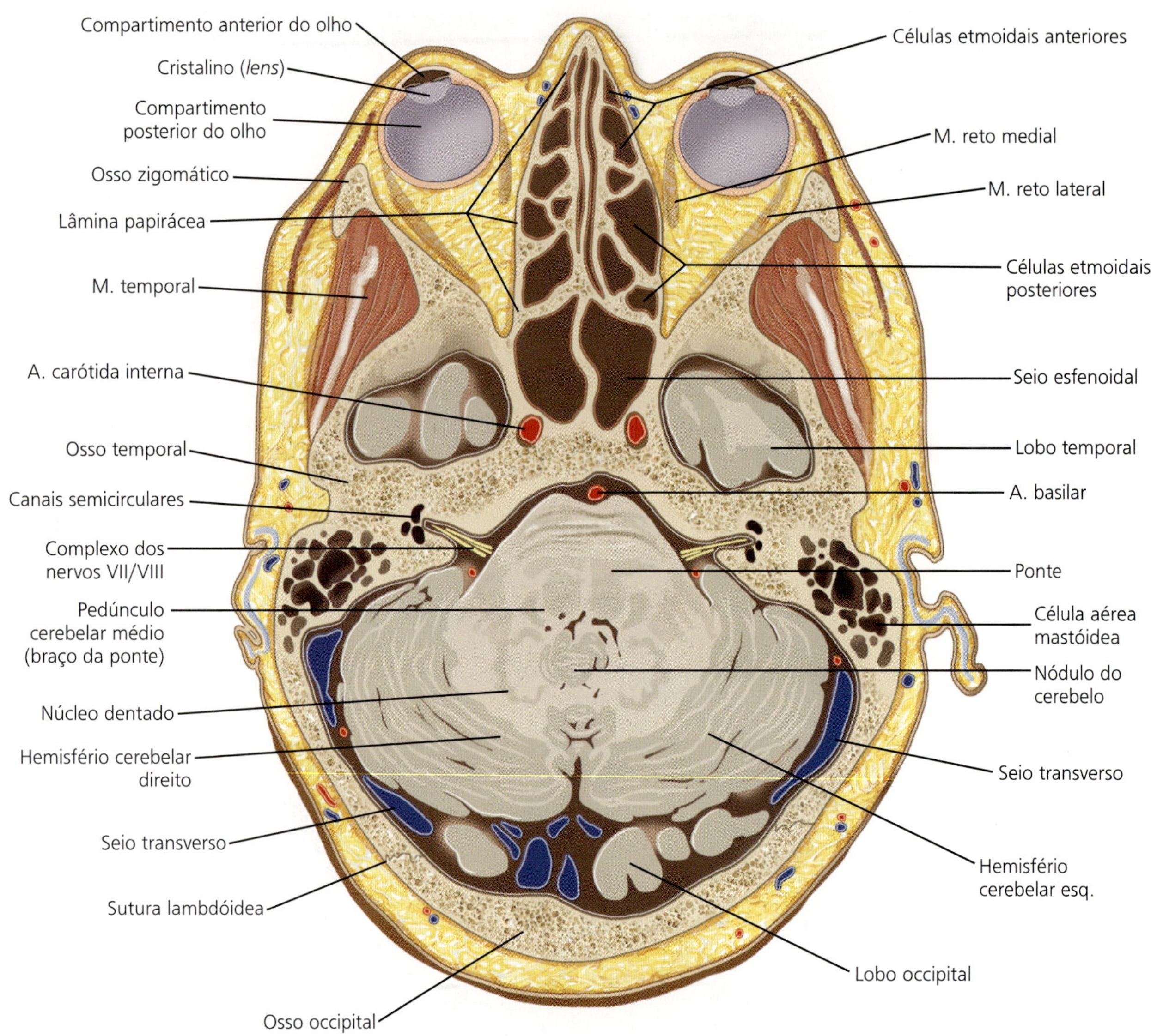
Compartimento anterior do olho
Cristalino (*lens*)
Compartimento posterior do olho
Osso zigomático
Lâmina papirácea
M. temporal
A. carótida interna
Osso temporal
Canais semicirculares
Complexo dos nervos VII/VIII
Pedúnculo cerebelar médio (braço da ponte)
Núcleo dentado
Hemisfério cerebelar direito
Seio transverso
Sutura lambdóidea
Osso occipital
Células etmoidais anteriores
M. reto medial
M. reto lateral
Células etmoidais posteriores
Seio esfenoidal
Lobo temporal
A. basilar
Ponte
Célula aérea mastóidea
Nódulo do cerebelo
Seio transverso
Hemisfério cerebelar esq.
Lobo occipital

ANATOMIA NORMAL

Notar as regiões com sinal de líquido T2 brilhante, incluindo o humor vítreo, CSF no cavo de Meckel, cisterna pré-pontina e líquido da endolinfa na cóclea, canais semicirculares, e canais auditivos internos. Lembrar que gordura também é brilhante em IRM de ponderada em T2 *fast spin echo.*

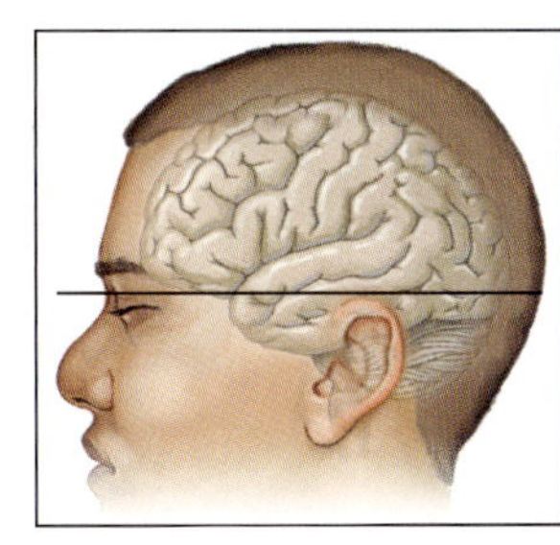

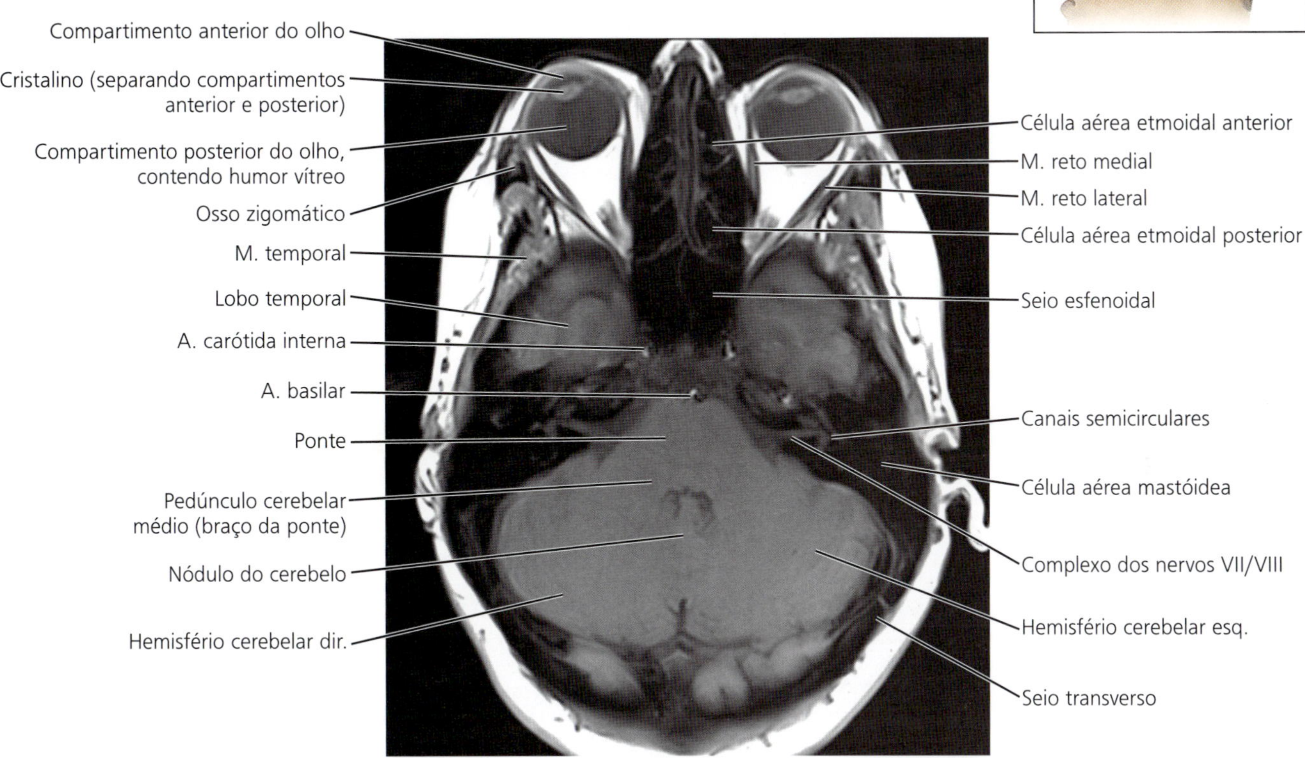
Compartimento anterior do olho
Cristalino (separando compartimentos anterior e posterior)
Compartimento posterior do olho, contendo humor vítreo
Osso zigomático
M. temporal
Lobo temporal
A. carótida interna
A. basilar
Ponte
Pedúnculo cerebelar médio (braço da ponte)
Nódulo do cerebelo
Hemisfério cerebelar dir.
Célula aérea etmoidal anterior
M. reto medial
M. reto lateral
Célula aérea etmoidal posterior
Seio esfenoidal
Canais semicirculares
Célula aérea mastóidea
Complexo dos nervos VII/VIII
Hemisfério cerebelar esq.
Seio transverso

Compartimento anterior do olho
Cristalino (separando compartimentos anterior e posterior)
Compartimento posterior do olho, contendo humor vítreo
Osso zigomático
M. temporal
Lobo temporal
A. carótida interna
A. basilar
Ponte
Pedúnculo cerebelar médio (braço da ponte)
Nódulo do cerebelo
Hemisfério cerebelar direito
Célula etmoidal anterior
M. reto medial
M. reto lateral
Célula etmoidal posterior
Seio esfenoidal
Cóclea
Canais semicirculares
Célula aérea mastóidea
Complexo dos nervos VII/VIII
Hemisfério cerebelar esq.
Seio transverso

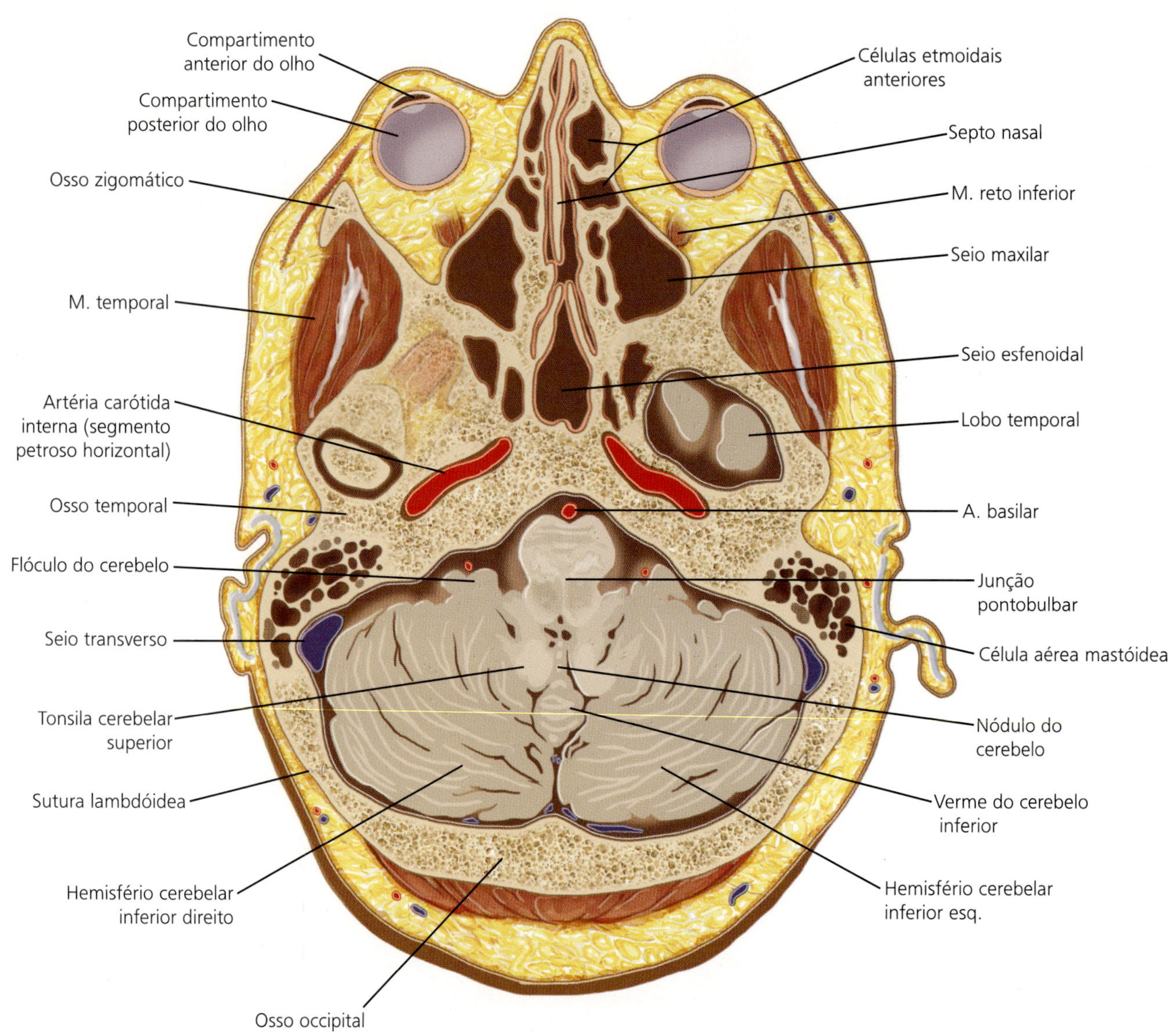
Compartimento anterior do olho
Compartimento posterior do olho
Osso zigomático
M. temporal
Artéria carótida interna (segmento petroso horizontal)
Osso temporal
Flóculo do cerebelo
Seio transverso
Tonsila cerebelar superior
Sutura lambdóidea
Hemisfério cerebelar inferior direito
Osso occipital
Células etmoidais anteriores
Septo nasal
M. reto inferior
Seio maxilar
Seio esfenoidal
Lobo temporal
A. basilar
Junção pontobulbar
Célula aérea mastóidea
Nódulo do cerebelo
Verme do cerebelo inferior
Hemisfério cerebelar inferior esq.

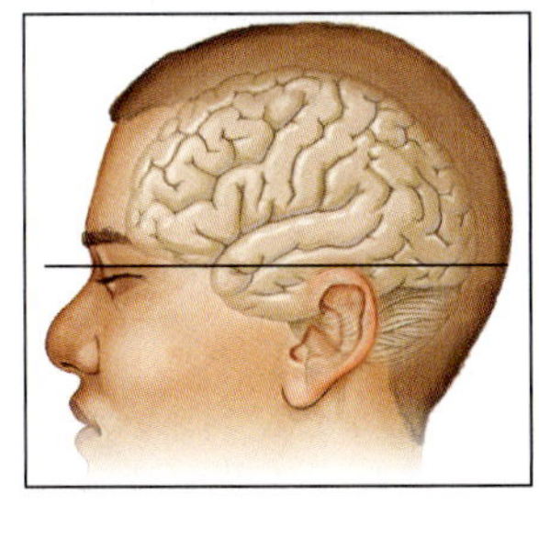

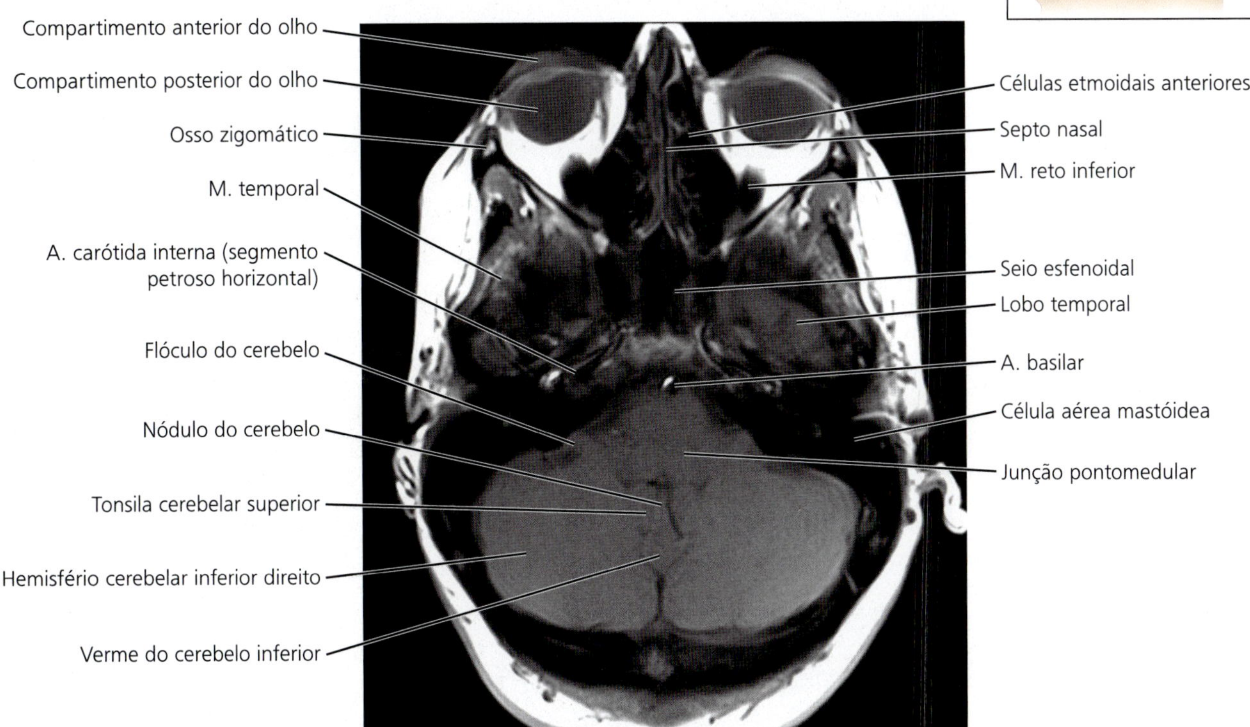
Compartimento anterior do olho
Compartimento posterior do olho
Osso zigomático
M. temporal
A. carótida interna (segmento petroso horizontal)
Flóculo do cerebelo
Nódulo do cerebelo
Tonsila cerebelar superior
Hemisfério cerebelar inferior direito
Verme do cerebelo inferior
Células etmoidais anteriores
Septo nasal
M. reto inferior
Seio esfenoidal
Lobo temporal
A. basilar
Célula aérea mastóidea
Junção pontomedular

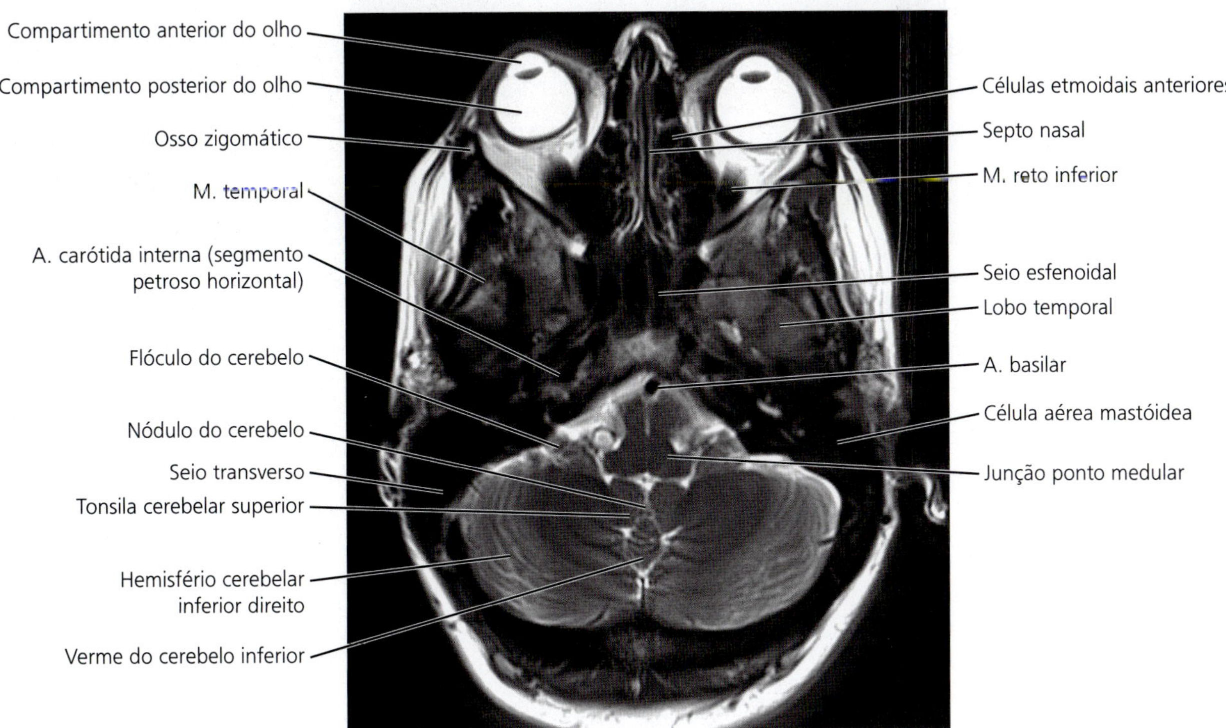
Compartimento anterior do olho
Compartimento posterior do olho
Osso zigomático
M. temporal
A. carótida interna (segmento petroso horizontal)
Flóculo do cerebelo
Nódulo do cerebelo
Seio transverso
Tonsila cerebelar superior
Hemisfério cerebelar inferior direito
Verme do cerebelo inferior
Células etmoidais anteriores
Septo nasal
M. reto inferior
Seio esfenoidal
Lobo temporal
A. basilar
Célula aérea mastóidea
Junção ponto medular

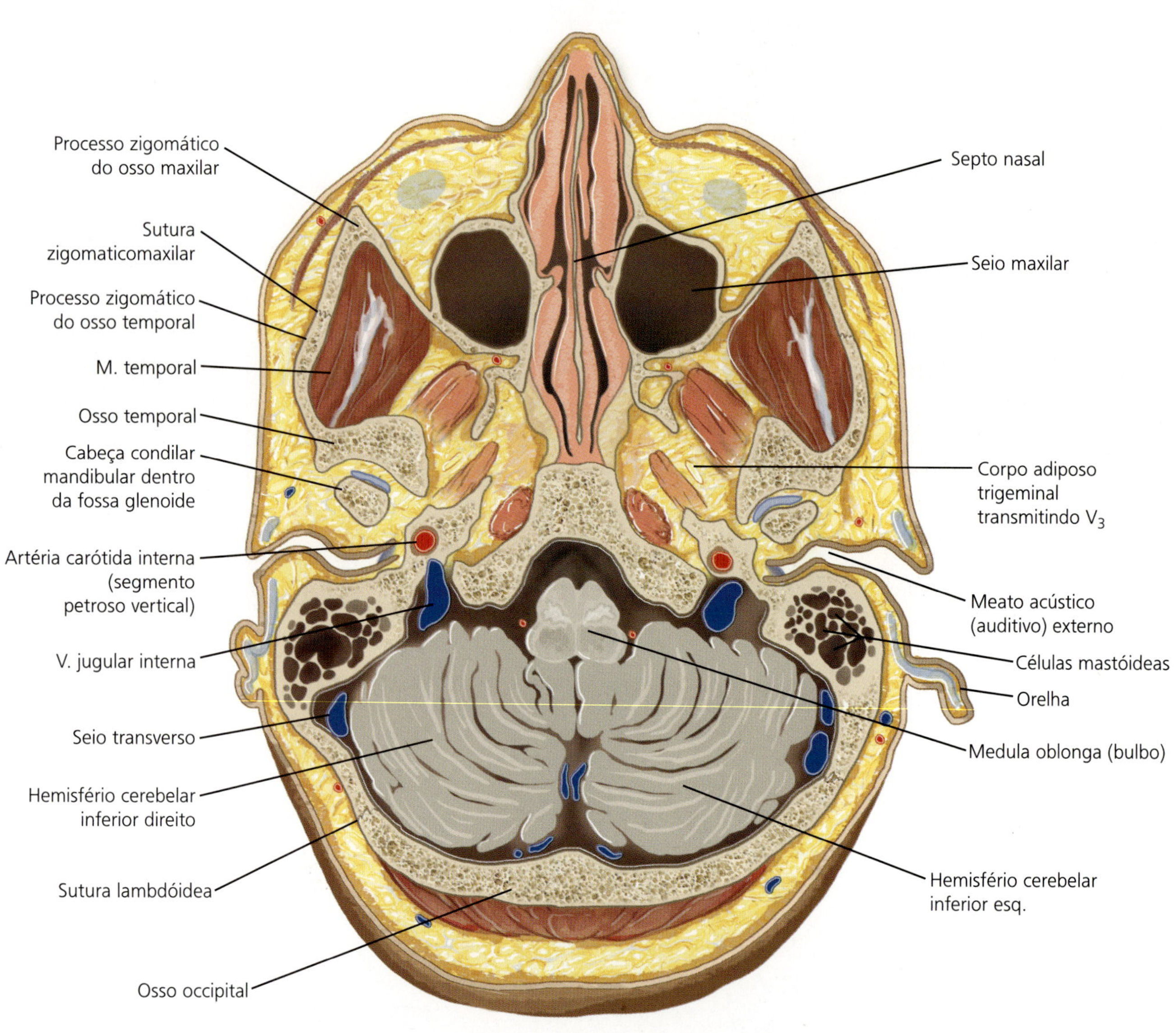
Processo zigomático do osso maxilar
Sutura zigomaticomaxilar
Processo zigomático do osso temporal
M. temporal
Osso temporal
Cabeça condilar mandibular dentro da fossa glenoide
Artéria carótida interna (segmento petroso vertical)
V. jugular interna
Seio transverso
Hemisfério cerebelar inferior direito
Sutura lambdóidea
Osso occipital
Septo nasal
Seio maxilar
Corpo adiposo trigeminal transmitindo V_3
Meato acústico (auditivo) externo
Células mastóideas
Orelha
Medula oblonga (bulbo)
Hemisfério cerebelar inferior esq.

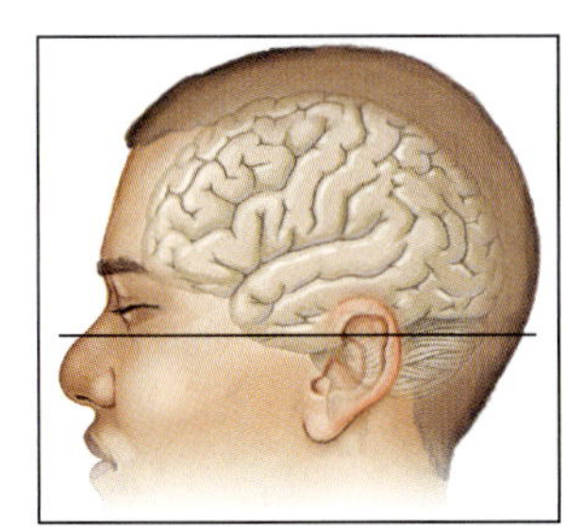

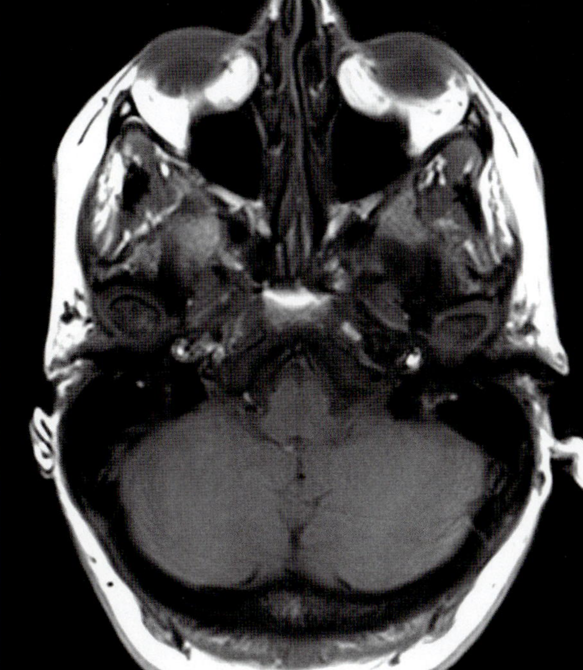
Processo zigomático do osso maxilar
Sutura zigomaticomaxilar
Processo zigomático do osso temporal
M. temporal
Cabeça condilar mandibular dentro da fossa glenoide
A. carótida interna (segmento petroso vertical)
V. jugular interna
Seio transverso
Hemisfério cerebelar direito
Osso occipital
Septo nasal
Seio maxilar
Corpo adiposo trigeminal transmitindo V_3
Meato acústico (auditivo) externo
Células aéreas mastóideas
Orelha
Medula oblonga (bulbo)
Hemisfério cerebelar inferior esq.

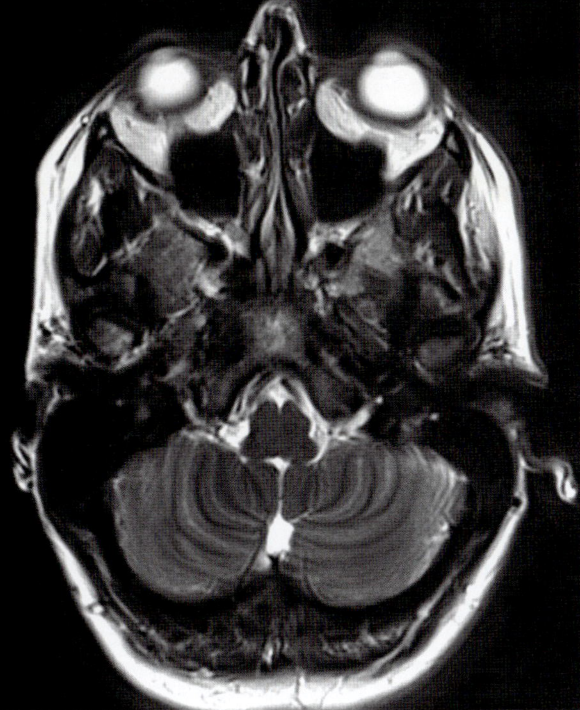
Processo zigomático do osso maxilar
Sutura zigomaticomaxilar
Processo zigomático do osso temporal
M. temporal
Cabeça condilar mandibular dentro da fossa glenoide
A. carótida interna (segmento petroso vertical)
V. jugular interna
Seio transverso
Hemisfério cerebelar direito
Osso occipital
Septo nasal
Seio maxilar
Corpo adiposo trigeminal transmitindo V_3
Meato acústico (auditivo) externo
Células aéreas mastóideas
Orelha
Medula oblonga (bulbo)
Hemisfério cerebelar inferior esq.

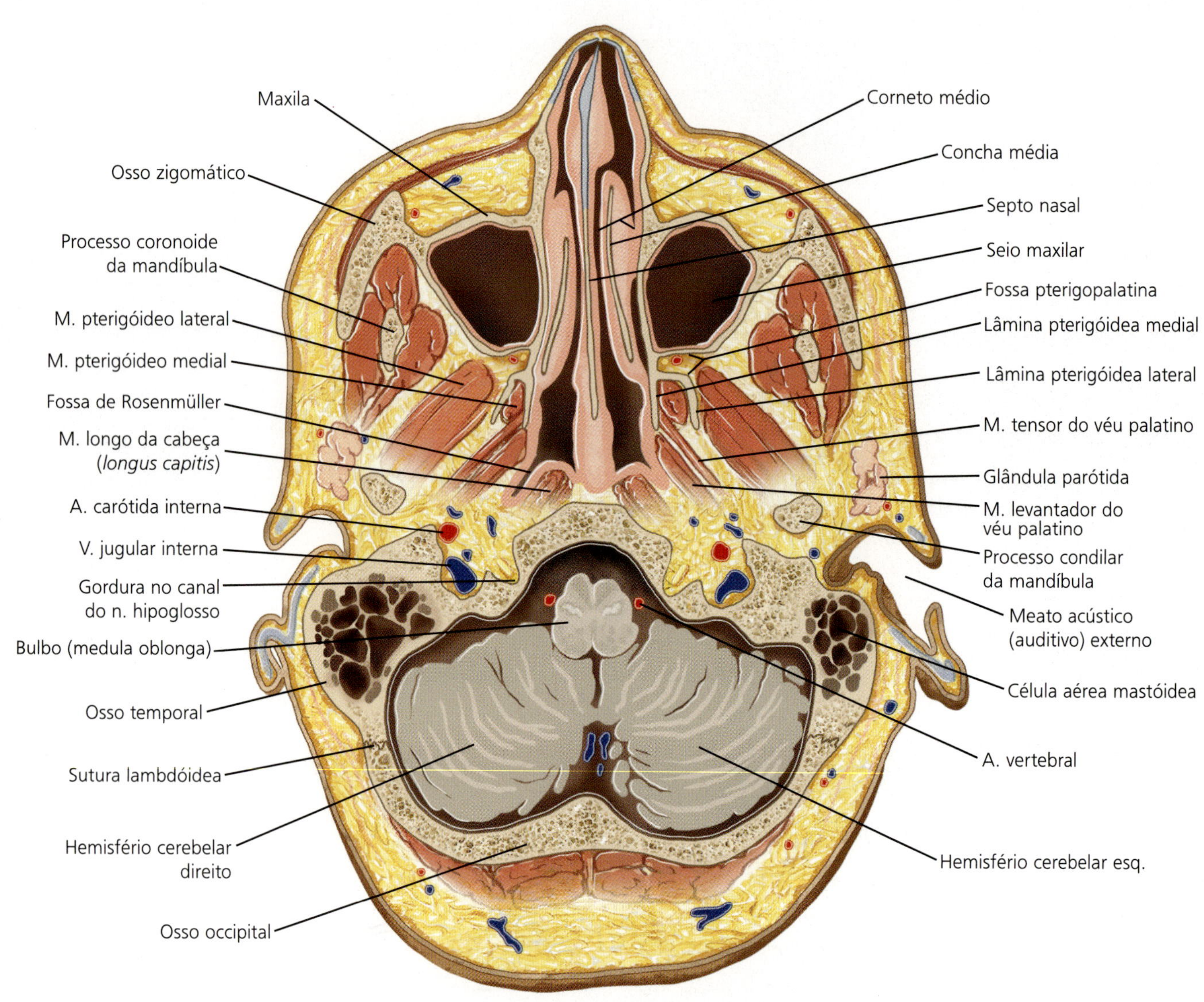
Maxila
Osso zigomático
Processo coronoide da mandíbula
M. pterigóideo lateral
M. pterigóideo medial
Fossa de Rosenmüller
M. longo da cabeça (*longus capitis*)
A. carótida interna
V. jugular interna
Gordura no canal do n. hipoglosso
Bulbo (medula oblonga)
Osso temporal
Sutura lambdóidea
Hemisfério cerebelar direito
Osso occipital
Corneto médio
Concha média
Septo nasal
Seio maxilar
Fossa pterigopalatina
Lâmina pterigóidea medial
Lâmina pterigóidea lateral
M. tensor do véu palatino
Glândula parótida
M. levantador do véu palatino
Processo condilar da mandíbula
Meato acústico (auditivo) externo
Célula aérea mastóidea
A. vertebral
Hemisfério cerebelar esq.

PROCESSO PATOLÓGICO

Observar os vasos e nervos na fossa pterigopalatina rodeados por gordura brilhante. Perda deste sinal normal da gordura pode ser um sinal de disseminação perineural de doença ao longo do ramo maxilar do nervo trigêmeo (V_2). O gânglio de Meckel (gânglio pterigopalatino) situa-se nesta fossa, em oposição ao gânglio de Gasser, que é situado mais posteriormente, no cavo de Meckel.

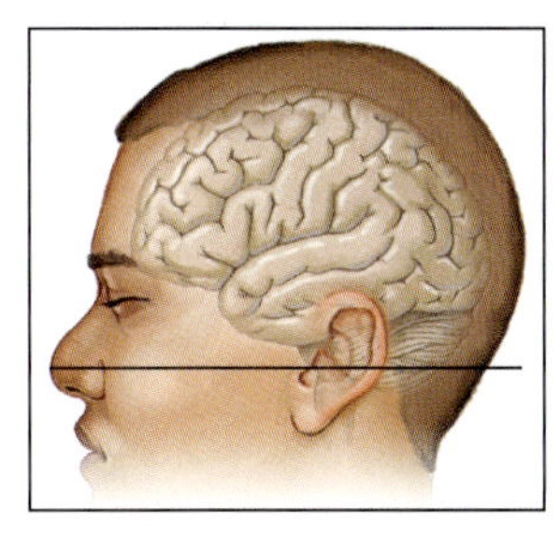

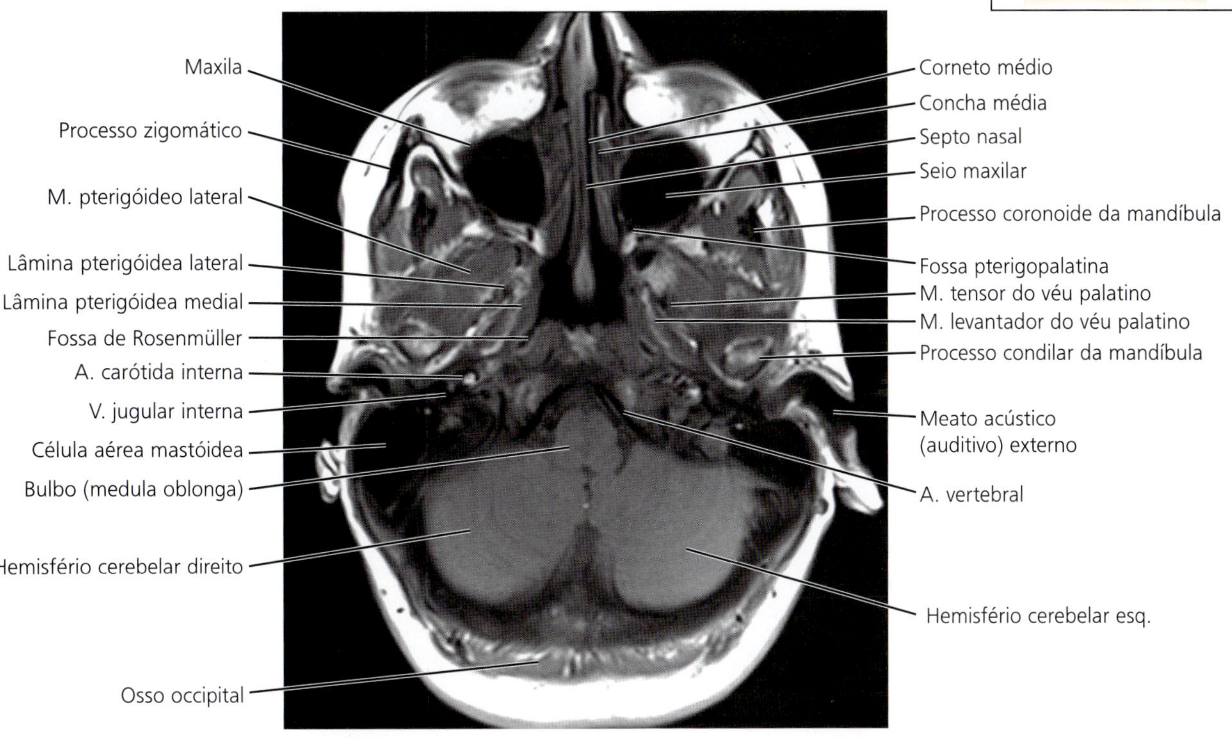
Maxila
Processo zigomático
M. pterigóideo lateral
Lâmina pterigóidea lateral
Lâmina pterigóidea medial
Fossa de Rosenmüller
A. carótida interna
V. jugular interna
Célula aérea mastóidea
Bulbo (medula oblonga)
Hemisfério cerebelar direito
Osso occipital
Corneto médio
Concha média
Septo nasal
Seio maxilar
Processo coronoide da mandíbula
Fossa pterigopalatina
M. tensor do véu palatino
M. levantador do véu palatino
Processo condilar da mandíbula
Meato acústico (auditivo) externo
A. vertebral
Hemisfério cerebelar esq.

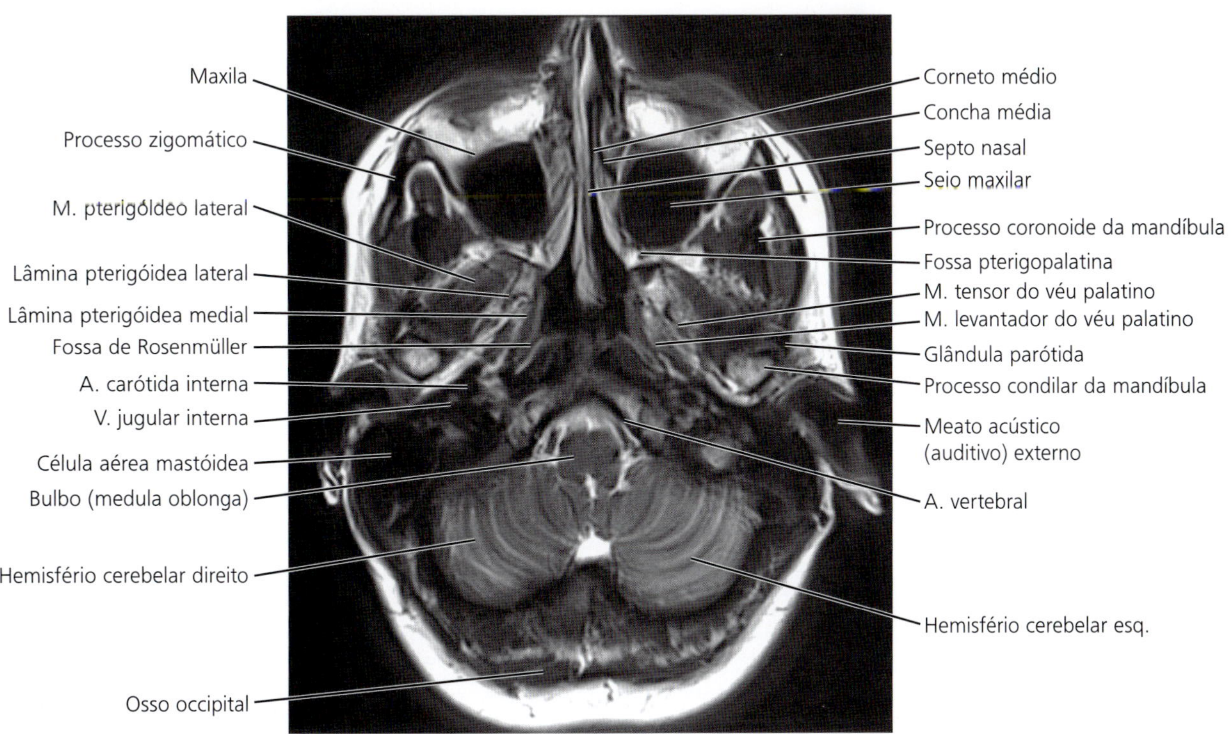
Maxila
Processo zigomático
M. pterigóideo lateral
Lâmina pterigóidea lateral
Lâmina pterigóidea medial
Fossa de Rosenmüller
A. carótida interna
V. jugular interna
Célula aérea mastóidea
Bulbo (medula oblonga)
Hemisfério cerebelar direito
Osso occipital
Corneto médio
Concha média
Septo nasal
Seio maxilar
Processo coronoide da mandíbula
Fossa pterigopalatina
M. tensor do véu palatino
M. levantador do véu palatino
Glândula parótida
Processo condilar da mandíbula
Meato acústico (auditivo) externo
A. vertebral
Hemisfério cerebelar esq.

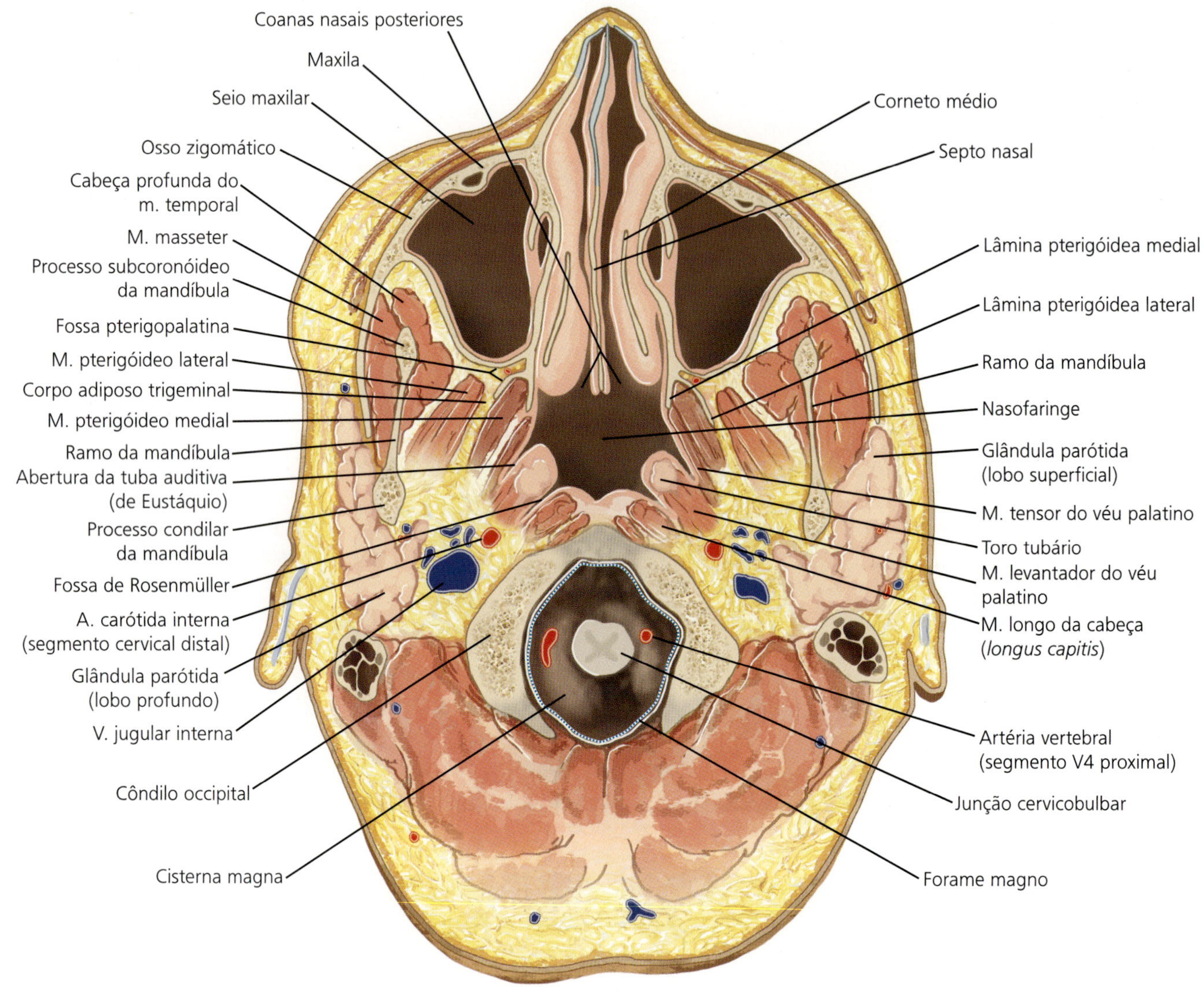
Coanas nasais posteriores
Maxila
Seio maxilar
Osso zigomático
Cabeça profunda do m. temporal
M. masseter
Processo subcoronóideo da mandíbula
Fossa pterigopalatina
M. pterigóideo lateral
Corpo adiposo trigeminal
M. pterigóideo medial
Ramo da mandíbula
Abertura da tuba auditiva (de Eustáquio)
Processo condilar da mandíbula
Fossa de Rosenmüller
A. carótida interna (segmento cervical distal)
Glândula parótida (lobo profundo)
V. jugular interna
Côndilo occipital
Cisterna magna
Corneto médio
Septo nasal
Lâmina pterigóidea medial
Lâmina pterigóidea lateral
Ramo da mandíbula
Nasofaringe
Glândula parótida (lobo superficial)
M. tensor do véu palatino
Toro tubário
M. levantador do véu palatino
M. longo da cabeça (*longus capitis*)
Artéria vertebral (segmento V4 proximal)
Junção cervicobulbar
Forame magno

CONSIDERAÇÕES DIAGNÓSTICAS

Na maioria dos estudos de cabeça, a imagem axial mais inferior mostrará o aspecto superior de estruturas do pescoço como as glândulas parótidas e a nasofaringe. Estes são frequentemente "pontos cegos" para o neurorradiologista desavisado. A perda da "escavação" normal causada pela fossa de Rosenmüller em fundo cego, entre o músculo longo da cabeça e o toro tubário em um paciente adulto pode ser um sinal de carcinoma nasofaríngeo. Isto também pode levar à obstrução da abertura da tuba de Eustáquio por líquido nas células aéreas mastóideas. Lesões parotídeas, mesmo tumores benignos como adenoma pleomórfico, são frequentemente ressecadas, diferentemente das lesões tireóideas, a maioria das quais não causa sintomas.

CONSIDERAÇÕES SOBRE TÉCNICA DE IMAGEM

Nas sequências de imagens de *fast spin echo* ponderadas em T2, a gordura é brilhante, como na imagem ponderada em T1. A melhor maneira de diferenciar é procurar líquido, como o CSF em torno do tronco cerebral, o qual será brilhante na imagem ponderada em T2 e cinzento em imagem ponderada em T1. Observe-se que existe fenômeno de corte de entrada *(entry-slice)* fazendo as luzes das artérias vertebrais aparecerem brilhantes nas sequências ponderadas em T1, devido ao sangue insaturado entrando na "fatia" da imagem; nenhum contraste foi dado.

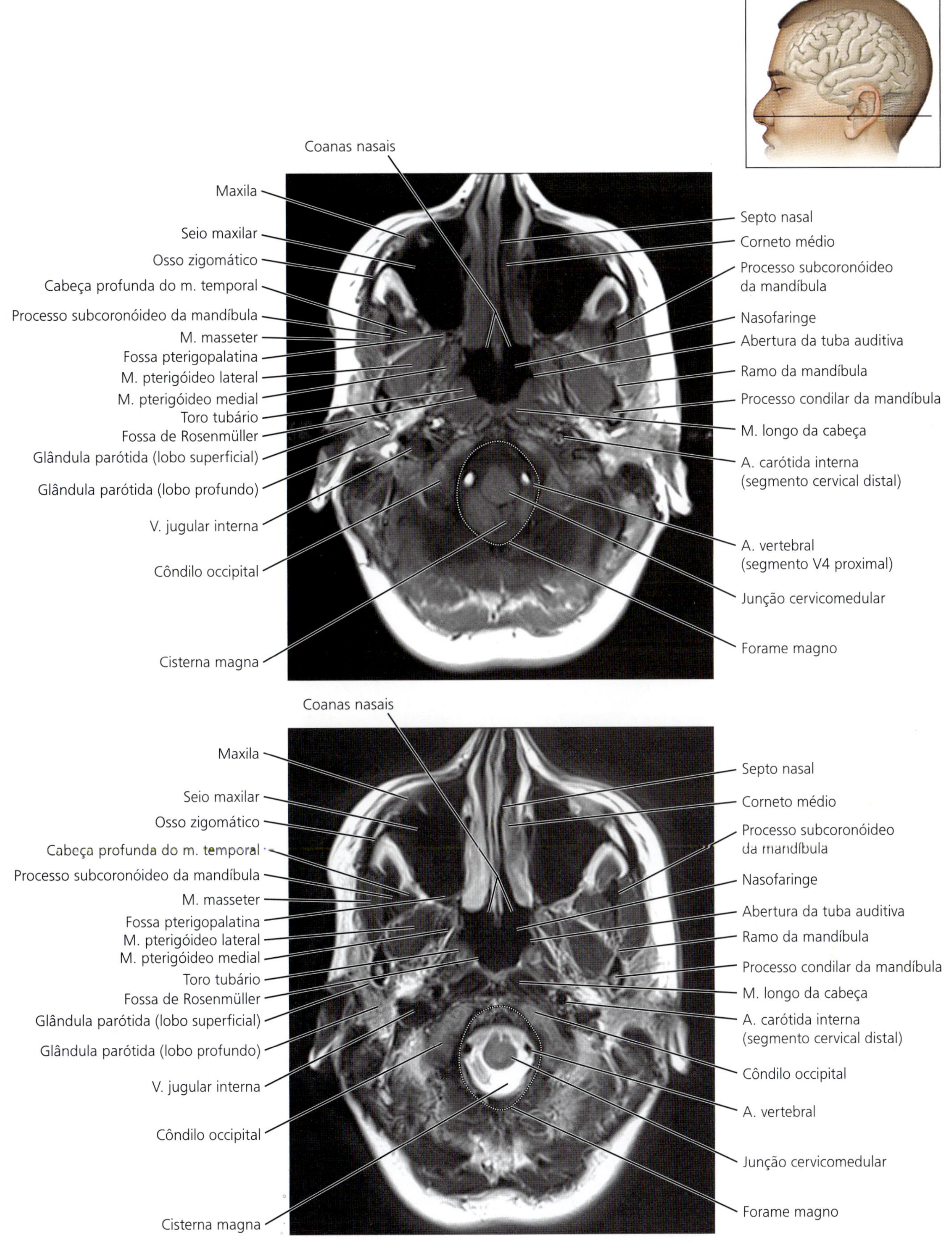
Coanas nasais
Maxila
Seio maxilar
Osso zigomático
Cabeça profunda do m. temporal
Processo subcoronóideo da mandíbula
M. masseter
Fossa pterigopalatina
M. pterigóideo lateral
M. pterigóideo medial
Toro tubário
Fossa de Rosenmüller
Glândula parótida (lobo superficial)
Glândula parótida (lobo profundo)
V. jugular interna
Côndilo occipital
Cisterna magna
Septo nasal
Corneto médio
Processo subcoronóideo da mandíbula
Nasofaringe
Abertura da tuba auditiva
Ramo da mandíbula
Processo condilar da mandíbula
M. longo da cabeça
A. carótida interna (segmento cervical distal)
A. vertebral (segmento V4 proximal)
Junção cervicomedular
Forame magno
Coanas nasais
Maxila
Seio maxilar
Osso zigomático
Cabeça profunda do m. temporal
Processo subcoronóideo da mandíbula
M. masseter
Fossa pterigopalatina
M. pterigóideo lateral
M. pterigóideo medial
Toro tubário
Fossa de Rosenmüller
Glândula parótida (lobo superficial)
Glândula parótida (lobo profundo)
V. jugular interna
Côndilo occipital
Cisterna magna
Septo nasal
Corneto médio
Processo subcoronóideo da mandíbula
Nasofaringe
Abertura da tuba auditiva
Ramo da mandíbula
Processo condilar da mandíbula
M. longo da cabeça
A. carótida interna (segmento cervical distal)
Côndilo occipital
A. vertebral
Junção cervicomedular
Forame magno

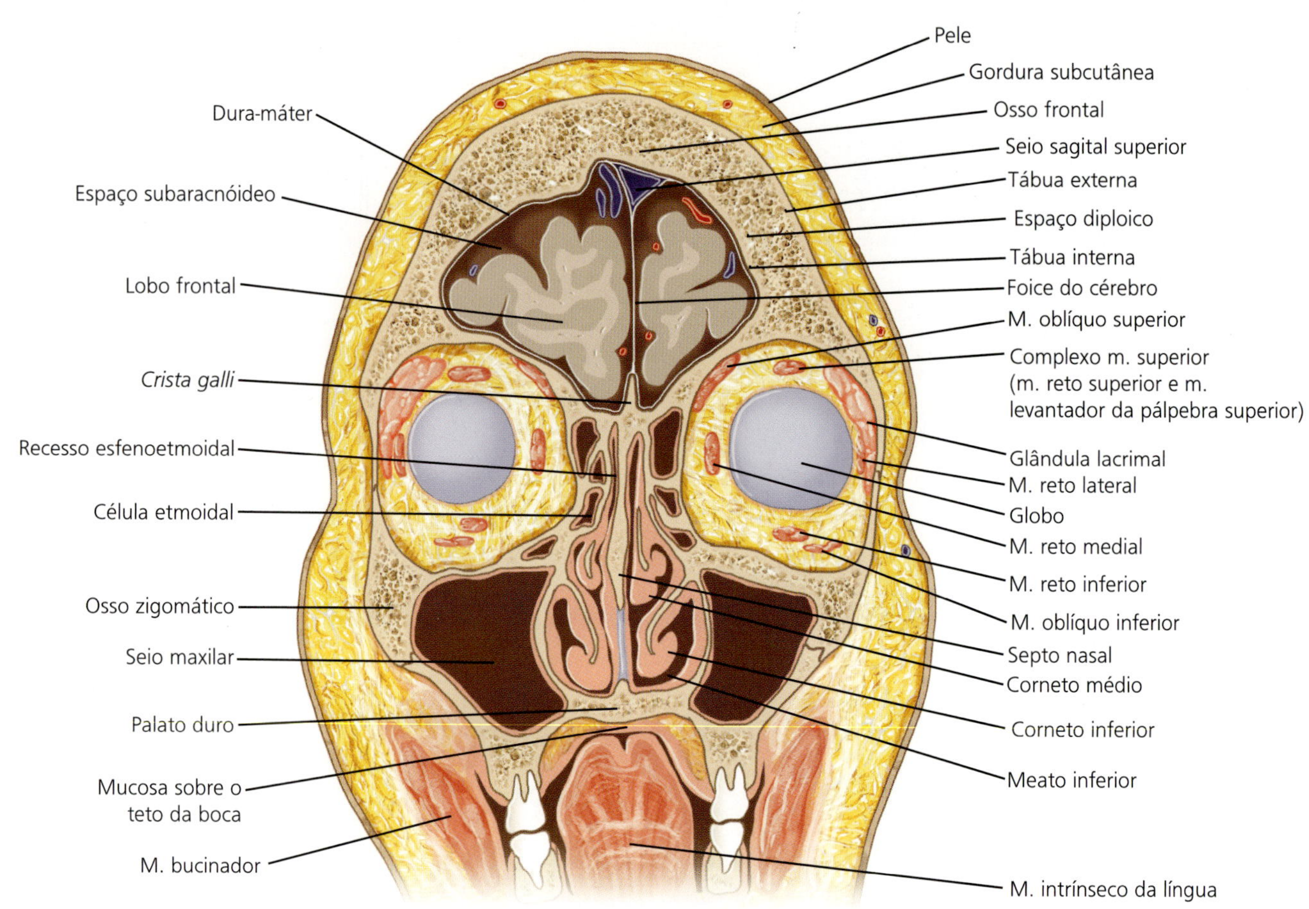
Pele
Gordura subcutânea
Osso frontal
Seio sagital superior
Tábua externa
Espaço diploico
Tábua interna
Foice do cérebro
M. oblíquo superior
Complexo m. superior (m. reto superior e m. levantador da pálpebra superior)
Glândula lacrimal
M. reto lateral
Globo
M. reto medial
M. reto inferior
M. oblíquo inferior
Septo nasal
Corneto médio
Corneto inferior
Meato inferior
M. intrínseco da língua
Dura-máter
Espaço subaracnóideo
Lobo frontal
Crista galli
Recesso esfenoetmoidal
Célula etmoidal
Osso zigomático
Seio maxilar
Palato duro
Mucosa sobre o teto da boca
M. bucinador

ANATOMIA NORMAL

A *crista galli* (latim, "crista do galo") é uma crista de osso originada na linha mediana da lâmina cribriforme. A *crista galli* é o ponto de inserção anterior da foice no crânio. Os nervos olfatórios situam-se em cada lado da *crista galli* dentro dos sulcos olfatórios.

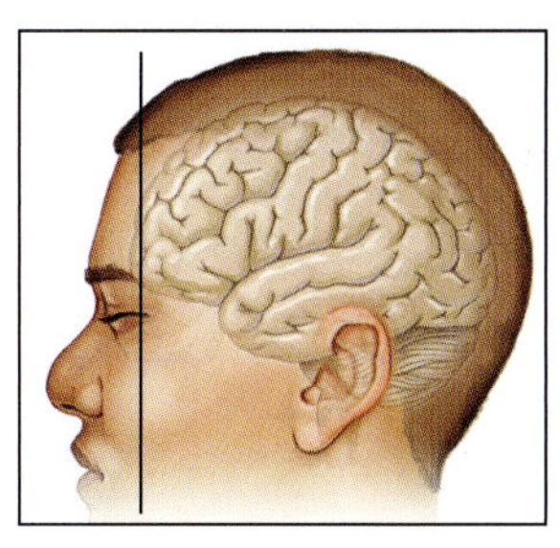

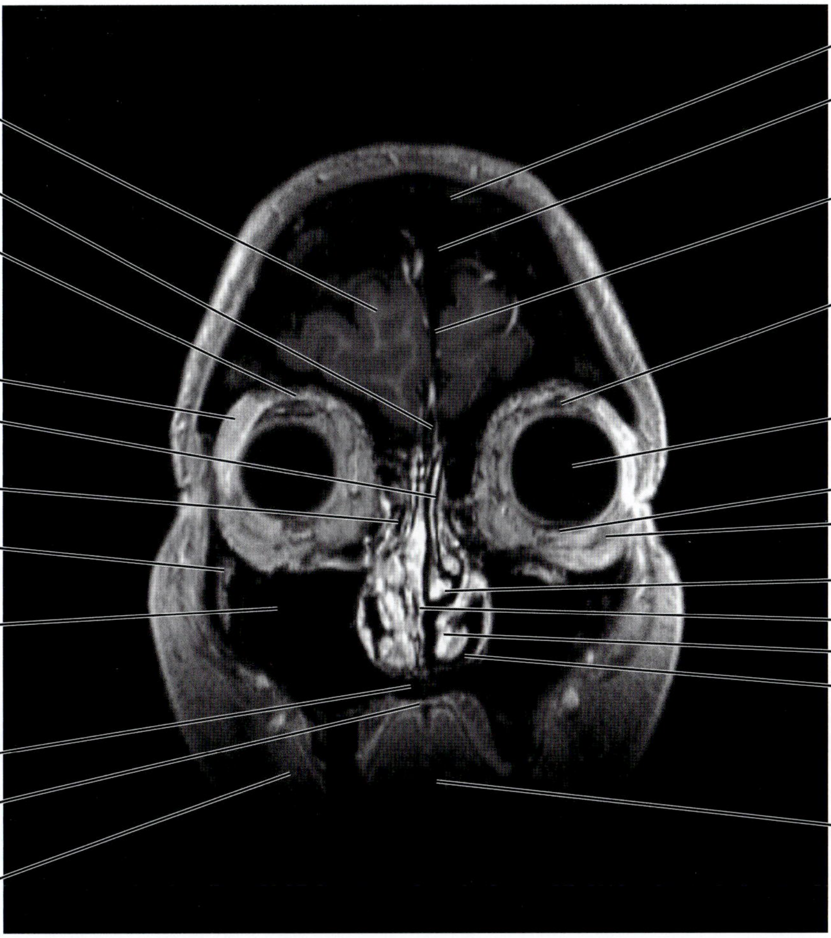

Lobo frontal

Crista galli

Complexo m. superior (m. reto superior e m. levantador da pálpebra superior)

Glândula lacrimal

Recesso esfenoetmoidal

Célula etmoidal

Osso zigomático

Seio maxilar

Palato duro

Mucosa sobre o teto da boca

M. bucinador

Osso frontal

Seio sagital superior

Foice do cérebro

M. oblíquo superior

Globo

M. oblíquo inferior

M. reto inferior

Corneto médio

Septo nasal

Corneto inferior

Meato inferior

M. intrínseco da língua

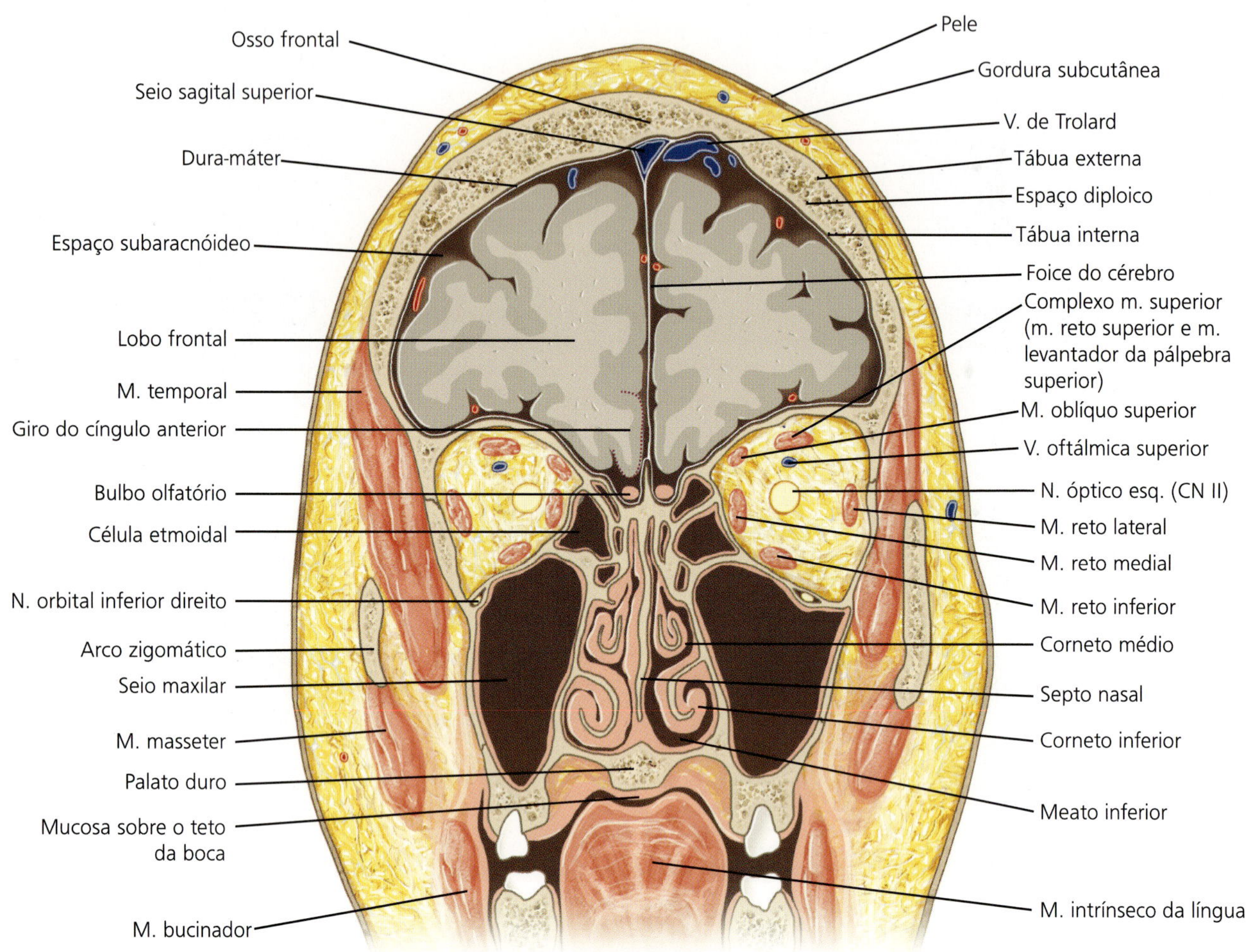
Osso frontal
Seio sagital superior
Dura-máter
Espaço subaracnóideo
Lobo frontal
M. temporal
Giro do cíngulo anterior
Bulbo olfatório
Célula etmoidal
N. orbital inferior direito
Arco zigomático
Seio maxilar
M. masseter
Palato duro
Mucosa sobre o teto da boca
M. bucinador
Pele
Gordura subcutânea
V. de Trolard
Tábua externa
Espaço diploico
Tábua interna
Foice do cérebro
Complexo m. superior (m. reto superior e m. levantador da pálpebra superior)
M. oblíquo superior
V. oftálmica superior
N. óptico esq. (CN II)
M. reto lateral
M. reto medial
M. reto inferior
Corneto médio
Septo nasal
Corneto inferior
Meato inferior
M. intrínseco da língua

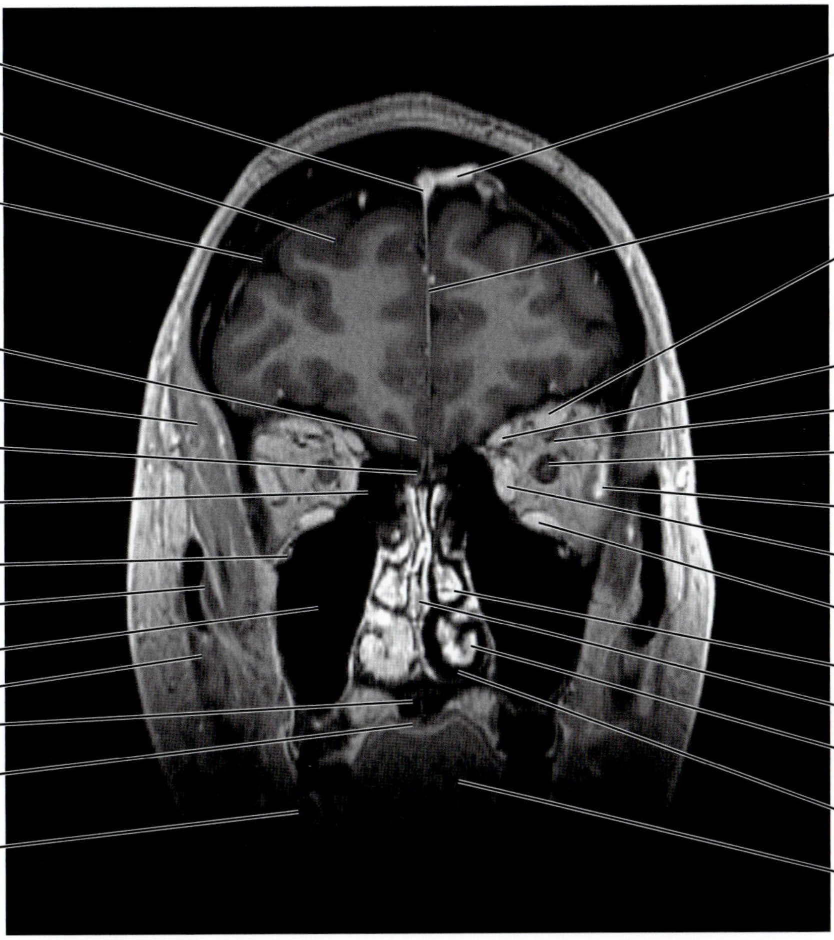

CÉREBRO CORONAL 2

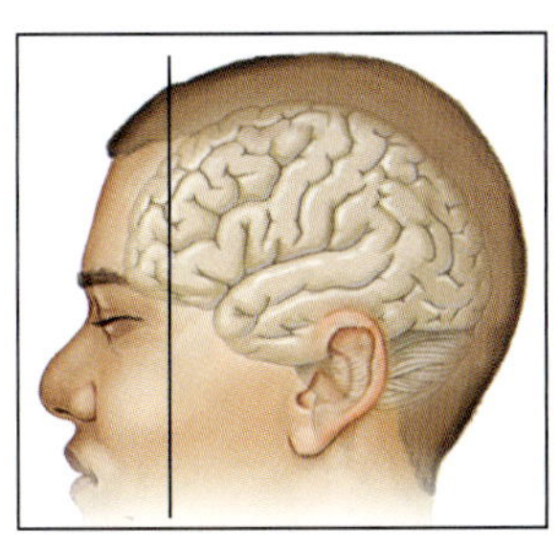

Seio sagital superior

Lobo frontal

Espaço subaracnóideo

Giro do cíngulo

M. temporal

Bulbo olfatório

Célula etmoidal

N. orbital inferior direito

Arco zigomático

Seio maxilar

M. masseter

Palato duro

Mucosa sobre o teto da boca

M. bucinador

V. de Trolard

Foice do cérebro

Complexo m. superior (m. reto superior e m. levantador da pálpebra superior)

M. oblíquo superior

V. oftálmica superior

N. óptico esq. (CN II)

M. reto lateral

M. reto medial

M. reto inferior

Corneto médio

Septo nasal

Corneto inferior

Meato inferior

M. intrínseco da língua

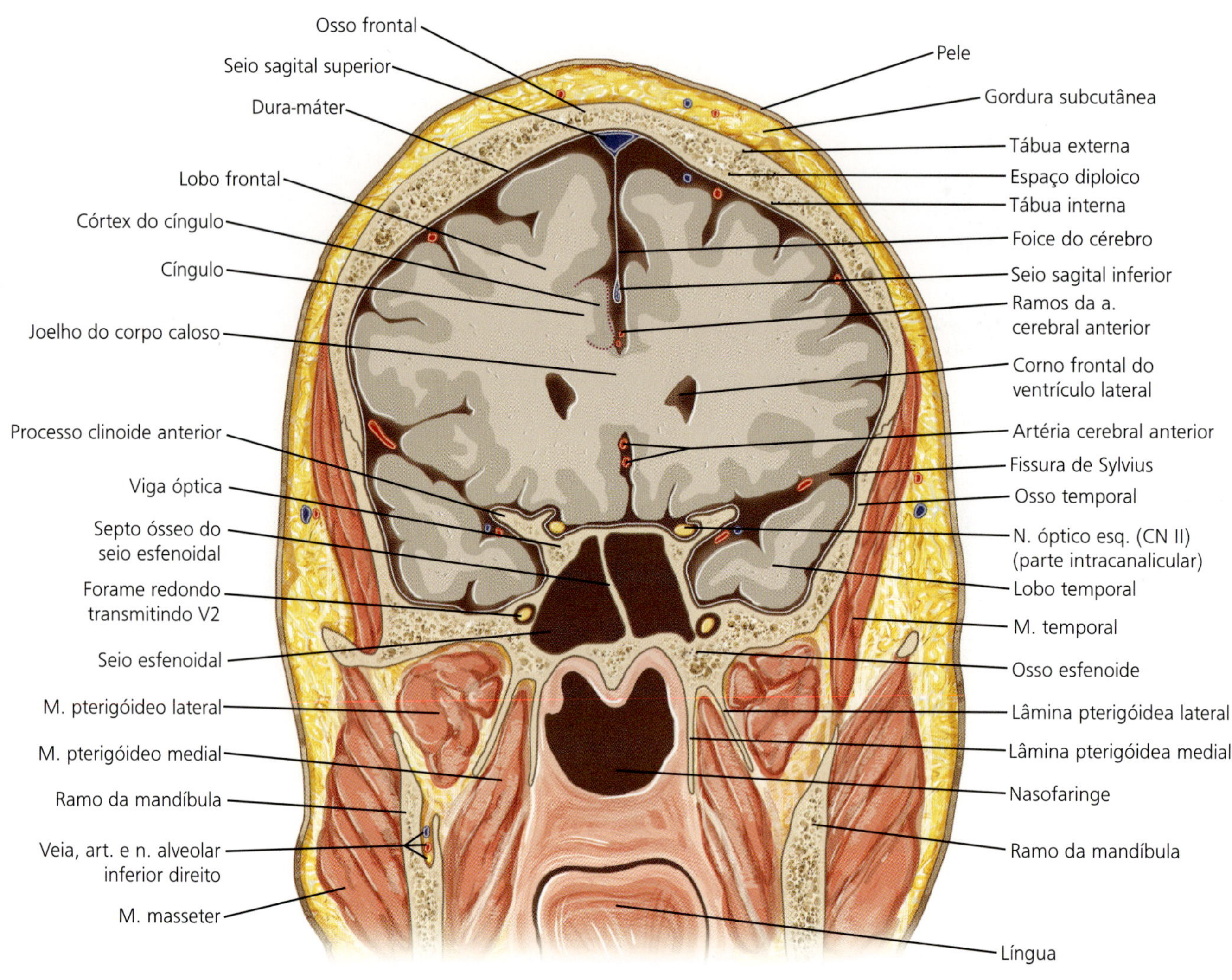

Osso frontal
Seio sagital superior
Dura-máter
Lobo frontal
Córtex do cíngulo
Cíngulo
Joelho do corpo caloso
Processo clinoide anterior
Viga óptica
Septo ósseo do seio esfenoidal
Forame redondo transmitindo V2
Seio esfenoidal
M. pterigóideo lateral
M. pterigóideo medial
Ramo da mandíbula
Veia, art. e n. alveolar inferior direito
M. masseter
Pele
Gordura subcutânea
Tábua externa
Espaço diploico
Tábua interna
Foice do cérebro
Seio sagital inferior
Ramos da a. cerebral anterior
Corno frontal do ventrículo lateral
Artéria cerebral anterior
Fissura de Sylvius
Osso temporal
N. óptico esq. (CN II) (parte intracanalicular)
Lobo temporal
M. temporal
Osso esfenoide
Lâmina pterigóidea lateral
Lâmina pterigóidea medial
Nasofaringe
Ramo da mandíbula
Língua

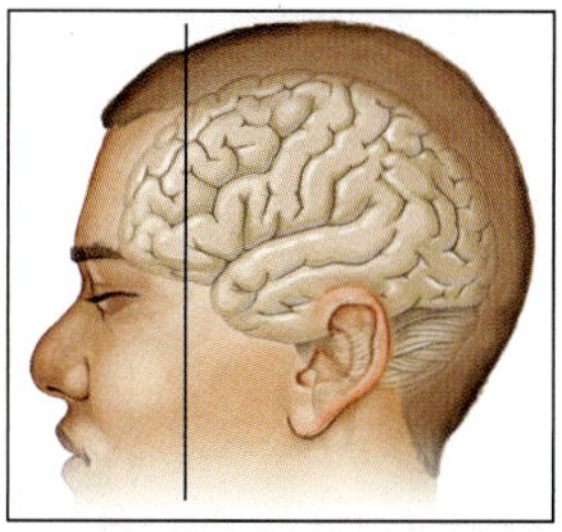

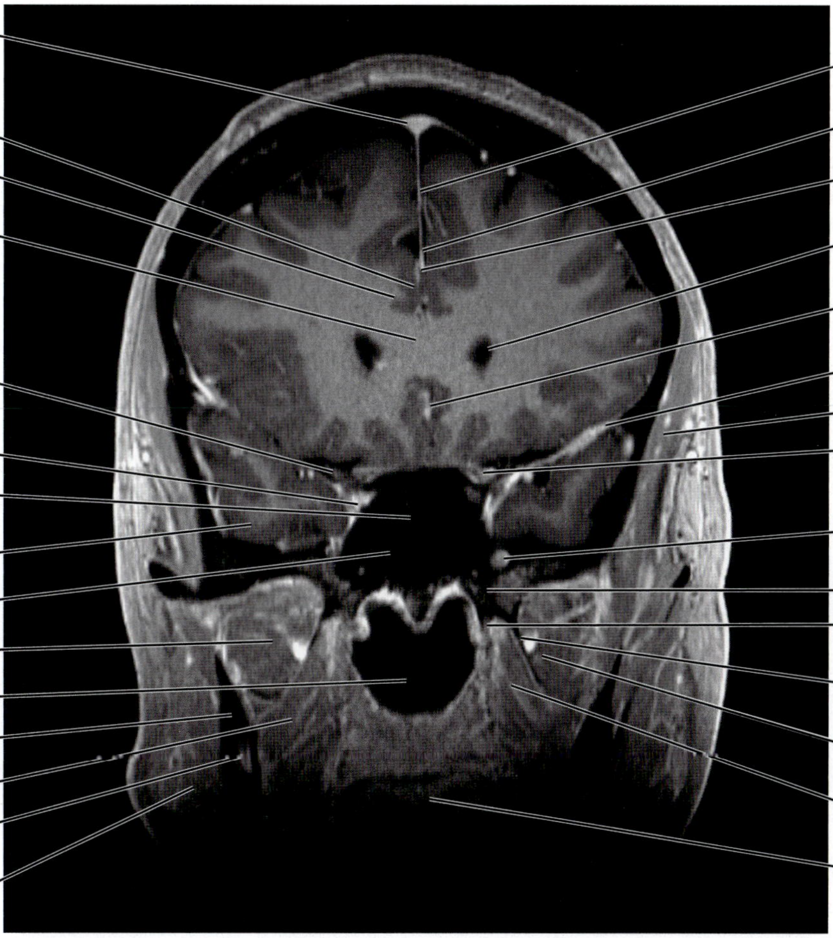
Seio sagital superior
Córtex do cíngulo
Cíngulo
Joelho do corpo caloso
Processo clinoide anterior
Viga óptica (*optic strut*)
Septo ósseo do seio esfenoidal
Lobo temporal
Seio esfenoidal
M. pterigóideo lateral
Nasofaringe
Ramo da mandíbula
M. pterigóideo medial
Canal para art. e n. alveolar inferior
M. masseter
Foice do cérebro
Seio sagital inferior
Ramos da a. cerebral anterior
Corno frontal do ventrículo lateral
Aa. cerebrais anteriores
Fissura de Sylvius
M. temporal
N. óptico esq. (CN II) (parte intracanalicular)
Forame redondo transmitindo V2
Osso esfenoide
Lâmina pterigóidea medial
Lâmina pterigóidea lateral
M. pterigóideo lateral
M. pterigóideo medial
Língua

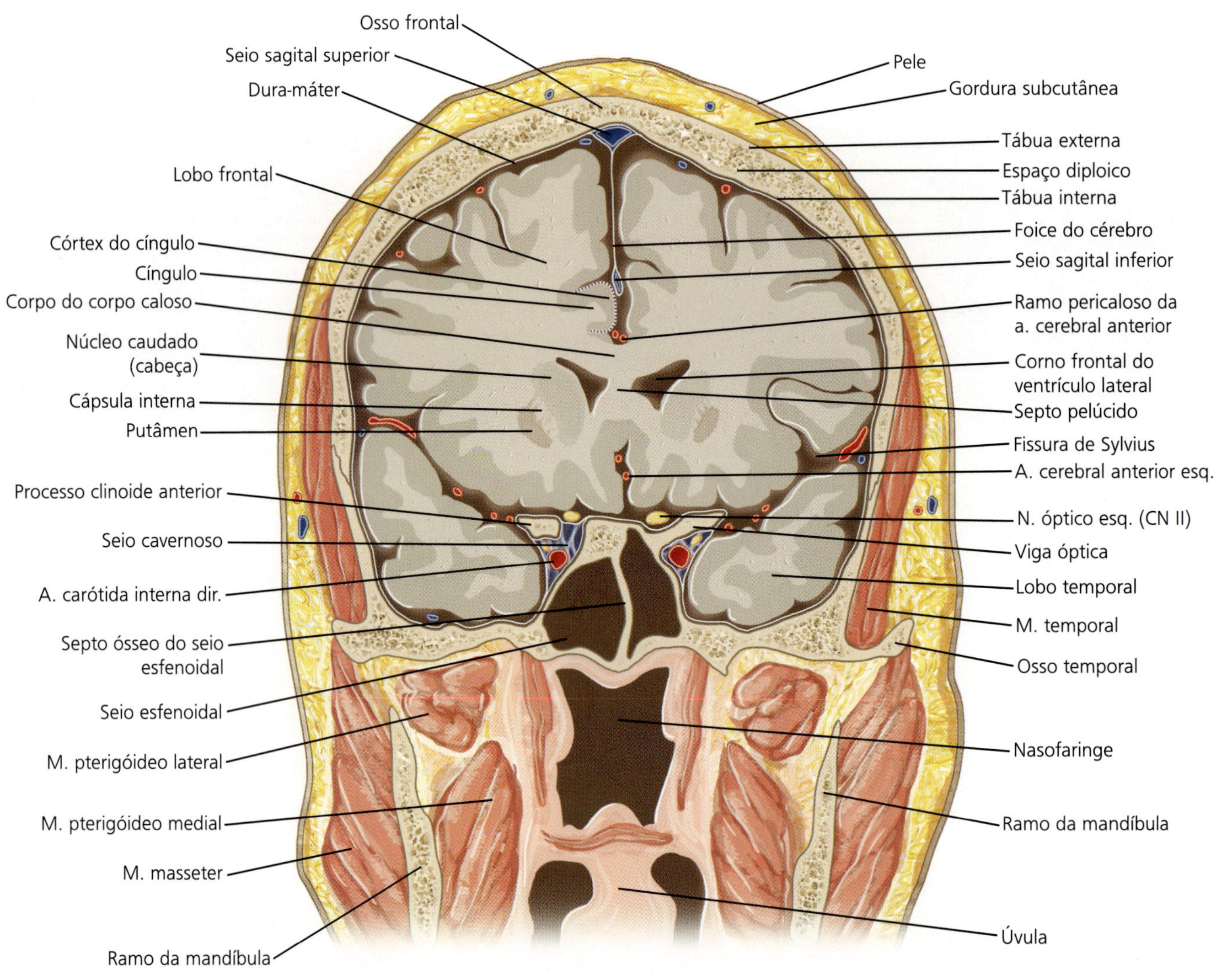
Osso frontal
Seio sagital superior
Dura-máter
Lobo frontal
Córtex do cíngulo
Cíngulo
Corpo do corpo caloso
Núcleo caudado (cabeça)
Cápsula interna
Putâmen
Processo clinoide anterior
Seio cavernoso
A. carótida interna dir.
Septo ósseo do seio esfenoidal
Seio esfenoidal
M. pterigóideo lateral
M. pterigóideo medial
M. masseter
Ramo da mandíbula
Pele
Gordura subcutânea
Tábua externa
Espaço diploico
Tábua interna
Foice do cérebro
Seio sagital inferior
Ramo pericaloso da a. cerebral anterior
Corno frontal do ventrículo lateral
Septo pelúcido
Fissura de Sylvius
A. cerebral anterior esq.
N. óptico esq. (CN II)
Viga óptica
Lobo temporal
M. temporal
Osso temporal
Nasofaringe
Ramo da mandíbula
Úvula

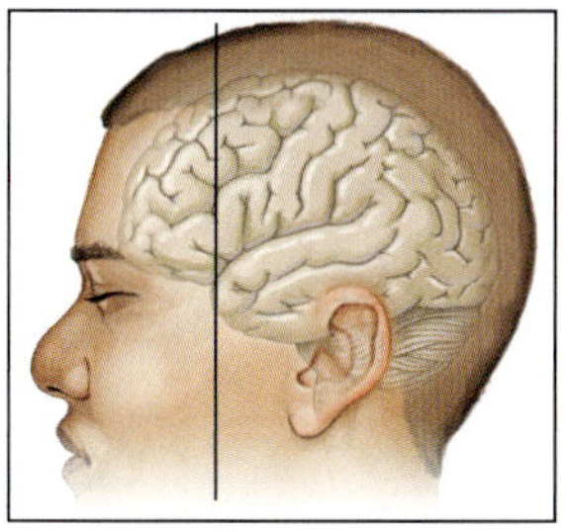

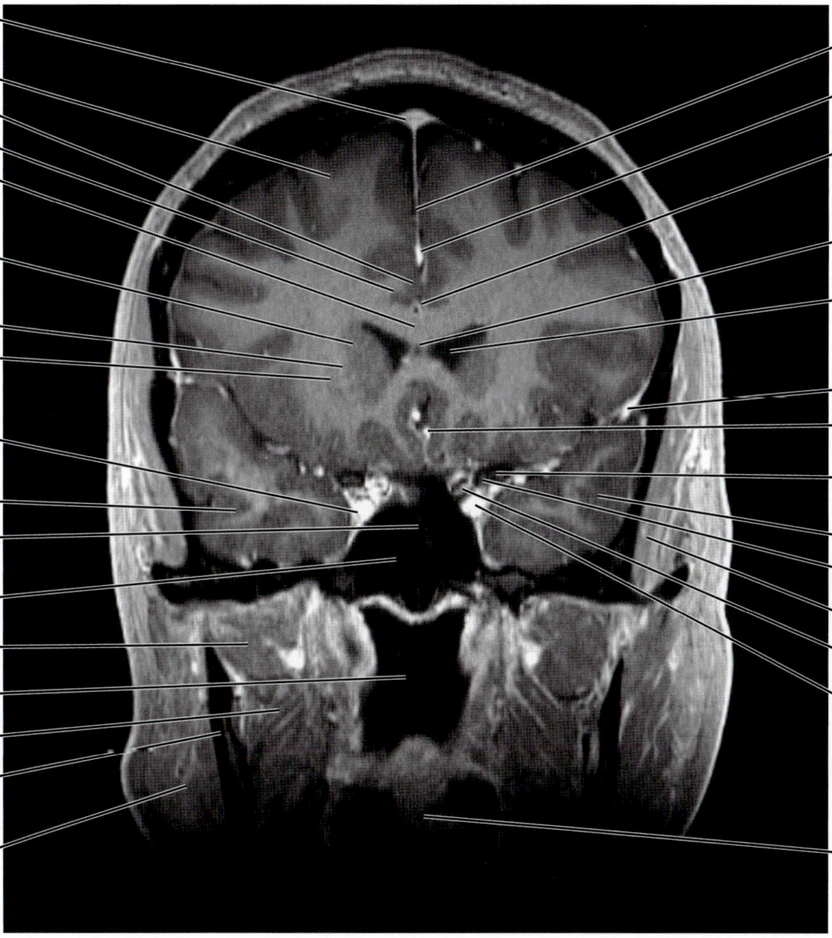
Seio sagital superior
Lobo frontal
Córtex do cíngulo
Cíngulo
Corpo do corpo caloso
Núcleo caudado (cabeça)
Cápsula interna
Putâmen
Seio cavernoso
Lobo temporal
Septo ósseo do seio esfenoidal
Seio esfenoidal
M. pterigóideo lateral
Nasofaringe
M. pteriqóideo medial
Ramo da mandíbula
M. masseter
Foice do cérebro
Seio sagital inferior
Ramos pericalosos esq. da a. cerebral anterior
Septo pelúcido
Corno frontal do ventrículo lateral
Fissura de Sylvius
A. cerebral anterior esq.
Processos clinoides anteriores
Lobo temporal
Viga óptica esq.
M. temporal
N. óptico esq. (CN II)
A. carótida interna esq. (parte cavernosa)
Úvula

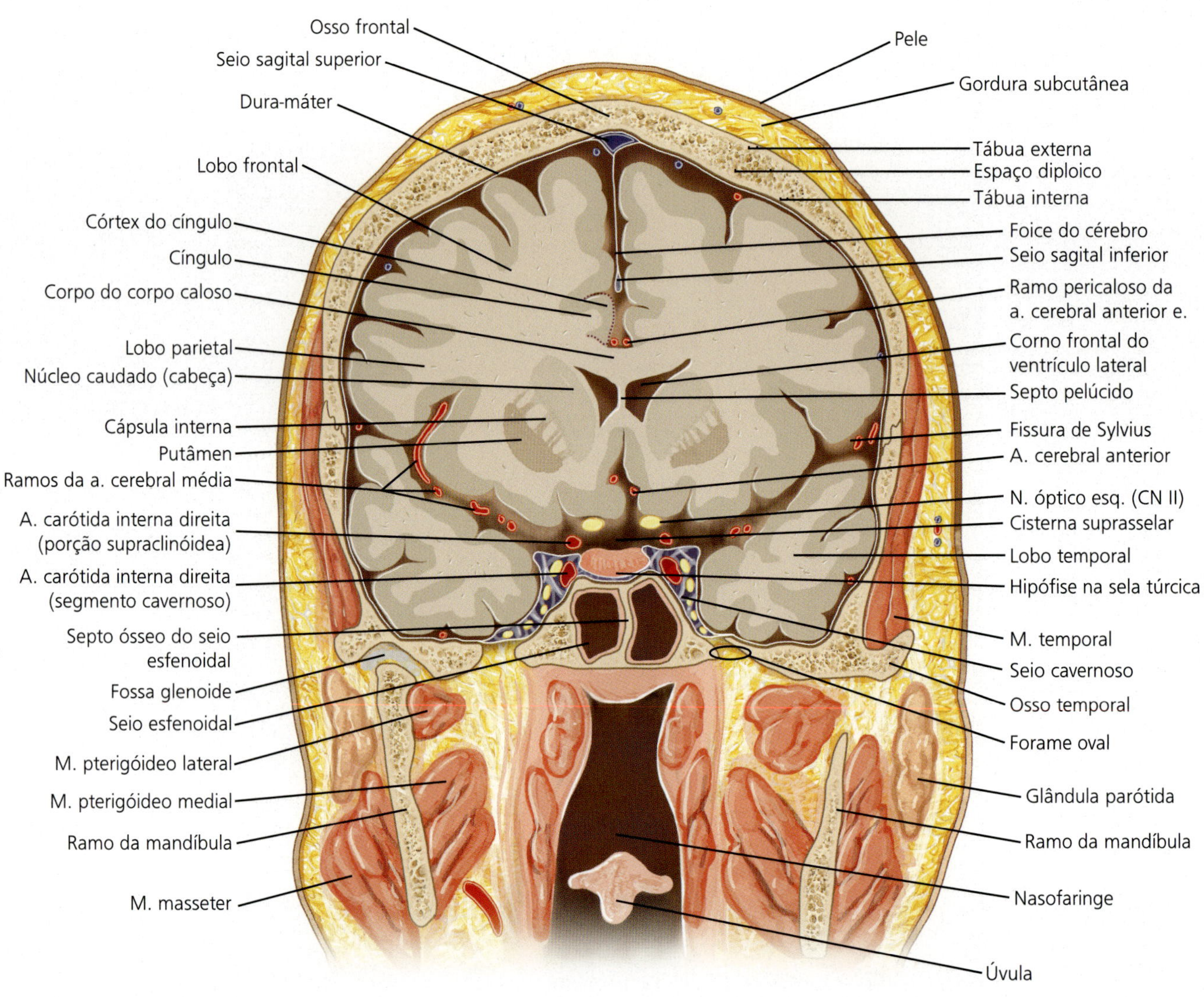
Osso frontal
Seio sagital superior
Dura-máter
Lobo frontal
Córtex do cíngulo
Cíngulo
Corpo do corpo caloso
Lobo parietal
Núcleo caudado (cabeça)
Cápsula interna
Putâmen
Ramos da a. cerebral média
A. carótida interna direita
(porção supraclinóidea)
A. carótida interna direita
(segmento cavernoso)
Septo ósseo do seio
esfenoidal
Fossa glenoide
Seio esfenoidal
M. pterigóideo lateral
M. pterigóideo medial
Ramo da mandíbula
M. masseter
Pele
Gordura subcutânea
Tábua externa
Espaço diploico
Tábua interna
Foice do cérebro
Seio sagital inferior
Ramo pericaloso da
a. cerebral anterior e.
Corno frontal do
ventrículo lateral
Septo pelúcido
Fissura de Sylvius
A. cerebral anterior
N. óptico esq. (CN II)
Cisterna suprasselar
Lobo temporal
Hipófise na sela túrcica
M. temporal
Seio cavernoso
Osso temporal
Forame oval
Glândula parótida
Ramo da mandíbula
Nasofaringe
Úvula

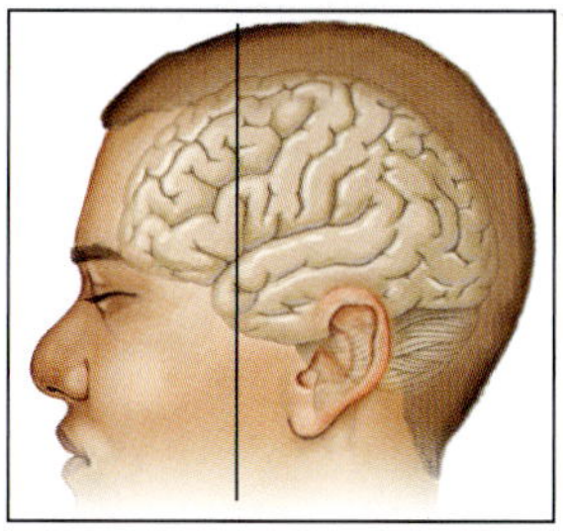

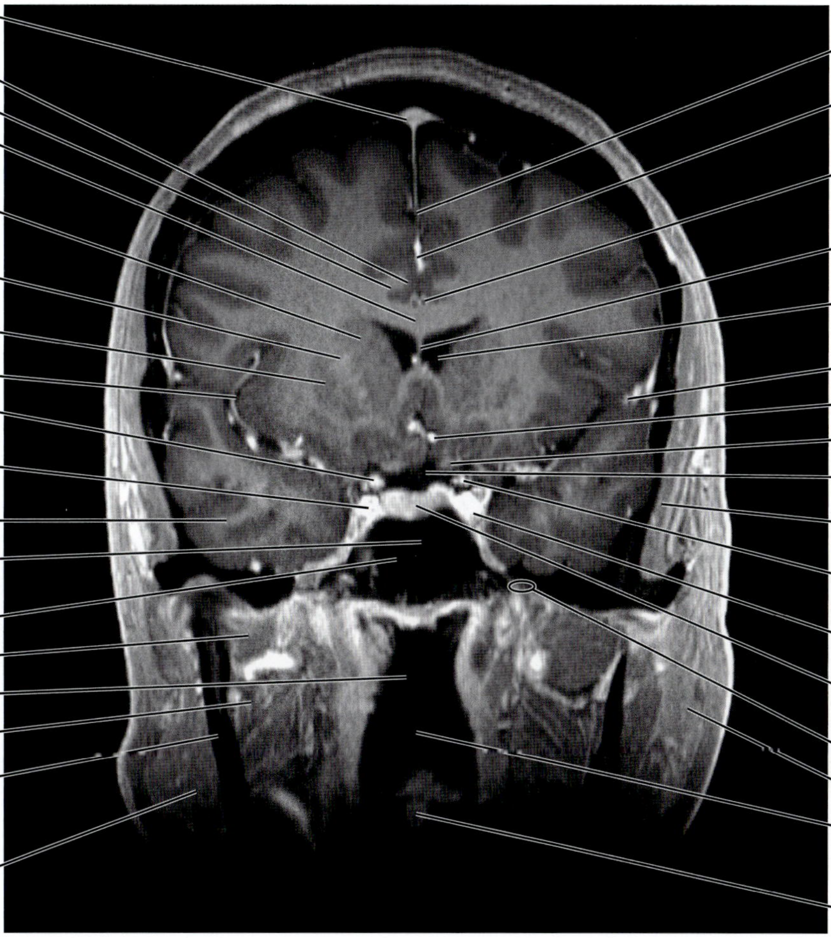
Seio sagital superior
Córtex do cíngulo
Cíngulo
Corpo do corpo caloso
Núcleo caudado (cabeça)
Cápsula interna
Putâmen
A. cerebral média
A. carótida interna dir. (porção supraclinóidea)
A. carótida interna dir. (segmento cavernoso)
Lobo temporal
Septo do corpo do seio esfenoidal
Seio esfenoidal
M. pterigóideo lateral
Nasofaringe
M. pterigóideo medial
Ramo da mandíbula
M. masseter
Foice do cérebro
Seio sagital inferior
Ramo pericaloso da a. cerebral anterior
Septo pelúcido
Corno frontal do ventrículo lateral
Fissura de Sylvius
A. cerebral anterior
N. óptico esq. (CN II)
Cisterna suprasselar
M. temporal
A. carótida interna esq. (parte supraclinóidea)
Seio cavernoso
Hipófise na sela túrcica
Forame oval
Glândula parótida
Nasofaringe
Úvula

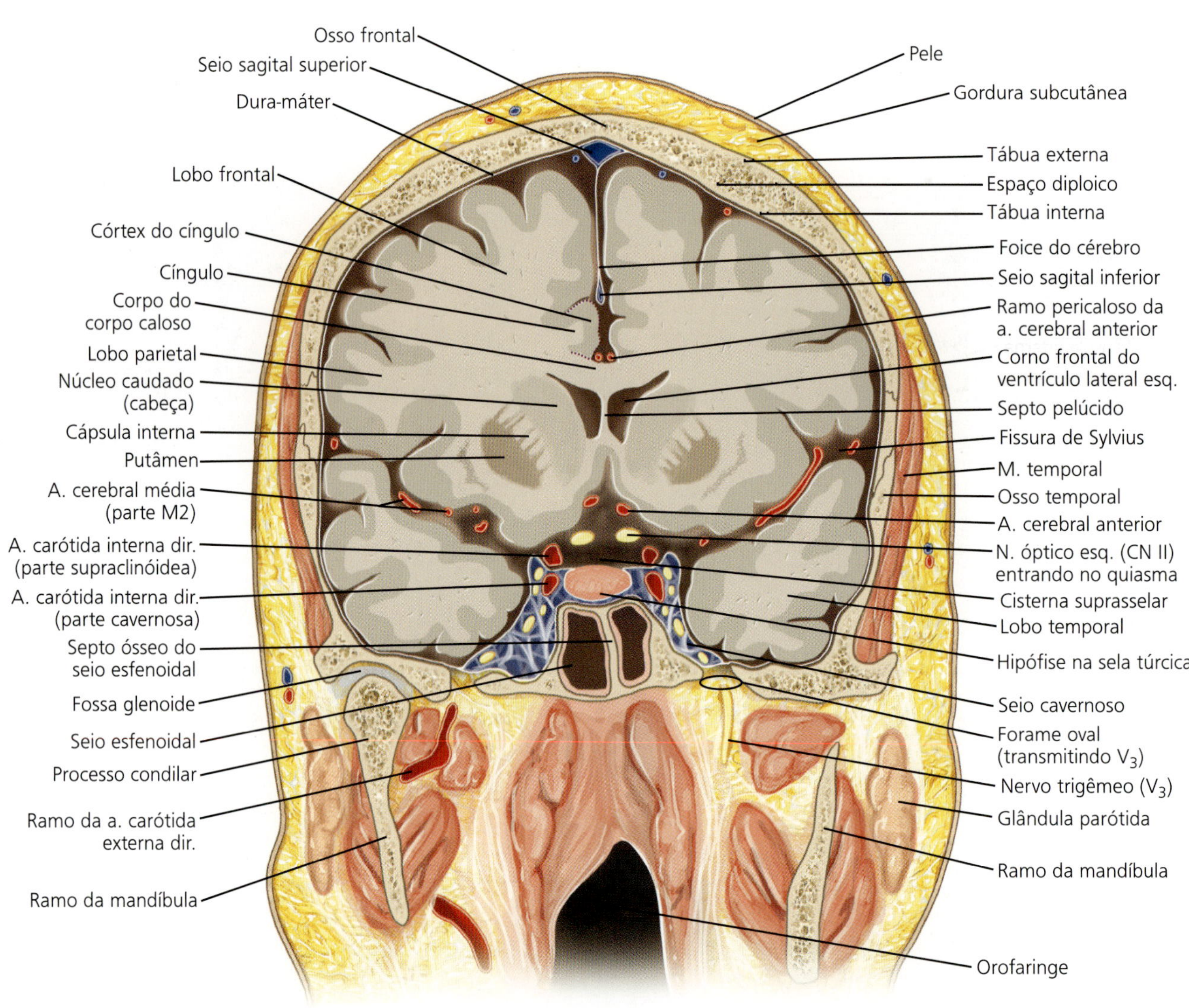
Osso frontal
Seio sagital superior
Dura-máter
Lobo frontal
Córtex do cíngulo
Cíngulo
Corpo do corpo caloso
Lobo parietal
Núcleo caudado (cabeça)
Cápsula interna
Putâmen
A. cerebral média (parte M2)
A. carótida interna dir. (parte supraclinóidea)
A. carótida interna dir. (parte cavernosa)
Septo ósseo do seio esfenoidal
Fossa glenoide
Seio esfenoidal
Processo condilar
Ramo da a. carótida externa dir.
Ramo da mandíbula
Pele
Gordura subcutânea
Tábua externa
Espaço diploico
Tábua interna
Foice do cérebro
Seio sagital inferior
Ramo pericaloso da a. cerebral anterior
Corno frontal do ventrículo lateral esq.
Septo pelúcido
Fissura de Sylvius
M. temporal
Osso temporal
A. cerebral anterior
N. óptico esq. (CN II) entrando no quiasma
Cisterna suprasselar
Lobo temporal
Hipófise na sela túrcica
Seio cavernoso
Forame oval (transmitindo V_3)
Nervo trigêmeo (V_3)
Glândula parótida
Ramo da mandíbula
Orofaringe

ANATOMIA NORMAL

Notar o ramo mandibular do nervo trigêmeo (V_3) descendo do cavo de Meckel para dentro do forame oval.

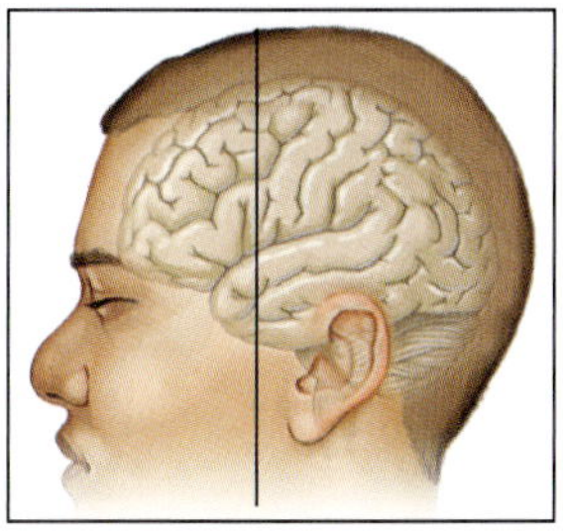

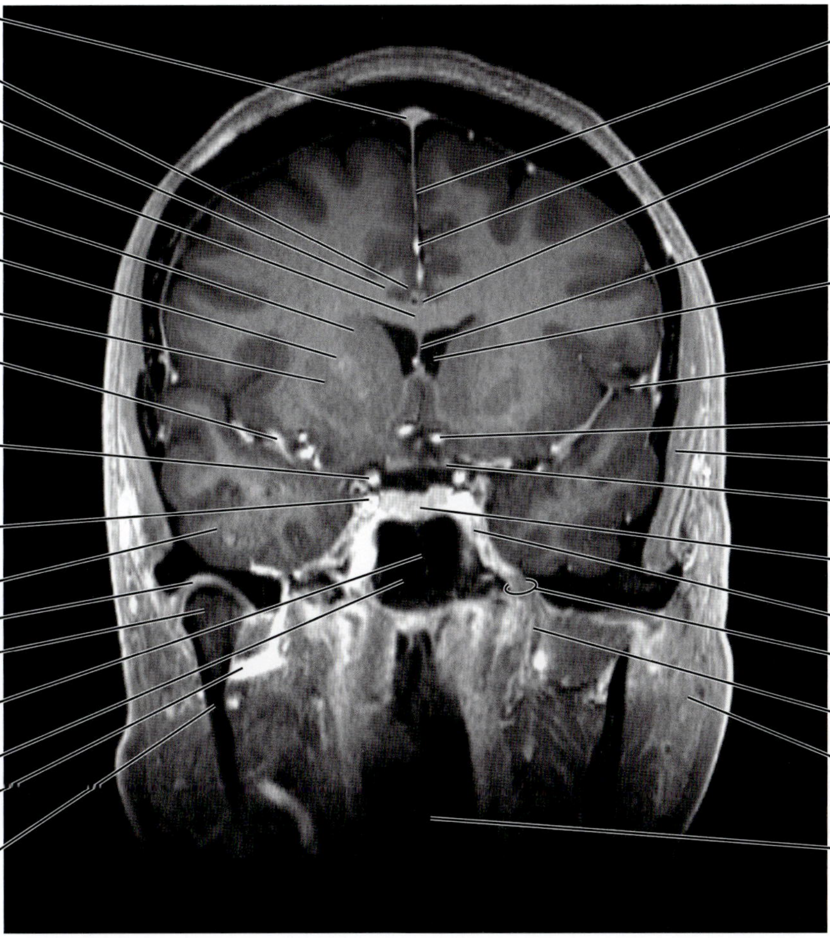
Seio sagital superior
Córtex do cíngulo
Cíngulo
Corpo do corpo caloso
Núcleo caudado (cabeça)
Cápsula interna
Putâmen
A. cerebral média (segmento M2)
A. carótida interna (porção supraclinóidea)
A. carótida interna (porção cavernosa)
Lobo temporal
Fossa glenoide
Processo condilar da mandíbula
Septo ósseo do seio esfenoidal
Seio esfenoidal
Ramo da a. carótida externa
Ramo da mandíbula
Foice do cérebro
Seio sagital inferior
Ramo pericaloso da a. cerebral anterior
Septo pelúcido
Corno frontal do ventrículo lateral
Fissura de Sylvius
A. cerebral anterior
M. temporal
N. óptico (CN II) entrando no quiasma
Hipófise na sela túrcica
Seio cavernoso
Forame oval (transmitindo V_3)
Nervo trigêmeo (V_3)
Glândula parótida
Orofaringe

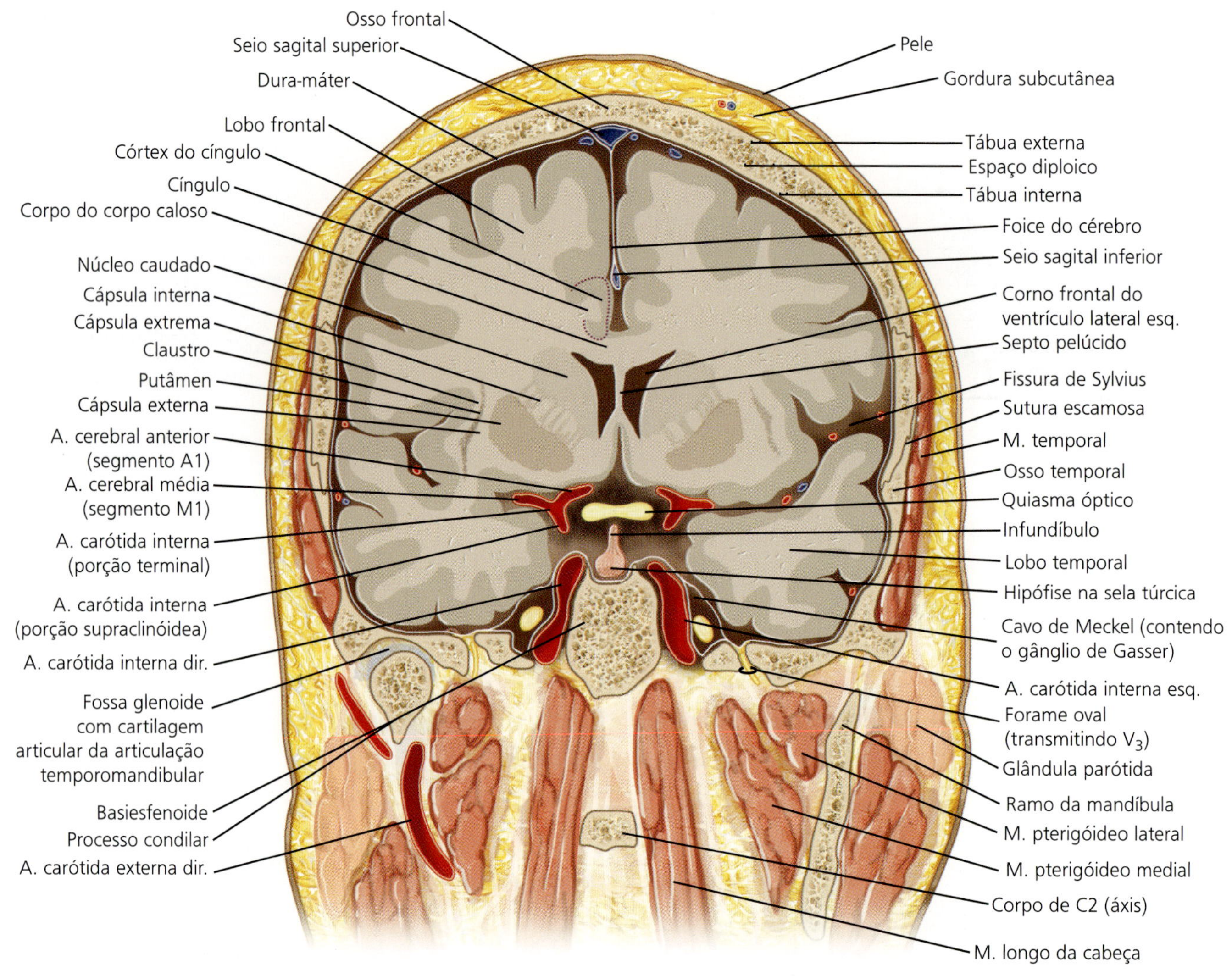
Osso frontal
Seio sagital superior
Dura-máter
Lobo frontal
Córtex do cíngulo
Cíngulo
Corpo do corpo caloso
Núcleo caudado
Cápsula interna
Cápsula extrema
Claustro
Putâmen
Cápsula externa
A. cerebral anterior (segmento A1)
A. cerebral média (segmento M1)
A. carótida interna (porção terminal)
A. carótida interna (porção supraclinóidea)
A. carótida interna dir.
Fossa glenoide com cartilagem articular da articulação temporomandibular
Basiesfenoide
Processo condilar
A. carótida externa dir.
Pele
Gordura subcutânea
Tábua externa
Espaço diploico
Tábua interna
Foice do cérebro
Seio sagital inferior
Corno frontal do ventrículo lateral esq.
Septo pelúcido
Fissura de Sylvius
Sutura escamosa
M. temporal
Osso temporal
Quiasma óptico
Infundíbulo
Lobo temporal
Hipófise na sela túrcica
Cavo de Meckel (contendo o gânglio de Gasser)
A. carótida interna esq.
Forame oval (transmitindo V_3)
Glândula parótida
Ramo da mandíbula
M. pterigóideo lateral
M. pterigóideo medial
Corpo de C2 (áxis)
M. longo da cabeça

ANATOMIA NORMAL

A vista coronal é, muitas vezes, a melhor vista para avaliar a hipófise, infundíbulo e quiasma óptico. O infundíbulo pode ser assimétrico em alguns casos, como nessa imagem, em que ele está levemente desviado para a direita como uma variação normal, mas, em alguns casos, ele pode ser desviado por uma massa hipofisária. Uma massa grande pode-se estender à região suprasselar e comprimir o quiasma óptico, levando à hemianopsia bitemporal.

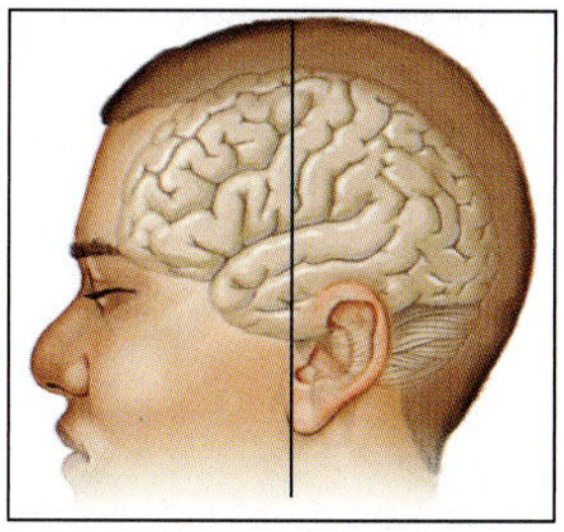

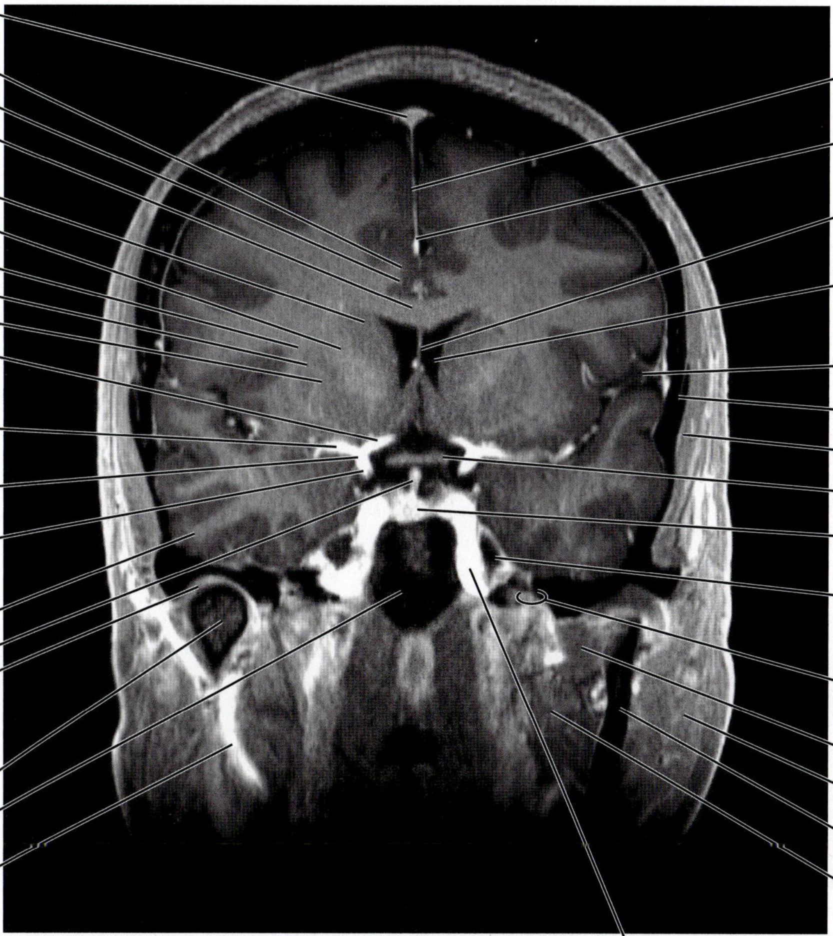
Seio sagital superior
Córtex do cíngulo
Cíngulo
Corpo do corpo caloso
Núcleo caudado
Cápsula interna
Cápsula extrema
Claustro
Putâmen
A. cerebral anterior (segmento A1)
A. cerebral média (segmento M1)
A. carótida interna (parte terminal)
A. carótida interna (porção supraclinóidea)
Lobo temporal dir.
Infundíbulo
Fossa glenoide com cartilagem articular da articulação temporomandibular
Processo condilar
Basiesfenoide
Carótida externa dir.
Foice do cérebro
Seio sagital inferior
Septo pelúcido
Corno frontal do ventrículo lateral
Fissura de Sylvius
Sutura escamosa
M. temporal
Quiasma óptico
Hipófise na sela túrcica
Cavo de Meckel (contendo o gânglio trigeminal)
Forame oval (transmitindo V_3)
M. pterigóideo lateral
Glândula parótida
Ramo da mandíbula
M. pterigóideo medial
Carótida interna esq.

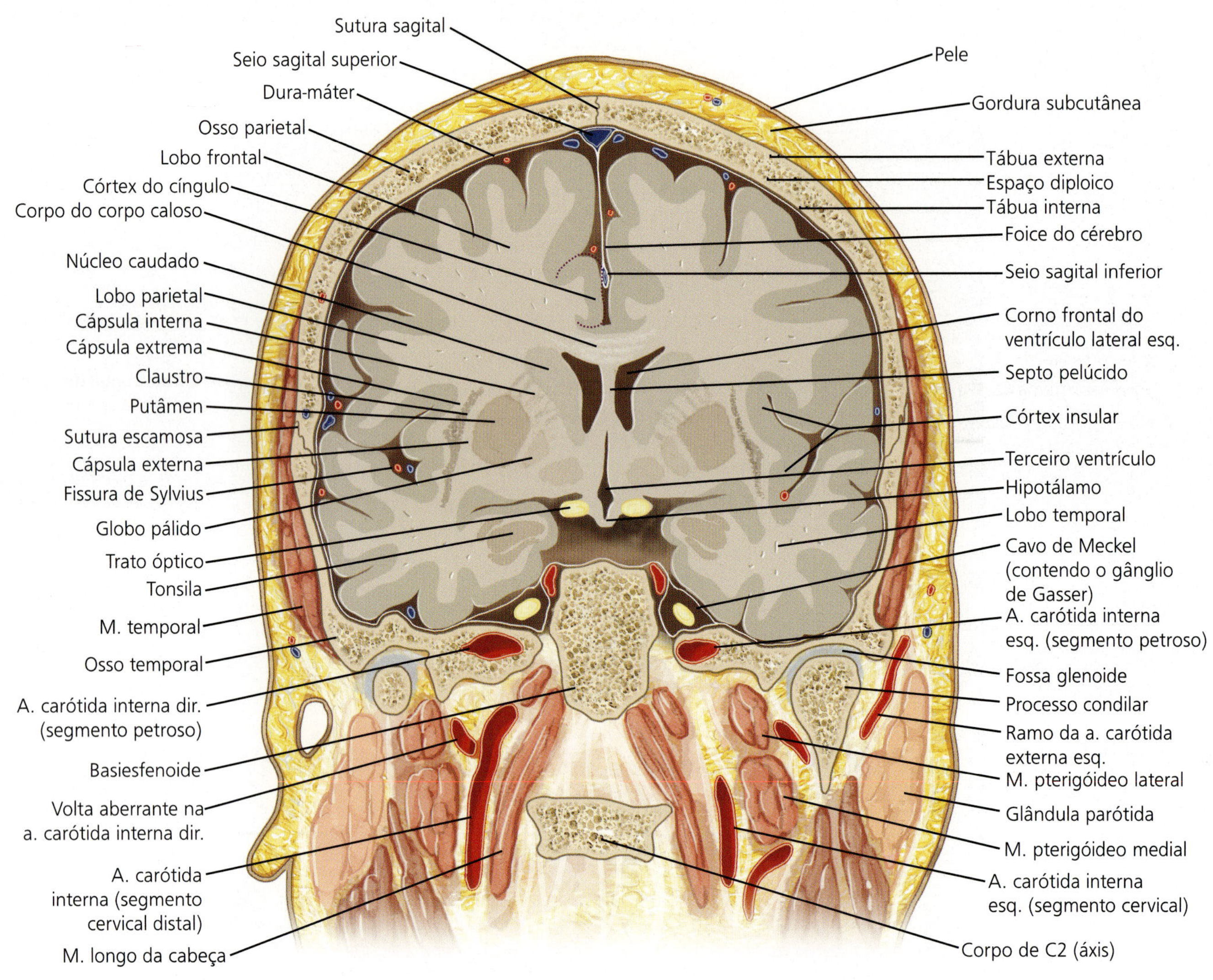
Sutura sagital
Seio sagital superior
Dura-máter
Osso parietal
Lobo frontal
Córtex do cíngulo
Corpo do corpo caloso
Núcleo caudado
Lobo parietal
Cápsula interna
Cápsula extrema
Claustro
Putâmen
Sutura escamosa
Cápsula externa
Fissura de Sylvius
Globo pálido
Trato óptico
Tonsila
M. temporal
Osso temporal
A. carótida interna dir. (segmento petroso)
Basiesfenoide
Volta aberrante na a. carótida interna dir.
A. carótida interna (segmento cervical distal)
M. longo da cabeça
Pele
Gordura subcutânea
Tábua externa
Espaço diploico
Tábua interna
Foice do cérebro
Seio sagital inferior
Corno frontal do ventrículo lateral esq.
Septo pelúcido
Córtex insular
Terceiro ventrículo
Hipotálamo
Lobo temporal
Cavo de Meckel (contendo o gânglio de Gasser)
A. carótida interna esq. (segmento petroso)
Fossa glenoide
Processo condilar
Ramo da a. carótida externa esq.
M. pterigóideo lateral
Glândula parótida
M. pterigóideo medial
A. carótida interna esq. (segmento cervical)
Corpo de C2 (áxis)

ANATOMIA NORMAL

Do grego significando "embaixo da câmara interna", o hipotálamo forma o soalho do terceiro ventrículo e contém pequenos núcleos com uma variedade de funções. Uma das funções mais importantes é fornecer sinais do sistema nervoso para o sistema endócrino através da hipófise.

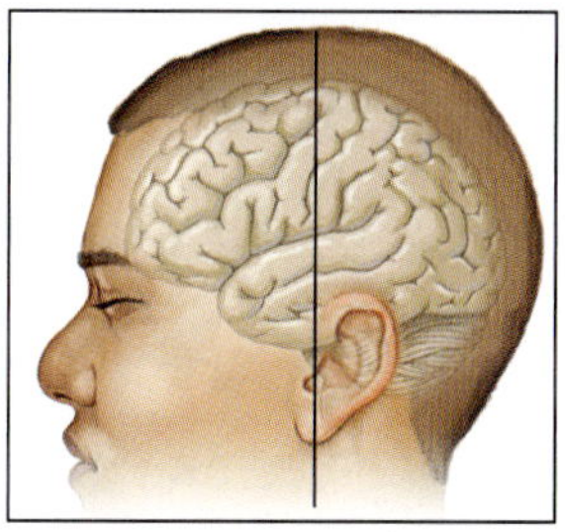

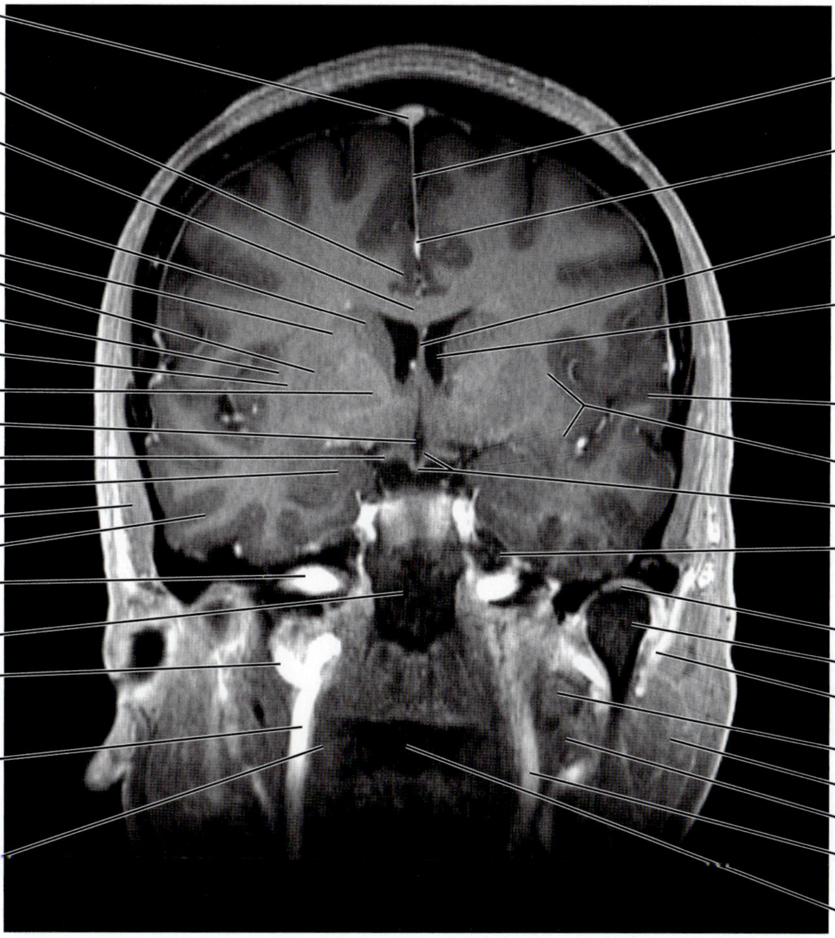

Seio sagital superior
Córtex do cíngulo
Corpo do corpo caloso
Núcleo caudado
Cápsula interna
Putâmen
Cápsula extrema
Claustro
Globo pálido
Terceiro ventrículo
Trato óptico
Tonsila
M. temporal
Lobo temporal
A. carótida interna dir. (segmento petroso)
Basiesfenoide
Volta aberrante na a. carótida interna dir.
A. carótida interna (segmento cervical distal)
M. longo da cabeça
Foice do cérebro
Seio sagital inferior
Septo pelúcido
Corno frontal do ventrículo lateral
Fissura de Sylvius
Córtex insular
Hipotálamo
Cavo de Meckel (contendo o gânglio trigeminal)
Fossa glenoide
Processo condilar
Ramo da a. carótida externa esq.
M. pterigóideo lateral
Glândula parótida
M. pterigóideo medial
A. carótida interna esq. (segmento cervical)
Corpo de C2 (áxis)

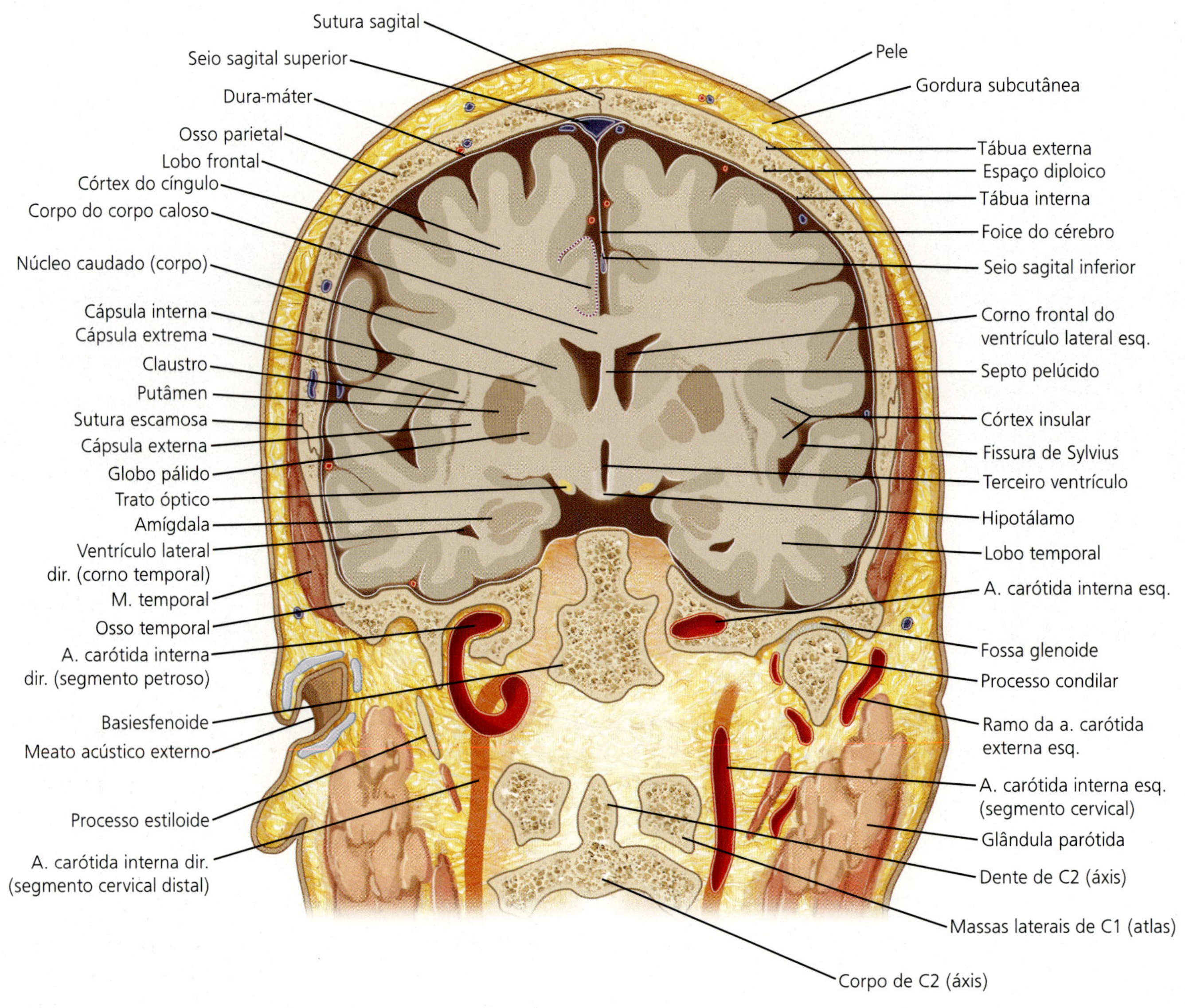
Sutura sagital
Seio sagital superior
Dura-máter
Osso parietal
Lobo frontal
Córtex do cíngulo
Corpo do corpo caloso
Núcleo caudado (corpo)
Cápsula interna
Cápsula extrema
Claustro
Putâmen
Sutura escamosa
Cápsula externa
Globo pálido
Trato óptico
Amígdala
Ventrículo lateral dir. (corno temporal)
M. temporal
Osso temporal
A. carótida interna dir. (segmento petroso)
Basiesfenoide
Meato acústico externo
Processo estiloide
A. carótida interna dir. (segmento cervical distal)
Pele
Gordura subcutânea
Tábua externa
Espaço diploico
Tábua interna
Foice do cérebro
Seio sagital inferior
Corno frontal do ventrículo lateral esq.
Septo pelúcido
Córtex insular
Fissura de Sylvius
Terceiro ventrículo
Hipotálamo
Lobo temporal
A. carótida interna esq.
Fossa glenoide
Processo condilar
Ramo da a. carótida externa esq.
A. carótida interna esq. (segmento cervical)
Glândula parótida
Dente de C2 (áxis)
Massas laterais de C1 (atlas)
Corpo de C2 (áxis)

ANATOMIA NORMAL

O córtex do cíngulo é localizado na superfície medial do hemisfério cerebral adjacente ao corpo caloso. O córtex do cíngulo é geralmente considerado parte do sistema límbico, o qual está envolvido com emoção, aprendizado e memória. A combinação destas três funções torna o córtex do cíngulo extremamente influente em associar resultados de comportamento à motivação.

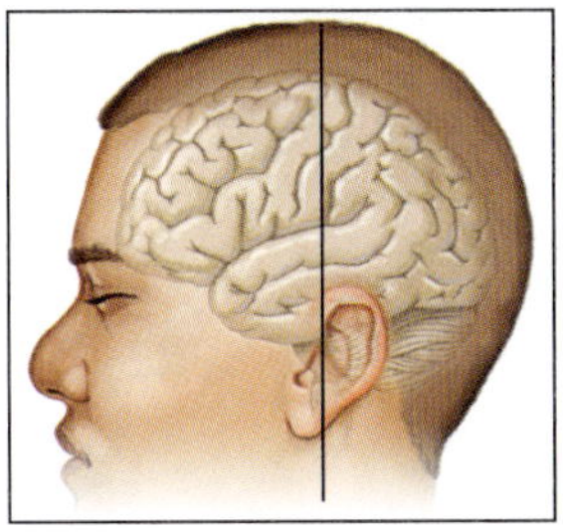

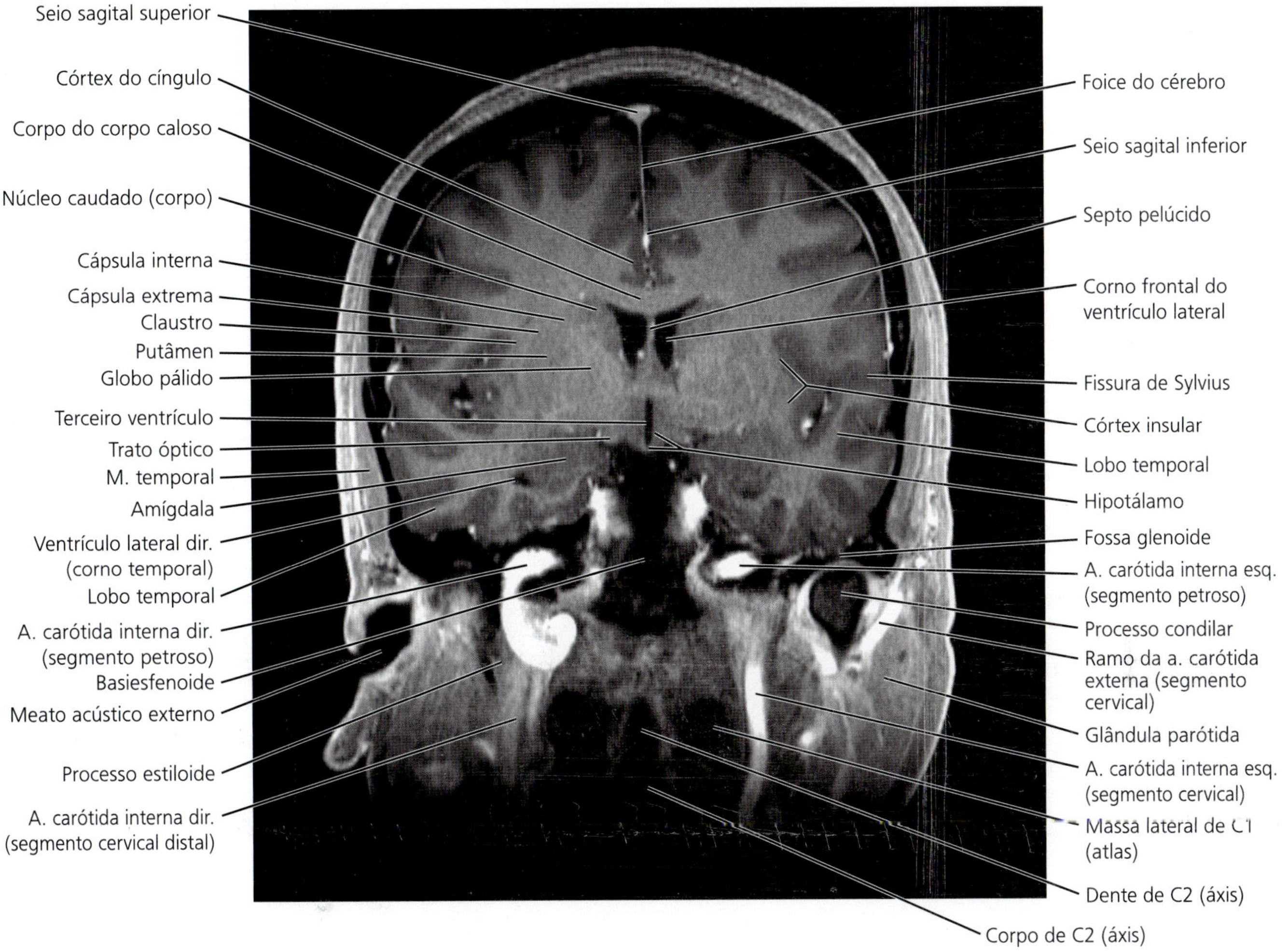
Seio sagital superior
Córtex do cíngulo
Corpo do corpo caloso
Núcleo caudado (corpo)
Cápsula interna
Cápsula extrema
Claustro
Putâmen
Globo pálido
Terceiro ventrículo
Trato óptico
M. temporal
Amígdala
Ventrículo lateral dir. (corno temporal)
Lobo temporal
A. carótida interna dir. (segmento petroso)
Basiesfenoide
Meato acústico externo
Processo estiloide
A. carótida interna dir. (segmento cervical distal)
Foice do cérebro
Seio sagital inferior
Septo pelúcido
Corno frontal do ventrículo lateral
Fissura de Sylvius
Córtex insular
Lobo temporal
Hipotálamo
Fossa glenoide
A. carótida interna esq. (segmento petroso)
Processo condilar
Ramo da a. carótida externa (segmento cervical)
Glândula parótida
A. carótida interna esq. (segmento cervical)
Massa lateral de C1 (atlas)
Dente de C2 (áxis)
Corpo de C2 (áxis)

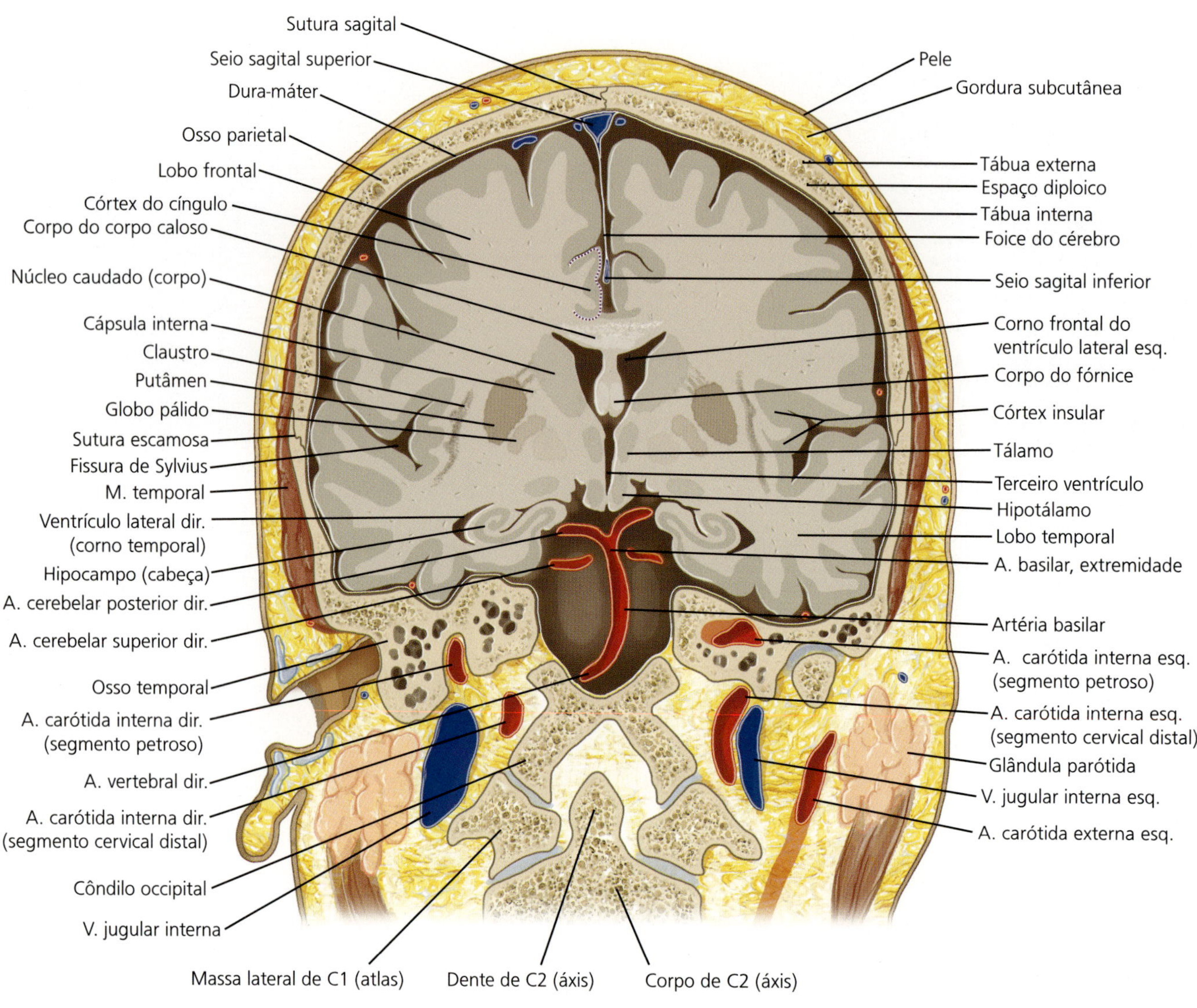
Sutura sagital
Seio sagital superior
Dura-máter
Osso parietal
Lobo frontal
Córtex do cíngulo
Corpo do corpo caloso
Núcleo caudado (corpo)
Cápsula interna
Claustro
Putâmen
Globo pálido
Sutura escamosa
Fissura de Sylvius
M. temporal
Ventrículo lateral dir.
(corno temporal)
Hipocampo (cabeça)
A. cerebelar posterior dir.
A. cerebelar superior dir.
Osso temporal
A. carótida interna dir.
(segmento petroso)
A. vertebral dir.
A. carótida interna dir.
(segmento cervical distal)
Côndilo occipital
V. jugular interna
Massa lateral de C1 (atlas)
Dente de C2 (áxis)
Corpo de C2 (áxis)
Pele
Gordura subcutânea
Tábua externa
Espaço diploico
Tábua interna
Foice do cérebro
Seio sagital inferior
Corno frontal do
ventrículo lateral esq.
Corpo do fórnice
Córtex insular
Tálamo
Terceiro ventrículo
Hipotálamo
Lobo temporal
A. basilar, extremidade
Artéria basilar
A. carótida interna esq.
(segmento petroso)
A. carótida interna esq.
(segmento cervical distal)
Glândula parótida
V. jugular interna esq.
A. carótida externa esq.

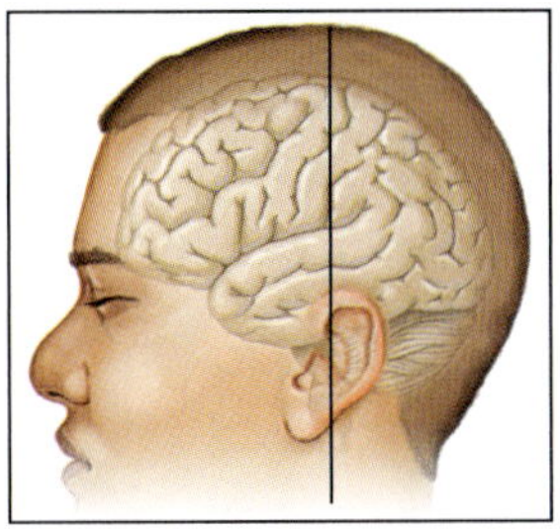

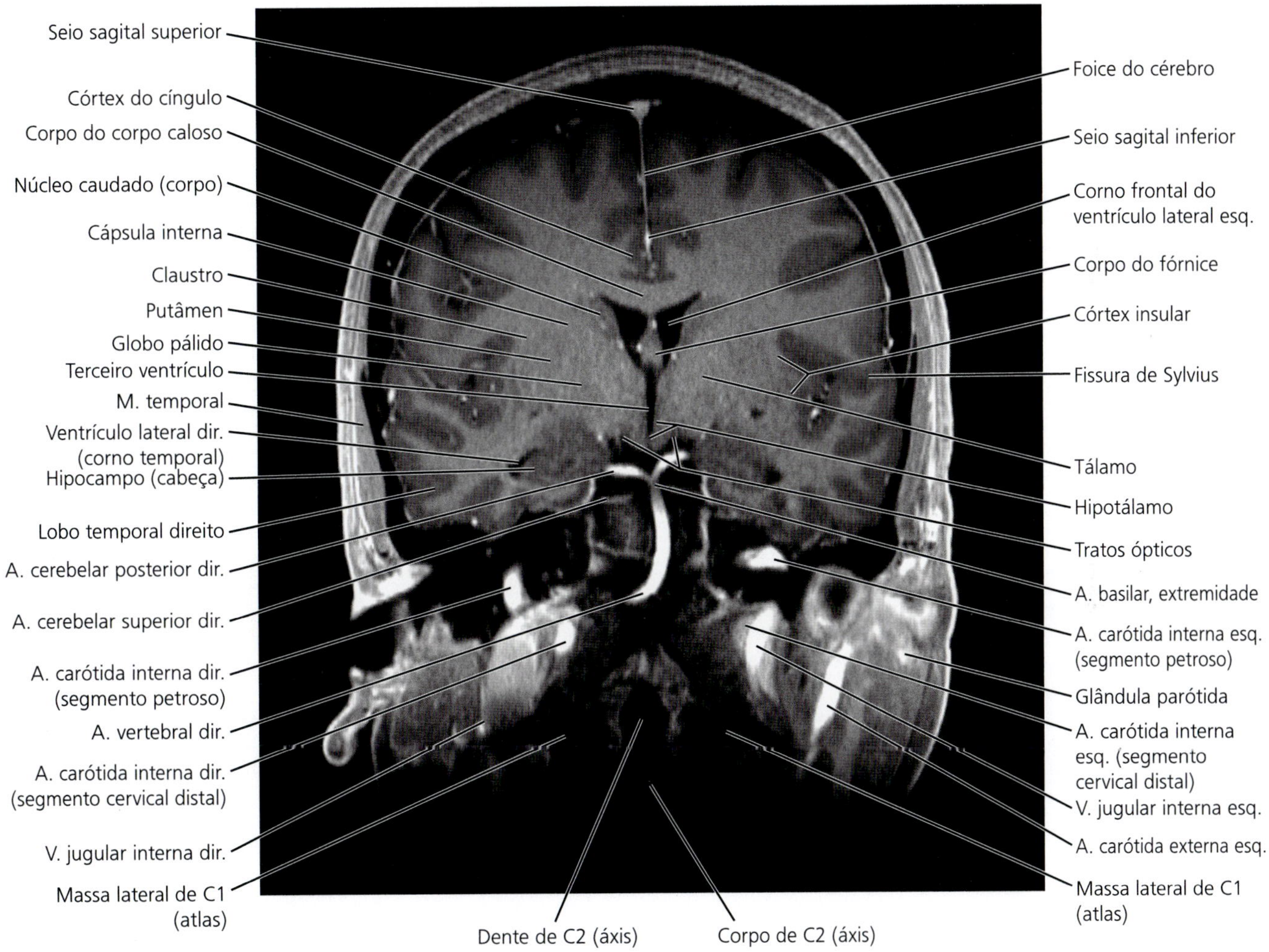
Seio sagital superior
Córtex do cíngulo
Corpo do corpo caloso
Núcleo caudado (corpo)
Cápsula interna
Claustro
Putâmen
Globo pálido
Terceiro ventrículo
M. temporal
Ventrículo lateral dir. (corno temporal)
Hipocampo (cabeça)
Lobo temporal direito
A. cerebelar posterior dir.
A. cerebelar superior dir.
A. carótida interna dir. (segmento petroso)
A. vertebral dir.
A. carótida interna dir. (segmento cervical distal)
V. jugular interna dir.
Massa lateral de C1 (atlas)
Dente de C2 (áxis)
Corpo de C2 (áxis)
Foice do cérebro
Seio sagital inferior
Corno frontal do ventrículo lateral esq.
Corpo do fórnice
Córtex insular
Fissura de Sylvius
Tálamo
Hipotálamo
Tratos ópticos
A. basilar, extremidade
A. carótida interna esq. (segmento petroso)
Glândula parótida
A. carótida interna esq. (segmento cervical distal)
V. jugular interna esq.
A. carótida externa esq.
Massa lateral de C1 (atlas)

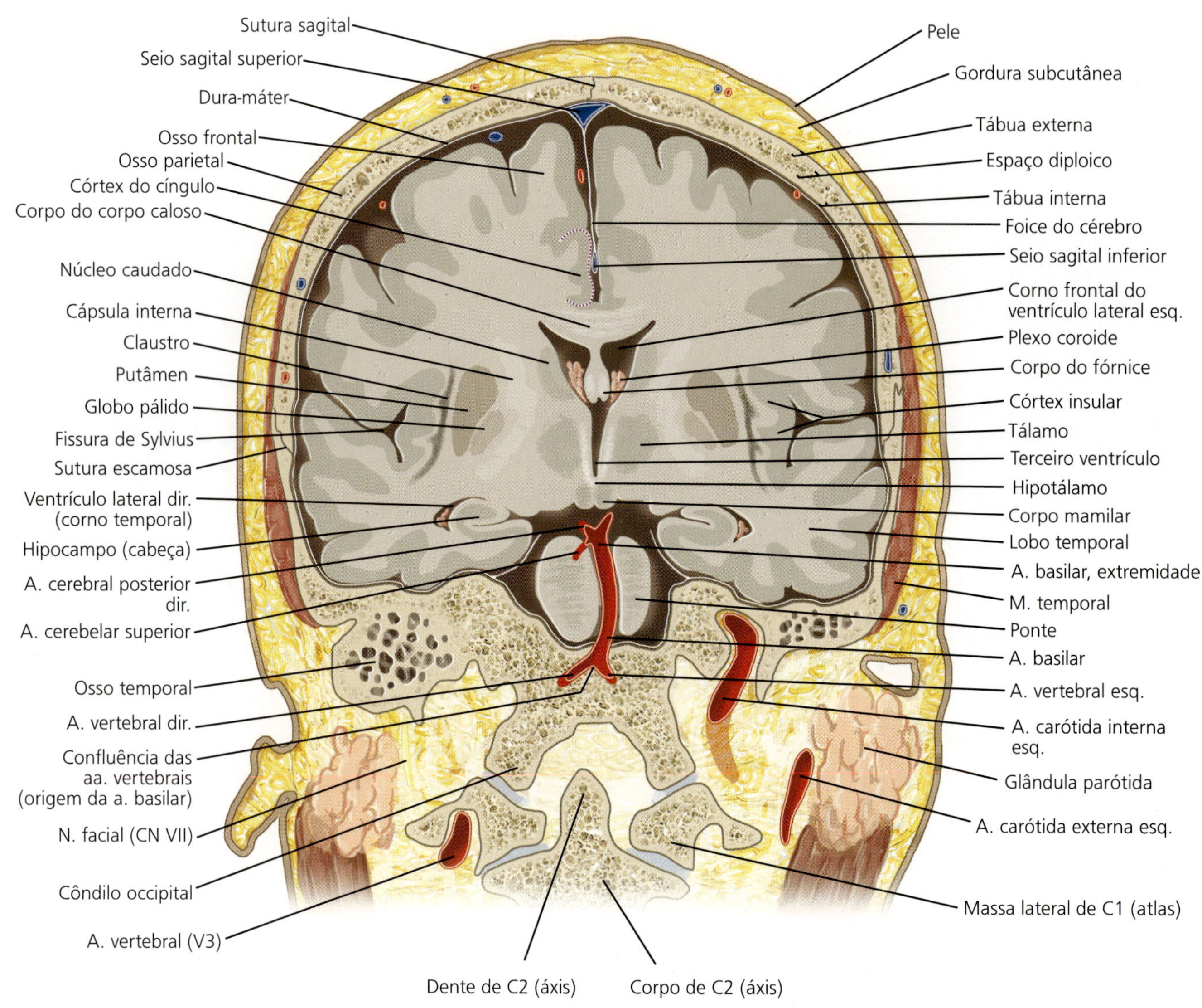
Sutura sagital
Seio sagital superior
Dura-máter
Osso frontal
Osso parietal
Córtex do cíngulo
Corpo do corpo caloso
Núcleo caudado
Cápsula interna
Claustro
Putâmen
Globo pálido
Fissura de Sylvius
Sutura escamosa
Ventrículo lateral dir. (corno temporal)
Hipocampo (cabeça)
A. cerebral posterior dir.
A. cerebelar superior
Osso temporal
A. vertebral dir.
Confluência das aa. vertebrais (origem da a. basilar)
N. facial (CN VII)
Côndilo occipital
A. vertebral (V3)
Dente de C2 (áxis)
Corpo de C2 (áxis)
Pele
Gordura subcutânea
Tábua externa
Espaço diploico
Tábua interna
Foice do cérebro
Seio sagital inferior
Corno frontal do ventrículo lateral esq.
Plexo coroide
Corpo do fórnice
Córtex insular
Tálamo
Terceiro ventrículo
Hipotálamo
Corpo mamilar
Lobo temporal
A. basilar, extremidade
M. temporal
Ponte
A. basilar
A. vertebral esq.
A. carótida interna esq.
Glândula parótida
A. carótida externa esq.
Massa lateral de C1 (atlas)

ANATOMIA NORMAL

O plano coronal é uma vista excelente para obter uma visão geral do sistema vertebrobasilar ao avaliar quanto a estenoses ou aneurismas. Em apenas algumas imagens coronais, o neurorradiologista pode frequentemente ver ambas as artérias vertebrais com as origens da artéria cerebelar inferior posterior, a artéria cerebelar inferior anterior e a artéria cerebelar superior a partir da artéria basilar, e as artérias cerebrais posteriores proximais originando-se da extremidade da artéria basilar.

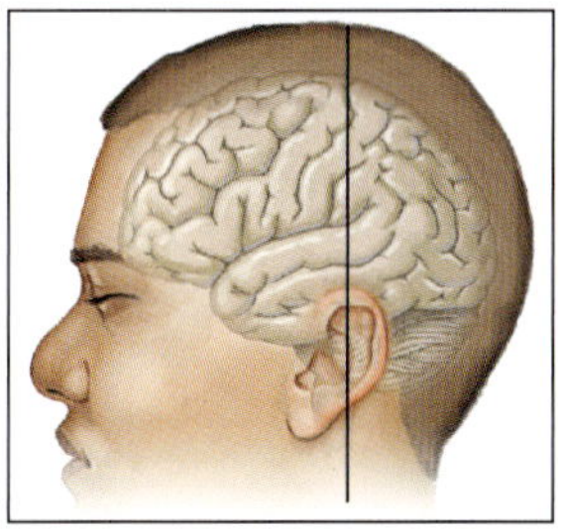

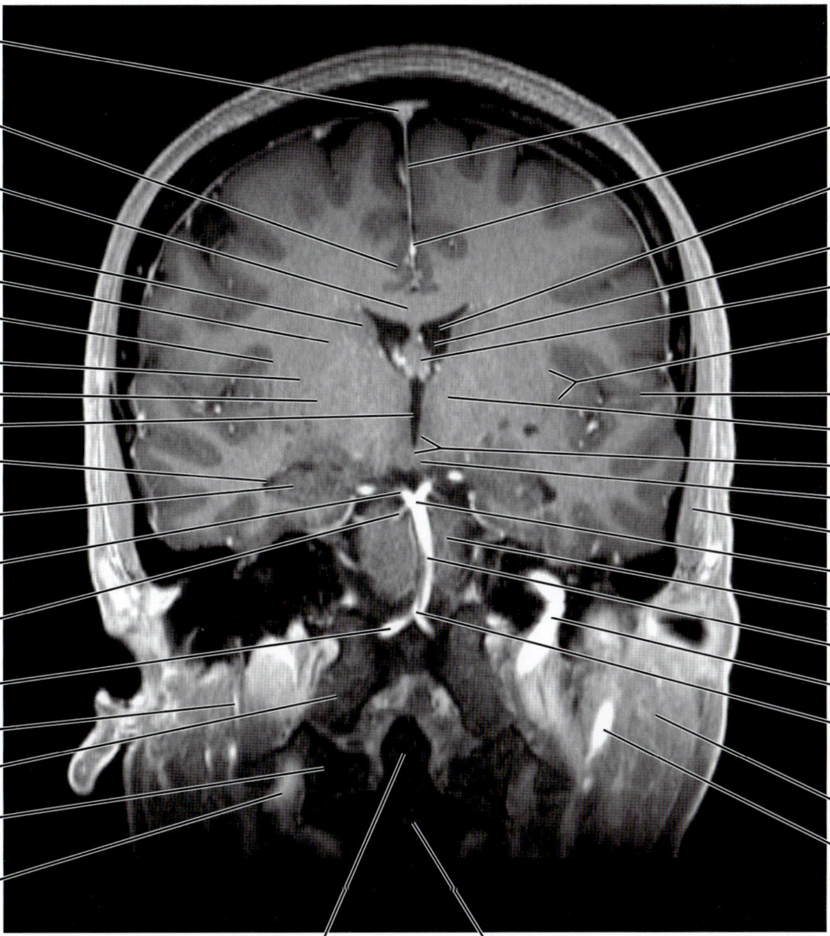

Seio sagital superior
Córtex do cíngulo
Corpo do corpo caloso
Núcleo caudado
Cápsula interna
Claustro
Putâmen
Globo pálido
Terceiro ventrículo
Ventrículo lateral dir. (corno temporal)
Hipocampo (cabeça)
A. cerebelar posterior dir.
A. cerebelar superior dir.
A. vertebral dir.
N. facial dir. (CN VII)
Côndilo occipital
Massa lateral de C1 (atlas)
A. vertebral
Foice do cérebro
Seio sagital inferior
Corno frontal do ventrículo lateral
Plexo coroide
Corpo do fórnice
Córtex insular
Fissura de Sylvius
Tálamo
Hipotálamo
Corpo mamilar
M. temporal
A. basilar, extremidade
Ponte
A. basilar
A. carótida interna esq.
Confluência das aa. vertebrais (origem da a. basilar)
Glândula parótida
A. carótida externa esq.
Dente de C2 (áxis)
Corpo de C2 (áxis)

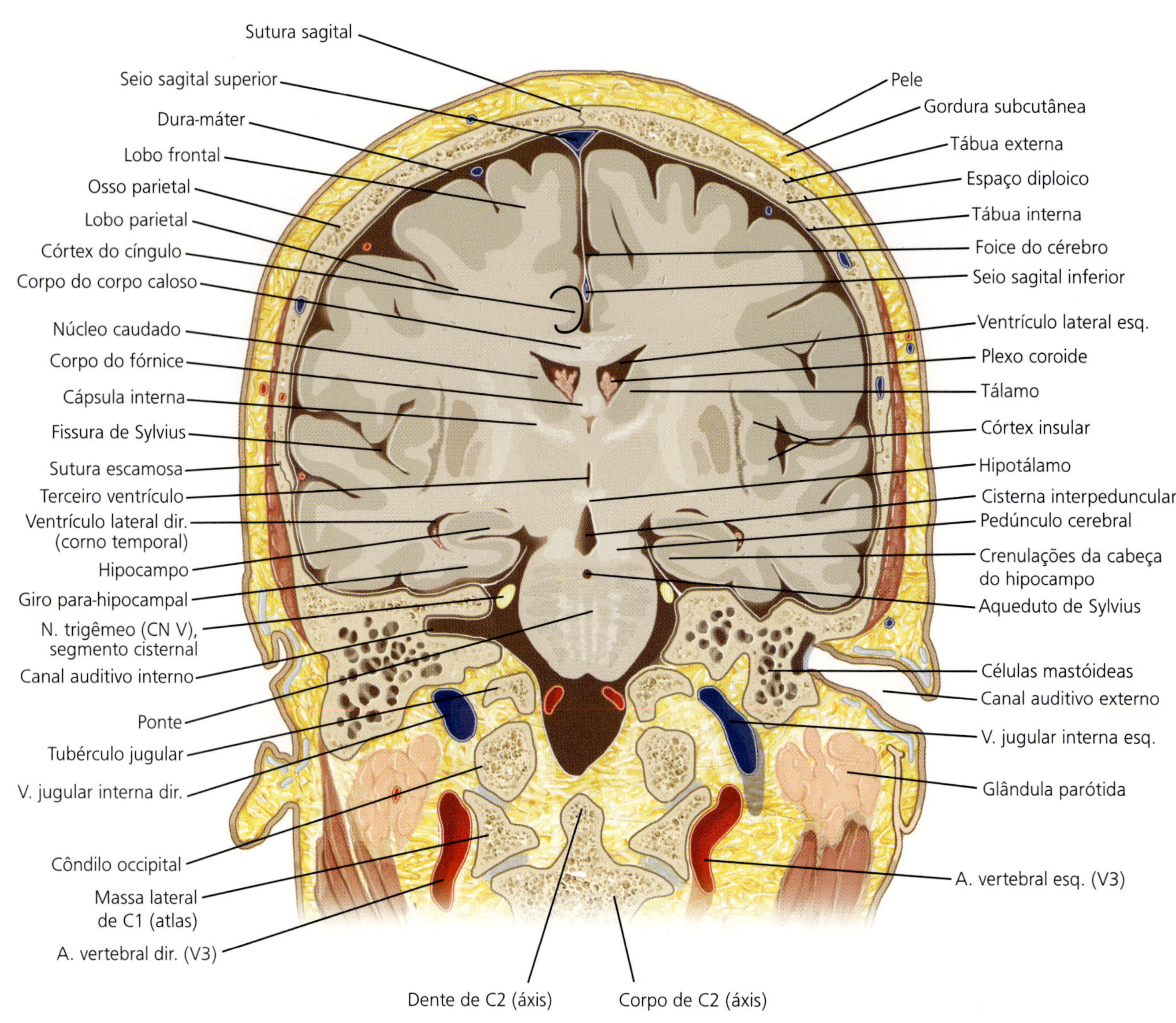
Sutura sagital
Seio sagital superior
Dura-máter
Lobo frontal
Osso parietal
Lobo parietal
Córtex do cíngulo
Corpo do corpo caloso
Núcleo caudado
Corpo do fórnice
Cápsula interna
Fissura de Sylvius
Sutura escamosa
Terceiro ventrículo
Ventrículo lateral dir. (corno temporal)
Hipocampo
Giro para-hipocampal
N. trigêmeo (CN V), segmento cisternal
Canal auditivo interno
Ponte
Tubérculo jugular
V. jugular interna dir.
Côndilo occipital
Massa lateral de C1 (atlas)
A. vertebral dir. (V3)
Dente de C2 (áxis)
Corpo de C2 (áxis)
Pele
Gordura subcutânea
Tábua externa
Espaço diploico
Tábua interna
Foice do cérebro
Seio sagital inferior
Ventrículo lateral esq.
Plexo coroide
Tálamo
Córtex insular
Hipotálamo
Cisterna interpeduncular
Pedúnculo cerebral
Crenulações da cabeça do hipocampo
Aqueduto de Sylvius
Células mastóideas
Canal auditivo externo
V. jugular interna esq.
Glândula parótida
A. vertebral esq. (V3)

CONSIDERAÇÕES DIAGNÓSTICAS

Lesão do ligamento cruciforme com frouxidão do processo odontoide da segunda vértebra cervical (C2, dente do áxis) é mais definitivamente avaliada com radiografias em flexão e extensão voluntárias. Entretanto, essa lesão pode ser suspeitada a partir do posicionamento assimétrico do processo odontoide em relação às massas laterais no plano coronal na RM.

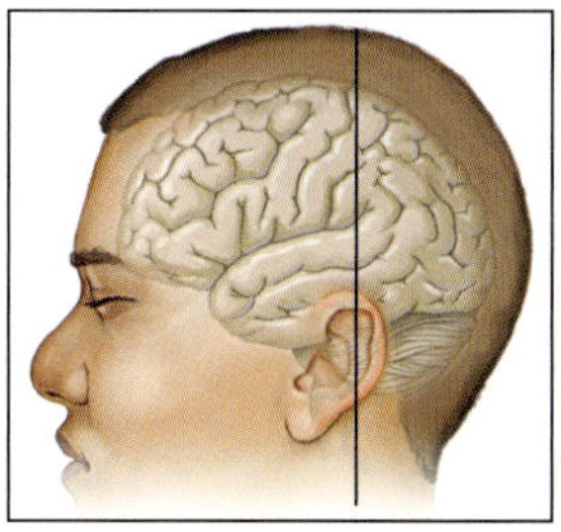

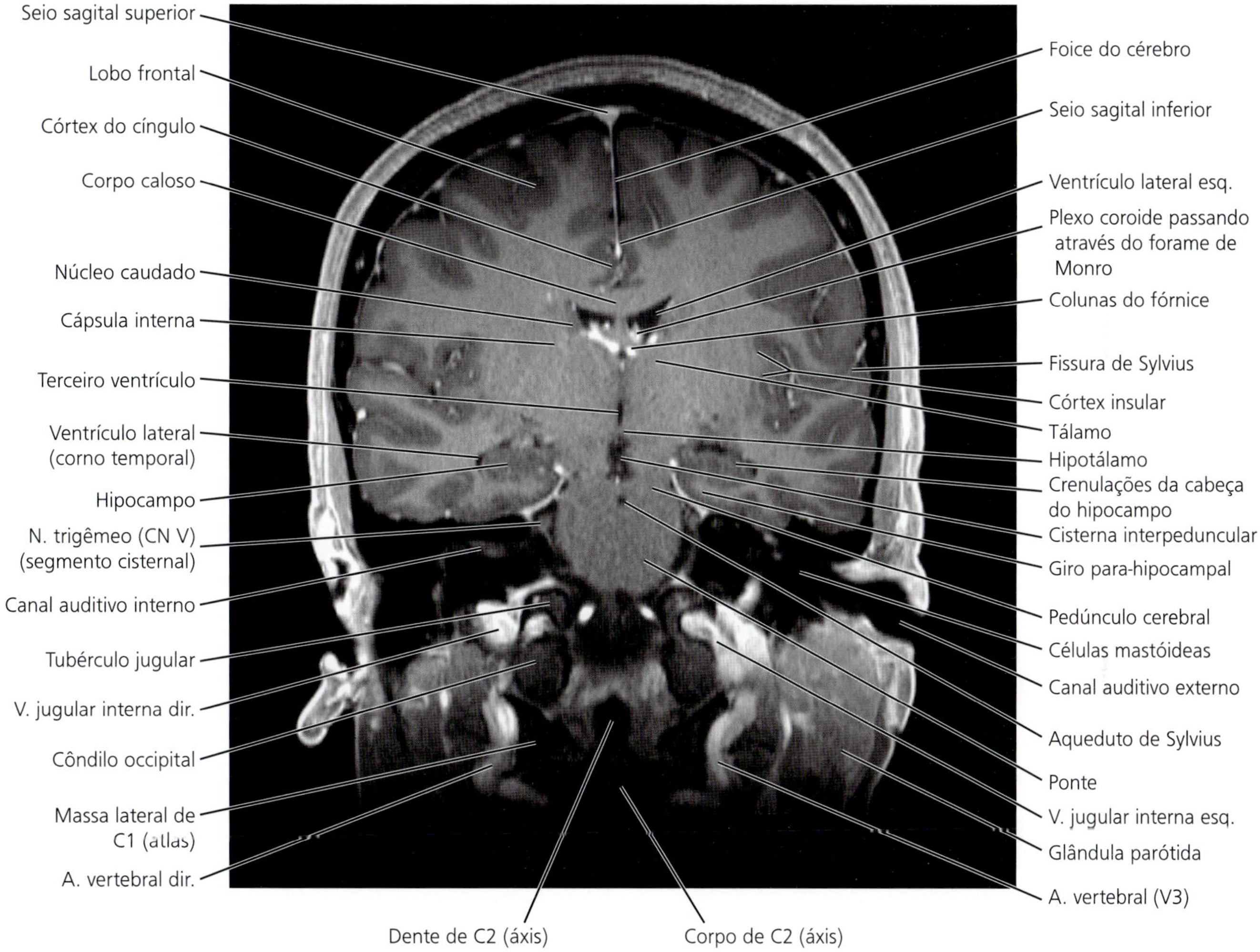

Seio sagital superior
Lobo frontal
Córtex do cíngulo
Corpo caloso
Núcleo caudado
Cápsula interna
Terceiro ventrículo
Ventrículo lateral (corno temporal)
Hipocampo
N. trigêmeo (CN V) (segmento cisternal)
Canal auditivo interno
Tubérculo jugular
V. jugular interna dir.
Côndilo occipital
Massa lateral de C1 (atlas)
A. vertebral dir.
Foice do cérebro
Seio sagital inferior
Ventrículo lateral esq.
Plexo coroide passando através do forame de Monro
Colunas do fórnice
Fissura de Sylvius
Córtex insular
Tálamo
Hipotálamo
Crenulações da cabeça do hipocampo
Cisterna interpeduncular
Giro para-hipocampal
Pedúnculo cerebral
Células mastóideas
Canal auditivo externo
Aqueduto de Sylvius
Ponte
V. jugular interna esq.
Glândula parótida
A. vertebral (V3)
Dente de C2 (áxis)
Corpo de C2 (áxis)

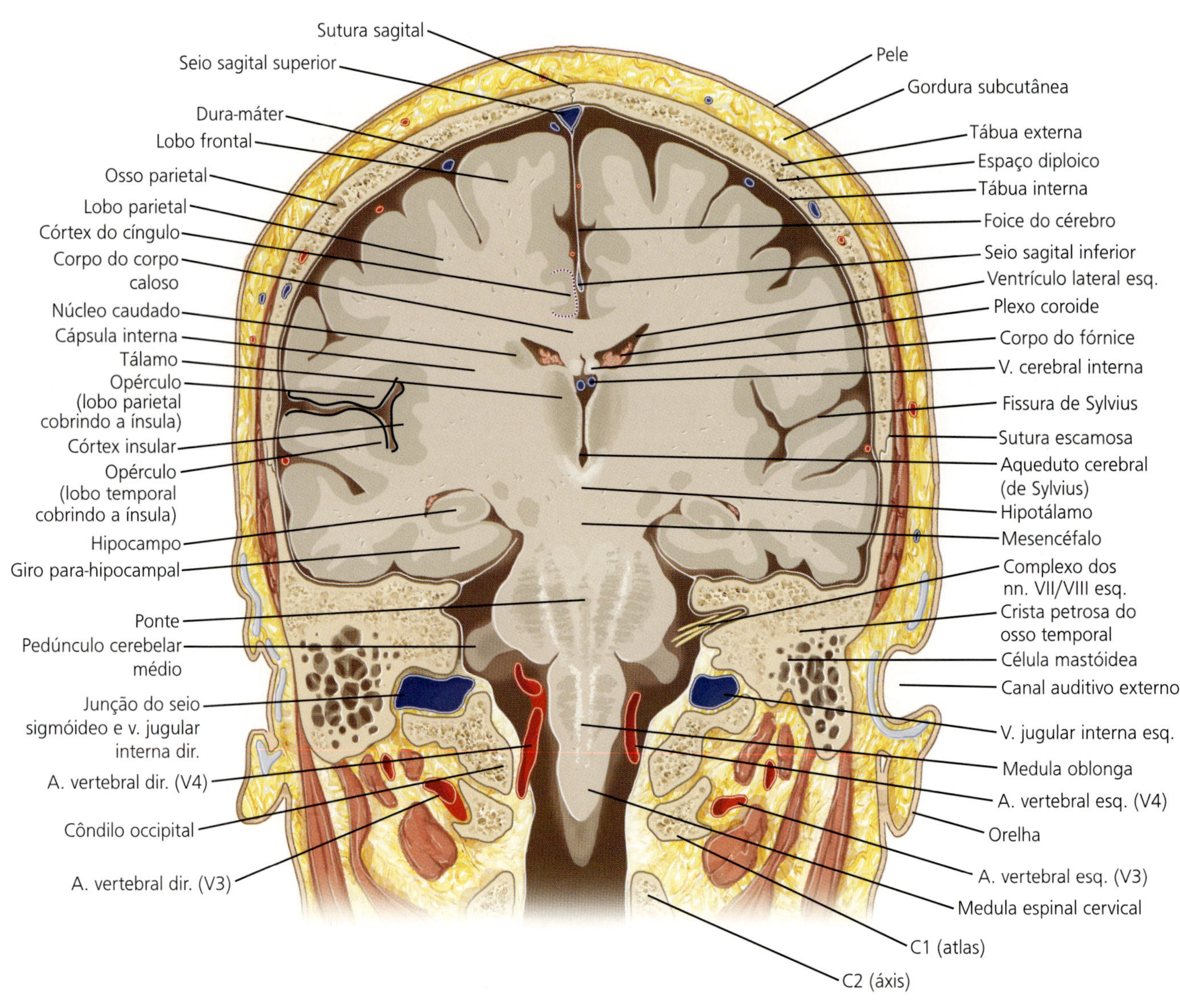
Sutura sagital
Seio sagital superior
Dura-máter
Lobo frontal
Osso parietal
Lobo parietal
Córtex do cíngulo
Corpo do corpo caloso
Núcleo caudado
Cápsula interna
Tálamo
Opérculo (lobo parietal cobrindo a ínsula)
Córtex insular
Opérculo (lobo temporal cobrindo a ínsula)
Hipocampo
Giro para-hipocampal
Ponte
Pedúnculo cerebelar médio
Junção do seio sigmóideo e v. jugular interna dir.
A. vertebral dir. (V4)
Côndilo occipital
A. vertebral dir. (V3)
Pele
Gordura subcutânea
Tábua externa
Espaço diploico
Tábua interna
Foice do cérebro
Seio sagital inferior
Ventrículo lateral esq.
Plexo coroide
Corpo do fórnice
V. cerebral interna
Fissura de Sylvius
Sutura escamosa
Aqueduto cerebral (de Sylvius)
Hipotálamo
Mesencéfalo
Complexo dos nn. VII/VIII esq.
Crista petrosa do osso temporal
Célula mastóidea
Canal auditivo externo
V. jugular interna esq.
Medula oblonga
A. vertebral esq. (V4)
Orelha
A. vertebral esq. (V3)
Medula espinal cervical
C1 (atlas)
C2 (áxis)

CONSIDERAÇÕES DIAGNÓSTICAS

Aquisição de imagem no plano coronal é o melhor modo de avaliar os hipocampos, embora tamanho e sinal anormal sejam mais bem avaliados na sequência FLAIR ponderada em T2 (ver Capítulo 4).

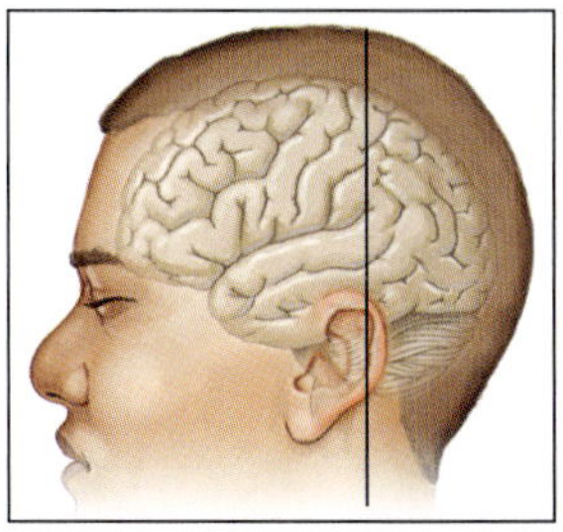

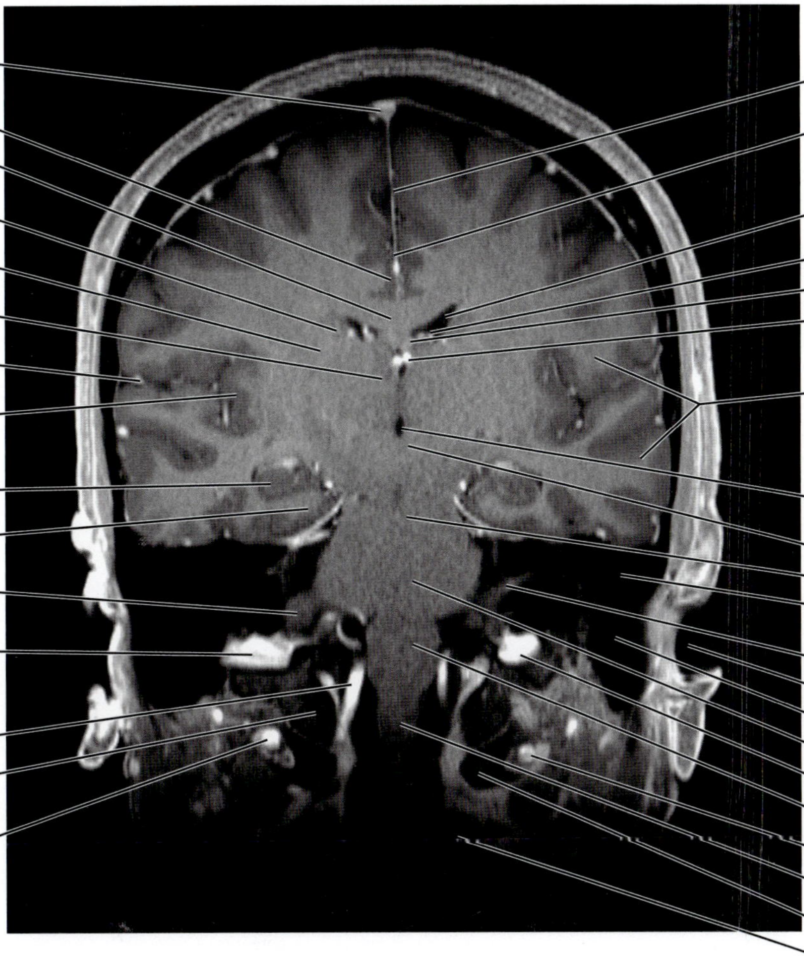
Seio sagital superior
Córtex do cíngulo
Corpo do corpo caloso
Núcleo caudado
Cápsula interna
Tálamo
Fissura de Sylvius
Córtex insular
Hipocampo
Giro para-hipocampal
Pedúnculo cerebelar médio
Junção do seio sigmóideo e v. jugular interna dir.
A. vertebral (V4)
Côndilo occipital
A. vertebral dir. (V3)
Foice do cérebro
Seio sagital inferior
Ventrículo lateral esq.
Plexo coroide
Corpo do fórnice
V. cerebral interna
Opérculo (lobos frontal, parietal e temporal cobrindo a ínsula)
Aqueduto cerebral (de Sylvius)
Hipotálamo
Mesencéfalo
Crosta petrosa do osso temporal
Complexos dos nn. VII/VIII esq.
Canal auditivo externo
Células mastóideas
Ponte
V. jugular interna esq.
Medula oblonga
A. vertebral esq. (V3)
Medula espinal cervical
C1 (atlas)
C2 (áxis)

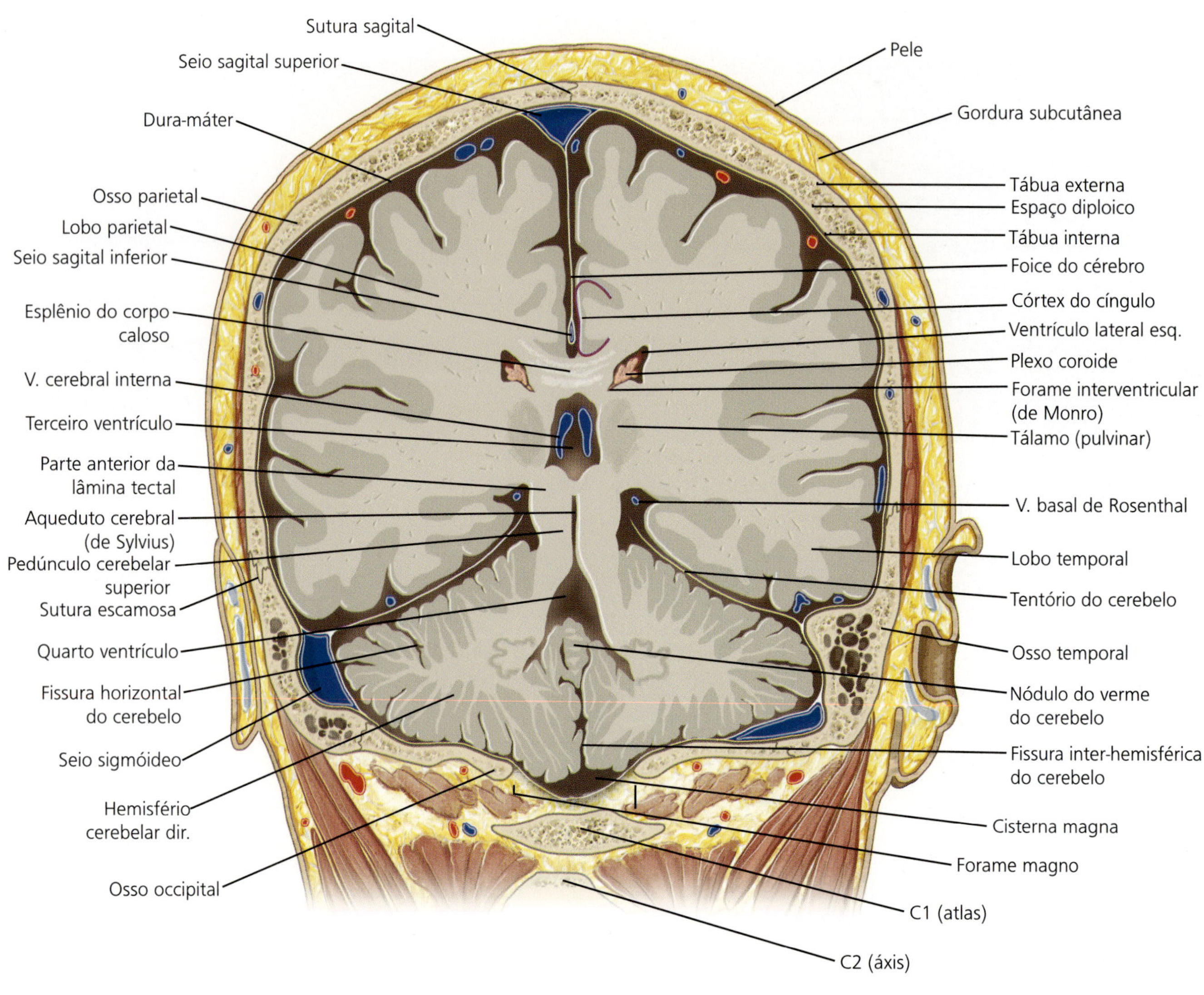
Sutura sagital
Seio sagital superior
Dura-máter
Osso parietal
Lobo parietal
Seio sagital inferior
Esplênio do corpo caloso
V. cerebral interna
Terceiro ventrículo
Parte anterior da lâmina tectal
Aqueduto cerebral (de Sylvius)
Pedúnculo cerebelar superior
Sutura escamosa
Quarto ventrículo
Fissura horizontal do cerebelo
Seio sigmóideo
Hemisfério cerebelar dir.
Osso occipital
Pele
Gordura subcutânea
Tábua externa
Espaço diploico
Tábua interna
Foice do cérebro
Córtex do cíngulo
Ventrículo lateral esq.
Plexo coroide
Forame interventricular (de Monro)
Tálamo (pulvinar)
V. basal de Rosenthal
Lobo temporal
Tentório do cerebelo
Osso temporal
Nódulo do verme do cerebelo
Fissura inter-hemisférica do cerebelo
Cisterna magna
Forame magno
C1 (atlas)
C2 (áxis)

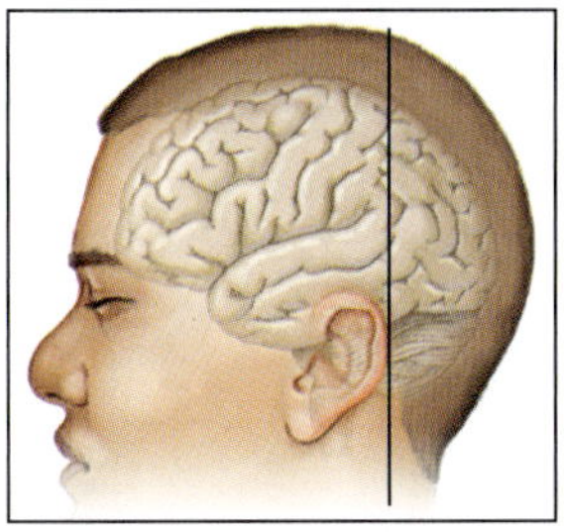

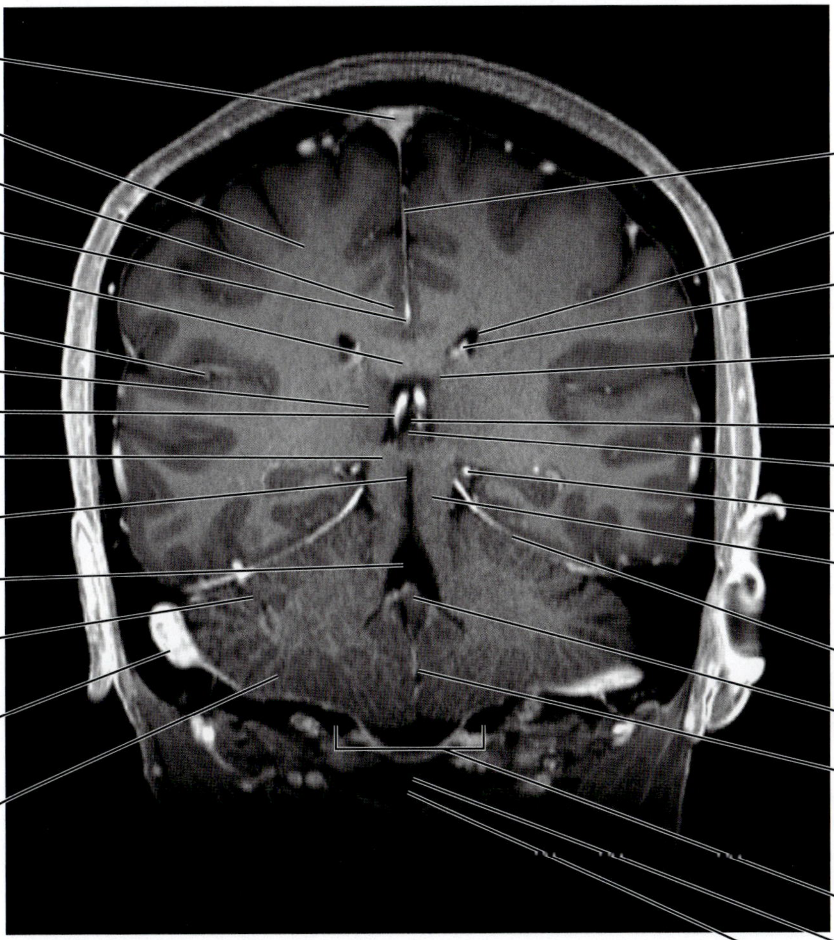
Seio sagital superior
Lobo parietal
Córtex do cíngulo
Seio sagital inferior
Esplênio do corpo caloso
Fissura de Sylvius
Tálamo (pulvinar)
V. cerebral interna
Parte anterior da lâmina tectal
Aqueduto cerebral (de Sylvius)
Quarto ventrículo
Fissura horizontal do cerebelo
Seio sigmóideo
Hemisfério cerebelar dir.
Foice do cérebro
Ventrículo lateral esq.
Plexo coroide
Forma interventricular (de Monro)
Terceiro ventrículo
Glândula pineal (p.v.)
V. basal de Rosenthal
Pedúnculo cerebelar superior
Tentório do cerebelo
Nódulo do verme do cerebelo
Fissura inter-hemisférica do cerebelo
Cisterna magna
Forame magno
C1 (atlas)

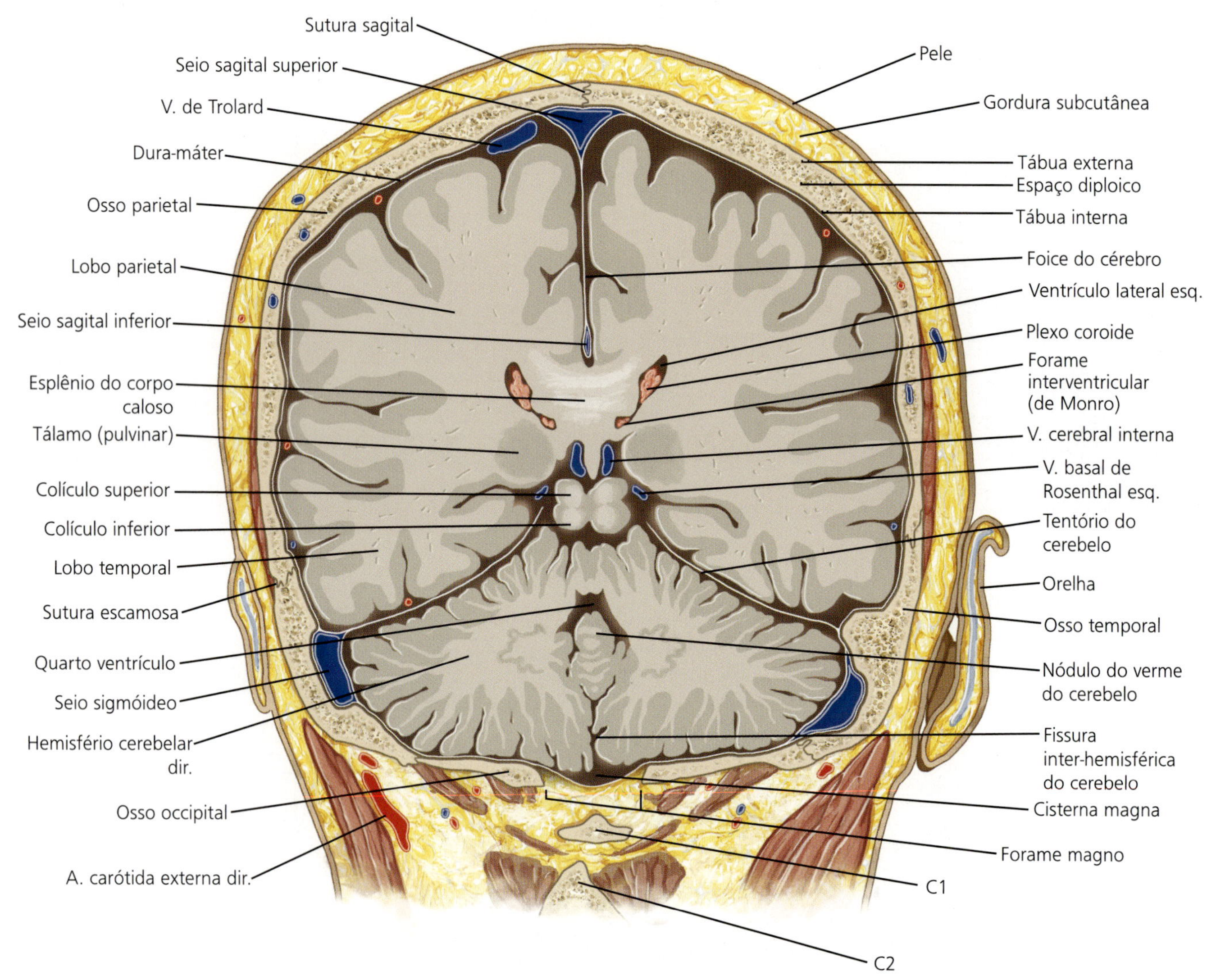
Sutura sagital
Seio sagital superior
V. de Trolard
Dura-máter
Osso parietal
Lobo parietal
Seio sagital inferior
Esplênio do corpo caloso
Tálamo (pulvinar)
Colículo superior
Colículo inferior
Lobo temporal
Sutura escamosa
Quarto ventrículo
Seio sigmóideo
Hemisfério cerebelar dir.
Osso occipital
A. carótida externa dir.
Pele
Gordura subcutânea
Tábua externa
Espaço diploico
Tábua interna
Foice do cérebro
Ventrículo lateral esq.
Plexo coroide
Forame interventricular (de Monro)
V. cerebral interna
V. basal de Rosenthal esq.
Tentório do cerebelo
Orelha
Osso temporal
Nódulo do verme do cerebelo
Fissura inter-hemisférica do cerebelo
Cisterna magna
Forame magno
C1
C2

ANATOMIA NORMAL

As veias cerebrais internas, ou veias cerebrais profundas, drenam as parte profundas do hemisfério e são estruturas pareadas. Cada veia cerebral interna é formada próximo do forame interventricular, ou forame de Monro, pela união das veias terminal e coroide. As veias correm abaixo do esplênio do corpo caloso e se unem para formar um tronco curto, a veia cerebral magna (de Galeno). Imediatamente antes desta união, cada veia cerebral recebe a veia basal de Rosenthal correspondente. A veia basal é formada pela união de uma pequena veia cerebral anterior, a veia cerebral média profunda (veia de Sylvius profunda), e as veias estriadas inferiores.

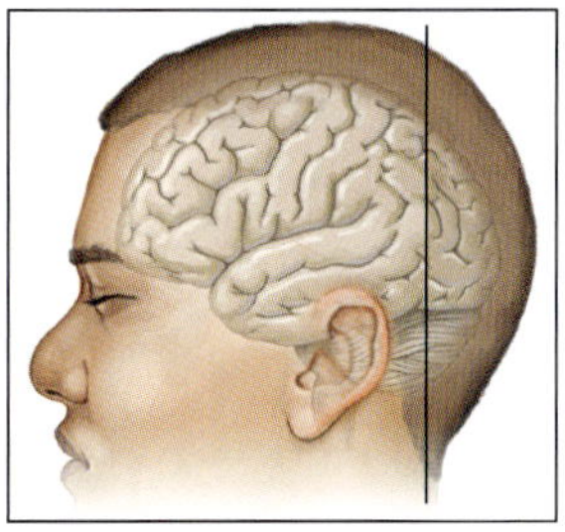

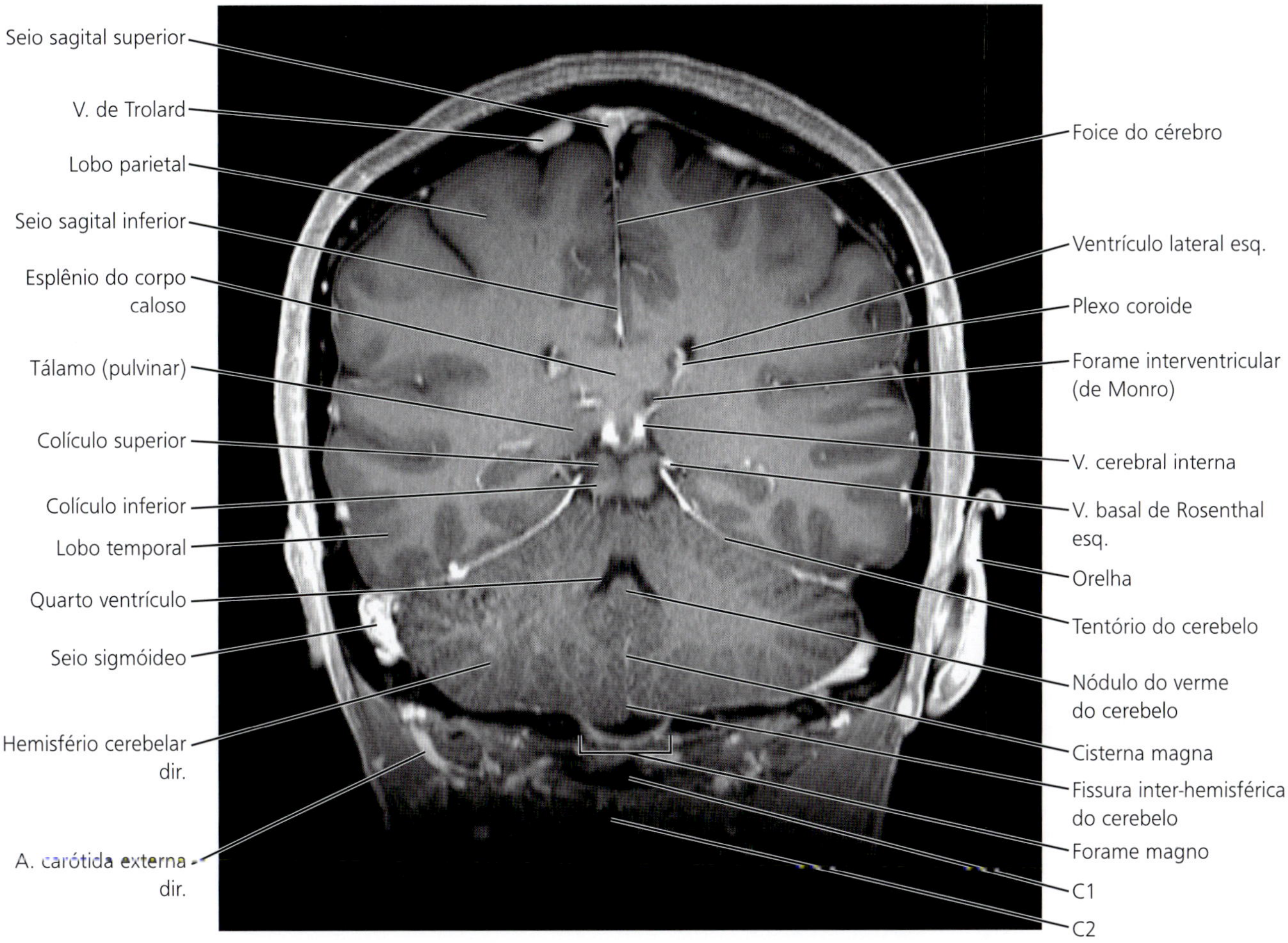
Seio sagital superior
V. de Trolard
Lobo parietal
Seio sagital inferior
Esplênio do corpo caloso
Tálamo (pulvinar)
Colículo superior
Colículo inferior
Lobo temporal
Quarto ventrículo
Seio sigmóideo
Hemisfério cerebelar dir.
A. carótida externa dir.
Foice do cérebro
Ventrículo lateral esq.
Plexo coroide
Forame interventricular (de Monro)
V. cerebral interna
V. basal de Rosenthal esq.
Orelha
Tentório do cerebelo
Nódulo do verme do cerebelo
Cisterna magna
Fissura inter-hemisférica do cerebelo
Forame magno
C1
C2

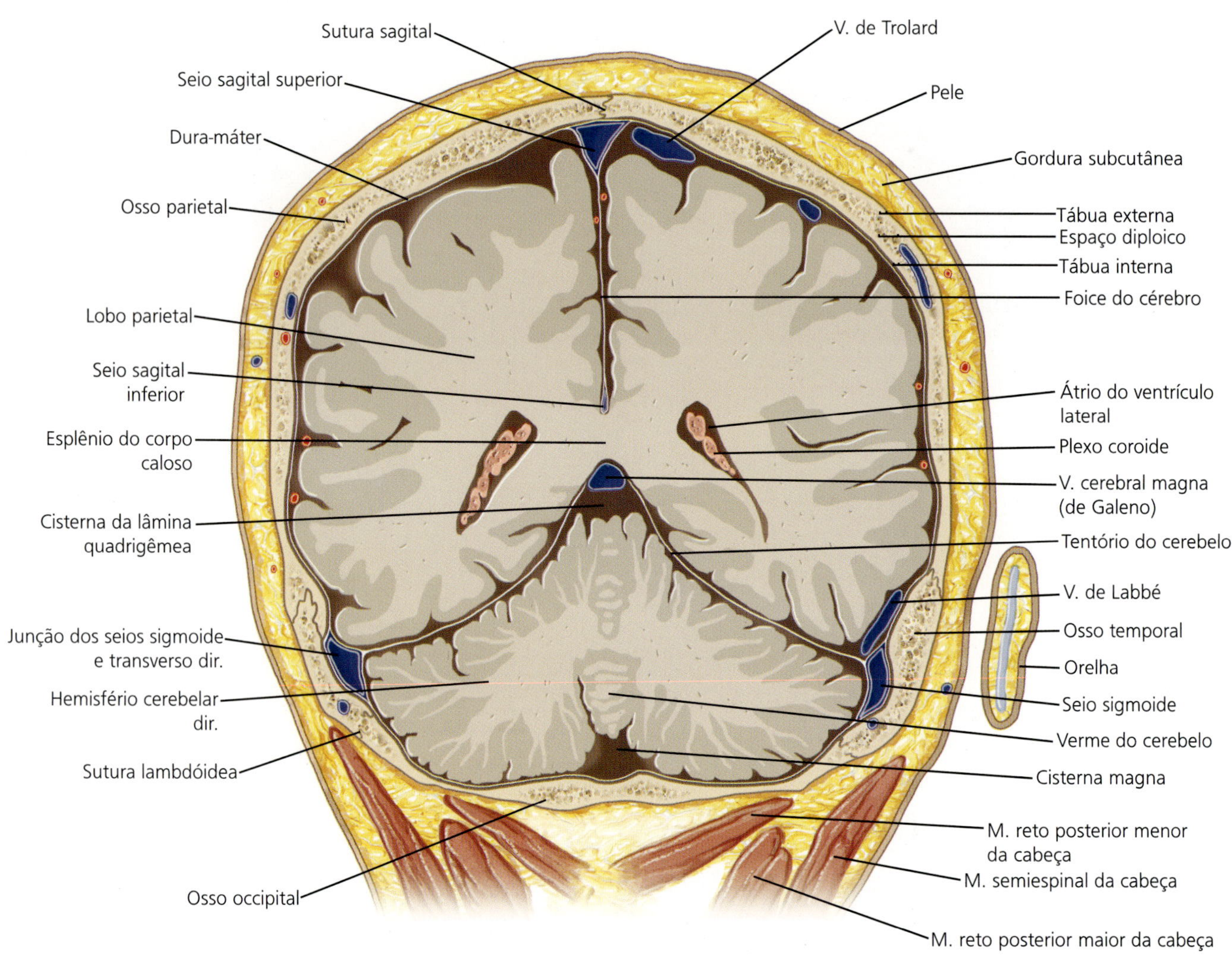
Sutura sagital
V. de Trolard
Seio sagital superior
Pele
Dura-máter
Gordura subcutânea
Osso parietal
Tábua externa
Espaço diploico
Tábua interna
Foice do cérebro
Lobo parietal
Seio sagital inferior
Átrio do ventrículo lateral
Esplênio do corpo caloso
Plexo coroide
V. cerebral magna (de Galeno)
Cisterna da lâmina quadrigêmea
Tentório do cerebelo
V. de Labbé
Junção dos seios sigmoide e transverso dir.
Osso temporal
Orelha
Hemisfério cerebelar dir.
Seio sigmoide
Verme do cerebelo
Sutura lambdóidea
Cisterna magna
M. reto posterior menor da cabeça
M. semiespinal da cabeça
Osso occipital
M. reto posterior maior da cabeça

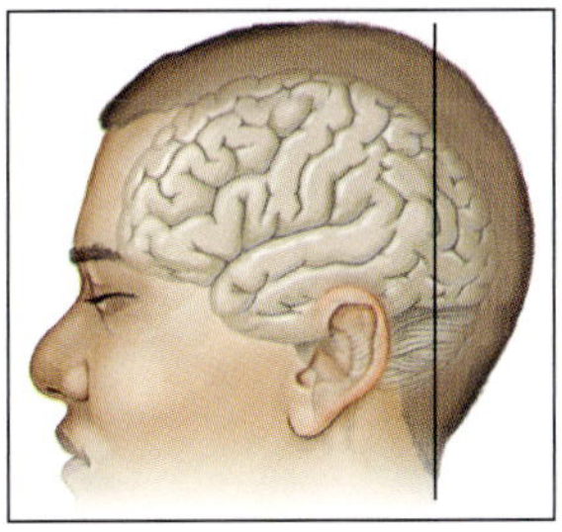

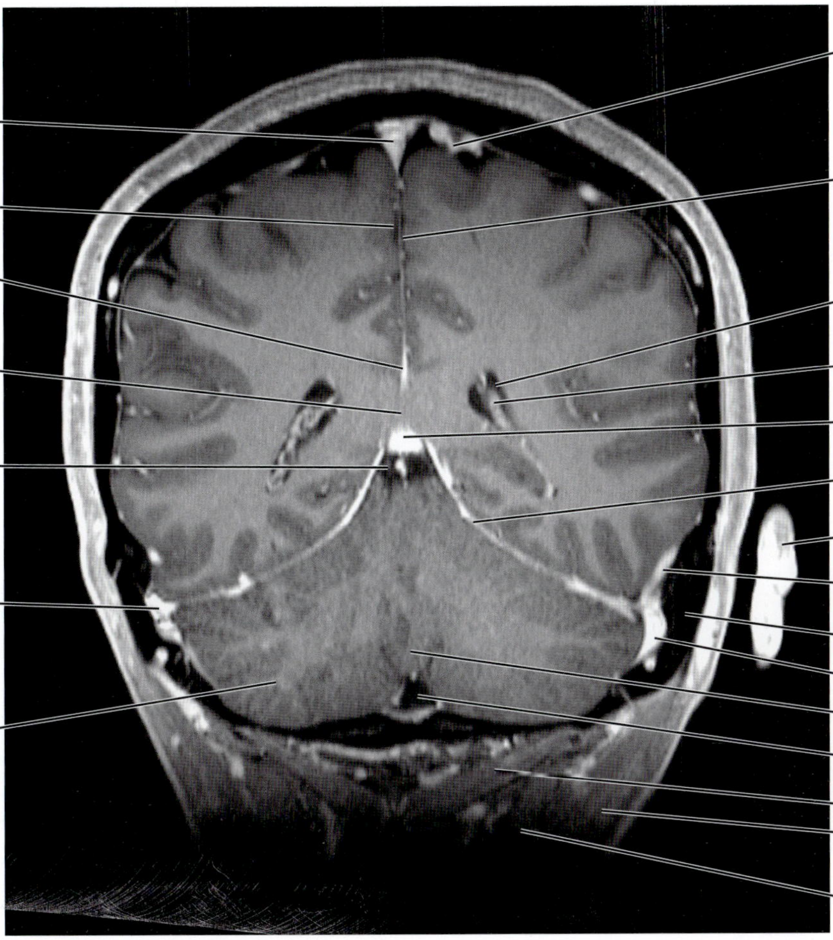
Seio sagital superior
Lobo parietal
Seio sagital inferior
Esplênio do corpo caloso
Cisterna da lâmina quadrigêmea
Junção dos seios sigmóideo e transverso dir.
Hemisfério cerebelar dir.
V. de Trolard
Foice do cérebro
Átrio do ventrículo lateral esq.
Plexo coroide
V. cerebral magna (de Galeno)
Tentório do cerebelo
Orelha
V. de Labbé
Osso temporal
Seio sigmóideo
Verme do cerebelo
Cisterna magna
M. reto posterior menor da cabeça
M. semiespinal da cabeça
M. reto posterior maior da cabeça

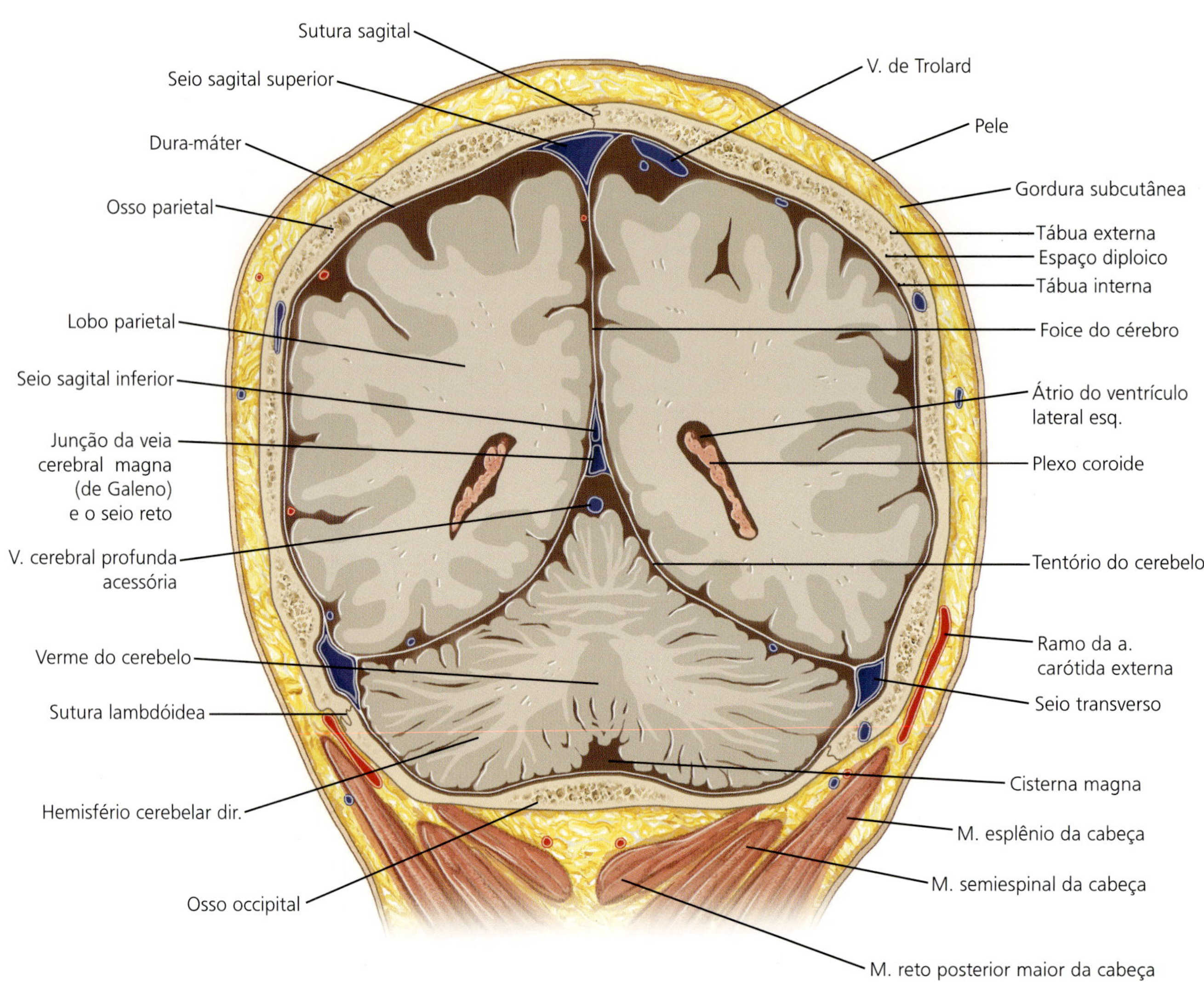
Sutura sagital
Seio sagital superior
Dura-máter
Osso parietal
Lobo parietal
Seio sagital inferior
Junção da veia cerebral magna (de Galeno) e o seio reto
V. cerebral profunda acessória
Verme do cerebelo
Sutura lambdóidea
Hemisfério cerebelar dir.
Osso occipital
V. de Trolard
Pele
Gordura subcutânea
Tábua externa
Espaço diploico
Tábua interna
Foice do cérebro
Átrio do ventrículo lateral esq.
Plexo coroide
Tentório do cerebelo
Ramo da a. carótida externa
Seio transverso
Cisterna magna
M. esplênio da cabeça
M. semiespinal da cabeça
M. reto posterior maior da cabeça

ANATOMIA NORMAL

A cisterna magna nesta vista está dentro dos limites normais de tamanho. Uma cisterna magna aumentada pode ser vista em caso de cistos aracnóideos e megacisterna magna.

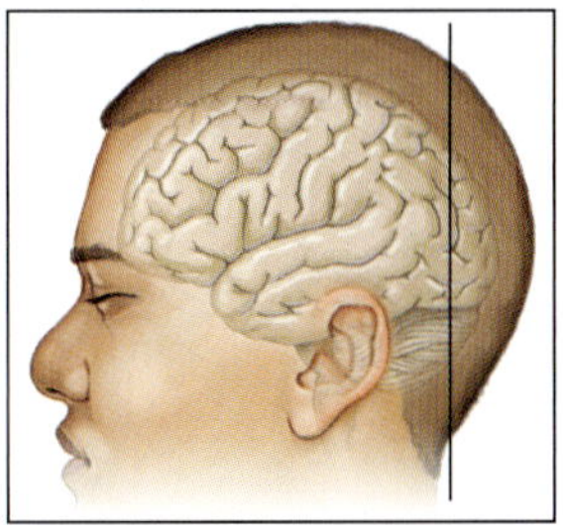

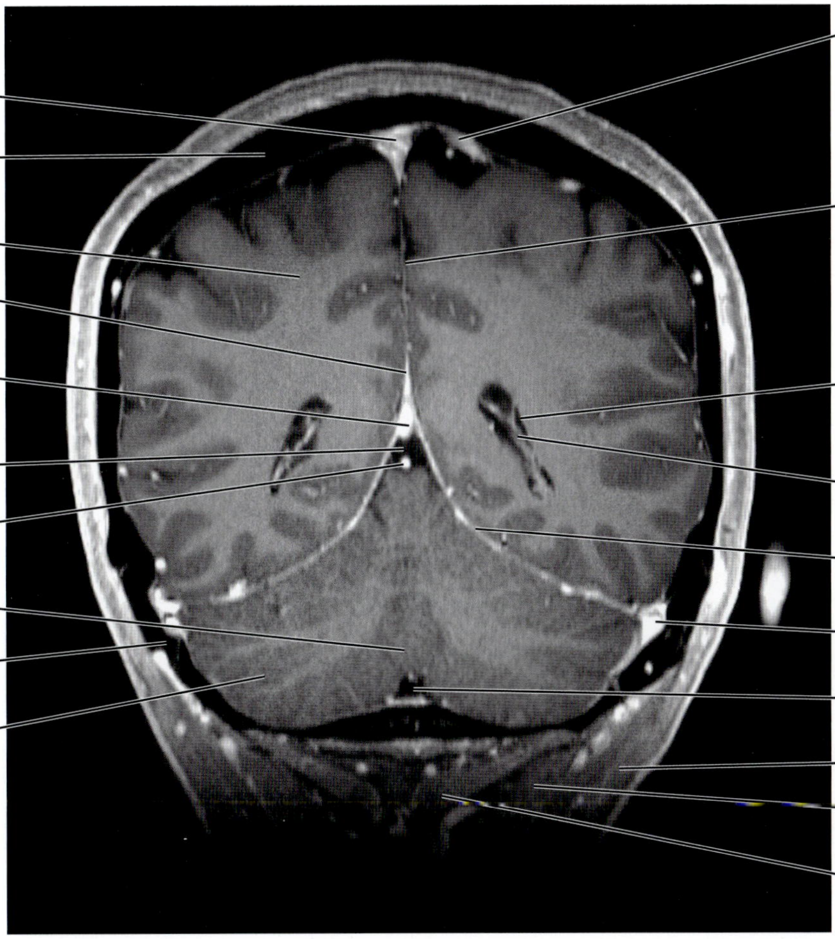
Seio sagital superior
Osso parietal
Lobo parietal
Seio sagital inferior
Junção da veia cerebral magna (de Galeno) e o seio reto
Cisterna da lâmina quadrigêmea
V. cerebral profunda acessória
Verme do cerebelo
Sutura lambdóidea
Hemisfério cerebelar dir.
V. de Trolard
Foice do cérebro
Átrio do ventrículo lateral esq. (contendo plexo coroide)
Plexo coroide
Tentório do cerebelo
Seio transverso
Cisterna magna
M. esplênio da cabeça
M. semiespinal da cabeça
M. reto posterior maior da cabeça

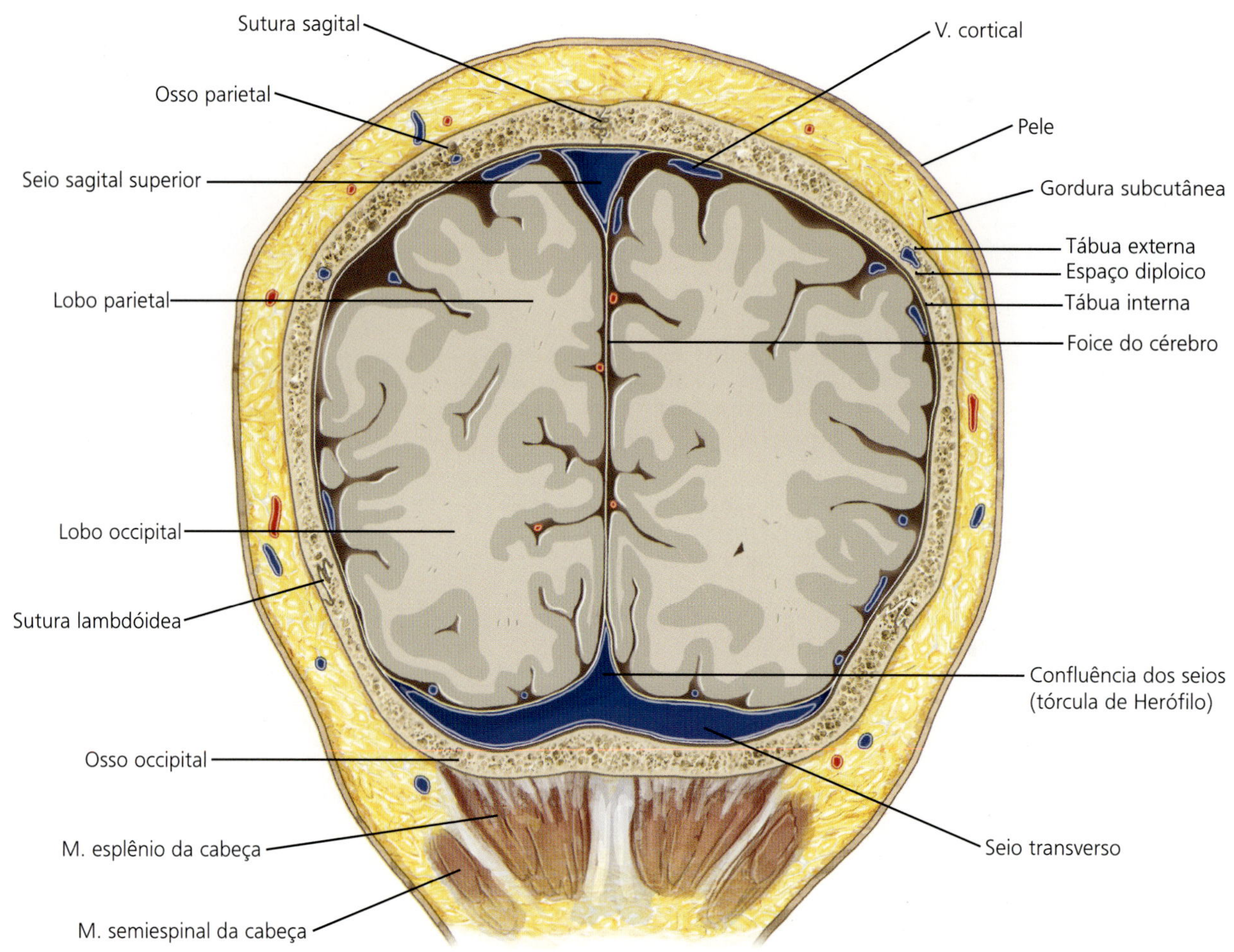
Sutura sagital
Osso parietal
Seio sagital superior
Lobo parietal
Lobo occipital
Sutura lambdóidea
Osso occipital
M. esplênio da cabeça
M. semiespinal da cabeça
V. cortical
Pele
Gordura subcutânea
Tábua externa
Espaço diploico
Tábua interna
Foice do cérebro
Confluência dos seios
(tórcula de Herófilo)
Seio transverso

CONSIDERAÇÕES DIAGNÓSTICAS

O plano à vista coronal é perpendicular à maior parte do seio sagital superior e é frequentemente a melhor vista para avaliação de trombose venosa no seio. Nesta imagem, há um pequeno defeito arredondado de enchimento no seio transverso direito próximo da linha mediana compatível uma granulação aracnóidea.

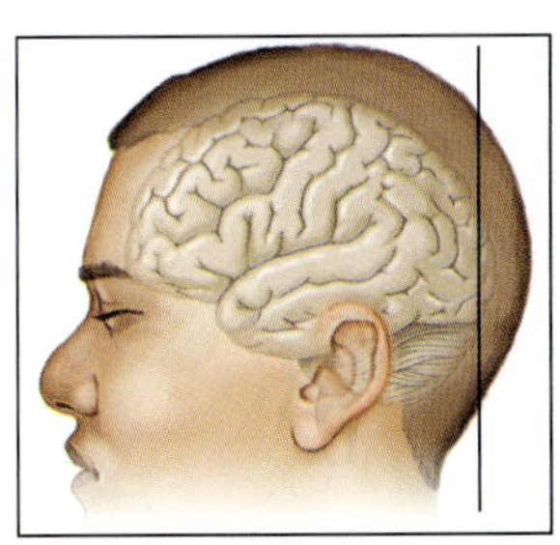

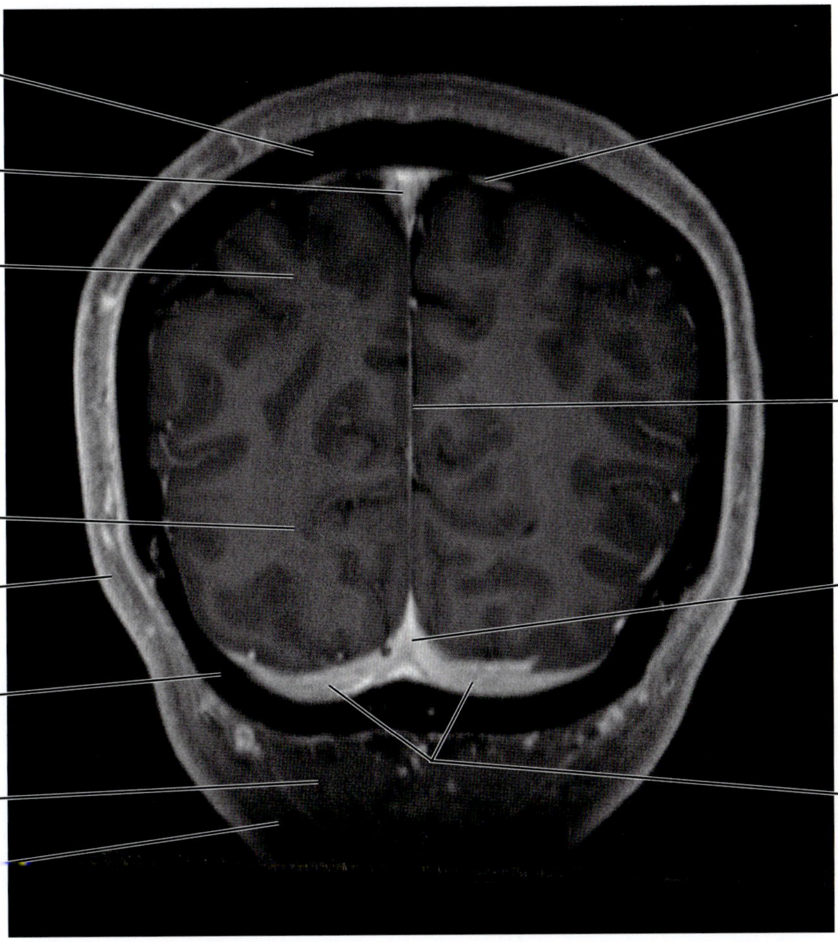

Osso parietal

Seio sagital superior

Lobo parietal

Lobo occipital

Sutura lambdóidea

Osso occipital

M. esplênio da cabeça

M. semiespinal da cabeça

V. cortical

Foice do cérebro

Confluência dos seios (tórcula de Herófilo)

Seios transversos

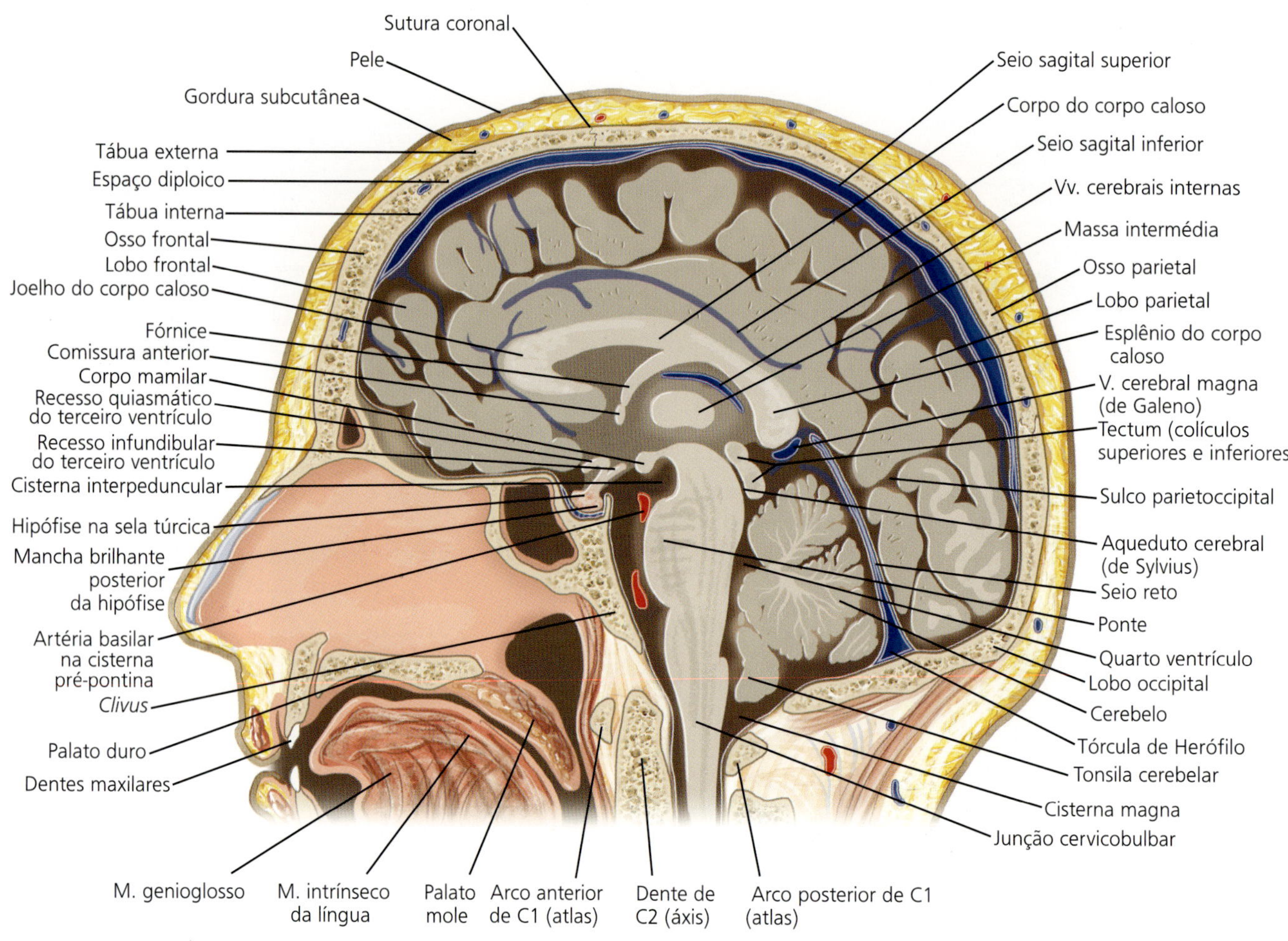
Sutura coronal
Pele
Gordura subcutânea
Tábua externa
Espaço diploico
Tábua interna
Osso frontal
Lobo frontal
Joelho do corpo caloso
Fórnice
Comissura anterior
Corpo mamilar
Recesso quiasmático do terceiro ventrículo
Recesso infundibular do terceiro ventrículo
Cisterna interpeduncular
Hipófise na sela túrcica
Mancha brilhante posterior da hipófise
Artéria basilar na cisterna pré-pontina
Clivus
Palato duro
Dentes maxilares
M. genioglosso
M. intrínseco da língua
Palato mole
Arco anterior de C1 (atlas)
Dente de C2 (áxis)
Arco posterior de C1 (atlas)
Seio sagital superior
Corpo do corpo caloso
Seio sagital inferior
Vv. cerebrais internas
Massa intermédia
Osso parietal
Lobo parietal
Esplênio do corpo caloso
V. cerebral magna (de Galeno)
Tectum (colículos superiores e inferiores)
Sulco parietoccipital
Aqueduto cerebral (de Sylvius)
Seio reto
Ponte
Quarto ventrículo
Lobo occipital
Cerebelo
Tórcula de Herófilo
Tonsila cerebelar
Cisterna magna
Junção cervicobulbar

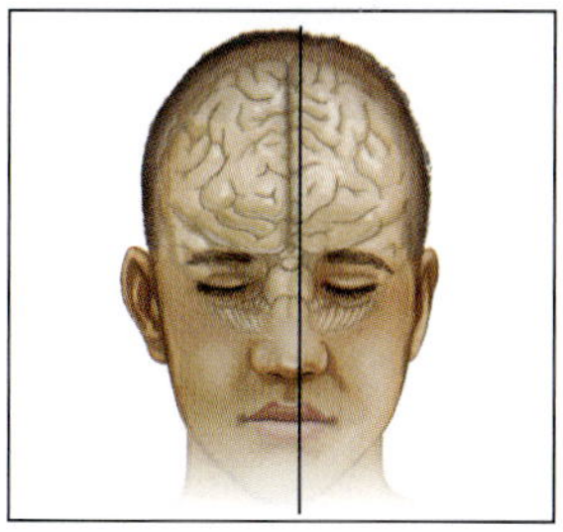

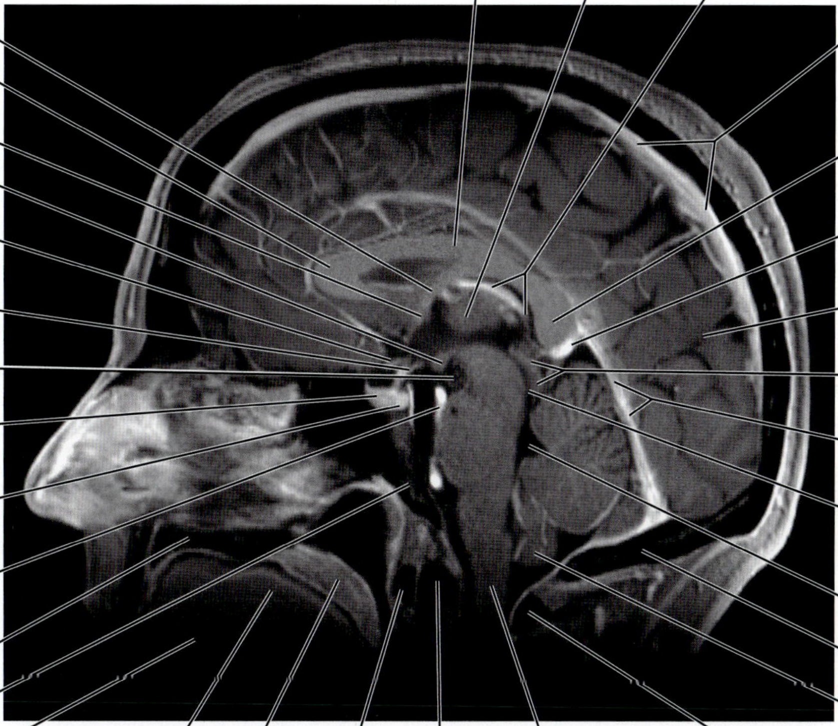
Corpo do corpo caloso
Massa intermédia
Vv. cerebrais internas
Fórnice
Joelho do corpo caloso
Comissura anterior
Corpo mamilar
Recesso quiasmático do terceiro ventrículo
Recesso infundibular do terceiro ventrículo
Cisterna interpeduncular
Hipófise na sela túrcica
Mancha brilhante posterior da hipófise
A. basilar na cisterna pré-pontina
Palato duro
Clivus
M. genioglosso
M. intrínseco da língua
Palato mole
Arco anterior de C1 (atlas)
Dente de C2 (áxis)
Junção cervicobulbar
Arco posterior de C1 (atlas)
Seio sagital superior
Esplênio do corpo caloso
V. cerebral magna (de Galeno)
Sulco parietoccipital
Tectum (colículos superiores e inferiores)
Seio reto
Aqueduto cerebral (de Sylvius)
Quarto ventrículo
Osso occipital
Tonsila cerebelar

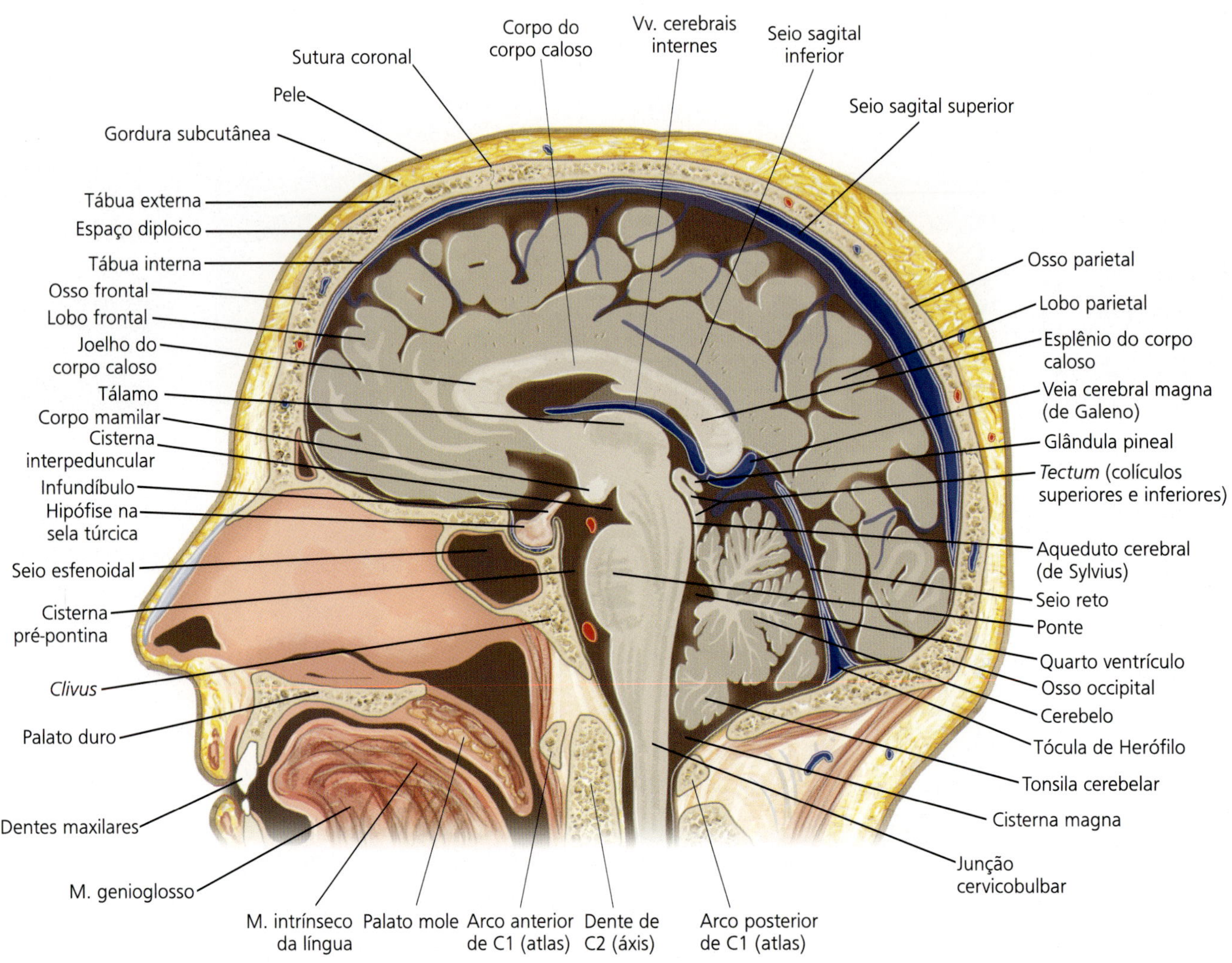
Corpo do
corpo caloso
Vv. cerebrais
internes
Seio sagital
inferior
Sutura coronal
Pele
Seio sagital superior
Gordura subcutânea
Tábua externa
Espaço diploico
Tábua interna
Osso frontal
Lobo frontal
Joelho do
corpo caloso
Tálamo
Corpo mamilar
Cisterna
interpeduncular
Infundíbulo
Hipófise na
sela túrcica
Seio esfenoidal
Cisterna
pré-pontina
Clivus
Palato duro
Dentes maxilares
M. genioglosso
M. intrínseco
da língua
Palato mole
Arco anterior
de C1 (atlas)
Dente de
C2 (áxis)
Arco posterior
de C1 (atlas)
Osso parietal
Lobo parietal
Esplênio do corpo
caloso
Veia cerebral magna
(de Galeno)
Glândula pineal
Tectum (colículos
superiores e inferiores)
Aqueduto cerebral
(de Sylvius)
Seio reto
Ponte
Quarto ventrículo
Osso occipital
Cerebelo
Tócula de Herófilo
Tonsila cerebelar
Cisterna magna
Junção
cervicobulbar

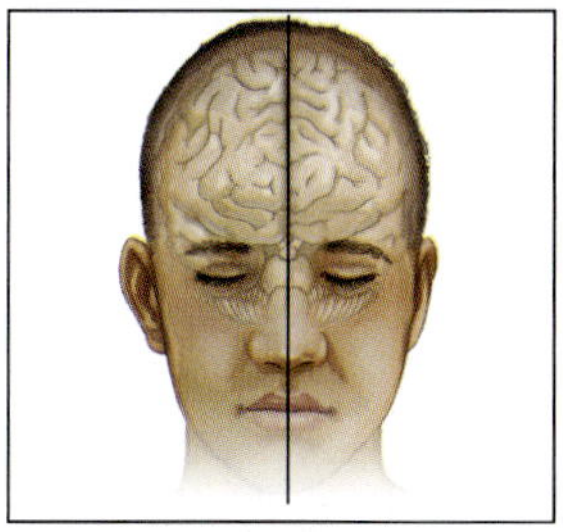

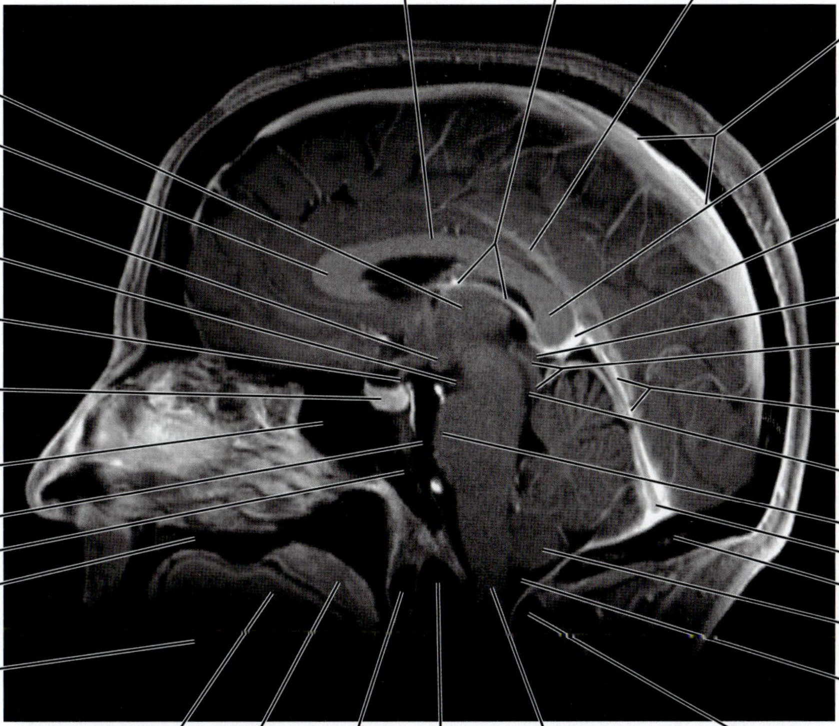
Corpo do corpo caloso
Vv. cerebrais internas
Seio sagital inferior
Seio sagital superior
Esplênio do corpo caloso
Veia cerebral magna (de Galeno)
Glândula pineal
Tectum (colículos superiores e inferiores)
Seio reto
Aqueduto cerebral (de Sylvius)
Ponte
Tórcula de Herófilo
Osso occipital
Tonsila cerebelar
Cisterna magna
Tálamo
Joelho do corpo caloso
Corpo mamilar
Cisterna interpeduncular
Infundíbulo
Hipófise na sela túrcica
Seio esfenoidal
Cisterna pré-pontina
Clivus
Palato duro
M. genioglosso
M. intrínseco da língua
Palato mole
Arco anterior de C1 (atlas)
Dente de C2 (áxis)
Junção cervicobulbar
Arco posterior de C1 (atlas)

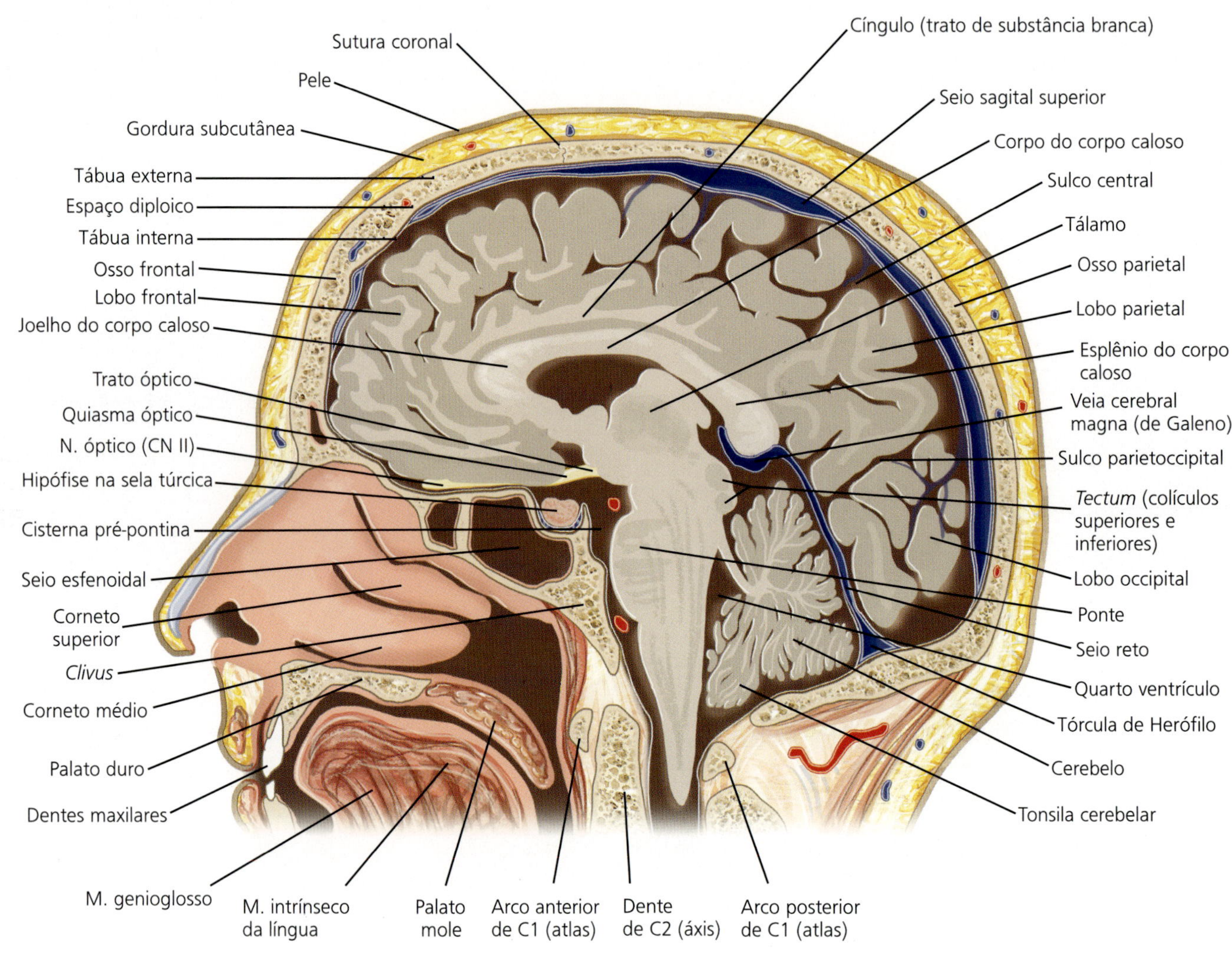
Sutura coronal
Pele
Gordura subcutânea
Tábua externa
Espaço diploico
Tábua interna
Osso frontal
Lobo frontal
Joelho do corpo caloso
Trato óptico
Quiasma óptico
N. óptico (CN II)
Hipófise na sela túrcica
Cisterna pré-pontina
Seio esfenoidal
Corneto superior
Clivus
Corneto médio
Palato duro
Dentes maxilares
M. genioglosso
M. intrínseco da língua
Palato mole
Arco anterior de C1 (atlas)
Dente de C2 (áxis)
Arco posterior de C1 (atlas)
Cíngulo (trato de substância branca)
Seio sagital superior
Corpo do corpo caloso
Sulco central
Tálamo
Osso parietal
Lobo parietal
Esplênio do corpo caloso
Veia cerebral magna (de Galeno)
Sulco parietoccipital
Tectum (colículos superiores e inferiores)
Lobo occipital
Ponte
Seio reto
Quarto ventrículo
Tórcula de Herófilo
Cerebelo
Tonsila cerebelar

ANATOMIA NORMAL

O aspecto lateral das tonsilas cerebelares pode ser situado mais baixo que o vermis mediano. Em adultos, até 5 mm abaixo do forame magno está dentro dos limites normais. O radiologista deve também comentar se a configuração é arredondada ou tem uma configuração pontuda anormal.

CONSIDERAÇÕES DIAGNÓSTICAS

O seio sagital superior está situado dentro do plano sagital e, assim, pode parecer irregular por causa de efeitos de volume parcial. Para avaliar quanto a trombos, um plano coronal ou axial perpendicular ao seio sagital superior fornece uma visão mais precisa.

Observar que o clivus se alinha com o aspecto posterior do processo odontoide, e o opístion (margem posterior do forame magno) se alinha com a margem anterior do arco posterior da primeira vértebra cervical. (C1, atlas).

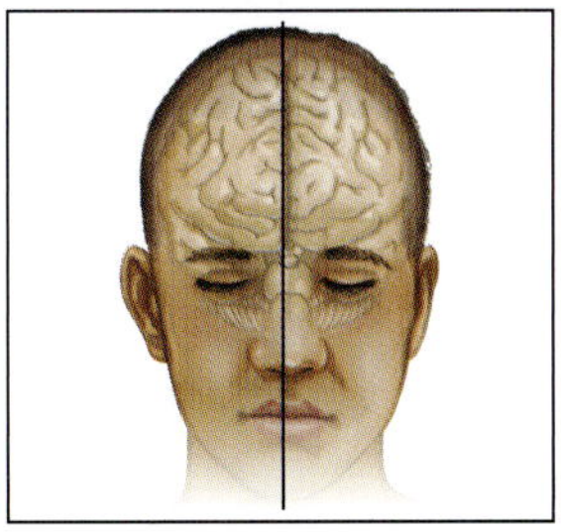

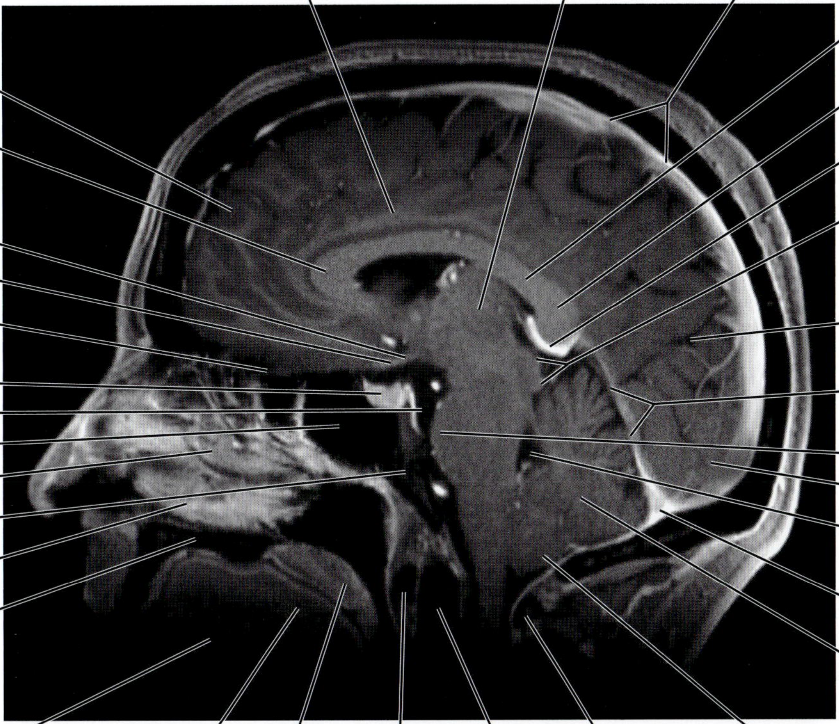

Cíngulo (trato de substância branca)
Tálamo
Seio sagital superior
Corpo do corpo caloso
Esplênio do corpo caloso
V. cerebral magna (de Galeno)
Tectum (colículos superiores e inferiores)
Sulco parietoccipital
Seio reto
Ponte
Lobo occipital
Quarto ventrículo
Tórcula de Herófilo
Cerebelo
Lobo frontal
Joelho do corpo caloso
Trato óptico
Quiasma óptico
N. óptico (CN II)
Sela túrcica
Cisterna pré-pontina
Seio esfenoidal
Corneto superior
Clivus
Corneto médio
Palato duro
M. genioglosso
M. intrínseco da língua
Palato mole
Arco anterior de C1 (atlas)
Dente de C2 (áxis)
Arco posterior de C1 (atlas)
Tonsila cerebelar

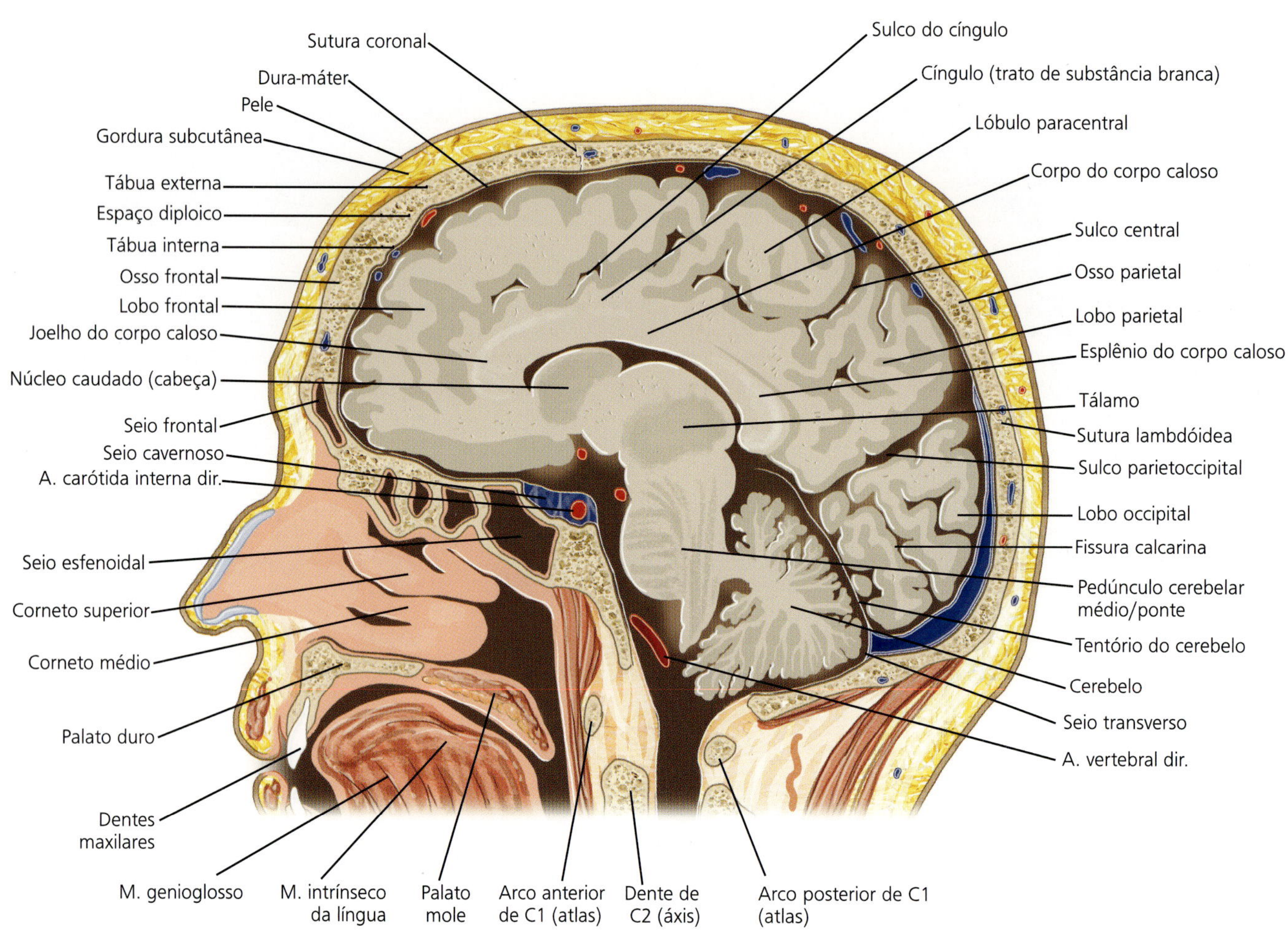
Sutura coronal
Dura-máter
Pele
Gordura subcutânea
Tábua externa
Espaço diploico
Tábua interna
Osso frontal
Lobo frontal
Joelho do corpo caloso
Núcleo caudado (cabeça)
Seio frontal
Seio cavernoso
A. carótida interna dir.
Seio esfenoidal
Corneto superior
Corneto médio
Palato duro
Dentes maxilares
M. genioglosso
M. intrínseco da língua
Palato mole
Arco anterior de C1 (atlas)
Dente de C2 (áxis)
Arco posterior de C1 (atlas)
Sulco do cíngulo
Cíngulo (trato de substância branca)
Lóbulo paracentral
Corpo do corpo caloso
Sulco central
Osso parietal
Lobo parietal
Esplênio do corpo caloso
Tálamo
Sutura lambdóidea
Sulco parietoccipital
Lobo occipital
Fissura calcarina
Pedúnculo cerebelar médio/ponte
Tentório do cerebelo
Cerebelo
Seio transverso
A. vertebral dir.

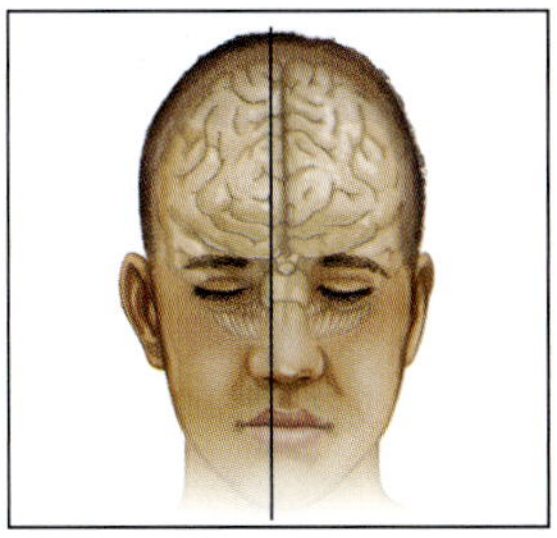

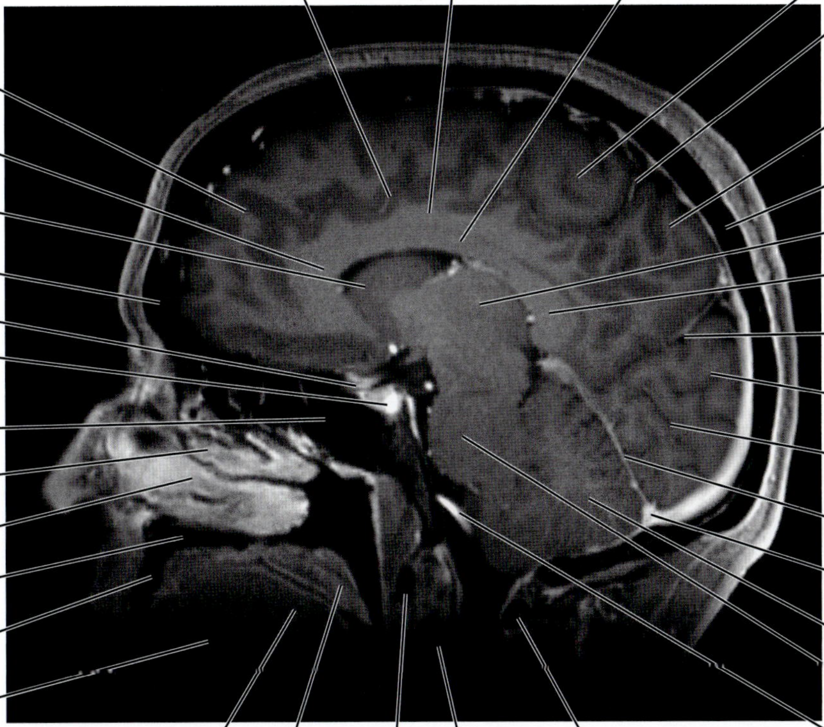
Sulco do cíngulo
Cíngulo (trato de substância branca)
Corpo do corpo caloso
Lóbulo paracentral
Sulco central
Lobo parietal
Osso parietal
Tálamo
Esplênio do corpo caloso
Sulco parietoccipital
Lobo occipital
Fissura calcarina
Tentório do cerebelo
Seio transverso
Cerebelo
Pedúnculo cerebelar médio/ponte
A. vertebral dir.
Arco posterior de C1 (atlas)
Dente de C2 (áxis)
Arco anterior de C1 (atlas)
Palato mole
M. intrínseco da língua
M. genioglosso
Dentes maxilares
Palato duro
Corneto médio
Corneto superior
Seio esfenoidal
A. carótida interna dir. (segmento cavernoso)
Seio cavernoso
Seio frontal
Núcleo caudado (cabeça)
Joelho do corpo caloso
Lobo frontal

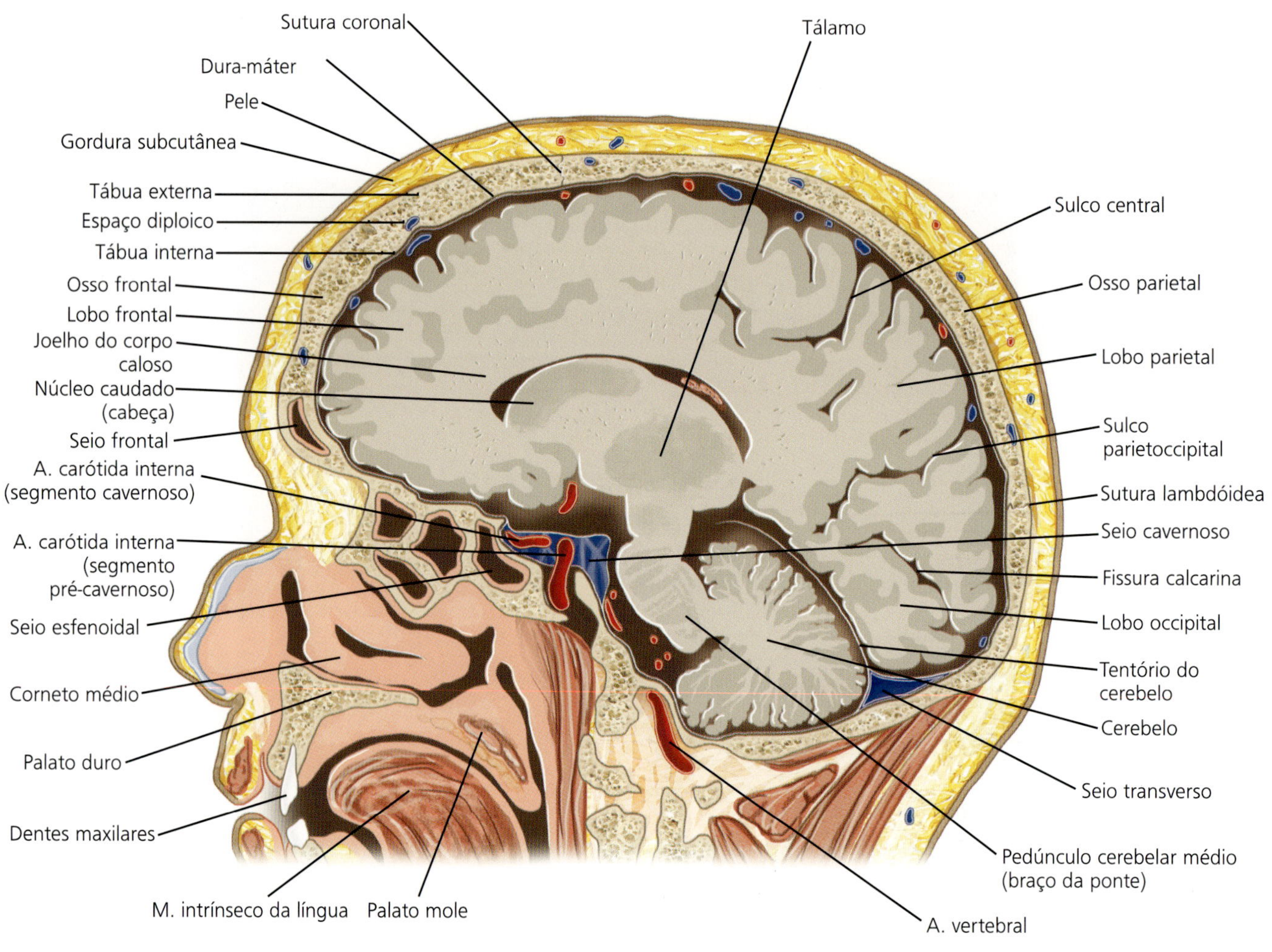
Sutura coronal
Dura-máter
Pele
Gordura subcutânea
Tábua externa
Espaço diploico
Tábua interna
Osso frontal
Lobo frontal
Joelho do corpo caloso
Núcleo caudado (cabeça)
Seio frontal
A. carótida interna (segmento cavernoso)
A. carótida interna (segmento pré-cavernoso)
Seio esfenoidal
Corneto médio
Palato duro
Dentes maxilares
M. intrínseco da língua
Palato mole
Tálamo
Sulco central
Osso parietal
Lobo parietal
Sulco parietoccipital
Sutura lambdóidea
Seio cavernoso
Fissura calcarina
Lobo occipital
Tentório do cerebelo
Cerebelo
Seio transverso
Pedúnculo cerebelar médio (braço da ponte)
A. vertebral

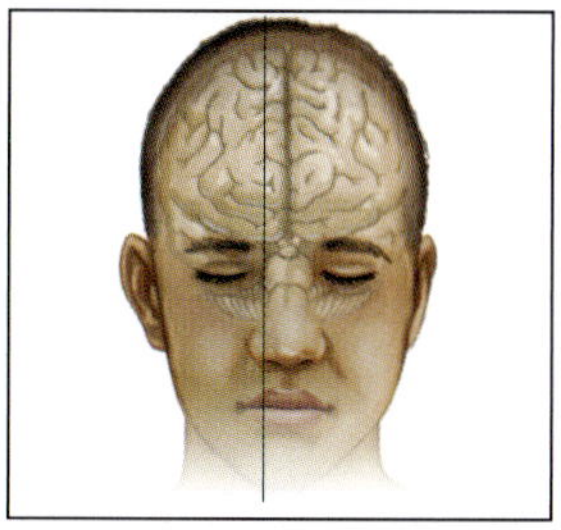

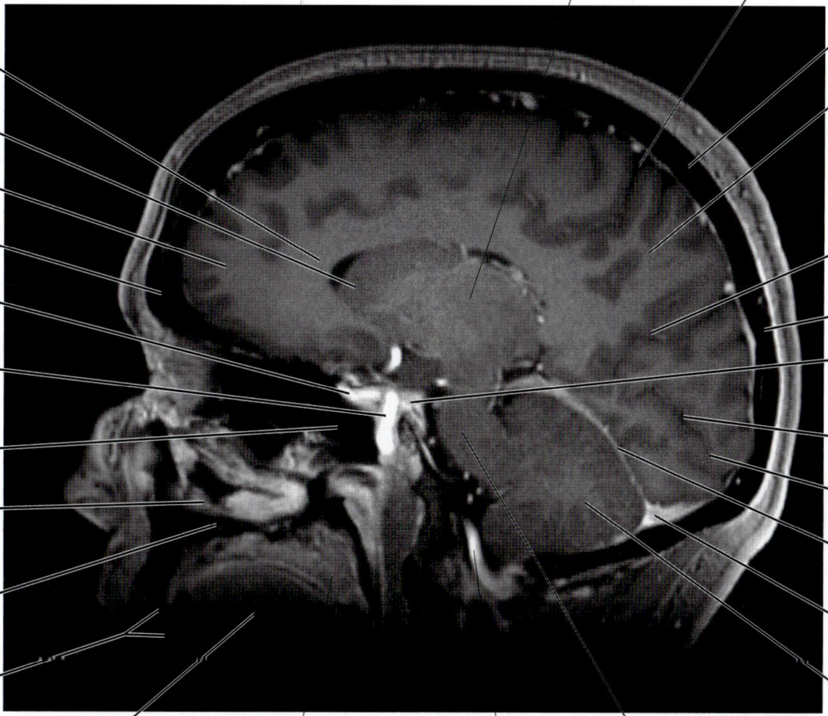
Tálamo
Sulco central
Joelho do corpo caloso
Núcleo caudado (cabeça)
Lobo frontal
Seio frontal
A. carótida interna (segmento cavernoso)
A. carótida interna (segmento pré-cavernoso)
Seio esfenoidal
Corneto médio
Palato duro
Dentes maxilares
M. intrínseco da língua
Palato mole
A. vertebral
Pedúnculo cerebelar médio (braço da ponte)
Osso parietal
Lobo parietal
Sulco parietoccipital
Sutura lambdóidea
Seio cavernoso
Fissura calcarina
Lobo occipital
Tentório do cerebelo
Seio transverso
Cerebelo

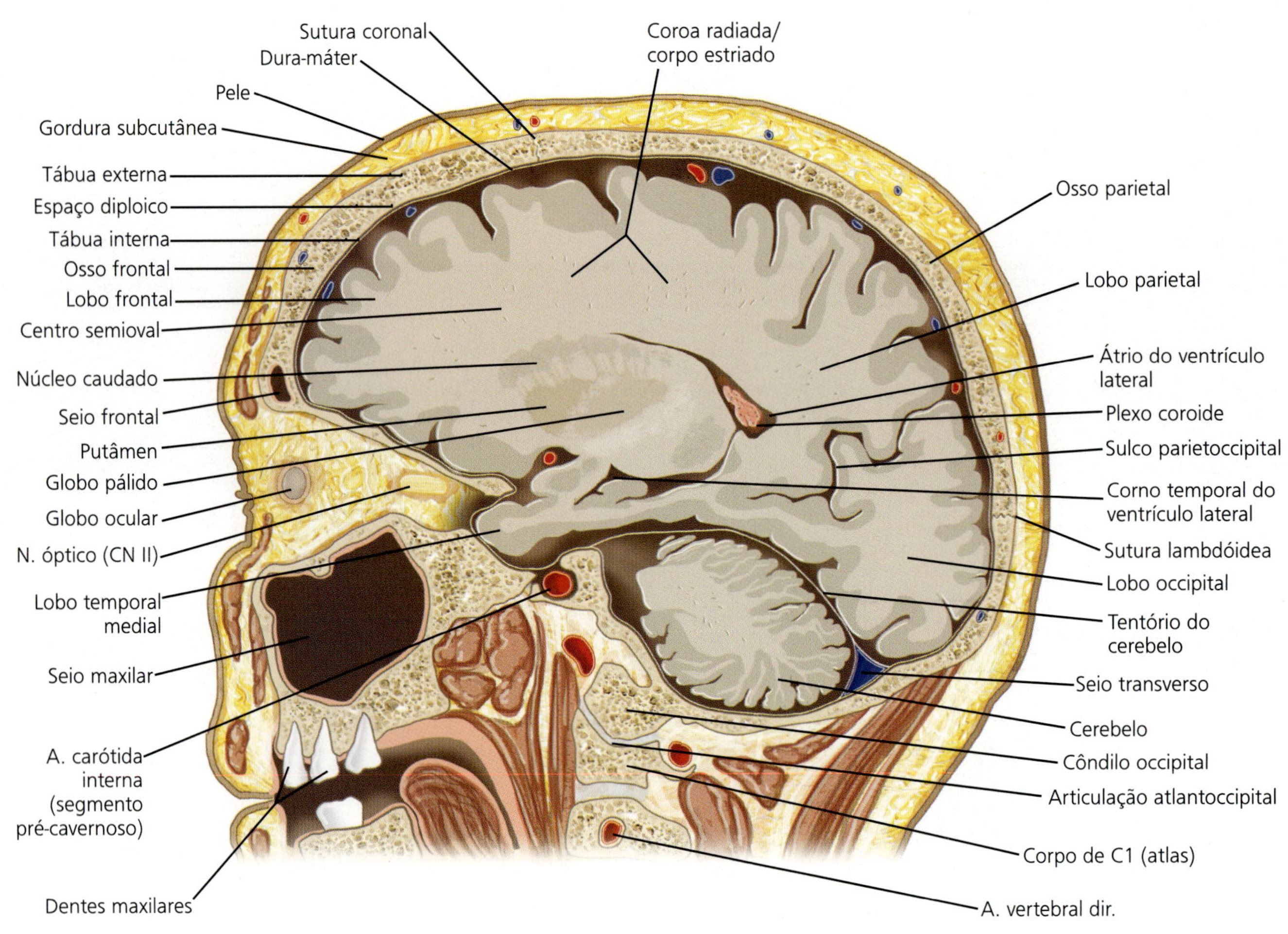
Sutura coronal
Dura-máter
Pele
Gordura subcutânea
Tábua externa
Espaço diploico
Tábua interna
Osso frontal
Lobo frontal
Centro semioval
Núcleo caudado
Seio frontal
Putâmen
Globo pálido
Globo ocular
N. óptico (CN II)
Lobo temporal medial
Seio maxilar
A. carótida interna (segmento pré-cavernoso)
Dentes maxilares
Coroa radiada/ corpo estriado
Osso parietal
Lobo parietal
Átrio do ventrículo lateral
Plexo coroide
Sulco parietoccipital
Corno temporal do ventrículo lateral
Sutura lambdóidea
Lobo occipital
Tentório do cerebelo
Seio transverso
Cerebelo
Côndilo occipital
Articulação atlantoccipital
Corpo de C1 (atlas)
A. vertebral dir.

CONSIDERAÇÕES DIAGNÓSTICAS

Como no caso do soalho da fossa média do crânio, que é situada no plano axial, o tentório do cerebelo pode abrigar um pequeno meningioma ou metástases durais, os quais podem ser muito mais conspícuos em imagem sagital.

Notar também a visão clara das raízes alveolares dos dentes maxilares. Alterações inflamatórias nos seios maxilares podem resultar de doença periodontal, uma área que pode passar despercebida no estudo por imagens da cabeça.

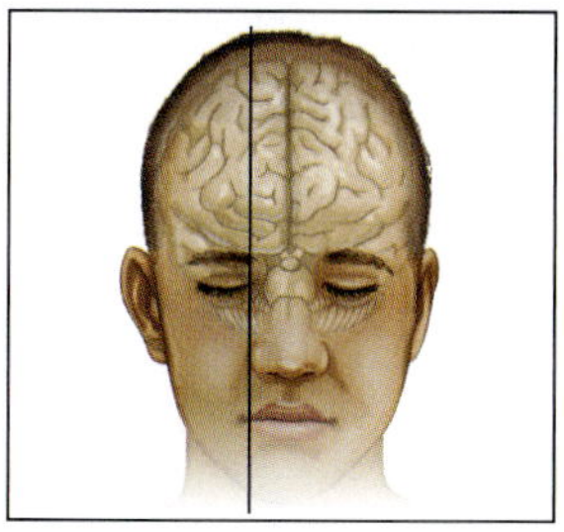

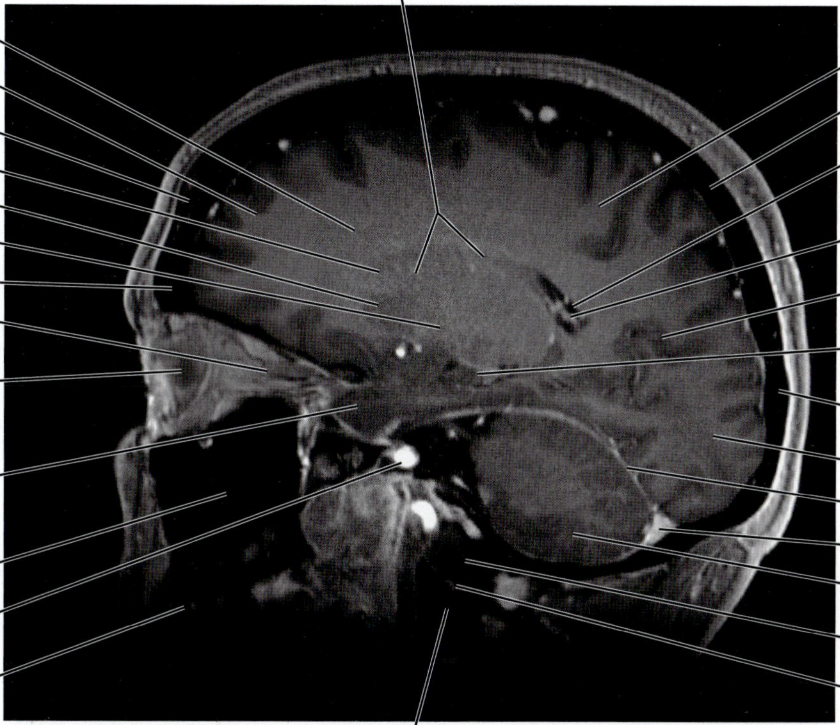
Coroa radiada/
corpo estriado
Centro semioval
Lobo frontal
Osso frontal
Núcleo caudado
Putâmen
Globo pálido
Seio frontal
N. óptico (CN II)
Globo ocular
Lobo temporal medial
Seio maxilar
A. carótida interna
(pré-cavernosa)
Dentes maxilares
Corpo de C1 (atlas)
Lobo parietal
Osso parietal
Átrio do ventrículo
lateral
Plexo coroide
Sulco parietoccipital
Corno temporal do
ventrículo lateral
Sutura lambdóidea
Lobo occipital
Tentório do cerebelo
Seio transverso
Cerebelo
Côndilo occipital
Articulação
atlantoccipital

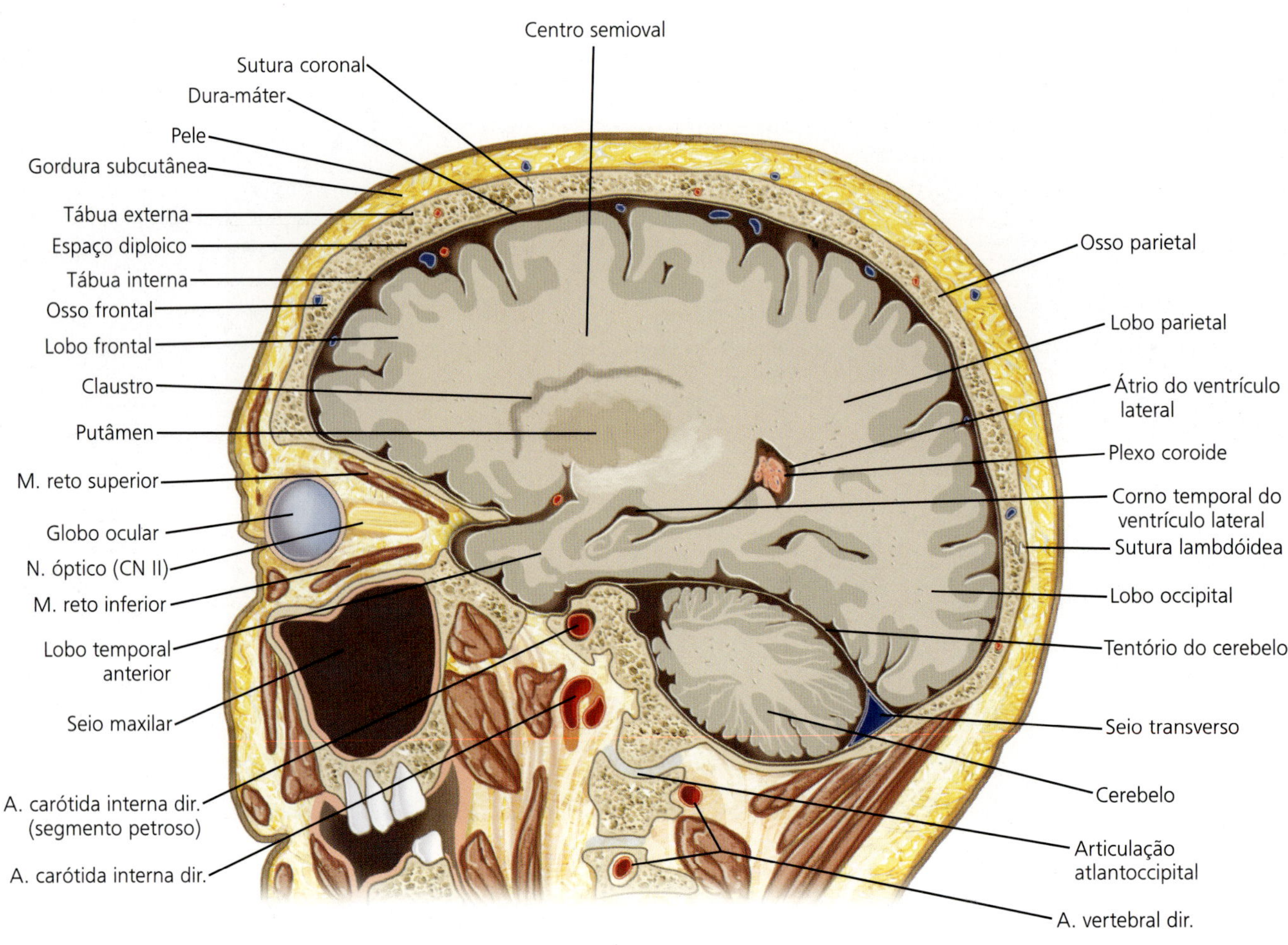
Centro semioval
Sutura coronal
Dura-máter
Pele
Gordura subcutânea
Tábua externa
Espaço diploico
Tábua interna
Osso frontal
Lobo frontal
Claustro
Putâmen
M. reto superior
Globo ocular
N. óptico (CN II)
M. reto inferior
Lobo temporal anterior
Seio maxilar
A. carótida interna dir. (segmento petroso)
A. carótida interna dir.
Osso parietal
Lobo parietal
Átrio do ventrículo lateral
Plexo coroide
Corno temporal do ventrículo lateral
Sutura lambdóidea
Lobo occipital
Tentório do cerebelo
Seio transverso
Cerebelo
Articulação atlantoccipital
A. vertebral dir.

CONSIDERAÇÕES DIAGNÓSTICAS

É importante avaliar as partes visualizadas da coluna cervical superior em qualquer estudo do crânio. Neste plano, o radiologista pode ver a articulação atlantoccipital. Luxação ou subluxação é, frequentemente, muito mais conspícua no plano sagital que no axial.

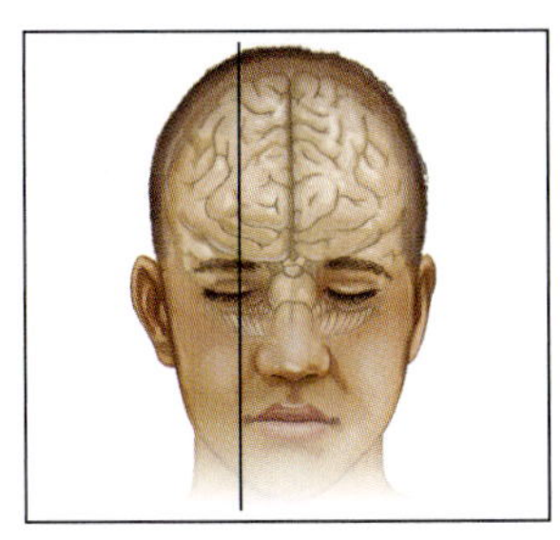

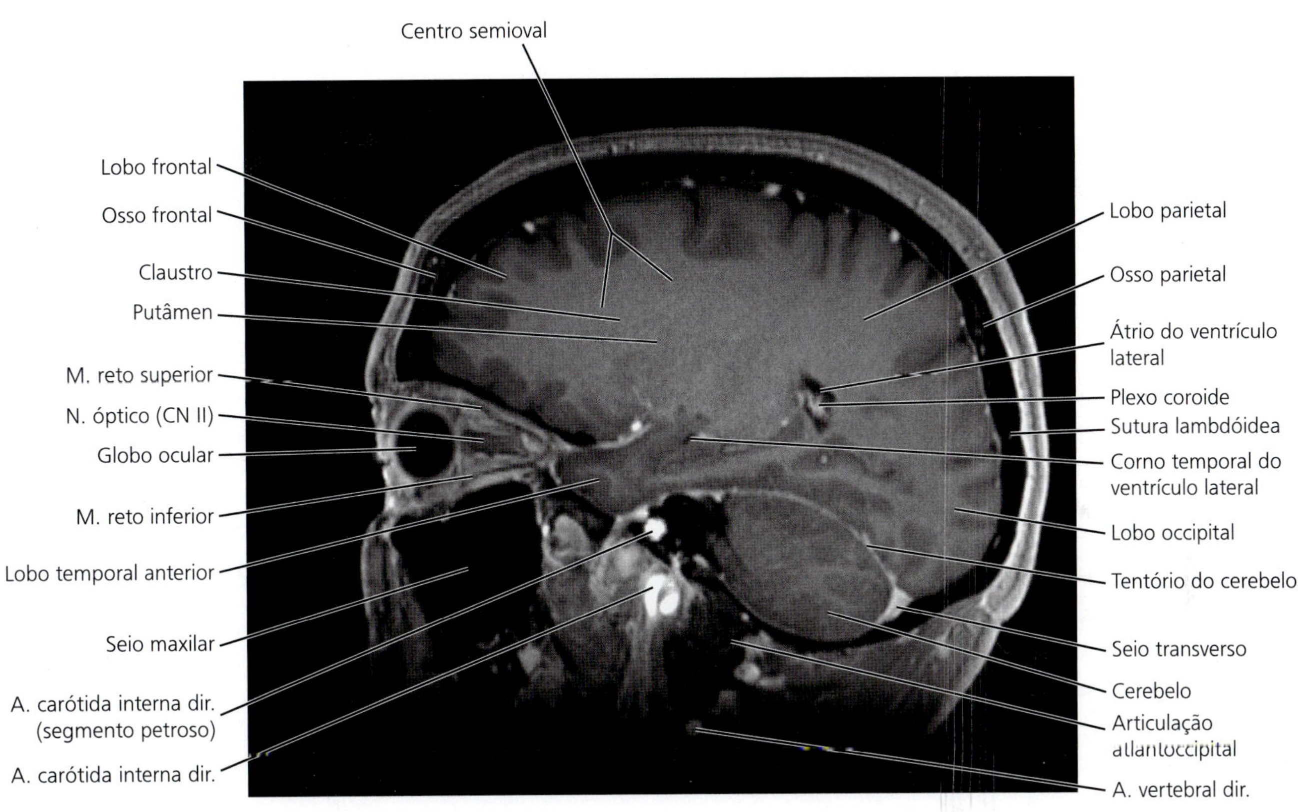
Centro semioval
Lobo frontal
Osso frontal
Claustro
Putâmen
M. reto superior
N. óptico (CN II)
Globo ocular
M. reto inferior
Lobo temporal anterior
Seio maxilar
A. carótida interna dir. (segmento petroso)
A. carótida interna dir.
Lobo parietal
Osso parietal
Átrio do ventrículo lateral
Plexo coroide
Sutura lambdóidea
Corno temporal do ventrículo lateral
Lobo occipital
Tentório do cerebelo
Seio transverso
Cerebelo
Articulação atlantoccipital
A. vertebral dir.

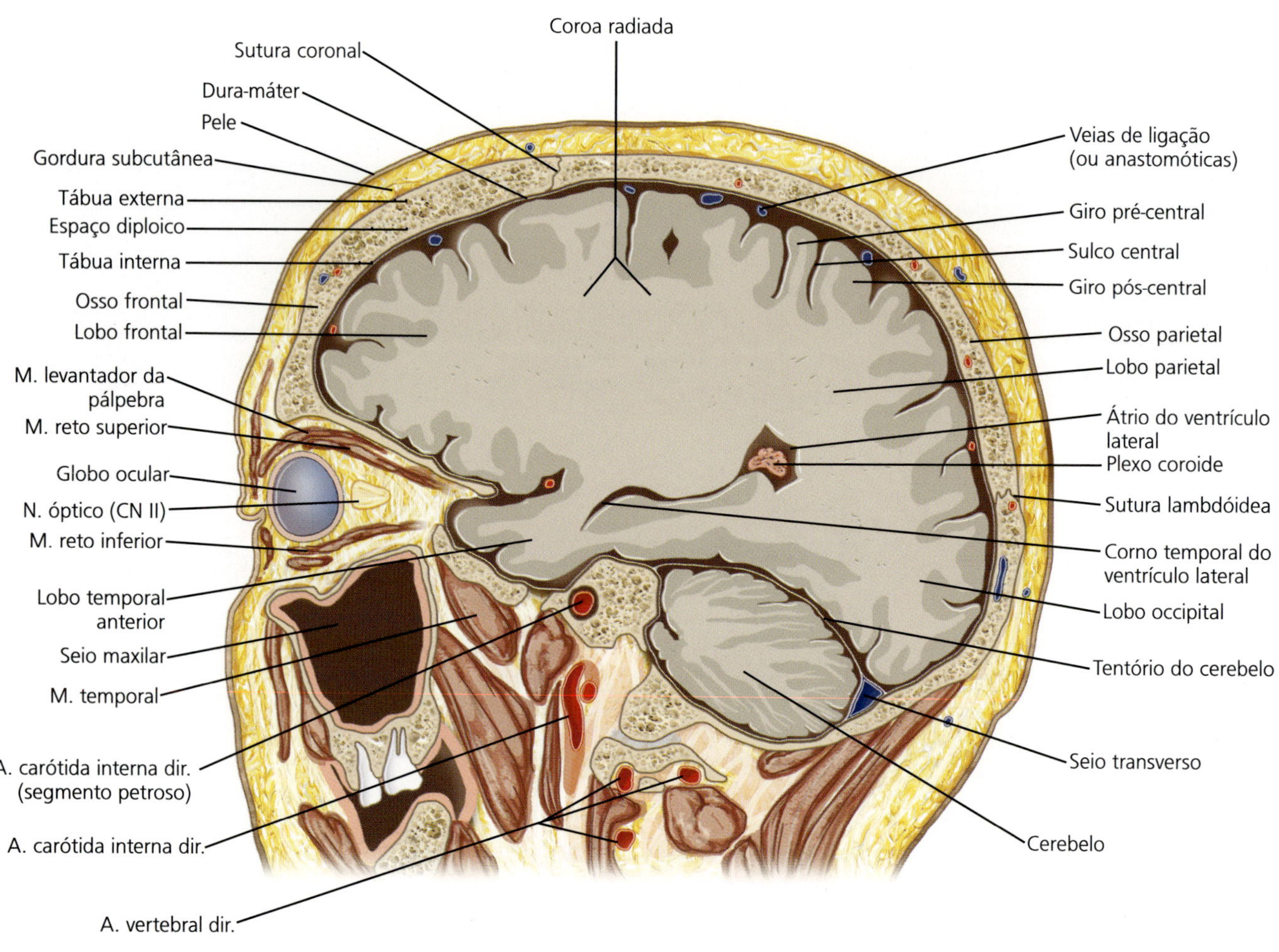
Coroa radiada
Sutura coronal
Dura-máter
Pele
Gordura subcutânea
Tábua externa
Espaço diploico
Tábua interna
Osso frontal
Lobo frontal
M. levantador da pálpebra
M. reto superior
Globo ocular
N. óptico (CN II)
M. reto inferior
Lobo temporal anterior
Seio maxilar
M. temporal
A. carótida interna dir. (segmento petroso)
A. carótida interna dir.
A. vertebral dir.
Veias de ligação (ou anastomóticas)
Giro pré-central
Sulco central
Giro pós-central
Osso parietal
Lobo parietal
Átrio do ventrículo lateral
Plexo coroide
Sutura lambdóidea
Corno temporal do ventrículo lateral
Lobo occipital
Tentório do cerebelo
Seio transverso
Cerebelo

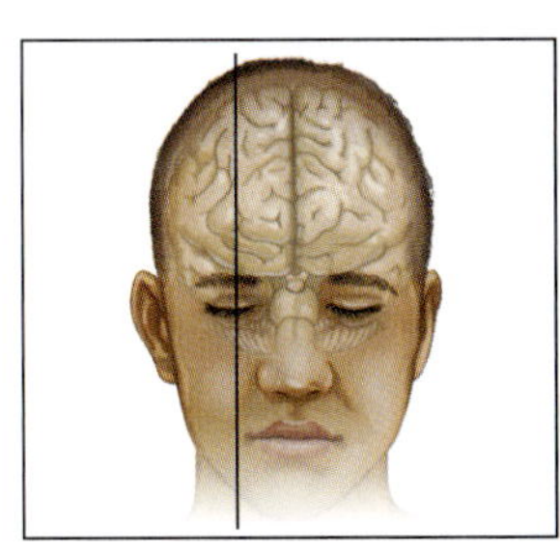

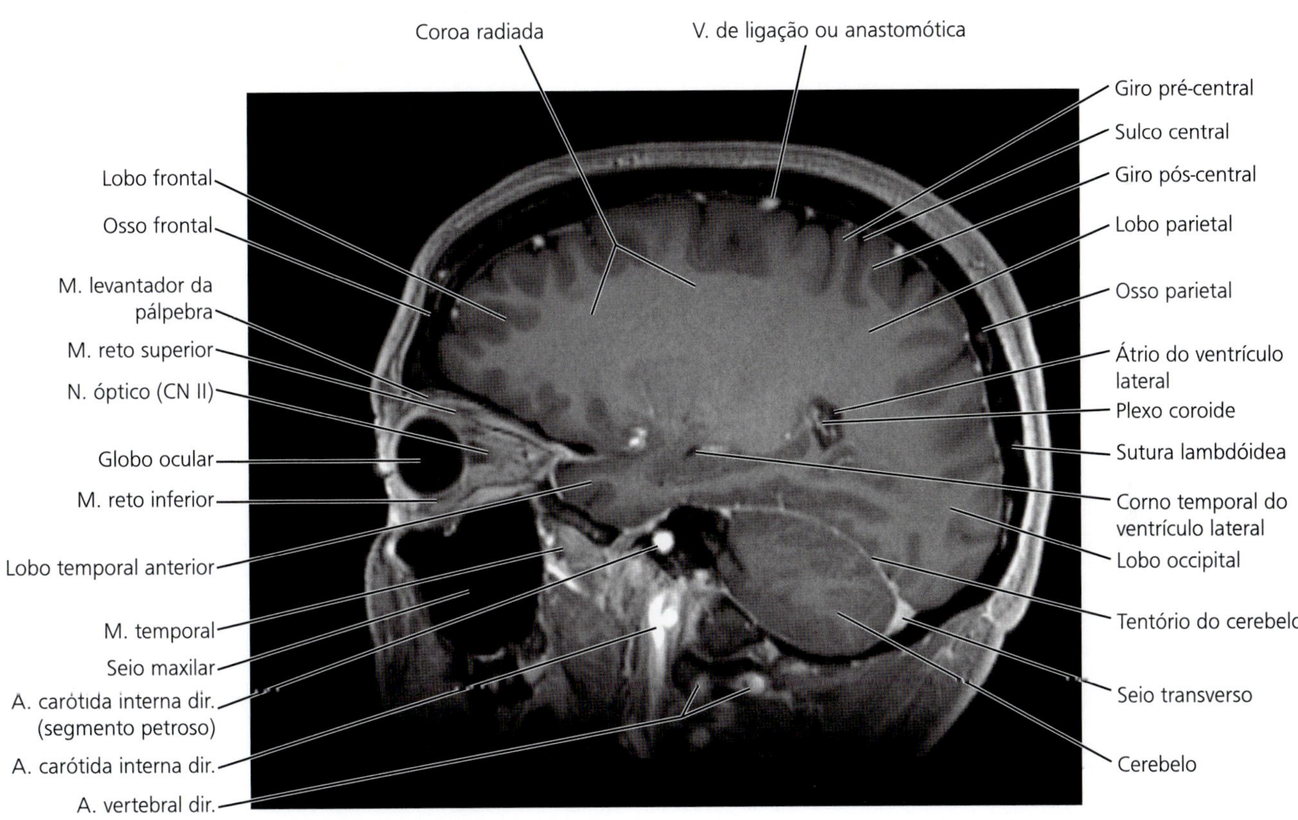
Coroa radiada
V. de ligação ou anastomótica
Lobo frontal
Osso frontal
M. levantador da pálpebra
M. reto superior
N. óptico (CN II)
Globo ocular
M. reto inferior
Lobo temporal anterior
M. temporal
Seio maxilar
A. carótida interna dir. (segmento petroso)
A. carótida interna dir.
A. vertebral dir.
Giro pré-central
Sulco central
Giro pós-central
Lobo parietal
Osso parietal
Átrio do ventrículo lateral
Plexo coroide
Sutura lambdóidea
Corno temporal do ventrículo lateral
Lobo occipital
Tentório do cerebelo
Seio transverso
Cerebelo

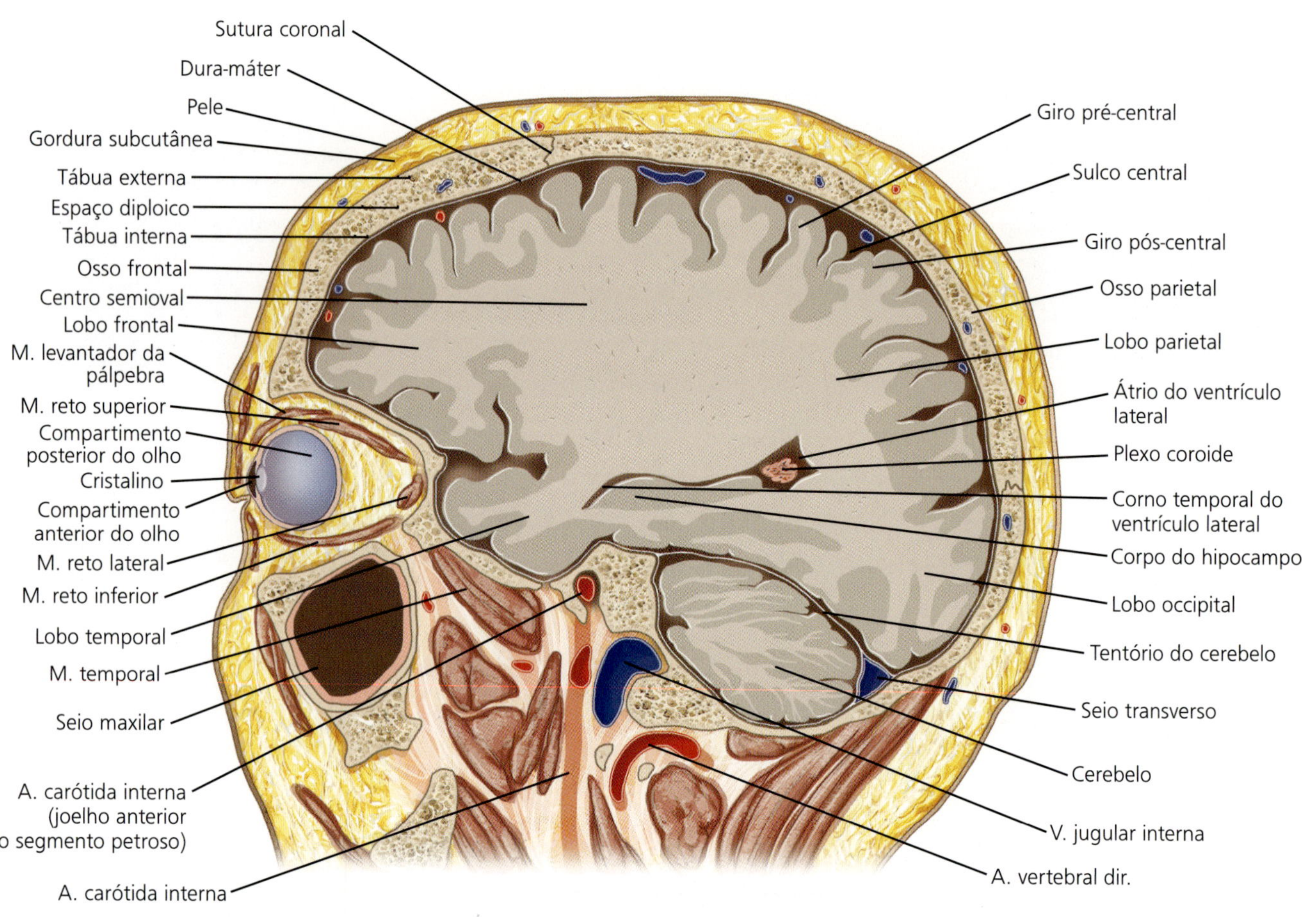
Sutura coronal
Dura-máter
Pele
Gordura subcutânea
Tábua externa
Espaço diploico
Tábua interna
Osso frontal
Centro semioval
Lobo frontal
M. levantador da pálpebra
M. reto superior
Compartimento posterior do olho
Cristalino
Compartimento anterior do olho
M. reto lateral
M. reto inferior
Lobo temporal
M. temporal
Seio maxilar
A. carótida interna (joelho anterior do segmento petroso)
A. carótida interna
Giro pré-central
Sulco central
Giro pós-central
Osso parietal
Lobo parietal
Átrio do ventrículo lateral
Plexo coroide
Corno temporal do ventrículo lateral
Corpo do hipocampo
Lobo occipital
Tentório do cerebelo
Seio transverso
Cerebelo
V. jugular interna
A. vertebral dir.

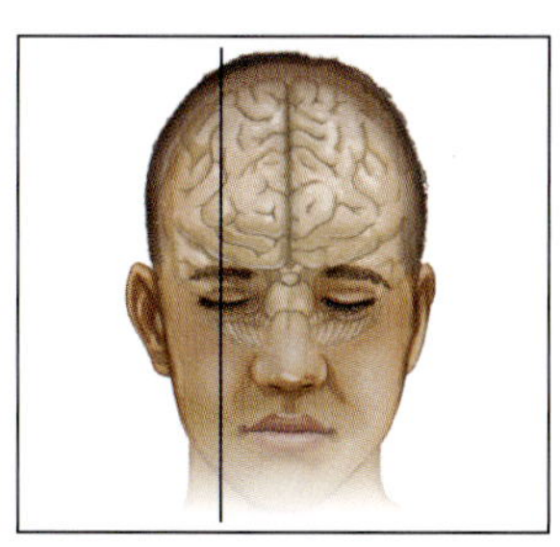

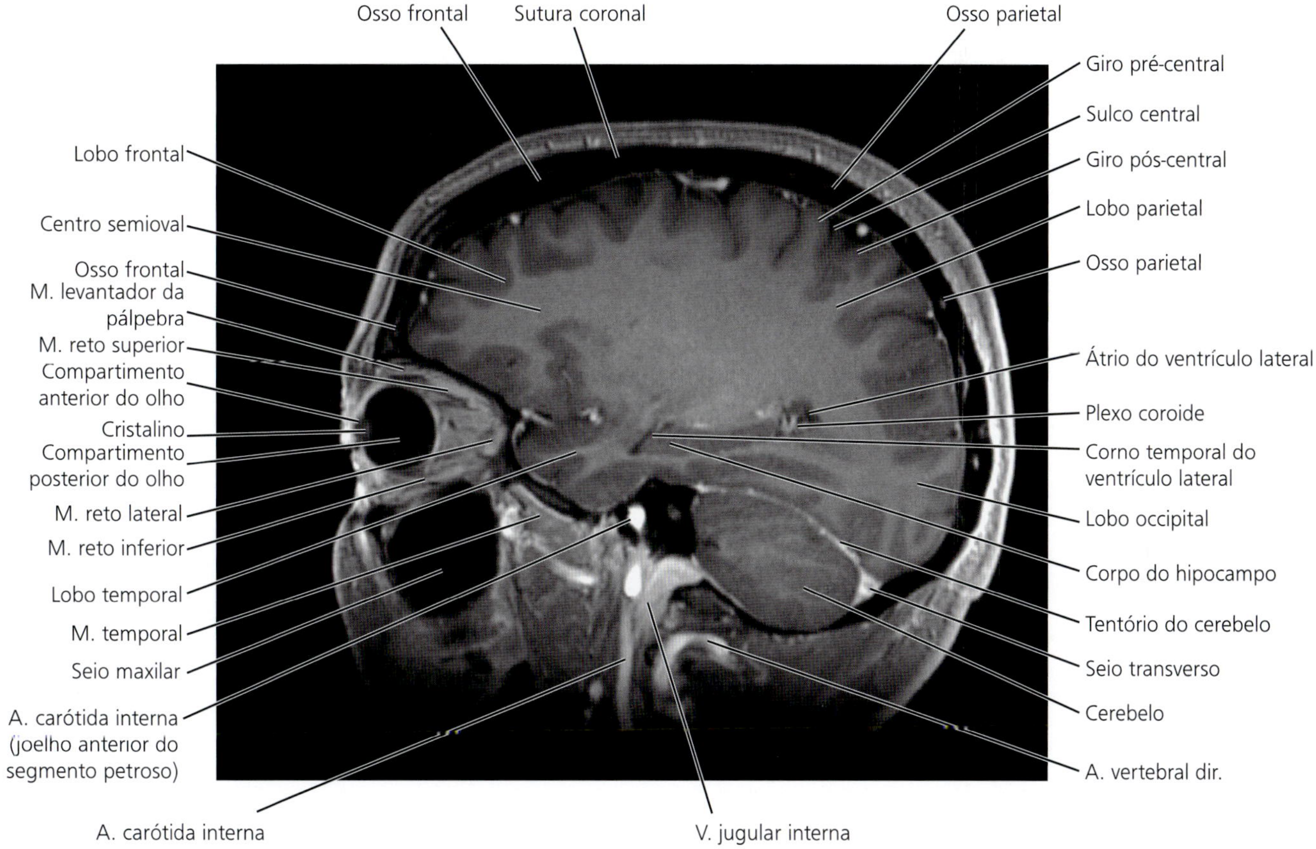

Osso frontal
Sutura coronal
Osso parietal
Giro pré-central
Sulco central
Giro pós-central
Lobo parietal
Osso parietal
Átrio do ventrículo lateral
Plexo coroide
Corno temporal do ventrículo lateral
Lobo occipital
Corpo do hipocampo
Tentório do cerebelo
Seio transverso
Cerebelo
A. vertebral dir.
V. jugular interna
A. carótida interna
A. carótida interna (joelho anterior do segmento petroso)
Seio maxilar
M. temporal
Lobo temporal
M. reto inferior
M. reto lateral
Compartimento posterior do olho
Cristalino
Compartimento anterior do olho
M. reto superior
M. levantador da pálpebra
Osso frontal
Centro semioval
Lobo frontal

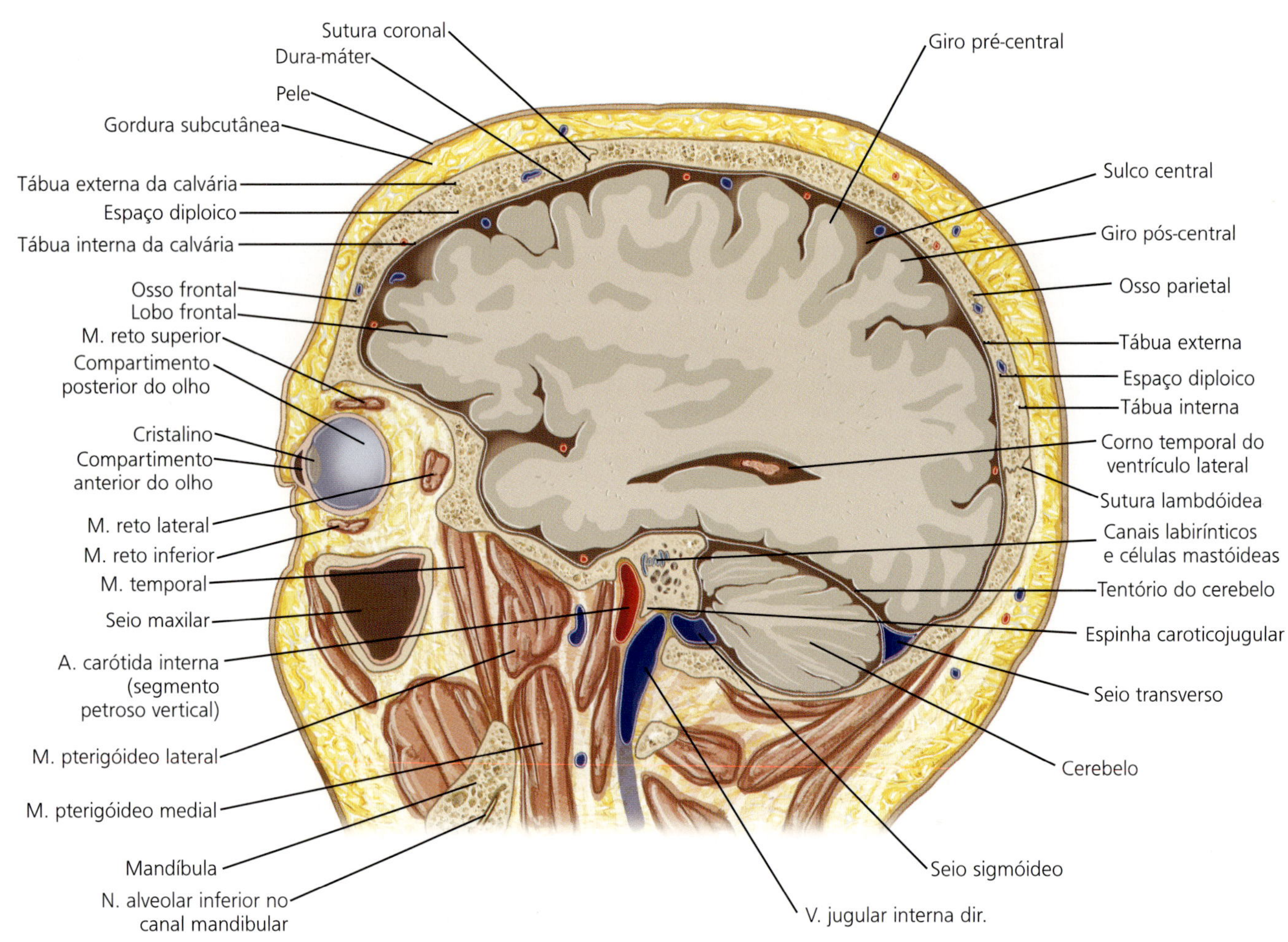
Sutura coronal
Dura-máter
Pele
Gordura subcutânea
Tábua externa da calvária
Espaço diploico
Tábua interna da calvária
Osso frontal
Lobo frontal
M. reto superior
Compartimento posterior do olho
Cristalino
Compartimento anterior do olho
M. reto lateral
M. reto inferior
M. temporal
Seio maxilar
A. carótida interna (segmento petroso vertical)
M. pterigóideo lateral
M. pterigóideo medial
Mandíbula
N. alveolar inferior no canal mandibular
Giro pré-central
Sulco central
Giro pós-central
Osso parietal
Tábua externa
Espaço diploico
Tábua interna
Corno temporal do ventrículo lateral
Sutura lambdóidea
Canais labirínticos e células mastóideas
Tentório do cerebelo
Espinha caroticojugular
Seio transverso
Cerebelo
Seio sigmóideo
V. jugular interna dir.

CONSIDERAÇÕES DIAGNÓSTICAS

Em qualquer paciente apresentando-se com cefaleia, o neurorradiologista deve avaliar cuidadosamente os seios venosos durais (p. ex., seios transverso e sigmóideo) quanto à evidência de um defeito de enchimento indicando trombose venosa. Muitas vezes, um defeito de enchimento arredondado com um foco de contraste central é observado. Esta aparência é típica de granulação aracnóidea, diferente do defeito de enchimento vermiforme linear dos coágulos venosos.

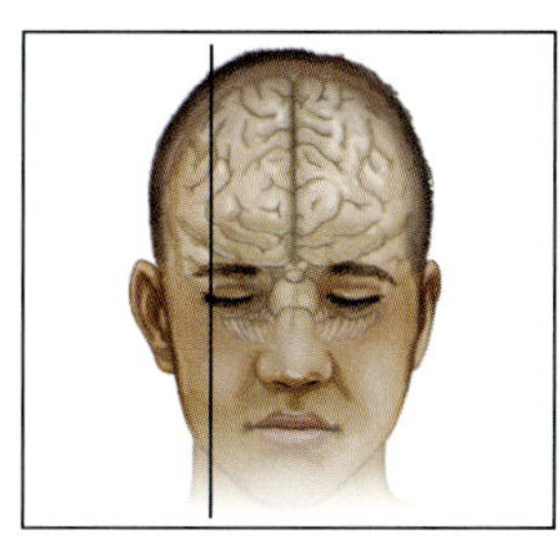

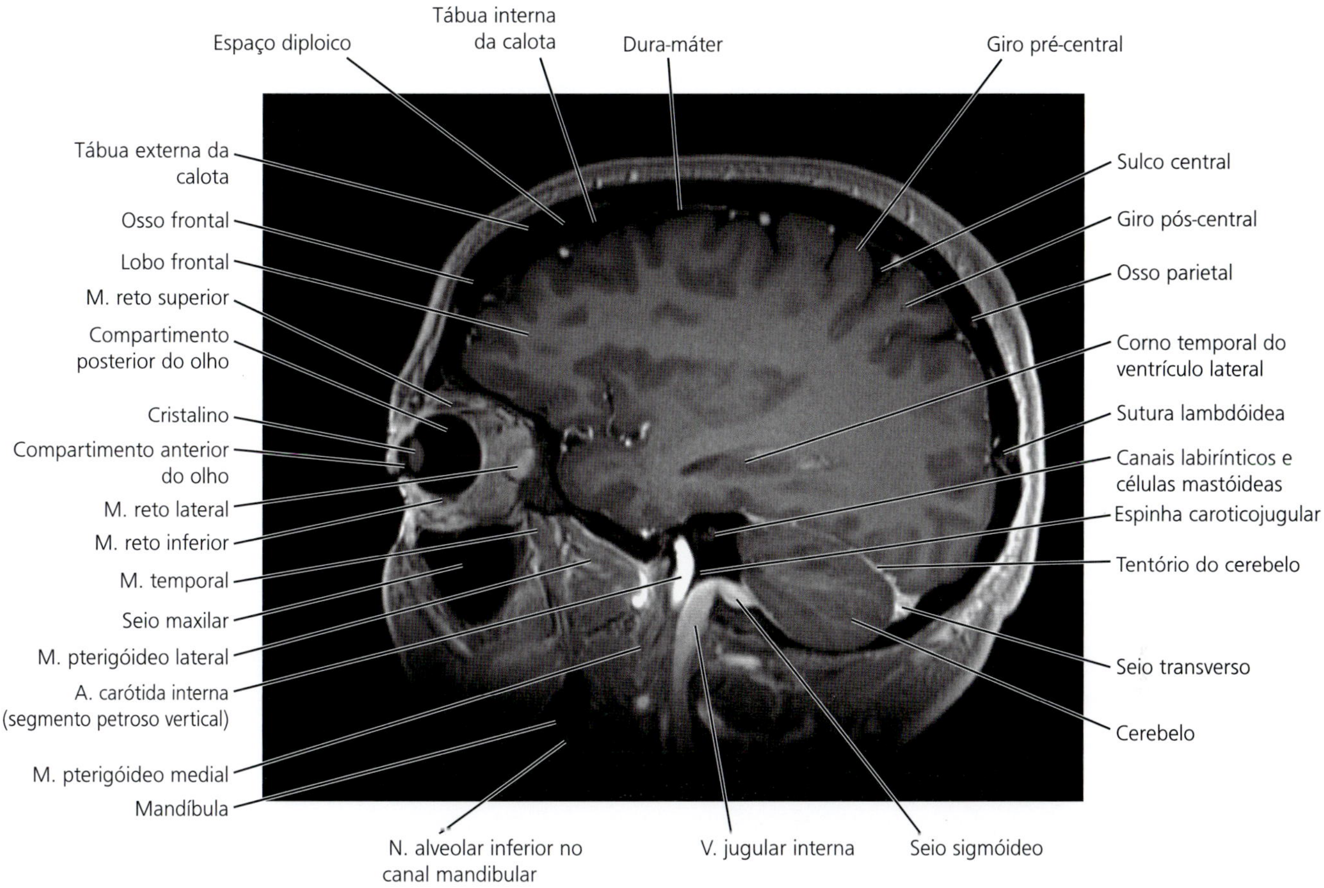

Espaço diploico

Tábua interna da calota

Dura-máter

Giro pré-central

Tábua externa da calota

Osso frontal

Lobo frontal

M. reto superior

Compartimento posterior do olho

Cristalino

Compartimento anterior do olho

M. reto lateral

M. reto inferior

M. temporal

Seio maxilar

M. pterigóideo lateral

A. carótida interna (segmento petroso vertical)

M. pterigóideo medial

Mandíbula

Sulco central

Giro pós-central

Osso parietal

Corno temporal do ventrículo lateral

Sutura lambdóidea

Canais labirínticos e células mastóideas

Espinha caroticojugular

Tentório do cerebelo

Seio transverso

Cerebelo

N. alveolar inferior no canal mandibular

V. jugular interna

Seio sigmóideo

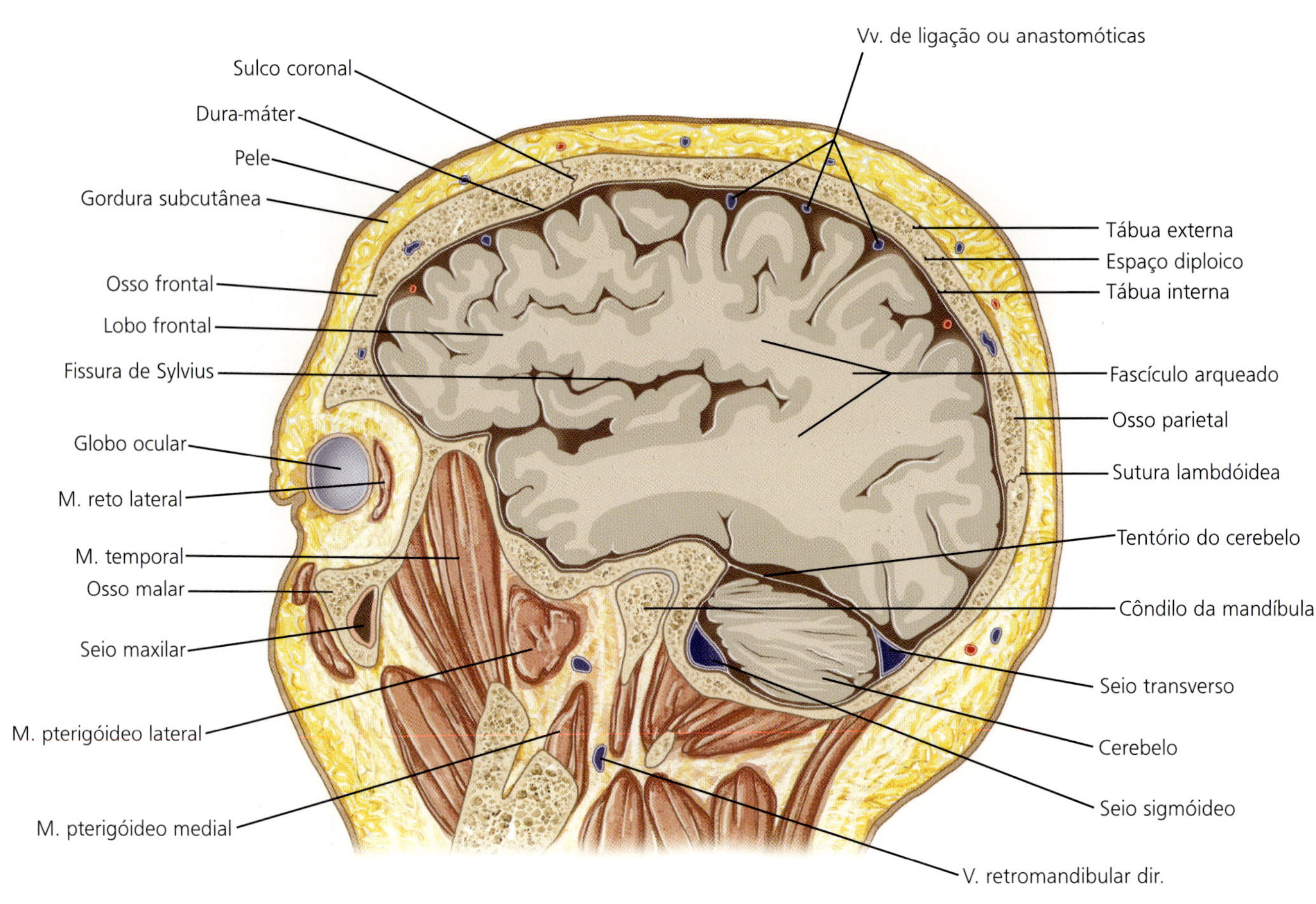
Vv. de ligação ou anastomóticas
Sulco coronal
Dura-máter
Pele
Gordura subcutânea
Osso frontal
Lobo frontal
Fissura de Sylvius
Globo ocular
M. reto lateral
M. temporal
Osso malar
Seio maxilar
M. pterigóideo lateral
M. pterigóideo medial
Tábua externa
Espaço diploico
Tábua interna
Fascículo arqueado
Osso parietal
Sutura lambdóidea
Tentório do cerebelo
Côndilo da mandíbula
Seio transverso
Cerebelo
Seio sigmóideo
V. retromandibular dir.

CONSIDERAÇÕES DIAGNÓSTICAS

Um dos diagnósticos mais difíceis de se fazer em neurorradiologia é trombose de veia cortical. A apresentação clínica pode ser simplesmente a de uma dor de cabeça, com IRM mostrando uma única veia cortical ocluída. Uma imagem sagital não contrastada pode mostrar de modo extremamente conspícuo um coágulo brilhante ponderado em T1 dentro de uma única veia cortical. Se não tratado, isto pode progredir para um infarto venoso hemorrágico.

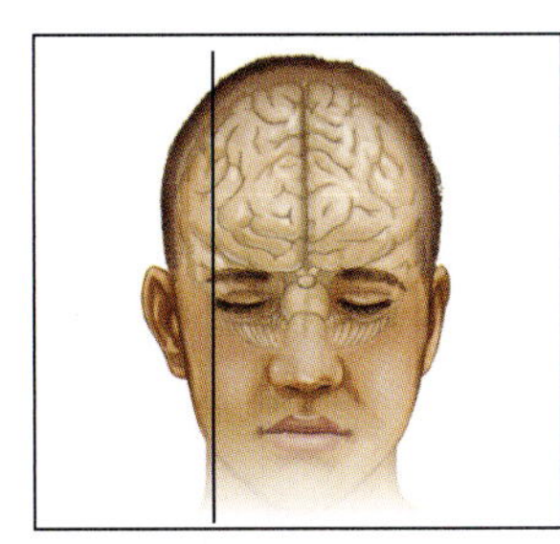

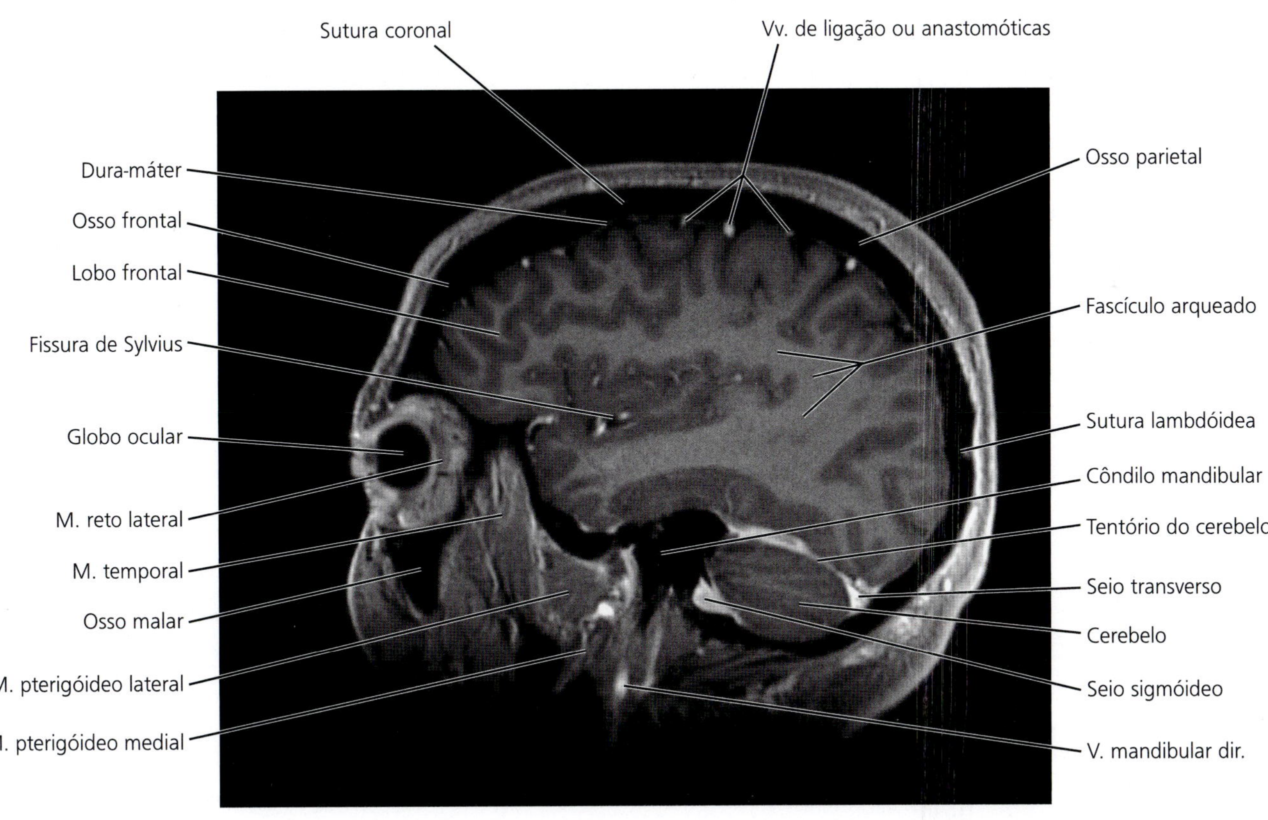
Sutura coronal
Vv. de ligação ou anastomóticas
Dura-máter
Osso frontal
Lobo frontal
Fissura de Sylvius
Globo ocular
M. reto lateral
M. temporal
Osso malar
M. pterigóideo lateral
M. pterigóideo medial
Osso parietal
Fascículo arqueado
Sutura lambdóidea
Côndilo mandibular
Tentório do cerebelo
Seio transverso
Cerebelo
Seio sigmóideo
V. mandibular dir.

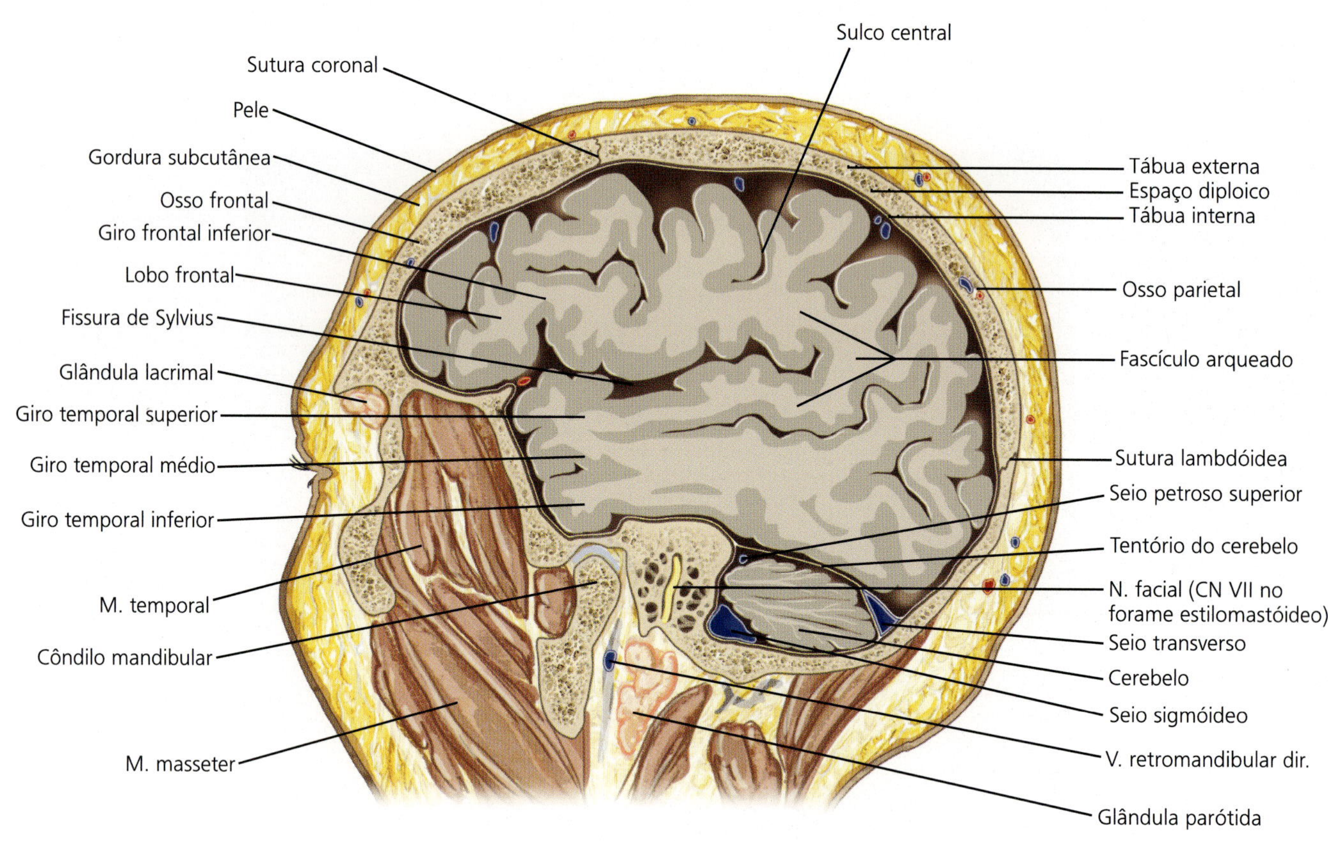
Sulco central
Sutura coronal
Pele
Gordura subcutânea
Osso frontal
Giro frontal inferior
Lobo frontal
Fissura de Sylvius
Glândula lacrimal
Giro temporal superior
Giro temporal médio
Giro temporal inferior
M. temporal
Côndilo mandibular
M. masseter
Tábua externa
Espaço diploico
Tábua interna
Osso parietal
Fascículo arqueado
Sutura lambdóidea
Seio petroso superior
Tentório do cerebelo
N. facial (CN VII no forame estilomastóideo)
Seio transverso
Cerebelo
Seio sigmóideo
V. retromandibular dir.
Glândula parótida

ANATOMIA NORMAL

Observar que esta vista sagital mostra o segmento mastóideo do nervo facial (sétimo nervo craniano, CN VII) quando ele desce através do osso mastóideo e sai pelo forame estilomastóideo. Lesão do nervo facial (p. ex., fratura do osso temporal) pode levar à paralisia hemifacial simulando acidente vascular encefálico, com efeitos sobre a interação social que alteram a vida.

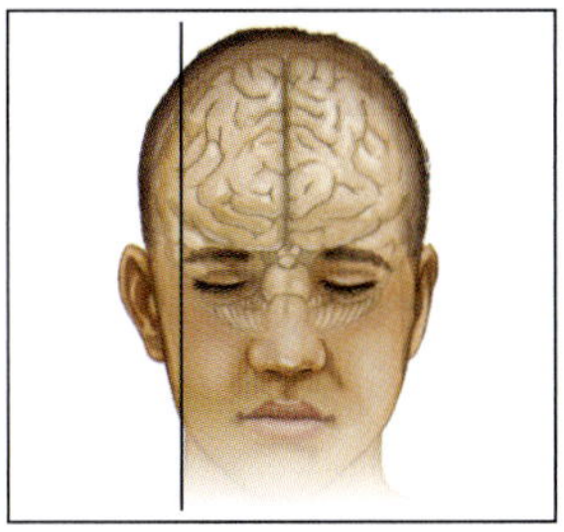

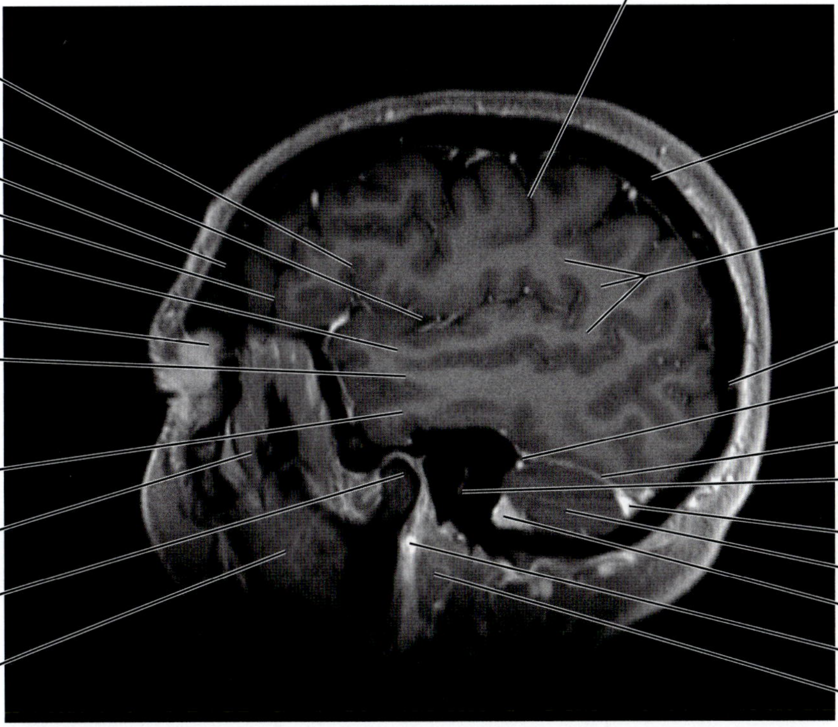
Sulco central
Giro frontal inferior
Fissura de Sylvius
Osso frontal
Lobo frontal
Giro temporal superior
Glândula lacrimal
Giro temporal médio
Giro temporal inferior
M. temporal
Côndilo mandibular
M. masseter
Osso parietal
Fascículo arqueado
Sutura lambdóidea
Seio petroso superior
Tentório do cerebelo
N. facial (CN VII) no forame estilomastóideo
Seio transverso
Cerebelo
Seio sigmóideo
V. mandibular dir.
Glândula parótida

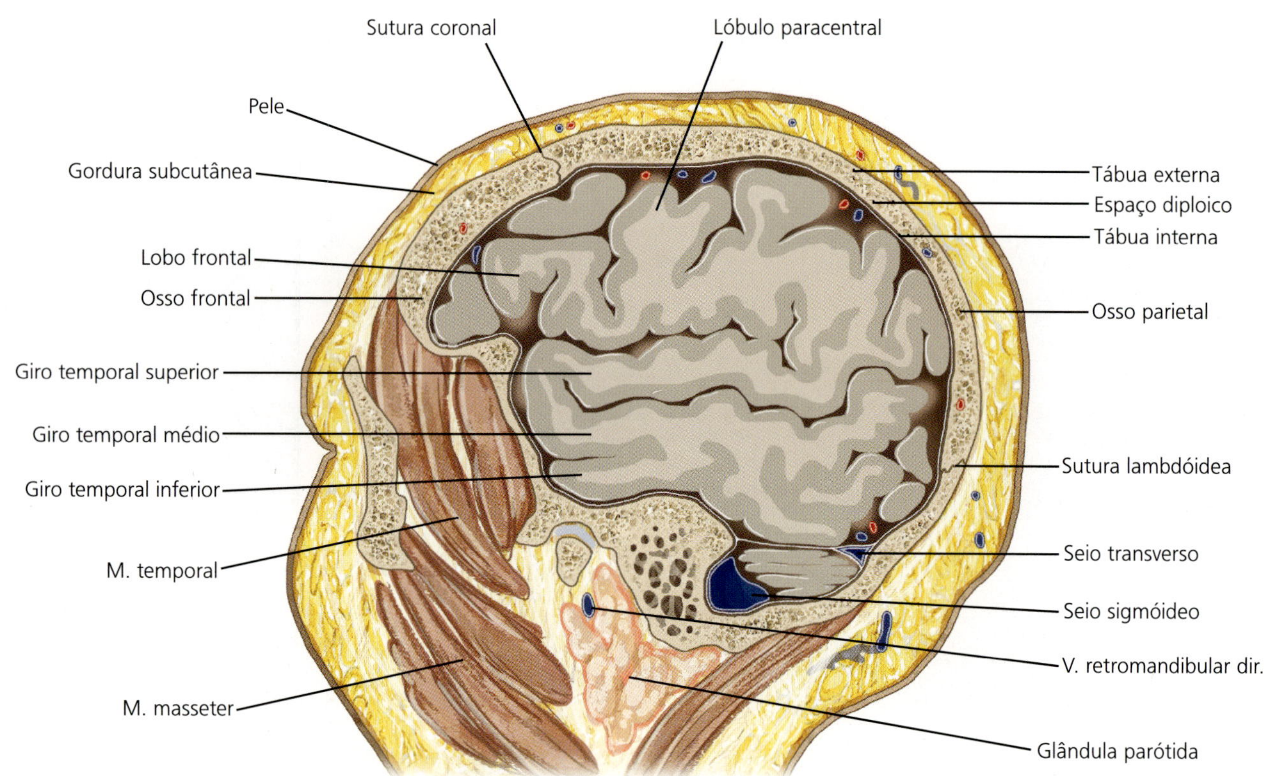
Sutura coronal
Lóbulo paracentral
Pele
Gordura subcutânea
Lobo frontal
Osso frontal
Giro temporal superior
Giro temporal médio
Giro temporal inferior
M. temporal
M. masseter
Tábua externa
Espaço diploico
Tábua interna
Osso parietal
Sutura lambdóidea
Seio transverso
Seio sigmóideo
V. retromandibular dir.
Glândula parótida

CONSIDERAÇÕES SOBRE TÉCNICA DE IMAGEM

Observar que os vasos como o seio transverso e os vasos corticais são brilhantes porque contraste foi administrado para a reformatação de uma sequência GRASS estragada tridimensional adquirida axialmente (3D SPGR). A vantagem das sequências adquiridas 3D é que os dados podem a seguir ser reformatados para cortes mais finos ou qualquer plano com mínima degradação de qualidade, diferentemente das sequências de *spin-echo* adquiridas em 2D. A desvantagem é que qualquer movimento degradará a sequência inteira, em vez de apenas uma fatia.

CONSIDERAÇÕES DIAGNÓSTICAS

A vista sagital mediana é frequentemente reconhecida como importante na avaliação da hipófise, glândula pineal e tonsilas cerebelares. Embora as vistas sagitais posicionadas mais lateralmente sejam frequentemente subvalorizadas na avaliação diagnóstica por causa da falta de simetria, imagens de RM sagitais são, muitas vezes, valiosas para avaliação de lesões ao longo do soalho da fossa média do crânio ou no vértice.

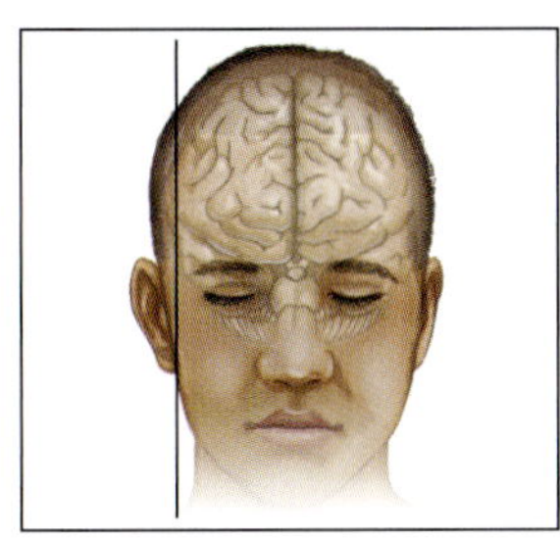

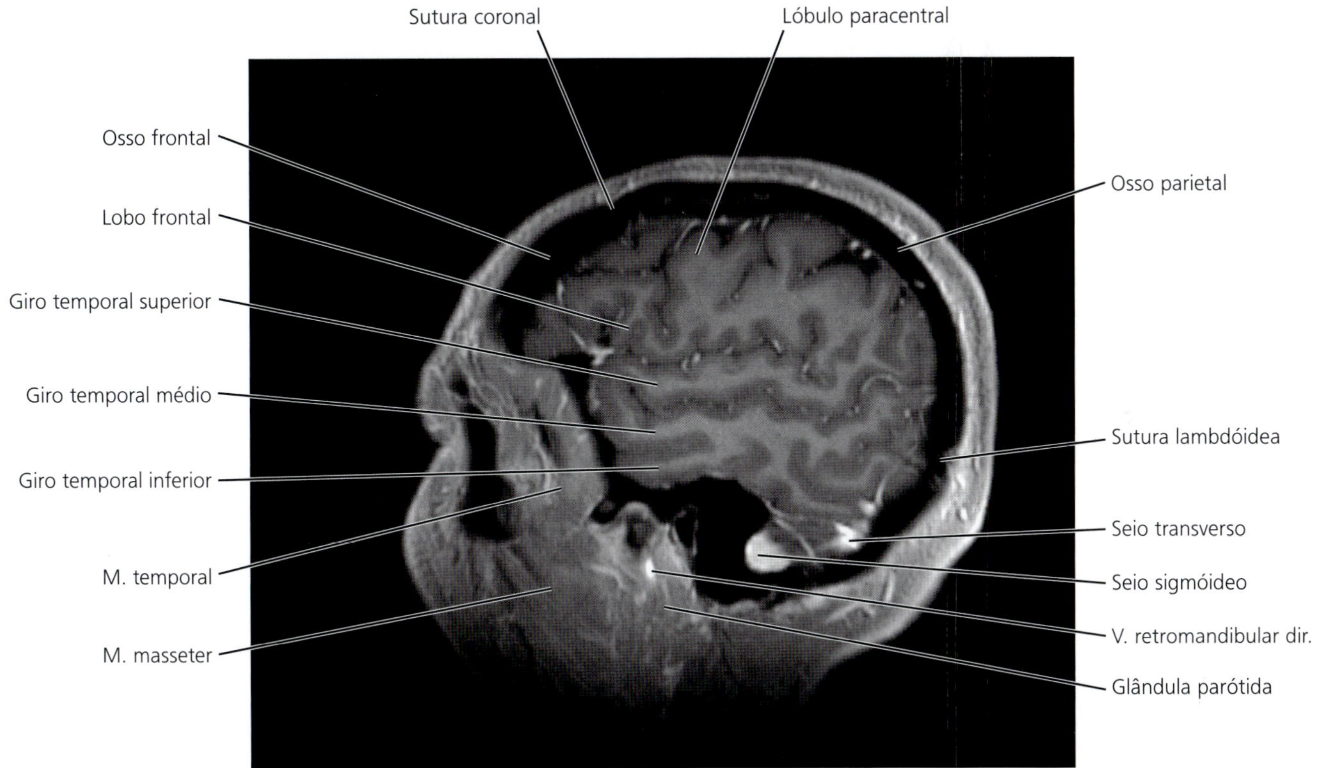
Sutura coronal
Lóbulo paracentral
Osso frontal
Lobo frontal
Giro temporal superior
Giro temporal médio
Giro temporal inferior
M. temporal
M. masseter
Osso parietal
Sutura lambdóidea
Seio transverso
Seio sigmóideo
V. retromandibular dir.
Glândula parótida

Capítulo 3 TÁLAMO E NÚCLEOS DA BASE

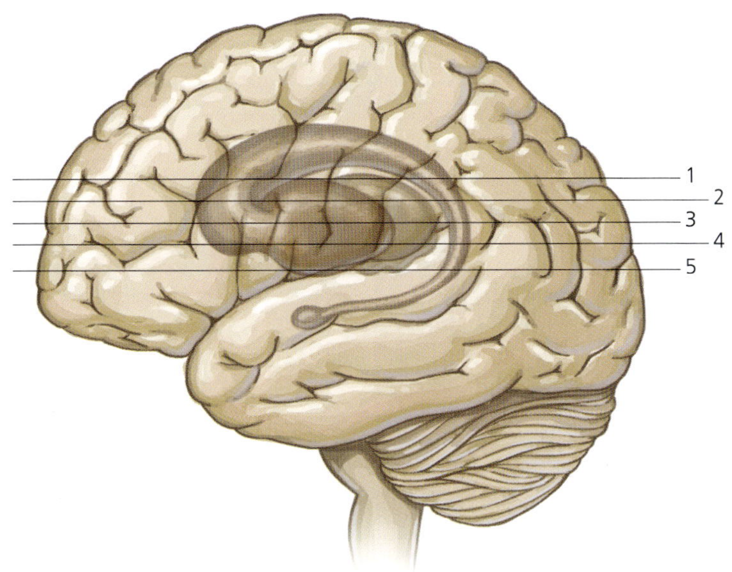
1
2
3
4
5

AXIAL 126

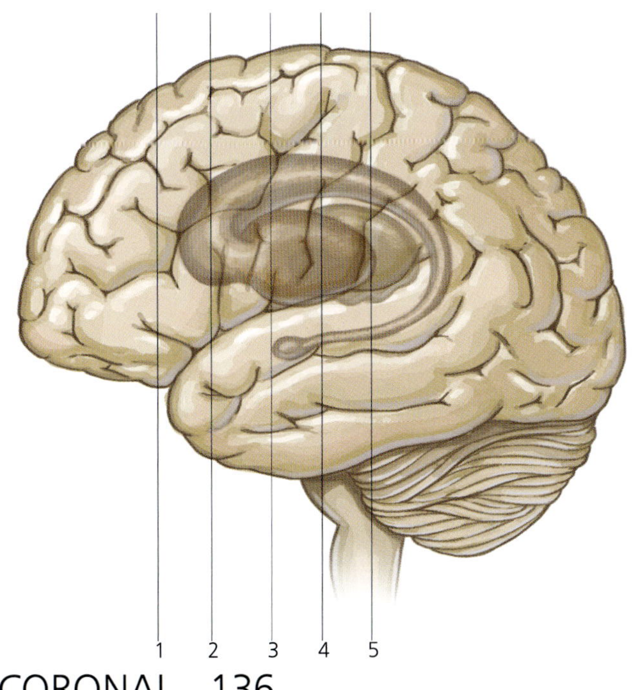
1
2
3
4
5

CORONAL 136

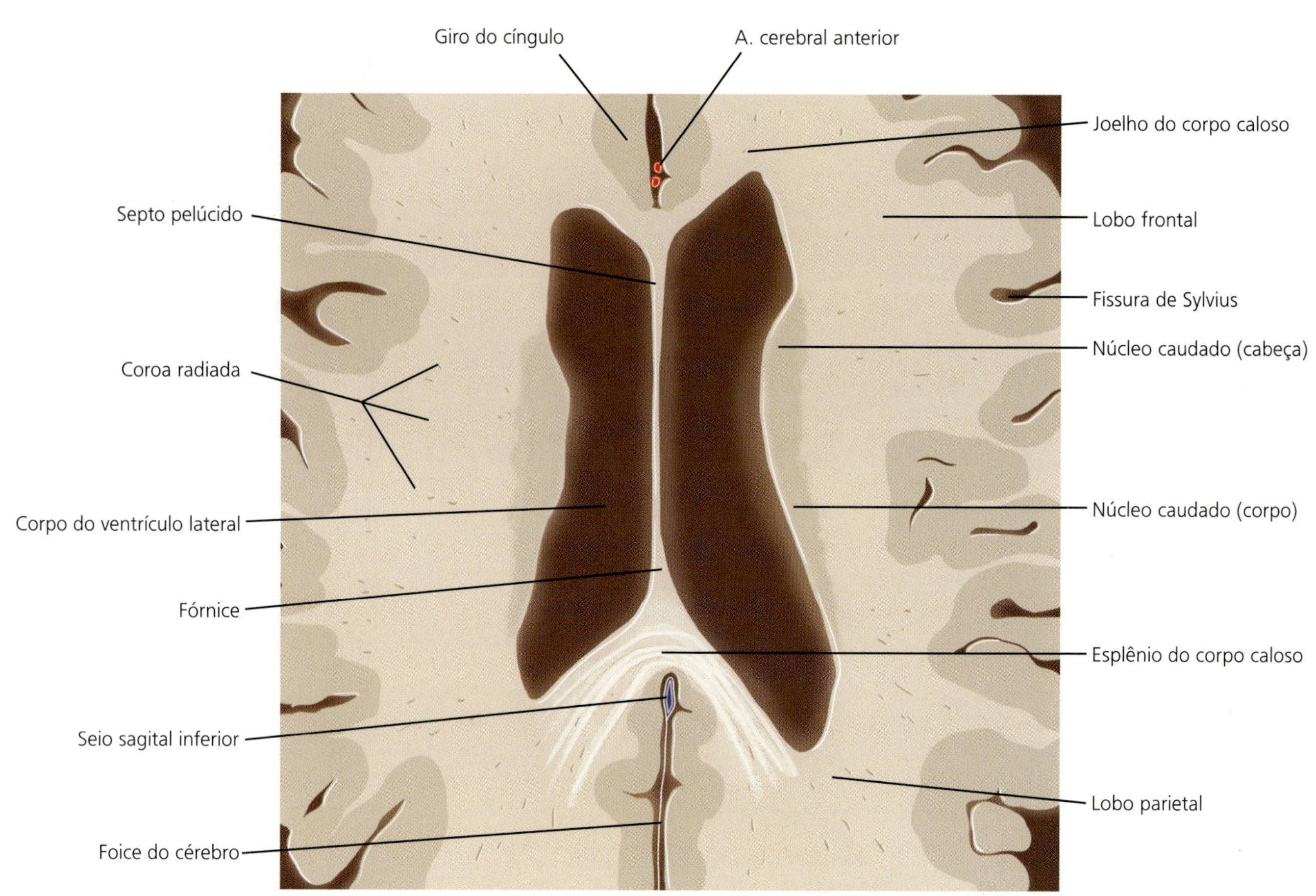
Giro do cíngulo
A. cerebral anterior
Joelho do corpo caloso
Lobo frontal
Fissura de Sylvius
Núcleo caudado (cabeça)
Núcleo caudado (corpo)
Esplênio do corpo caloso
Lobo parietal
Septo pelúcido
Coroa radiada
Corpo do ventrículo lateral
Fórnice
Seio sagital inferior
Foice do cérebro
G
D

ANATOMIA NORMAL

O centro semioval, coroa radiada e cápsulas internas são todos tratos contínuos de substância branca. O *centro semioval* é a substância branca profunda à substância cinzenta na superfície do cérebro e tem uma forma ovular. Nas imagens axiais, é geralmente um termo usado para substância branca superior aos ventrículos. A *coroa radiada* (latim: "explosão solar") é a substância branca que faz conexão do centro semioval superiormente e as cápsulas internas inferiormente. No plano axial, a coroa radiada pode ser vista com os ventrículos. A *cápsula interna* faz conexão da coroa radiada superiormente com as pirâmides da medula inferiormente. Em imagem axial, a cápsula interna situa-se entre o núcleo caudado e o lentiforme anteriormente e o tálamo e o núcleo lentiforme posteriormente.

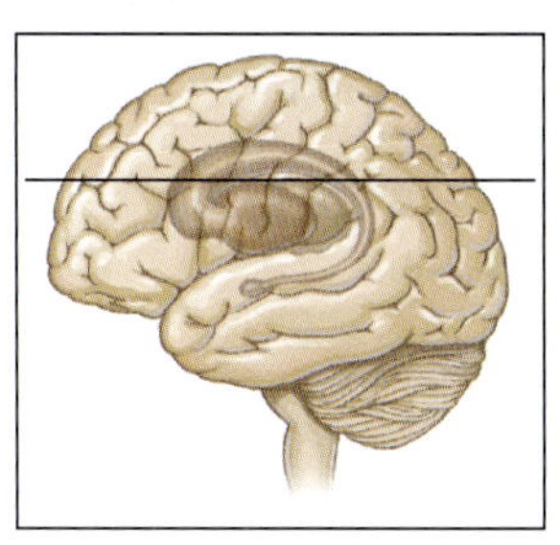

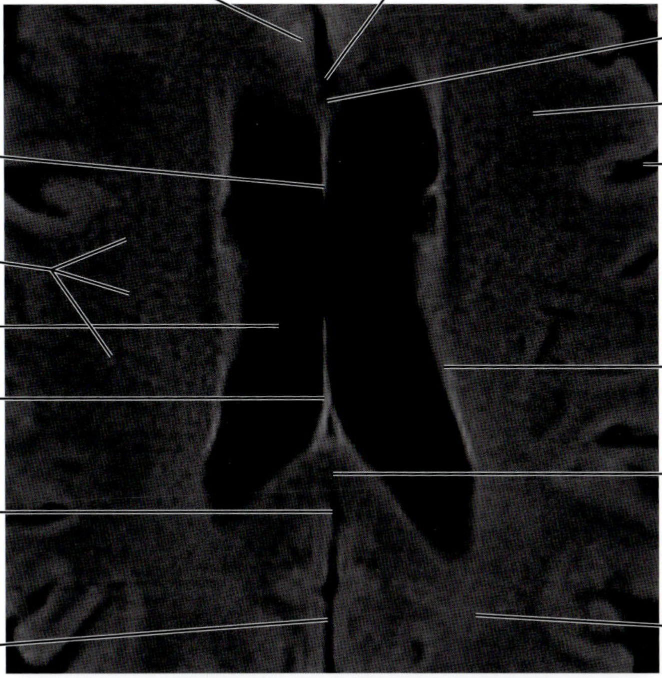

Giro do cíngulo
A. cerebral anterior
Joelho do corpo caloso
Lobo frontal
Septo pelúcido
Fissura de Sylvius
Coroa radiada
Corpo do ventrículo lateral
Núcleo caudado (corpo)
Fórnice
Esplênio do corpo caloso
Seio sagital inferior
Lobo parietal
Foice do cérebro

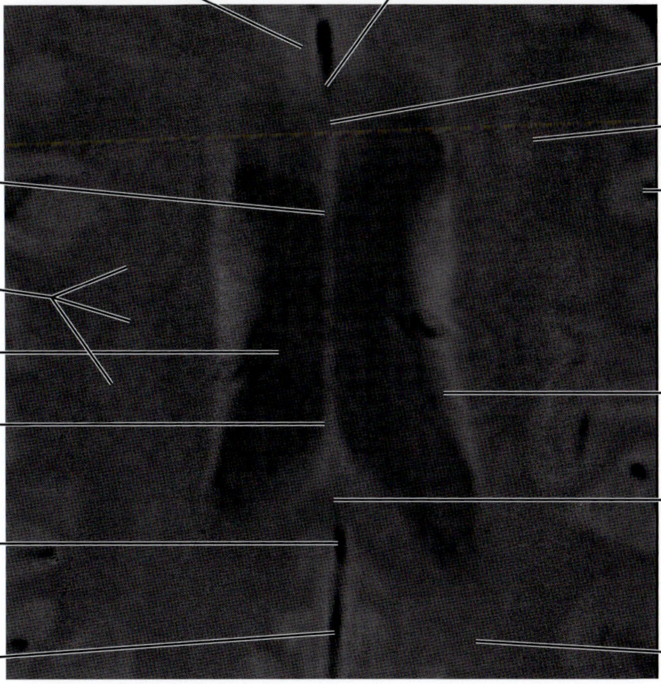

Giro do cíngulo
A. cerebral anterior
Joelho do corpo caloso
Lobo frontal
Septo pelúcido
Fissura de Sylvius
Coroa radiada
Corpo do ventrículo lateral
Núcleo caudado (corpo)
Fórnice
Esplênio do corpo caloso
Seio sagital inferior
Lobo parietal
Foice do cérebro

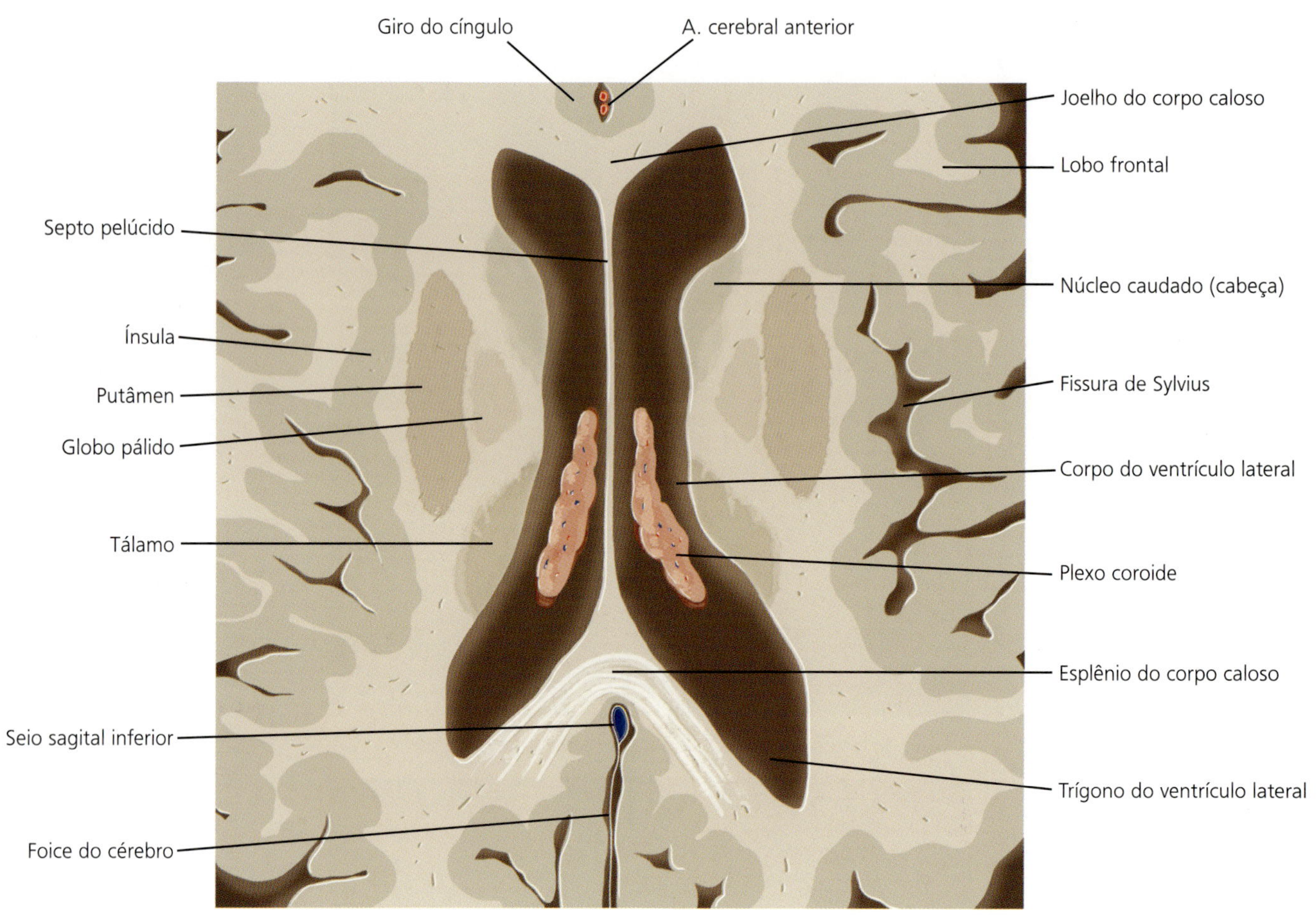
Giro do cíngulo
A. cerebral anterior
Joelho do corpo caloso
Lobo frontal
Septo pelúcido
Núcleo caudado (cabeça)
Ínsula
Putâmen
Fissura de Sylvius
Globo pálido
Corpo do ventrículo lateral
Tálamo
Plexo coroide
Esplênio do corpo caloso
Seio sagital inferior
Trígono do ventrículo lateral
Foice do cérebro

ANATOMIA NORMAL

O *núcleo lentiforme,* uma estrutura de forma triangular no plano axial, consiste no globo pálido medialmente e o putâmen lateralmente. O núcleo lentiforme com o núcleo caudado constituem os núcleos da base. Os *núcleos da base* representam um grande conjunto de núcleos que constantemente modifica o movimento em juntamente com o cerebelo. O córtex motor envia informação para ambos o cerebelo e os núcleos da base, e ambas as estruturas enviam informação de volta para o córtex por intermédio do tálamo (*i. e.,* para obterem acesso ao córtex, os sinais têm que passar através do tálamo).

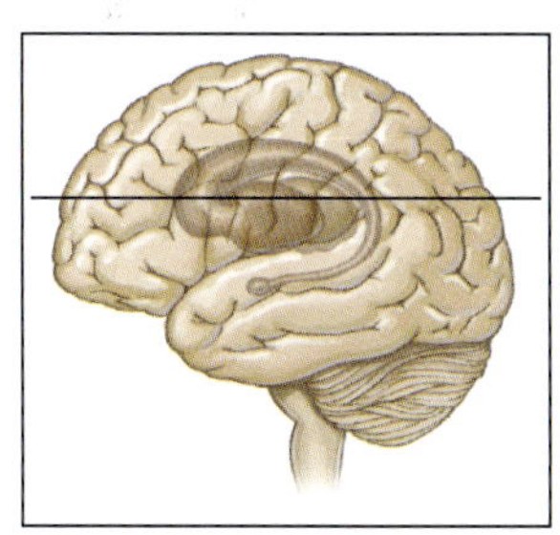

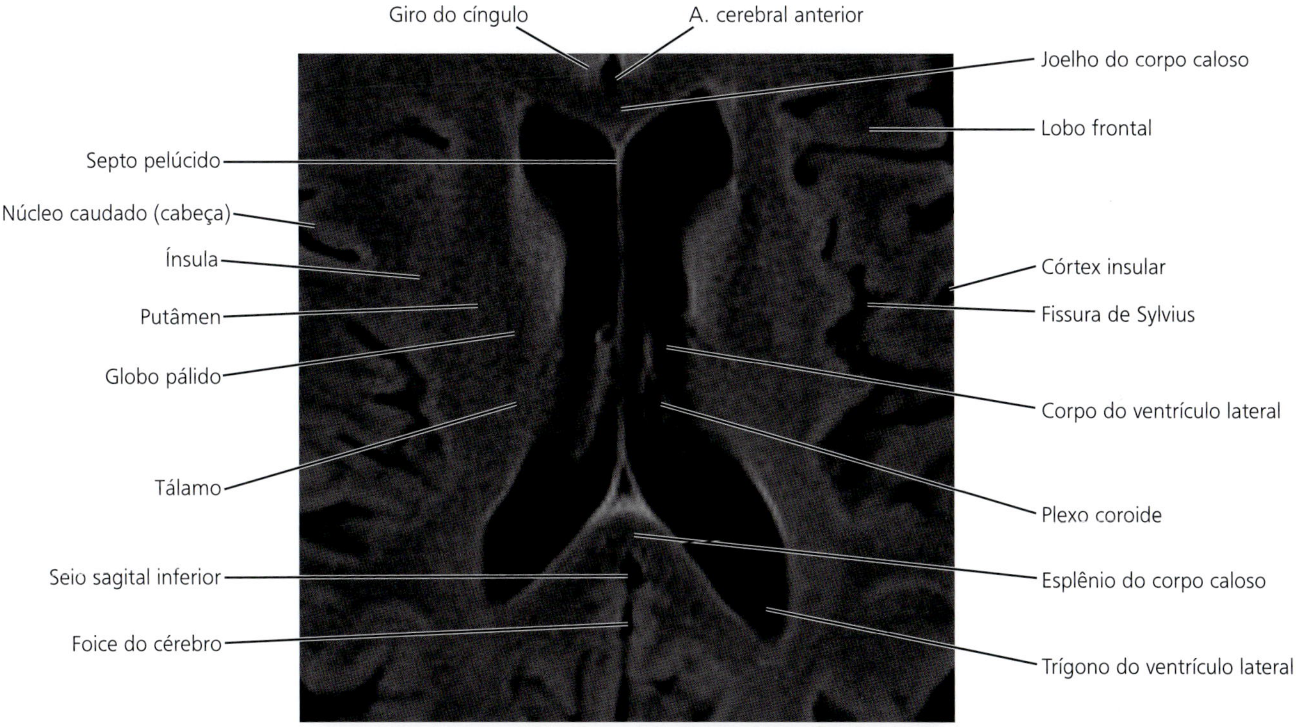

Giro do cíngulo
A. cerebral anterior
Joelho do corpo caloso
Lobo frontal
Septo pelúcido
Núcleo caudado (cabeça)
Ínsula
Córtex insular
Putâmen
Fissura de Sylvius
Globo pálido
Corpo do ventrículo lateral
Tálamo
Plexo coroide
Esplênio do corpo caloso
Seio sagital inferior
Foice do cérebro
Trígono do ventrículo lateral

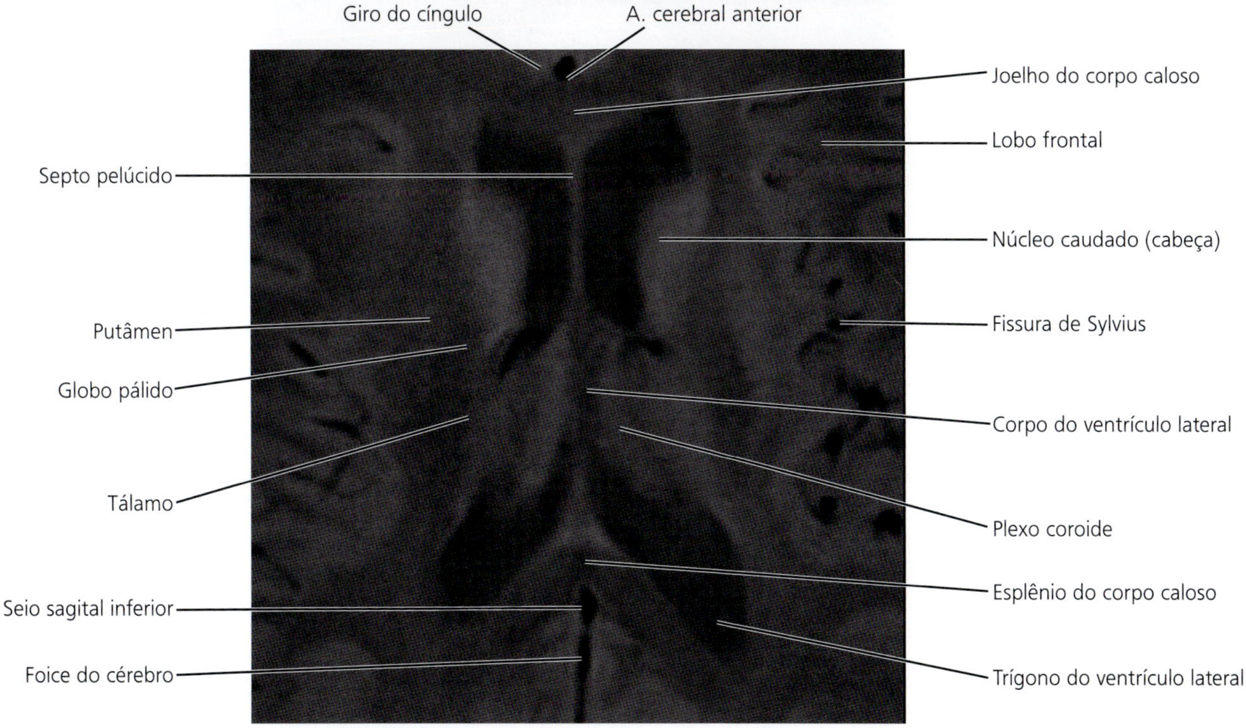

Giro do cíngulo
A. cerebral anterior
Joelho do corpo caloso
Lobo frontal
Septo pelúcido
Núcleo caudado (cabeça)
Putâmen
Fissura de Sylvius
Globo pálido
Corpo do ventrículo lateral
Tálamo
Plexo coroide
Esplênio do corpo caloso
Seio sagital inferior
Foice do cérebro
Trígono do ventrículo lateral

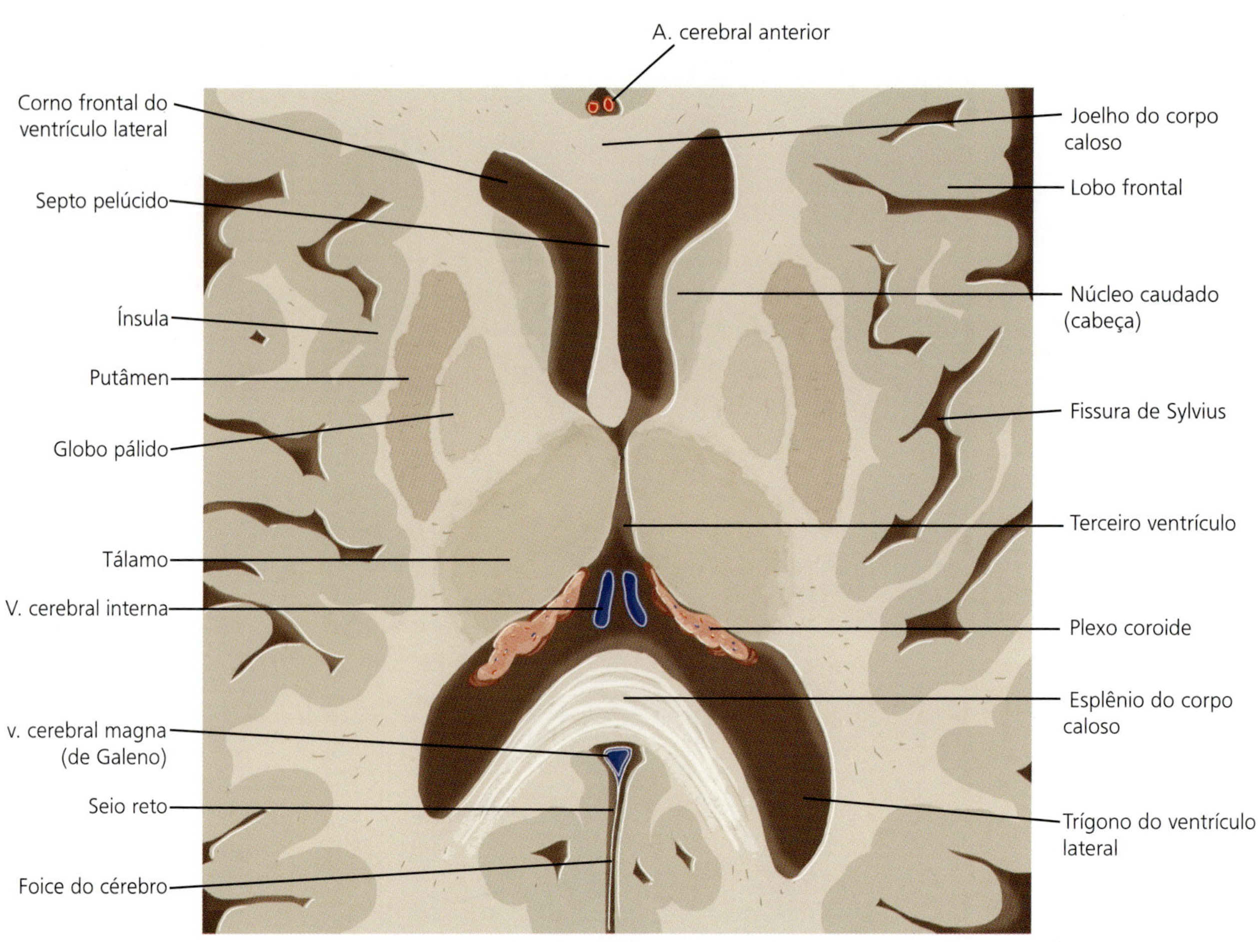
A. cerebral anterior
Corno frontal do ventrículo lateral
Joelho do corpo caloso
Lobo frontal
Septo pelúcido
Ínsula
Núcleo caudado (cabeça)
Putâmen
Fissura de Sylvius
Globo pálido
Terceiro ventrículo
Tálamo
V. cerebral interna
Plexo coroide
Esplênio do corpo caloso
v. cerebral magna (de Galeno)
Seio reto
Trígono do ventrículo lateral
Foice do cérebro

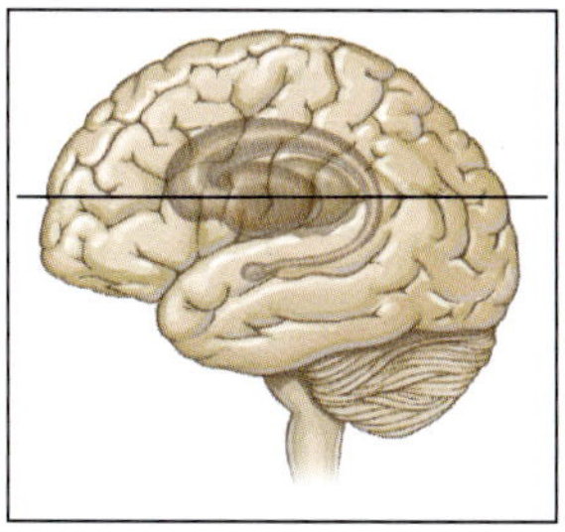

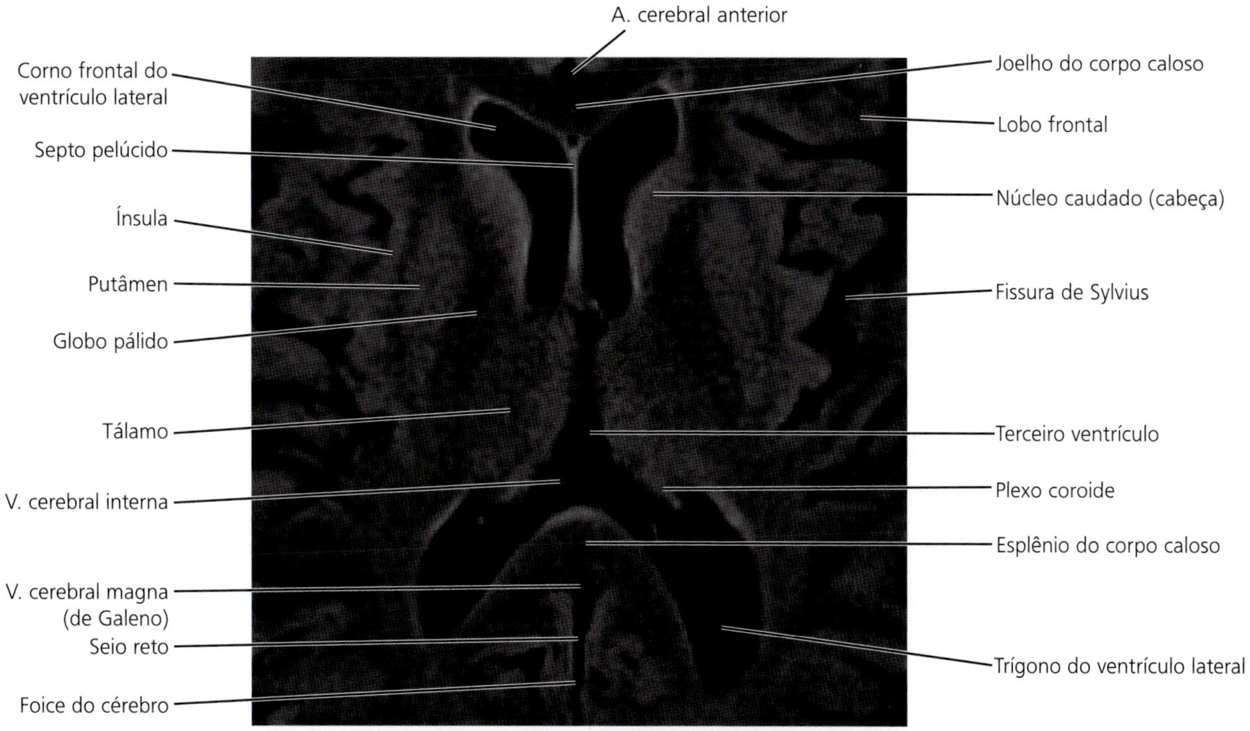
A. cerebral anterior
Corno frontal do ventrículo lateral
Septo pelúcido
Ínsula
Putâmen
Globo pálido
Tálamo
V. cerebral interna
V. cerebral magna (de Galeno)
Seio reto
Foice do cérebro
Joelho do corpo caloso
Lobo frontal
Núcleo caudado (cabeça)
Fissura de Sylvius
Terceiro ventrículo
Plexo coroide
Esplênio do corpo caloso
Trígono do ventrículo lateral

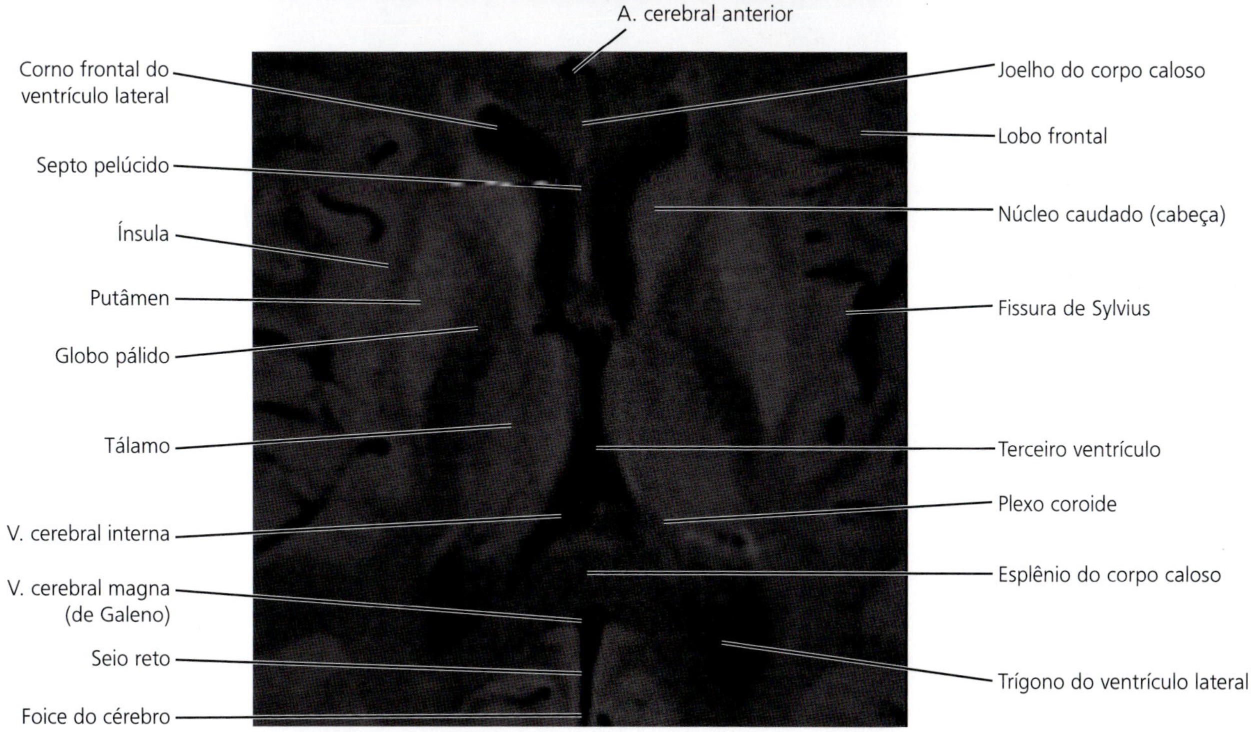
A. cerebral anterior
Corno frontal do ventrículo lateral
Septo pelúcido
Ínsula
Putâmen
Globo pálido
Tálamo
V. cerebral interna
V. cerebral magna (de Galeno)
Seio reto
Foice do cérebro
Joelho do corpo caloso
Lobo frontal
Núcleo caudado (cabeça)
Fissura de Sylvius
Terceiro ventrículo
Plexo coroide
Esplênio do corpo caloso
Trígono do ventrículo lateral

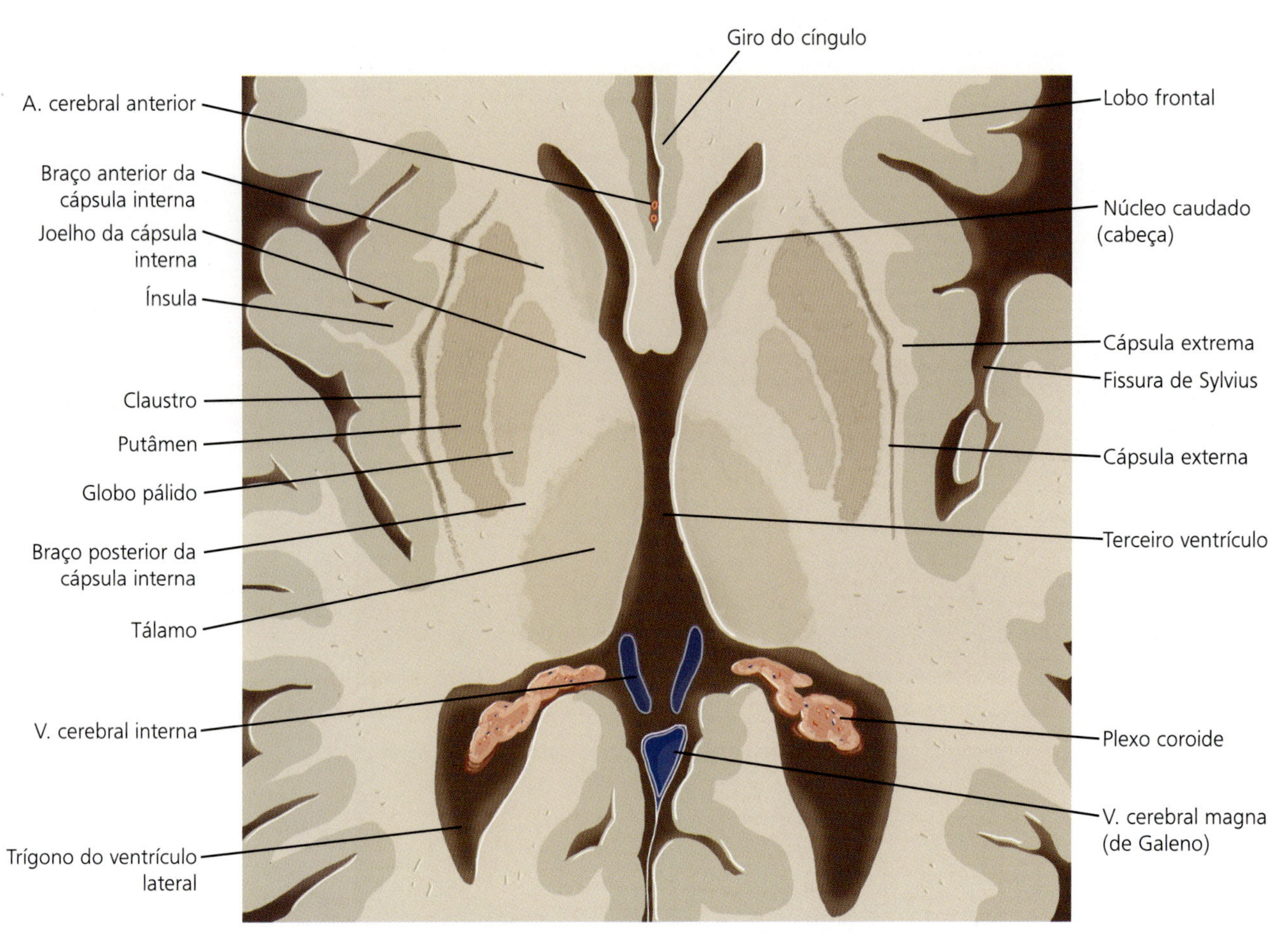
Giro do cíngulo
A. cerebral anterior
Lobo frontal
Braço anterior da cápsula interna
Núcleo caudado (cabeça)
Joelho da cápsula interna
Ínsula
Cápsula extrema
Fissura de Sylvius
Claustro
Putâmen
Cápsula externa
Globo pálido
Terceiro ventrículo
Braço posterior da cápsula interna
Tálamo
V. cerebral interna
Plexo coroide
V. cerebral magna (de Galeno)
Trígono do ventrículo lateral

CONSIDERAÇÕES DIAGNÓSTICAS

Sequência de densidade de prótons (PD) é usada em lugar da mais rotineira sequência ponderada em T1 a fim de acentuar o sinal nos núcleos da base e tálamos (comparar com as imagens ponderadas em T1 no Capítulo 4).

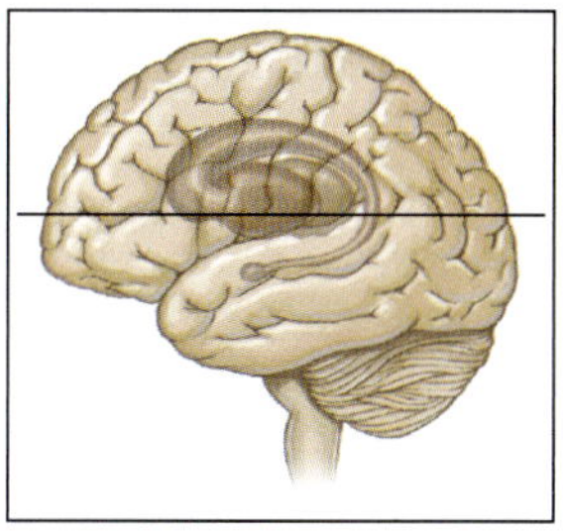

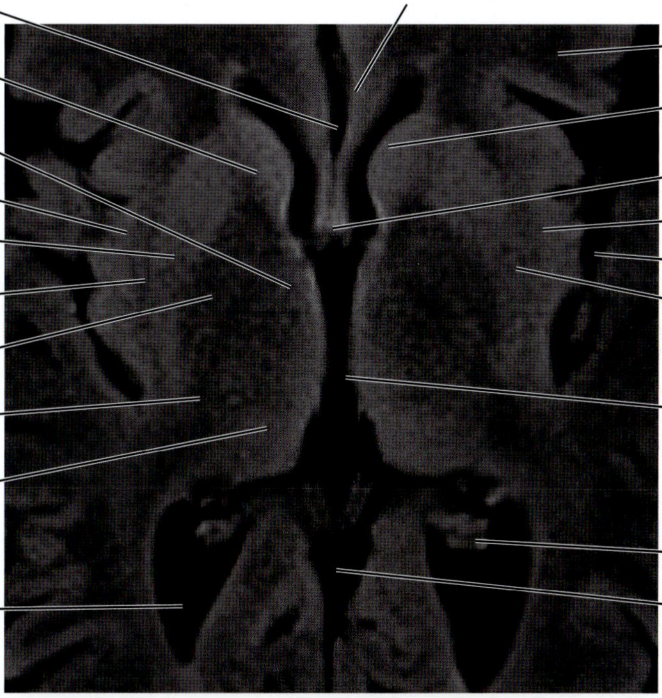
A. cerebral anterior
Braço anterior da cápsula interna
Joelho da cápsula interna
Ínsula
Putâmen
Claustro
Globo pálido
Braço posterior da cápsula interna
Tálamo
Trígono do ventrículo lateral
Giro do cíngulo
Lobo frontal
Núcleo caudado (cabeça)
Comissura anterior
Cápsula extrema
Fissura de Sylvius
Cápsula externa
Terceiro ventrículo
Plexo coroide
V. magna de Galeno

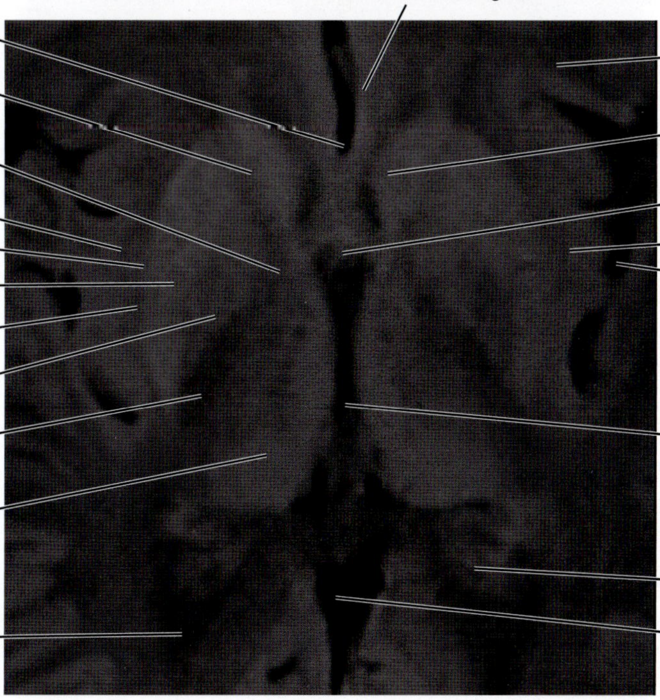
Giro do cíngulo
A. cerebral anterior
Braço anterior da cápsula interna
Joelho da cápsula interna
Ínsula
Cápsula externa
Putâmen
Claustro
Globo pálido
Braço posterior da cápsula interna
Tálamo
Trígono do ventrículo lateral
Lobo frontal
Núcleo caudado (cabeça)
Comissura anterior
Cápsula extrema
Fissura de Sylvius
Terceiro ventrículo
Plexo coroide
V. magna de Galeno

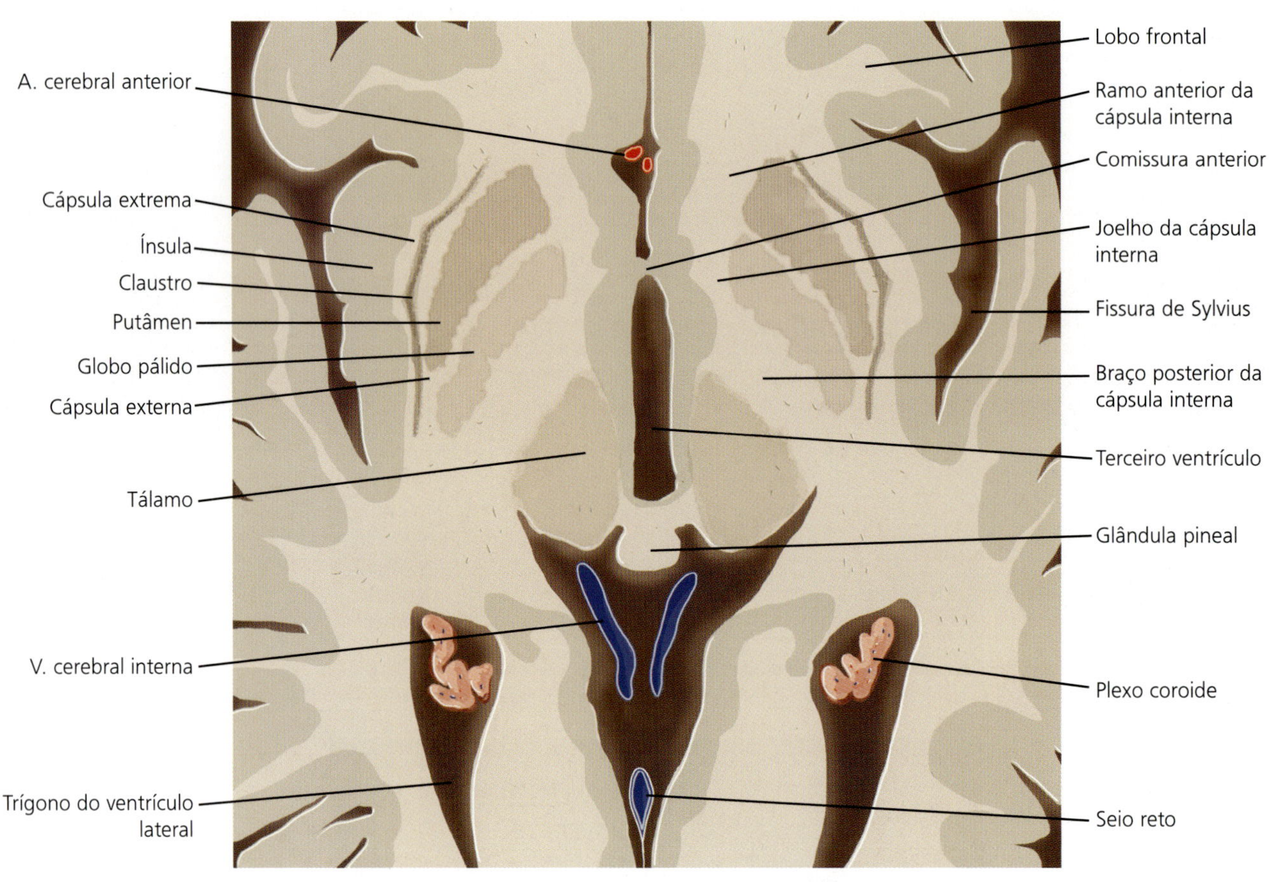
A. cerebral anterior
Cápsula extrema
Ínsula
Claustro
Putâmen
Globo pálido
Cápsula externa
Tálamo
V. cerebral interna
Trígono do ventrículo lateral
Lobo frontal
Ramo anterior da cápsula interna
Comissura anterior
Joelho da cápsula interna
Fissura de Sylvius
Braço posterior da cápsula interna
Terceiro ventrículo
Glândula pineal
Plexo coroide
Seio reto

ANATOMIA NORMAL

A veia de Galeno (veia cerebral magna) é uma estrutura de forma triangular na imagem axial, maior do que as veias cerebrais internas pareadas que a alimentam, e maior do que o seio sagital inferior que se junta à veia de Galeno para desaguar no seio reto. A perda do *flow void* escuro normal em imagens ponderadas em T2 ou ponderadas em PD é observada em caso de trombose do seio venoso.

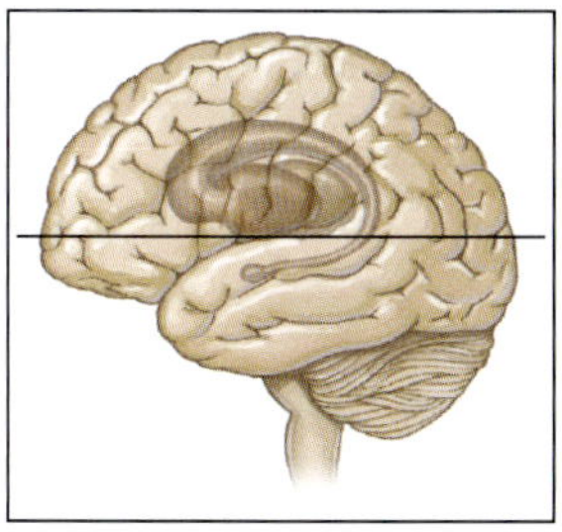

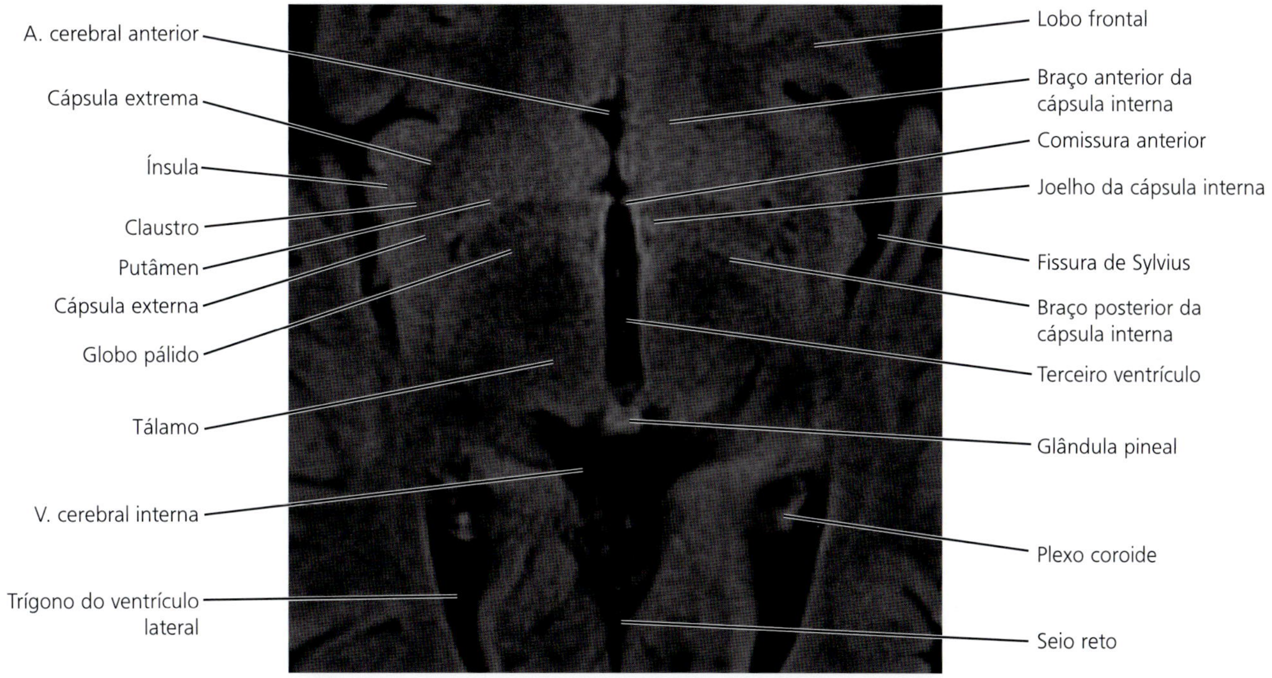
A. cerebral anterior
Cápsula extrema
Ínsula
Claustro
Putâmen
Cápsula externa
Globo pálido
Tálamo
V. cerebral interna
Trígono do ventrículo lateral
Lobo frontal
Braço anterior da cápsula interna
Comissura anterior
Joelho da cápsula interna
Fissura de Sylvius
Braço posterior da cápsula interna
Terceiro ventrículo
Glândula pineal
Plexo coroide
Seio reto

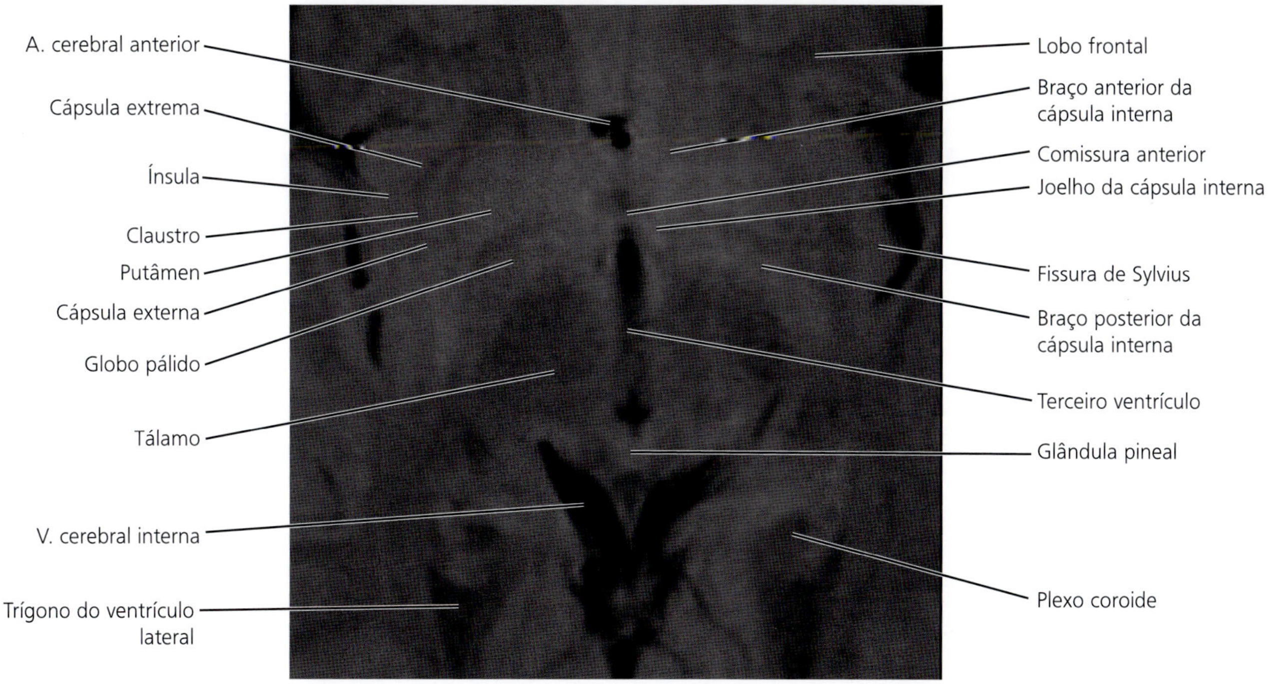
A. cerebral anterior
Cápsula extrema
Ínsula
Claustro
Putâmen
Cápsula externa
Globo pálido
Tálamo
V. cerebral interna
Trígono do ventrículo lateral
Lobo frontal
Braço anterior da cápsula interna
Comissura anterior
Joelho da cápsula interna
Fissura de Sylvius
Braço posterior da cápsula interna
Terceiro ventrículo
Glândula pineal
Plexo coroide

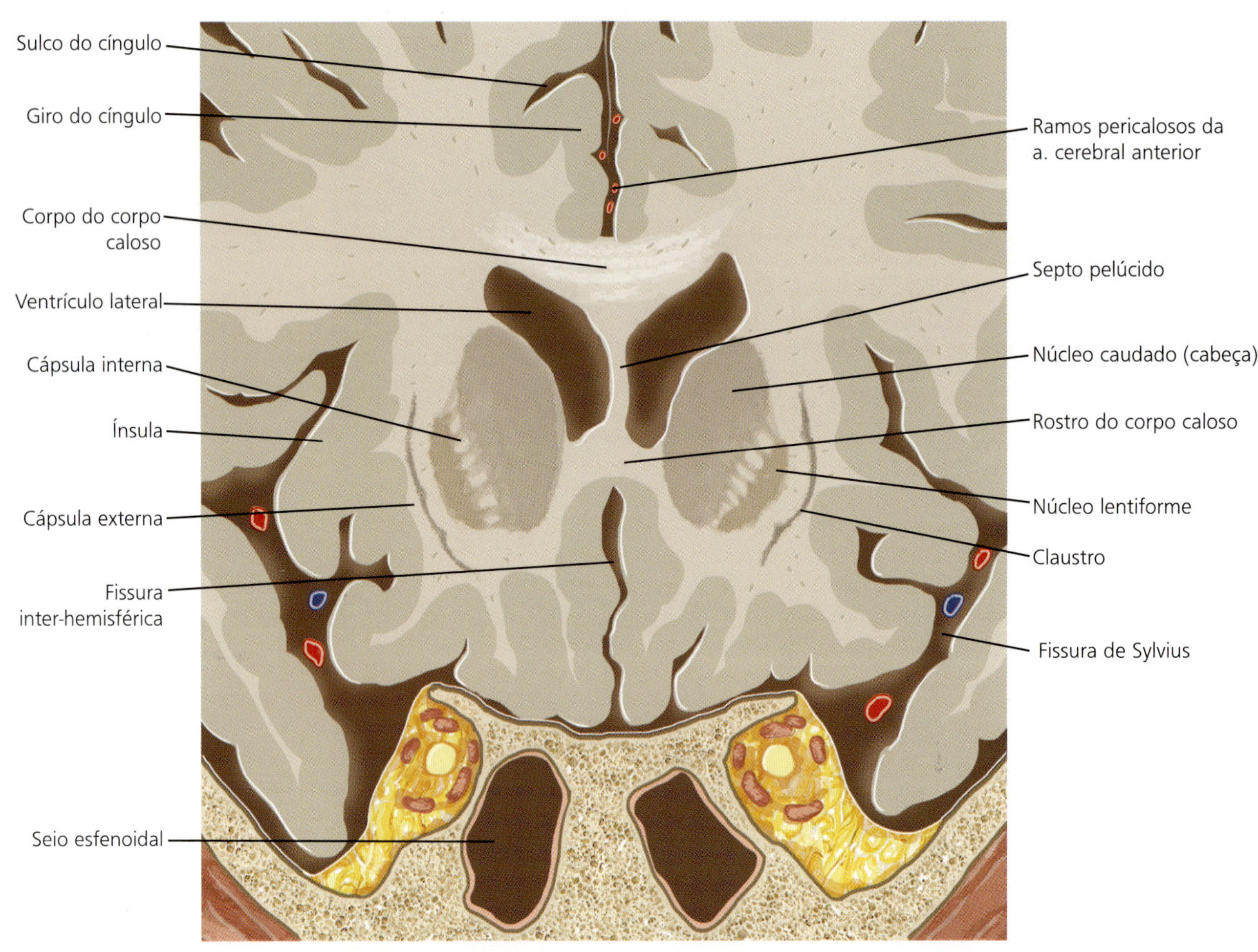
Sulco do cíngulo
Giro do cíngulo
Corpo do corpo caloso
Ventrículo lateral
Cápsula interna
Ínsula
Cápsula externa
Fissura inter-hemisférica
Seio esfenoidal
Ramos pericalosos da a. cerebral anterior
Septo pelúcido
Núcleo caudado (cabeça)
Rostro do corpo caloso
Núcleo lentiforme
Claustro
Fissura de Sylvius

ANATOMIA NORMAL

Notar que de medial a lateral nesta imagem de RM coronal, as estruturas são: septo pelúcido, ventrículo lateral, núcleo caudado, cápsula interna, núcleo lentiforme, cápsula externa, claustro, cápsula extrema (difícil de ver na maioria das imagens) e córtex insular.

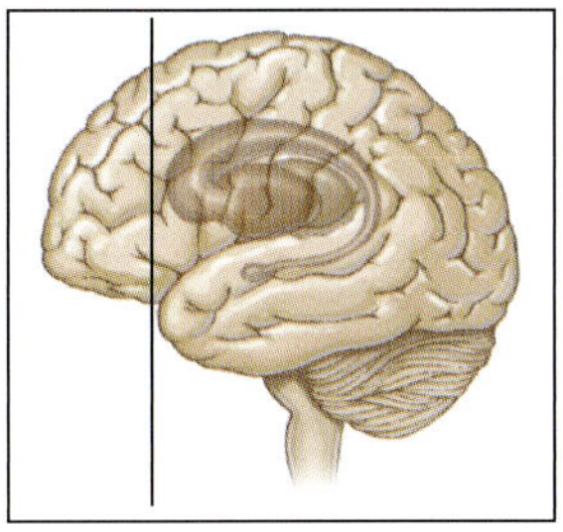

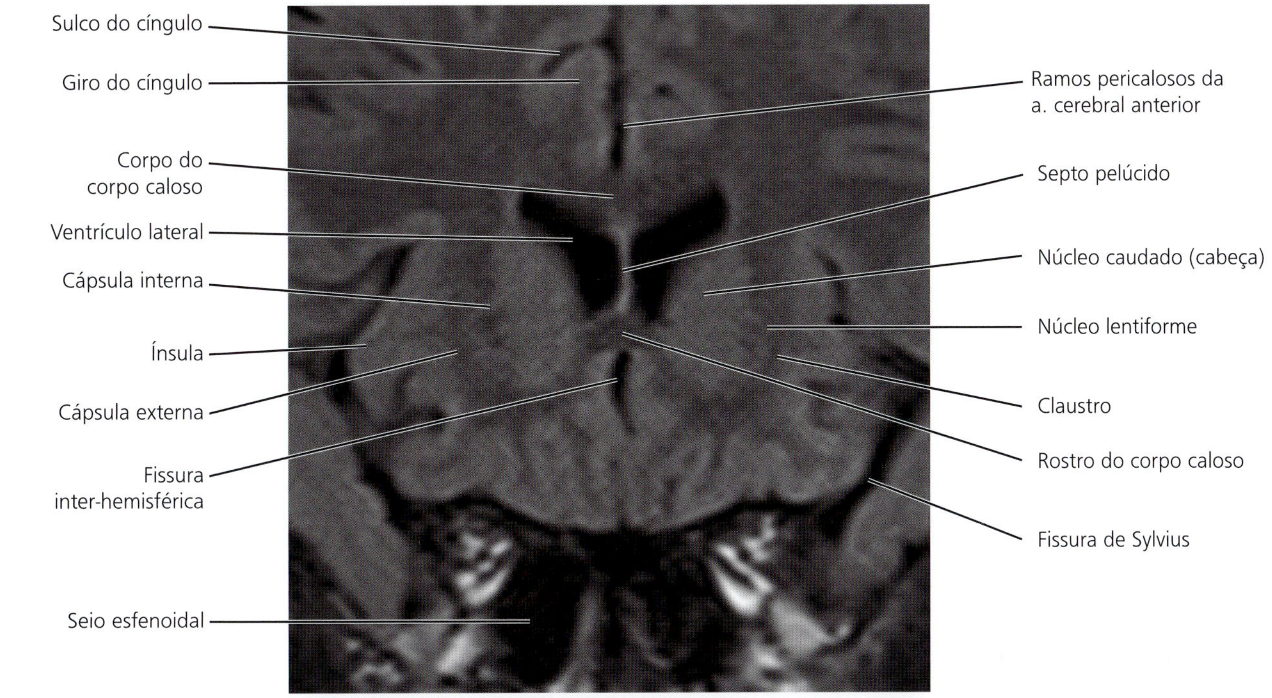

Sulco do cíngulo
Giro do cíngulo
Corpo do corpo caloso
Ventrículo lateral
Cápsula interna
Ínsula
Cápsula externa
Fissura inter-hemisférica
Seio esfenoidal
Ramos pericalosos da a. cerebral anterior
Septo pelúcido
Núcleo caudado (cabeça)
Núcleo lentiforme
Claustro
Rostro do corpo caloso
Fissura de Sylvius

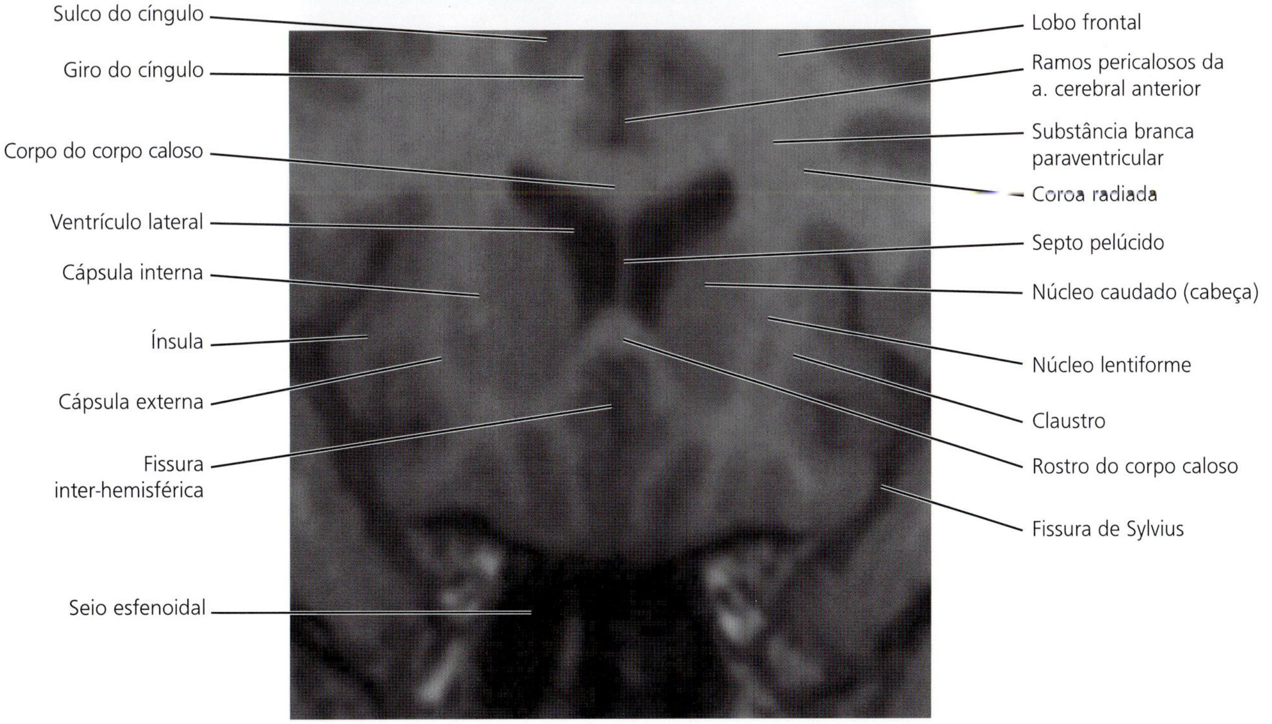

Sulco do cíngulo
Giro do cíngulo
Corpo do corpo caloso
Ventrículo lateral
Cápsula interna
Ínsula
Cápsula externa
Fissura inter-hemisférica
Seio esfenoidal
Lobo frontal
Ramos pericalosos da a. cerebral anterior
Substância branca paraventricular
Coroa radiada
Septo pelúcido
Núcleo caudado (cabeça)
Núcleo lentiforme
Claustro
Rostro do corpo caloso
Fissura de Sylvius

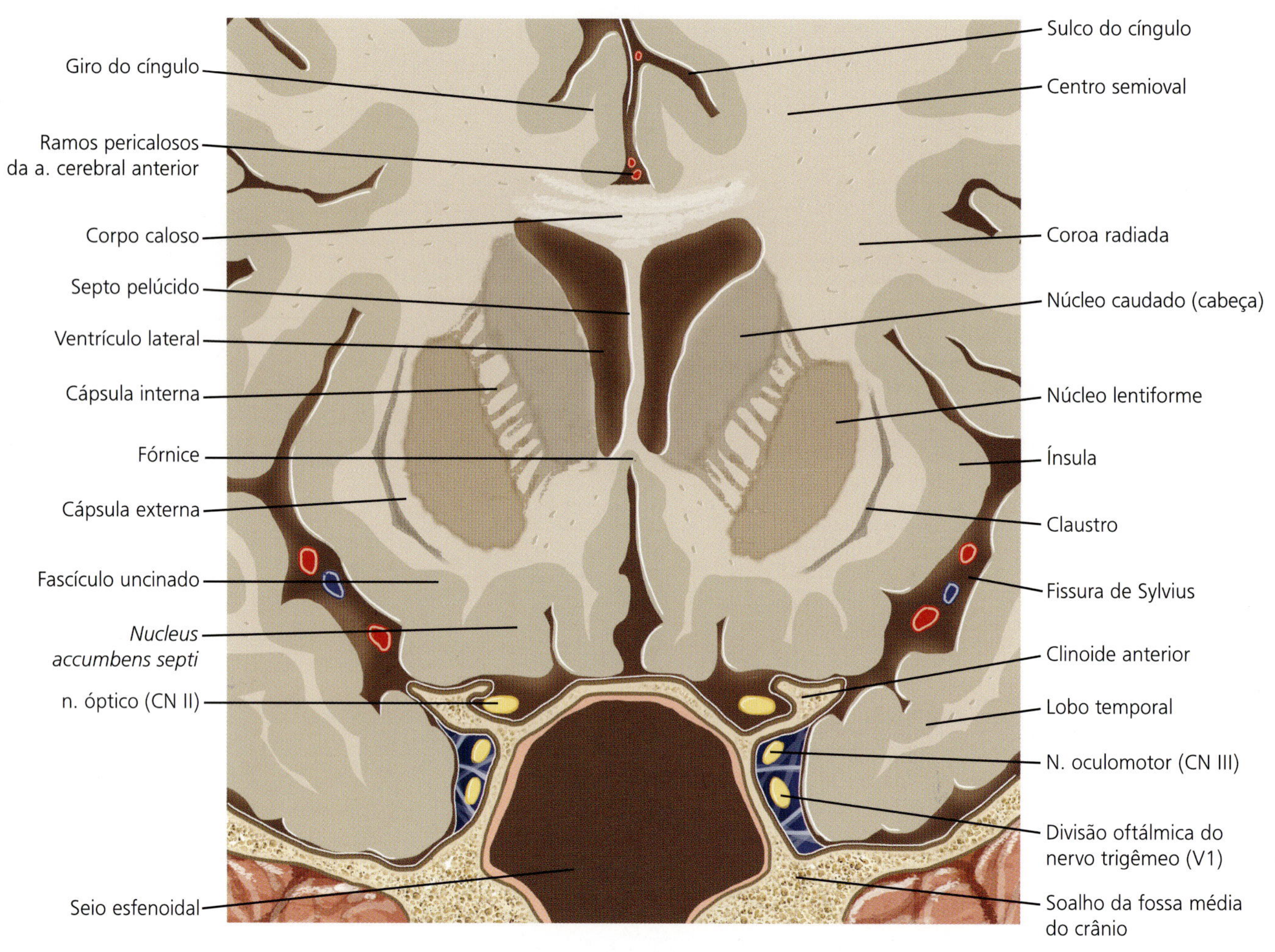
Giro do cíngulo
Ramos pericalosos da a. cerebral anterior
Corpo caloso
Septo pelúcido
Ventrículo lateral
Cápsula interna
Fórnice
Cápsula externa
Fascículo uncinado
Nucleus accumbens septi
n. óptico (CN II)
Seio esfenoidal
Sulco do cíngulo
Centro semioval
Coroa radiada
Núcleo caudado (cabeça)
Núcleo lentiforme
Ínsula
Claustro
Fissura de Sylvius
Clinoide anterior
Lobo temporal
N. oculomotor (CN III)
Divisão oftálmica do nervo trigêmeo (V1)
Soalho da fossa média do crânio

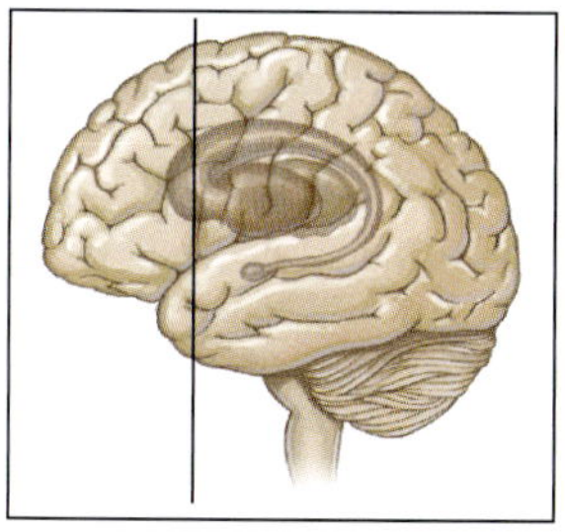

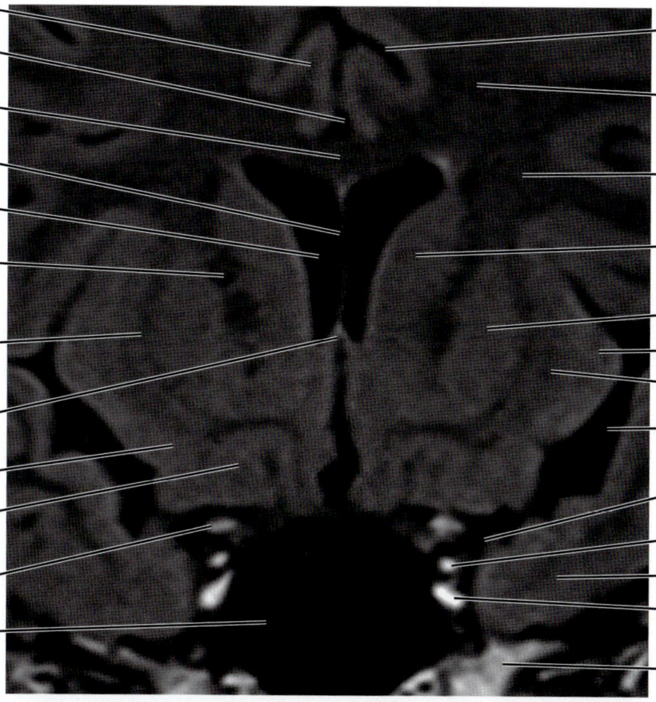

Giro do cíngulo
Ramos pericalosos da a. cerebral anterior
Corpo caloso
Septo pelúcido
Ventrículo lateral
Ramo anterior da cápsula interna
Cápsula externa
Fórnice
Fascículo uncinado
Nucleus accumbens septi
N. óptico (CN II)
Seio esfenoidal
Sulco do cíngulo
Centro semioval
Coroa radiada
Núcleo caudado (cabeça)
Núcleo lentiforme
Ínsula
Claustro
Fissura de Sylvius
Clinoide anterior
N. oculomotor (CN III)
Lobo temporal
Divisão oftálmica do n. trigêmeo (V1)
Soalho da fossa média do crânio

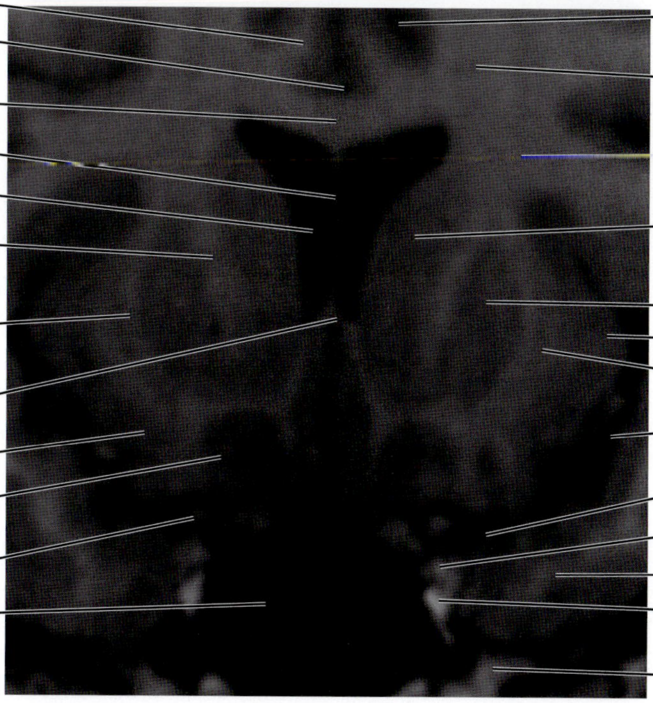

Giro do cíngulo
Ramos pericalosos da a. cerebral anterior
Corpo caloso
Septo pelúcido
Ventrículo lateral
Ramo anterior da cápsula interna
Cápsula externa
Fórnice
Fascículo uncinado
Nucleus accumbens septi
N. óptico (CN II)
Seio esfenoidal
Sulco do cíngulo
Centro semioval
Coroa radiada
Núcleo caudado (cabeça)
Núcleo lentiforme
Ínsula
Claustro
Fissura de Sylvius
Clinoide anterior
N. oculomotor (CN III)
Lobo temporal
Divisão oftálmica do n. trigêmeo (V_1)
Soalho da fossa média do crânio

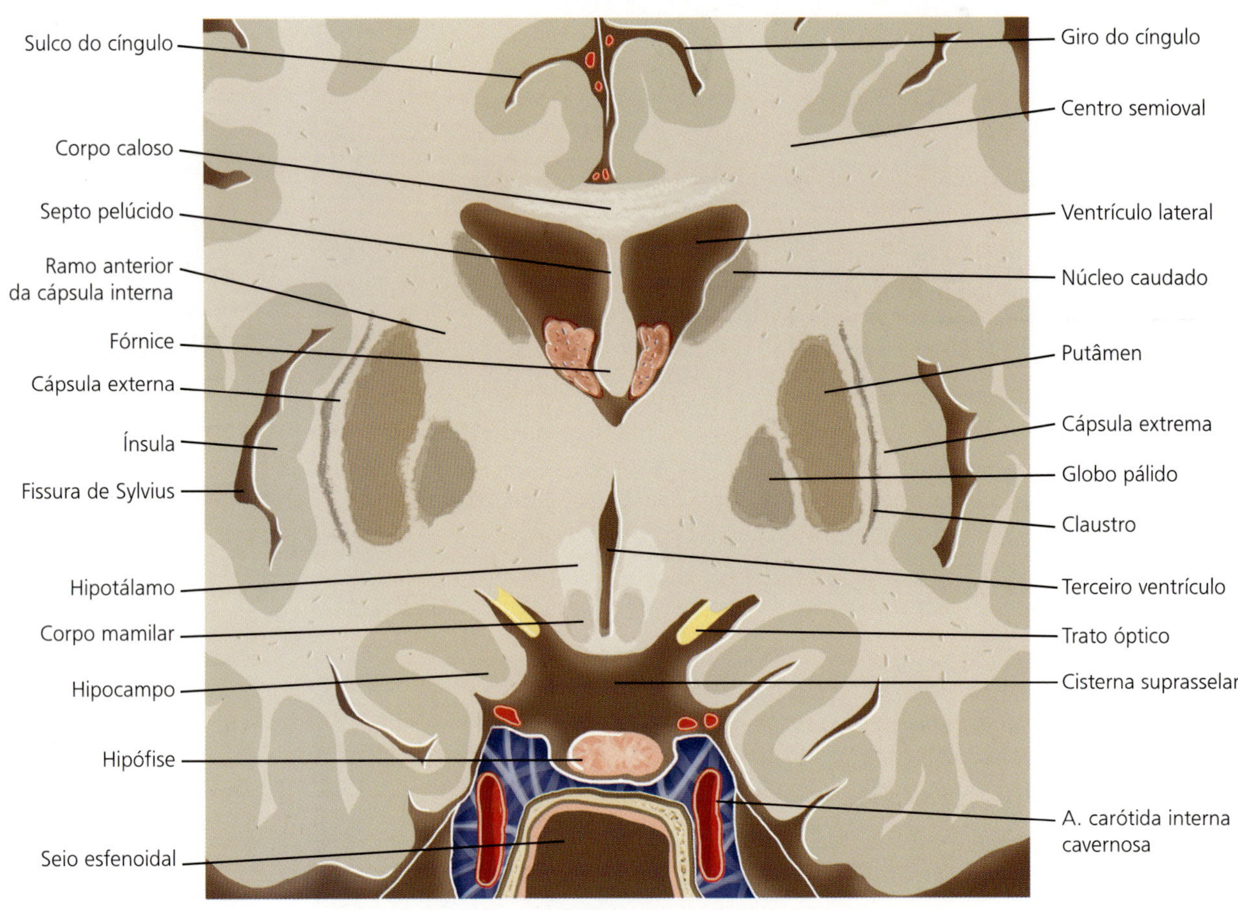
Sulco do cíngulo
Corpo caloso
Septo pelúcido
Ramo anterior da cápsula interna
Fórnice
Cápsula externa
Ínsula
Fissura de Sylvius
Hipotálamo
Corpo mamilar
Hipocampo
Hipófise
Seio esfenoidal
Giro do cíngulo
Centro semioval
Ventrículo lateral
Núcleo caudado
Putâmen
Cápsula extrema
Globo pálido
Claustro
Terceiro ventrículo
Trato óptico
Cisterna suprasselar
A. carótida interna cavernosa

CONSIDERAÇÕES DIAGNÓSTICAS

Perda de diferenciação entre o córtex insular e a substância branca adjacente (cápsulas extrema e externa) constitui um sinal inicial de infarto no território da artéria cerebral média.

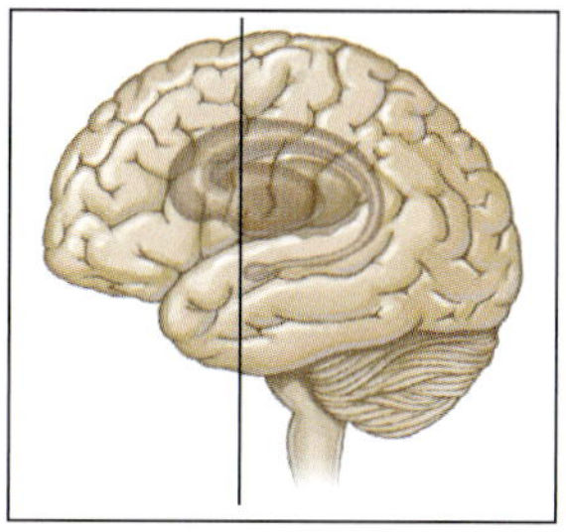

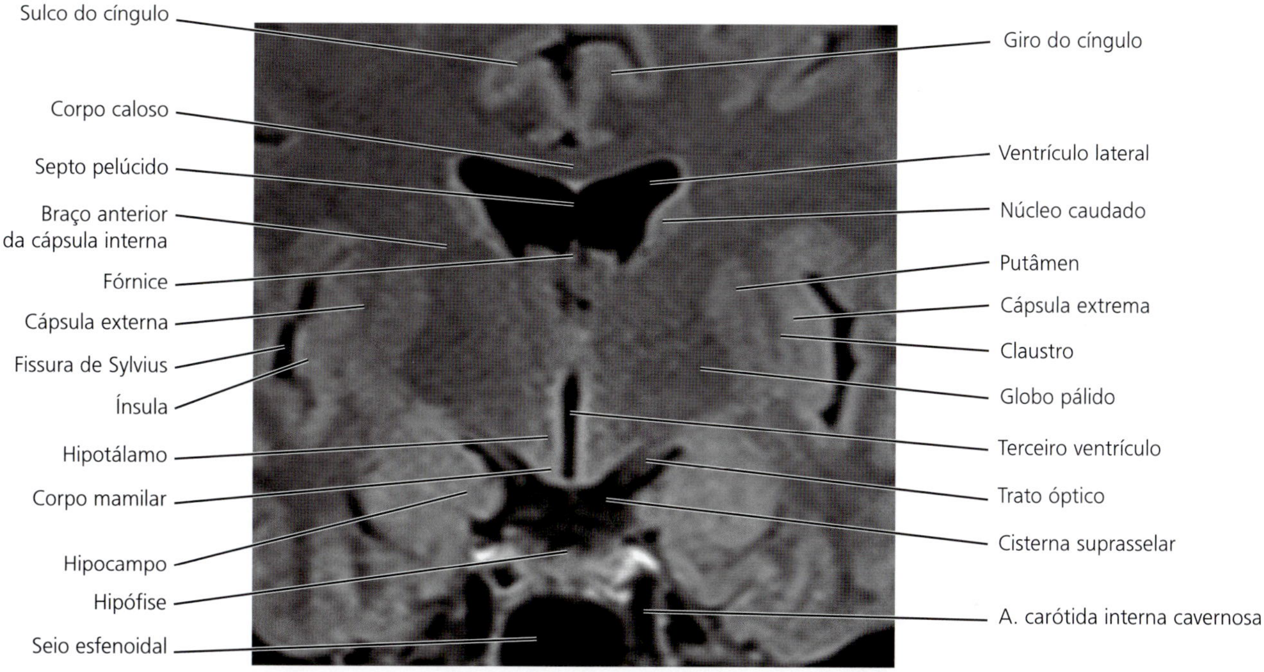
Sulco do cíngulo
Corpo caloso
Septo pelúcido
Braço anterior da cápsula interna
Fórnice
Cápsula externa
Fissura de Sylvius
Ínsula
Hipotálamo
Corpo mamilar
Hipocampo
Hipófise
Seio esfenoidal
Giro do cíngulo
Ventrículo lateral
Núcleo caudado
Putâmen
Cápsula extrema
Claustro
Globo pálido
Terceiro ventrículo
Trato óptico
Cisterna suprasselar
A. carótida interna cavernosa

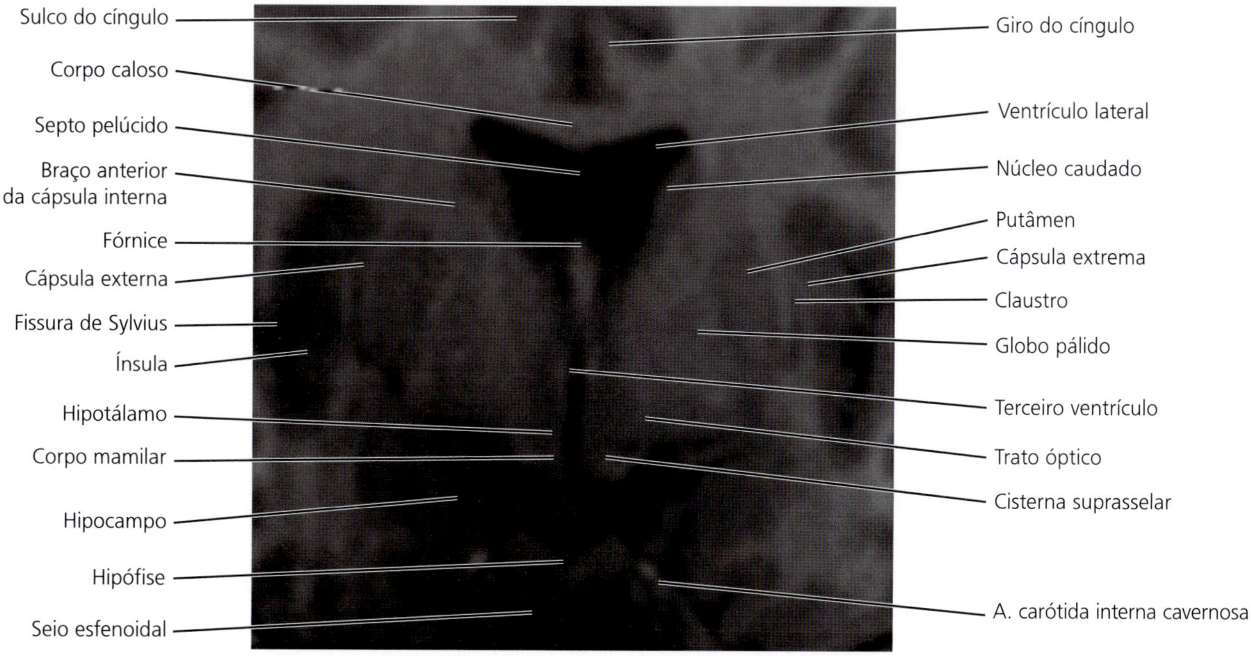
Sulco do cíngulo
Corpo caloso
Septo pelúcido
Braço anterior da cápsula interna
Fórnice
Cápsula externa
Fissura de Sylvius
Ínsula
Hipotálamo
Corpo mamilar
Hipocampo
Hipófise
Seio esfenoidal
Giro do cíngulo
Ventrículo lateral
Núcleo caudado
Putâmen
Cápsula extrema
Claustro
Globo pálido
Terceiro ventrículo
Trato óptico
Cisterna suprasselar
A. carótida interna cavernosa

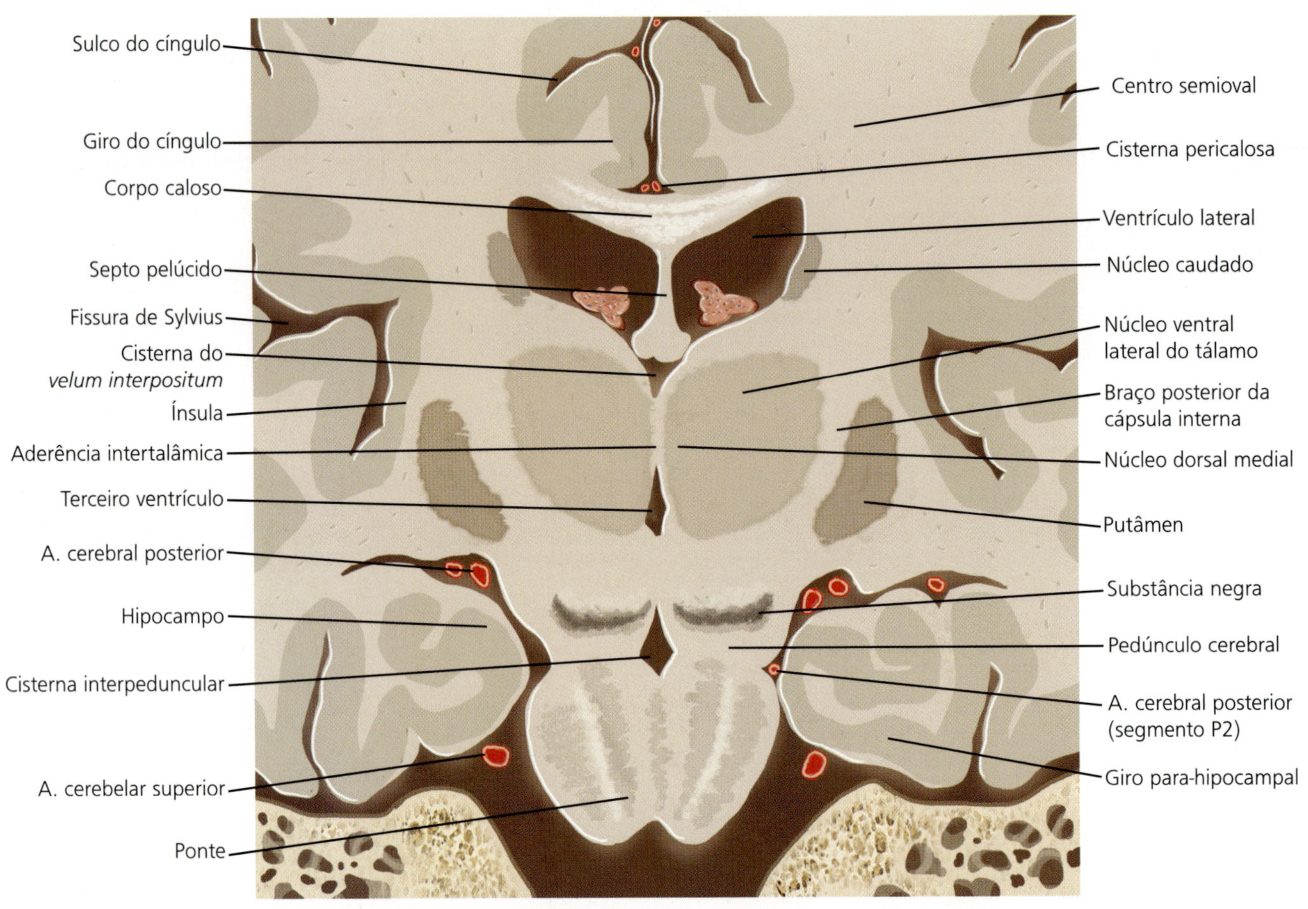
Sulco do cíngulo
Giro do cíngulo
Corpo caloso
Septo pelúcido
Fissura de Sylvius
Cisterna do *velum interpositum*
Ínsula
Aderência intertalâmica
Terceiro ventrículo
A. cerebral posterior
Hipocampo
Cisterna interpeduncular
A. cerebelar superior
Ponte
Centro semioval
Cisterna pericalosa
Ventrículo lateral
Núcleo caudado
Núcleo ventral lateral do tálamo
Braço posterior da cápsula interna
Núcleo dorsal medial
Putâmen
Substância negra
Pedúnculo cerebral
A. cerebral posterior (segmento P2)
Giro para-hipocampal

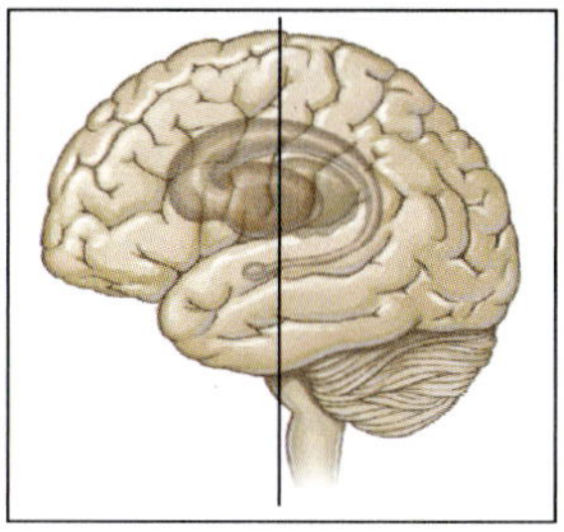

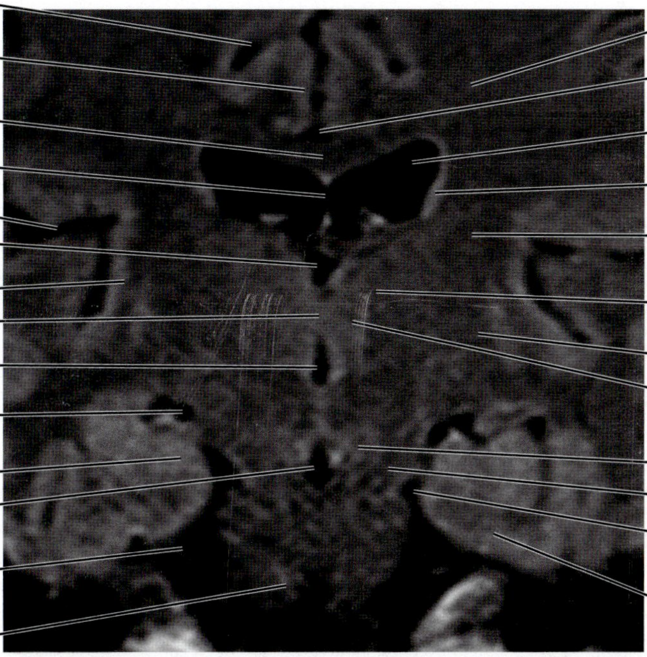
Sulco do cíngulo
Giro do cíngulo
Corpo caloso
Septo pelúcido
Fissura de Sylvius
Cisterna do *velum interpositum*
Ínsula
Aderência intertalâmica
Terceiro ventrículo
A. cerebral posterior
Hipocampo
Cisterna interpeduncular
A. cerebelar superior
Ponte
Centro semioval
Cisterna pericalosa
Ventrículo lateral
Núcleo caudado
Braço posterior da cápsula interna
Núcleo ventrolateral do tálamo
Putâmen
Núcleo dorsomedial
Substância negra
Pedúnculo cerebral
A. cerebral posterior (segmento P2)
Giro para-hipocampal

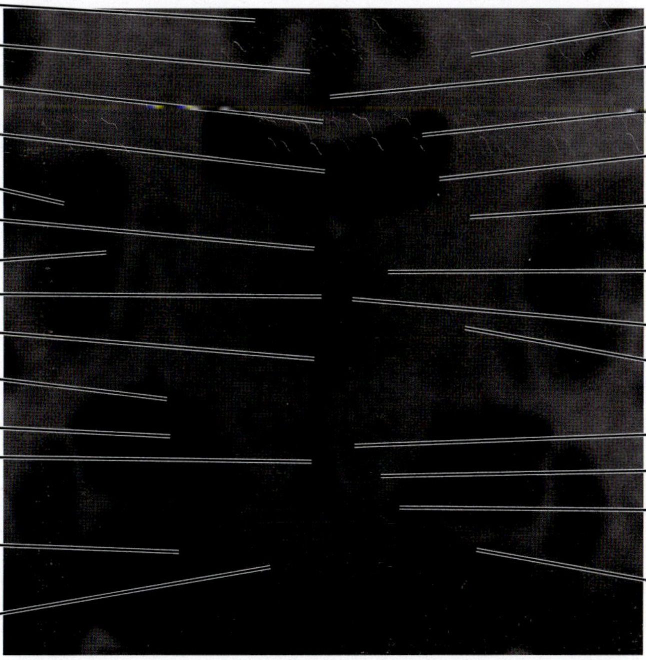
Sulco do cíngulo
Giro do cíngulo
Corpo caloso
Septo pelúcido
Fissura de Sylvius
Cisterna do *velum interpositum*
Ínsula
Aderência intertalâmica
Terceiro ventrículo
A. cerebral posterior
Hipocampo
Cisterna interpeduncular
A. cerebelar superior
Ponte
Centro semioval
Cisterna pericalosa
Ventrículo lateral
Núcleo caudado
Braço posterior da cápsula interna
Núcleo ventrolateral do tálamo
Núcleo dorsomedial
Putâmen
Substância negra
Pedúnculo cerebral
A. cerebral posterior (segmento P2)
Giro para-hipocampal

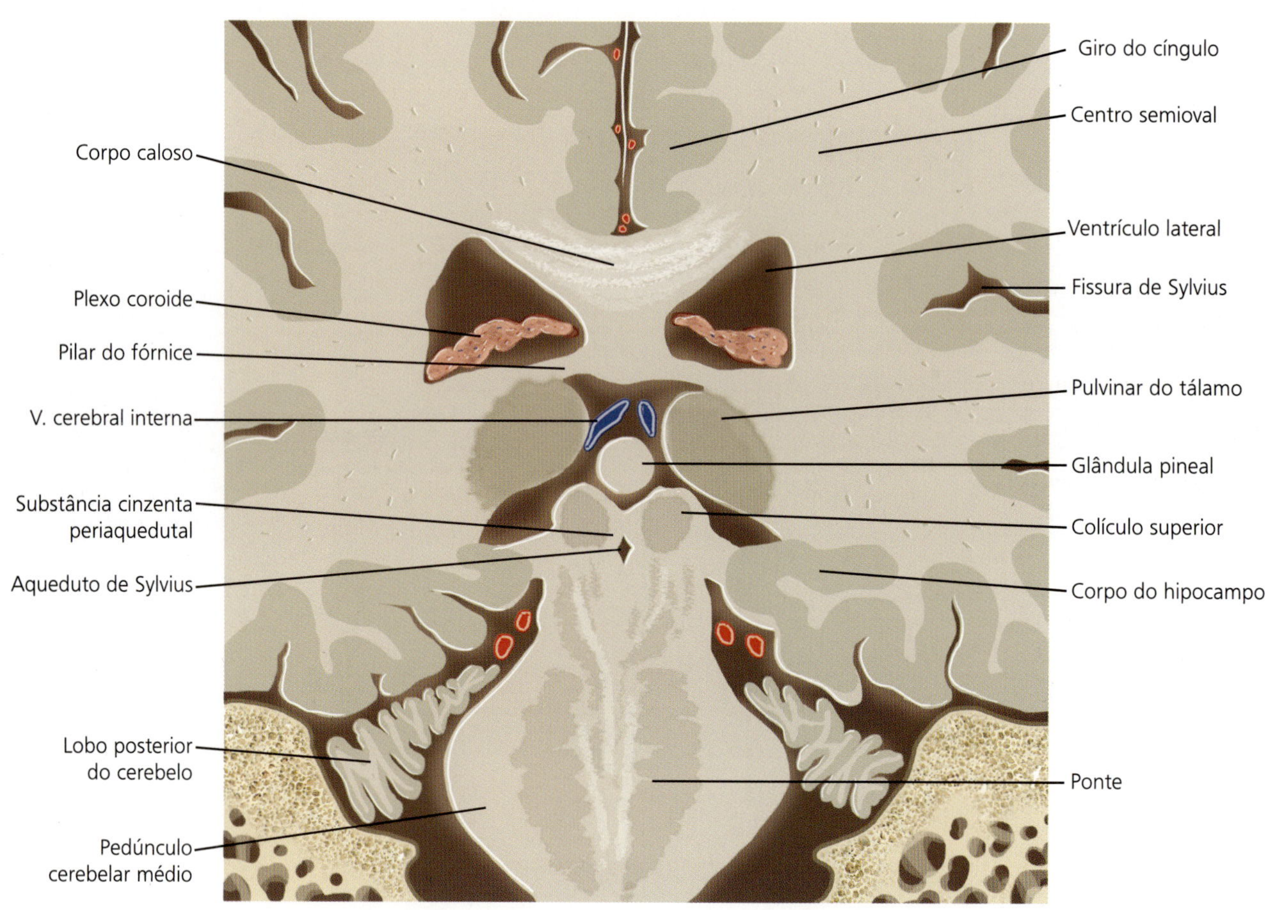
Giro do cíngulo
Centro semioval
Corpo caloso
Ventrículo lateral
Fissura de Sylvius
Plexo coroide
Pilar do fórnice
Pulvinar do tálamo
V. cerebral interna
Glândula pineal
Substância cinzenta periaquedutal
Colículo superior
Aqueduto de Sylvius
Corpo do hipocampo
Lobo posterior do cerebelo
Ponte
Pedúnculo cerebelar médio

CONSIDERAÇÕES SOBRE TÉCNICA DE IMAGEM

A substância branca é "branca" na IRM ponderada em T1. Um mnemônico simples para lembrar este fato é pensar na bainha de mielina como "gordurosa", a gordura sendo tipicamente brilhante em imagens ponderadas em T1. A gordura não é brilhante em imagens ponderadas em T2 padrão; entretanto, a maioria das imagens ponderadas em T2 agora são feitas com múltiplos pulsos de *spin-echo* (p. ex., Turbo SE), o que quebra as fortes forças homonucleares (moléculas com núcleos idênticos), chamado *acoplamento J*, entre os átomos de hidrogênio (H) nas longas cadeias de hidrocarboneto da gordura. Isto possibilita que os átomos H precessionem mais livremente, similarmente aos dois átomos de hidrogênio em uma molécula de H_2O, tornando a aparência da gordura brilhante, como água.

Notar que na imagem de radiologia superior, ponderada em T2 (FLAIR), a substância branca é mais escura que o córtex.

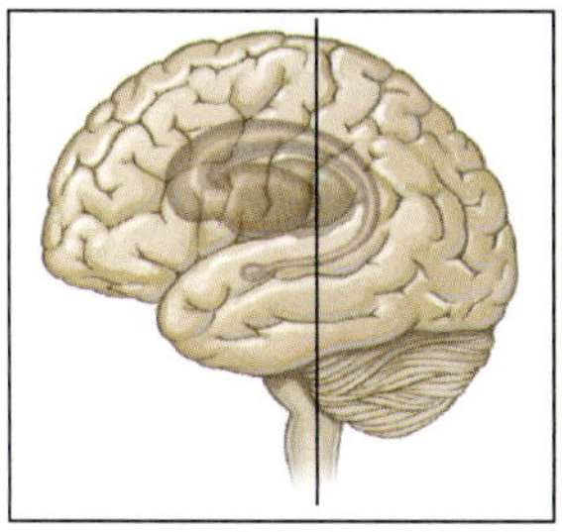

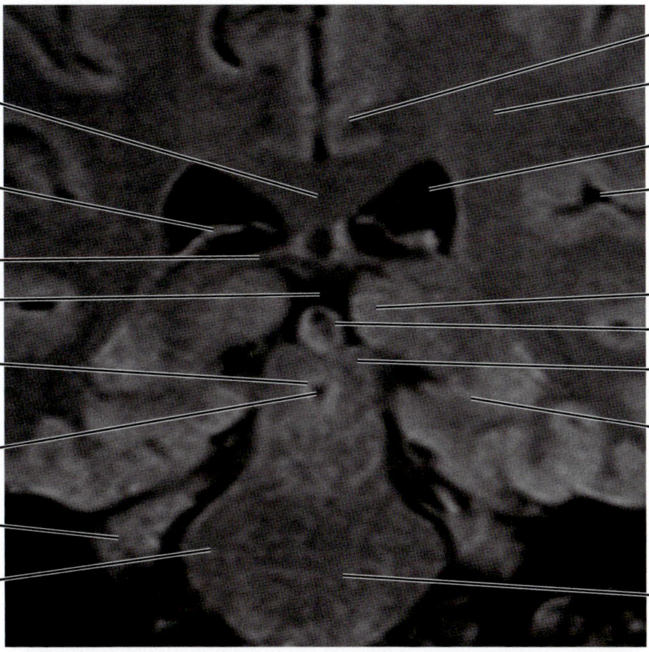
Giro do cíngulo
Centro semioval
Ventrículo lateral
Fissura de Sylvius
Pulvinar do tálamo
Glândula pineal
Colículo superior
Corpo do hipocampo
Ponte
Corpo caloso
Plexo coroide
Pilar do fórnice
V. cerebral interna
Substância cinzenta periaquedutal
Aqueduto de Sylvius
Lobo posterior do cerebelo
Pedúnculo posterior do cerebelo

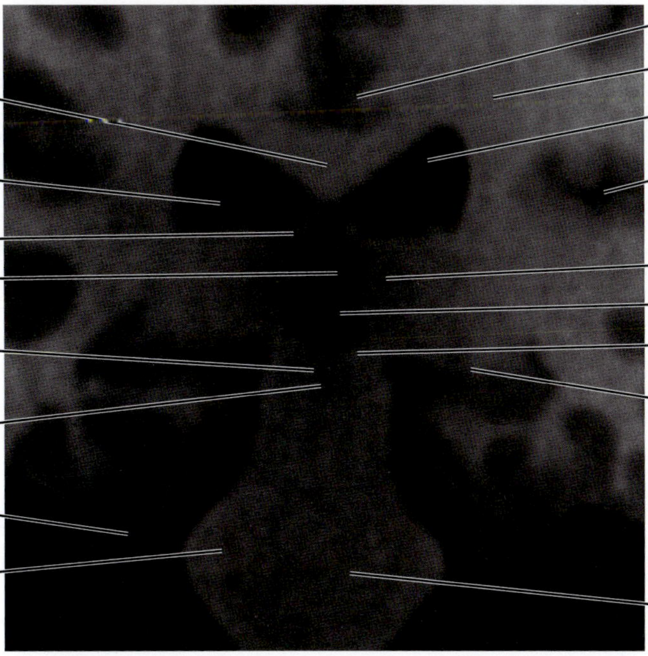
Giro do cíngulo
Centro semioval
Ventrículo lateral
Fissura de Sylvius
Pulvinar do tálamo
Glândula pineal
Colículo superior
Corpo do hipocampo
Ponte
Corpo caloso
Plexo coroide
Pilar do fórnice
V. cerebral interna
Substância cinzenta periaquedutal
Aqueduto de Sylvius
Lobo posterior do cerebelo
Pedúnculo posterior do cerebelo

Capítulo 4 SISTEMA LÍMBICO

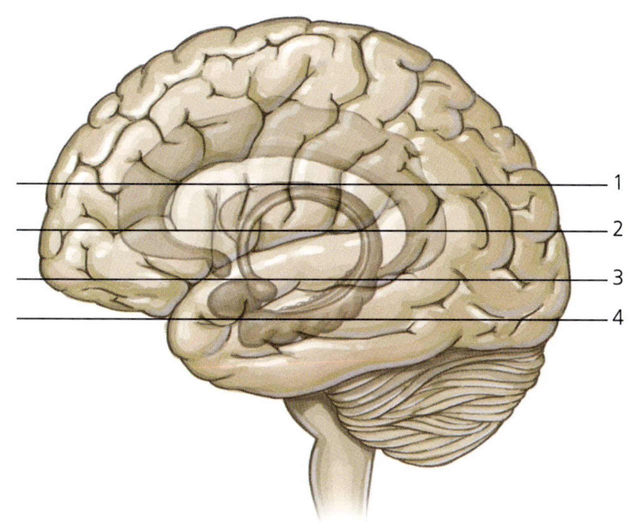
1
2
3
4

AXIAL 148

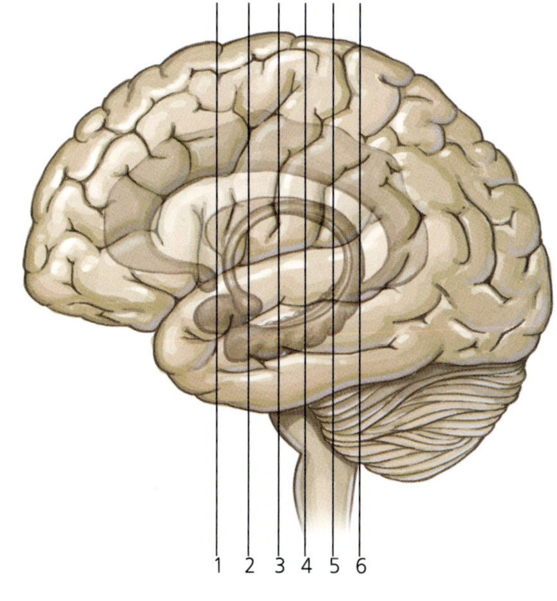
1 2 3 4 5 6

CORONAL 156

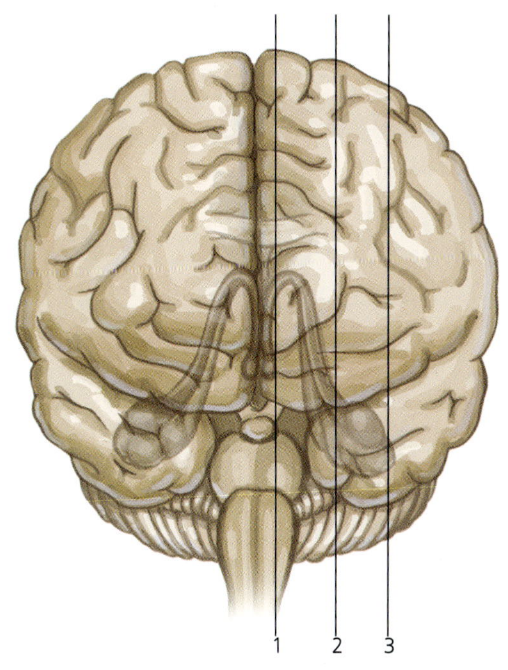
1 2 3

SAGITAL 168

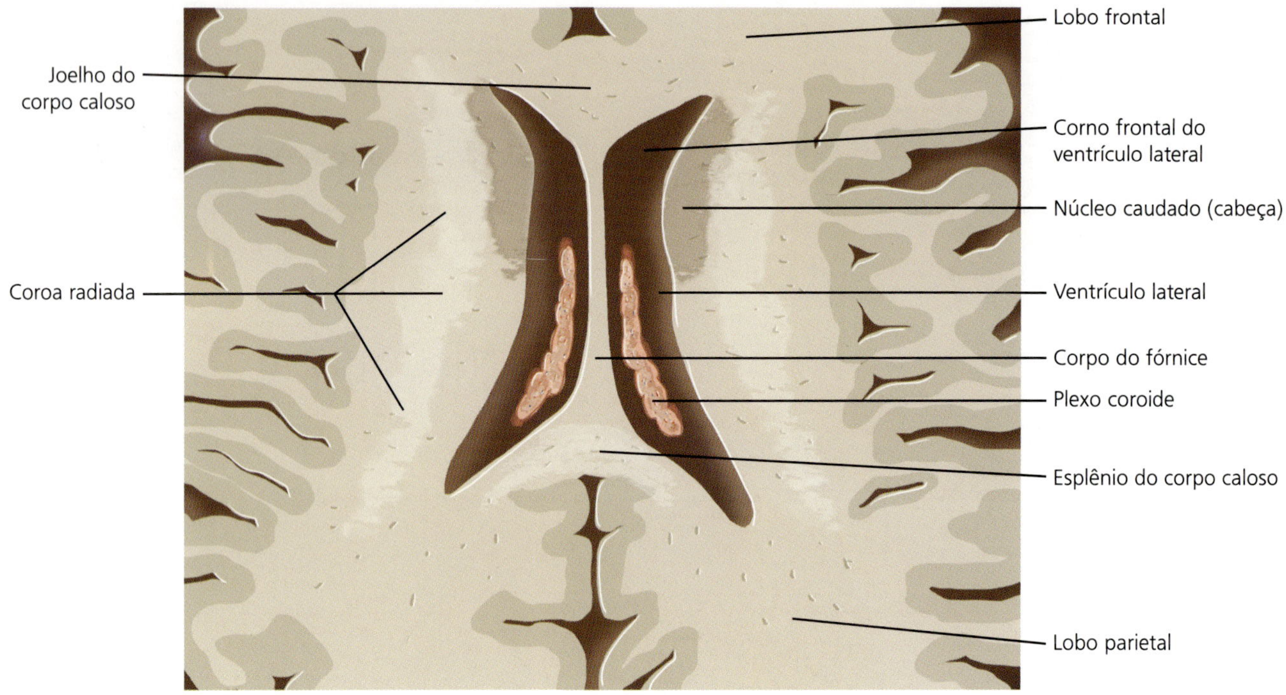
Lobo frontal
Joelho do corpo caloso
Corno frontal do ventrículo lateral
Núcleo caudado (cabeça)
Coroa radiada
Ventrículo lateral
Corpo do fórnice
Plexo coroide
Esplênio do corpo caloso
Lobo parietal

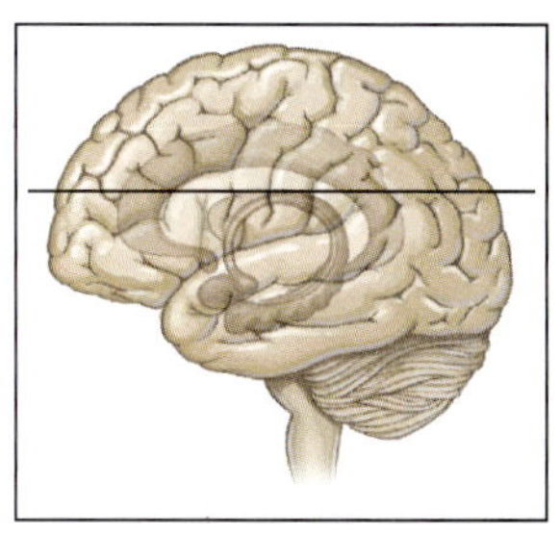

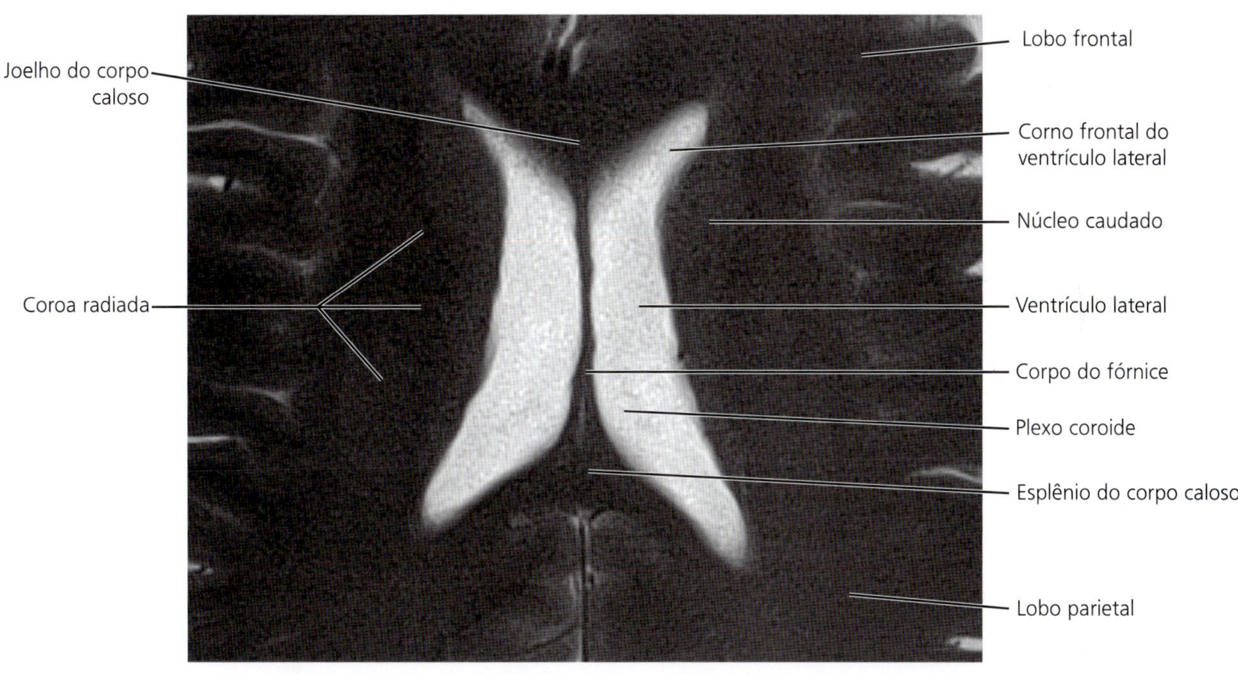
Joelho do corpo caloso
Coroa radiada
Lobo frontal
Corno frontal do ventrículo lateral
Núcleo caudado
Ventrículo lateral
Corpo do fórnice
Plexo coroide
Esplênio do corpo caloso
Lobo parietal

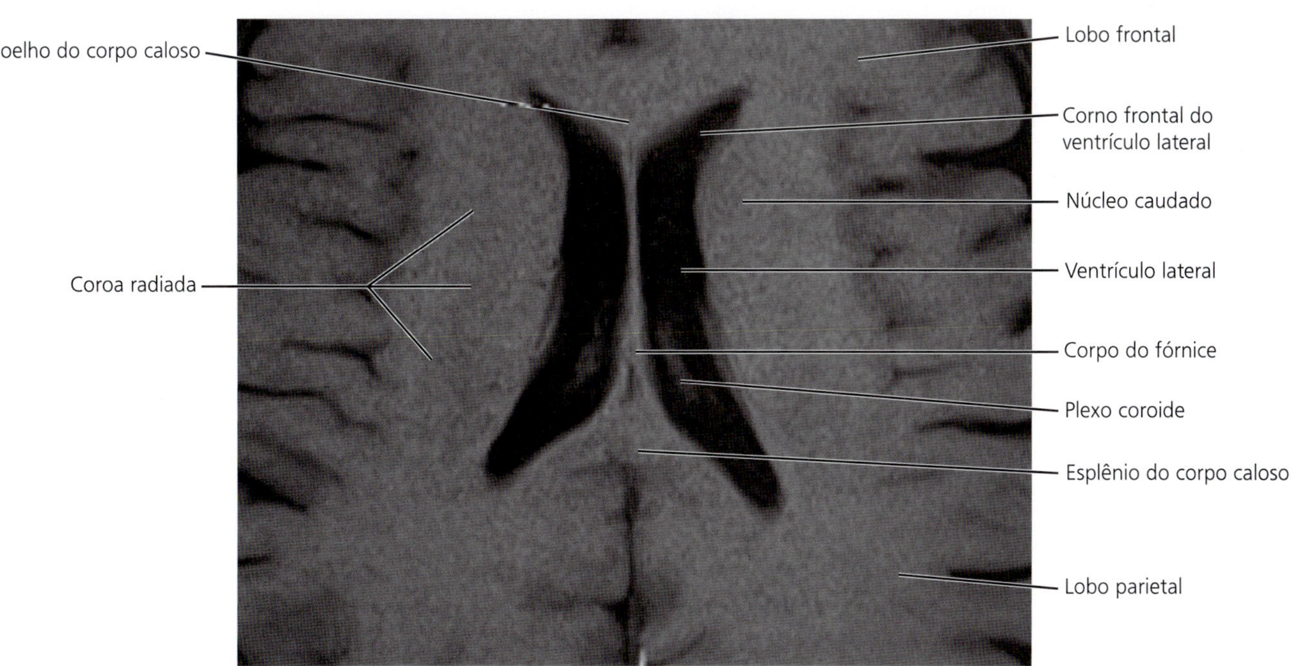
Joelho do corpo caloso
Coroa radiada
Lobo frontal
Corno frontal do ventrículo lateral
Núcleo caudado
Ventrículo lateral
Corpo do fórnice
Plexo coroide
Esplênio do corpo caloso
Lobo parietal

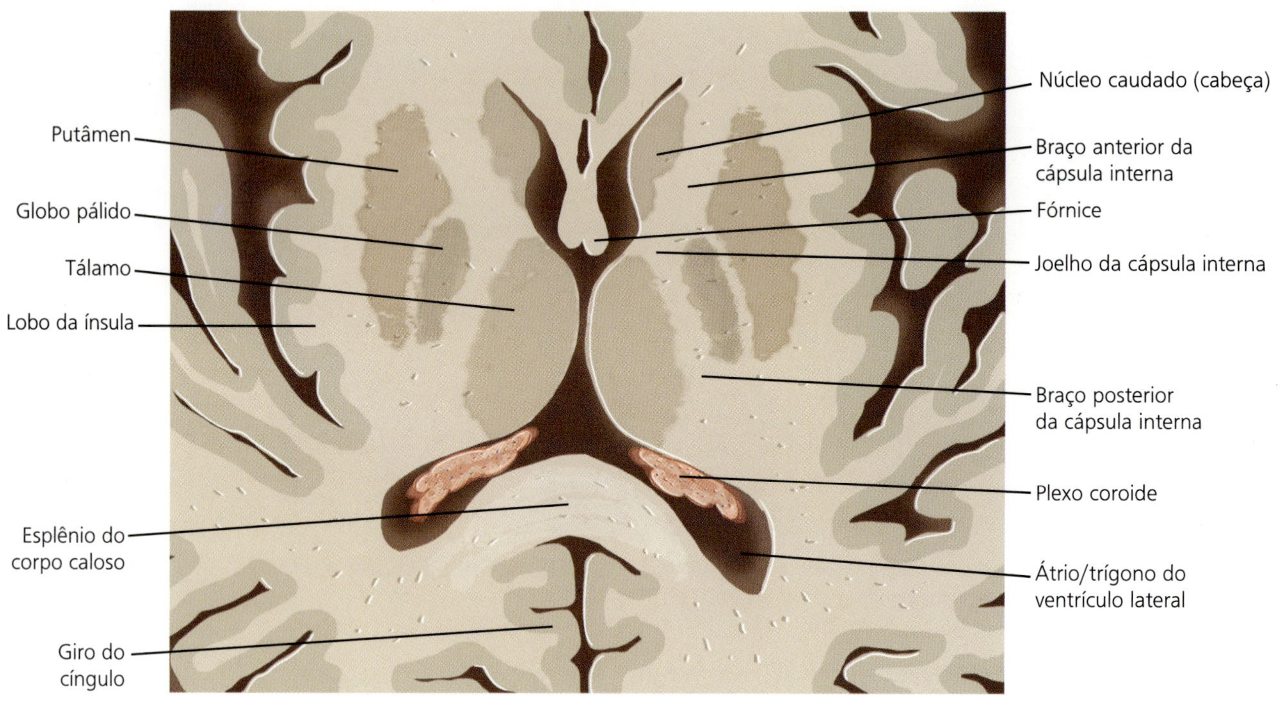
Putâmen
Globo pálido
Tálamo
Lobo da ínsula
Esplênio do corpo caloso
Giro do cíngulo
Núcleo caudado (cabeça)
Braço anterior da cápsula interna
Fórnice
Joelho da cápsula interna
Braço posterior da cápsula interna
Plexo coroide
Átrio/trígono do ventrículo lateral

ANATOMIA NORMAL

Notar como o fórnice (latim, "arco" ou "abóbada") é mais facilmente vista como uma estrutura pareada na imagem de ressonância magnética ponderada em T2, em comparação com o fórnice conforme visto nas imagens do Capítulo 3 focalizando os núcleos da base e os tálamos; O fórnice é um feixe de axônios em forma de C, e transmite sinais do hipocampo ao hipotálamo.

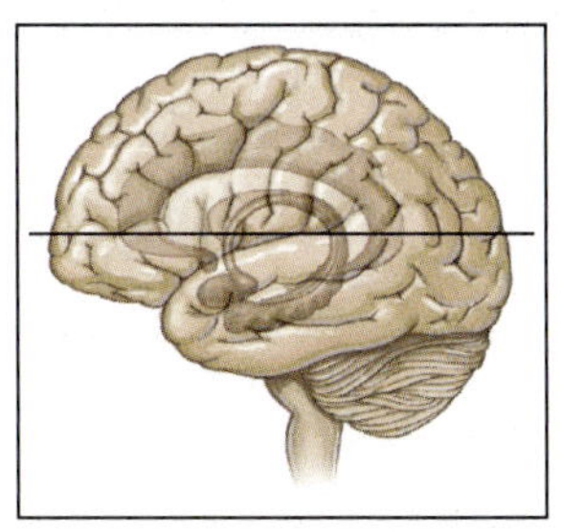

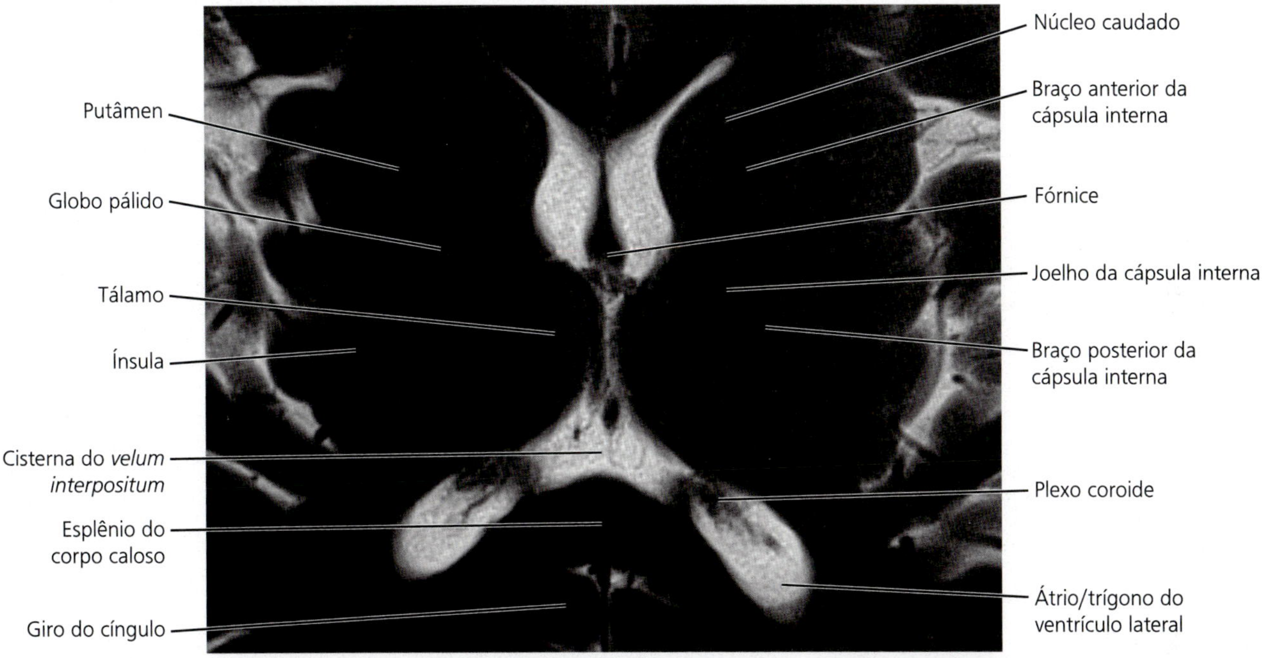

Putâmen
Globo pálido
Tálamo
Ínsula
Cisterna do *velum interpositum*
Esplênio do corpo caloso
Giro do cíngulo
Núcleo caudado
Braço anterior da cápsula interna
Fórnice
Joelho da cápsula interna
Braço posterior da cápsula interna
Plexo coroide
Átrio/trígono do ventrículo lateral

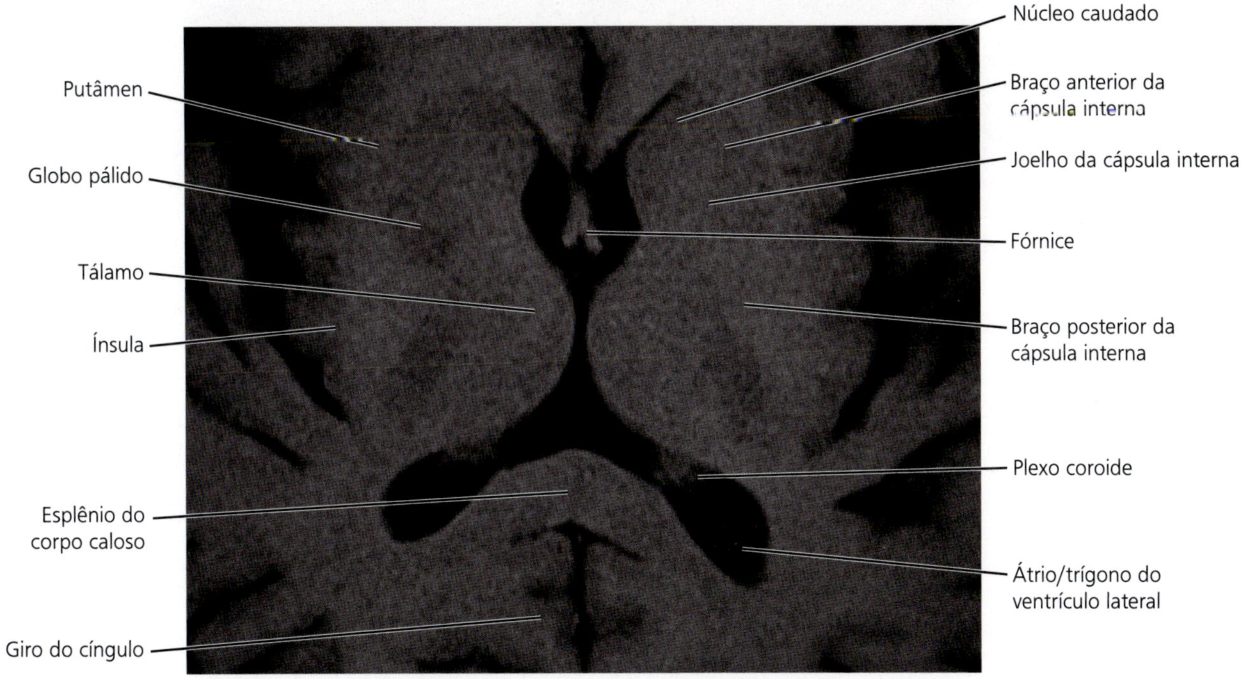

Putâmen
Globo pálido
Tálamo
Ínsula
Esplênio do corpo caloso
Giro do cíngulo
Núcleo caudado
Braço anterior da cápsula interna
Joelho da cápsula interna
Fórnice
Braço posterior da cápsula interna
Plexo coroide
Átrio/trígono do ventrículo lateral

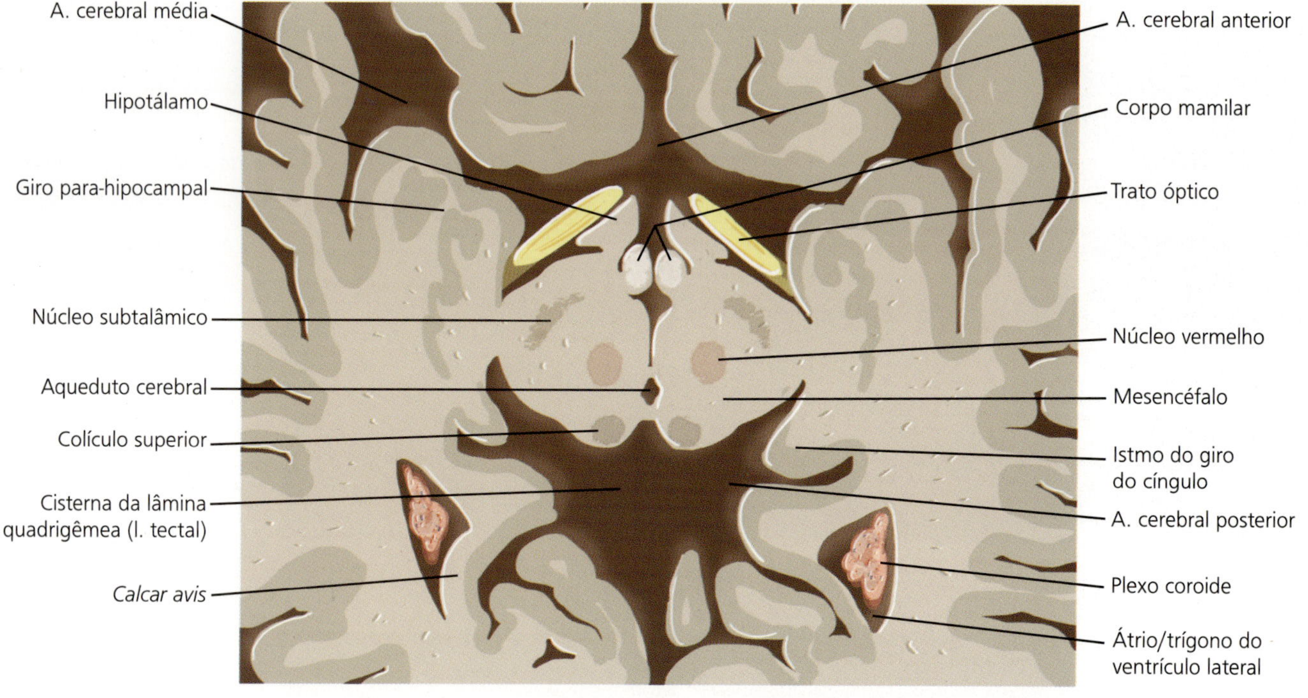
A. cerebral média
Hipotálamo
Giro para-hipocampal
Núcleo subtalâmico
Aqueduto cerebral
Colículo superior
Cisterna da lâmina quadrigêmea (l. tectal)
Calcar avis
A. cerebral anterior
Corpo mamilar
Trato óptico
Núcleo vermelho
Mesencéfalo
Istmo do giro do cíngulo
A. cerebral posterior
Plexo coroide
Átrio/trígono do ventrículo lateral

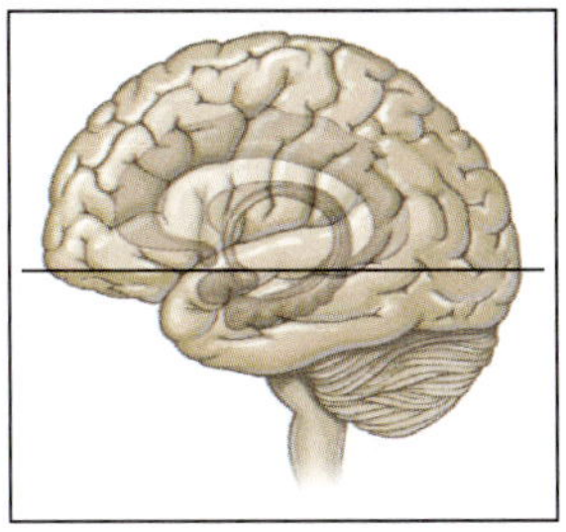

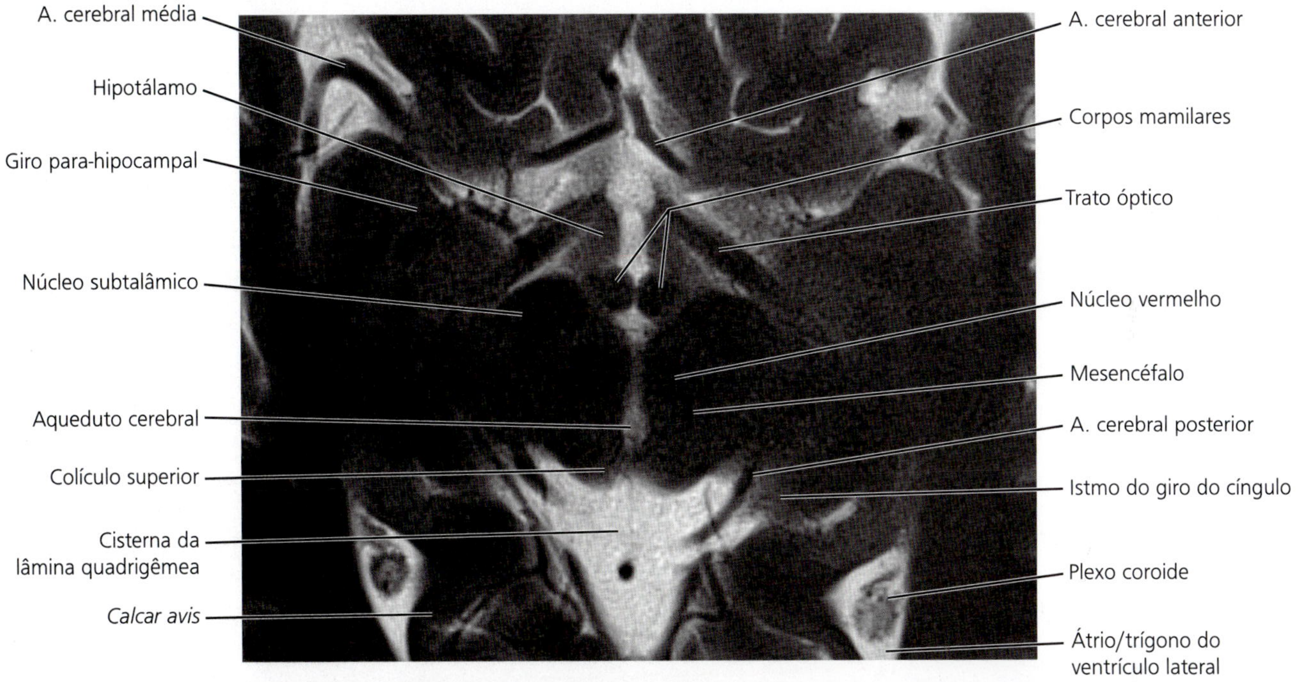
A. cerebral média
Hipotálamo
Giro para-hipocampal
Núcleo subtalâmico
Aqueduto cerebral
Colículo superior
Cisterna da lâmina quadrigêmea
Calcar avis
A. cerebral anterior
Corpos mamilares
Trato óptico
Núcleo vermelho
Mesencéfalo
A. cerebral posterior
Istmo do giro do cíngulo
Plexo coroide
Átrio/trígono do ventrículo lateral

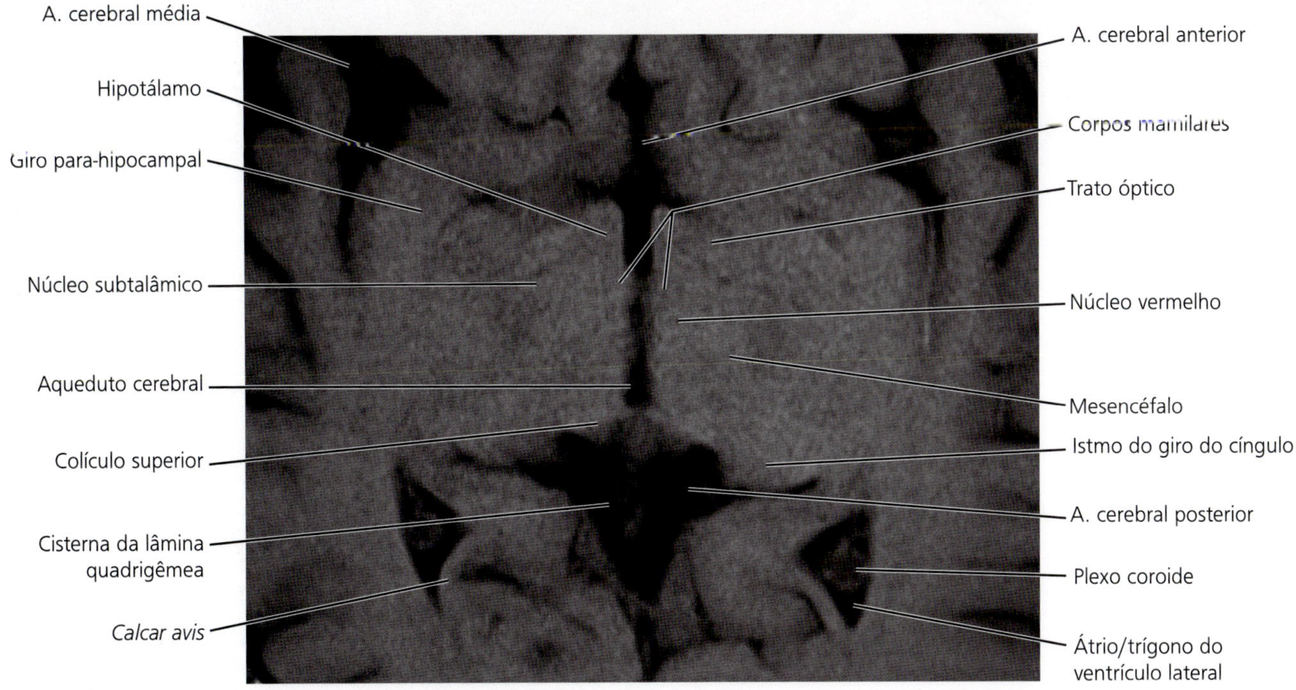
A. cerebral média
Hipotálamo
Giro para-hipocampal
Núcleo subtalâmico
Aqueduto cerebral
Colículo superior
Cisterna da lâmina quadrigêmea
Calcar avis
A. cerebral anterior
Corpos mamilares
Trato óptico
Núcleo vermelho
Mesencéfalo
Istmo do giro do cíngulo
A. cerebral posterior
Plexo coroide
Átrio/trígono do ventrículo lateral

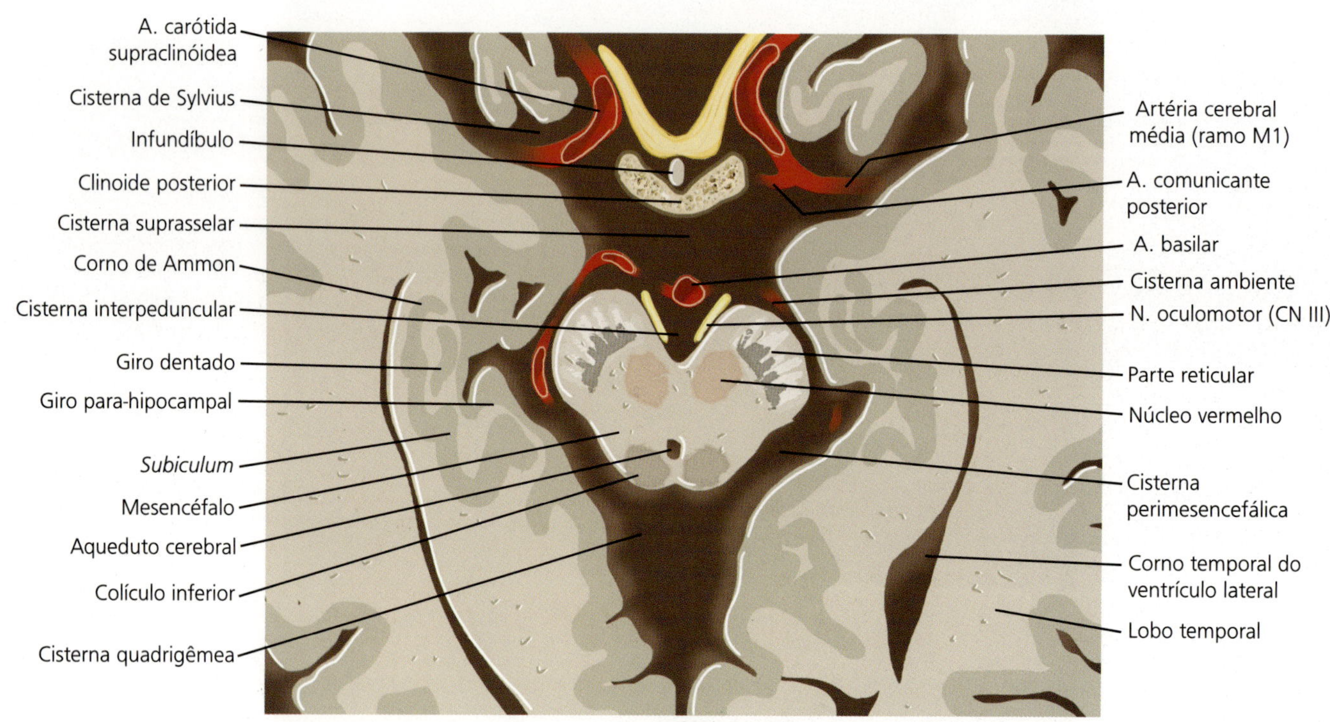
A. carótida supraclinóidea
Cisterna de Sylvius
Infundíbulo
Clinoide posterior
Cisterna suprasselar
Corno de Ammon
Cisterna interpeduncular
Giro dentado
Giro para-hipocampal
Subiculum
Mesencéfalo
Aqueduto cerebral
Colículo inferior
Cisterna quadrigêmea
Artéria cerebral média (ramo M1)
A. comunicante posterior
A. basilar
Cisterna ambiente
N. oculomotor (CN III)
Parte reticular
Núcleo vermelho
Cisterna perimesencefálica
Corno temporal do ventrículo lateral
Lobo temporal

ANATOMIA NORMAL

A arquitetura do núcleo dentado e do corno de Ammon (hipocampo) não é bem-definida em imagem de ressonância magnética axial. Assimetria e sinal anormal são muito mais bem apreciados em imagens de RM coronais.

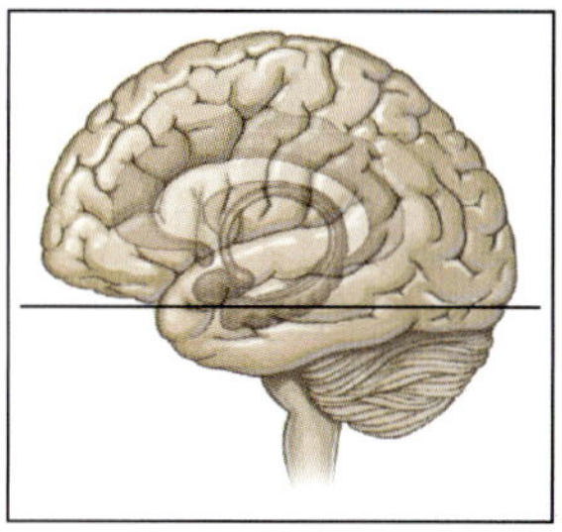

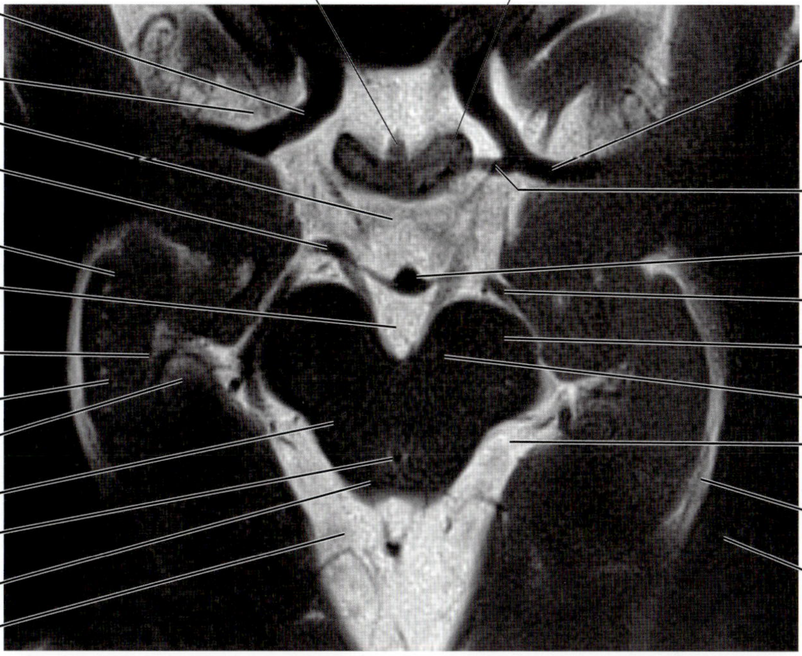
Infundíbulo
Clinoide posterior
A. carótida interna supraclinóidea
Cisterna sylviana
Cisterna suprasselar
N. oculomotor (CN III)
Corno de Ammon
Cisterna interpeduncular
Giro dentado
Subiculum
Giro para-hipocampal
Mesencéfalo
Aqueduto cerebral
Colículo inferior
Cisterna quadrigêmea
A. cerebral média (ramo M1)
A. comunicante anterior
A. basilar
Cisterna pré-crural
Pars reticularis
Núcleo vermelho
Cisterna ambiente
Corno temporal do ventrículo lateral
Osso temporal

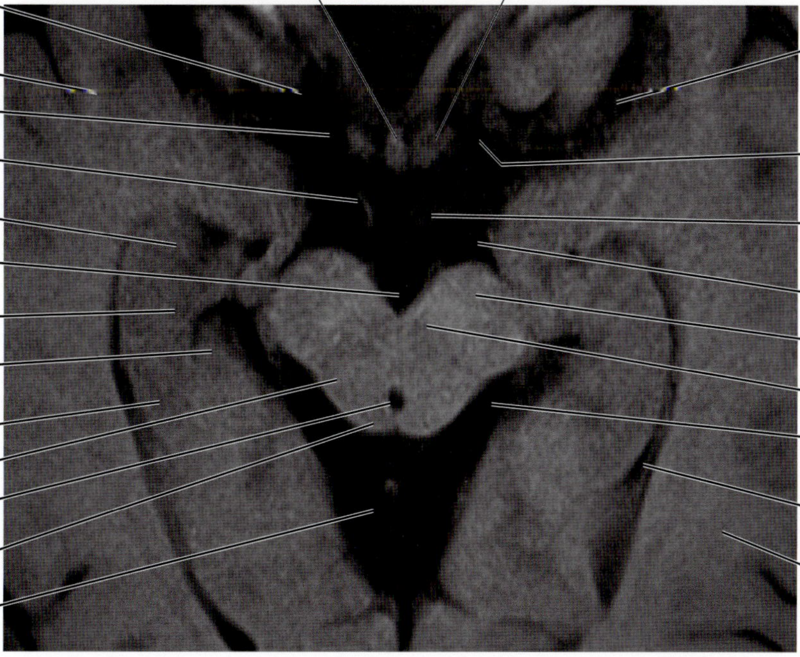
Infundíbulo
Clinoide posterior
A. carótida interna supraclinóidea
Cisterna sylviana
Cisterna suprasselar
N. oculomotor (CN III)
Corno de Ammon
Cisterna interpeduncular
Giro dentado
Giro para-hipocampal
Subiculum
Mesencéfalo
Aqueduto cerebral
Colículo inferior
Cisterna quadrigêmea
A. cerebral média (ramo M1)
A. comunicante anterior
A. basilar
Cisterna pré-crural
Pars reticularis
Núcleo vermelho
Cisterna ambiente
Corno temporal do ventrículo lateral
Lobo temporal

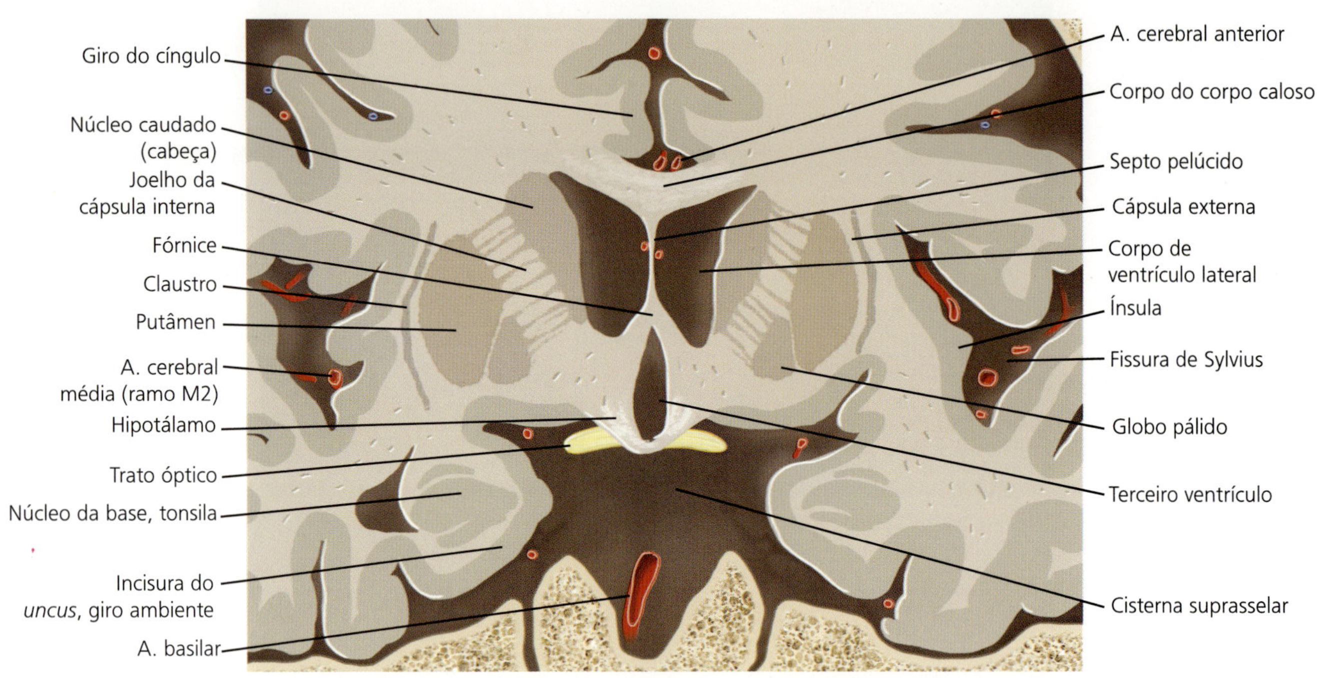
Giro do cíngulo
Núcleo caudado (cabeça)
Joelho da cápsula interna
Fórnice
Claustro
Putâmen
A. cerebral média (ramo M2)
Hipotálamo
Trato óptico
Núcleo da base, tonsila
Incisura do *uncus*, giro ambiente
A. basilar
A. cerebral anterior
Corpo do corpo caloso
Septo pelúcido
Cápsula externa
Corpo de ventrículo lateral
Ínsula
Fissura de Sylvius
Globo pálido
Terceiro ventrículo
Cisterna suprasselar

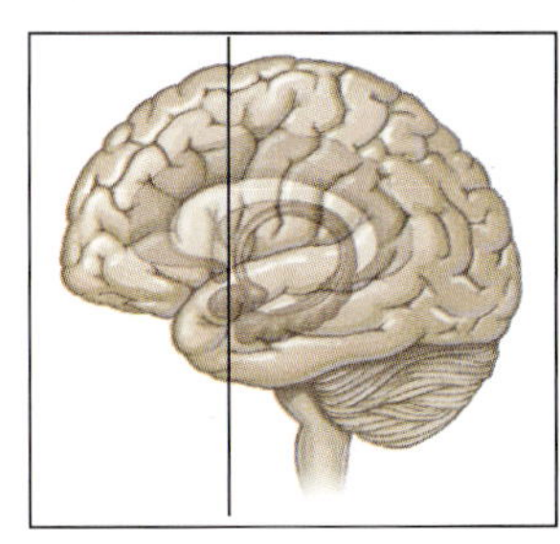

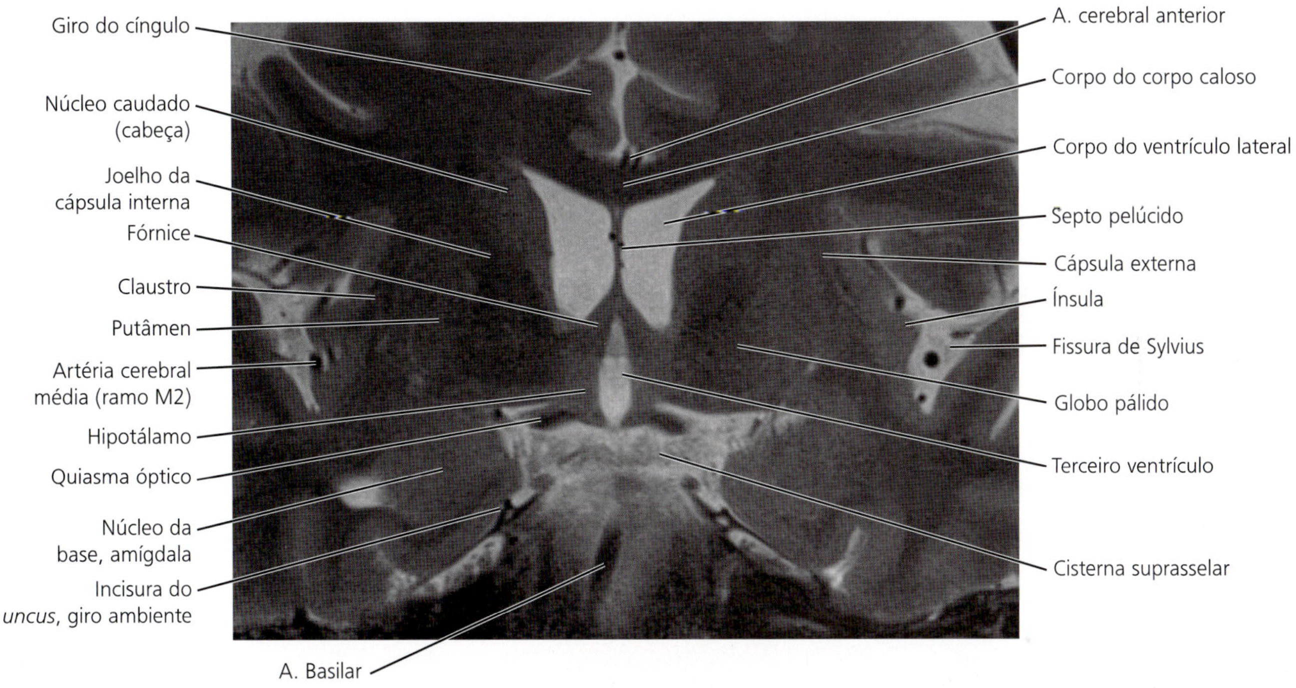

Giro do cíngulo
Núcleo caudado (cabeça)
Joelho da cápsula interna
Fórnice
Claustro
Putâmen
Artéria cerebral média (ramo M2)
Hipotálamo
Quiasma óptico
Núcleo da base, amígdala
Incisura do *uncus*, giro ambiente
A. Basilar
A. cerebral anterior
Corpo do corpo caloso
Corpo do ventrículo lateral
Septo pelúcido
Cápsula externa
Ínsula
Fissura de Sylvius
Globo pálido
Terceiro ventrículo
Cisterna suprasselar

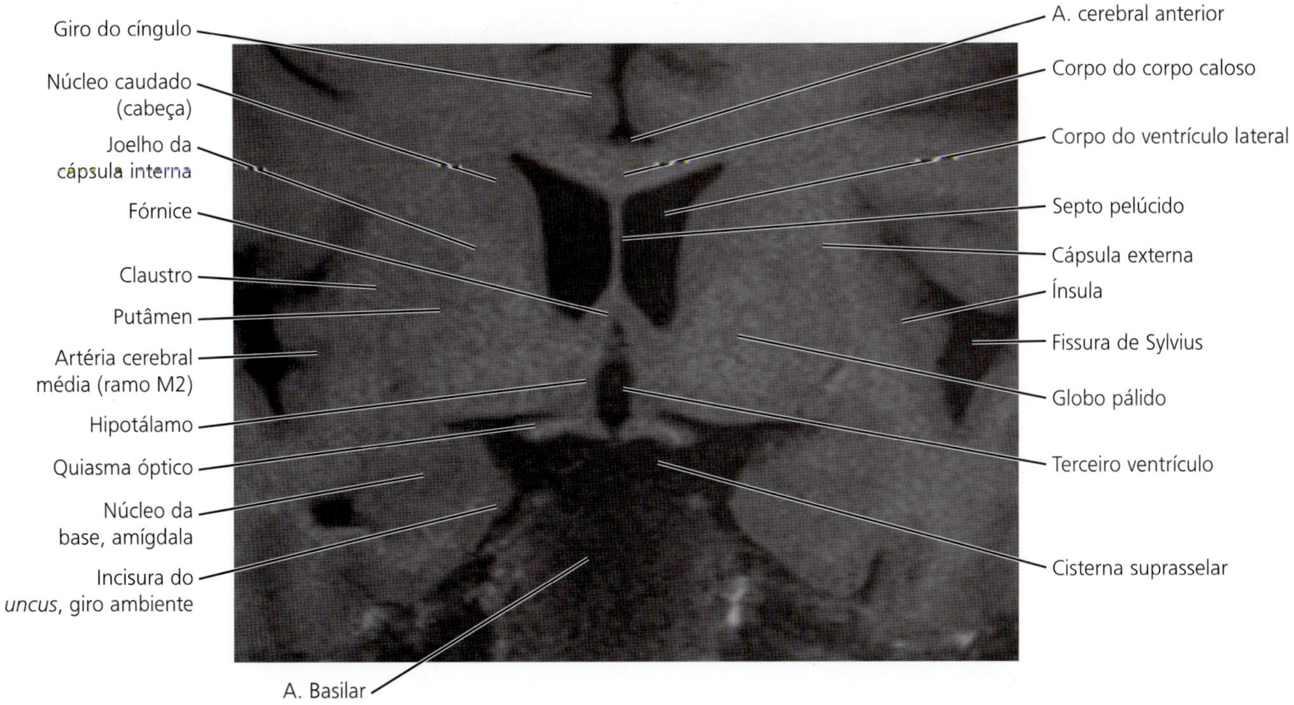

Giro do cíngulo
Núcleo caudado (cabeça)
Joelho da cápsula interna
Fórnice
Claustro
Putâmen
Artéria cerebral média (ramo M2)
Hipotálamo
Quiasma óptico
Núcleo da base, amígdala
Incisura do *uncus*, giro ambiente
A. Basilar
A. cerebral anterior
Corpo do corpo caloso
Corpo do ventrículo lateral
Septo pelúcido
Cápsula externa
Ínsula
Fissura de Sylvius
Globo pálido
Terceiro ventrículo
Cisterna suprasselar

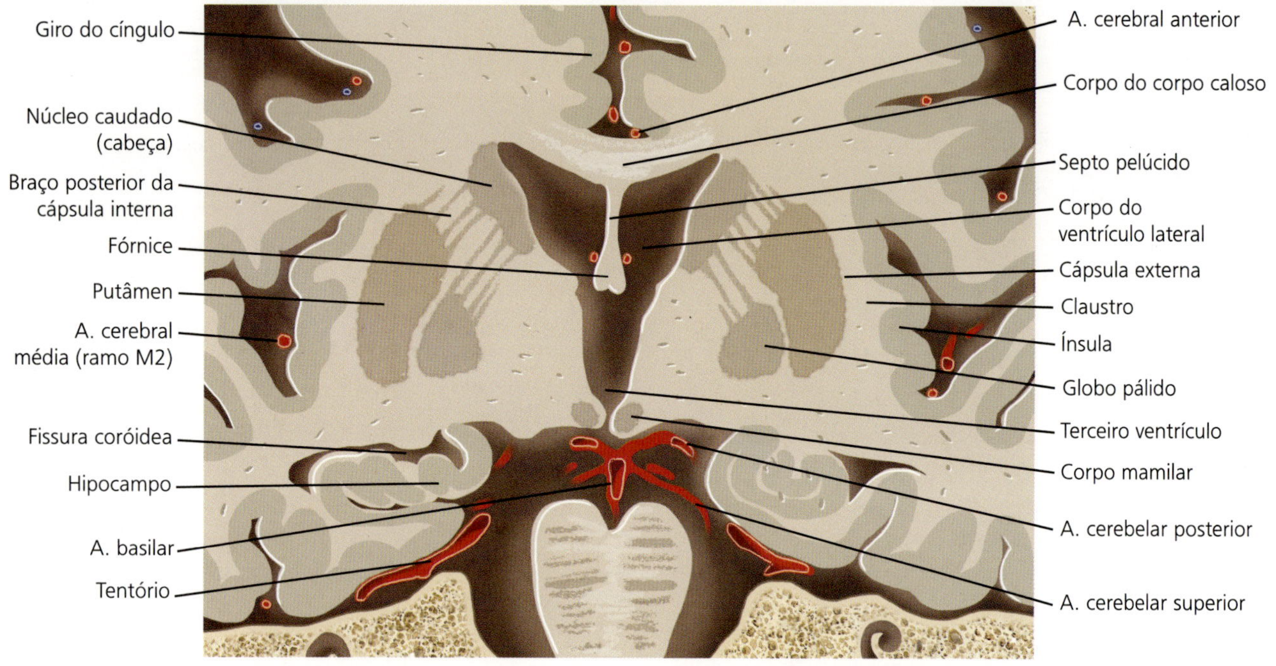
Giro do cíngulo
Núcleo caudado (cabeça)
Braço posterior da cápsula interna
Fórnice
Putâmen
A. cerebral média (ramo M2)
Fissura coróidea
Hipocampo
A. basilar
Tentório
A. cerebral anterior
Corpo do corpo caloso
Septo pelúcido
Corpo do ventrículo lateral
Cápsula externa
Claustro
Ínsula
Globo pálido
Terceiro ventrículo
Corpo mamilar
A. cerebelar posterior
A. cerebelar superior

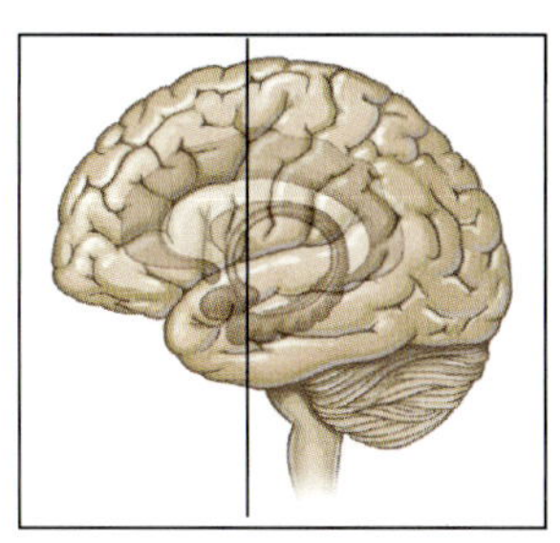

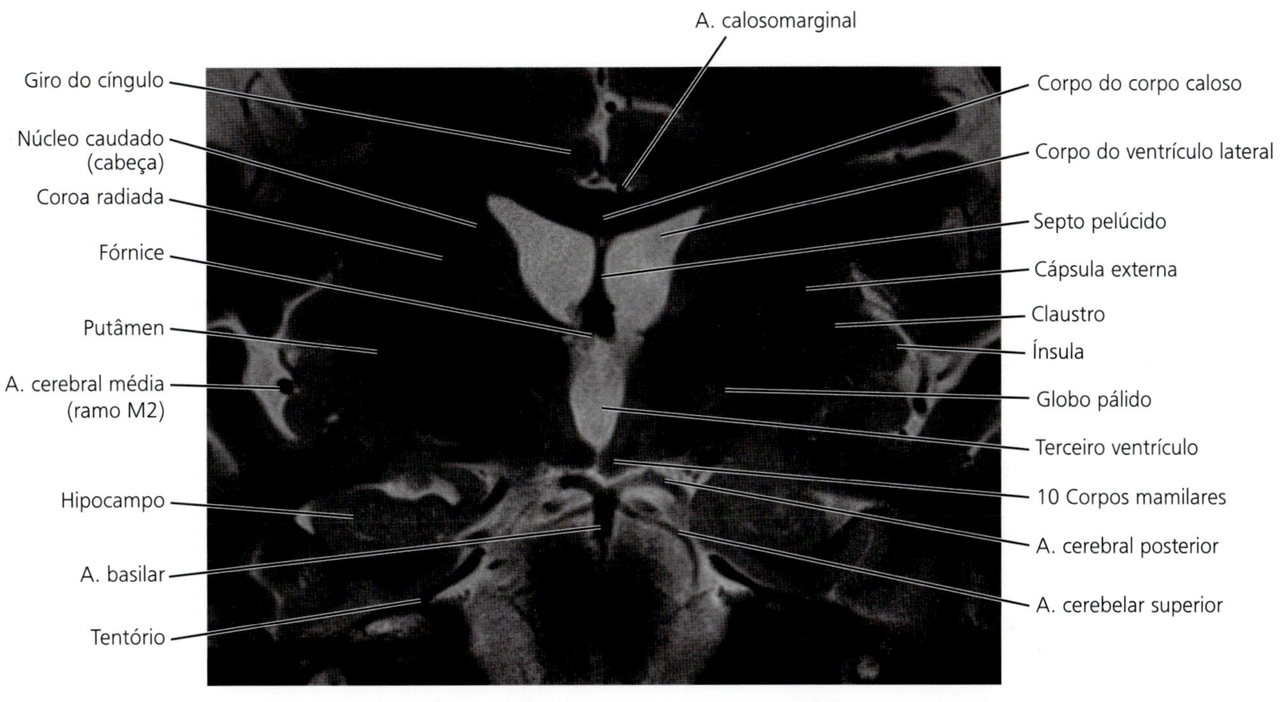
A. calosomarginal
Giro do cíngulo
Núcleo caudado (cabeça)
Coroa radiada
Fórnice
Putâmen
A. cerebral média (ramo M2)
Hipocampo
A. basilar
Tentório
Corpo do corpo caloso
Corpo do ventrículo lateral
Septo pelúcido
Cápsula externa
Claustro
Ínsula
Globo pálido
Terceiro ventrículo
10 Corpos mamilares
A. cerebral posterior
A. cerebelar superior

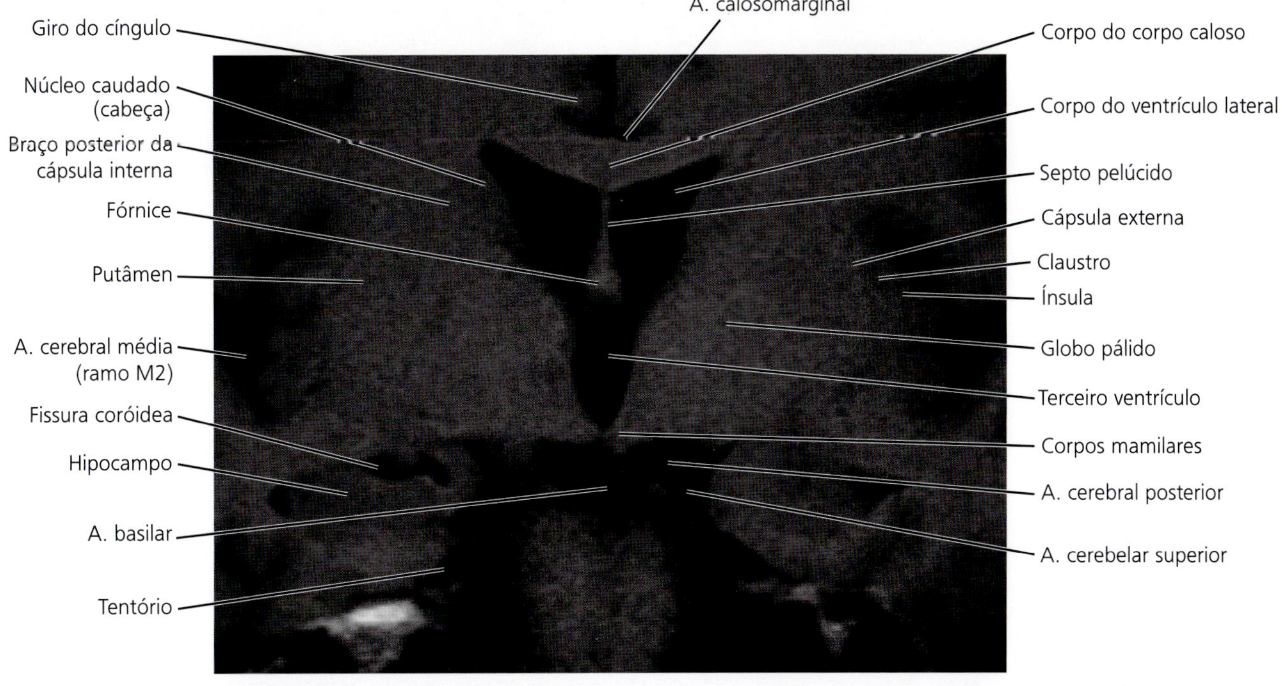
A. calosomarginal
Giro do cíngulo
Núcleo caudado (cabeça)
Braço posterior da cápsula interna
Fórnice
Putâmen
A. cerebral média (ramo M2)
Fissura coróidea
Hipocampo
A. basilar
Tentório
Corpo do corpo caloso
Corpo do ventrículo lateral
Septo pelúcido
Cápsula externa
Claustro
Ínsula
Globo pálido
Terceiro ventrículo
Corpos mamilares
A. cerebral posterior
A. cerebelar superior

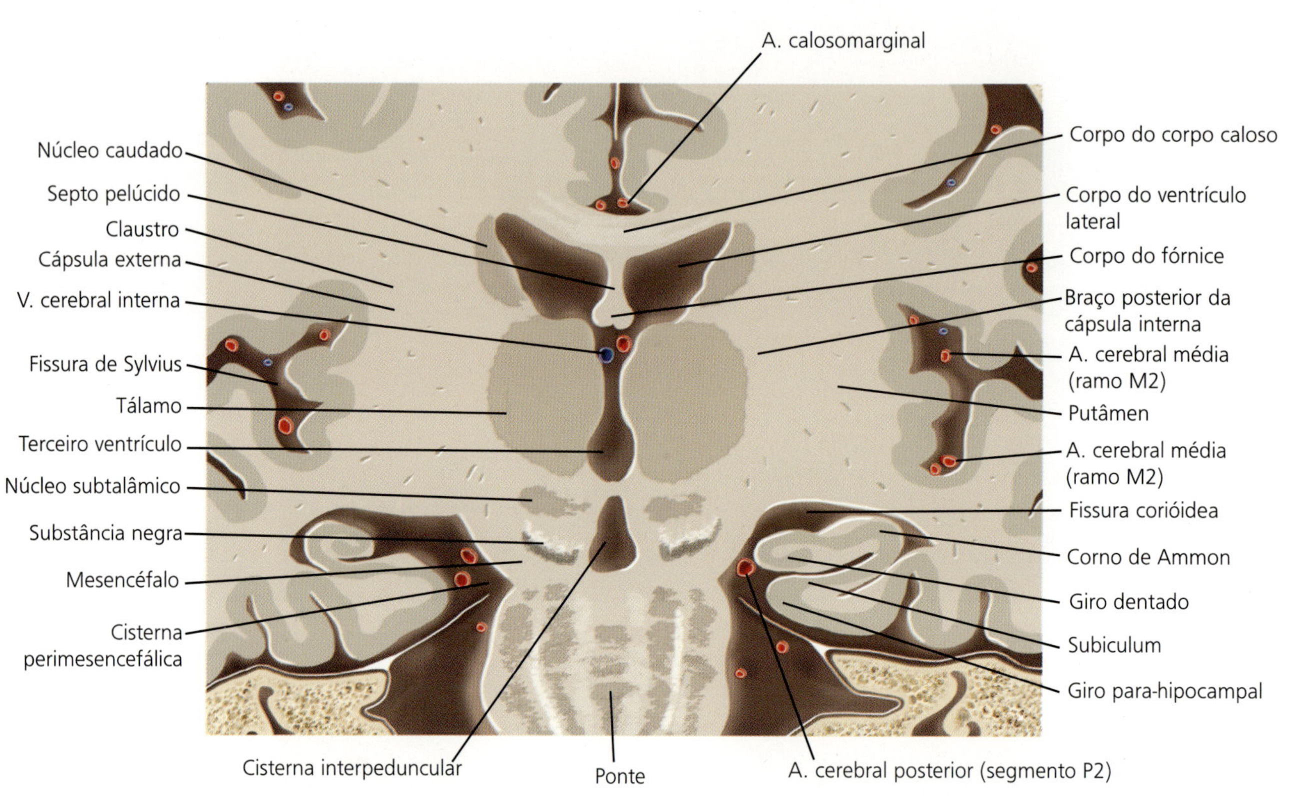
A. calosomarginal
Núcleo caudado
Septo pelúcido
Claustro
Cápsula externa
V. cerebral interna
Fissura de Sylvius
Tálamo
Terceiro ventrículo
Núcleo subtalâmico
Substância negra
Mesencéfalo
Cisterna perimesencefálica
Corpo do corpo caloso
Corpo do ventrículo lateral
Corpo do fórnice
Braço posterior da cápsula interna
A. cerebral média (ramo M2)
Putâmen
A. cerebral média (ramo M2)
Fissura corióidea
Corno de Ammon
Giro dentado
Subiculum
Giro para-hipocampal
Cisterna interpeduncular
Ponte
A. cerebral posterior (segmento P2)

ANATOMIA NORMAL

O aspecto normal do hipocampo na IRM no plano coronal é o de uma fatia de rocambole, com o giro dentado no centro e os quatro segmentos do corno de Ammon enrolados em torno dele (ver Axial 4).

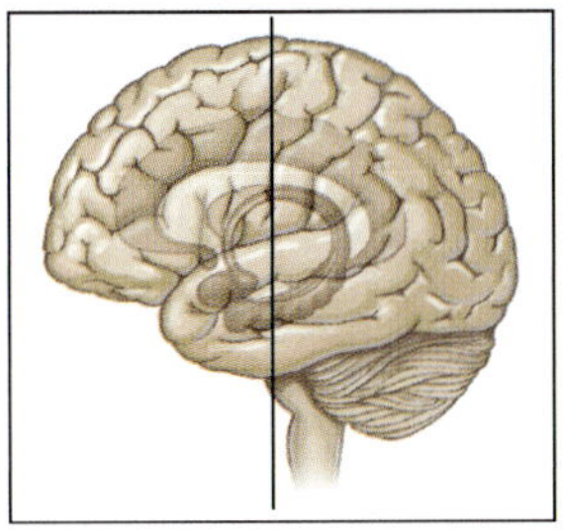

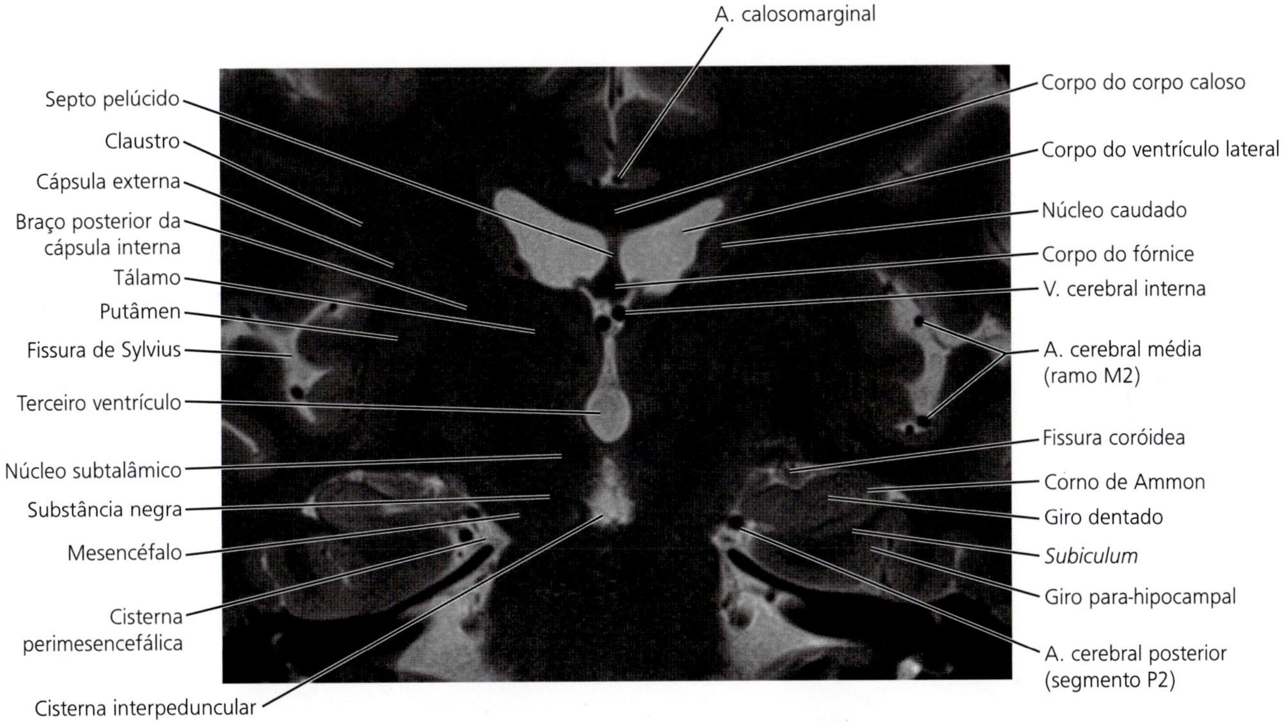
A. calosomarginal
Septo pelúcido
Claustro
Cápsula externa
Braço posterior da cápsula interna
Tálamo
Putâmen
Fissura de Sylvius
Terceiro ventrículo
Núcleo subtalâmico
Substância negra
Mesencéfalo
Cisterna perimesencefálica
Cisterna interpeduncular
Corpo do corpo caloso
Corpo do ventrículo lateral
Núcleo caudado
Corpo do fórnice
V. cerebral interna
A. cerebral média (ramo M2)
Fissura coróidea
Corno de Ammon
Giro dentado
Subiculum
Giro para-hipocampal
A. cerebral posterior (segmento P2)

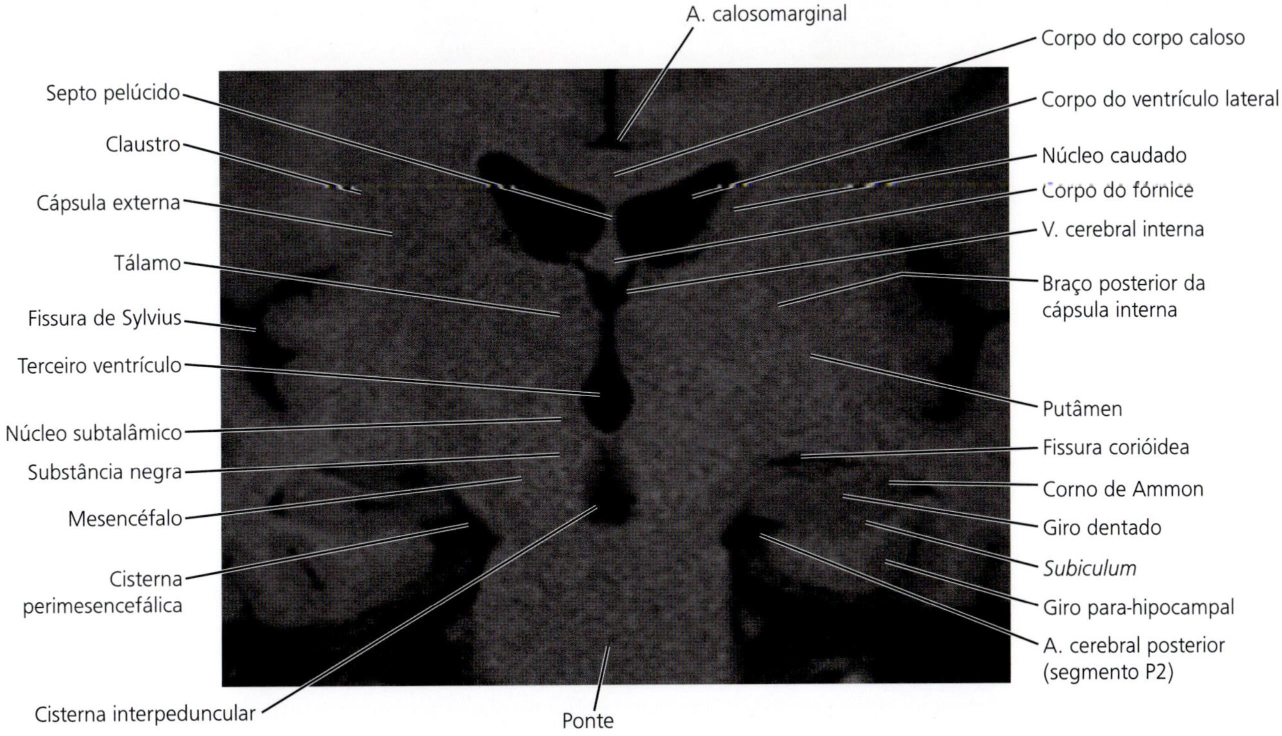
A. calosomarginal
Septo pelúcido
Claustro
Cápsula externa
Tálamo
Fissura de Sylvius
Terceiro ventrículo
Núcleo subtalâmico
Substância negra
Mesencéfalo
Cisterna perimesencefálica
Cisterna interpeduncular
Ponte
Corpo do corpo caloso
Corpo do ventrículo lateral
Núcleo caudado
Corpo do fórnice
V. cerebral interna
Braço posterior da cápsula interna
Putâmen
Fissura corióidea
Corno de Ammon
Giro dentado
Subiculum
Giro para-hipocampal
A. cerebral posterior (segmento P2)

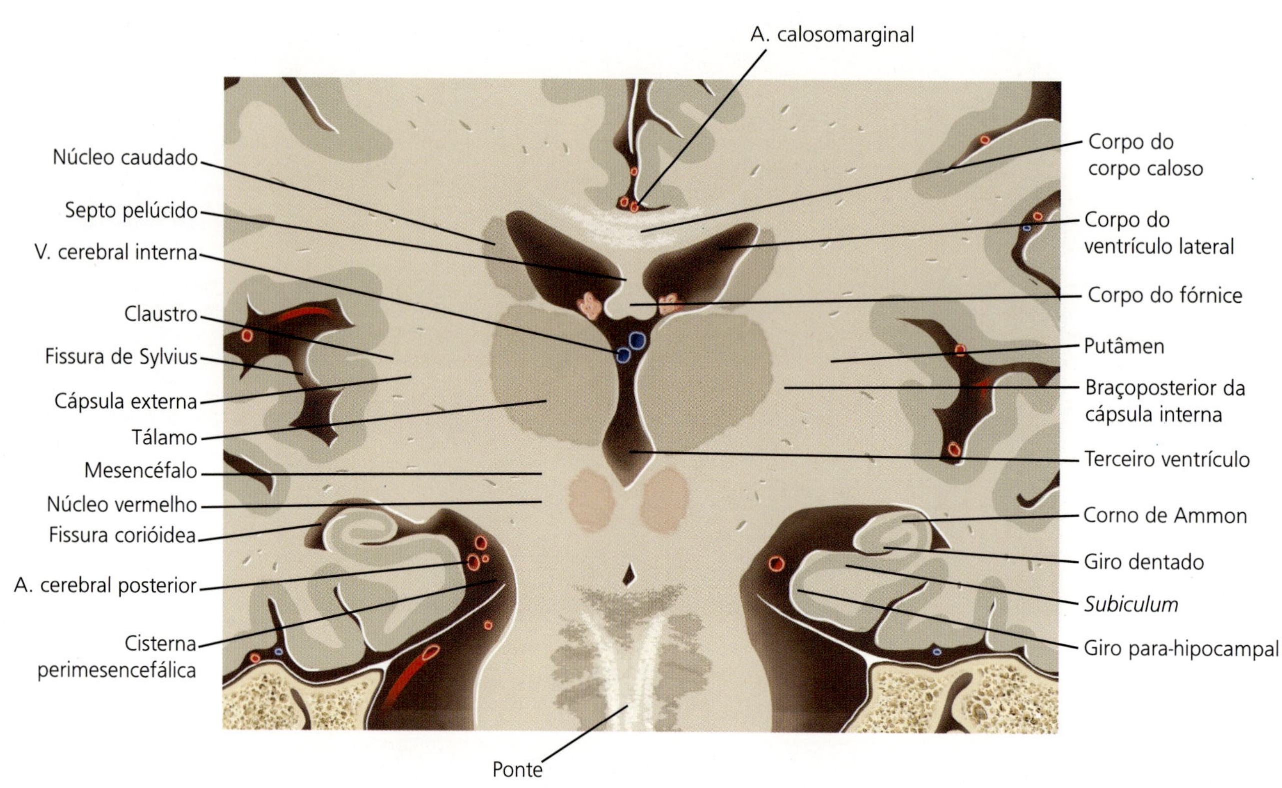
A. calosomarginal
Núcleo caudado
Septo pelúcido
V. cerebral interna
Claustro
Fissura de Sylvius
Cápsula externa
Tálamo
Mesencéfalo
Núcleo vermelho
Fissura corióidea
A. cerebral posterior
Cisterna perimesencefálica
Corpo do corpo caloso
Corpo do ventrículo lateral
Corpo do fórnice
Putâmen
Braçoposterior da cápsula interna
Terceiro ventrículo
Corno de Ammon
Giro dentado
Subiculum
Giro para-hipocampal
Ponte

PROCESSO PATOLÓGICO

Estudo por RM no plano do hipocampo e da tonsila não faz parte da avaliação por IRM cerebral de rotina. Entretanto, imagens coronais são úteis para avaliação de epilepsia do lobo temporal, a qual pode mostrar achados de *escleclorese temporal mesial,* tipicamente vistos como um hipocampo e amígdala assimetricamente pequenos com sinal ponderado em T2 aumentado. O eletroencefalografia (EEG) tipicamente mostrará atividade convulsiva do lobo temporal localizada no lado anormal. Se refratária a medicação, o paciente com convulsão pode ser tratado com lobectomia temporal.

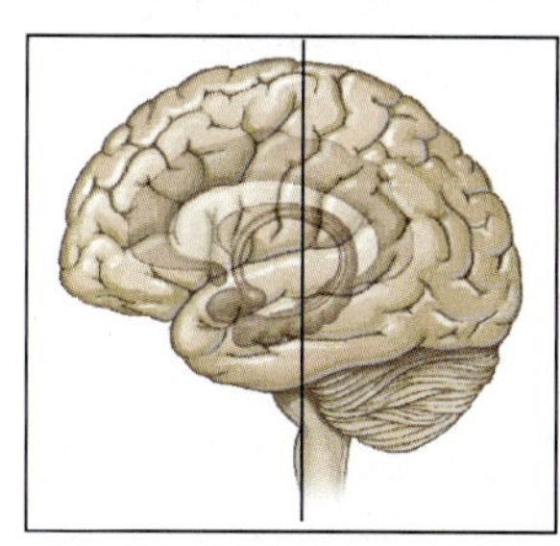

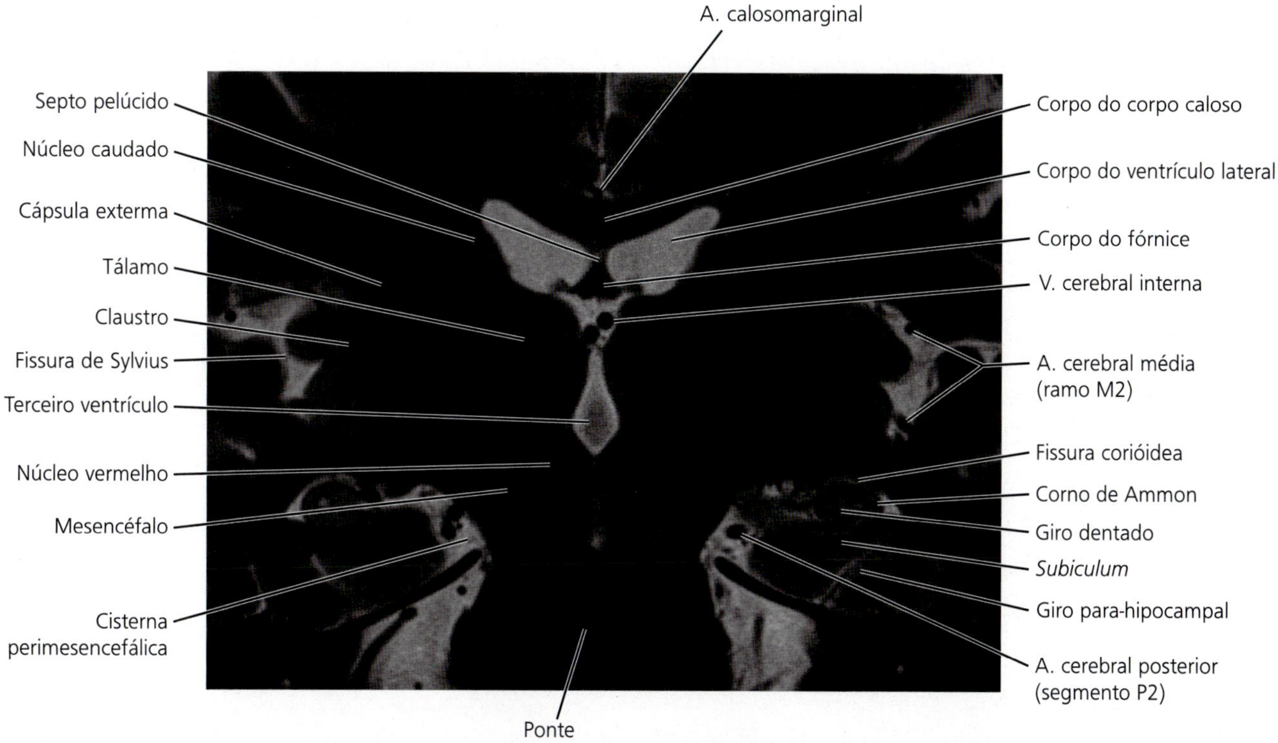

A. calosomarginal

Septo pelúcido

Núcleo caudado

Cápsula externa

Tálamo

Claustro

Fissura de Sylvius

Terceiro ventrículo

Núcleo vermelho

Mesencéfalo

Cisterna perimesencefálica

Ponte

Corpo do corpo caloso

Corpo do ventrículo lateral

Corpo do fórnice

V. cerebral interna

A. cerebral média (ramo M2)

Fissura corióidea

Corno de Ammon

Giro dentado

Subiculum

Giro para-hipocampal

A. cerebral posterior (segmento P2)

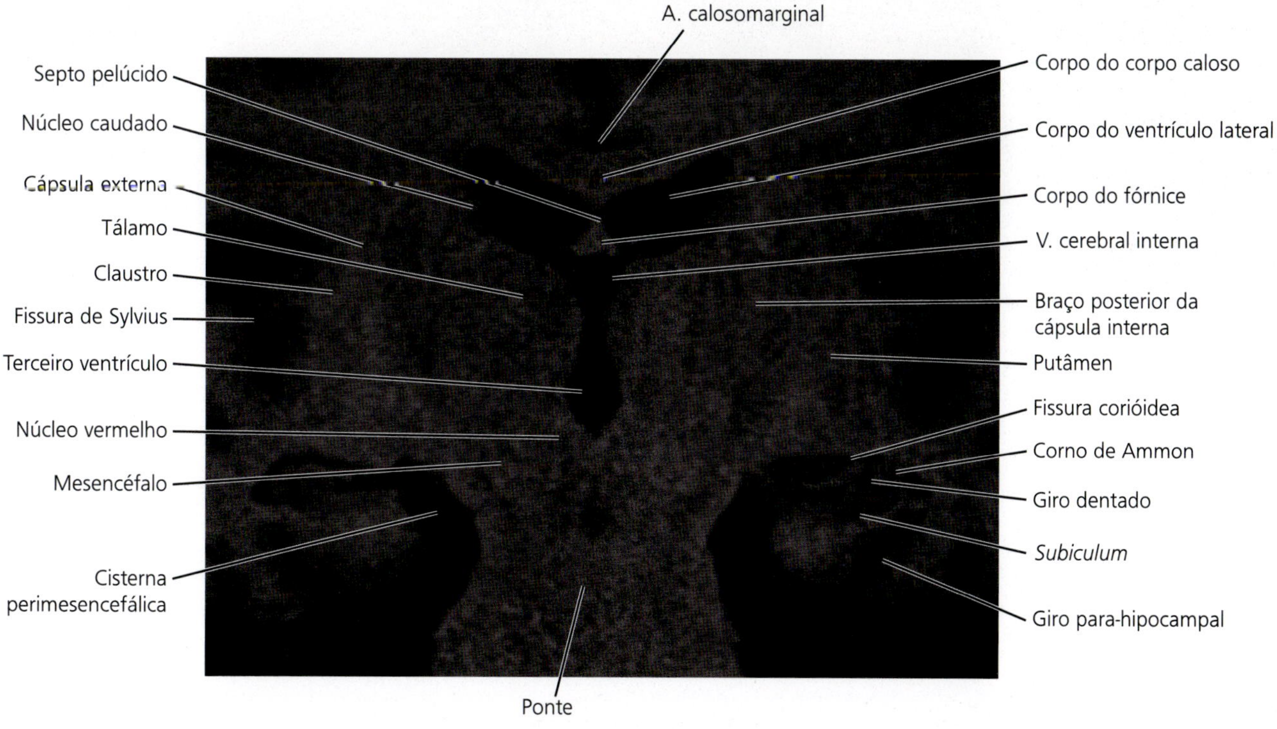

A. calosomarginal

Septo pelúcido

Núcleo caudado

Cápsula externa

Tálamo

Claustro

Fissura de Sylvius

Terceiro ventrículo

Núcleo vermelho

Mesencéfalo

Cisterna perimesencefálica

Ponte

Corpo do corpo caloso

Corpo do ventrículo lateral

Corpo do fórnice

V. cerebral interna

Braço posterior da cápsula interna

Putâmen

Fissura corióidea

Corno de Ammon

Giro dentado

Subiculum

Giro para-hipocampal

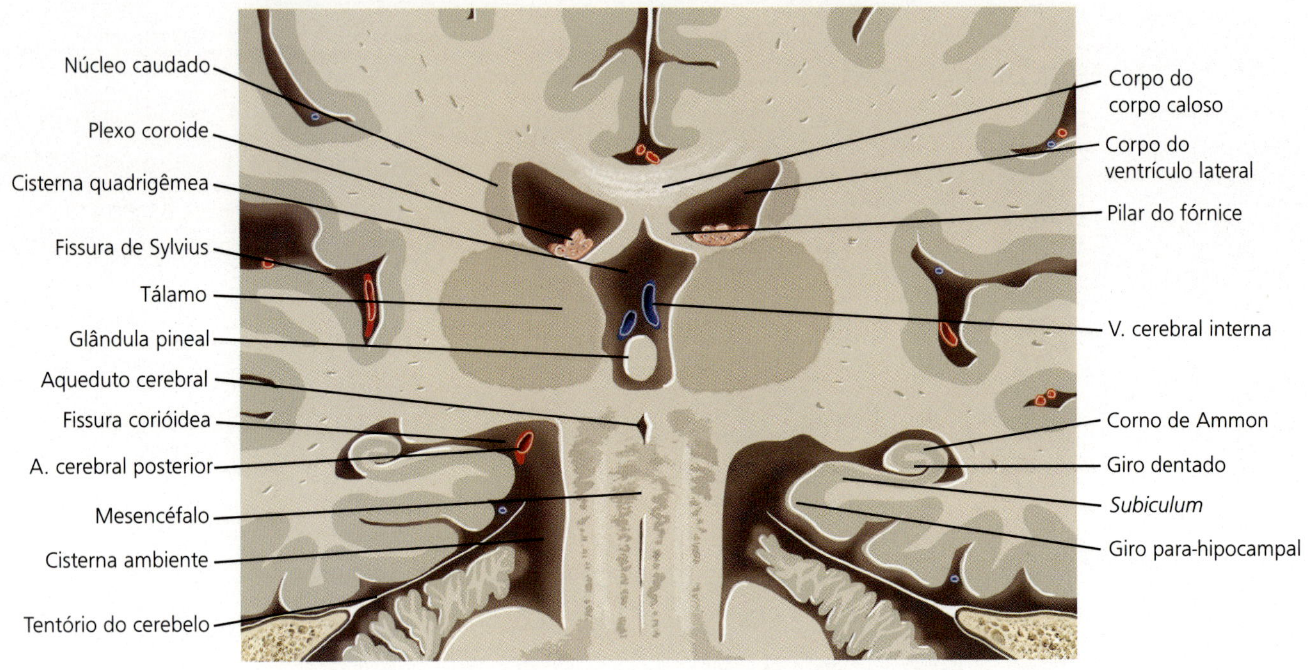
Núcleo caudado
Plexo coroide
Cisterna quadrigêmea
Fissura de Sylvius
Tálamo
Glândula pineal
Aqueduto cerebral
Fissura corióidea
A. cerebral posterior
Mesencéfalo
Cisterna ambiente
Tentório do cerebelo
Corpo do corpo caloso
Corpo do ventrículo lateral
Pilar do fórnice
V. cerebral interna
Corno de Ammon
Giro dentado
Subiculum
Giro para-hipocampal

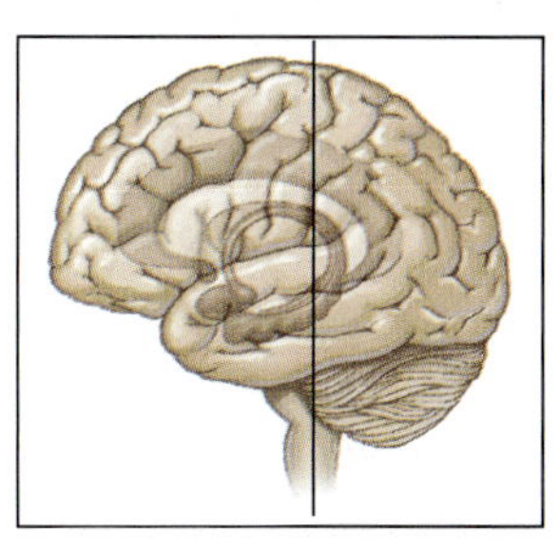

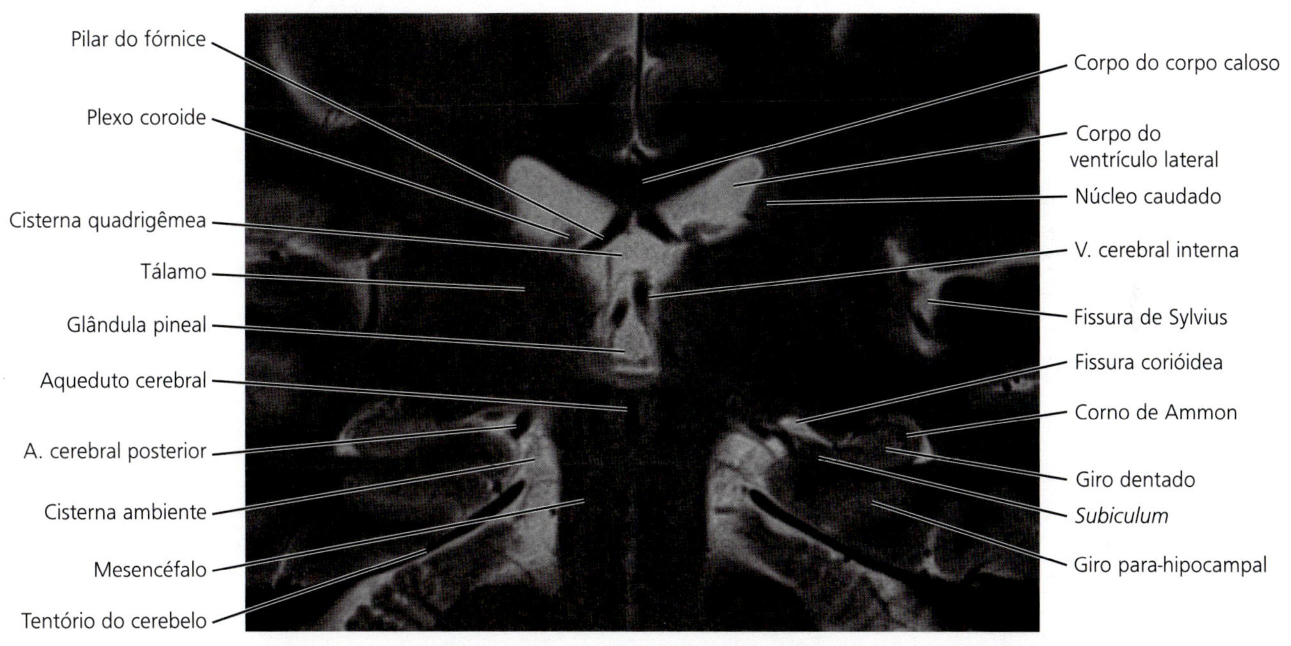
Pilar do fórnice
Plexo coroide
Cisterna quadrigêmea
Tálamo
Glândula pineal
Aqueduto cerebral
A. cerebral posterior
Cisterna ambiente
Mesencéfalo
Tentório do cerebelo
Corpo do corpo caloso
Corpo do ventrículo lateral
Núcleo caudado
V. cerebral interna
Fissura de Sylvius
Fissura corióidea
Corno de Ammon
Giro dentado
Subiculum
Giro para-hipocampal

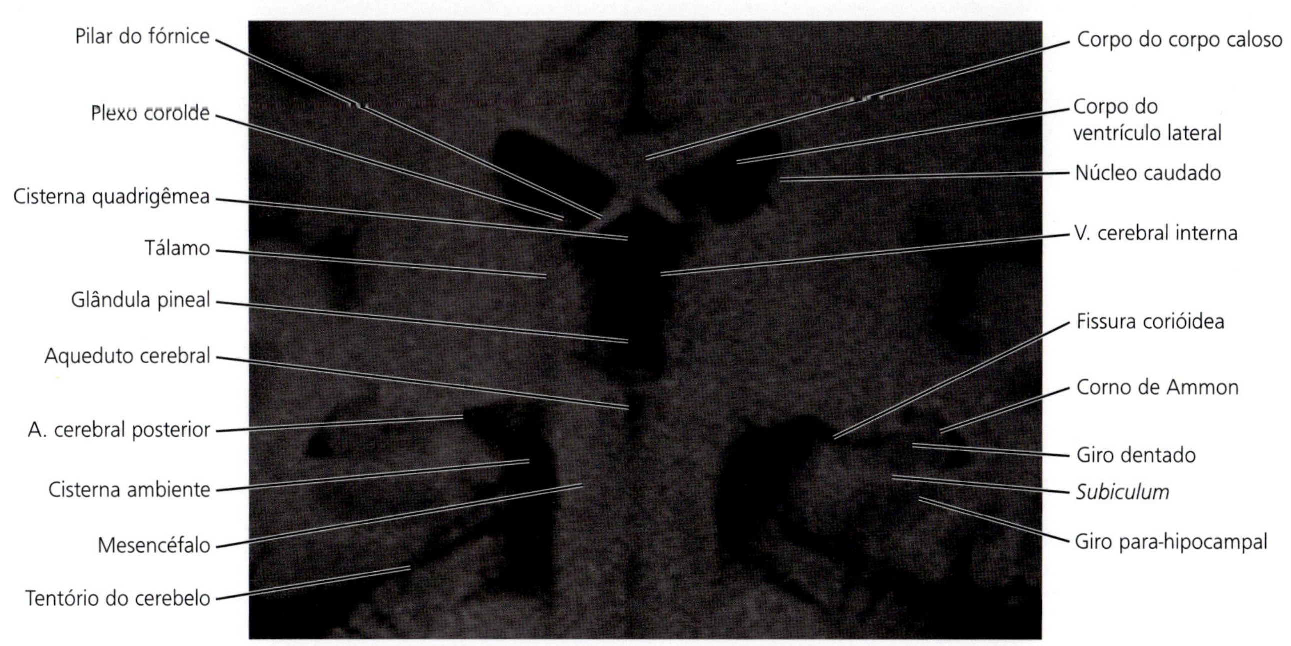
Pilar do fórnice
Plexo coroide
Cisterna quadrigêmea
Tálamo
Glândula pineal
Aqueduto cerebral
A. cerebral posterior
Cisterna ambiente
Mesencéfalo
Tentório do cerebelo
Corpo do corpo caloso
Corpo do ventrículo lateral
Núcleo caudado
V. cerebral interna
Fissura corióidea
Corno de Ammon
Giro dentado
Subiculum
Giro para-hipocampal

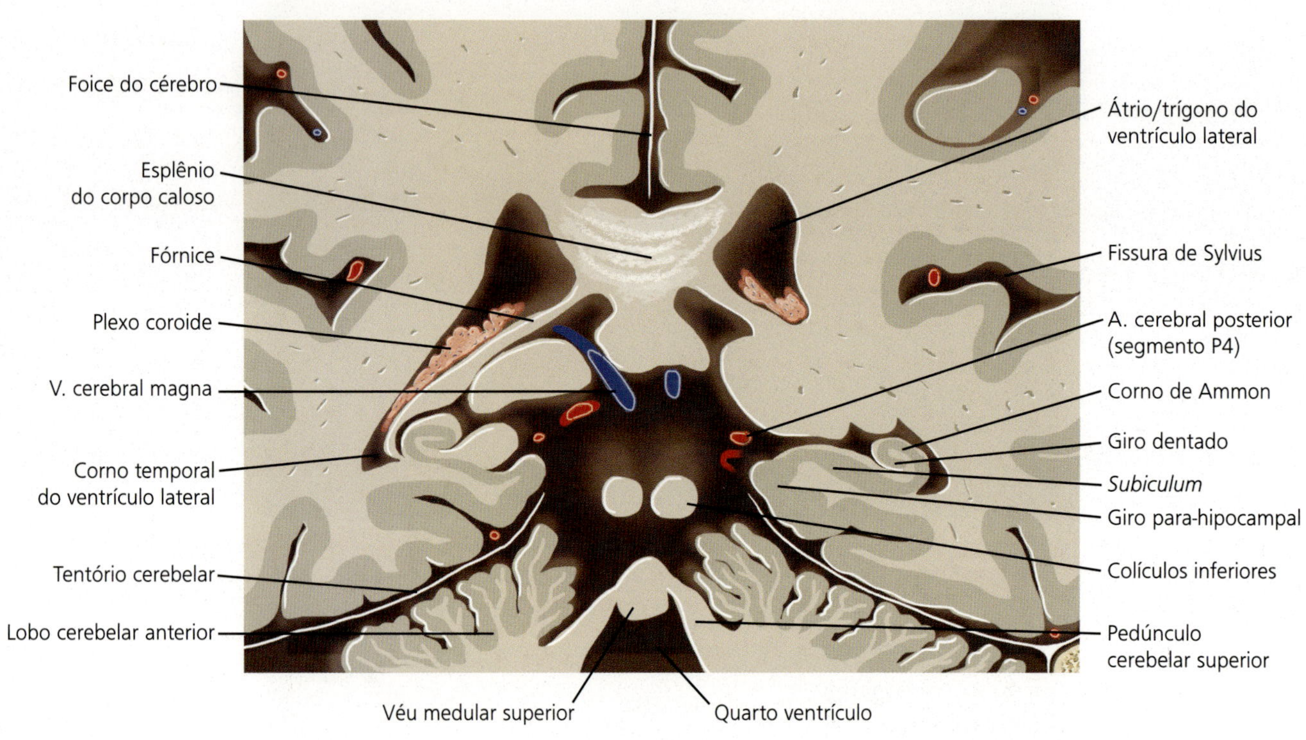

Foice do cérebro
Esplênio do corpo caloso
Fórnice
Plexo coroide
V. cerebral magna
Corno temporal do ventrículo lateral
Tentório cerebelar
Lobo cerebelar anterior
Átrio/trígono do ventrículo lateral
Fissura de Sylvius
A. cerebral posterior (segmento P4)
Corno de Ammon
Giro dentado
Subiculum
Giro para-hipocampal
Colículos inferiores
Pedúnculo cerebelar superior
Véu medular superior
Quarto ventrículo

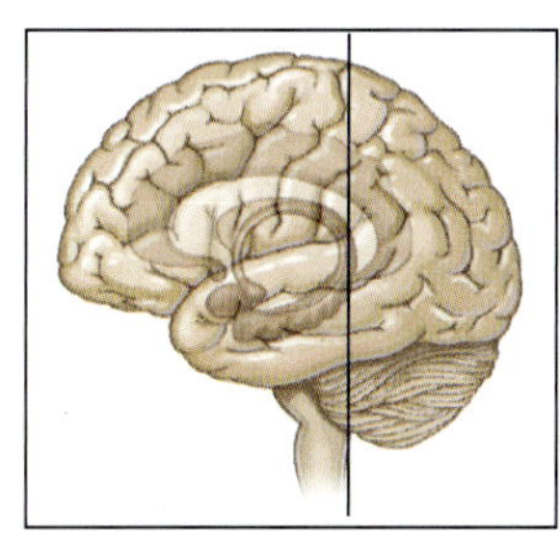

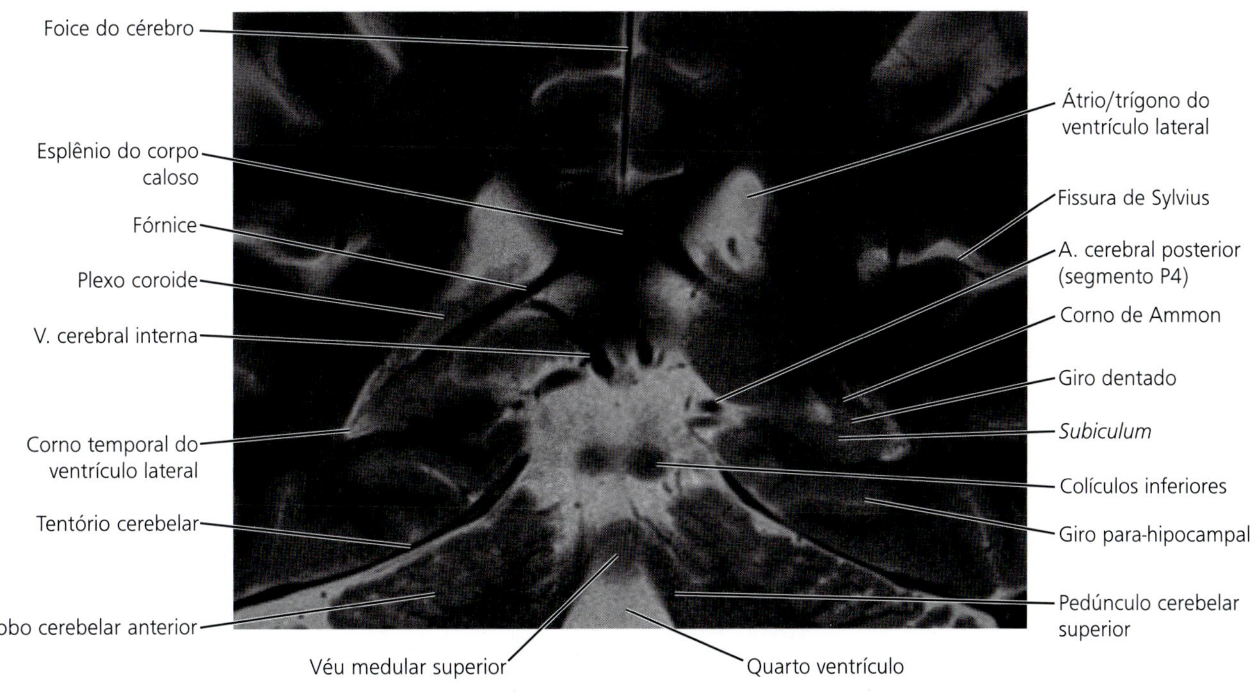
Foice do cérebro
Esplênio do corpo caloso
Fórnice
Plexo coroide
V. cerebral interna
Corno temporal do ventrículo lateral
Tentório cerebelar
Lobo cerebelar anterior
Véu medular superior
Quarto ventrículo
Átrio/trígono do ventrículo lateral
Fissura de Sylvius
A. cerebral posterior (segmento P4)
Corno de Ammon
Giro dentado
Subiculum
Colículos inferiores
Giro para-hipocampal
Pedúnculo cerebelar superior

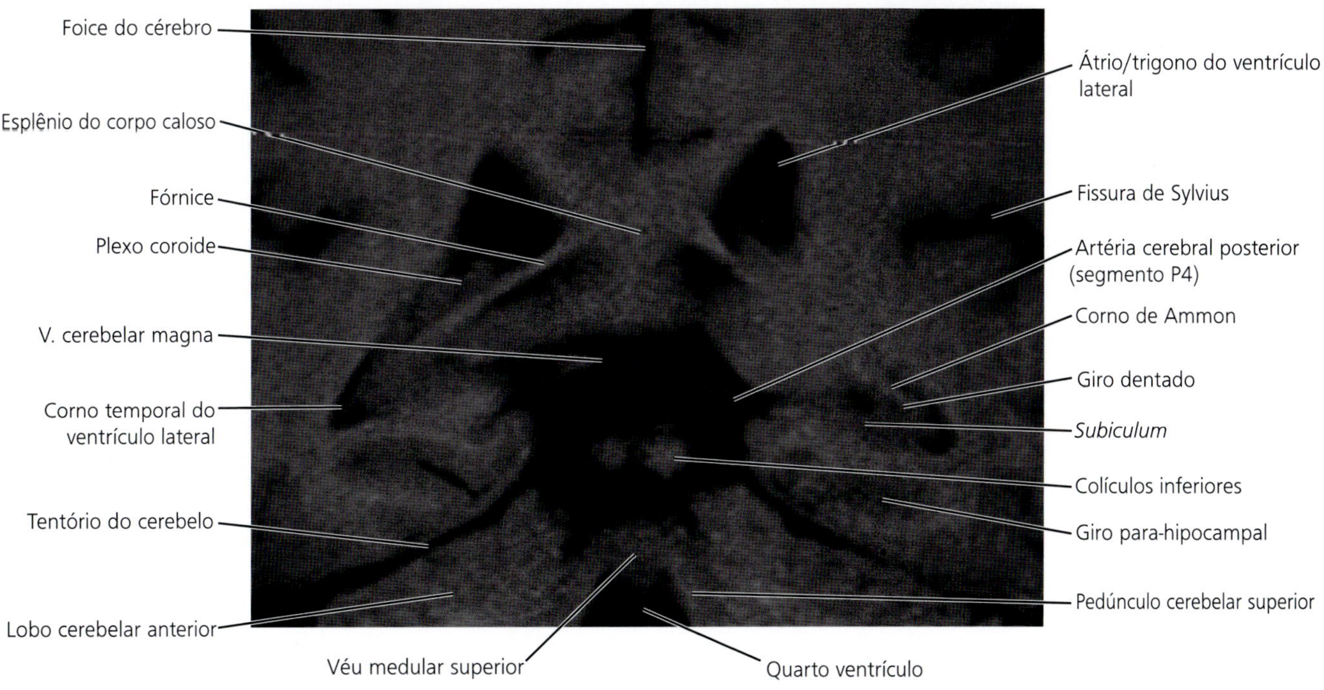
Foice do cérebro
Esplênio do corpo caloso
Fórnice
Plexo coroide
V. cerebelar magna
Corno temporal do ventrículo lateral
Tentório do cerebelo
Lobo cerebelar anterior
Véu medular superior
Quarto ventrículo
Átrio/trigono do ventrículo lateral
Fissura de Sylvius
Artéria cerebral posterior (segmento P4)
Corno de Ammon
Giro dentado
Subiculum
Colículos inferiores
Giro para-hipocampal
Pedúnculo cerebelar superior

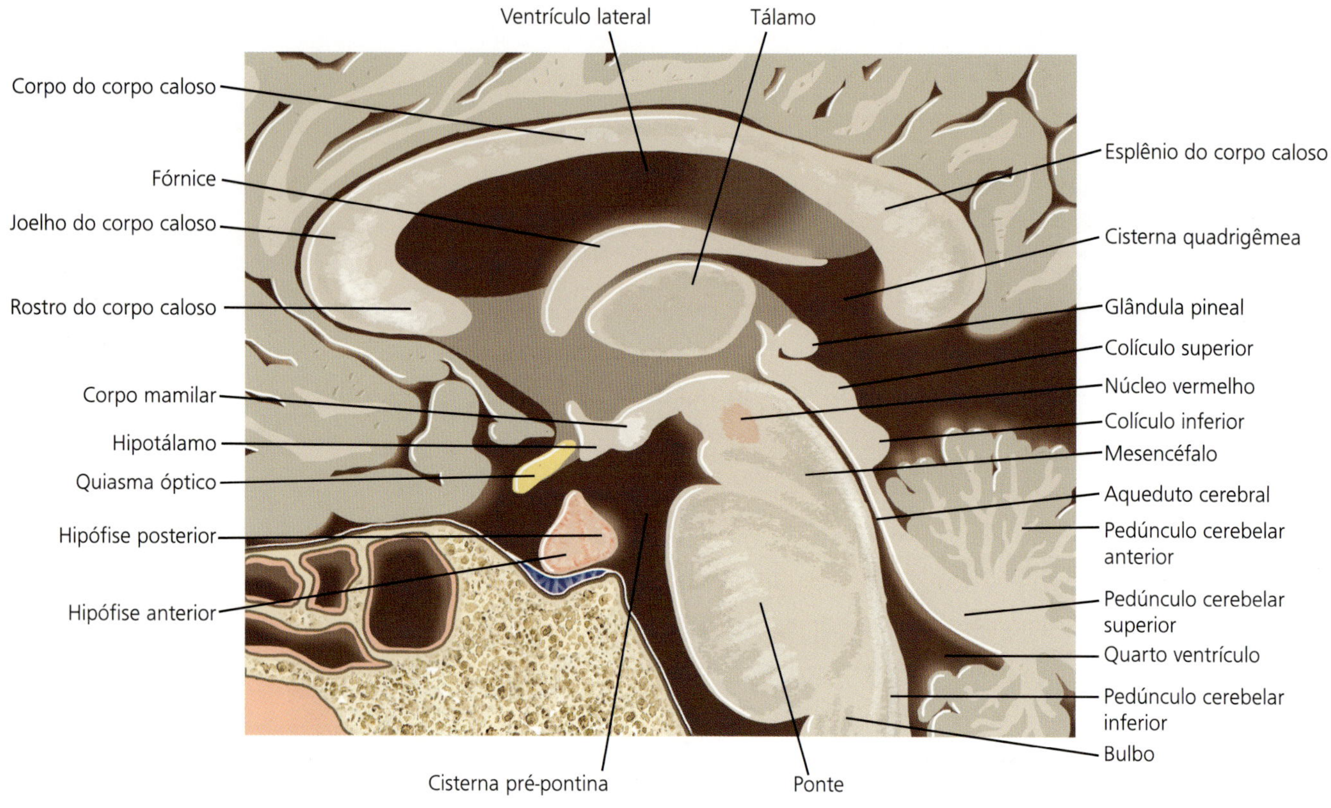
Ventrículo lateral
Tálamo
Corpo do corpo caloso
Fórnice
Joelho do corpo caloso
Rostro do corpo caloso
Corpo mamilar
Hipotálamo
Quiasma óptico
Hipófise posterior
Hipófise anterior
Cisterna pré-pontina
Ponte
Esplênio do corpo caloso
Cisterna quadrigêmea
Glândula pineal
Colículo superior
Núcleo vermelho
Colículo inferior
Mesencéfalo
Aqueduto cerebral
Pedúnculo cerebelar anterior
Pedúnculo cerebelar superior
Quarto ventrículo
Pedúnculo cerebelar inferior
Bulbo

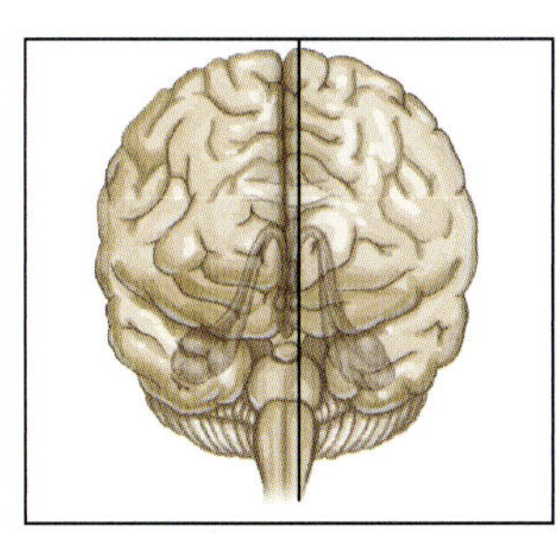

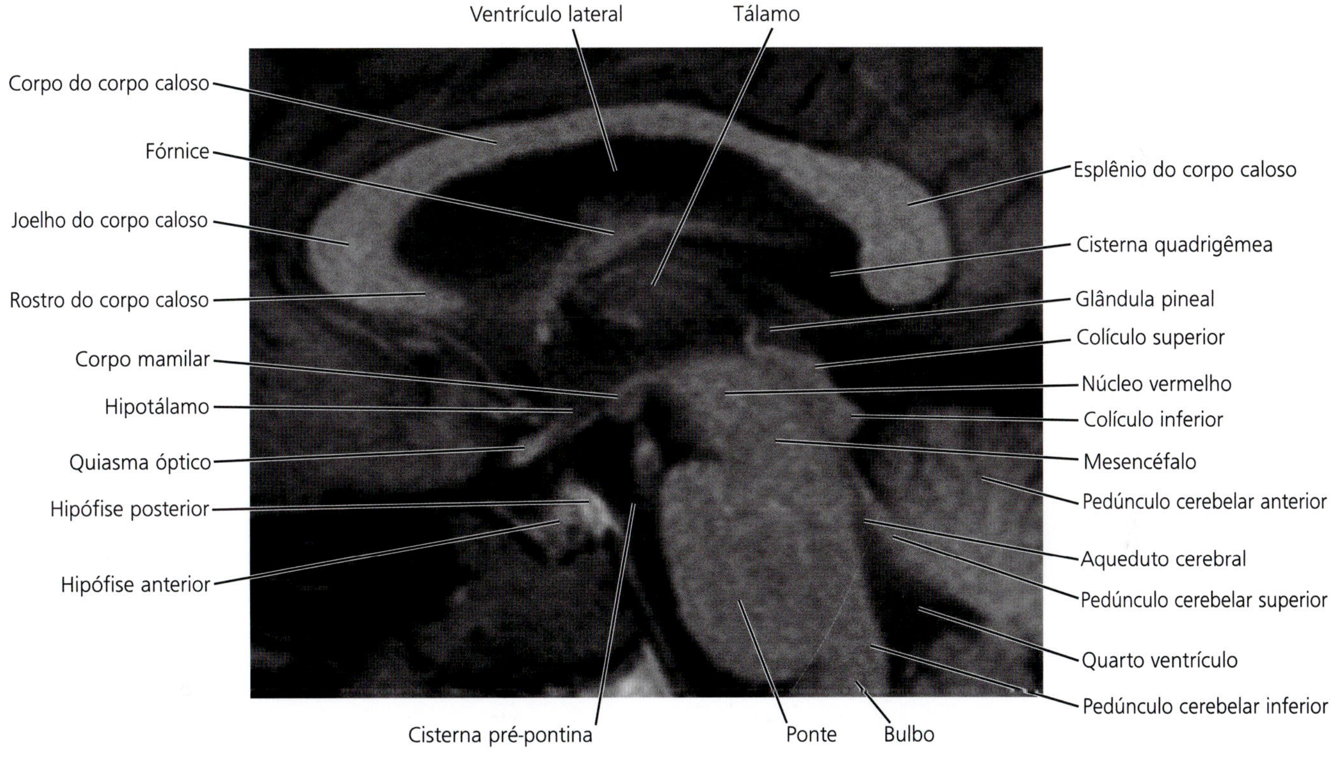
Ventrículo lateral
Tálamo
Corpo do corpo caloso
Fórnice
Joelho do corpo caloso
Rostro do corpo caloso
Corpo mamilar
Hipotálamo
Quiasma óptico
Hipófise posterior
Hipófise anterior
Esplênio do corpo caloso
Cisterna quadrigêmea
Glândula pineal
Colículo superior
Núcleo vermelho
Colículo inferior
Mesencéfalo
Pedúnculo cerebelar anterior
Aqueduto cerebral
Pedúnculo cerebelar superior
Quarto ventrículo
Pedúnculo cerebelar inferior
Cisterna pré-pontina
Ponte
Bulbo

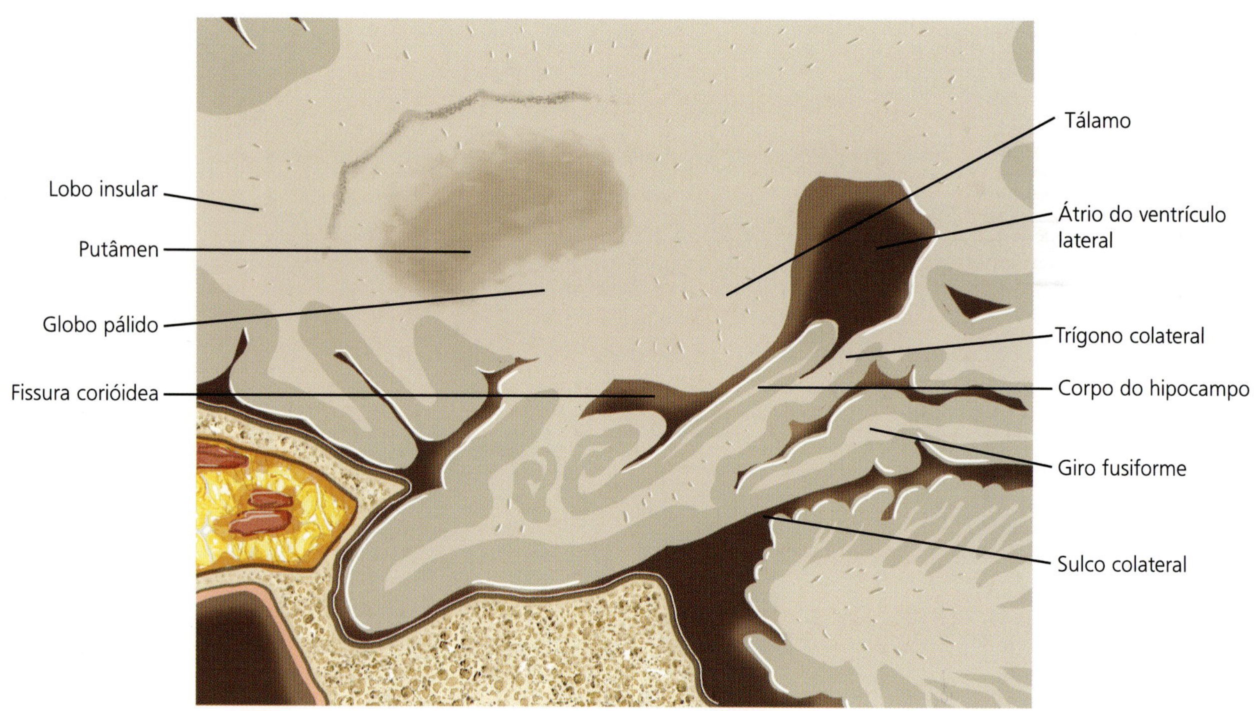
Lobo insular
Putâmen
Globo pálido
Fissura corióidea
Tálamo
Átrio do ventrículo lateral
Trígono colateral
Corpo do hipocampo
Giro fusiforme
Sulco colateral

ANATOMIA NORMAL

O hipocampo é uma crista que corre ao longo do soalho do corno temporal do ventrículo lateral. O anatomista veneziano Aranzi (1578) descreveu pela primeira vez sua aparência de cavalo-marinho usando o termo *hippocampus* (em grego *hippokampos*). Em 1832, o cirurgião parisiense de Garengeot usou o termo *cornu ammonis* ("corno de Ammon")

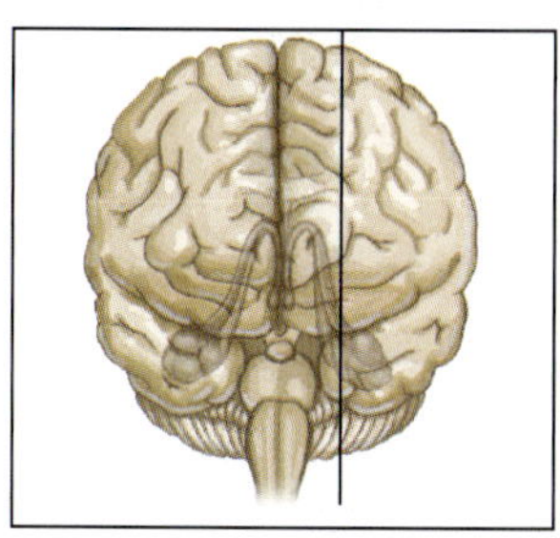

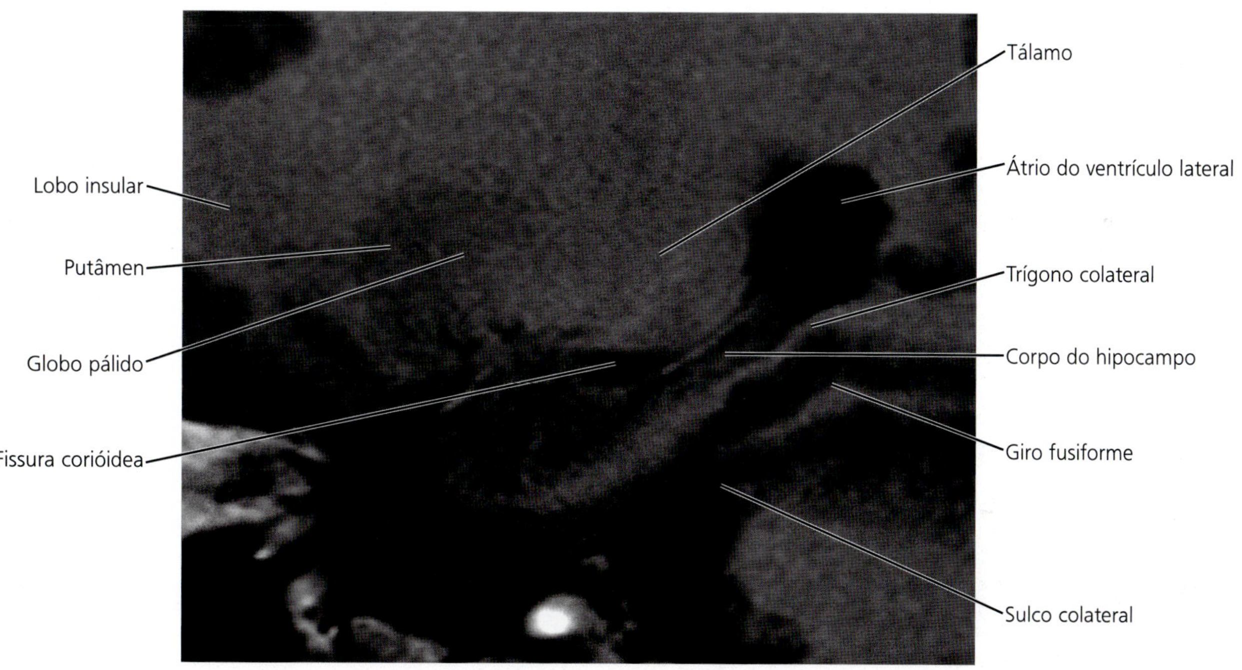
Tálamo
Átrio do ventrículo lateral
Trígono colateral
Corpo do hipocampo
Giro fusiforme
Sulco colateral
Lobo insular
Putâmen
Globo pálido
Fissura corióidea

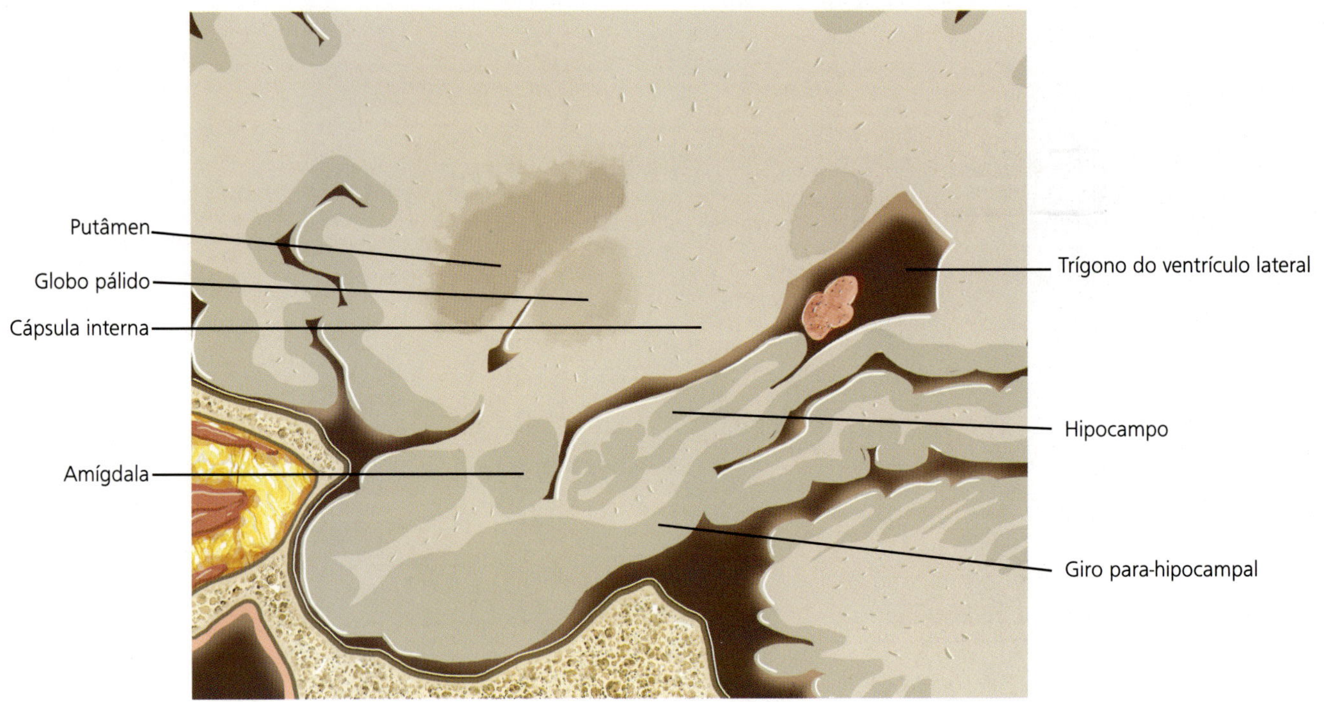
Putâmen
Globo pálido
Cápsula interna
Amígdala
Trígono do ventrículo lateral
Hipocampo
Giro para-hipocampal

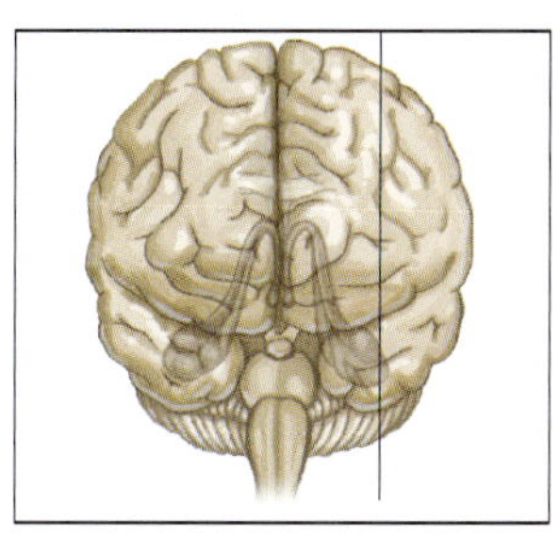

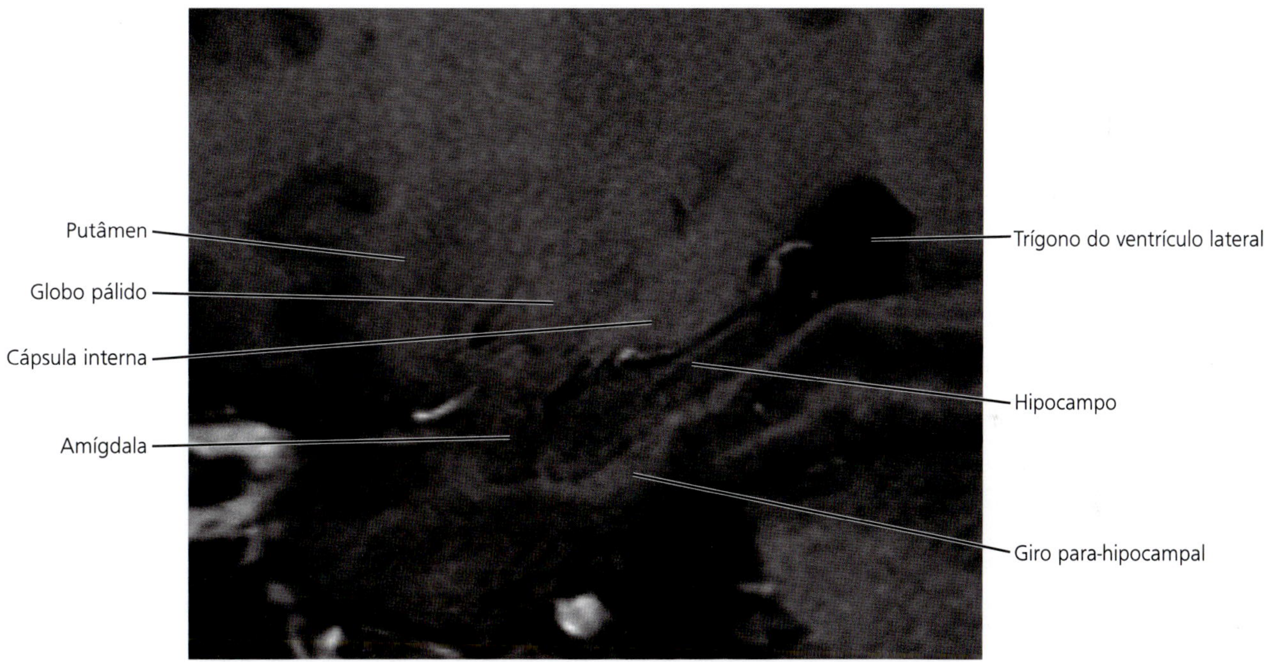
Putâmen
Globo pálido
Cápsula interna
Amígdala
Trígono do ventrículo lateral
Hipocampo
Giro para-hipocampal

Capítulo 5 TRONCO CEREBRAL E NERVOS CRANIANOS

NERVO OLFATÓRIO (CN I)
- Axial 176
- Coronal 178

NERVO ÓPTICO (CN II)
- Axial 180
- Coronal 186
- Sagital 198

NERVO OCULOMOTOR (CN III)
- Axial 200
- Coronal 208

NERVO TROCLEAR (CN IV)
- Axial 218
- Coronal 222

NERVO TRIGÊMEO (CN V)
- Axial 224
- Sagital 242
- Coronal 244

NERVOS ABDUCENTE (CN VI), FACIAL (CN VII) E VESTIBULOCOCLEAR (CN VIII)
- Axial 246
- Sagital 260

NERVOS GLOSSOFARÍNGEO (CN IX), VAGO (CN X), ACESSÓRIO (CN XI) E HIPOGLOSSO (CN XII)
- Axial 264

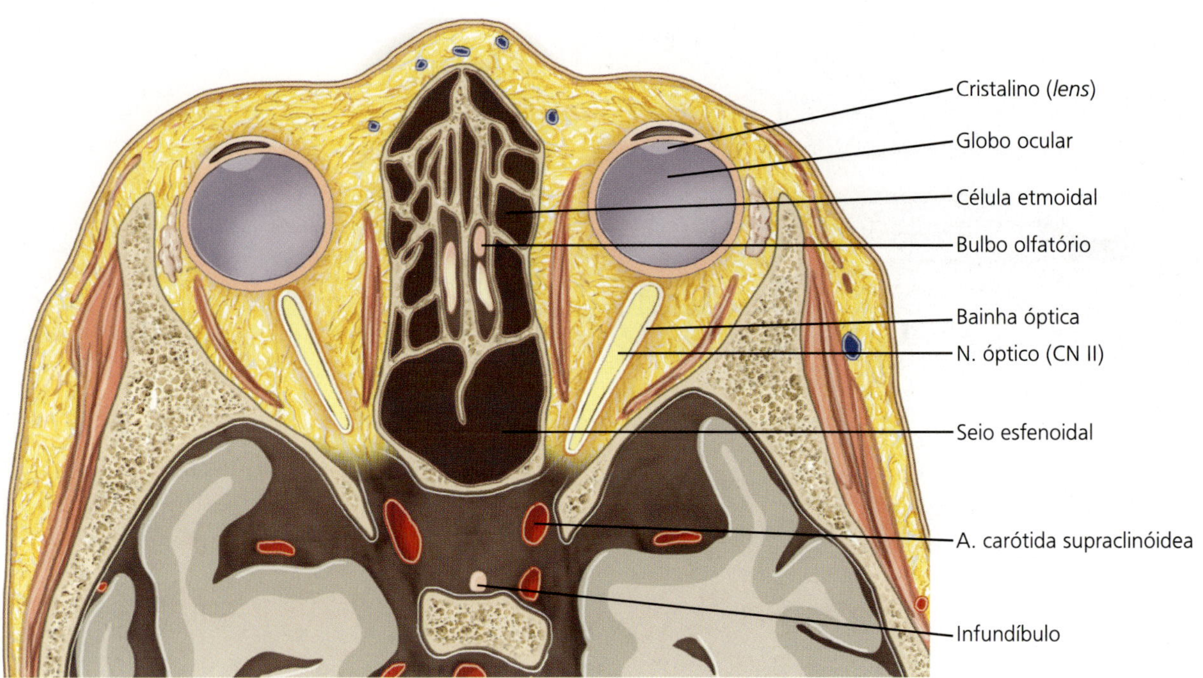
Cristalino (*lens*)
Globo ocular
Célula etmoidal
Bulbo olfatório
Bainha óptica
N. óptico (CN II)
Seio esfenoidal
A. carótida supraclinóidea
Infundíbulo

ANATOMIA NORMAL

O nervo olfatório, ou nervo craniano (CN) I, é o primeiro de 12 nervos cranianos e fornece inervação para o sentido do olfato. O CN I pode, frequentemente, ser visto em imagem de ressonância magnética axial do cérebro ao nível dos lobos temporais. Fibras nervosas a partir da mucosa olfatória na cavidade nasal anterossuperior se juntam com o bulbo olfatório, a partir do qual os sinais passam através de nervos que correm dentro dos forames olfatórios na lâmina cribriforme na cavidade nasal superior.

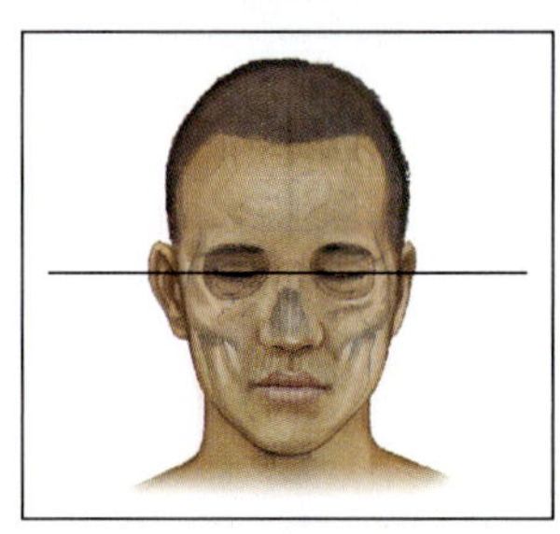

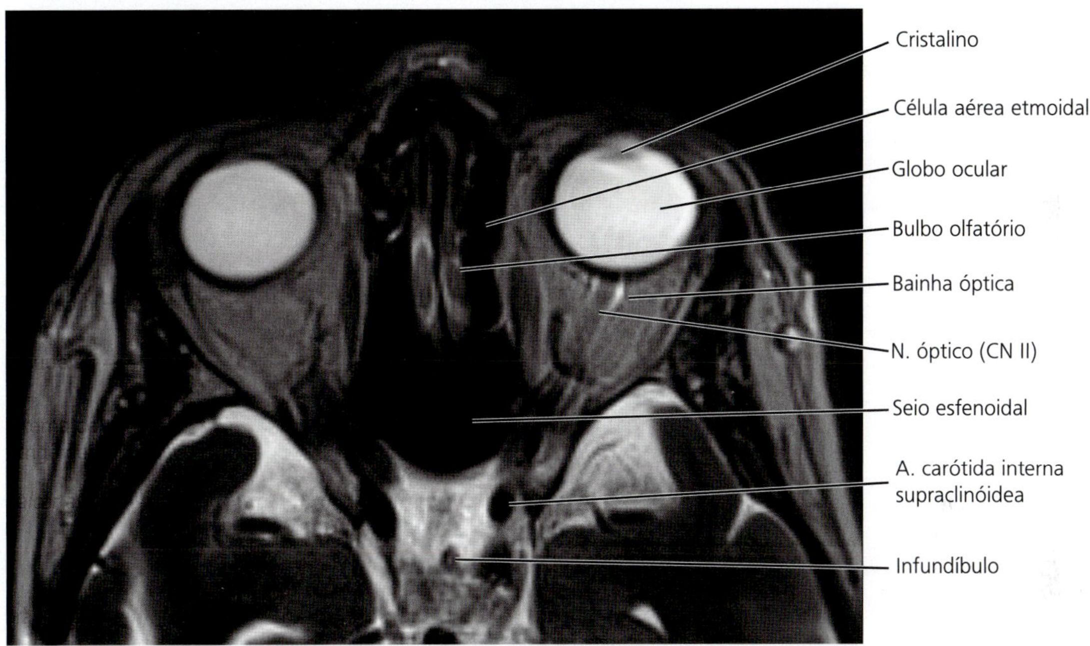
Cristalino
Célula aérea etmoidal
Globo ocular
Bulbo olfatório
Bainha óptica
N. óptico (CN II)
Seio esfenoidal
A. carótida interna supraclinóidea
Infundíbulo

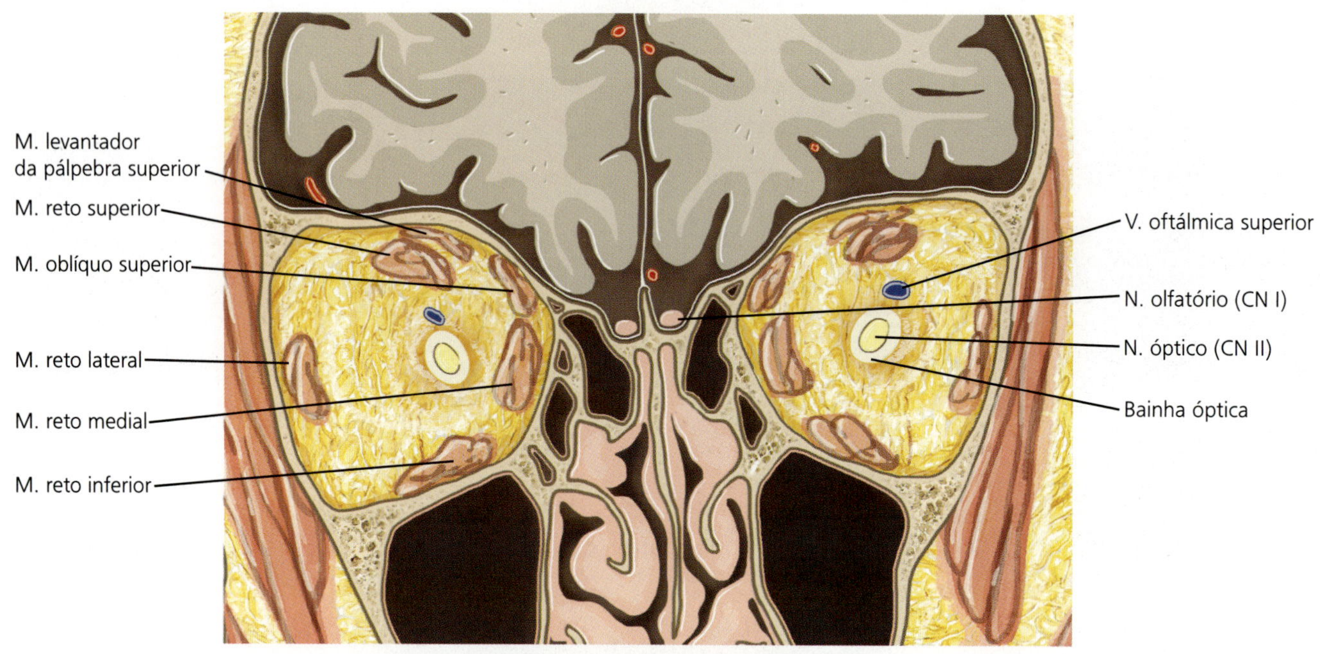
M. levantador
da pálpebra superior
M. reto superior
M. oblíquo superior
M. reto lateral
M. reto medial
M. reto inferior
V. oftálmica superior
N. olfatório (CN I)
N. óptico (CN II)
Bainha óptica

CONSIDERAÇÕES SOBRE TÉCNICA DE IMAGEM

Os clínicos devem sempre abordar perda de olfato como um sintoma sério e explorar causas anatômicas. O melhor plano de imagem para avaliar os nervos olfatórios é coronal, perpendicular ao eixo longo dos nervos. Imagens coronais de RM ponderadas em T2 ajudam a delinear os nervos olfatórios, com o liquor circundante entre os nervos e as paredes ósseas dos sulcos olfatórios. Em alguns pacientes, um sulco olfatório pode ser assimetricamente mais baixo que o outro, uma consideração importante caso o paciente seja submetido à cirurgia sinusal endoscópica funcional (FES). Um tumor digno de nota centrado nos nervos olfatórios é o *estesioneuroblastoma* (neuroblastoma olfatório).

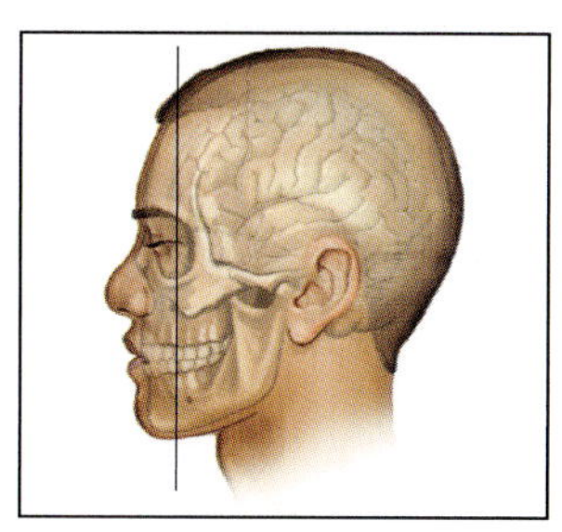

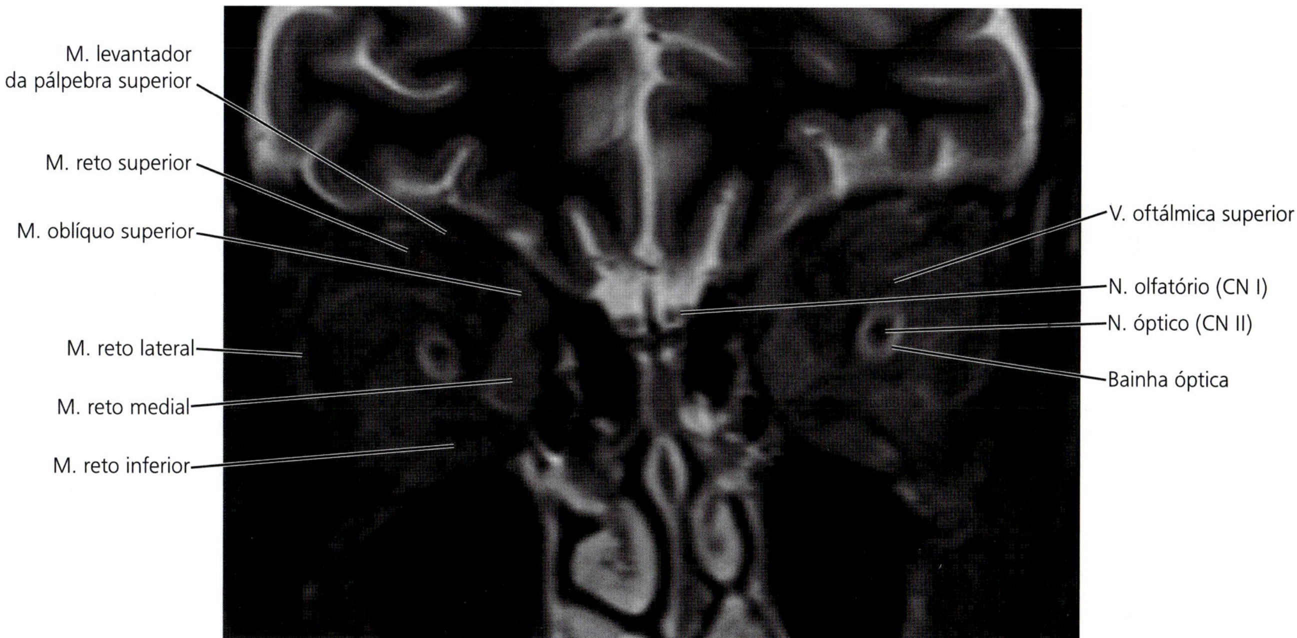
M. levantador da pálpebra superior
M. reto superior
M. oblíquo superior
M. reto lateral
M. reto medial
M. reto inferior
V. oftálmica superior
N. olfatório (CN I)
N. óptico (CN II)
Bainha óptica

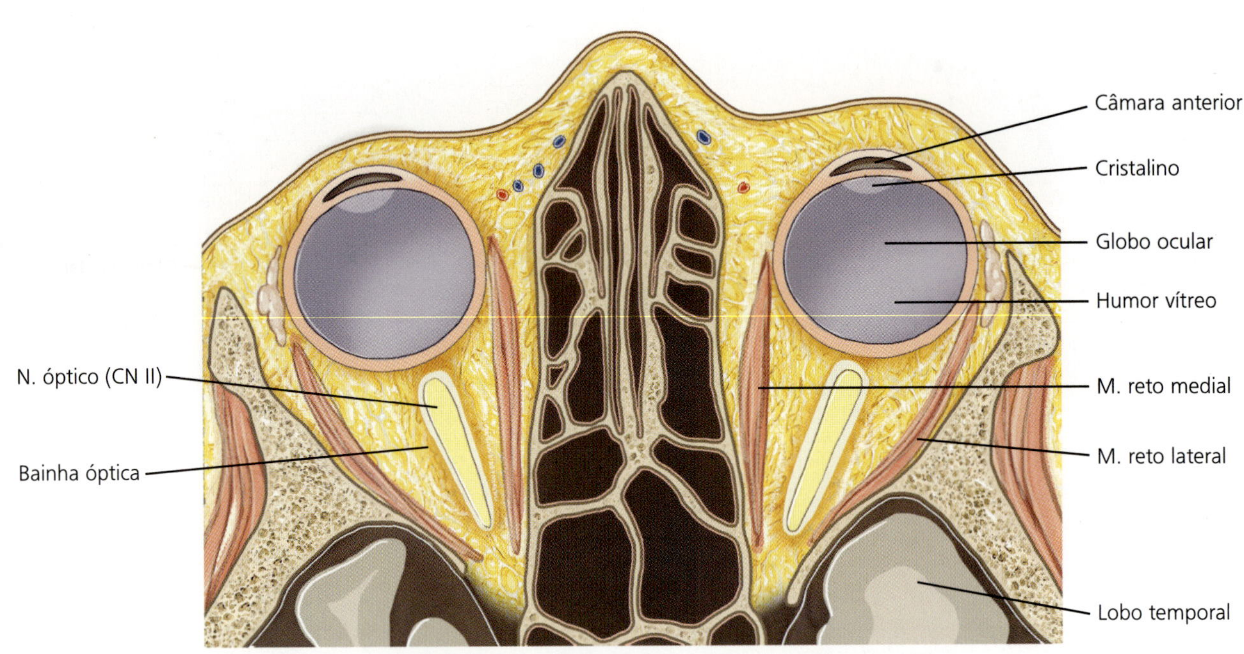
Câmara anterior
Cristalino
Globo ocular
Humor vítreo
N. óptico (CN II)
M. reto medial
M. reto lateral
Bainha óptica
Lobo temporal

CONSIDERAÇÕES DIAGNÓSTICAS

O nervo óptico (segundo craniano, CN II) é o único nervo craniano que faz parte do sistema nervoso central. O CN II é uma extensão direta do cérebro e, assim, é rodeado por liquor e uma bainha dural. Exame oftalmoscópico (fundoscópico) do olho pode revelar papiledema quando a pressão intracraniana está aumentada. Em imagem axial, foi descrito achatamento do aspecto posterior dos globos como o sinal mais específico de *hipertensão intracraniana idiopática,* também chamada hipertensão intracraniana benigna ou pseudotumor cerebri.

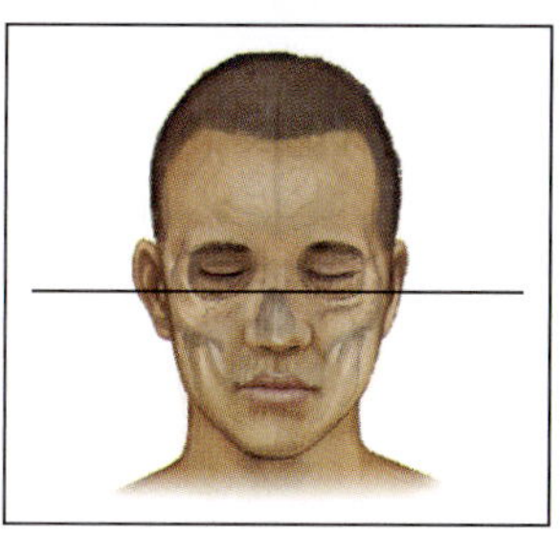

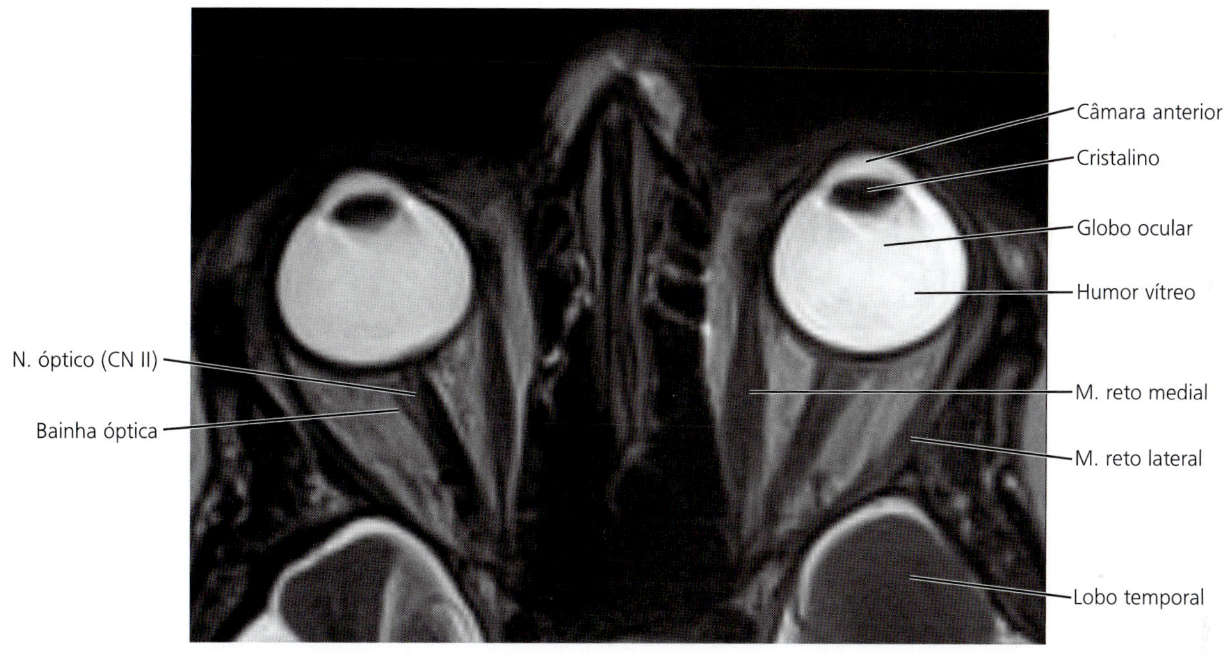
Câmara anterior
Cristalino
Globo ocular
Humor vítreo
N. óptico (CN II)
Bainha óptica
M. reto medial
M. reto lateral
Lobo temporal

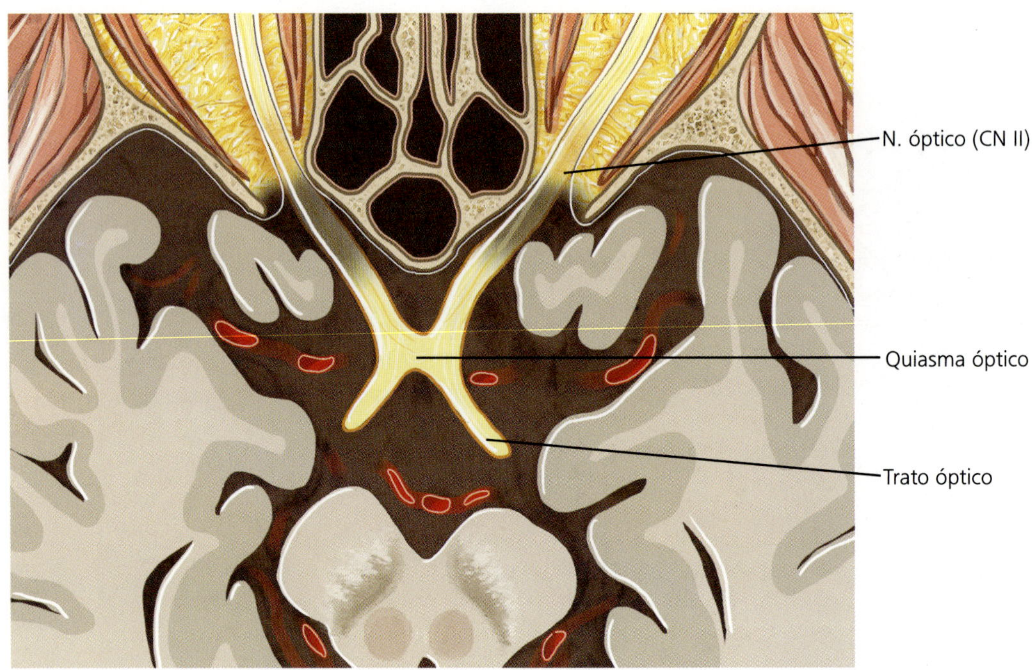
N. óptico (CN II)
Quiasma óptico
Trato óptico

ANATOMIA NORMAL E CONSIDERAÇÃO PATOLÓGICA

Sinais sensitivos a partir da retina se transmitem posteriormente ao longo dos nervos ópticos até que os sinais se juntam no quiasma óptico, onde as fibras mediais de cada nervo cruzam para o outro lado. O quiasma óptico é imediatamente superior à hipófise e à cisterna suprasselar. Um grande adenoma hipofisário pode, portanto, comprimir as fibras que estão cruzando, e levar à hemianopsia *bitemporal*, com defeitos na metade temporal, ou lateral, do campo visual em cada olho. Um objeto luminoso no campo temporal (lateral) de visão envia luz através do cristalino para a retina nasal (medial), a qual, então, envia sinais através das fibras mediais dos nervos ópticos, as quais, por sua vez, cruzam a linha mediana no quiasma óptico.

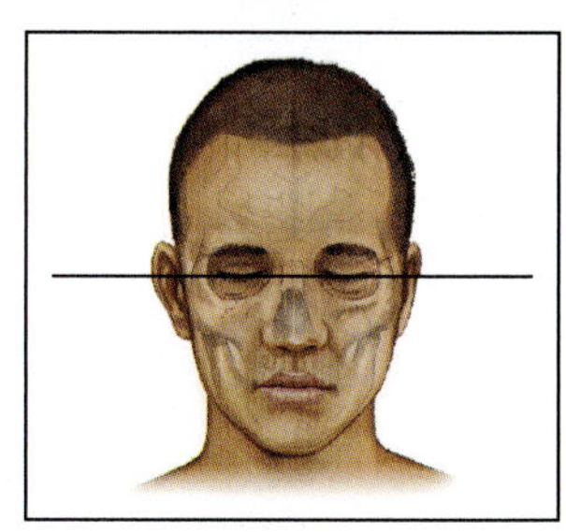

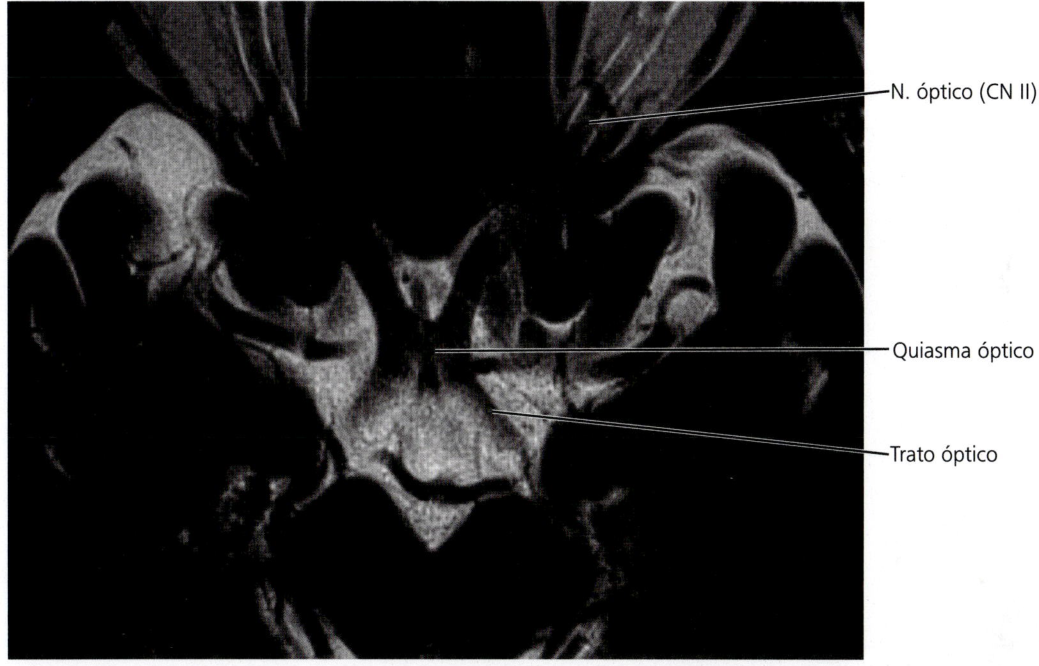
N. óptico (CN II)
Quiasma óptico
Trato óptico

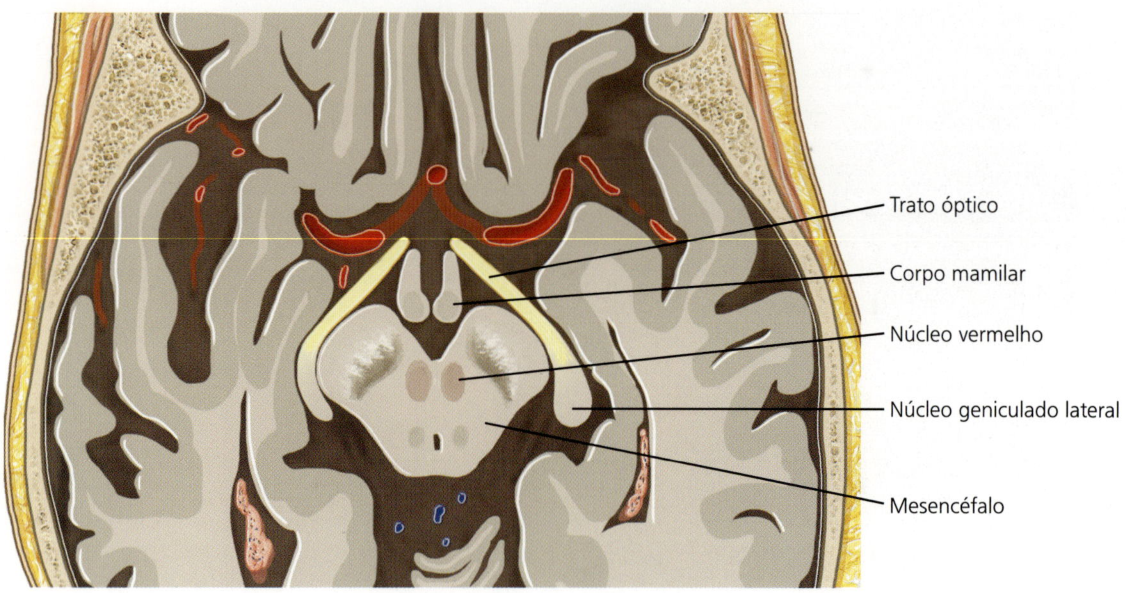
Trato óptico
Corpo mamilar
Núcleo vermelho
Núcleo geniculado lateral
Mesencéfalo

ANATOMIA NORMAL

O trato óptico contém os nervos laterais, ou temporais, do nervo óptico ipsolateral e os nervos mediais ou nasais do nervo óptico contralateral. O trato óptico une o quiasma óptico ao núcleo geniculado lateral (LGN). O LGN é situado dentro do tálamo e constitui o centro de retransmissão principal para informação visual recebida da retina. Uma massa ao longo do trato óptico pode causar hemianopsia contralateral, com sinais bloqueados no trato óptico direito causando uma hemianopsia esquerda.

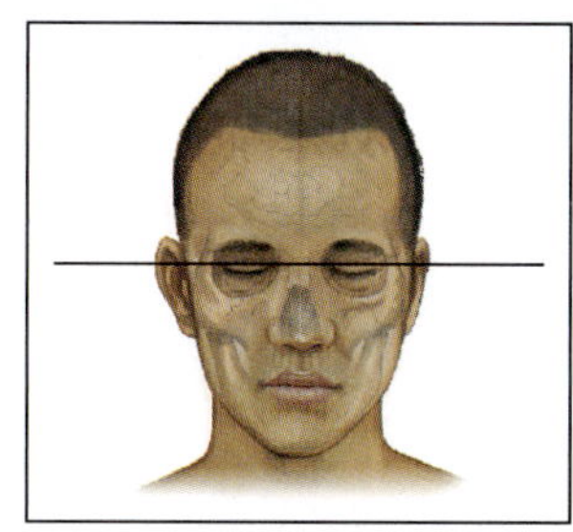

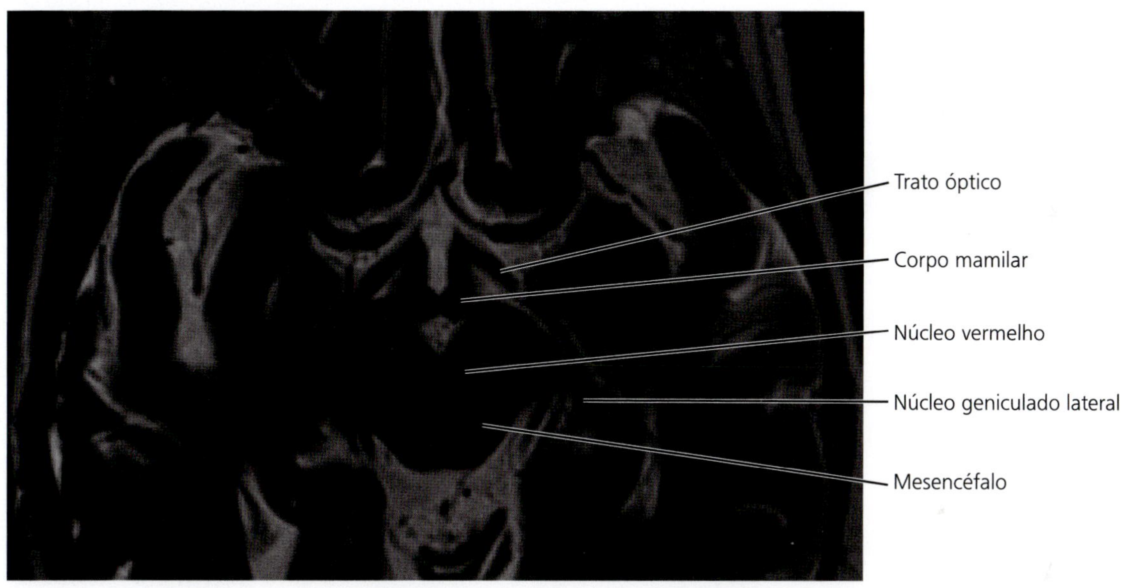
Trato óptico
Corpo mamilar
Núcleo vermelho
Núcleo geniculado lateral
Mesencéfalo

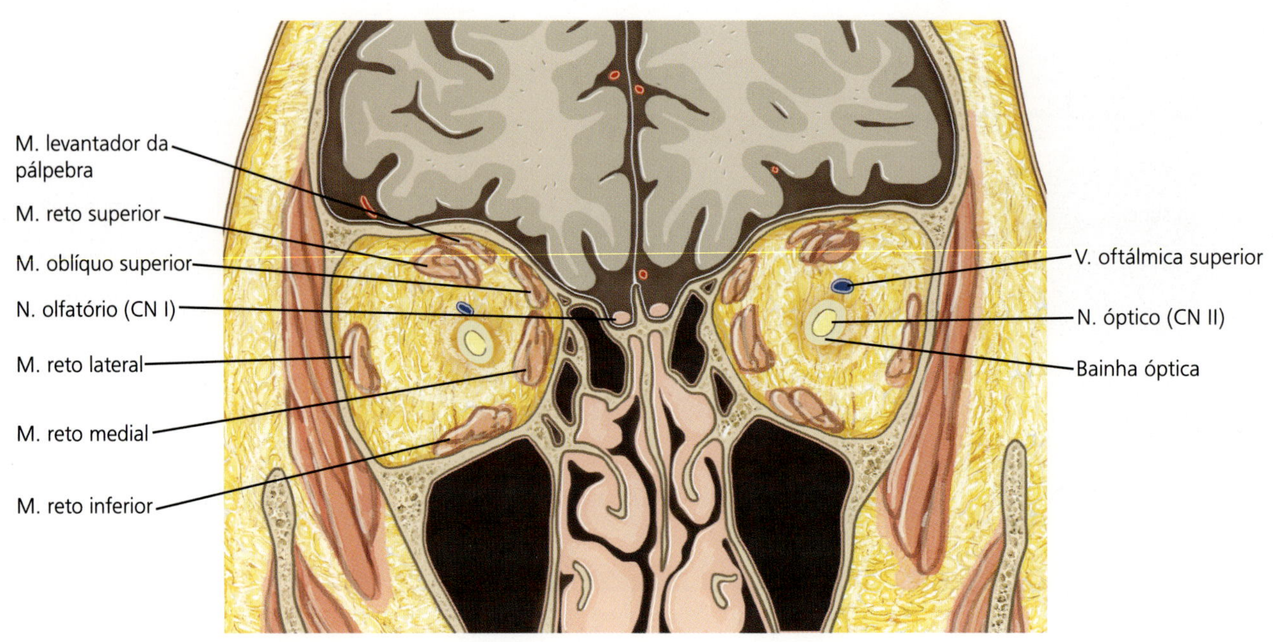
M. levantador da pálpebra
M. reto superior
M. oblíquo superior
N. olfatório (CN I)
M. reto lateral
M. reto medial
M. reto inferior
V. oftálmica superior
N. óptico (CN II)
Bainha óptica

CONSIDERAÇÕES DIAGNÓSTICAS

O plano coronal é frequentemente o melhor plano de imagem para avaliar o nervo óptico (CN II). Notar o anel de liquor em torno dos nervos ópticos. Como uma extensão do cérebro e da dura-máter, o complexo da bainha do nervo óptico é sujeito à mesma patologia, tal como um glioma dos nervos ópticos ou meningioma da bainha dural circundante. Este plano coronal é frequentemente o melhor plano para identificar uma massa originando-se da bainha e comprimindo o nervo óptico, *versus* uma expansão do nervo óptico.

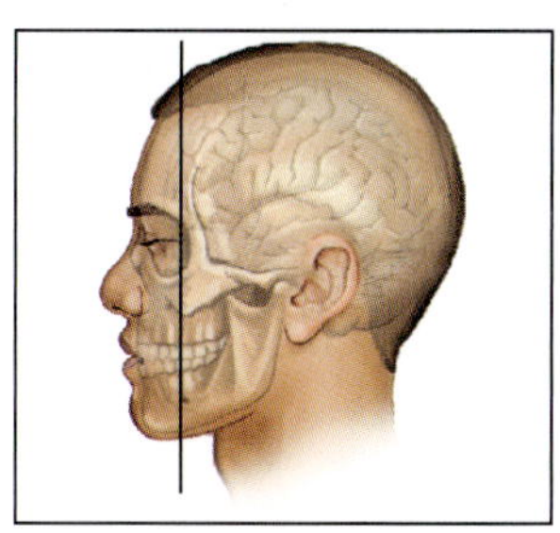

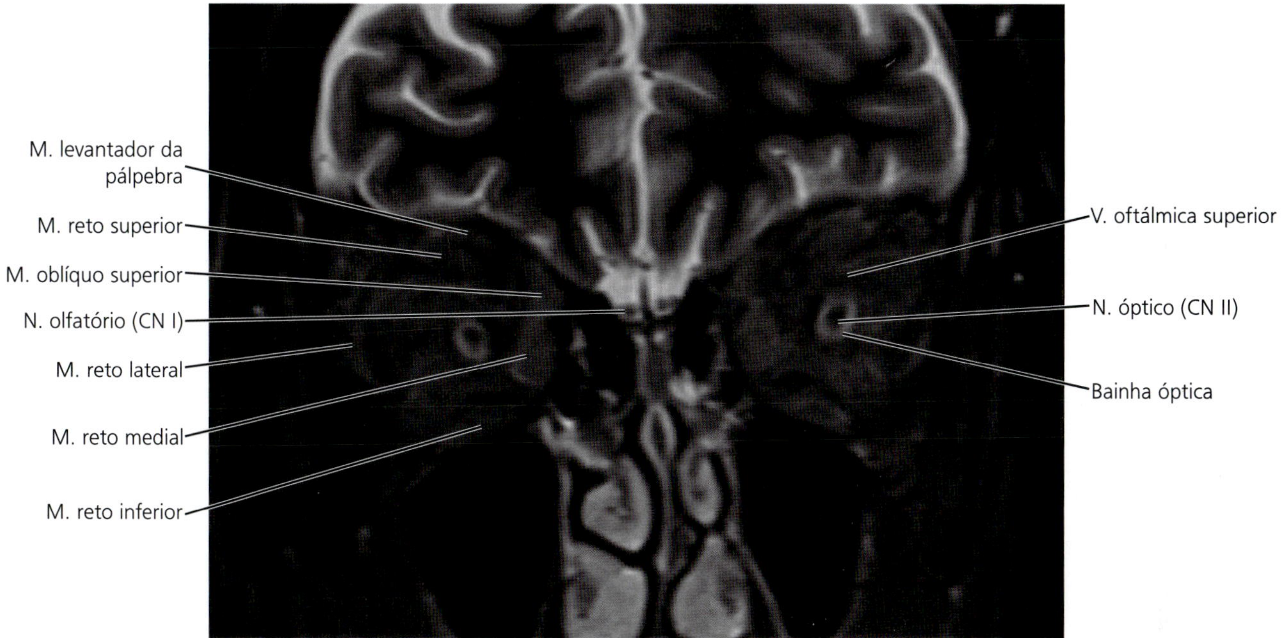
M. levantador da pálpebra
M. reto superior
M. oblíquo superior
N. olfatório (CN I)
M. reto lateral
M. reto medial
M. reto inferior
V. oftálmica superior
N. óptico (CN II)
Bainha óptica

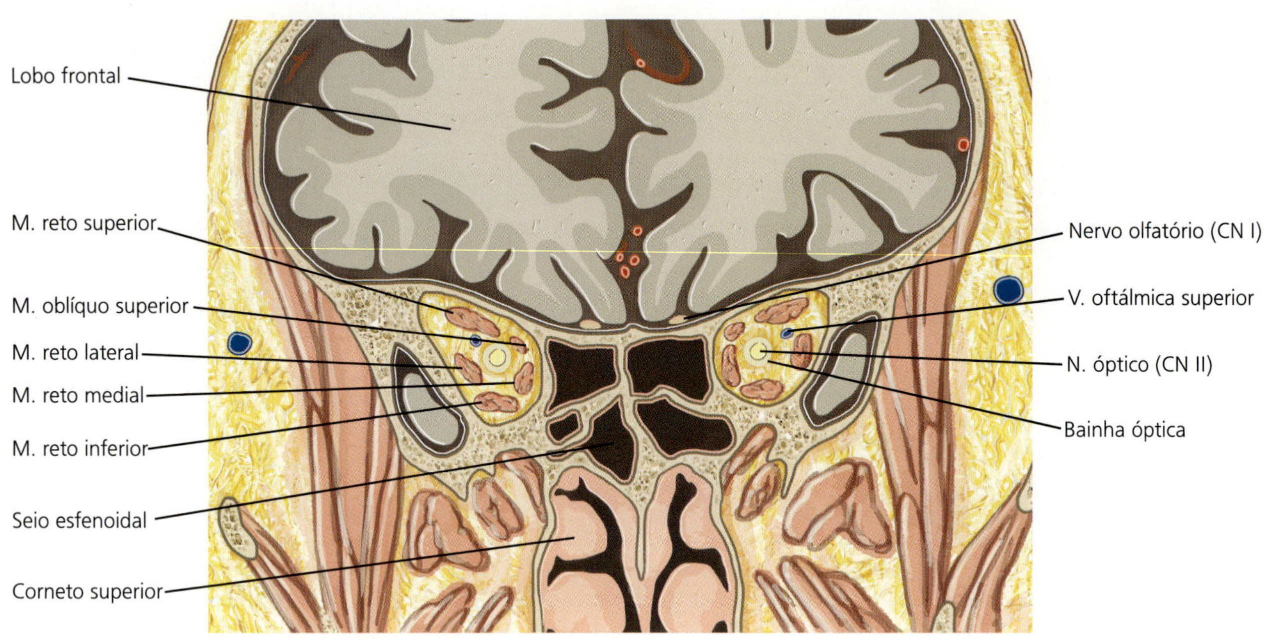
Lobo frontal
M. reto superior
M. oblíquo superior
M. reto lateral
M. reto medial
M. reto inferior
Seio esfenoidal
Corneto superior
Nervo olfatório (CN I)
V. oftálmica superior
N. óptico (CN II)
Bainha óptica

ANATOMIA NORMAL

Observar a veia oftálmica superior acima do nervo óptico. *Shuntagem* (fístula) anormal de sangue arterial para dentro do seio cavernoso, como em uma fístula carotídeo-cavernosa (CCF) pós-traumática, causará aumento da veia oftálmica superior.

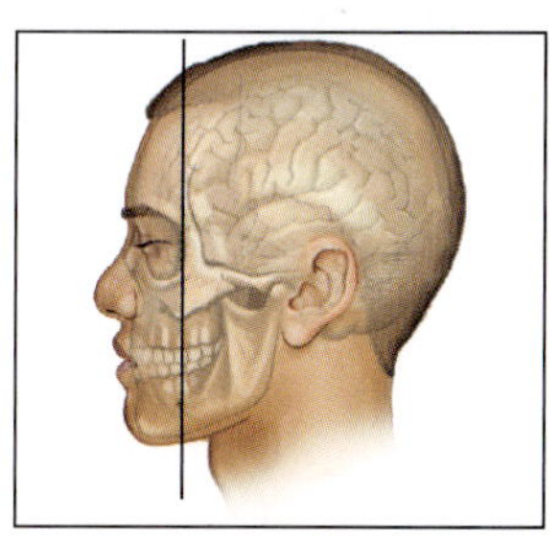

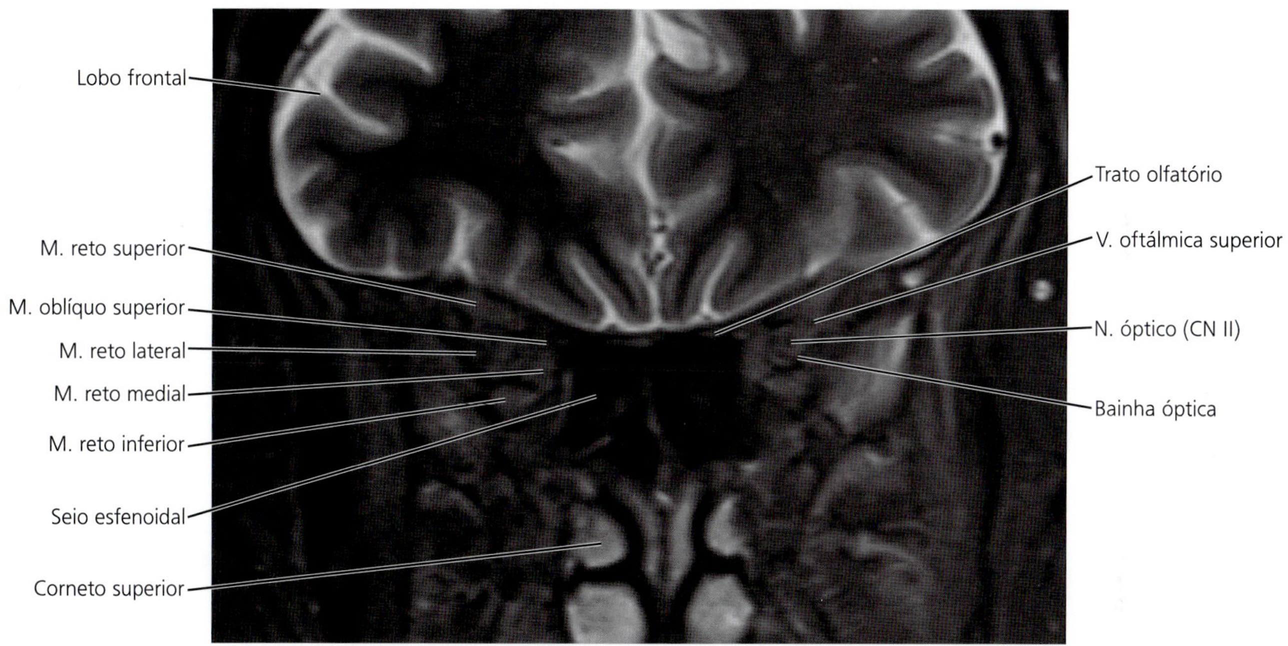
Lobo frontal
M. reto superior
M. oblíquo superior
M. reto lateral
M. reto medial
M. reto inferior
Seio esfenoidal
Corneto superior
Trato olfatório
V. oftálmica superior
N. óptico (CN II)
Bainha óptica

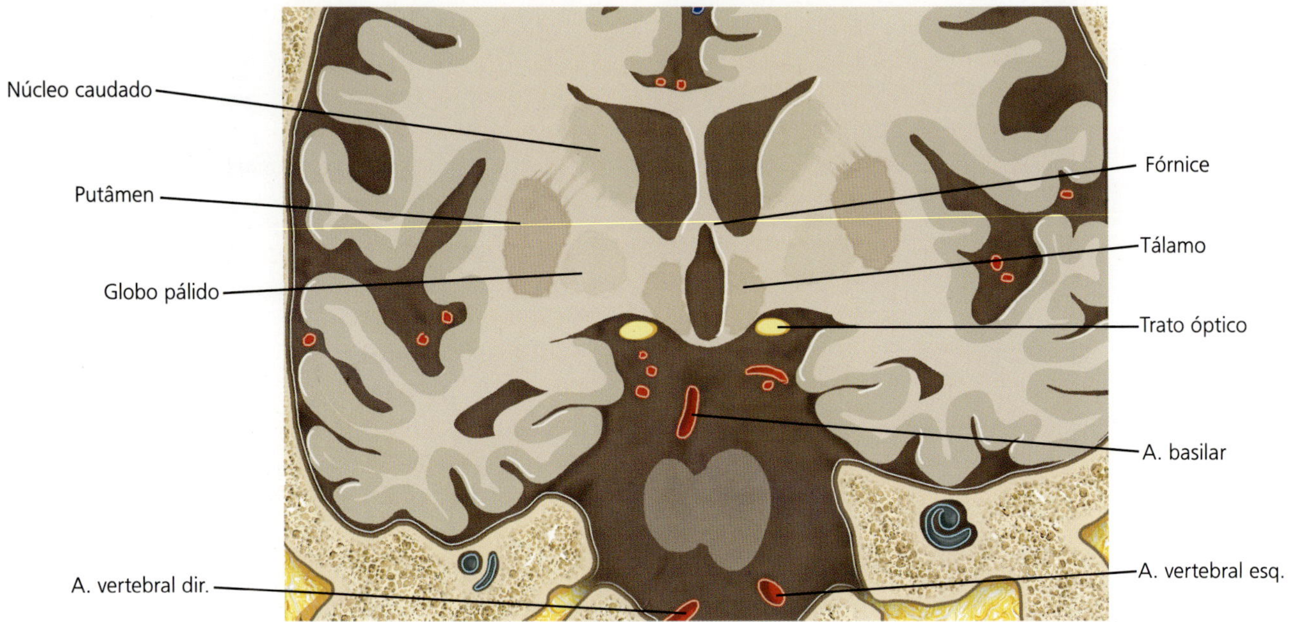
Núcleo caudado
Putâmen
Globo pálido
A. vertebral dir.
Fórnice
Tálamo
Trato óptico
A. basilar
A. vertebral esq.

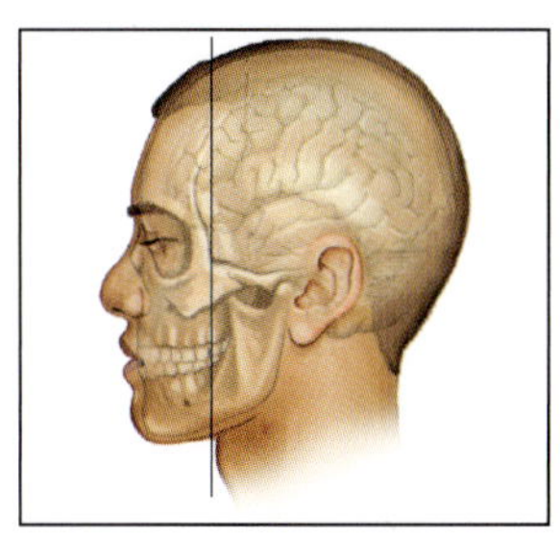

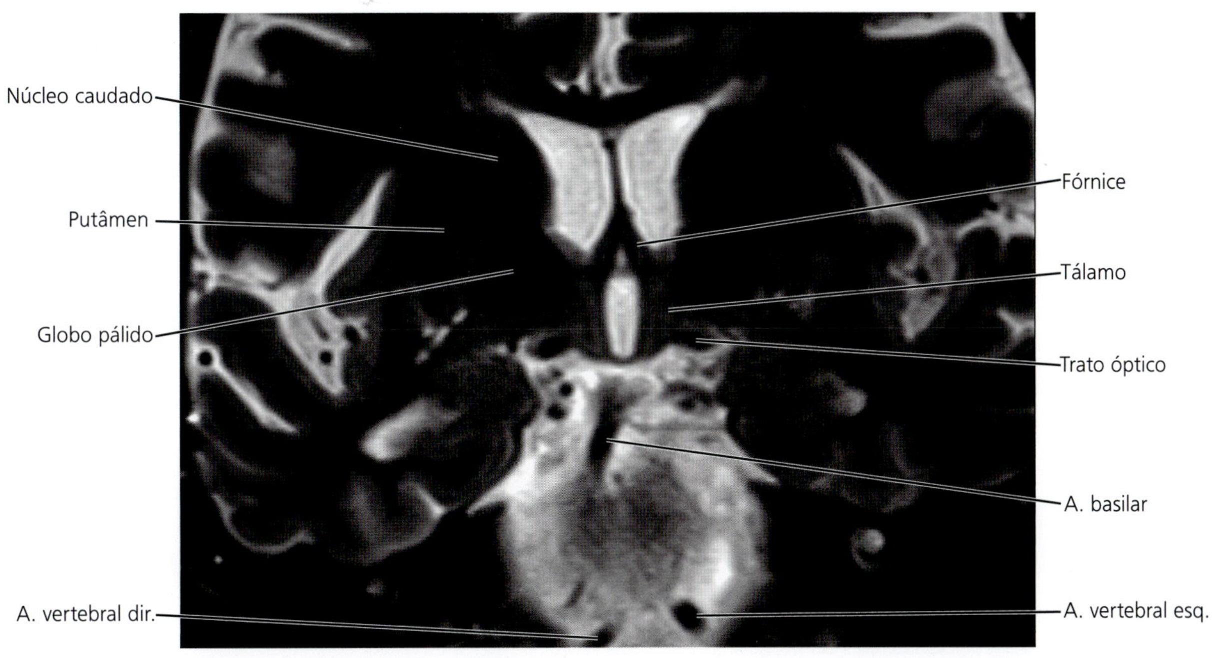
Núcleo caudado
Putâmen
Globo pálido
A. vertebral dir.
Fórnice
Tálamo
Trato óptico
A. basilar
A. vertebral esq.

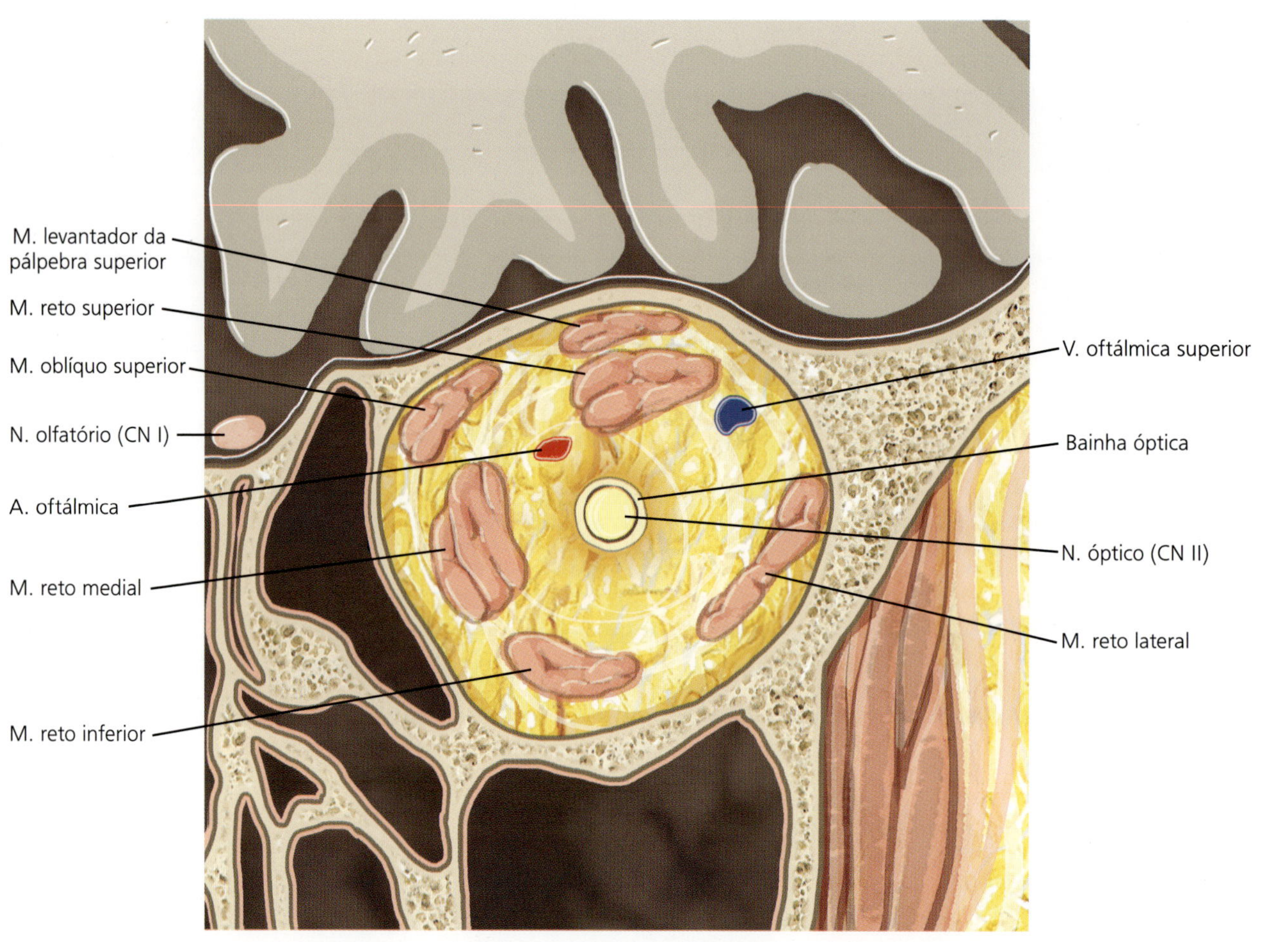
M. levantador da pálpebra superior
M. reto superior
M. oblíquo superior
N. olfatório (CN I)
A. oftálmica
M. reto medial
M. reto inferior
V. oftálmica superior
Bainha óptica
N. óptico (CN II)
M. reto lateral

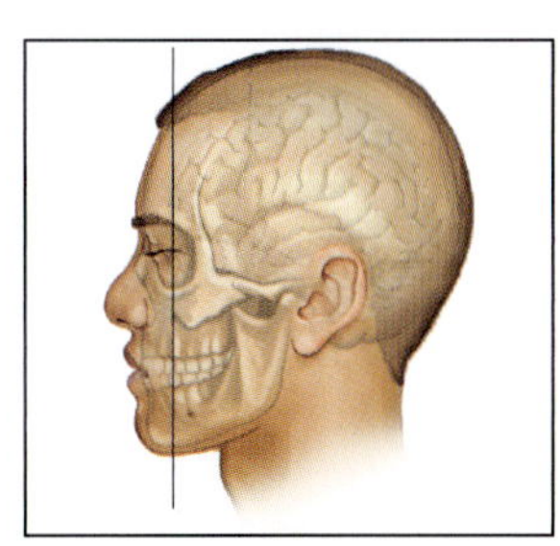

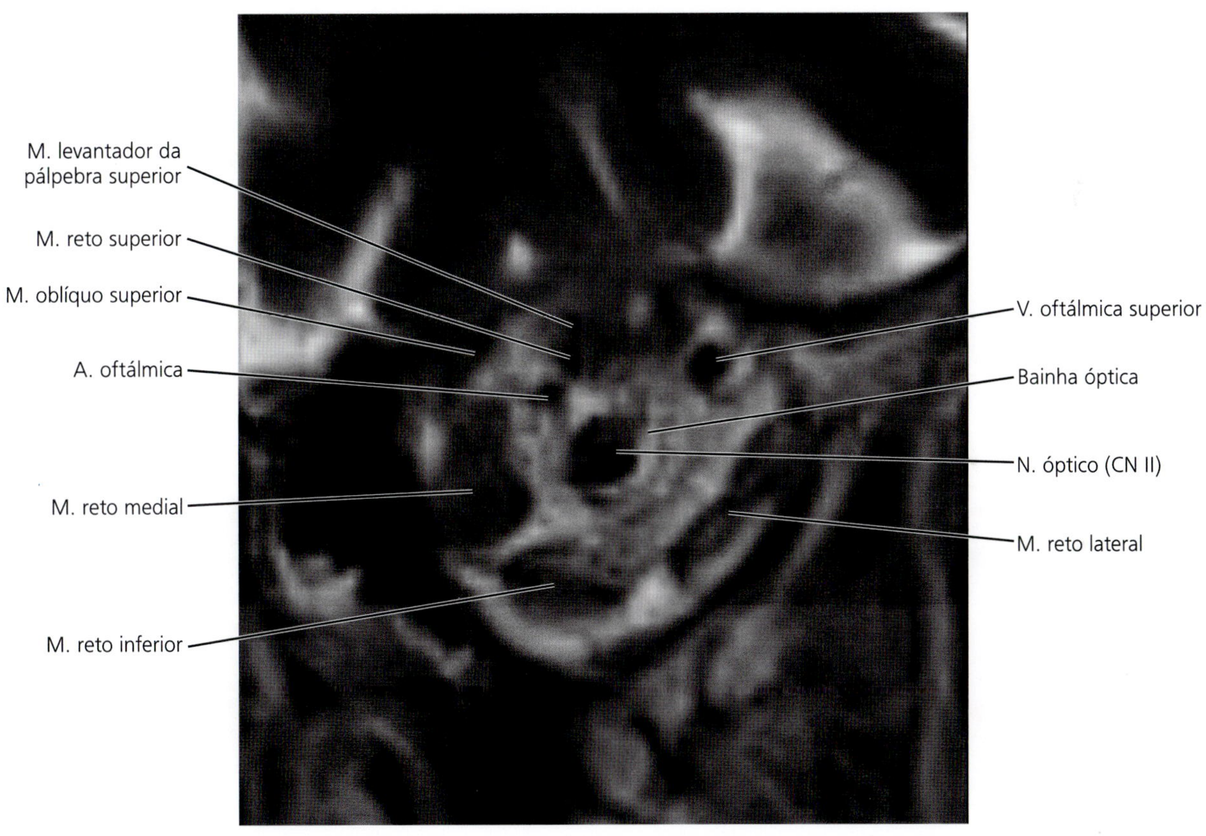
M. levantador da pálpebra superior
M. reto superior
M. oblíquo superior
A. oftálmica
M. reto medial
M. reto inferior
V. oftálmica superior
Bainha óptica
N. óptico (CN II)
M. reto lateral

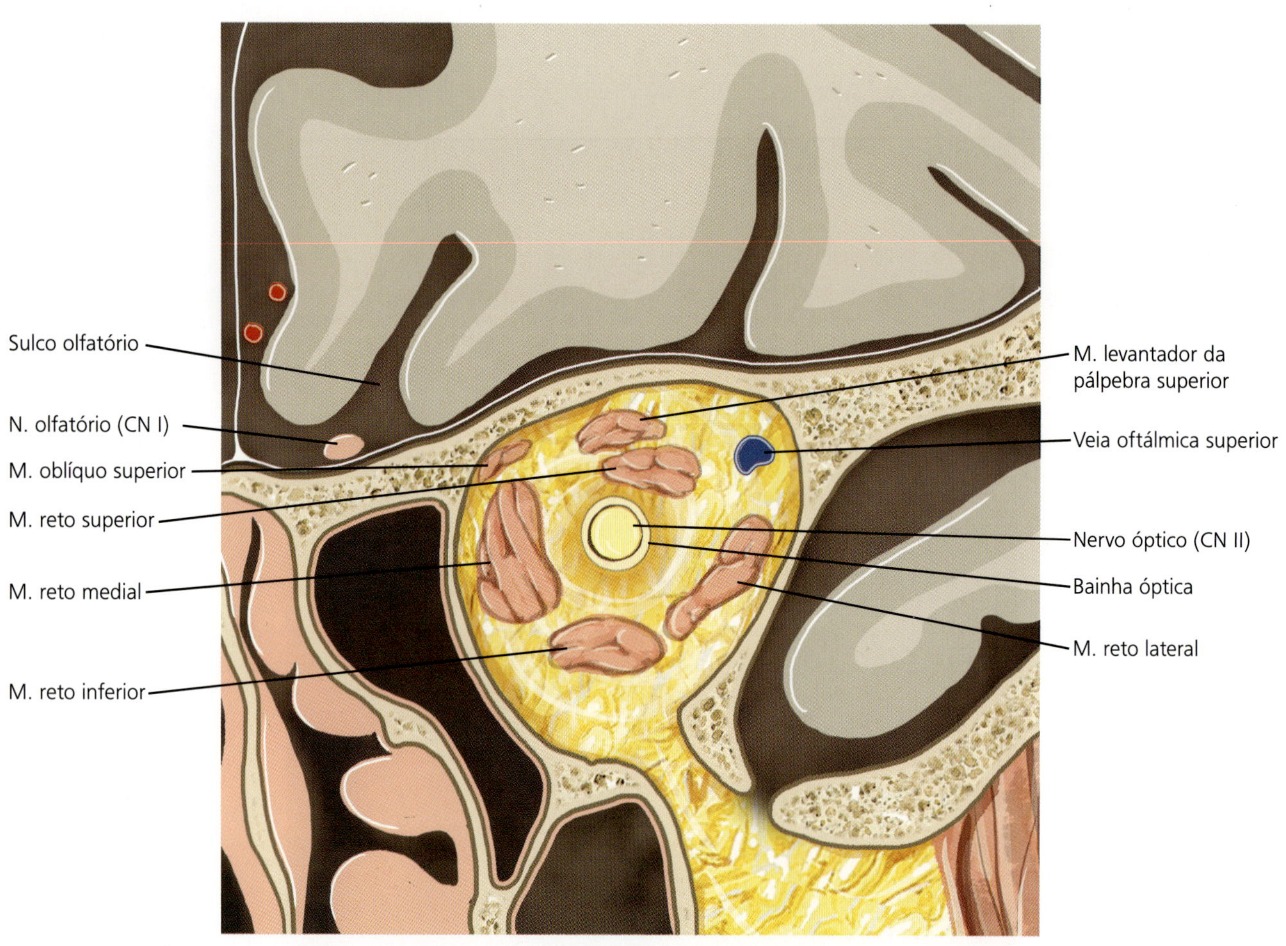
Sulco olfatório
N. olfatório (CN I)
M. oblíquo superior
M. reto superior
M. reto medial
M. reto inferior
M. levantador da pálpebra superior
Veia oftálmica superior
Nervo óptico (CN II)
Bainha óptica
M. reto lateral

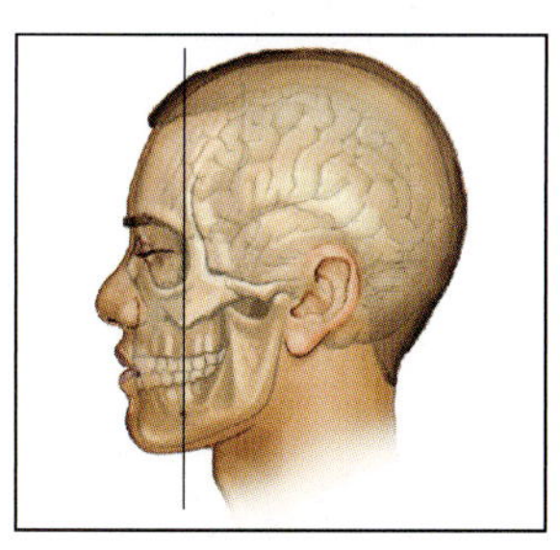

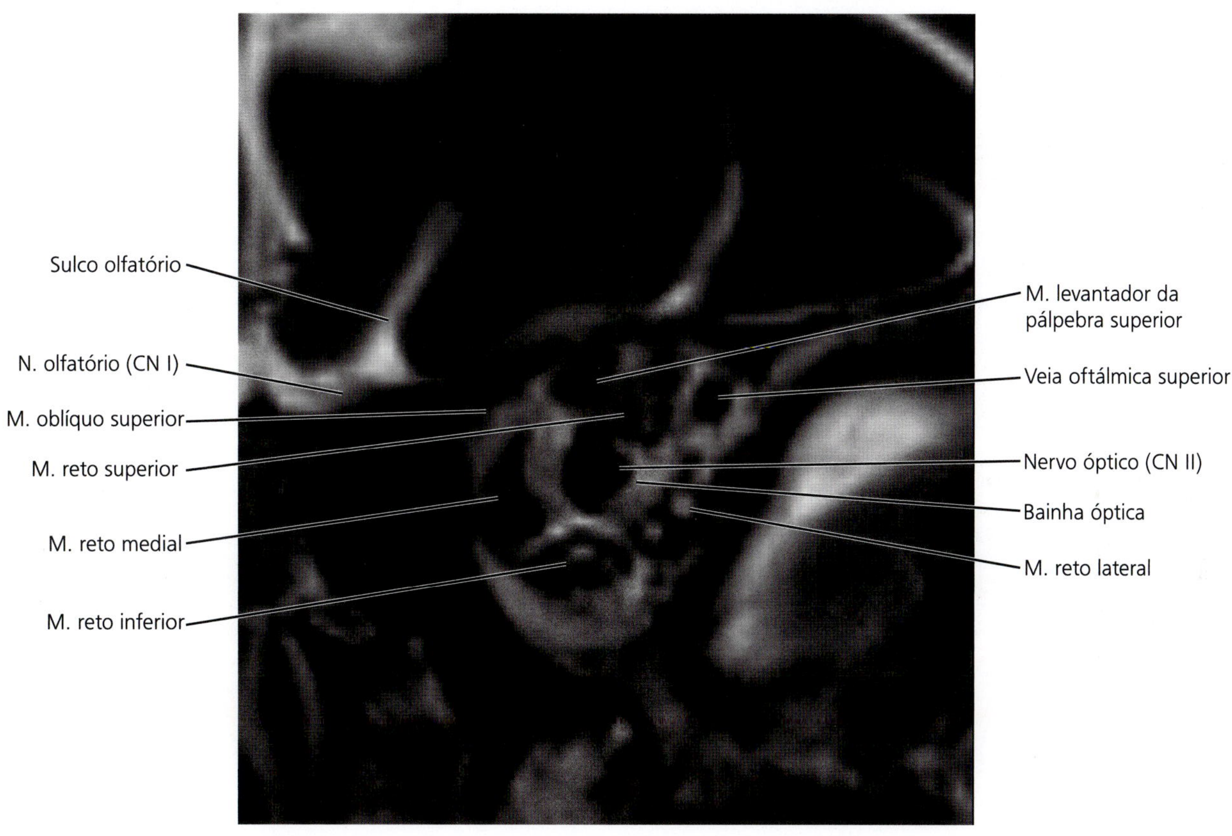
Sulco olfatório
N. olfatório (CN I)
M. oblíquo superior
M. reto superior
M. reto medial
M. reto inferior
M. levantador da pálpebra superior
Veia oftálmica superior
Nervo óptico (CN II)
Bainha óptica
M. reto lateral

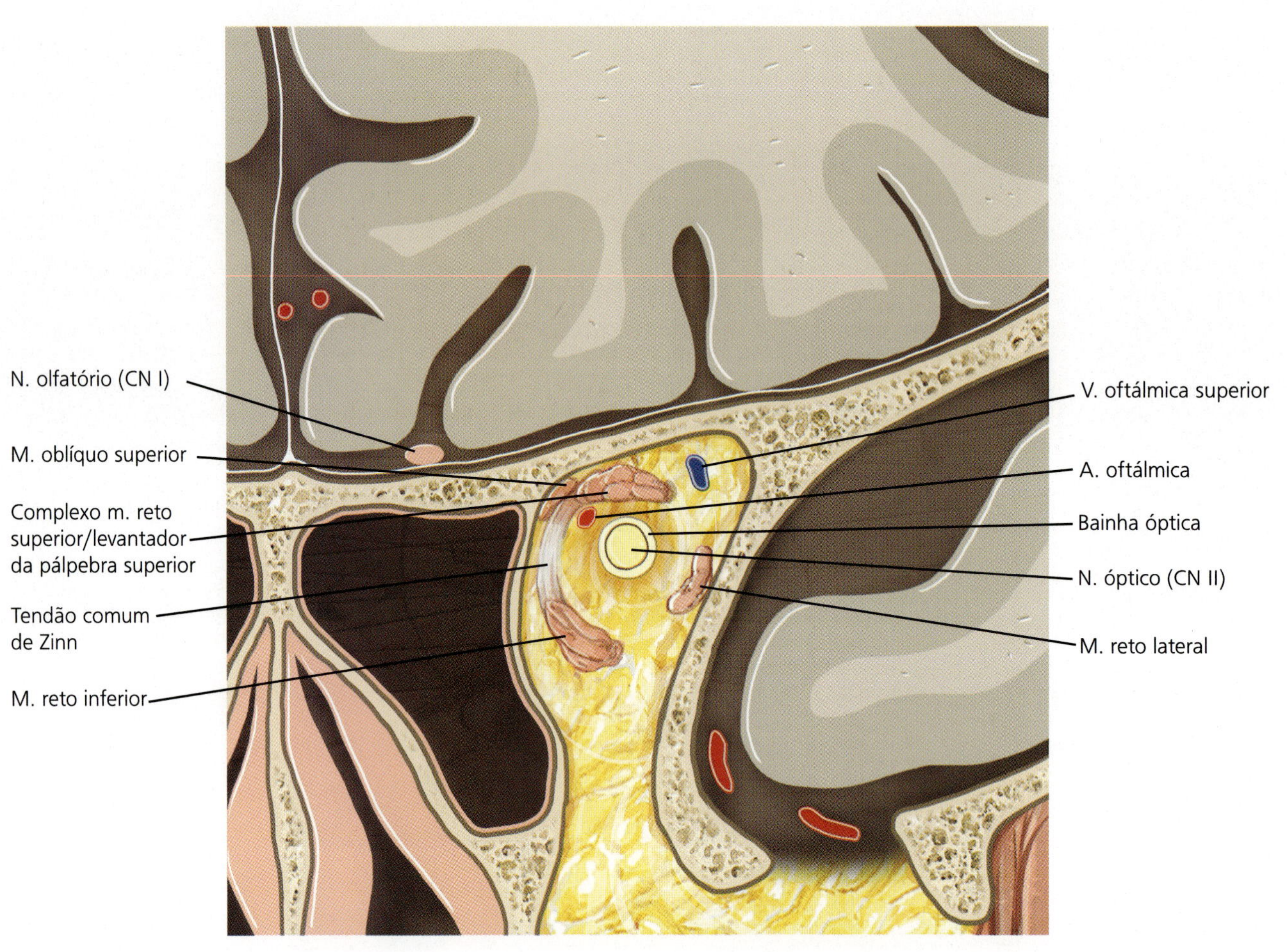
N. olfatório (CN I)
M. oblíquo superior
Complexo m. reto superior/levantador da pálpebra superior
Tendão comum de Zinn
M. reto inferior
V. oftálmica superior
A. oftálmica
Bainha óptica
N. óptico (CN II)
M. reto lateral

CONSIDERAÇÕES DIAGNÓSTICAS

À medida que o nervo óptico passa posteriormente na órbita na direção do ápice, muitas vezes é difícil separar o nervo dos músculos orbitais circundantes e das paredes ósseas do ápice. Lesões sutis podem ser mais bem detectadas em uma imagem oblíqua alinhada perpendicularmente ao nervo óptico, como é visto nesta imagem.

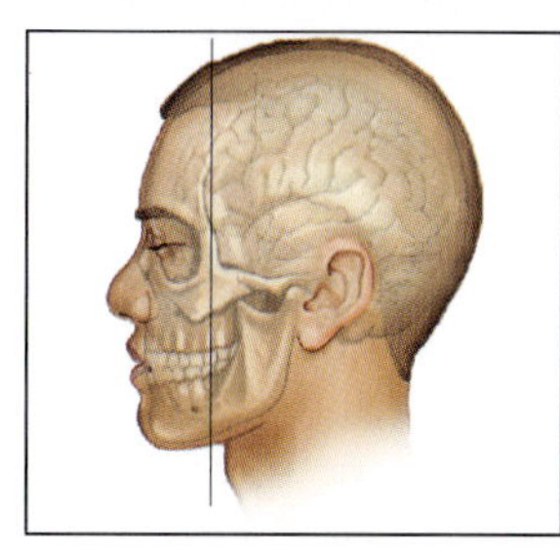

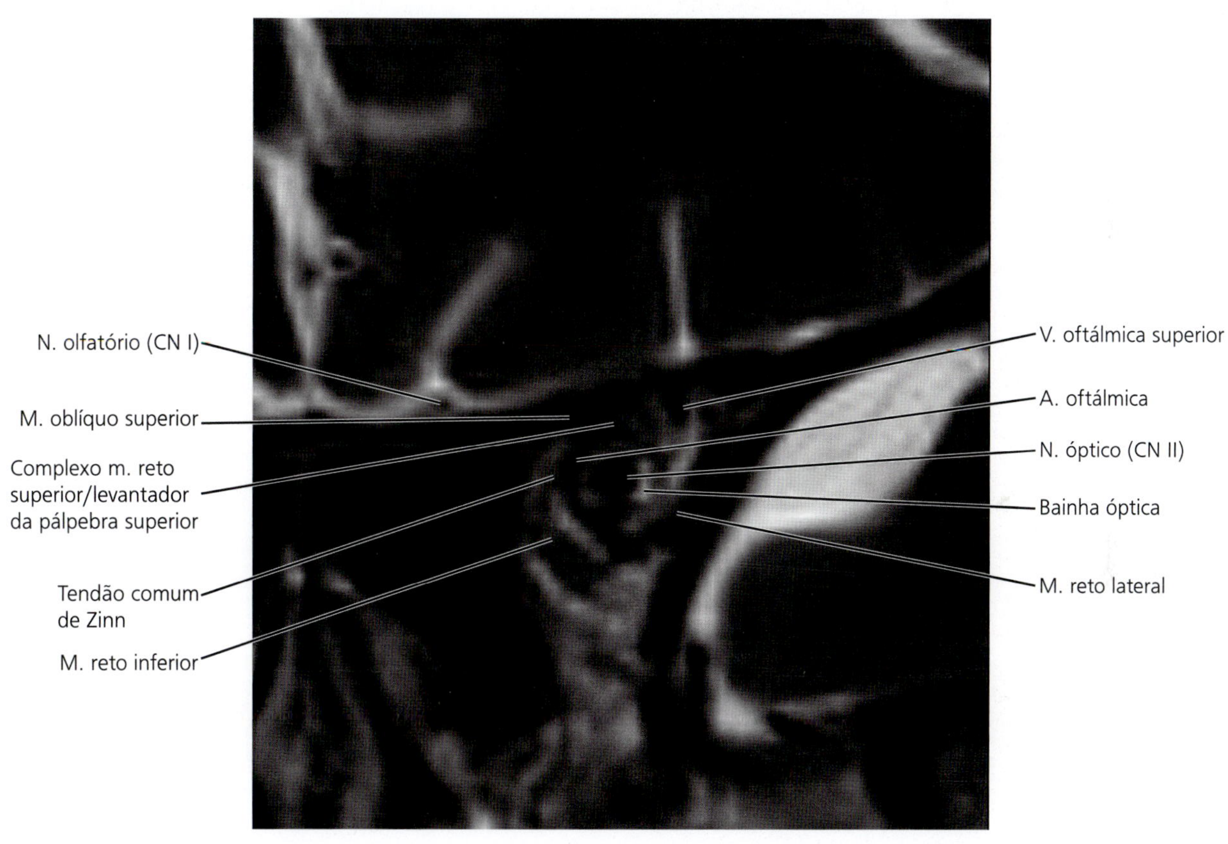
N. olfatório (CN I)
M. oblíquo superior
Complexo m. reto superior/levantador da pálpebra superior
Tendão comum de Zinn
M. reto inferior
V. oftálmica superior
A. oftálmica
N. óptico (CN II)
Bainha óptica
M. reto lateral

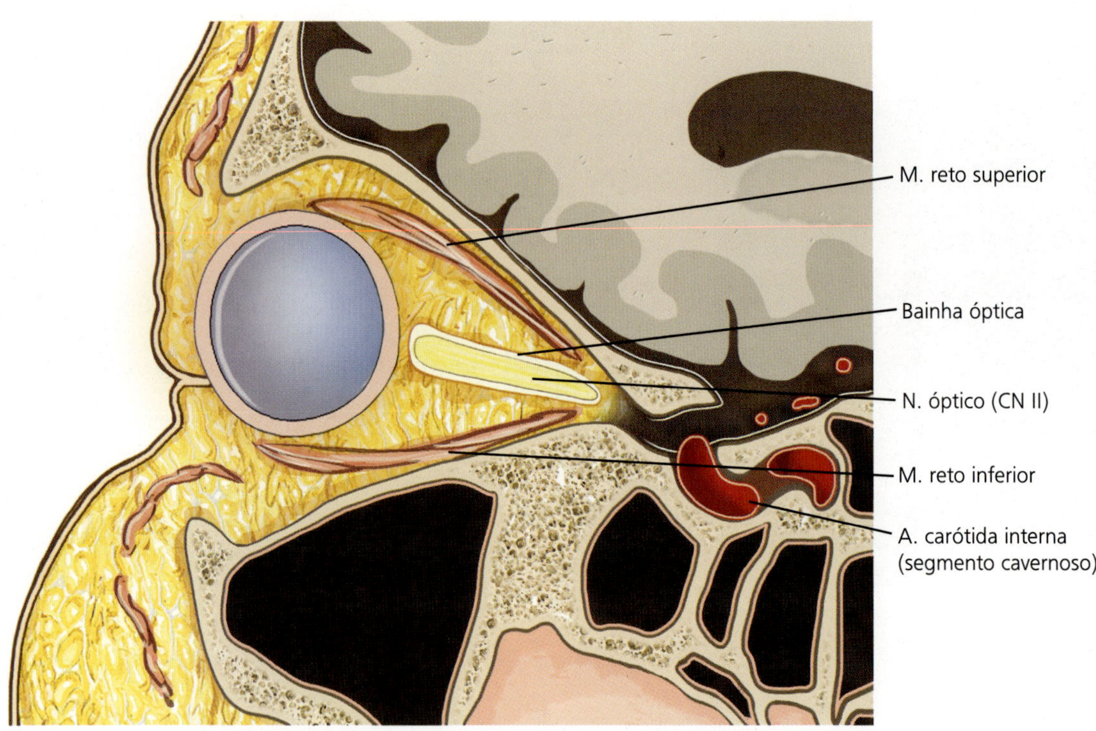
M. reto superior
Bainha óptica
N. óptico (CN II)
M. reto inferior
A. carótida interna
(segmento cavernoso)

ANATOMIA NORMAL

Patologia tal como infarto cerebral posterior comprometendo o lobo occipital esquerdo pode resultar em um déficit de campo visual direito em cada olho.

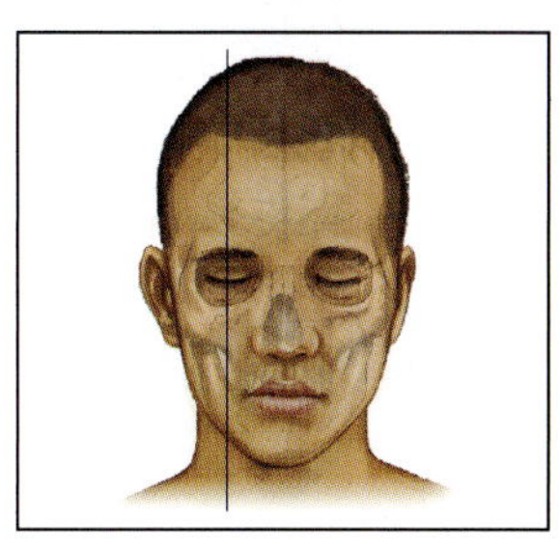

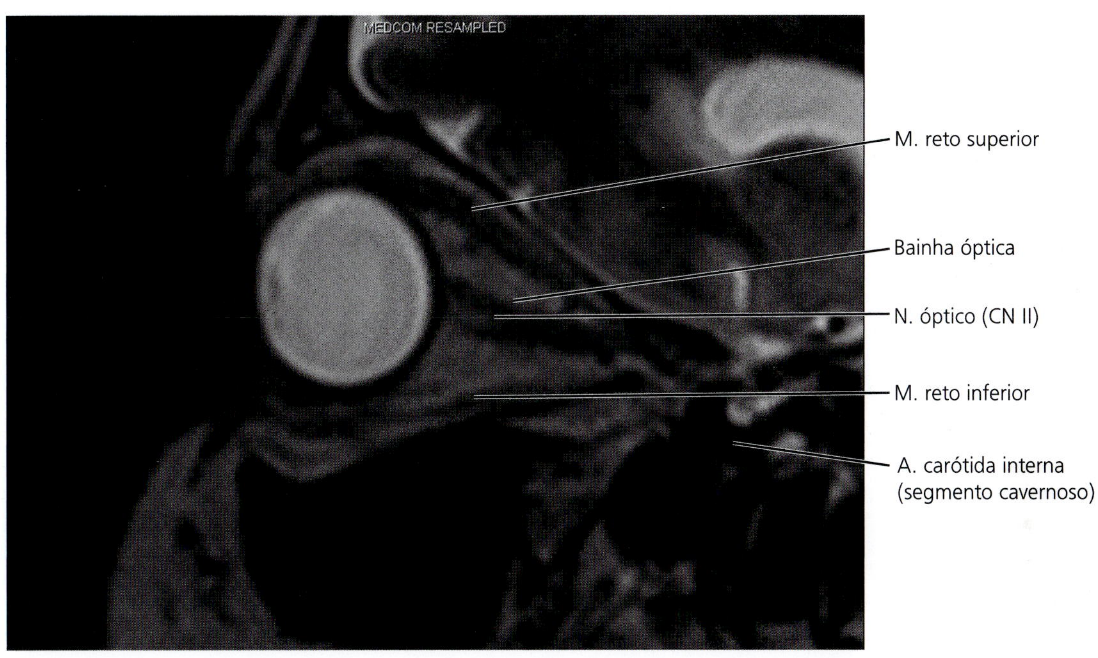
MEDCOM RESAMPLED
M. reto superior
Bainha óptica
N. óptico (CN II)
M. reto inferior
A. carótida interna
(segmento cavernoso)

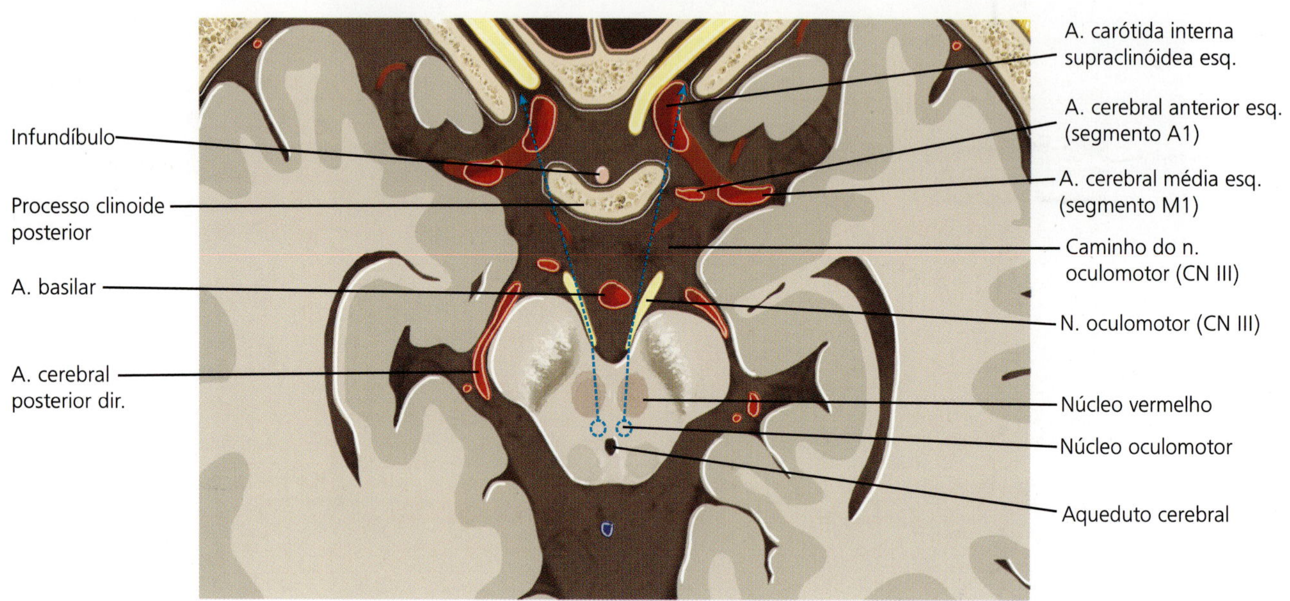
A. carótida interna supraclinóidea esq.
A. cerebral anterior esq. (segmento A1)
A. cerebral média esq. (segmento M1)
Caminho do n. oculomotor (CN III)
N. oculomotor (CN III)
Núcleo vermelho
Núcleo oculomotor
Aqueduto cerebral
Infundíbulo
Processo clinoide posterior
A. basilar
A. cerebral posterior dir.

ANATOMIA NORMAL

O nervo oculomotor (CN III) é o terceiro dos 12 pares de nervos cranianos. O CN III origina-se de dois núcleos. O *núcleo oculomotor* origina-se ao nível do colículo superior e controla o músculo estriado nos músculos levantador da pálpebra superior e todos os músculos extraoculares exceto os músculos oblíquo superior e reto lateral (ver também Óptico Coronal 6). Os *núcleos de Edinger-Westphal* (oculomotor acessórios) suprem fibras parassimpáticas ao olho através do gânglio ciliar e controlam o músculo esfíncter da pupila para constrição e o músculo ciliar para acomodação.

Fibras do nervo oculomotor passam anteriormente a partir do núcleo oculomotor através do núcleo vermelho e a substância negra e saem do tronco cerebral na fossa interpeduncular.

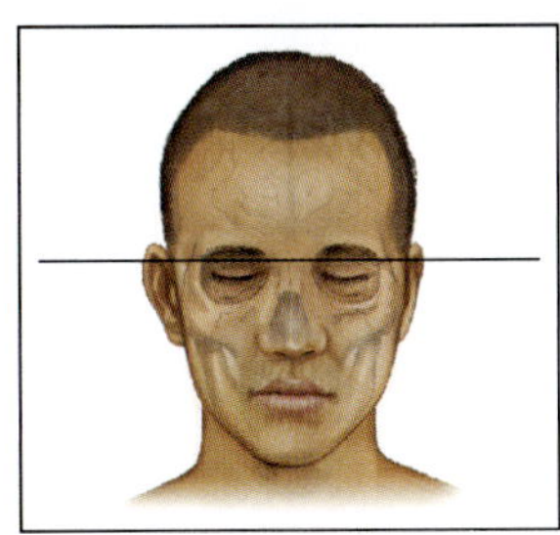

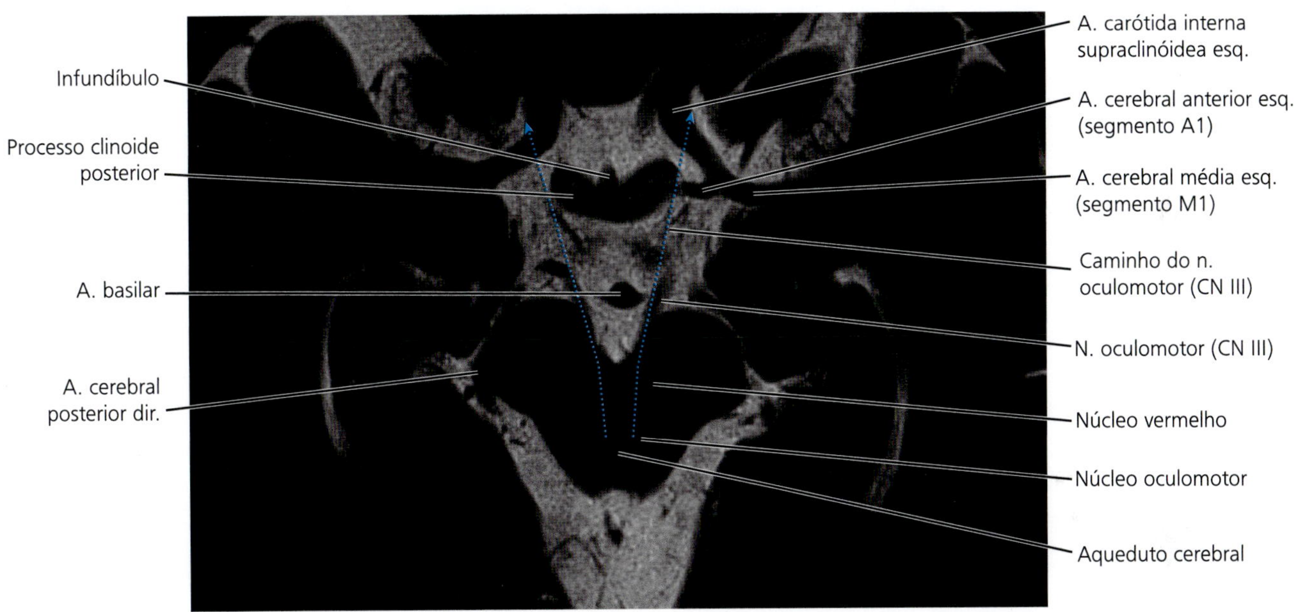
Infundíbulo
Processo clinoide posterior
A. basilar
A. cerebral posterior dir.
A. carótida interna supraclinóidea esq.
A. cerebral anterior esq. (segmento A1)
A. cerebral média esq. (segmento M1)
Caminho do n. oculomotor (CN III)
N. oculomotor (CN III)
Núcleo vermelho
Núcleo oculomotor
Aqueduto cerebral

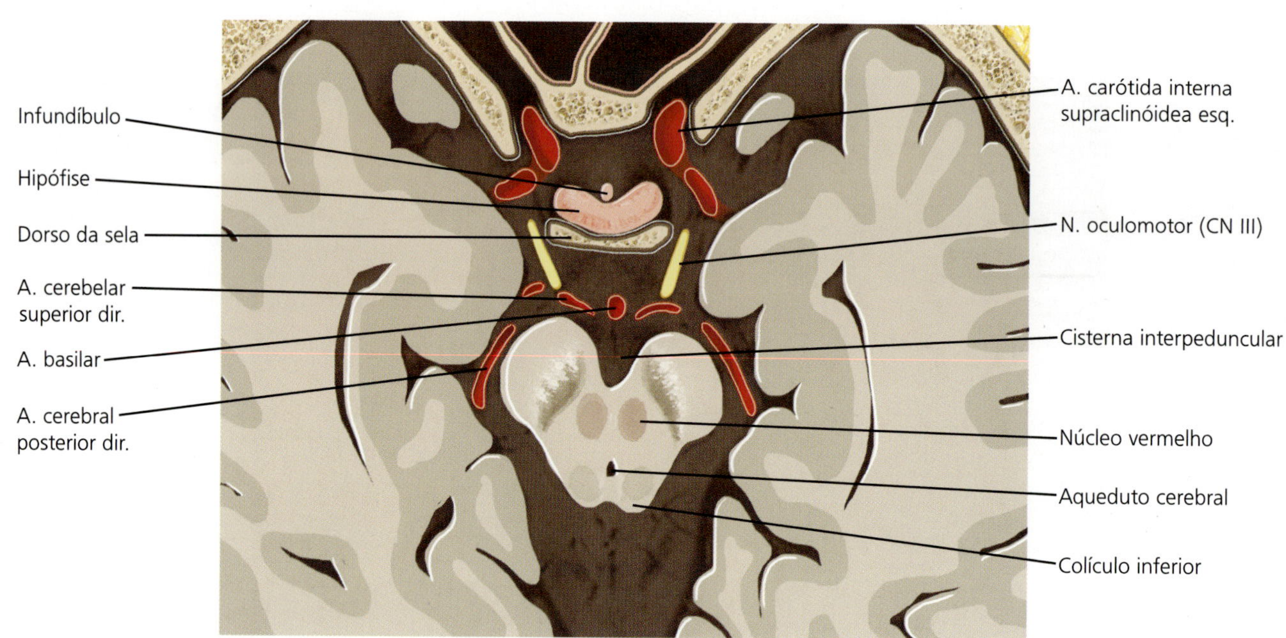
Infundíbulo
Hipófise
Dorso da sela
A. cerebelar superior dir.
A. basilar
A. cerebral posterior dir.
A. carótida interna supraclinóidea esq.
N. oculomotor (CN III)
Cisterna interpeduncular
Núcleo vermelho
Aqueduto cerebral
Colículo inferior

PROCESSO PATOLÓGICO

O segmento cisternal do nervo oculomotor é intimamente associado a vasos sanguíneos do círculo de Willis. Depois de sair do tronco cerebral, CN III passa anteriormente entre as artérias cerebral posterior e cerebelar superior e corre paralelo à artéria comunicante posterior antes de entrar no seio cavernoso. Um aneurisma formado a partir da origem da artéria comunicante posterior em direção à artéria carótida interna classicamente causa compressão do CN III, levando à paralisia do nervo oculomotor.

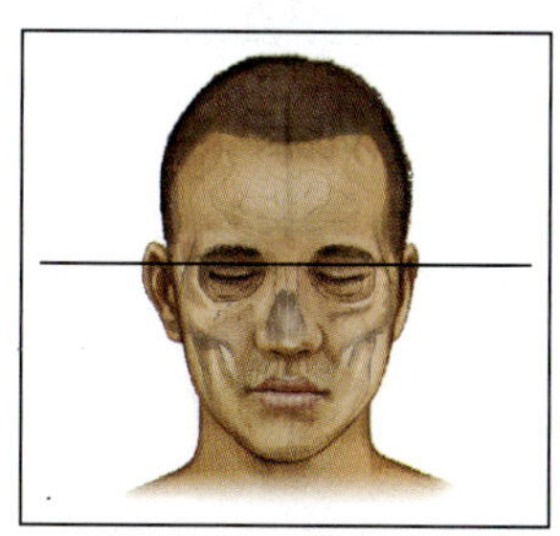

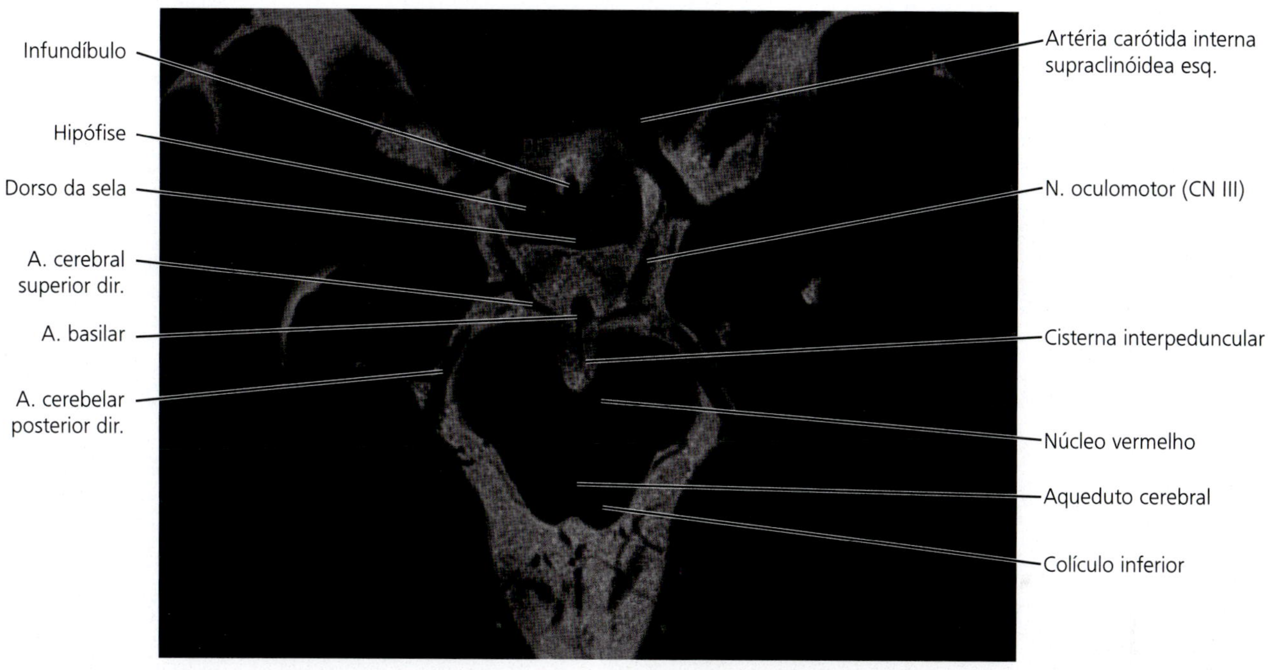
Infundíbulo
Hipófise
Dorso da sela
A. cerebral superior dir.
A. basilar
A. cerebelar posterior dir.
Artéria carótida interna supraclinóidea esq.
N. oculomotor (CN III)
Cisterna interpeduncular
Núcleo vermelho
Aqueduto cerebral
Colículo inferior

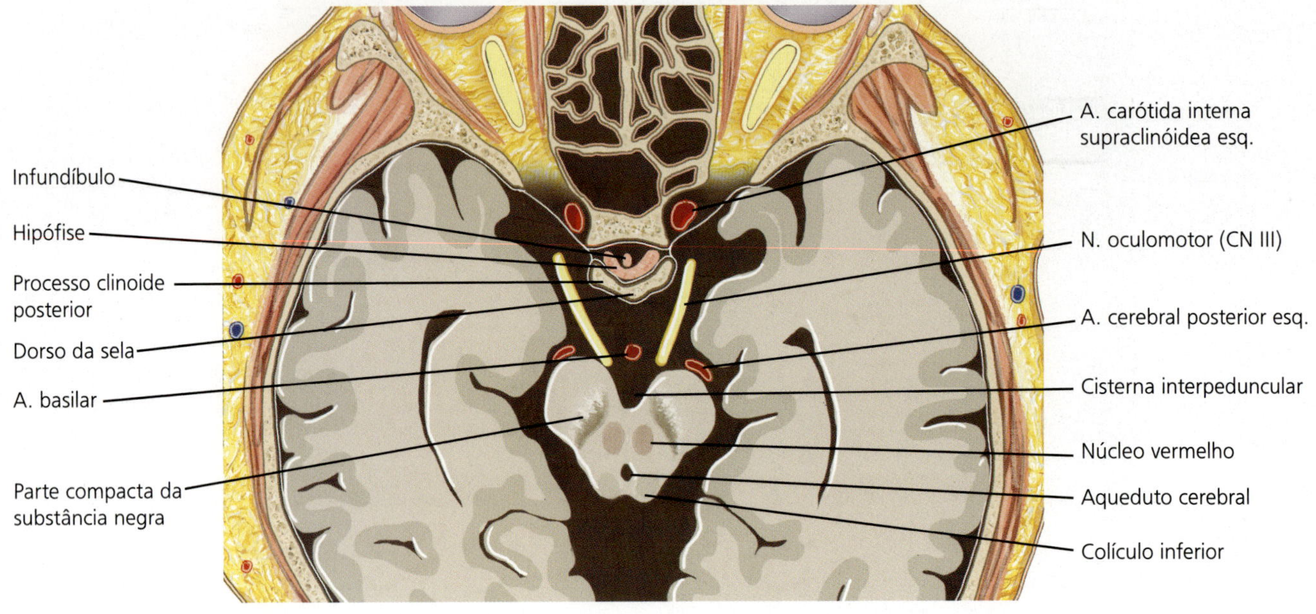
Infundíbulo
Hipófise
Processo clinoide posterior
Dorso da sela
A. basilar
Parte compacta da substância negra
A. carótida interna supraclinóidea esq.
N. oculomotor (CN III)
A. cerebral posterior esq.
Cisterna interpeduncular
Núcleo vermelho
Aqueduto cerebral
Colículo inferior

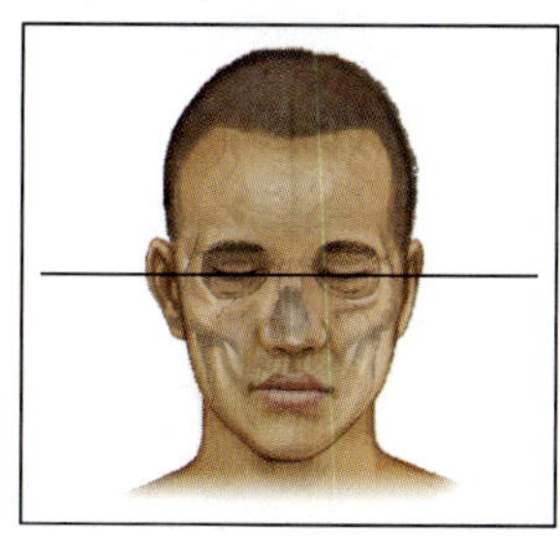

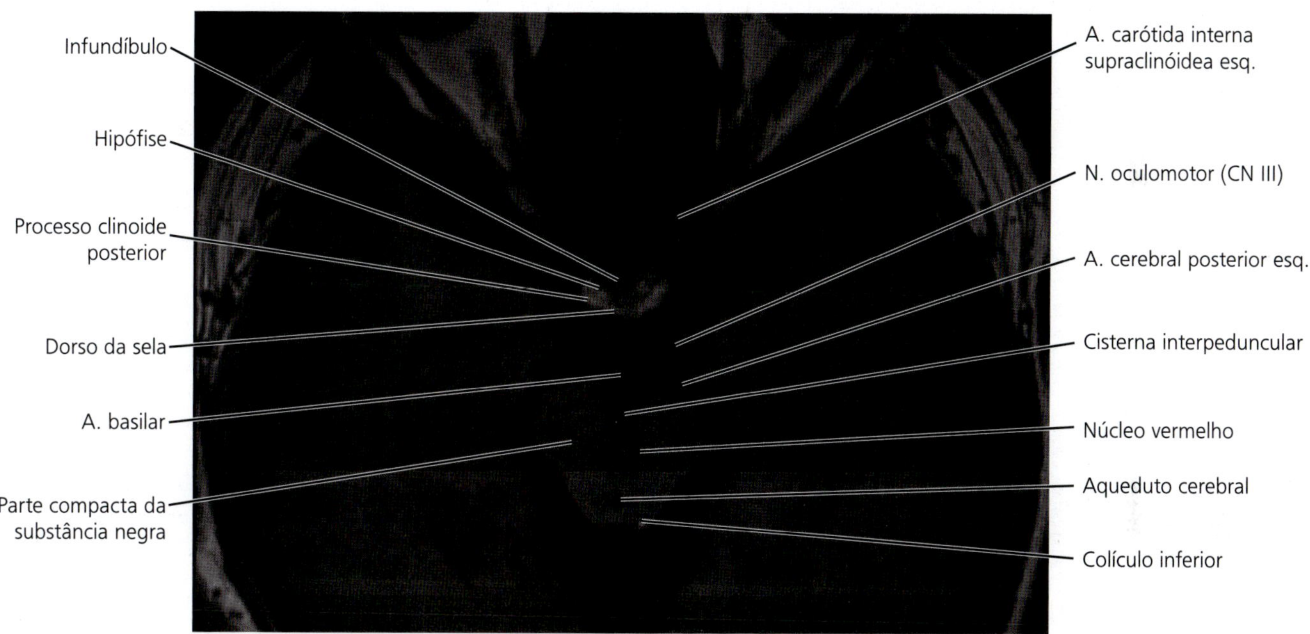
Infundíbulo
Hipófise
Processo clinoide posterior
Dorso da sela
A. basilar
Parte compacta da substância negra
A. carótida interna supraclinóidea esq.
N. oculomotor (CN III)
A. cerebral posterior esq.
Cisterna interpeduncular
Núcleo vermelho
Aqueduto cerebral
Colículo inferior

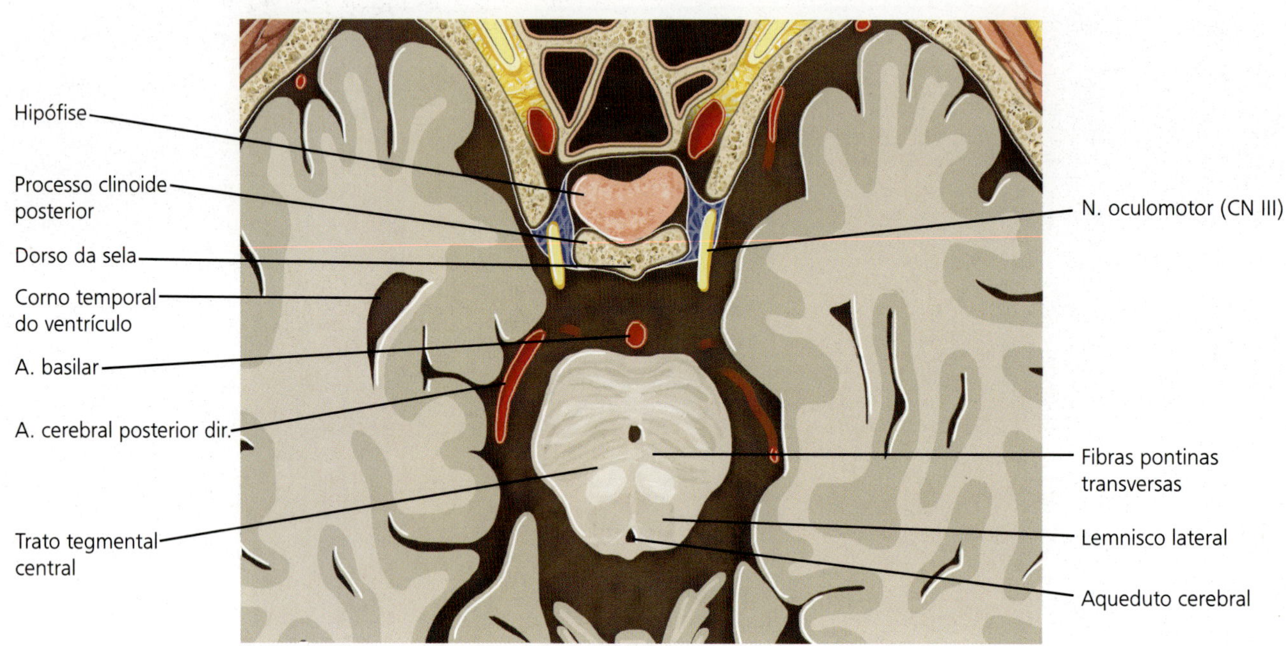
Hipófise
Processo clinoide posterior
Dorso da sela
Corno temporal do ventrículo
A. basilar
A. cerebral posterior dir.
Trato tegmental central
N. oculomotor (CN III)
Fibras pontinas transversas
Lemnisco lateral
Aqueduto cerebral

ANATOMIA NORMAL

Note-se que existe um diminuto cisto incidental no meio da ponte nesta imagem. O aqueduto cerebral está localizado mais posteriormente.

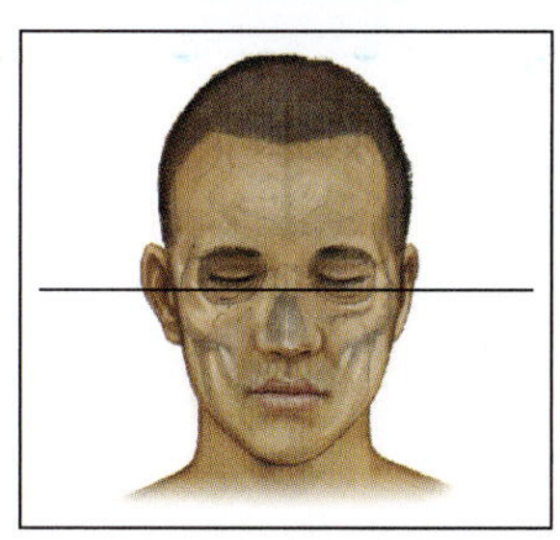

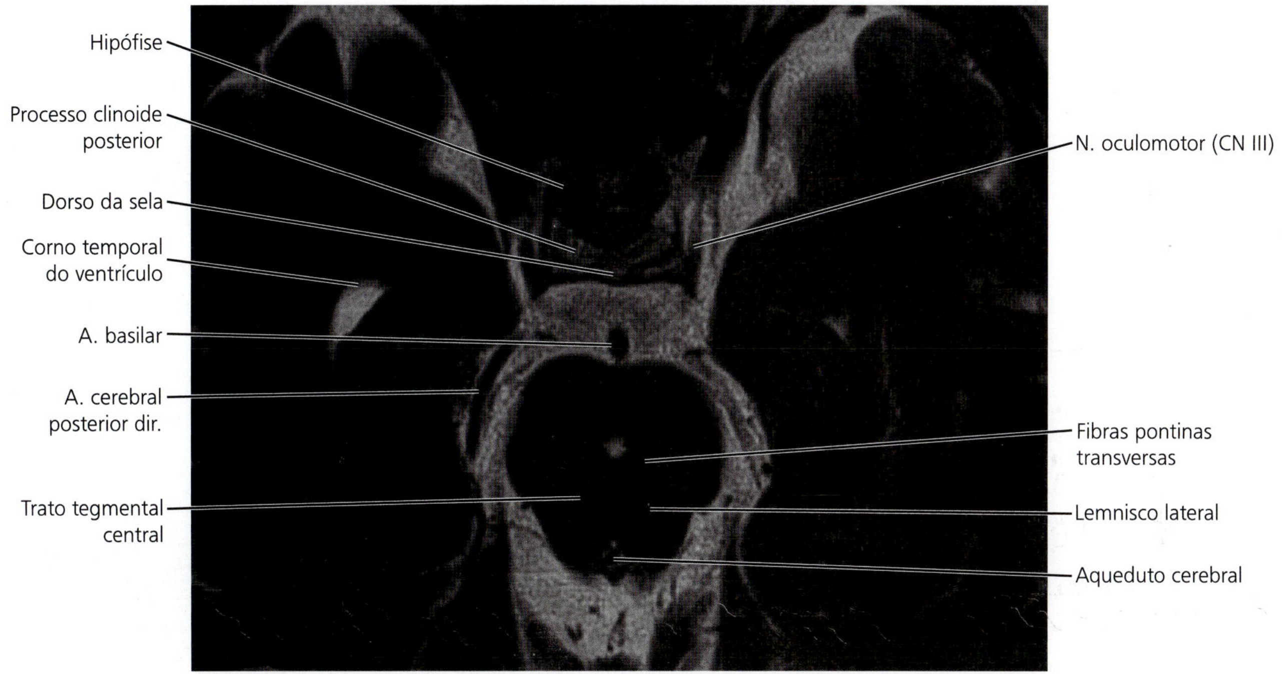
Hipófise
Processo clinoide posterior
Dorso da sela
Corno temporal do ventrículo
A. basilar
A. cerebral posterior dir.
Trato tegmental central
N. oculomotor (CN III)
Fibras pontinas transversas
Lemnisco lateral
Aqueduto cerebral

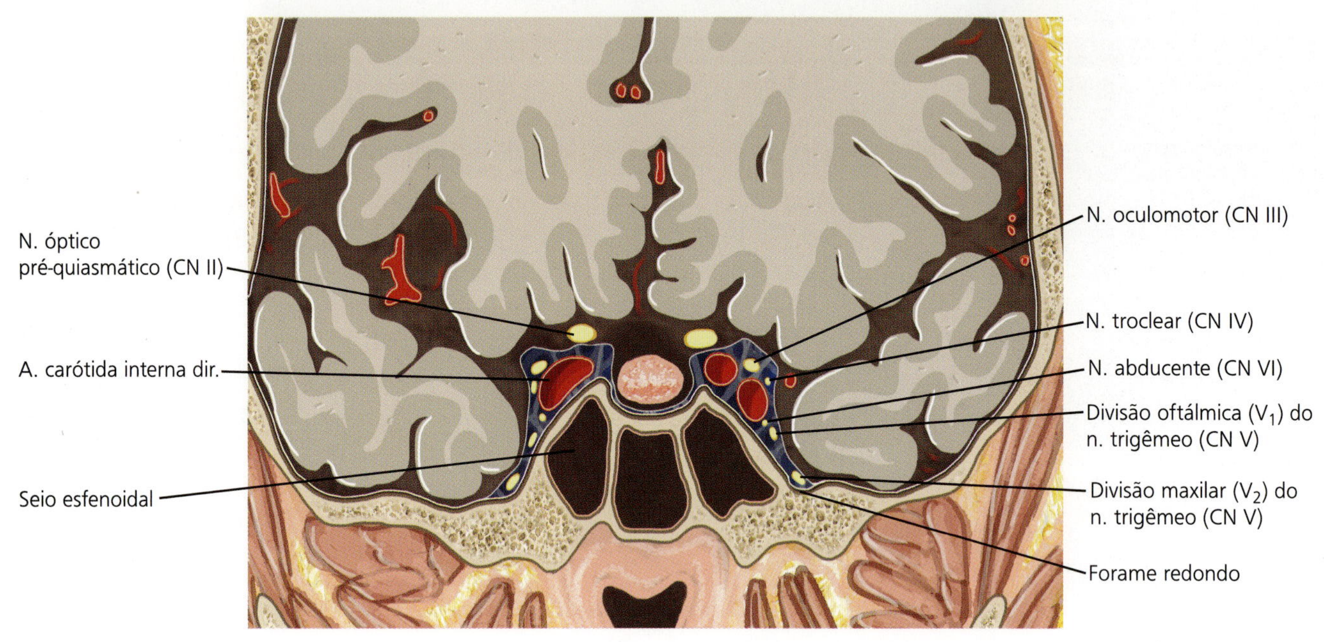
N. óptico
pré-quiasmático (CN II)
A. carótida interna dir.
Seio esfenoidal
N. oculomotor (CN III)
N. troclear (CN IV)
N. abducente (CN VI)
Divisão oftálmica (V_1) do n. trigêmeo (CN V)
Divisão maxilar (V_2) do n. trigêmeo (CN V)
Forame redondo

ANATOMIA NORMAL

O nervo oculomotor (CN III) é o mais superior dos nervos cranianos no seio cavernoso.

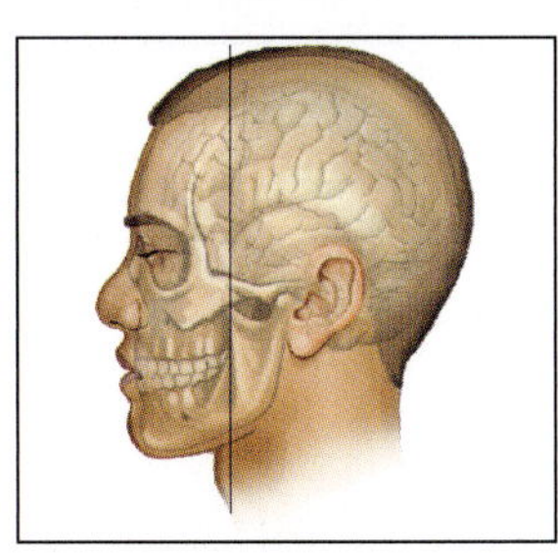

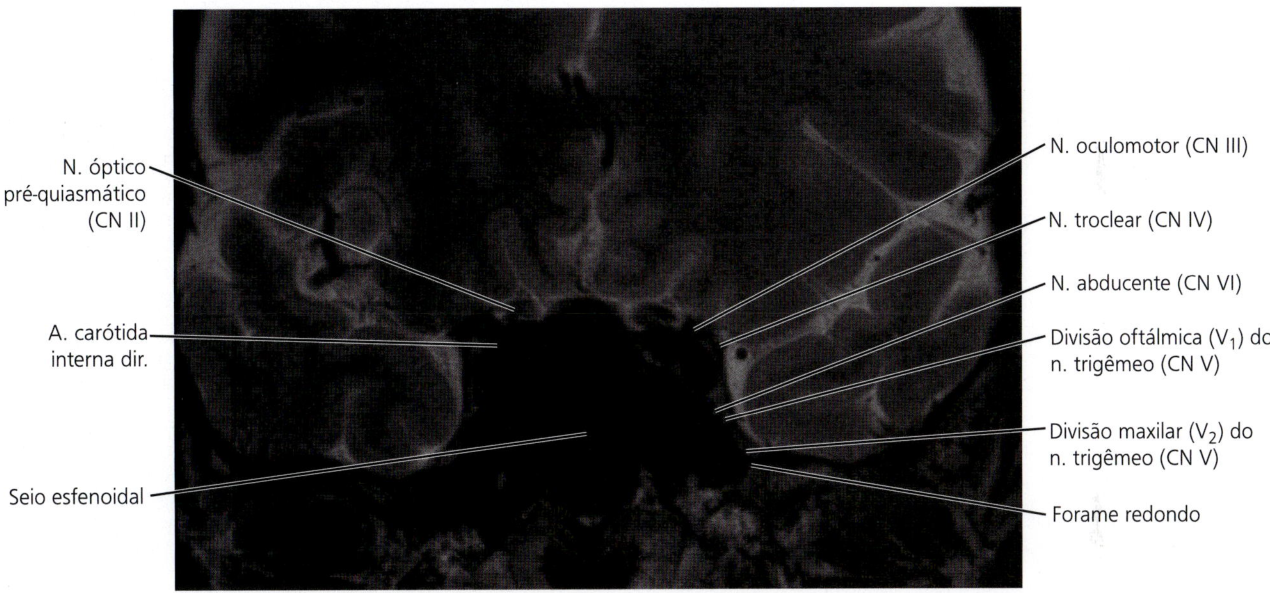
N. óptico pré-quiasmático (CN II)
A. carótida interna dir.
Seio esfenoidal
N. oculomotor (CN III)
N. troclear (CN IV)
N. abducente (CN VI)
Divisão oftálmica (V_1) do n. trigêmeo (CN V)
Divisão maxilar (V_2) do n. trigêmeo (CN V)
Forame redondo

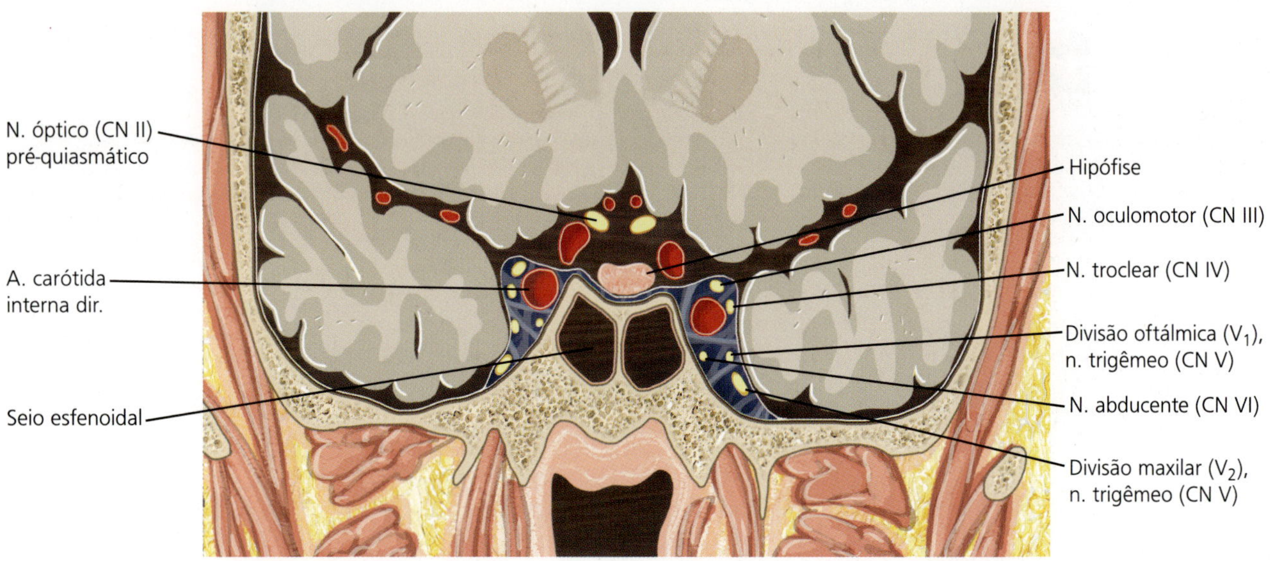
N. óptico (CN II)
pré-quiasmático
A. carótida
interna dir.
Seio esfenoidal
Hipófise
N. oculomotor (CN III)
N. troclear (CN IV)
Divisão oftálmica (V_1),
n. trigêmeo (CN V)
N. abducente (CN VI)
Divisão maxilar (V_2),
n. trigêmeo (CN V)

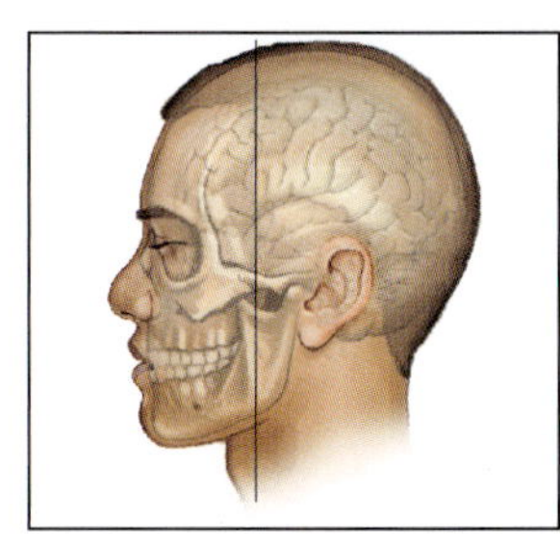

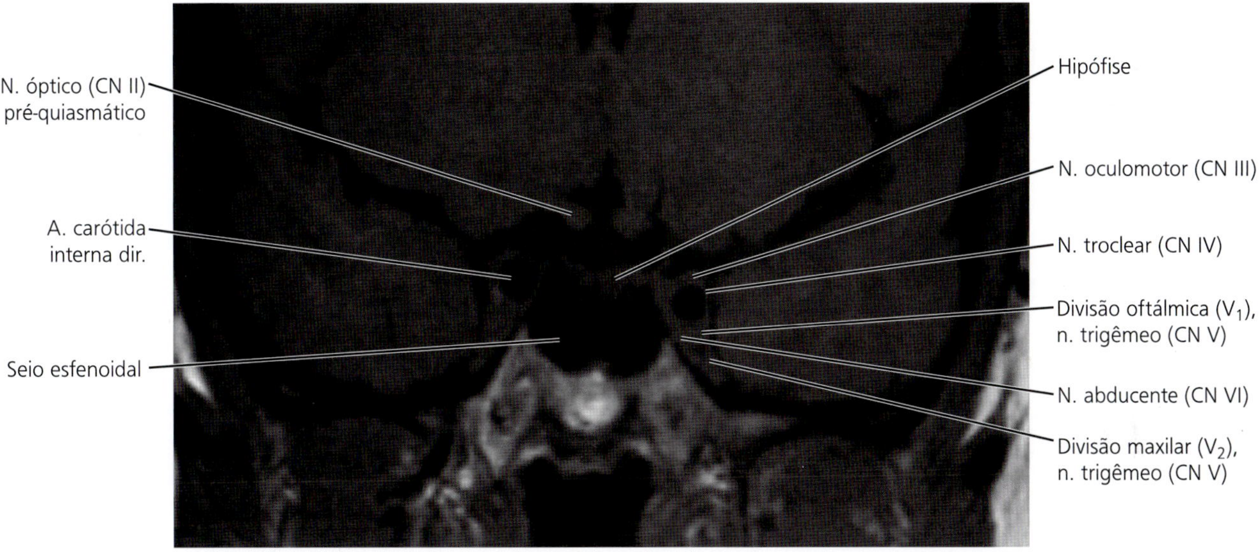
N. óptico (CN II)
pré-quiasmático
A. carótida
interna dir.
Seio esfenoidal
Hipófise
N. oculomotor (CN III)
N. troclear (CN IV)
Divisão oftálmica (V_1),
n. trigêmeo (CN V)
N. abducente (CN VI)
Divisão maxilar (V_2),
n. trigêmeo (CN V)

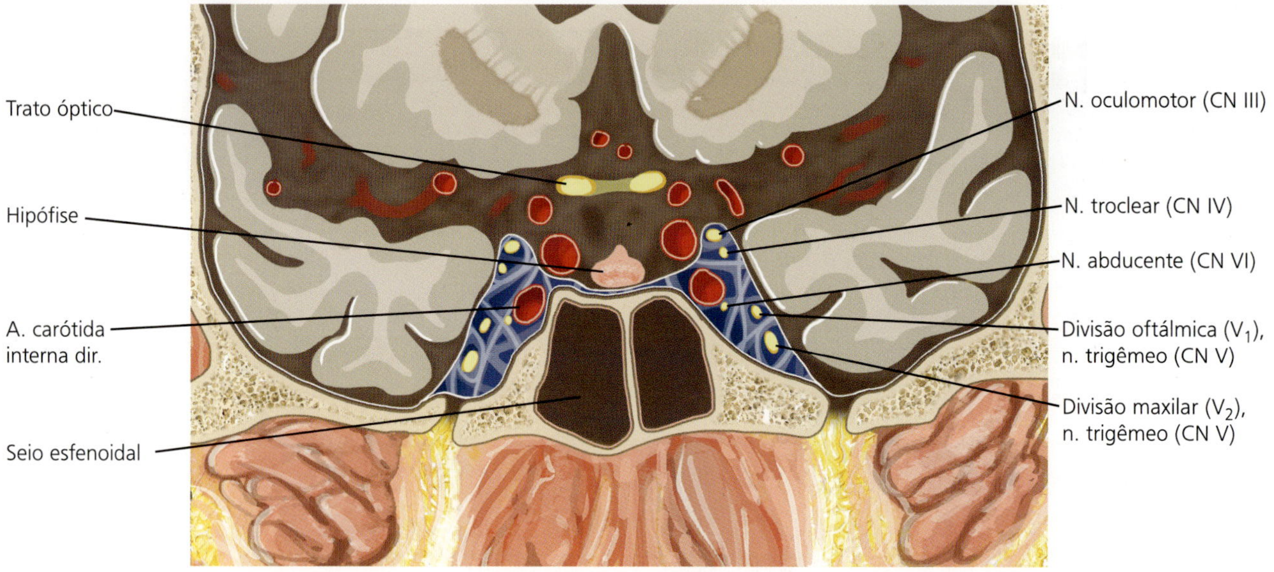
Trato óptico
Hipófise
A. carótida interna dir.
Seio esfenoidal
N. oculomotor (CN III)
N. troclear (CN IV)
N. abducente (CN VI)
Divisão oftálmica (V_1), n. trigêmeo (CN V)
Divisão maxilar (V_2), n. trigêmeo (CN V)

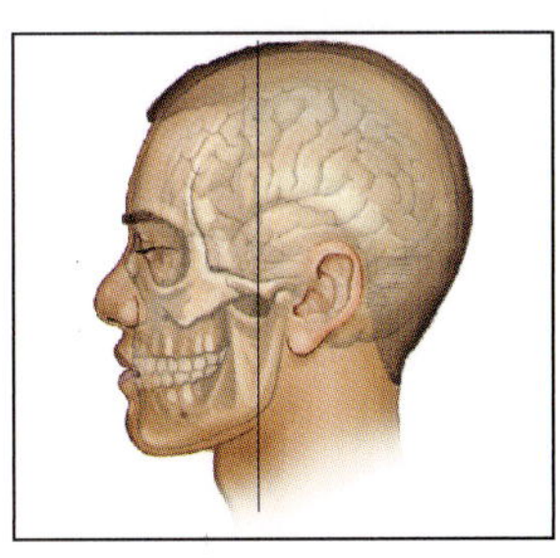

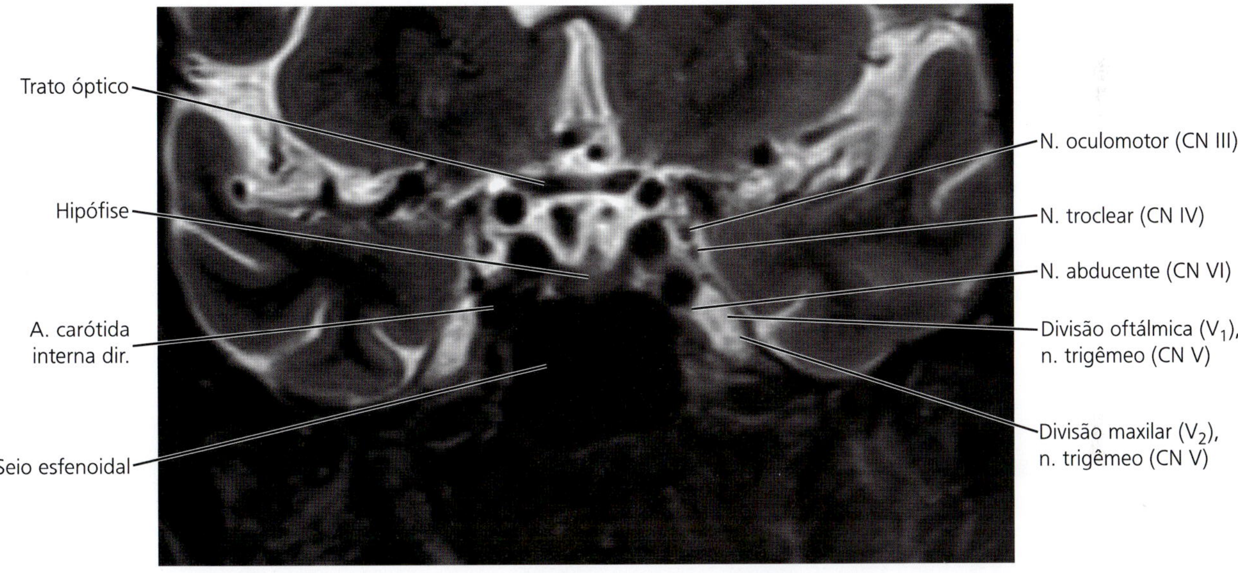
Trato óptico
Hipófise
A. carótida interna dir.
Seio esfenoidal
N. oculomotor (CN III)
N. troclear (CN IV)
N. abducente (CN VI)
Divisão oftálmica (V_1), n. trigêmeo (CN V)
Divisão maxilar (V_2), n. trigêmeo (CN V)

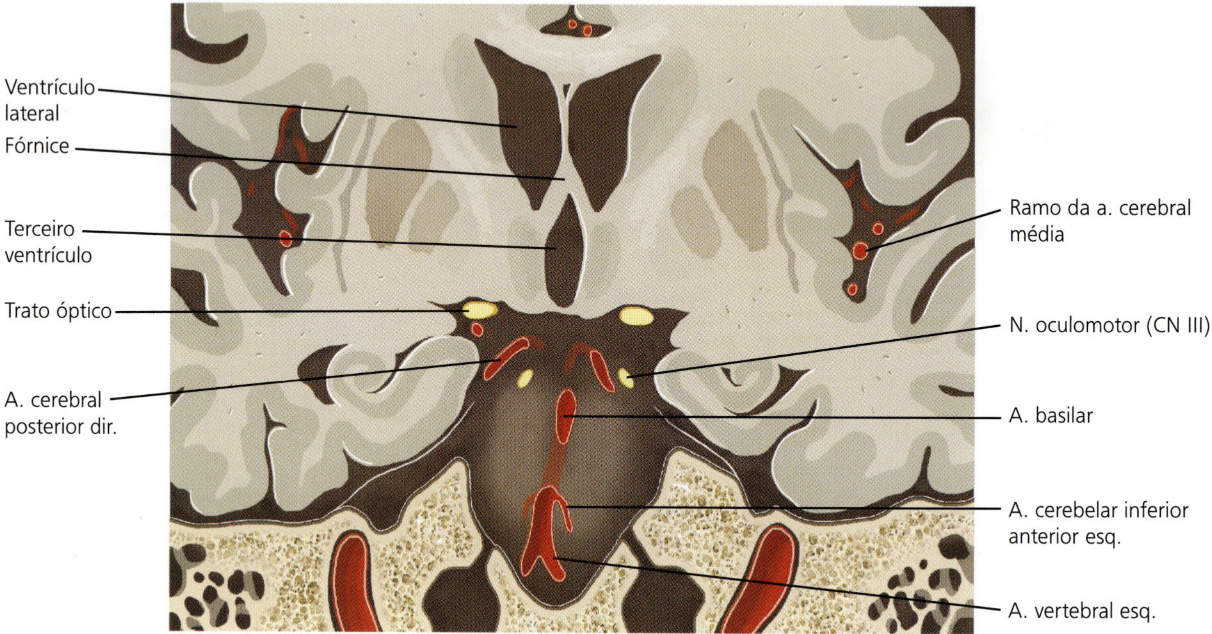
Ventrículo lateral
Fórnice
Terceiro ventrículo
Trato óptico
A. cerebral posterior dir.
Ramo da a. cerebral média
N. oculomotor (CN III)
A. basilar
A. cerebelar inferior anterior esq.
A. vertebral esq.

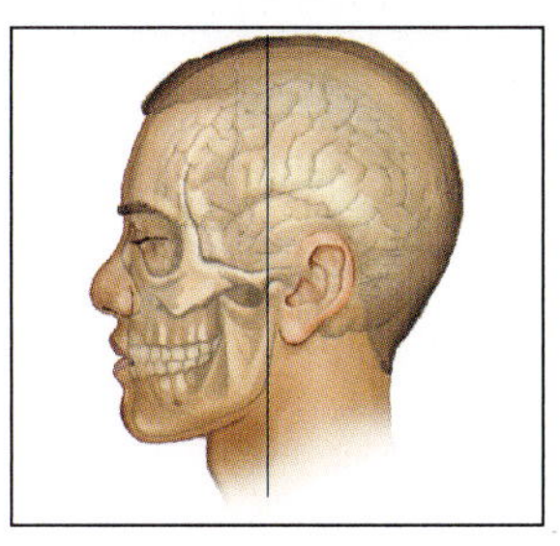

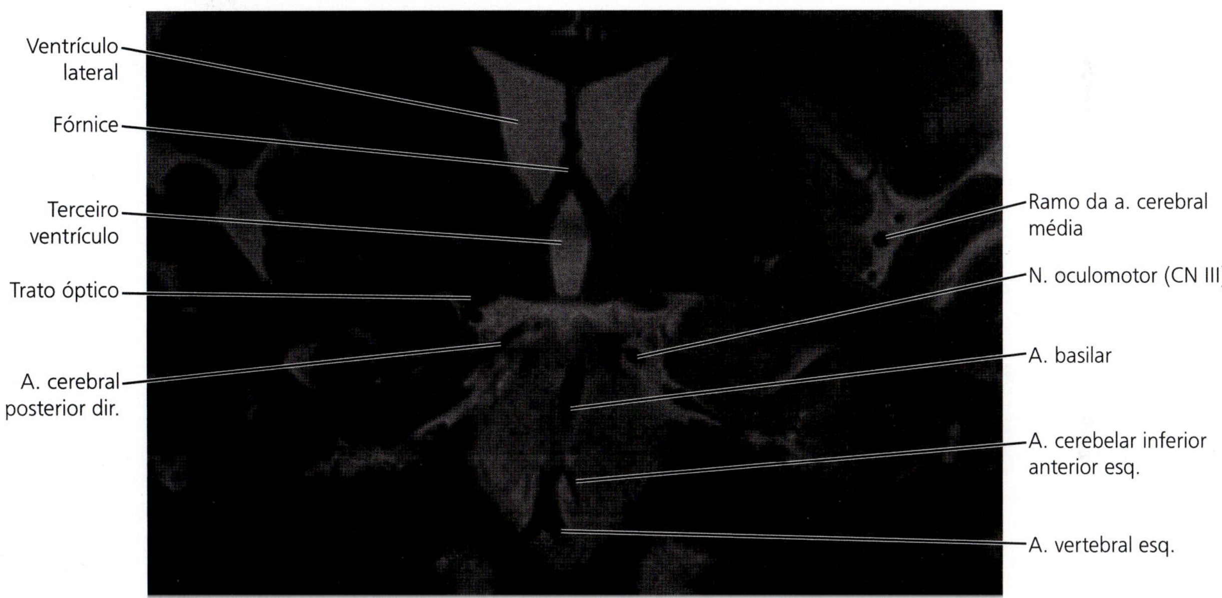
Ventrículo lateral
Fórnice
Terceiro ventrículo
Trato óptico
A. cerebral posterior dir.
Ramo da a. cerebral média
N. oculomotor (CN III)
A. basilar
A. cerebelar inferior anterior esq.
A. vertebral esq.

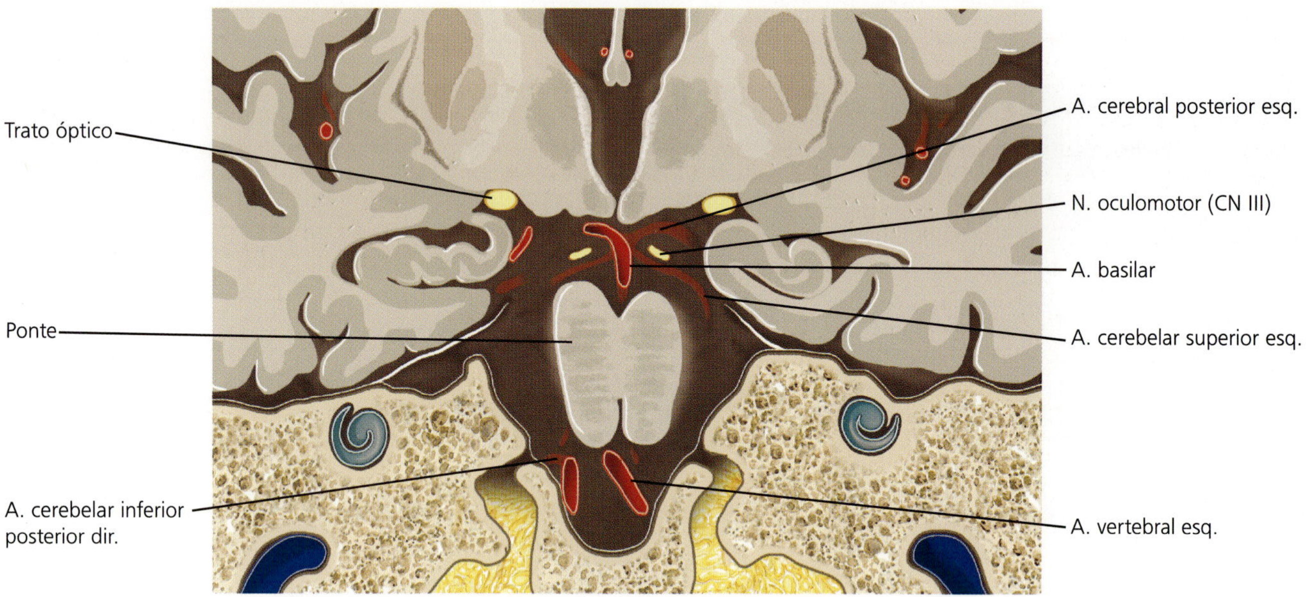
Trato óptico
A. cerebral posterior esq.
N. oculomotor (CN III)
A. basilar
Ponte
A. cerebelar superior esq.
A. cerebelar inferior posterior dir.
A. vertebral esq.

ANATOMIA NORMAL

Observar o nervo oculomotor passando entre a artéria cerebral posterior e a artéria cerebelar superior.

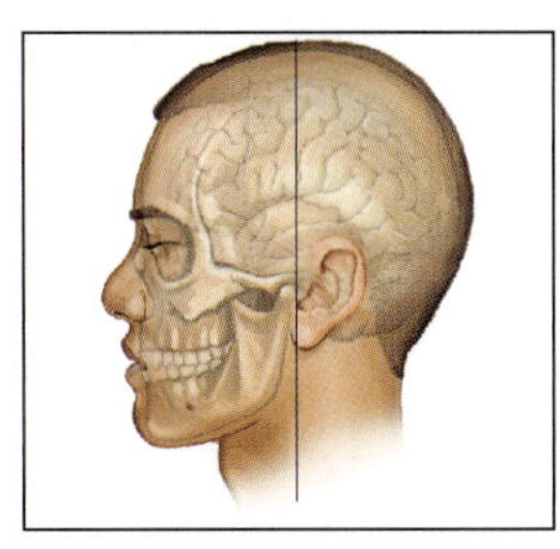

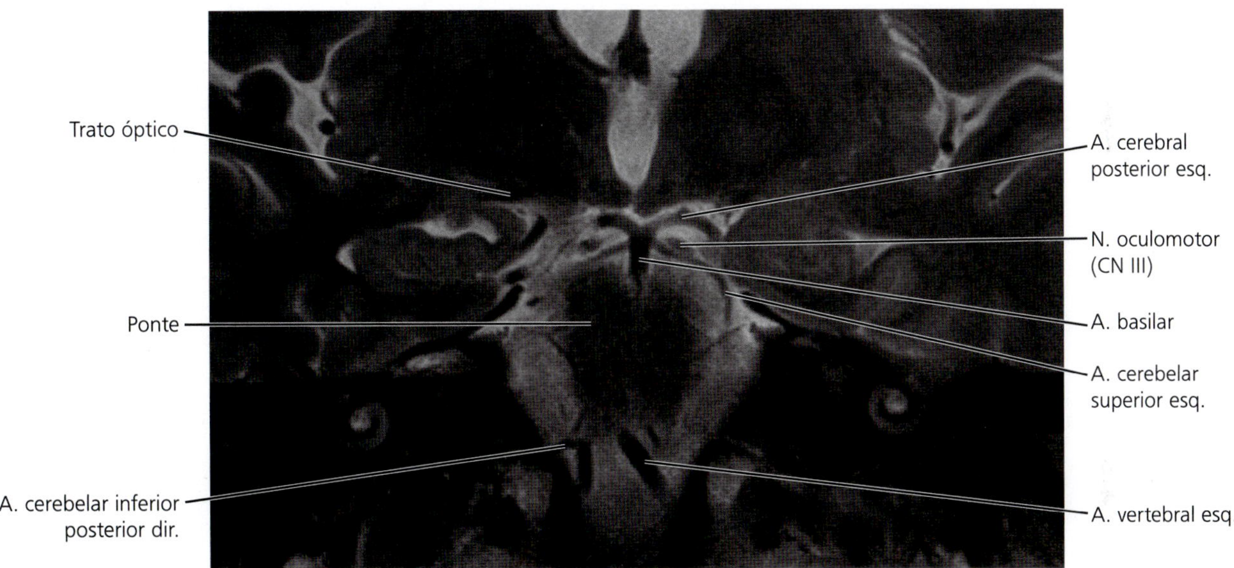
Trato óptico
Ponte
A. cerebelar inferior posterior dir.
A. cerebral posterior esq.
N. oculomotor (CN III)
A. basilar
A. cerebelar superior esq.
A. vertebral esq.

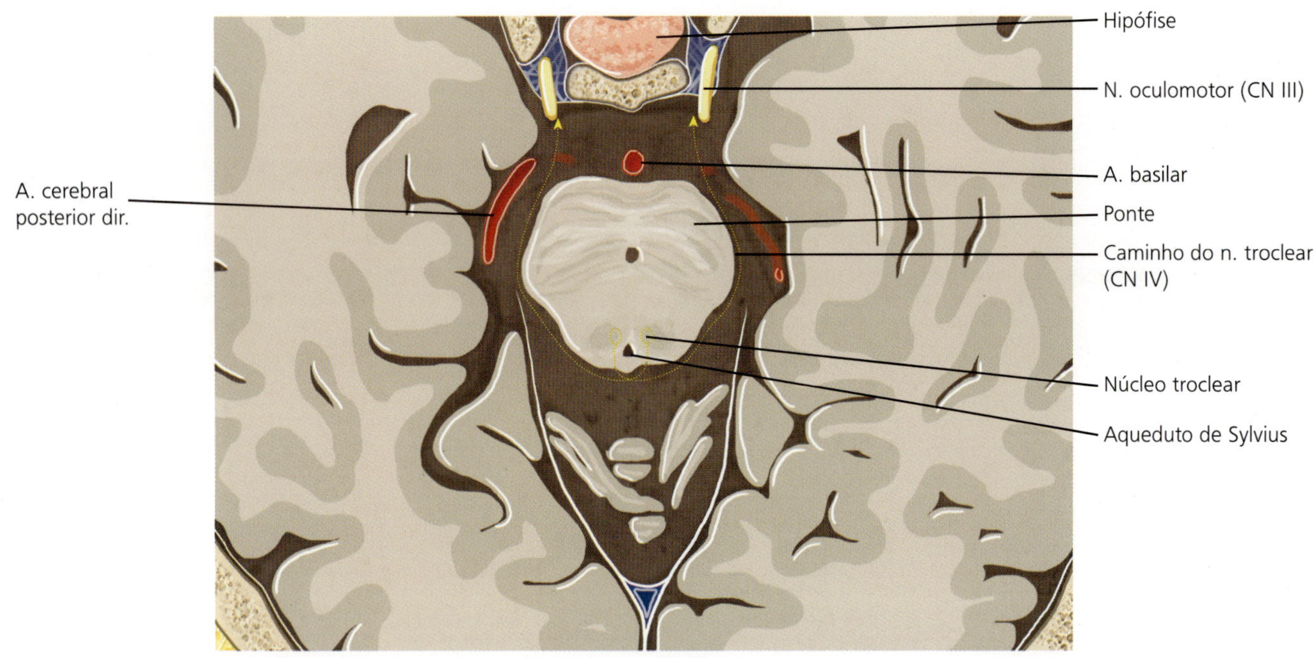
Hipófise
N. oculomotor (CN III)
A. cerebral posterior dir.
A. basilar
Ponte
Caminho do n. troclear (CN IV)
Núcleo troclear
Aqueduto de Sylvius

ANATOMIA NORMAL

O nervo troclear (quarto craniano, CN IV) é um nervo motor que inerva o músculo superior oblíquo da órbita. A contração deste músculo apontará o olho medial e inferiormente na direção da ponta do nariz. CN IV é o nervo craniano mais fino, mas o mais longo intracranialmente e o único nervo que sai do tronco cerebral dorsalmente. O nervo troclear é também o único nervo craniano que cruza a linha média posteriormente ao tronco cerebral, com as fibras mediais do nervo óptico sendo o único outro nervo craniano a cruzar a linha média.

O diminuto cisto incidental na linha mediana da ponte nesta imagem de RM axial não é o aqueduto de Sylvius (aqueduto cerebral), o qual pode ser visto entre os núcleos trocleares. O sinal escuro no meio do aqueduto é causado pelo fluxo de liquor.

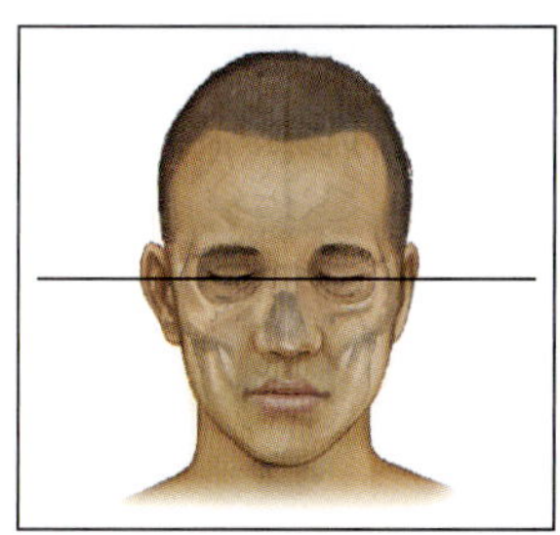

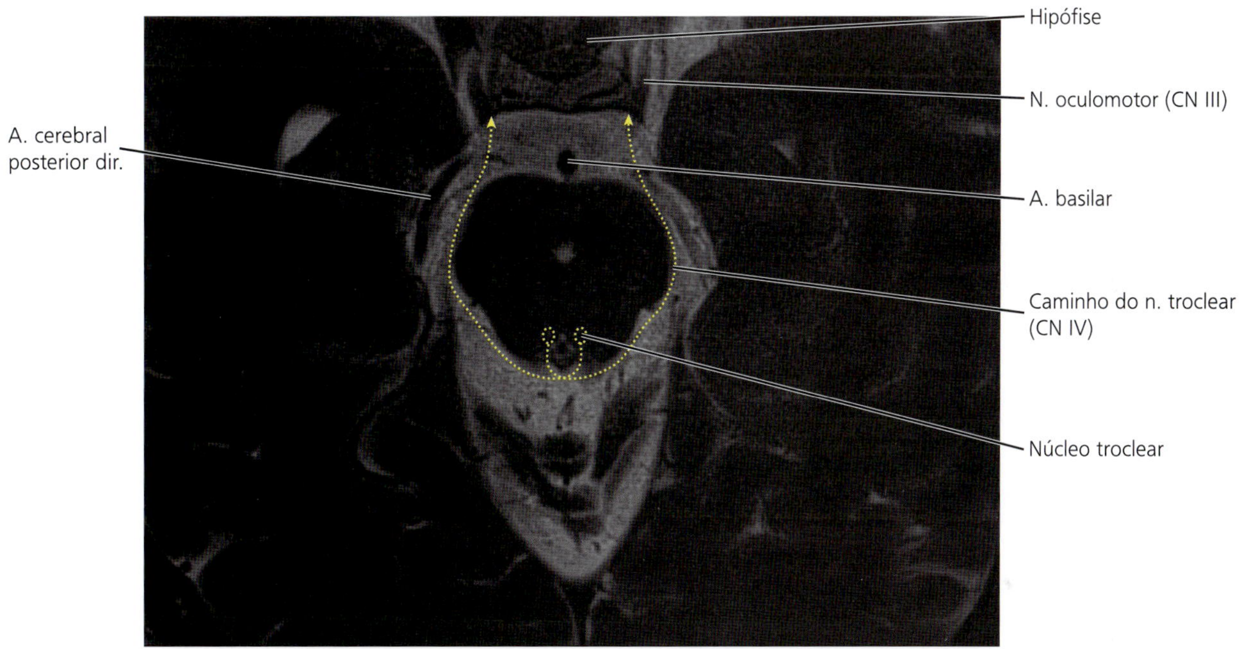
Hipófise
N. oculomotor (CN III)
A. cerebral posterior dir.
A. basilar
Caminho do n. troclear (CN IV)
Núcleo troclear

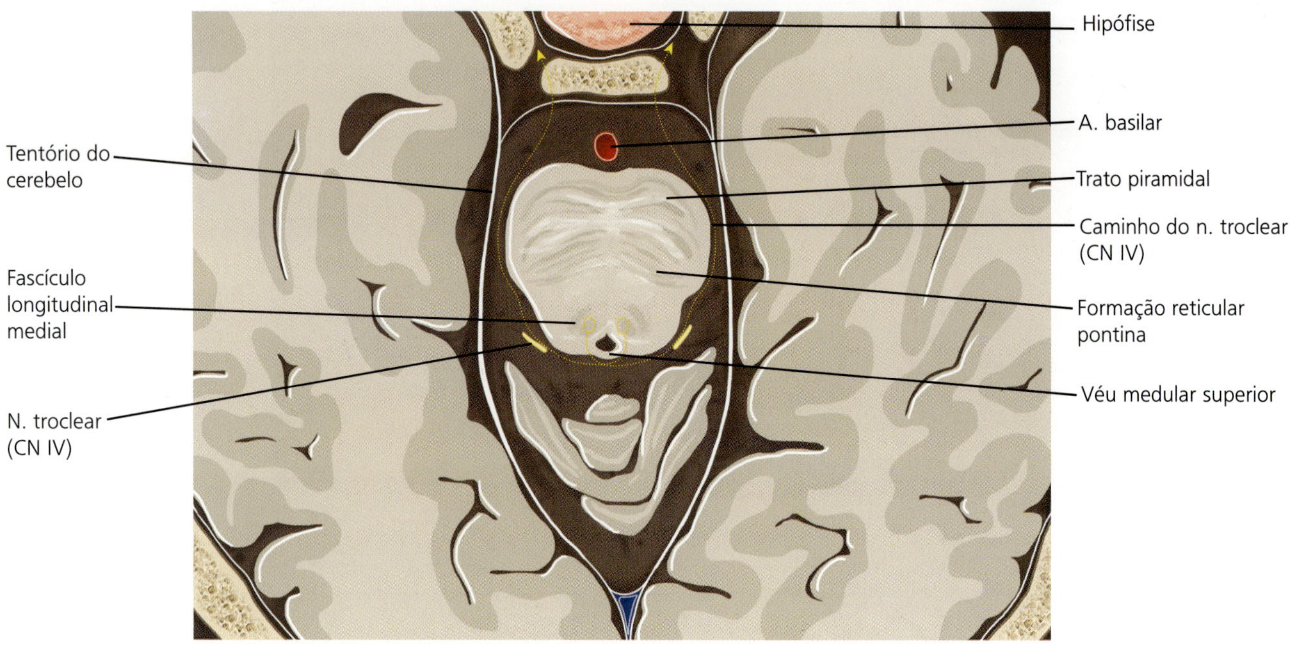
Hipófise
A. basilar
Tentório do cerebelo
Trato piramidal
Caminho do n. troclear (CN IV)
Fascículo longitudinal medial
Formação reticular pontina
Véu medular superior
N. troclear (CN IV)

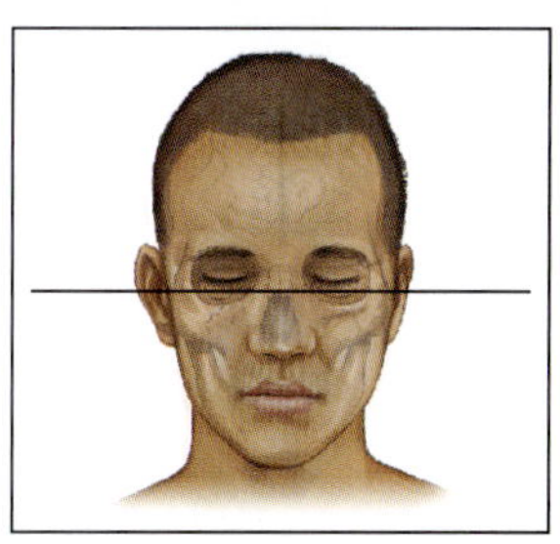

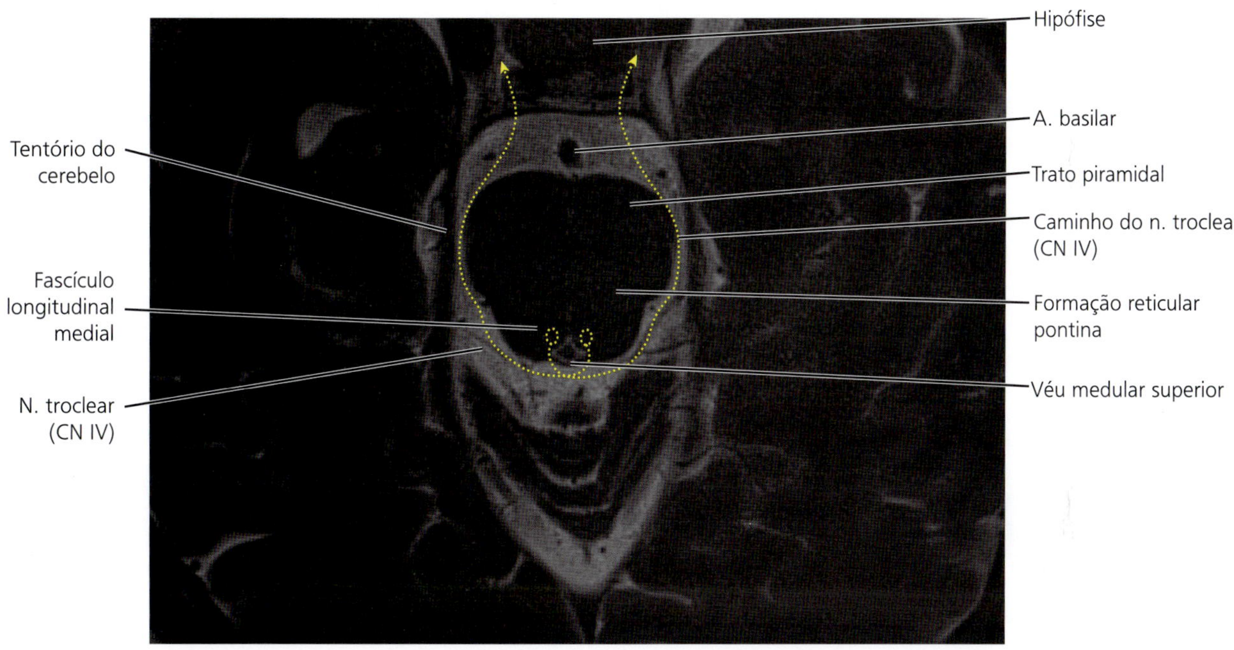
Hipófise
A. basilar
Trato piramidal
Caminho do n. troclear (CN IV)
Formação reticular pontina
Véu medular superior
Tentório do cerebelo
Fascículo longitudinal medial
N. troclear (CN IV)

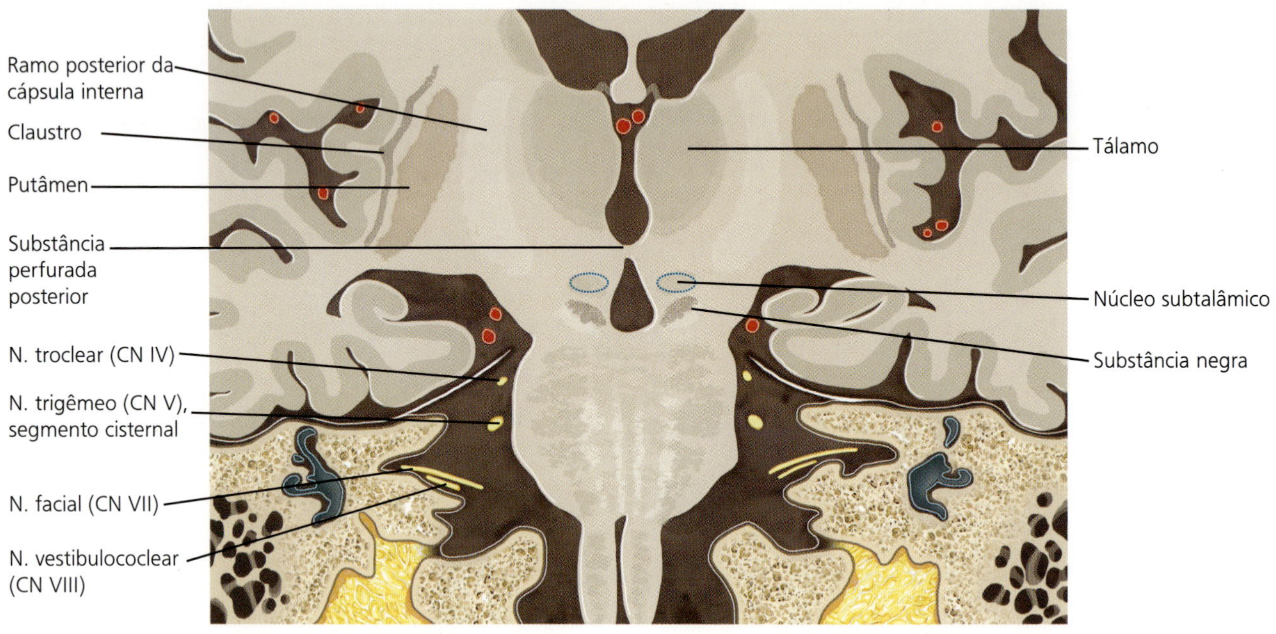

Ramo posterior da cápsula interna
Claustro
Putâmen
Substância perfurada posterior
N. troclear (CN IV)
N. trigêmeo (CN V), segmento cisternal
N. facial (CN VII)
N. vestibulococlear (CN VIII)
Tálamo
Núcleo subtalâmico
Substância negra

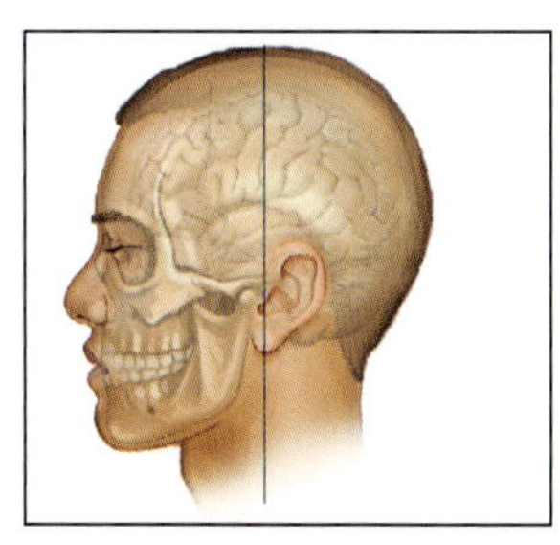

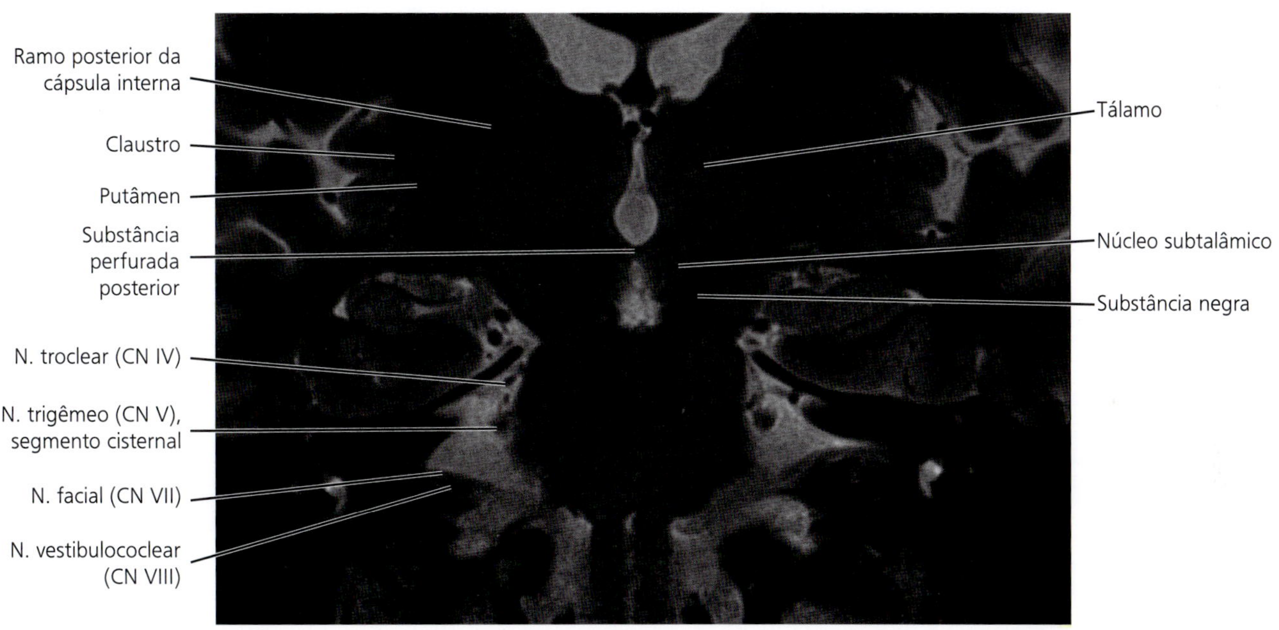
Ramo posterior da cápsula interna
Claustro
Putâmen
Substância perfurada posterior
N. troclear (CN IV)
N. trigêmeo (CN V), segmento cisternal
N. facial (CN VII)
N. vestibulococlear (CN VIII)
Tálamo
Núcleo subtalâmico
Substância negra

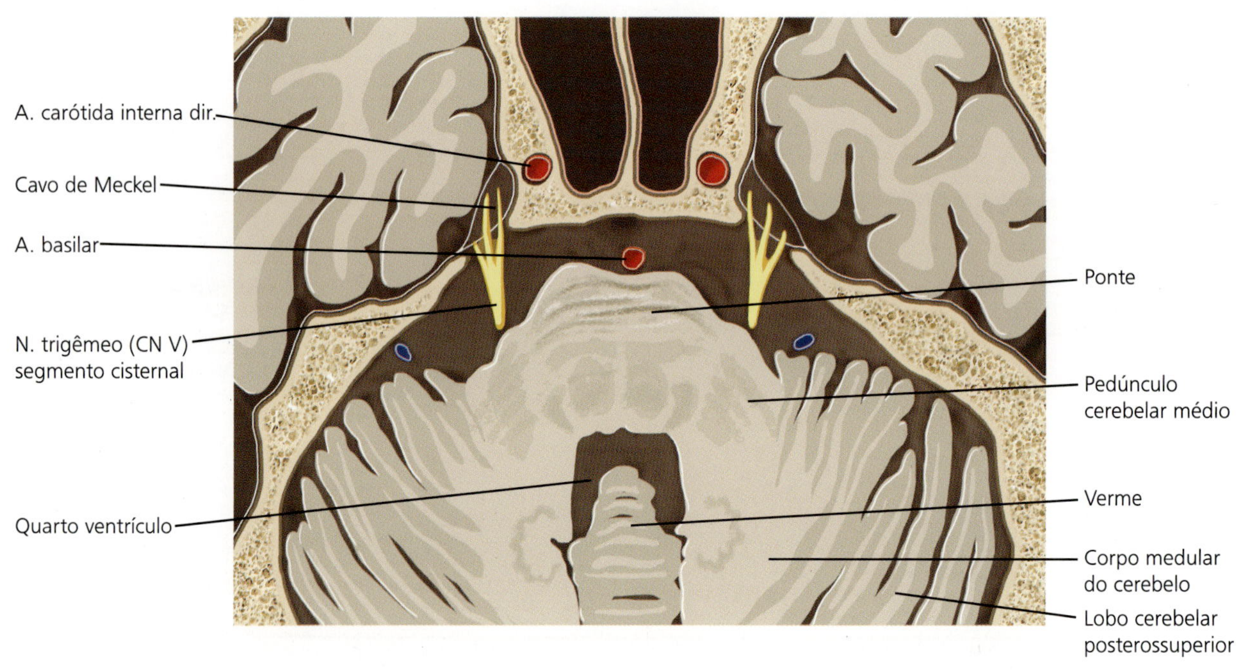
A. carótida interna dir.
Cavo de Meckel
A. basilar
N. trigêmeo (CN V)
segmento cisternal
Quarto ventrículo
Ponte
Pedúnculo
cerebelar médio
Verme
Corpo medular
do cerebelo
Lobo cerebelar
posterossuperior

ANATOMIA NORMAL

O nervo trigêmeo (quinto par craniano, CN V) recebe esse nome pelos seus três ramos principais: oftálmico (V_1), maxilar (V_2) e mandibular (V_3). O CN V inerva a sensibilidade da face e os músculos da mastigação; os ramos V_1 e V_2 são nervos sensitivos cutâneos apenas, enquanto V_3 tem funções sensitivas cutâneas e motoras.

O nervo trigêmeo é o maior dos nervos cranianos, e o seu segmento cisternal tem uma aparência em forma de leque na imagem axial quando ele corre do tronco cerebral ao cavo de Meckel. O gânglio dentro do cavo de Meckel é chamado *gânglio trigeminal* ou de Gasser. O gânglio de Meckel ao longo de V_2 é localizado dentro da fossa pterigopalatina mais anteriormente (ver também Trigêmeo Axial 9).

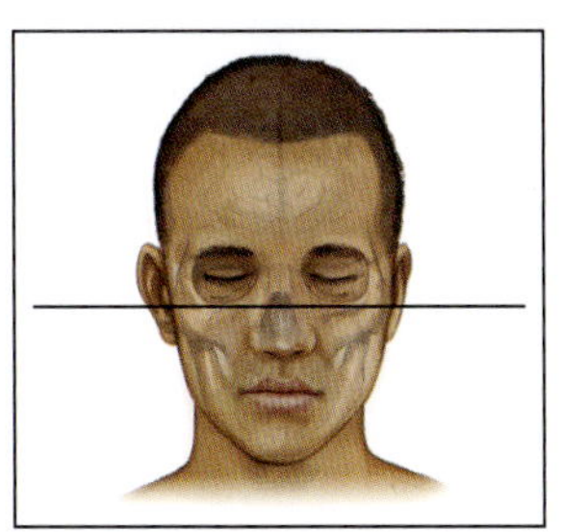

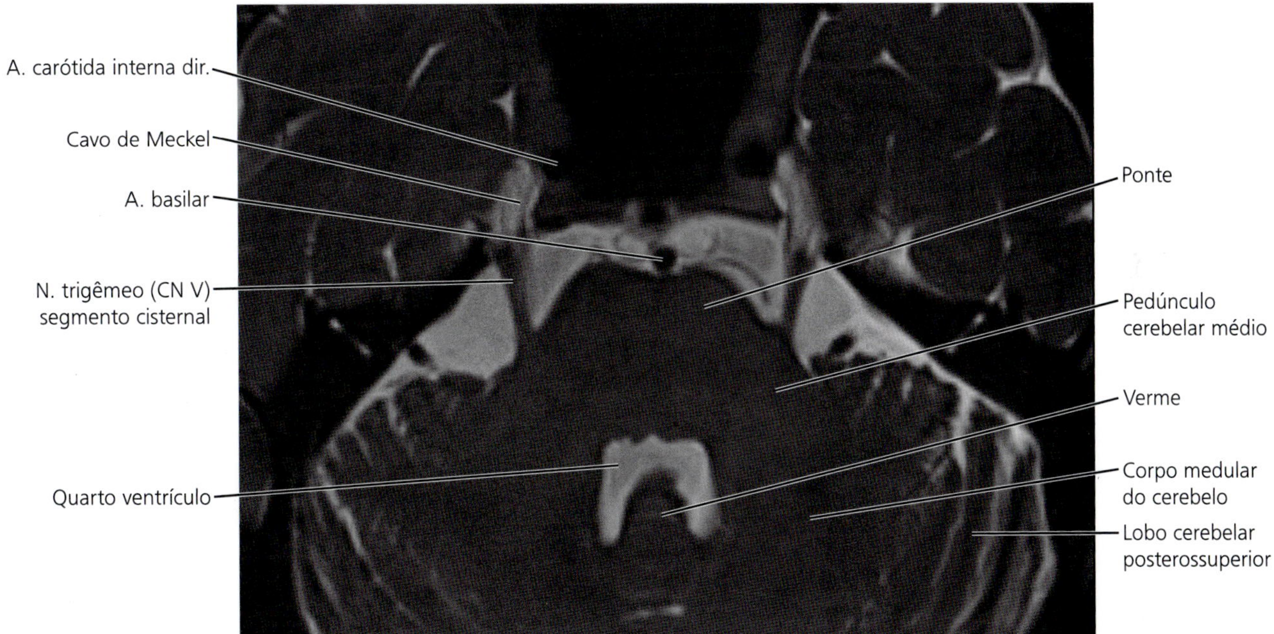
A. carótida interna dir.
Cavo de Meckel
A. basilar
N. trigêmeo (CN V)
segmento cisternal
Quarto ventrículo
Ponte
Pedúnculo
cerebelar médio
Verme
Corpo medular
do cerebelo
Lobo cerebelar
posterossuperior

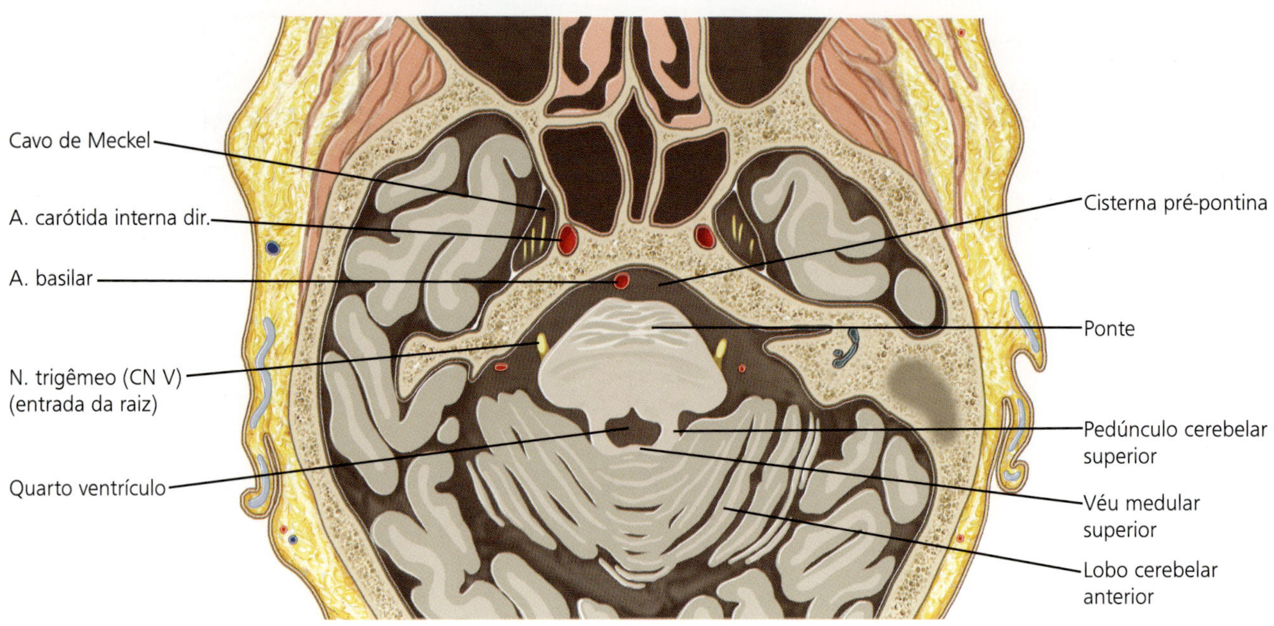
Cavo de Meckel
A. carótida interna dir.
A. basilar
N. trigêmeo (CN V)
(entrada da raiz)
Quarto ventrículo
Cisterna pré-pontina
Ponte
Pedúnculo cerebelar
superior
Véu medular
superior
Lobo cerebelar
anterior

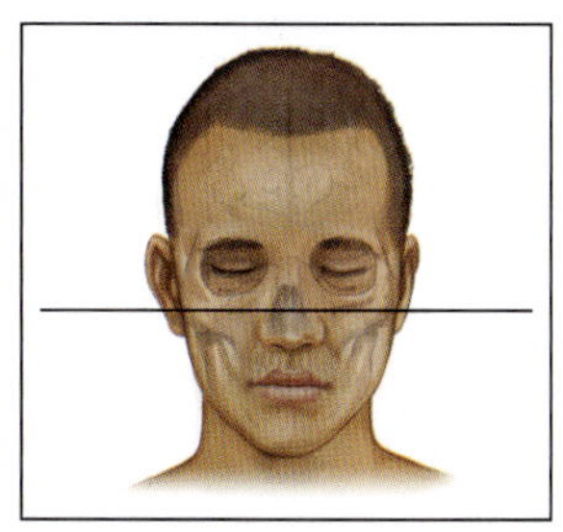

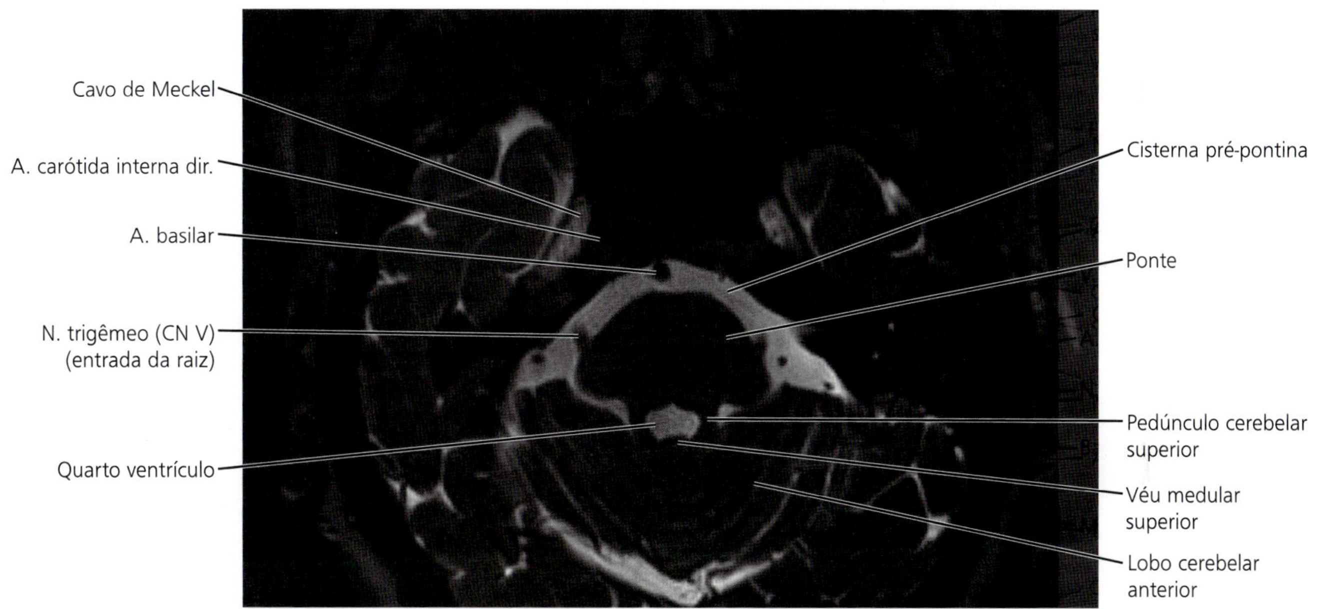
Cavo de Meckel
A. carótida interna dir.
A. basilar
N. trigêmeo (CN V) (entrada da raiz)
Quarto ventrículo
Cisterna pré-pontina
Ponte
Pedúnculo cerebelar superior
Véu medular superior
Lobo cerebelar anterior

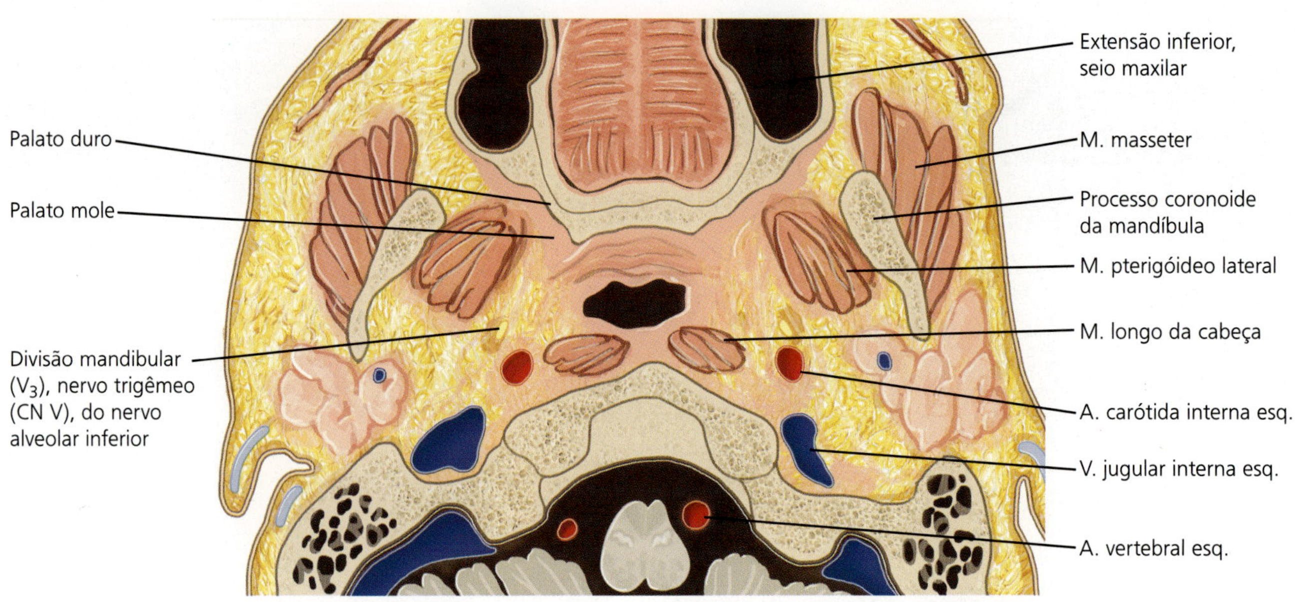
Extensão inferior, seio maxilar
Palato duro
M. masseter
Processo coronoide da mandíbula
Palato mole
M. pterigóideo lateral
M. longo da cabeça
Divisão mandibular (V_3), nervo trigêmeo (CN V), do nervo alveolar inferior
A. carótida interna esq.
V. jugular interna esq.
A. vertebral esq.

ANATOMIA NORMAL

O ramo mandibular (V_3) do nervo trigêmeo origina-se do gânglio trigeminal e desce verticalmente para fora do crânio através do forame oval.

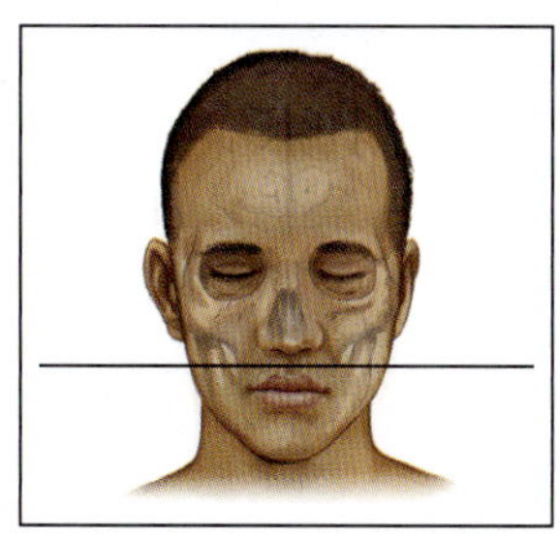

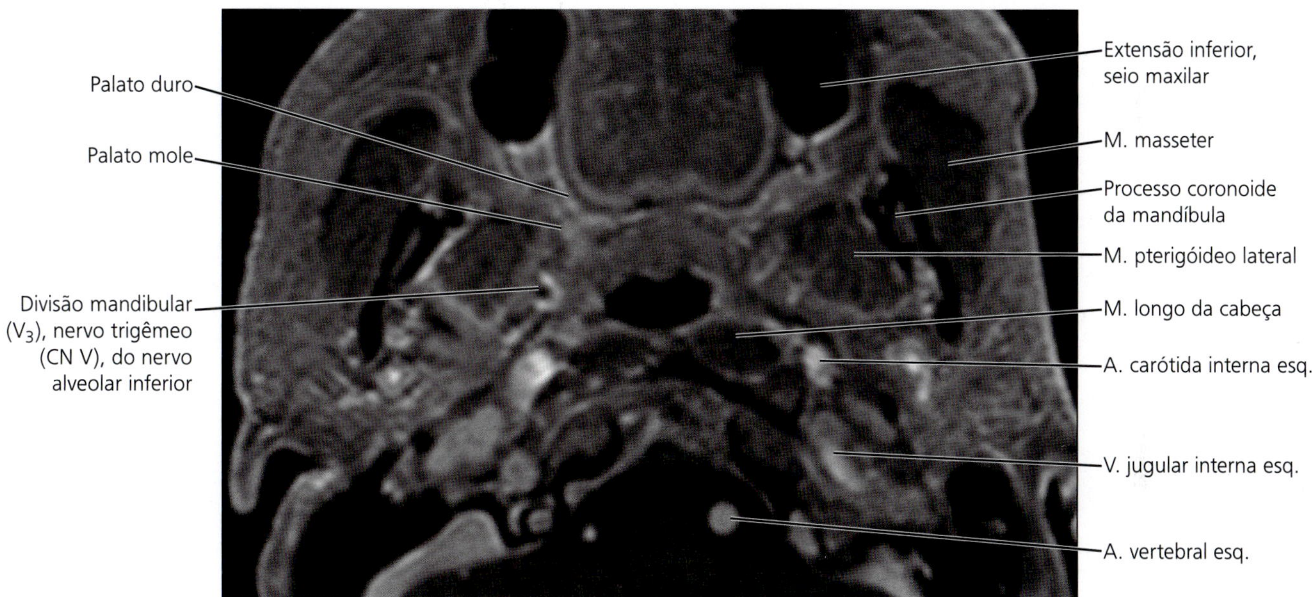
Palato duro
Palato mole
Divisão mandibular (V_3), nervo trigêmeo (CN V), do nervo alveolar inferior
Extensão inferior, seio maxilar
M. masseter
Processo coronoide da mandíbula
M. pterigóideo lateral
M. longo da cabeça
A. carótida interna esq.
V. jugular interna esq.
A. vertebral esq.

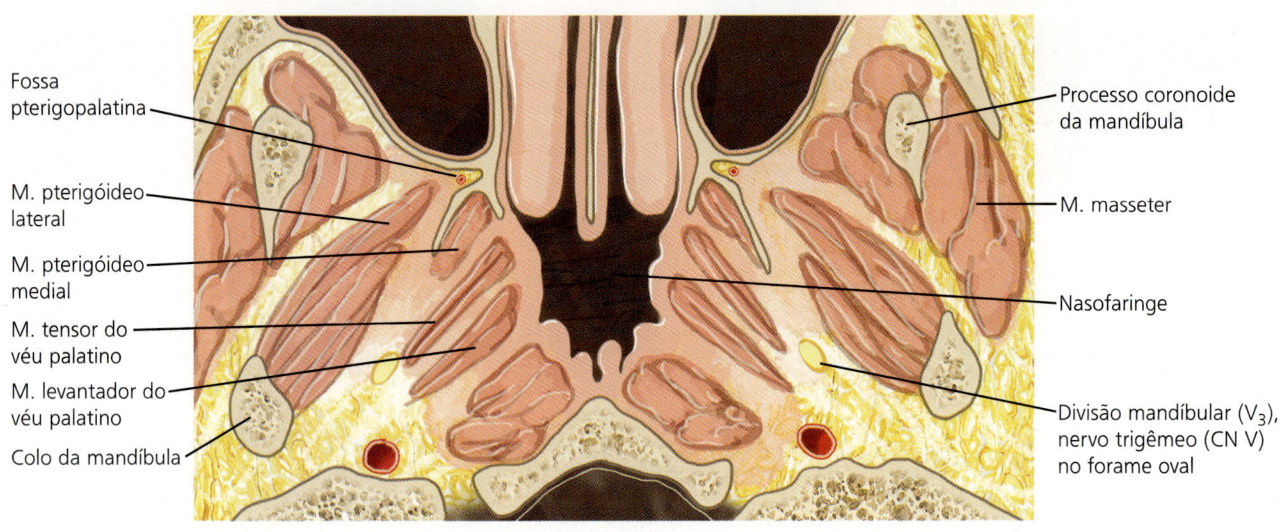
Fossa
pterigopalatina
M. pterigóideo
lateral
M. pterigóideo
medial
M. tensor do
véu palatino
M. levantador do
véu palatino
Colo da mandíbula
Processo coronoide
da mandíbula
M. masseter
Nasofaringe
Divisão mandíbular (V_3),
nervo trigêmeo (CN V)
no forame oval

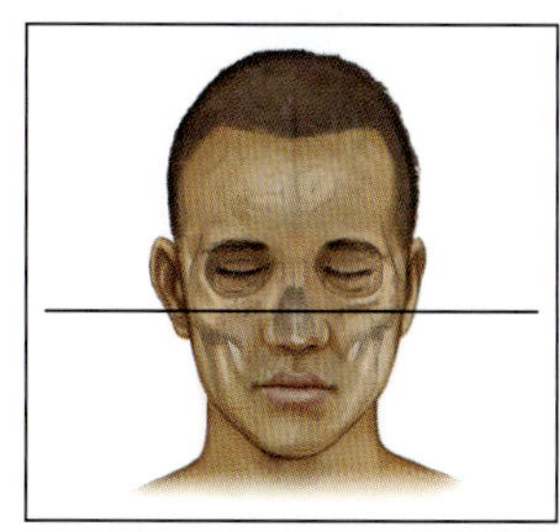

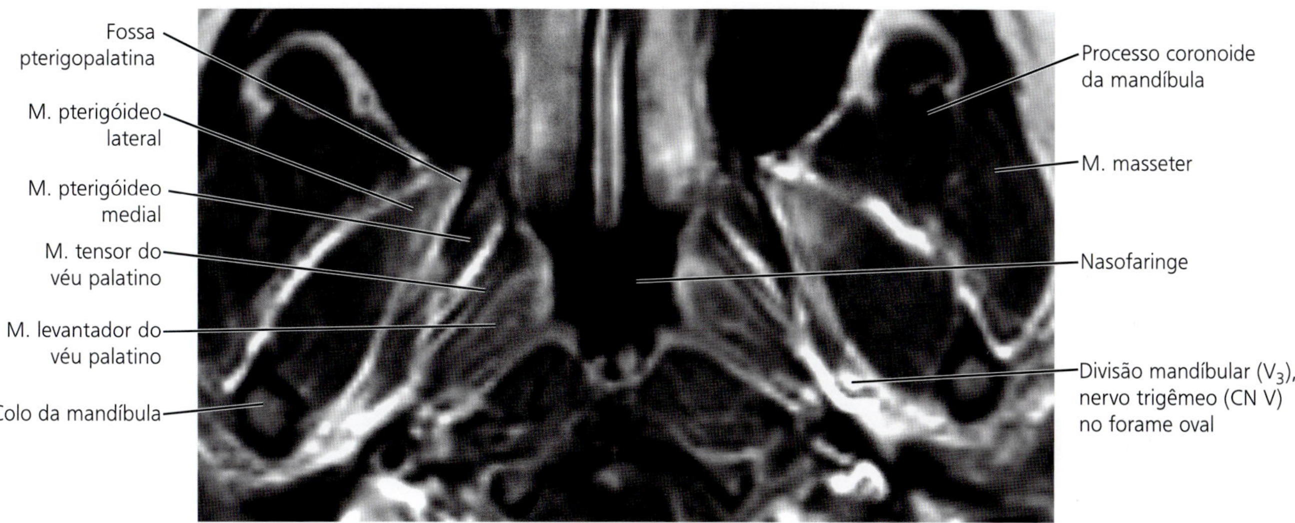
Fossa pterigopalatina
M. pterigóideo lateral
M. pterigóideo medial
M. tensor do véu palatino
M. levantador do véu palatino
Colo da mandíbula
Processo coronoide da mandíbula
M. masseter
Nasofaringe
Divisão mandíbular (V_3), nervo trigêmeo (CN V) no forame oval

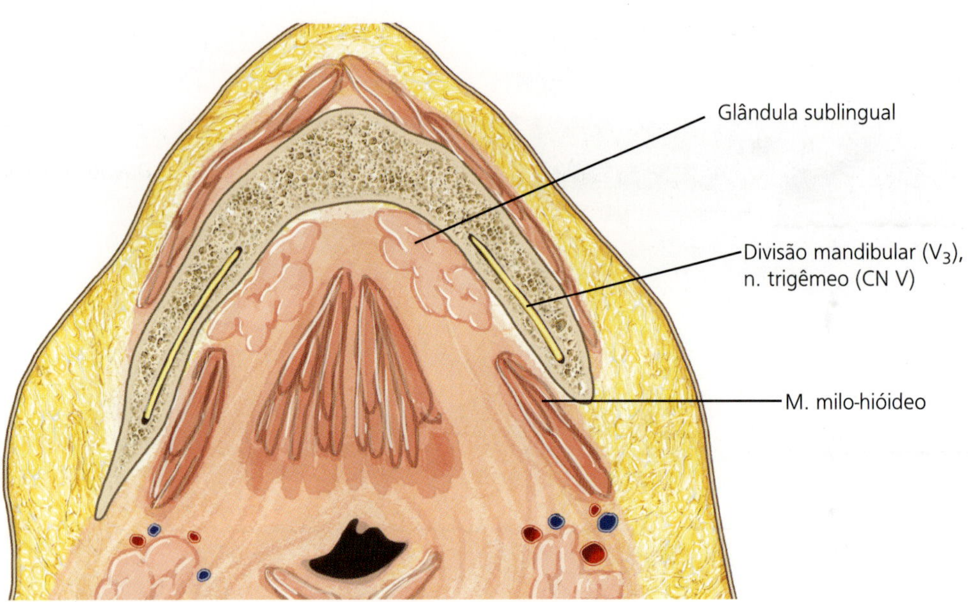
Glândula sublingual
Divisão mandibular (V_3), n. trigêmeo (CN V)
M. milo-hióideo

ANATOMIA NORMAL

O ramo mandibular (V_3) do nervo trigêmeo dá origem ao nervo alveolar, um ramo sensitivo que corre através do canal alveolar na mandíbula e sai pelo forame mentual para dentro dos tecidos subcutâneos. Um carcinoma de células escamosas ao longo da crista alveolar dos dentes pode invadir a mandíbula e infiltrar o nervo mandibular.

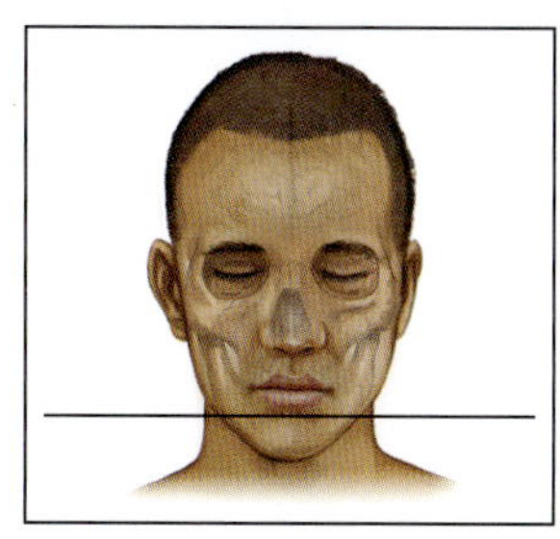

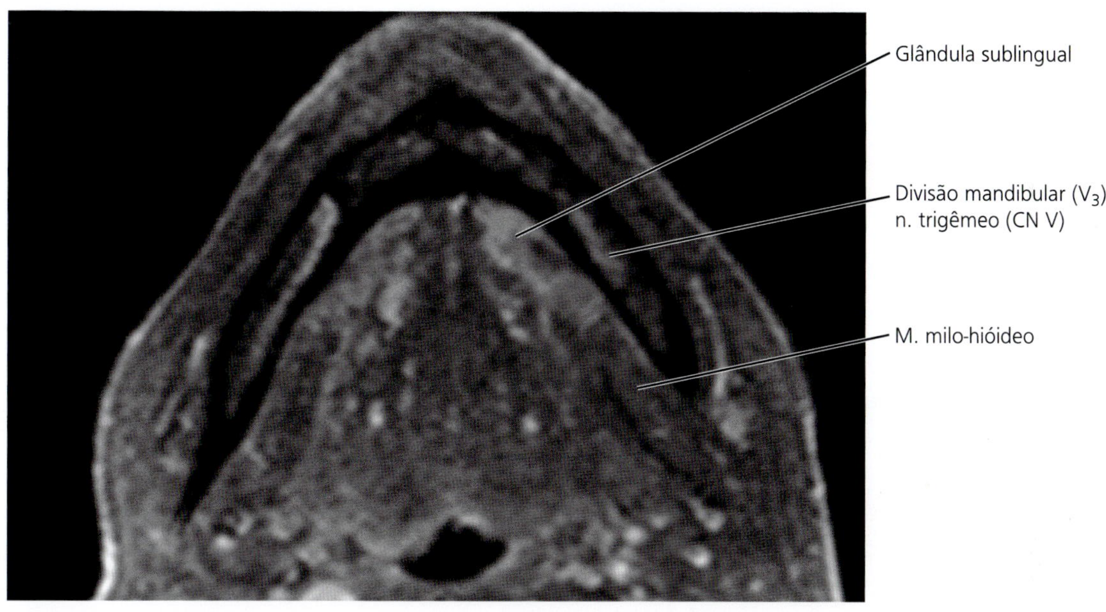
Glândula sublingual
Divisão mandibular (V_3), n. trigêmeo (CN V)
M. milo-hióideo

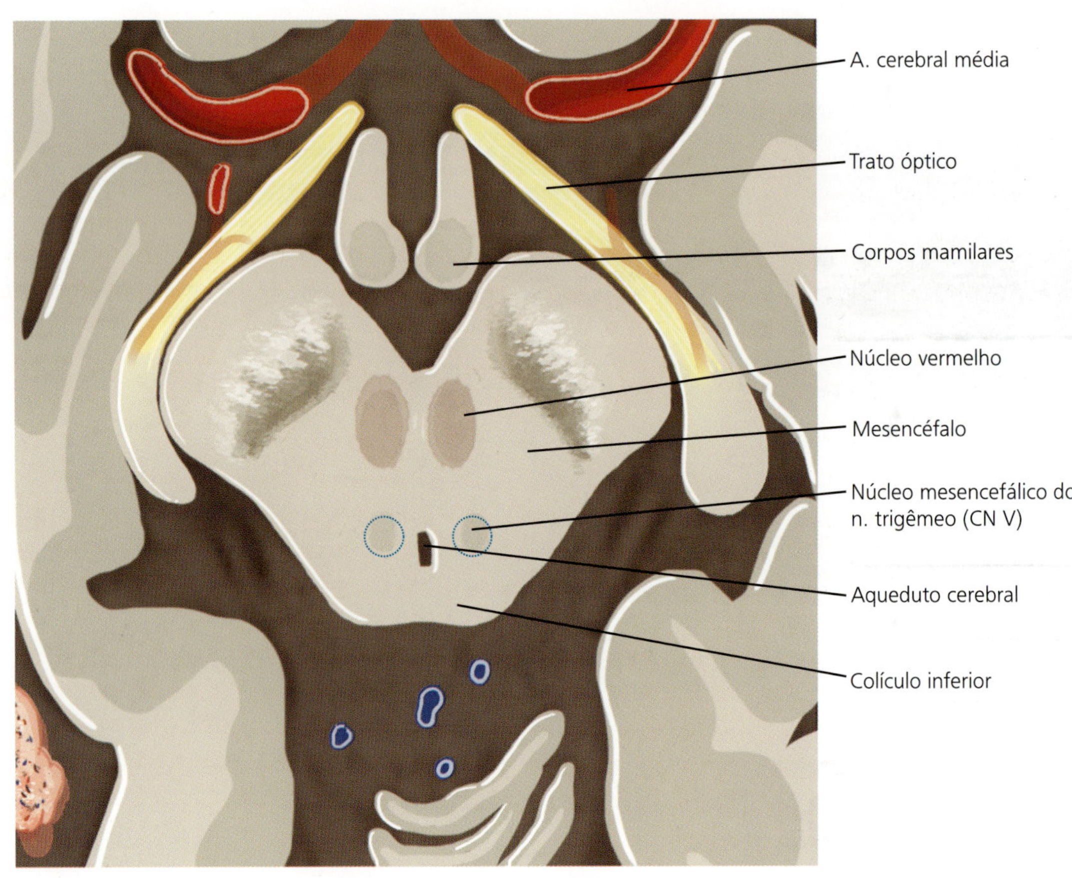
A. cerebral média
Trato óptico
Corpos mamilares
Núcleo vermelho
Mesencéfalo
Núcleo mesencefálico do n. trigêmeo (CN V)
Aqueduto cerebral
Colículo inferior

ANATOMIA NORMAL

O núcleo mesencefálico do nervo trigêmeo sente a localização da mandíbula. O núcleo geralmente não é discernível em IRM.

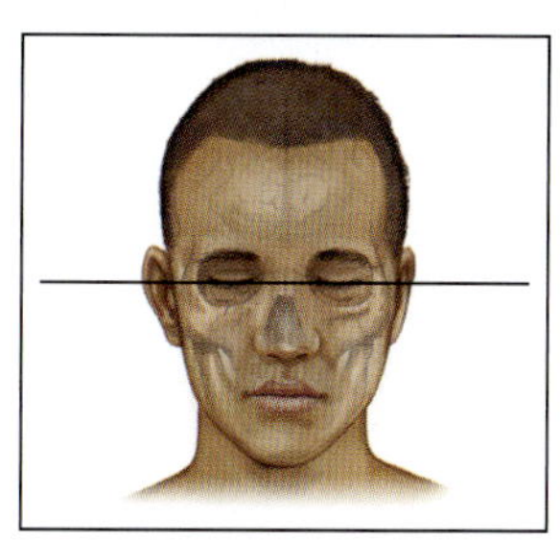

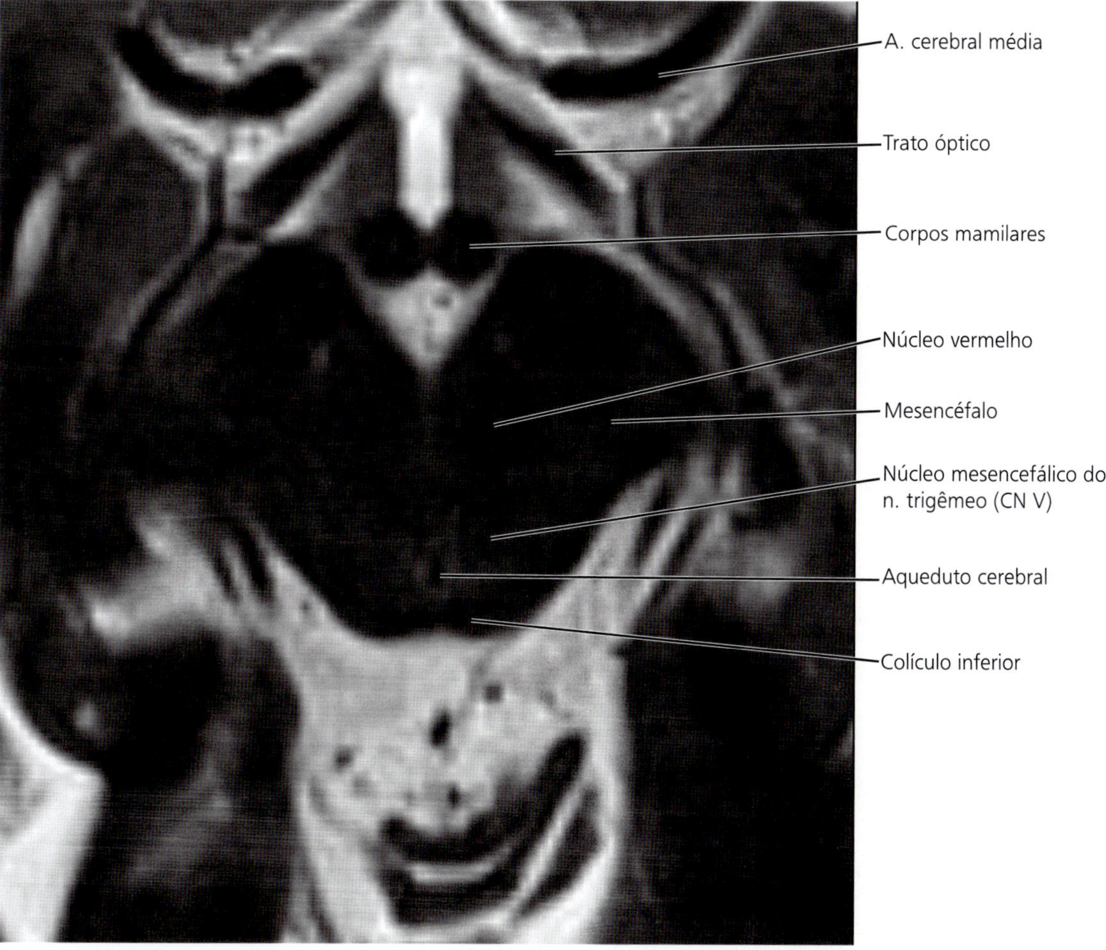
A. cerebral média
Trato óptico
Corpos mamilares
Núcleo vermelho
Mesencéfalo
Núcleo mesencefálico do n. trigêmeo (CN V)
Aqueduto cerebral
Colículo inferior

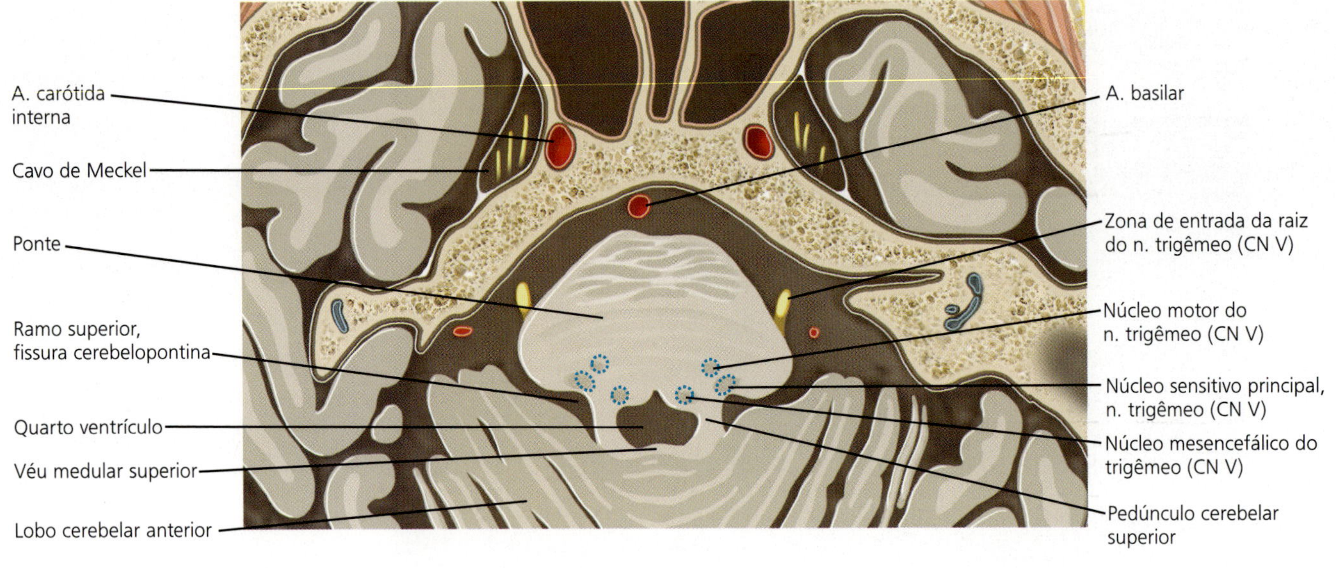
A. carótida interna
Cavo de Meckel
Ponte
Ramo superior, fissura cerebelopontina
Quarto ventrículo
Véu medular superior
Lobo cerebelar anterior
A. basilar
Zona de entrada da raiz do n. trigêmeo (CN V)
Núcleo motor do n. trigêmeo (CN V)
Núcleo sensitivo principal, n. trigêmeo (CN V)
Núcleo mesencefálico do trigêmeo (CN V)
Pedúnculo cerebelar superior

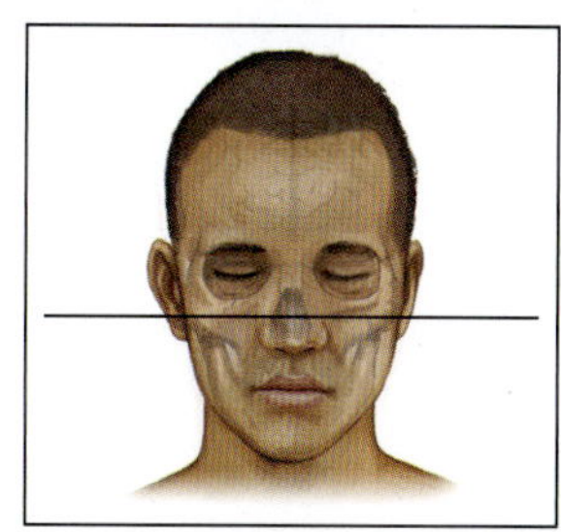

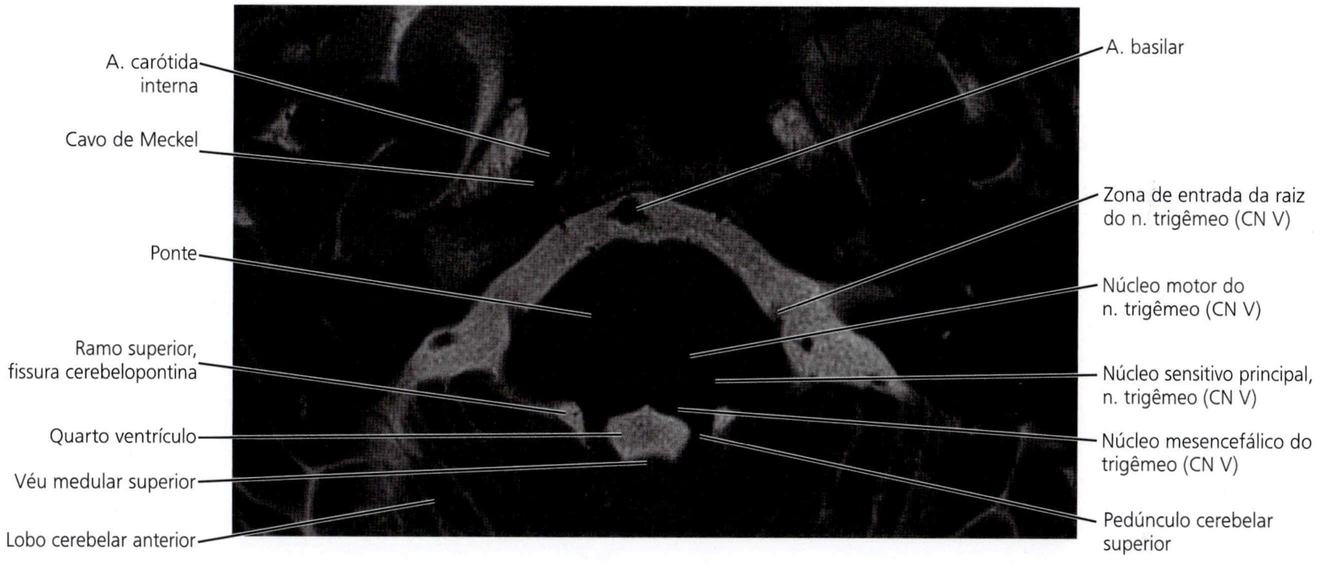

A. carótida interna
Cavo de Meckel
Ponte
Ramo superior, fissura cerebelopontina
Quarto ventrículo
Véu medular superior
Lobo cerebelar anterior
A. basilar
Zona de entrada da raiz do n. trigêmeo (CN V)
Núcleo motor do n. trigêmeo (CN V)
Núcleo sensitivo principal, n. trigêmeo (CN V)
Núcleo mesencefálico do trigêmeo (CN V)
Pedúnculo cerebelar superior

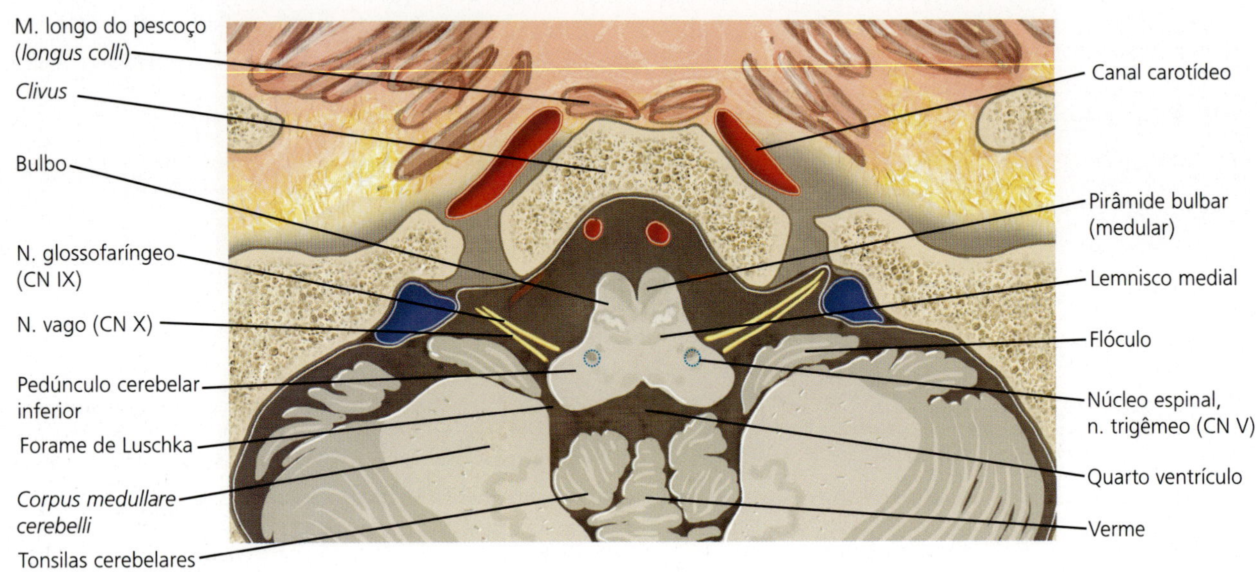
M. longo do pescoço
(*longus colli*)
Clivus
Bulbo
N. glossofaríngeo
(CN IX)
N. vago (CN X)
Pedúnculo cerebelar
inferior
Forame de Luschka
Corpus medullare
cerebelli
Tonsilas cerebelares
Canal carotídeo
Pirâmide bulbar
(medular)
Lemnisco medial
Flóculo
Núcleo espinal,
n. trigêmeo (CN V)
Quarto ventrículo
Verme

ANATOMIA NORMAL

O núcleo espinal do nervo trigêmio recebe as sensações de dor e temperatura do rosto.

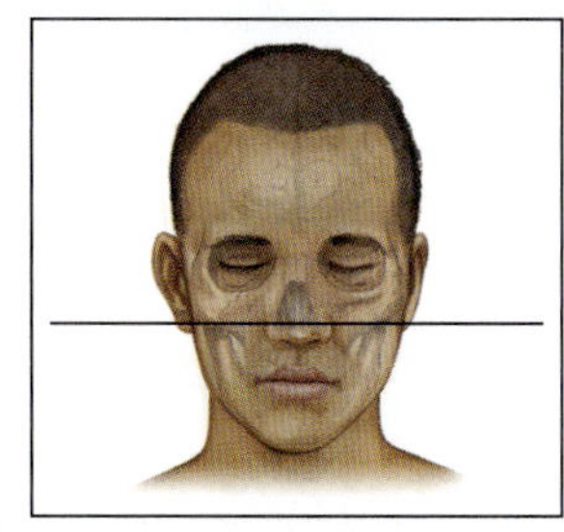

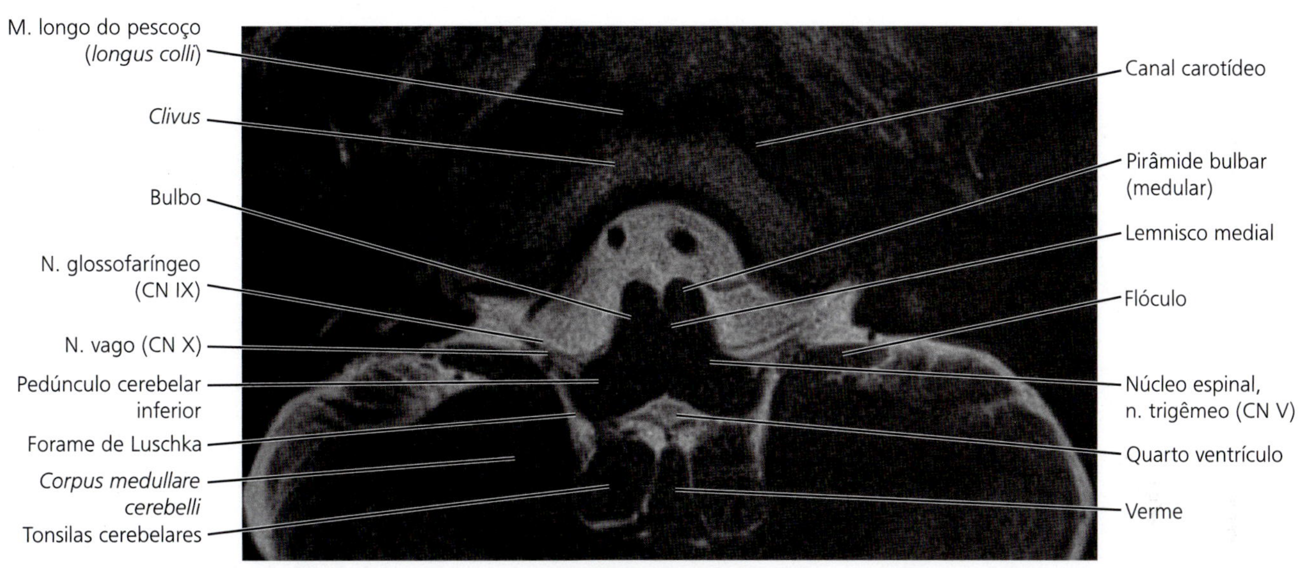
M. longo do pescoço (*longus colli*)
Clivus
Bulbo
N. glossofaríngeo (CN IX)
N. vago (CN X)
Pedúnculo cerebelar inferior
Forame de Luschka
Corpus medullare cerebelli
Tonsilas cerebelares
Canal carotídeo
Pirâmide bulbar (medular)
Lemnisco medial
Flóculo
Núcleo espinal, n. trigêmeo (CN V)
Quarto ventrículo
Verme

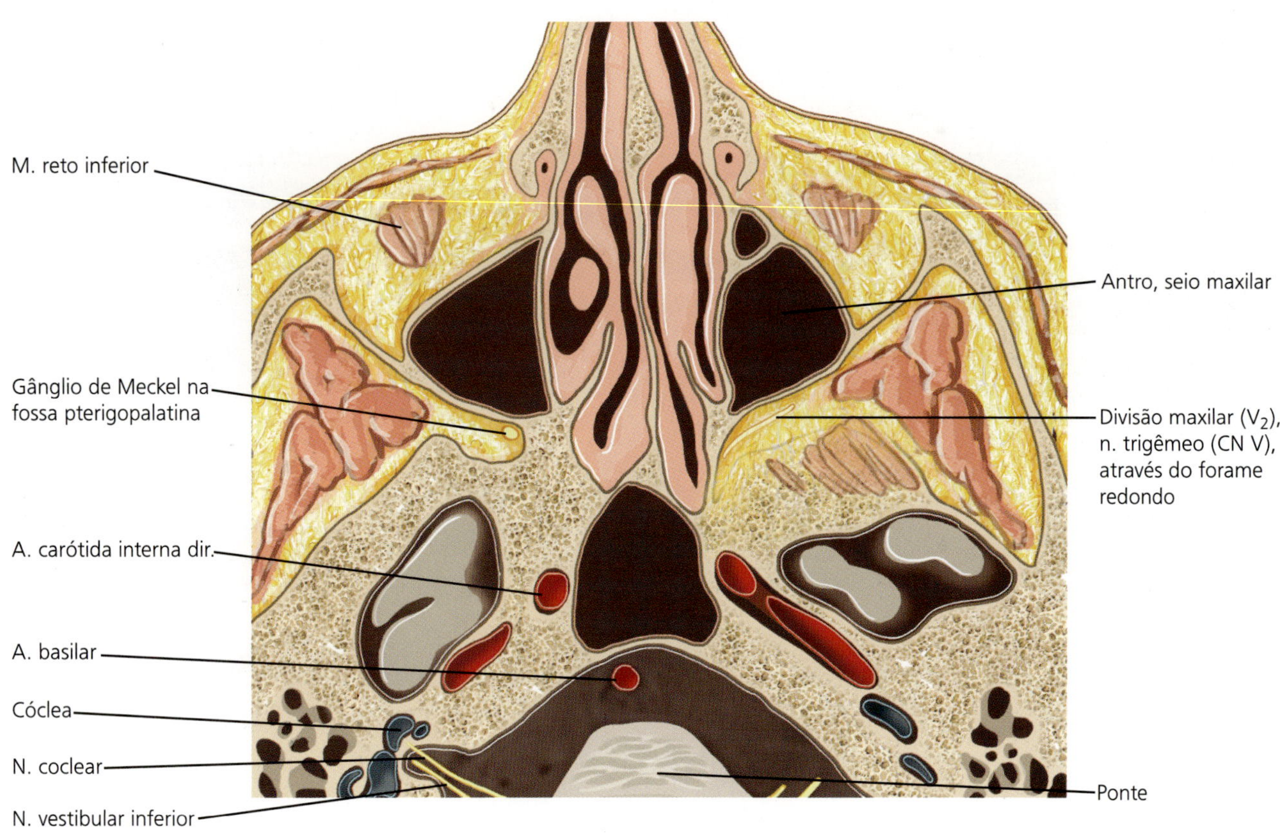
M. reto inferior
Antro, seio maxilar
Gânglio de Meckel na fossa pterigopalatina
Divisão maxilar (V_2), n. trigêmeo (CN V), através do forame redondo
A. carótida interna dir.
A. basilar
Cóclea
N. coclear
N. vestibular inferior
Ponte

CONSIDERAÇÕES DIAGNÓSTICAS

Perda do sinal da gordura normalmente brilhante na ponderação T1 na fossa pterigopalatina pode ser um sinal de invasão perineural a partir da face.

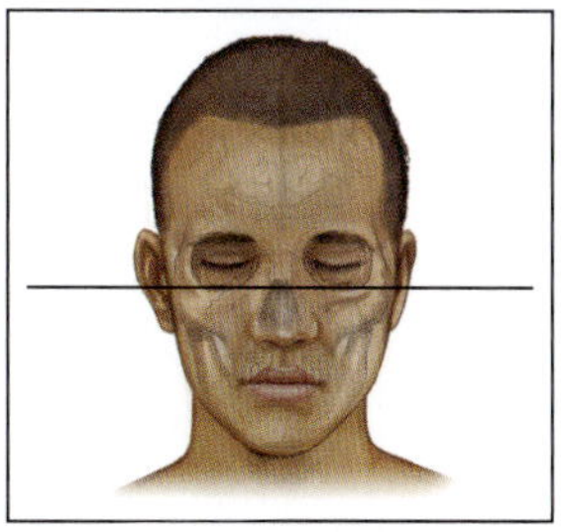

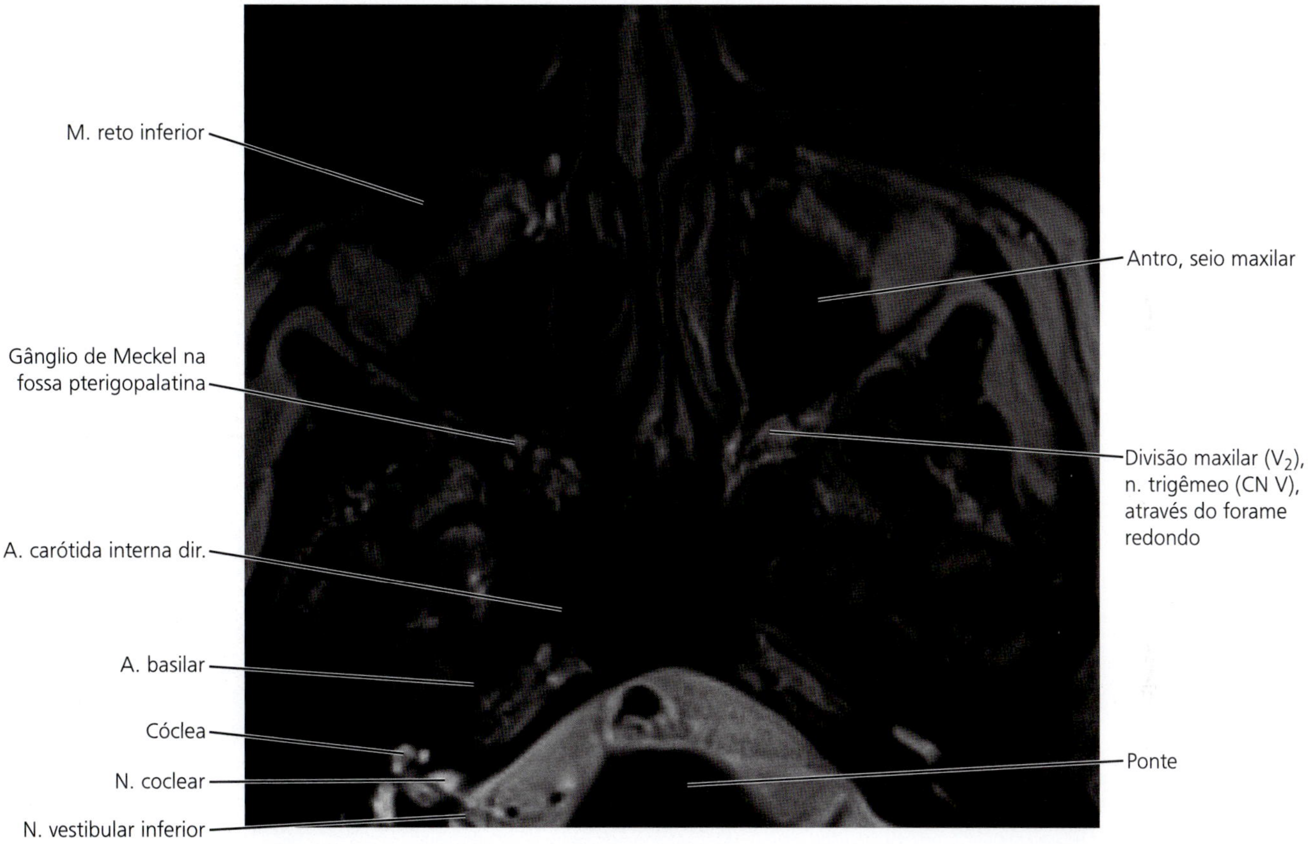
M. reto inferior
Antro, seio maxilar
Gânglio de Meckel na fossa pterigopalatina
Divisão maxilar (V_2), n. trigêmeo (CN V), através do forame redondo
A. carótida interna dir.
A. basilar
Cóclea
N. coclear
Ponte
N. vestibular inferior

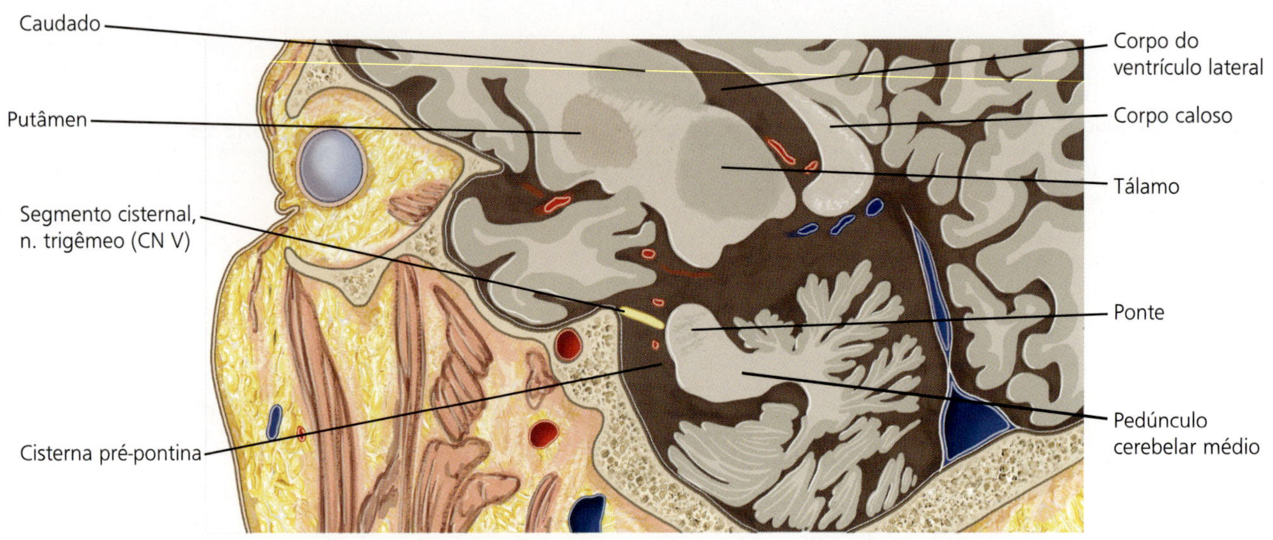
Caudado
Putâmen
Segmento cisternal,
n. trigêmeo (CN V)
Cisterna pré-pontina
Corpo do
ventrículo lateral
Corpo caloso
Tálamo
Ponte
Pedúnculo
cerebelar médio

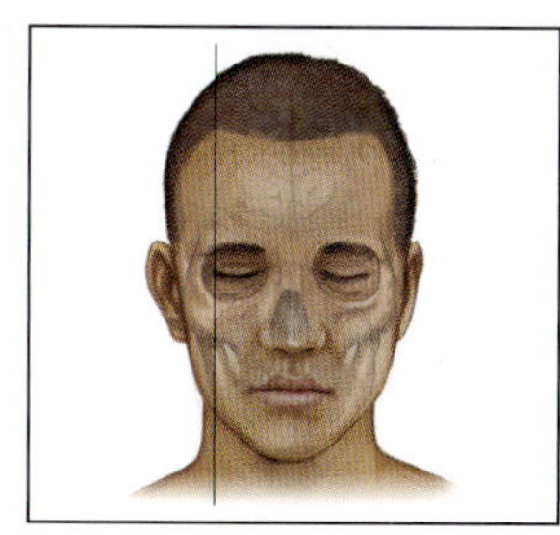

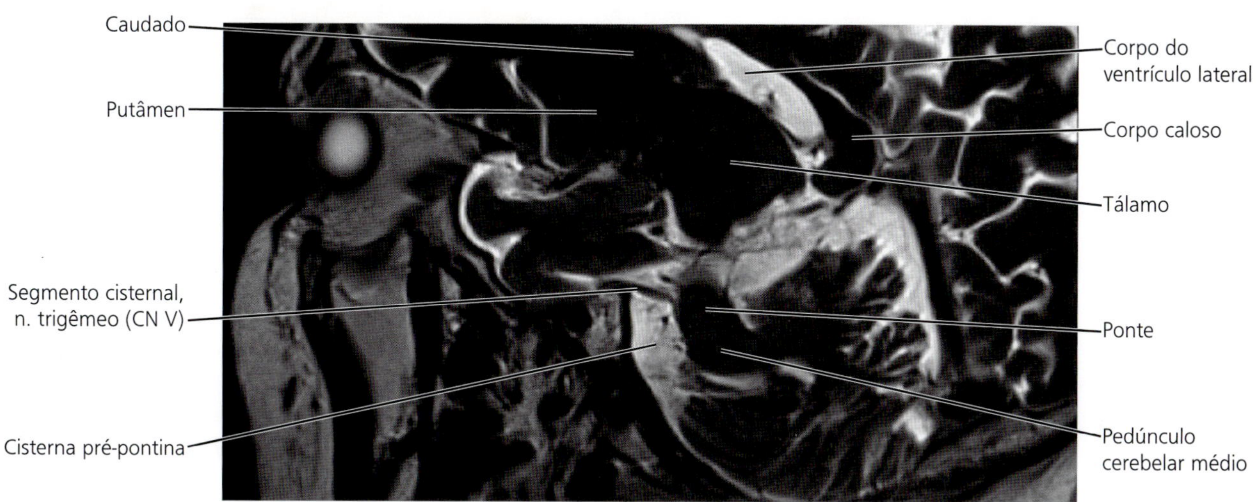
Caudado
Putâmen
Segmento cisternal, n. trigêmeo (CN V)
Cisterna pré-pontina
Corpo do ventrículo lateral
Corpo caloso
Tálamo
Ponte
Pedúnculo cerebelar médio

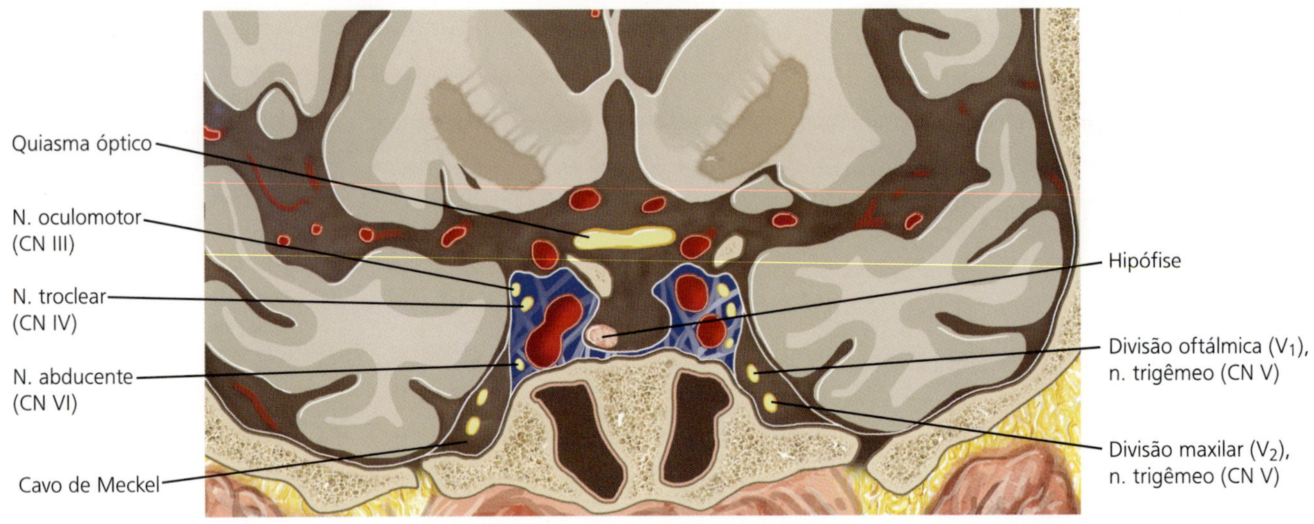
Quiasma óptico
N. oculomotor (CN III)
N. troclear (CN IV)
N. abducente (CN VI)
Cavo de Meckel
Hipófise
Divisão oftálmica (V_1), n. trigêmeo (CN V)
Divisão maxilar (V_2), n. trigêmeo (CN V)

CONSIDERAÇÕES DIAGNÓSTICAS

Embora o gânglio trigeminal seja localizado dentro do cavo de Meckel, em imagens de RM ponderadas em T2 a aparência é de múltiplos ramos passando através do cavo de Meckel, banhados em líquido cefalorraquidiano.

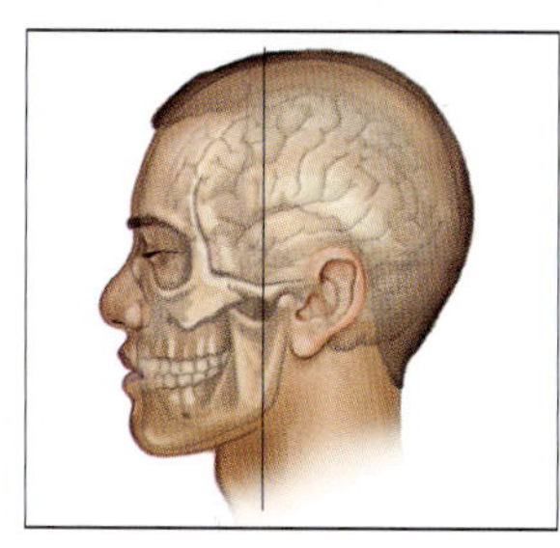

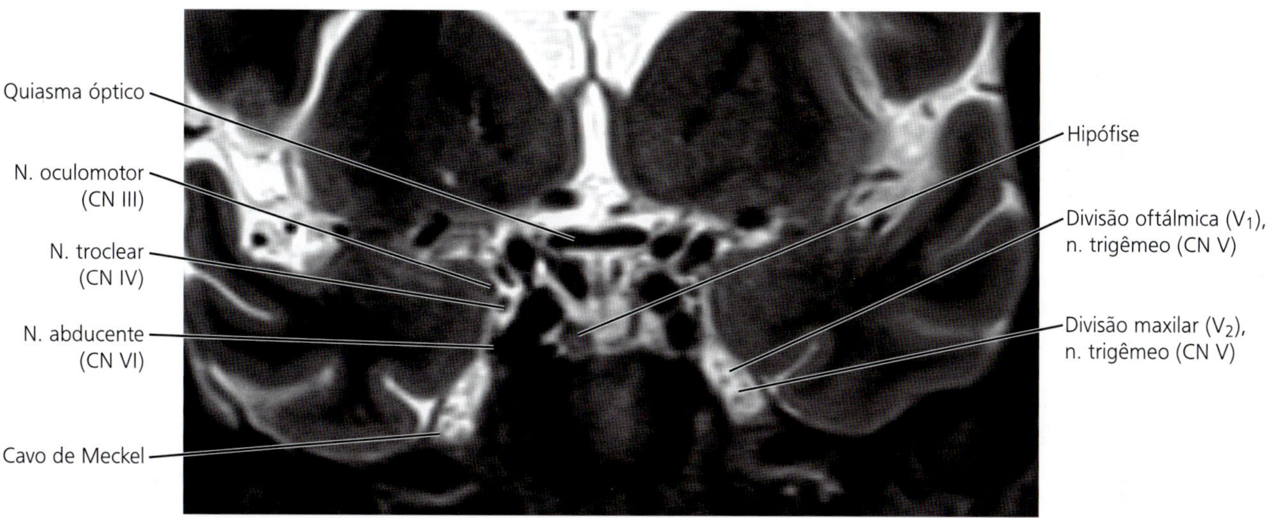
Quiasma óptico
N. oculomotor (CN III)
N. troclear (CN IV)
N. abducente (CN VI)
Cavo de Meckel
Hipófise
Divisão oftálmica (V_1), n. trigêmeo (CN V)
Divisão maxilar (V_2), n. trigêmeo (CN V)

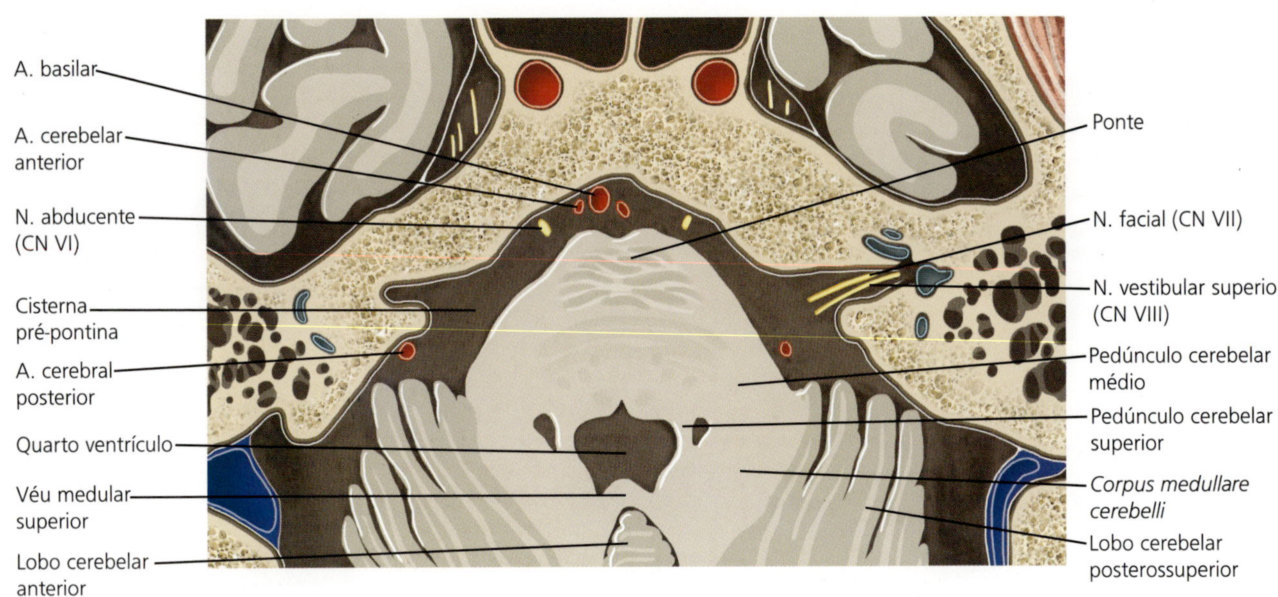
A. basilar
A. cerebelar anterior
N. abducente (CN VI)
Cisterna pré-pontina
A. cerebral posterior
Quarto ventrículo
Véu medular superior
Lobo cerebelar anterior
Ponte
N. facial (CN VII)
N. vestibular superior (CN VIII)
Pedúnculo cerebelar médio
Pedúnculo cerebelar superior
Corpus medullare cerebelli
Lobo cerebelar posterossuperior

ANATOMIA NORMAL

O nervo abducente ou *abducens* (sexto par craniano, CN VI) é um nervo eferente somático que controla movimento do músculo reto lateral da órbita. Paralisia do CN VI leva a um defeito em dirigir a mirada lateral. O segmento cisternal do nervo abducente entre na base do crânio no canal de Dorello.

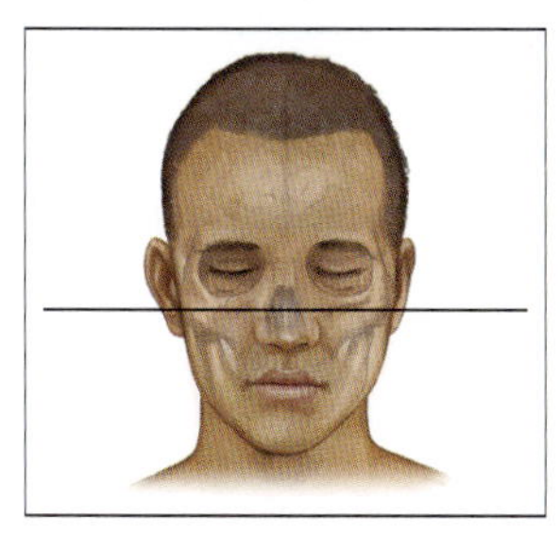

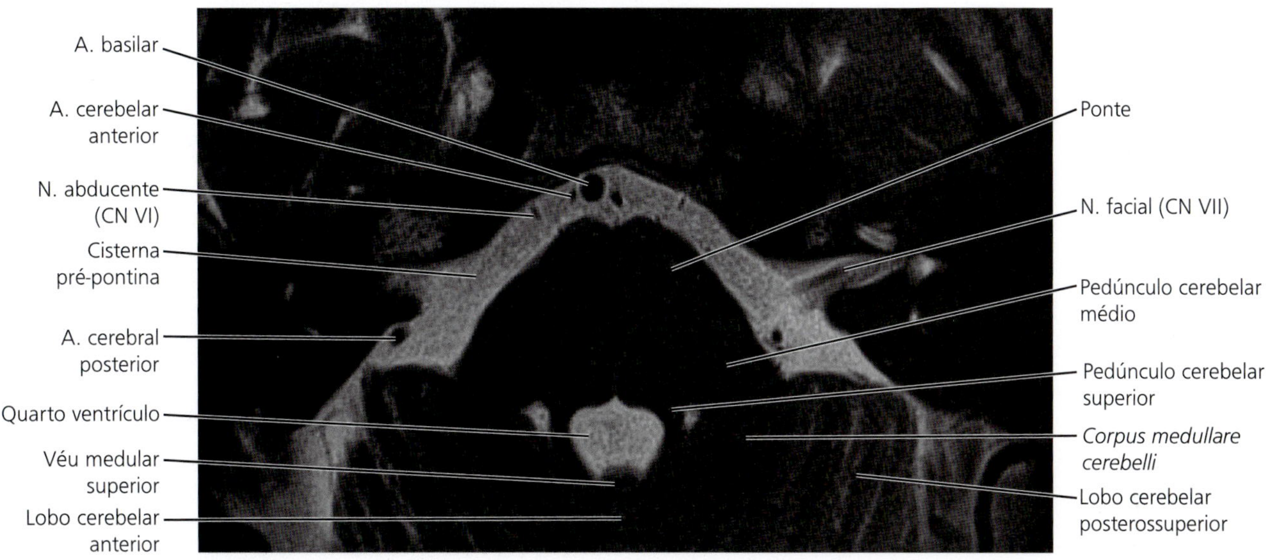
A. basilar
A. cerebelar anterior
N. abducente (CN VI)
Cisterna pré-pontina
A. cerebral posterior
Quarto ventrículo
Véu medular superior
Lobo cerebelar anterior
Ponte
N. facial (CN VII)
Pedúnculo cerebelar médio
Pedúnculo cerebelar superior
Corpus medullare cerebelli
Lobo cerebelar posterossuperior

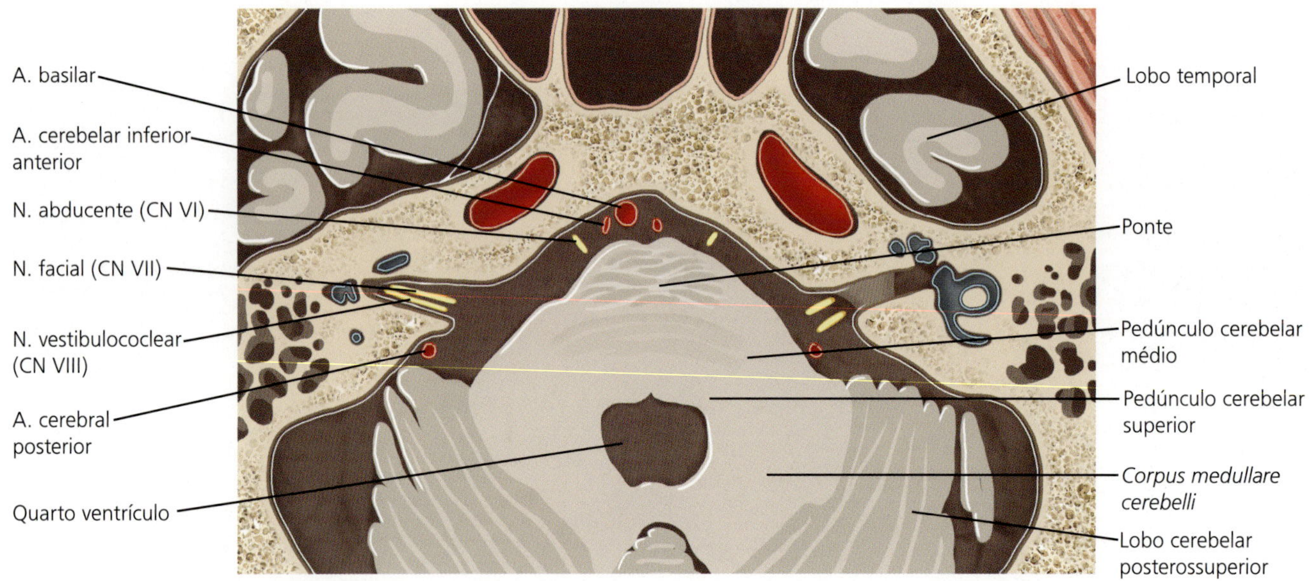
A. basilar
A. cerebelar inferior anterior
N. abducente (CN VI)
N. facial (CN VII)
N. vestibulococlear (CN VIII)
A. cerebral posterior
Quarto ventrículo
Lobo temporal
Ponte
Pedúnculo cerebelar médio
Pedúnculo cerebelar superior
Corpus medullare cerebelli
Lobo cerebelar posterossuperior

PROCESSO PATOLÓGICO

O nervo abducente inerva um único músculo, do mesmo modo que o nervo troclear, e é apenas ligeiramente maior que o troclear. CN VI sai do tronco cerebral entre a ponte e o bulbo medial ao nervo facial (CN VII) e passa anterior e superiormente para entrar na base do crânio em um ângulo ligeiramente agudo para dentro do canal de Dorello. Na extremidade do segmento petroso do osso temporal, o nervo abducente faz outro ângulo agudo para frente para entrar no seio cavernoso, correndo ao longo do segmento cavernoso da artéria carótida interna, e entra na órbita através da fissura orbitária superior. Em virtude do seu longo trajeto desde o tronco cerebral até o olho e voltas agudas em estruturas ósseas, o nervo abducente é particularmente vulnerável a lesão.

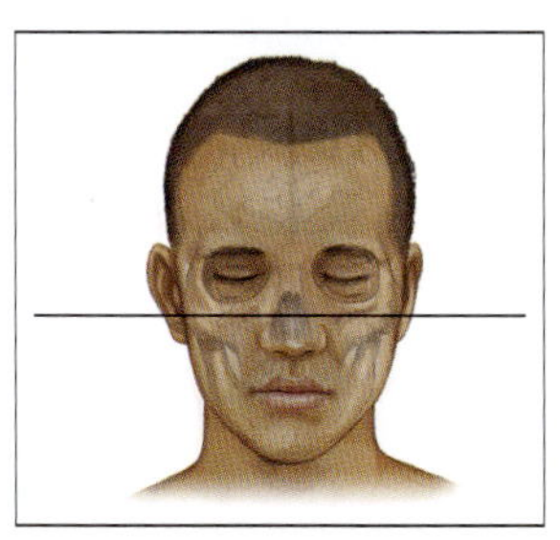

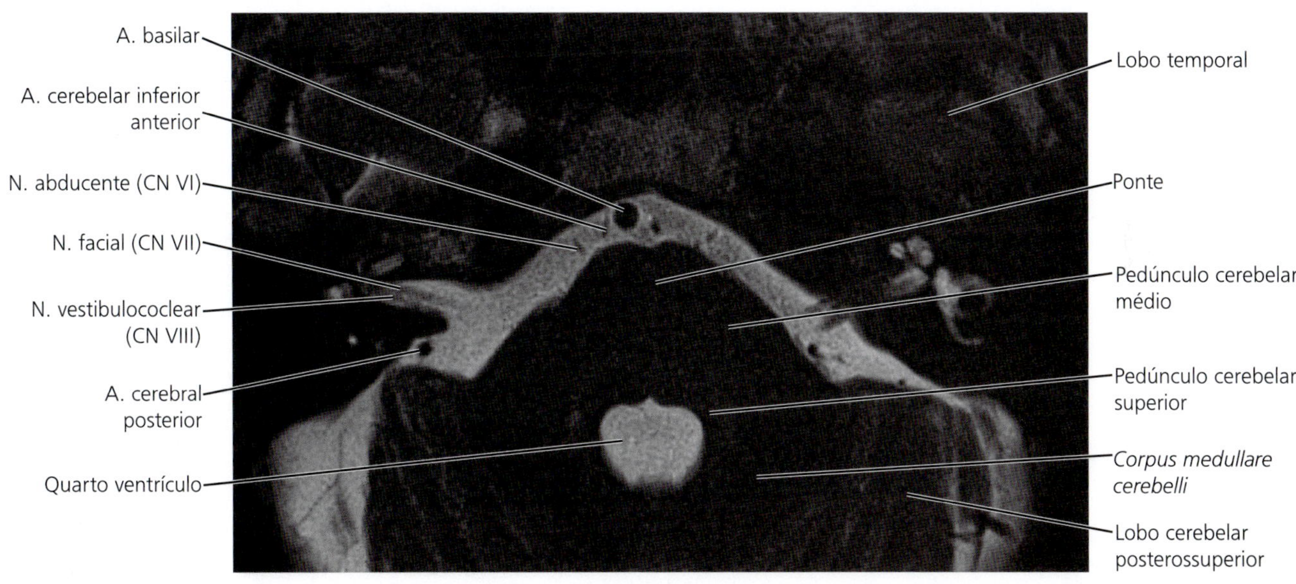
A. basilar
A. cerebelar inferior anterior
N. abducente (CN VI)
N. facial (CN VII)
N. vestibulococlear (CN VIII)
A. cerebral posterior
Quarto ventrículo
Lobo temporal
Ponte
Pedúnculo cerebelar médio
Pedúnculo cerebelar superior
Corpus medullare cerebelli
Lobo cerebelar posterossuperior

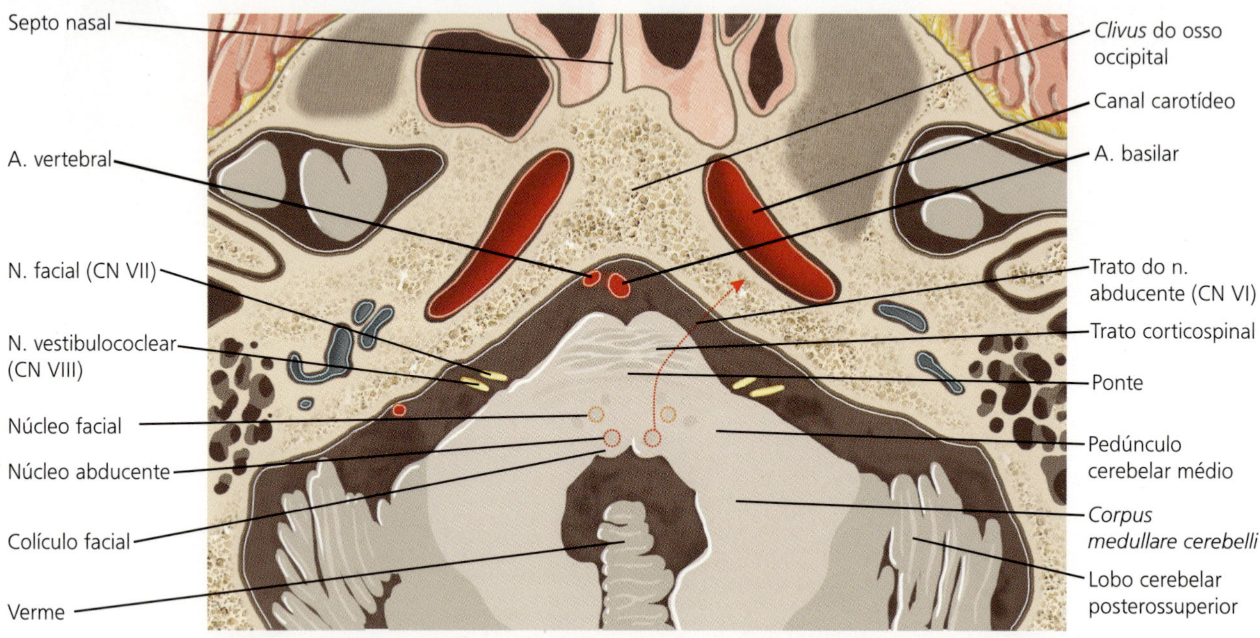
Septo nasal
A. vertebral
N. facial (CN VII)
N. vestibulococlear (CN VIII)
Núcleo facial
Núcleo abducente
Colículo facial
Verme
Clivus do osso occipital
Canal carotídeo
A. basilar
Trato do n. abducente (CN VI)
Trato corticospinal
Ponte
Pedúnculo cerebelar médio
Corpus medullare cerebelli
Lobo cerebelar posterossuperior

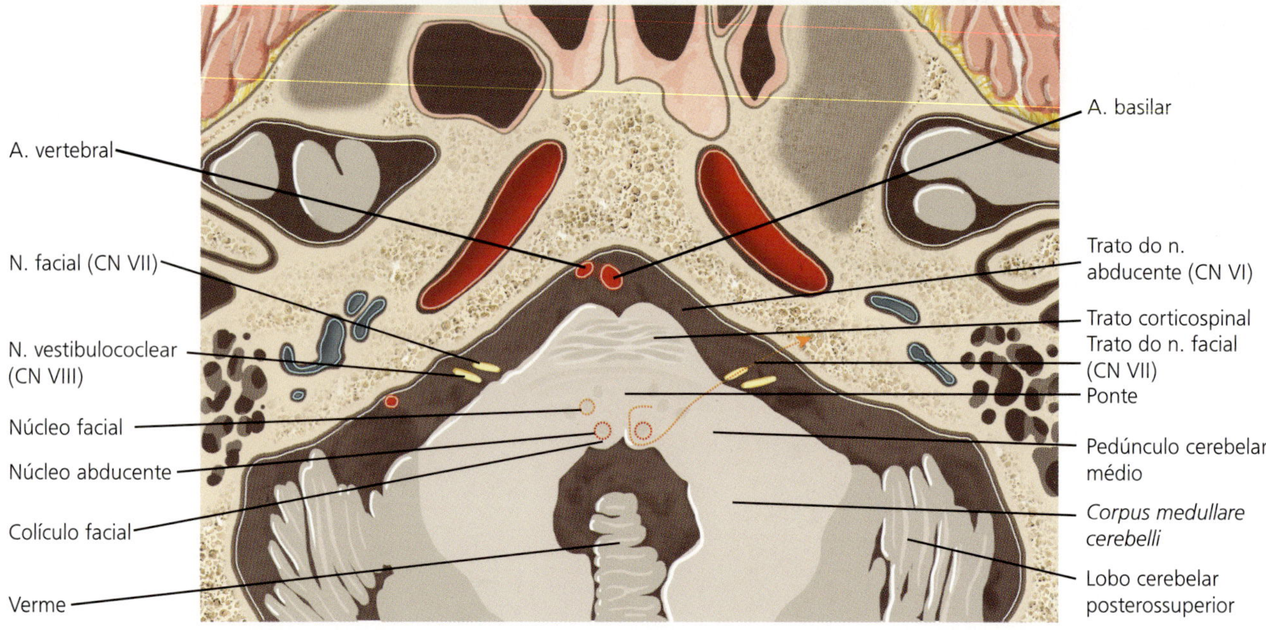
A. vertebral
N. facial (CN VII)
N. vestibulococlear (CN VIII)
Núcleo facial
Núcleo abducente
Colículo facial
Verme
A. basilar
Trato do n. abducente (CN VI)
Trato corticospinal
Trato do n. facial (CN VII)
Ponte
Pedúnculo cerebelar médio
Corpus medullare cerebelli
Lobo cerebelar posterossuperior

CONSIDERAÇÕES DIAGNÓSTICAS

O núcleo abducente é localizado na ponte ao longo do aspecto anterior do quarto ventrículo. Fibras nervosas a partir do núcleo facial enrolam-se medialmente e a seguir posteriormente e lateralmente ao núcleo abducente, formando uma saliência na parede anterior do quarto ventrículo chamada *colículo facial.* Os núcleos abducentes são próximos da linha mediana, como com os outros núcleos que controlam movimento ocular. Os axônios do abducente passam a partir do núcleo anteriormente através da ponte lateralmente ao trato corticospinal antes de saírem do tronco cerebral e a junção pontobulbar.

Infartos da ponte dorsal podem lesar ambos os núcleos abducentes, causando paralisia do reto lateral, e as fibras do nervo facial, resultando em uma paralisia facial ipsolateral. Infartos da ponte ventral podem afetar o nervo abducente e o trato corticospinal, produzindo paralisia do músculo reto lateral e hemiparesia contralateral.

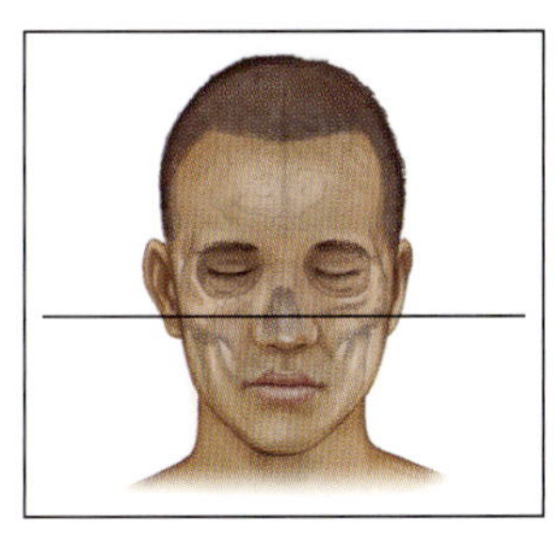

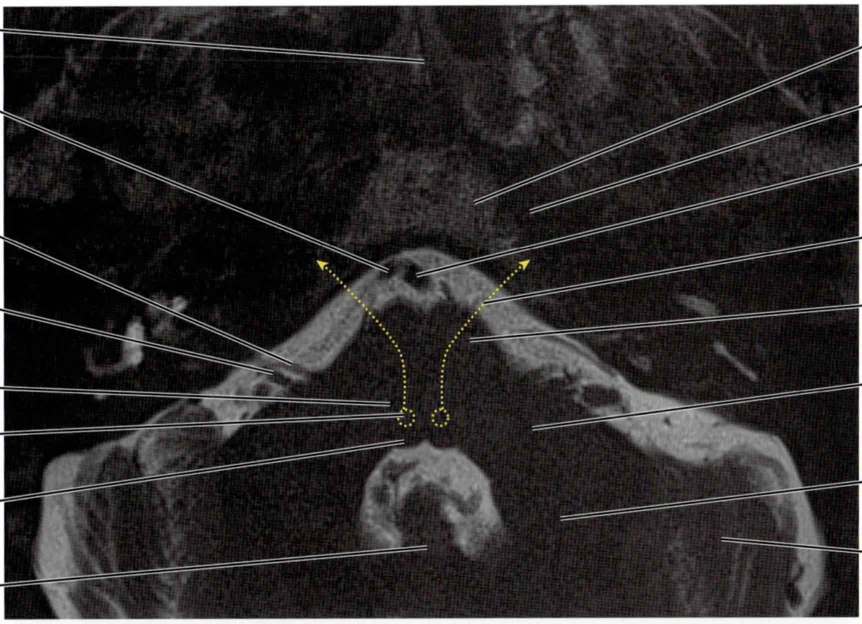

Septo nasal
A. vertebral
N. facial (CN VII)
N. vestibulococlear (CN VIII)
Núcleo facial
Núcleo abducente
Colículo facial
Verme
Clivus do osso occipital
Canal carotídeo
A. basilar
Trato do n. abducente (CN VI)
Trato corticospinal
Pedúnculo cerebelar médio
Corpus medullare cerebelli
Lobo cerebelar posterossuperior

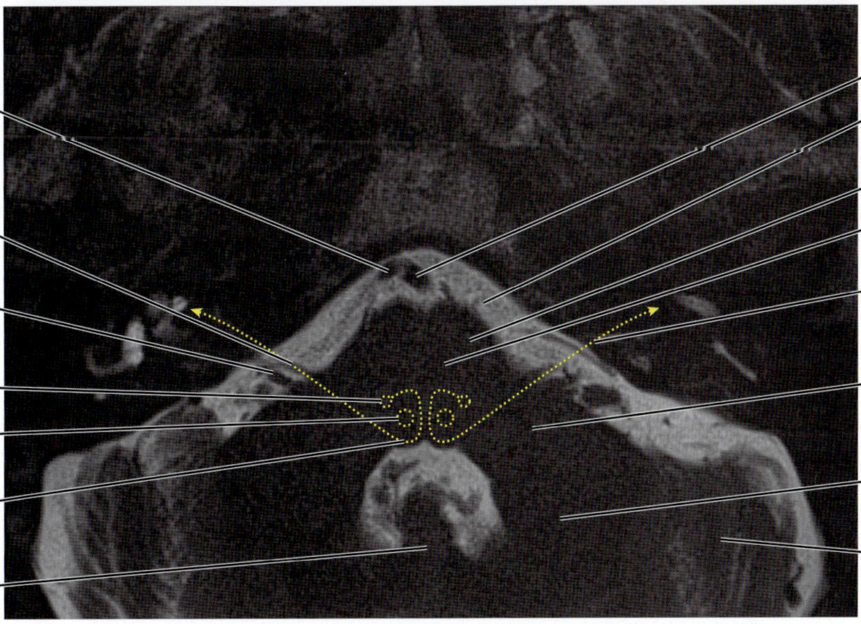

A. vertebral
N. facial (CN VII)
N. vestibulococlear (CN VIII)
Núcleo facial
Núcleo abducente
Colículo facial
Verme
A. basilar
Trato do n. abducente (CN VI)
Trato corticospinal
Trato do n. facial (CN VII)
Ponte
Pedúnculo cerebelar médio
Corpus medullare cerebelli
Lobo cerebelar posterossuperior

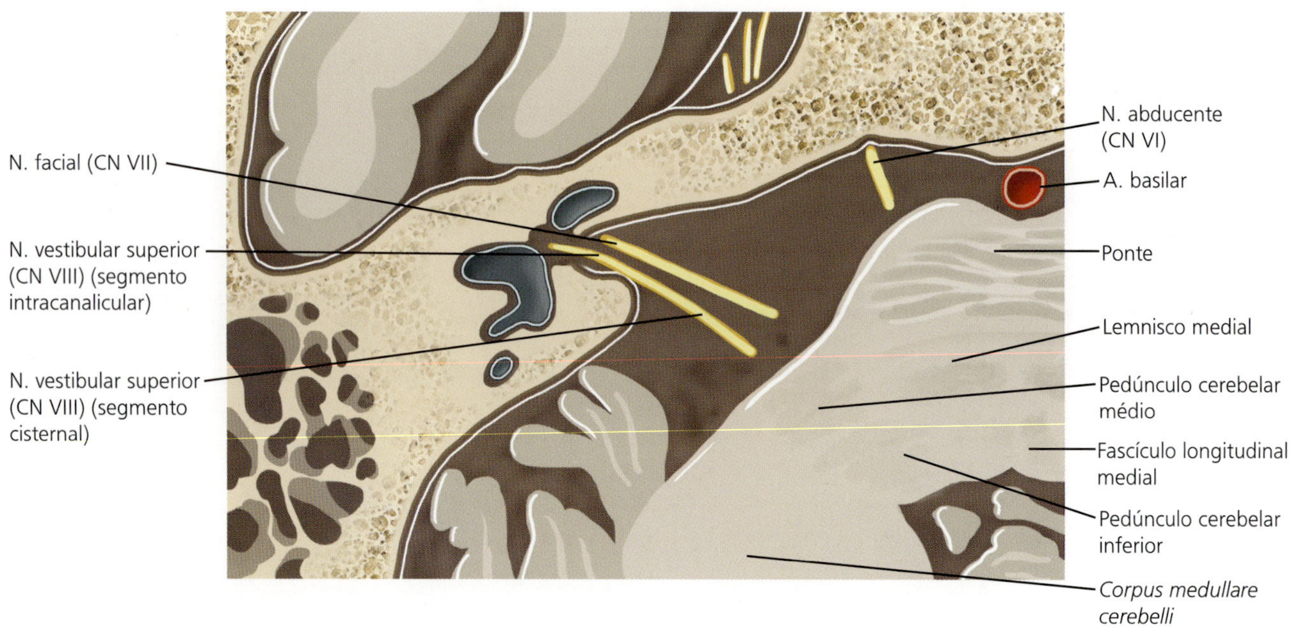
N. facial (CN VII)
N. vestibular superior (CN VIII) (segmento intracanalicular)
N. vestibular superior (CN VIII) (segmento cisternal)
N. abducente (CN VI)
A. basilar
Ponte
Lemnisco medial
Pedúnculo cerebelar médio
Fascículo longitudinal medial
Pedúnculo cerebelar inferior
Corpus medullare cerebelli

ANATOMIA NORMAL

O nervo facial (sétimo par craniano, CN VII) sai do núcleo facial e se enrola medial e posterior ao núcleo abducente para formar uma proeminência na parede anterior do quarto ventrículo, chamada *colículo facial*. O CN VII sai do tronco cerebral na junção pontobulbar lateral e corre através do liquor no ângulo cerebelopontino anterior e paralelo ao nervo vestibulococlear (CN VIII) para dentro do canal auditivo interno. (Quanto aos segmentos do nervo facial passando através de canais ósseos bem como aos canais semicirculares, ver o Capítulo 12.) O nervo facial é um nervo motor que supre os músculos da face. Lesão do CN VII tem grande importância clínica por causa do estigma da paralisia facial ipsolateral imitando acidente vascular encefálico e o impacto sobre a interação social.

O nervo vestibulococlear (oitavo craniano, CN VIII) fornece funções de equilíbrio e audição. O nervo vestibulococlear era antes chamado "acústico" ou "auditivo", mas estes termos não reconheciam o papel do nervo no sistema vestibular.

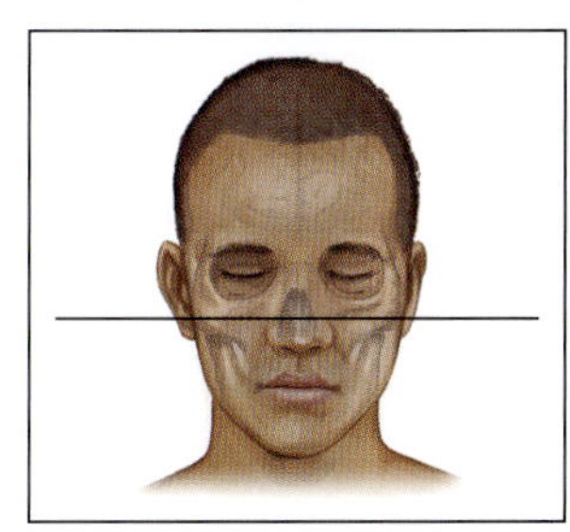

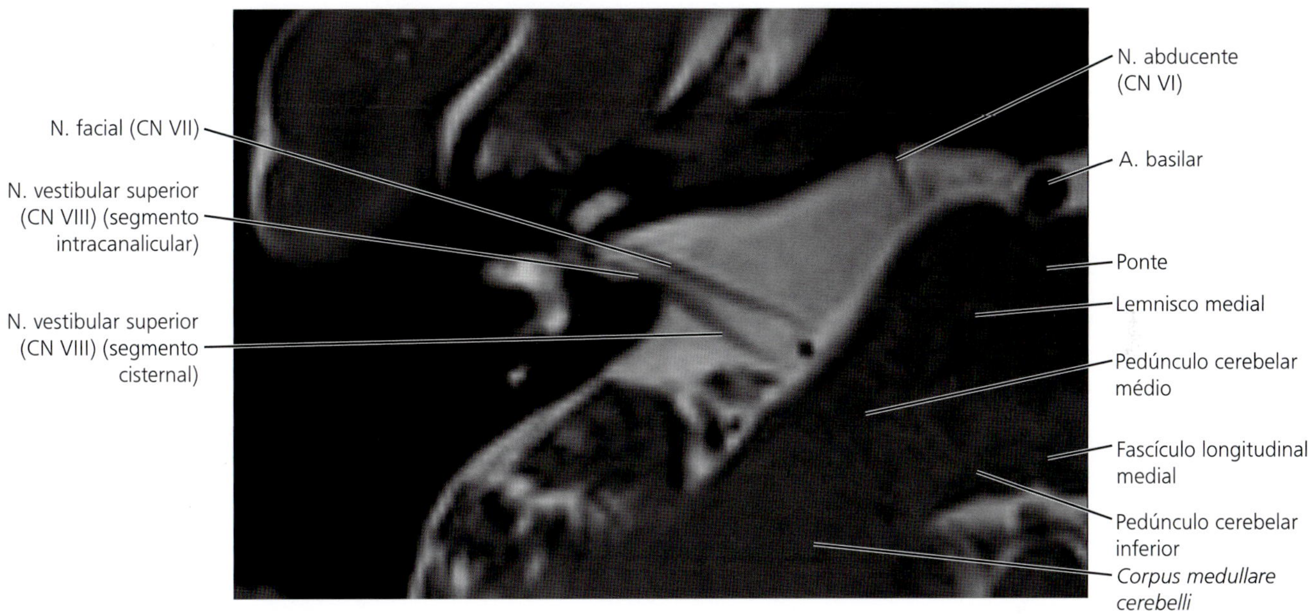
N. facial (CN VII)
N. vestibular superior (CN VIII) (segmento intracanalicular)
N. vestibular superior (CN VIII) (segmento cisternal)
N. abducente (CN VI)
A. basilar
Ponte
Lemnisco medial
Pedúnculo cerebelar médio
Fascículo longitudinal medial
Pedúnculo cerebelar inferior
Corpus medullare cerebelli

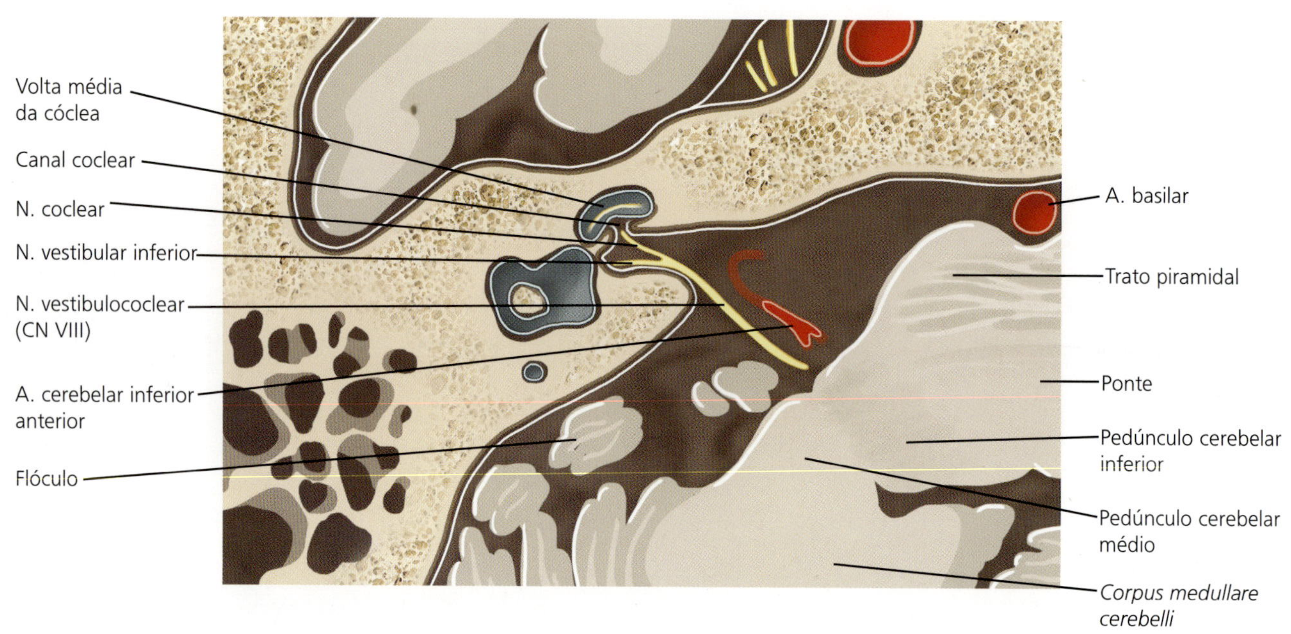
Volta média
da cóclea
Canal coclear
N. coclear
N. vestibular inferior
N. vestibulococlear
(CN VIII)
A. cerebelar inferior
anterior
Flóculo
A. basilar
Trato piramidal
Ponte
Pedúnculo cerebelar
inferior
Pedúnculo cerebelar
médio
Corpus medullare
cerebelli

ANATOMIA NORMAL

O ramo coclear do nervo vestibulococlear (CN VIII) corre no quadrante anteroinferior do canal auditivo interno. O nervo coclear passa lateralmente para dentro do pequeno canal coclear e se enrola no interior da cóclea.

As divisões inferior e posterior do ramo vestibular do nervo vestibulococlear passam nos quadrantes posteriores do canal auditivo interno e fornecem inervação para equilíbrio aos três canais semicirculares.

CONSIDERAÇÕES DIAGNÓSTICAS

A artéria cerebelar inferior anterior passa junto do meato acústico poroso (canal auditivo). Em algumas pessoas, a artéria cerebelar inferior anterior pode passar dentro do canal auditivo interno. Uma alça desta artéria dentro do canal, particularmente mais fundo que no meio do caminho, pode ser associada a sintomas de pressão sobre o nervo facial ou o vestibulococlear, incluindo zumbido pulsátil potencialmente debilitante.

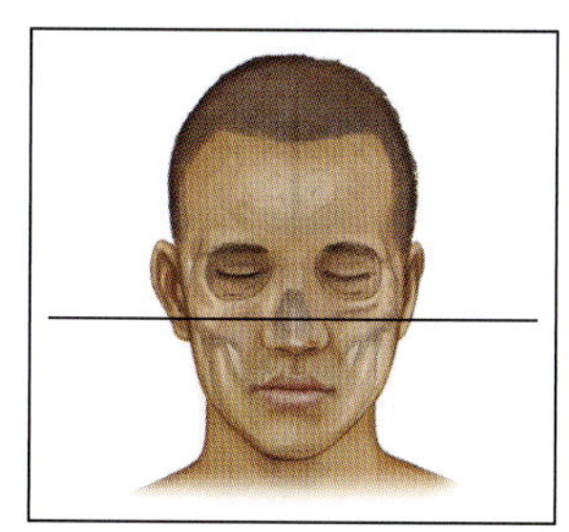

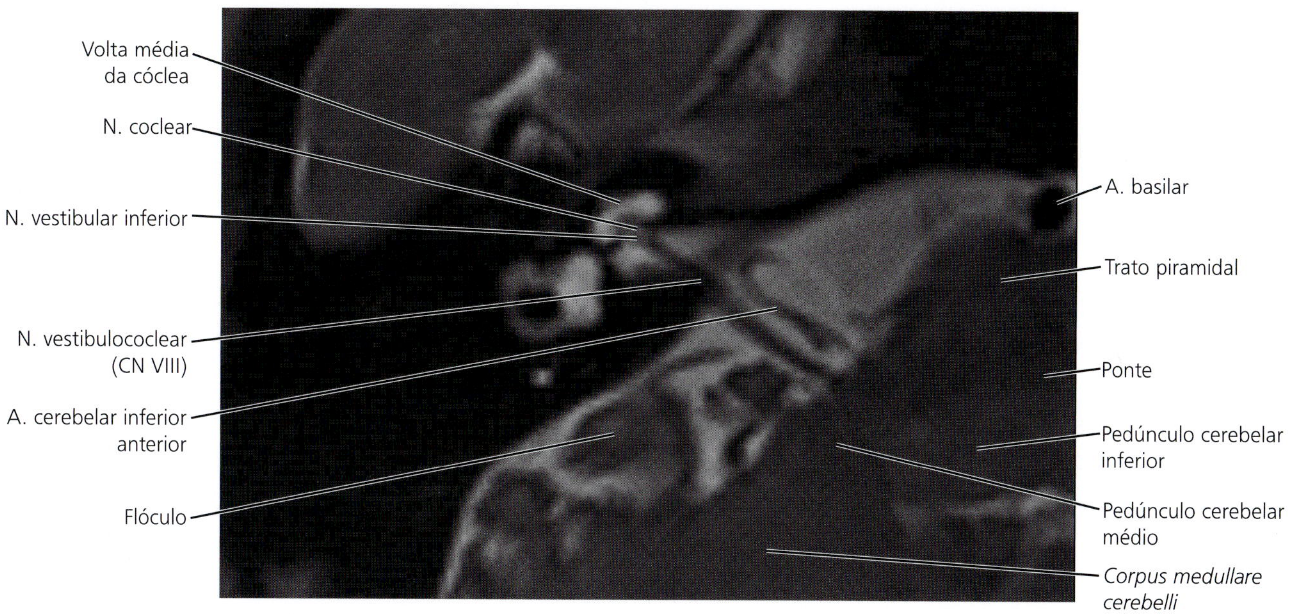
Volta média
da cóclea
N. coclear
N. vestibular inferior
N. vestibulococlear
(CN VIII)
A. cerebelar inferior
anterior
Flóculo
A. basilar
Trato piramidal
Ponte
Pedúnculo cerebelar
inferior
Pedúnculo cerebelar
médio
Corpus medullare
cerebelli

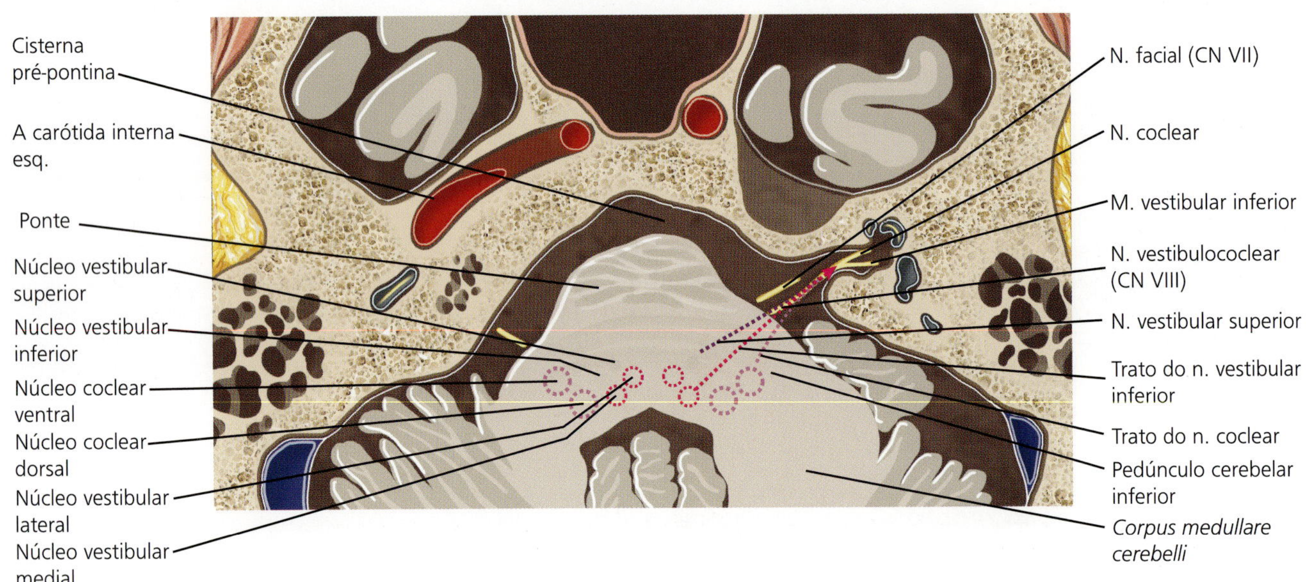
Cisterna pré-pontina
A carótida interna esq.
Ponte
Núcleo vestibular superior
Núcleo vestibular inferior
Núcleo coclear ventral
Núcleo coclear dorsal
Núcleo vestibular lateral
Núcleo vestibular medial
N. facial (CN VII)
N. coclear
M. vestibular inferior
N. vestibulococlear (CN VIII)
N. vestibular superior
Trato do n. vestibular inferior
Trato do n. coclear
Pedúnculo cerebelar inferior
Corpus medullare cerebelli

ANATOMIA NORMAL

Os quatro núcleos vestibulares incluem os núcleos medial, lateral e inferior, localizados no interior do bulbo, e o núcleo superior dentro da ponte. Os núcleos vestibulares são mediais aos núcleos cocleares ventral e dorsal.

PROCESSO PATOLÓGICO

Notar que esta imagem axial é ligeiramente inclinada, mostrando um aspecto ligeiramente inferior do lado direito da cabeça do paciente. A volta basal da cóclea direita é vista, bem como as voltas média e apical da cóclea esquerda. Notar também a proximidade do segmento petroso do canal auditivo interno à volta basal. Quando a parede óssea entre o segmento petroso e a volta basal é deiscente, o paciente pode experimentar sintomas pulsáteis (*tinnitus*).

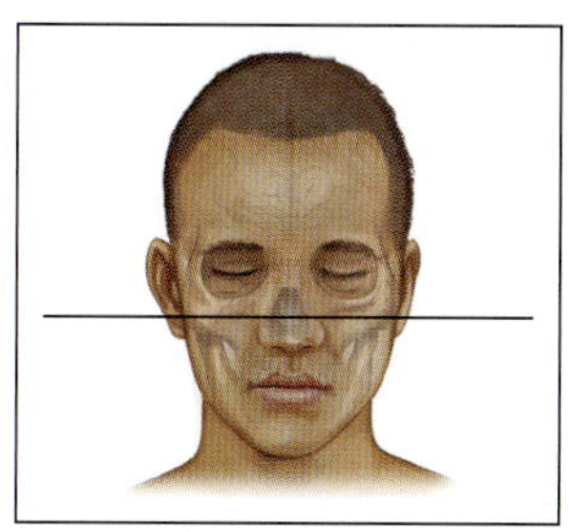

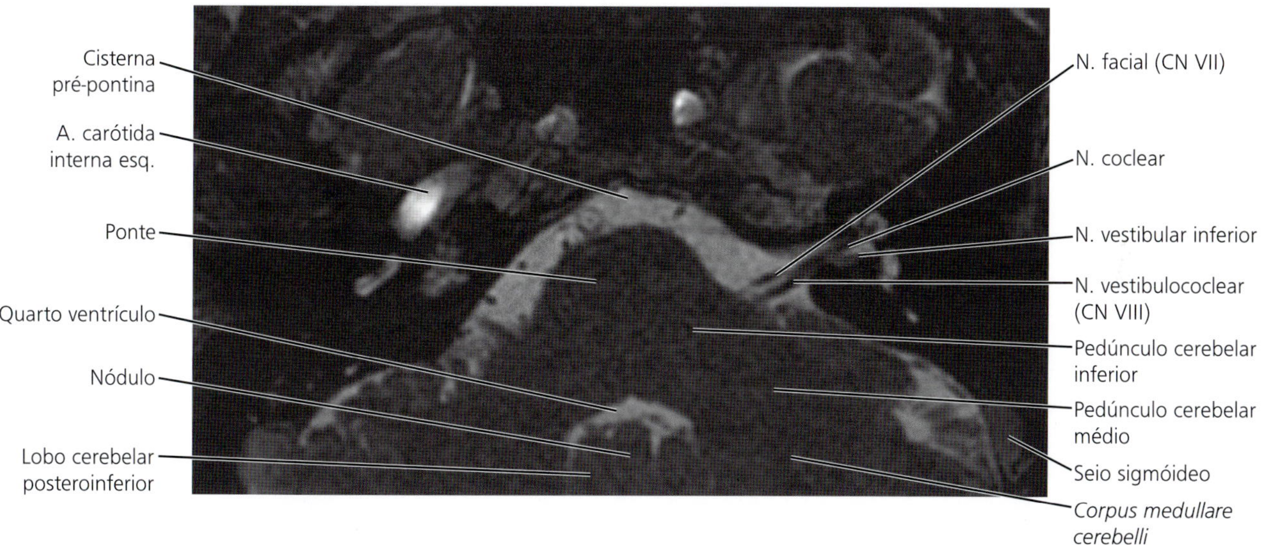
Cisterna pré-pontina
A. carótida interna esq.
Ponte
Quarto ventrículo
Nódulo
Lobo cerebelar posteroinferior
N. facial (CN VII)
N. coclear
N. vestibular inferior
N. vestibulococlear (CN VIII)
Pedúnculo cerebelar inferior
Pedúnculo cerebelar médio
Seio sigmóideo
Corpus medullare cerebelli

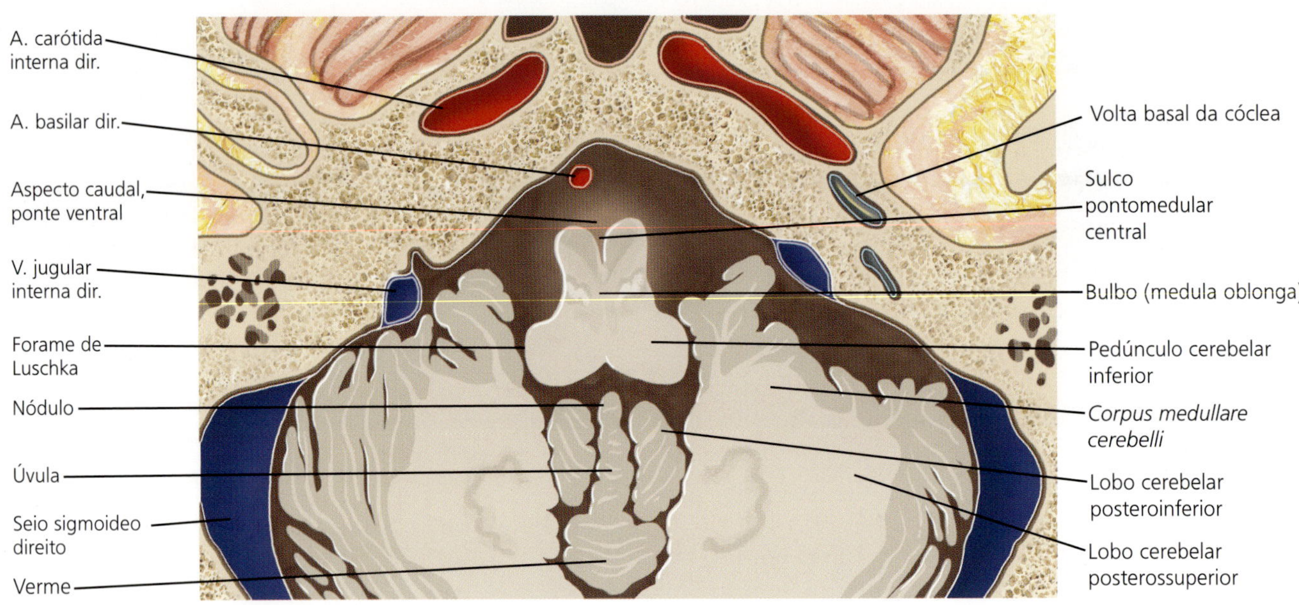
A. carótida interna dir.
A. basilar dir.
Aspecto caudal, ponte ventral
V. jugular interna dir.
Forame de Luschka
Nódulo
Úvula
Seio sigmoideo direito
Verme
Volta basal da cóclea
Sulco pontomedular central
Bulbo (medula oblonga)
Pedúnculo cerebelar inferior
Corpus medullare cerebelli
Lobo cerebelar posteroinferior
Lobo cerebelar posterossuperior

ANATOMIA NORMAL

Esta imagem é ligeiramente mais caudal que a imagem Axial 6, e a volta basal da cóclea esquerda agora é visível. A parte do nervo coclear nesta volta basal registra frequências altas, até 20.000 Hz. À medida que o nervo coclear se enrola mais fundo nas voltas média e apical, ela registra frequências mais baixas, até 20 Hz.

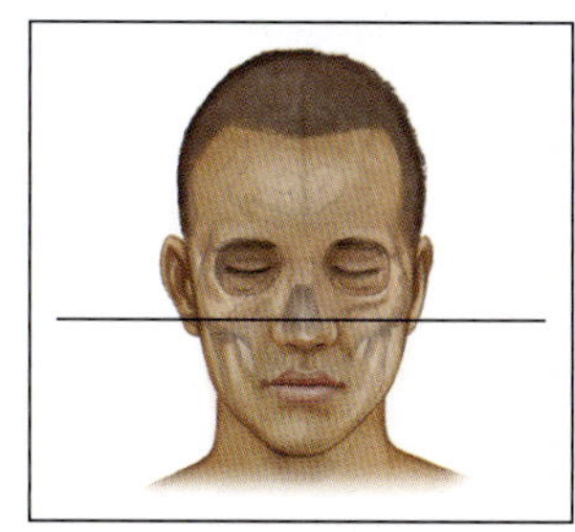

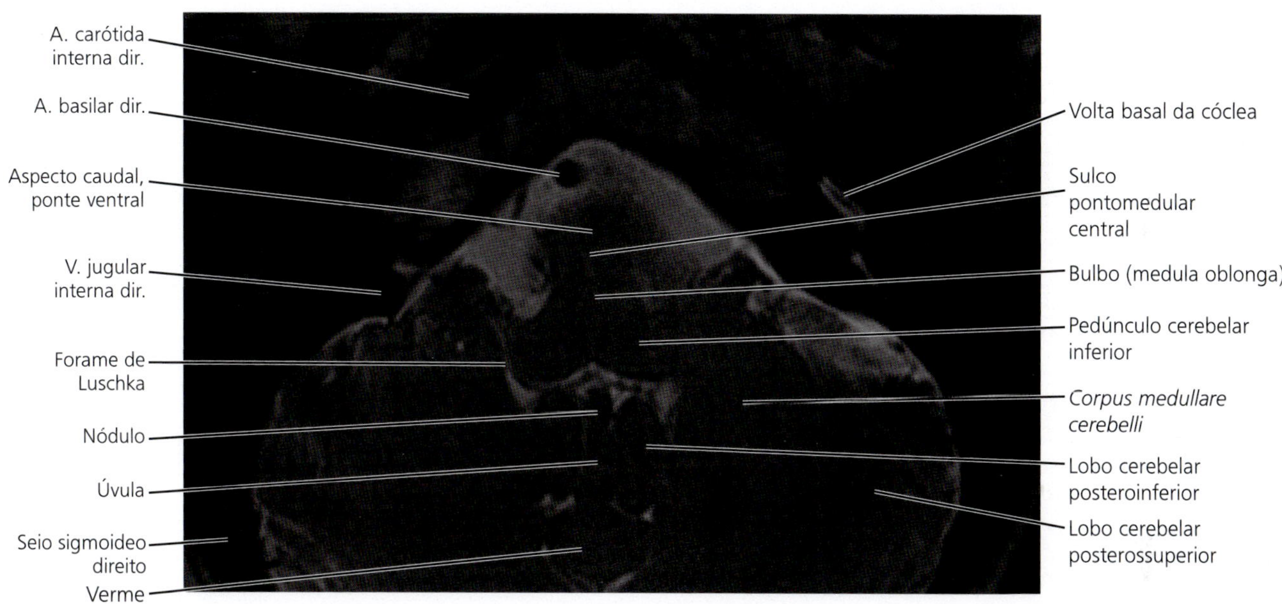

A. carótida interna dir.
A. basilar dir.
Aspecto caudal, ponte ventral
V. jugular interna dir.
Forame de Luschka
Nódulo
Úvula
Seio sigmoideo direito
Verme
Volta basal da cóclea
Sulco pontomedular central
Bulbo (medula oblonga)
Pedúnculo cerebelar inferior
Corpus medullare cerebelli
Lobo cerebelar posteroinferior
Lobo cerebelar posterossuperior

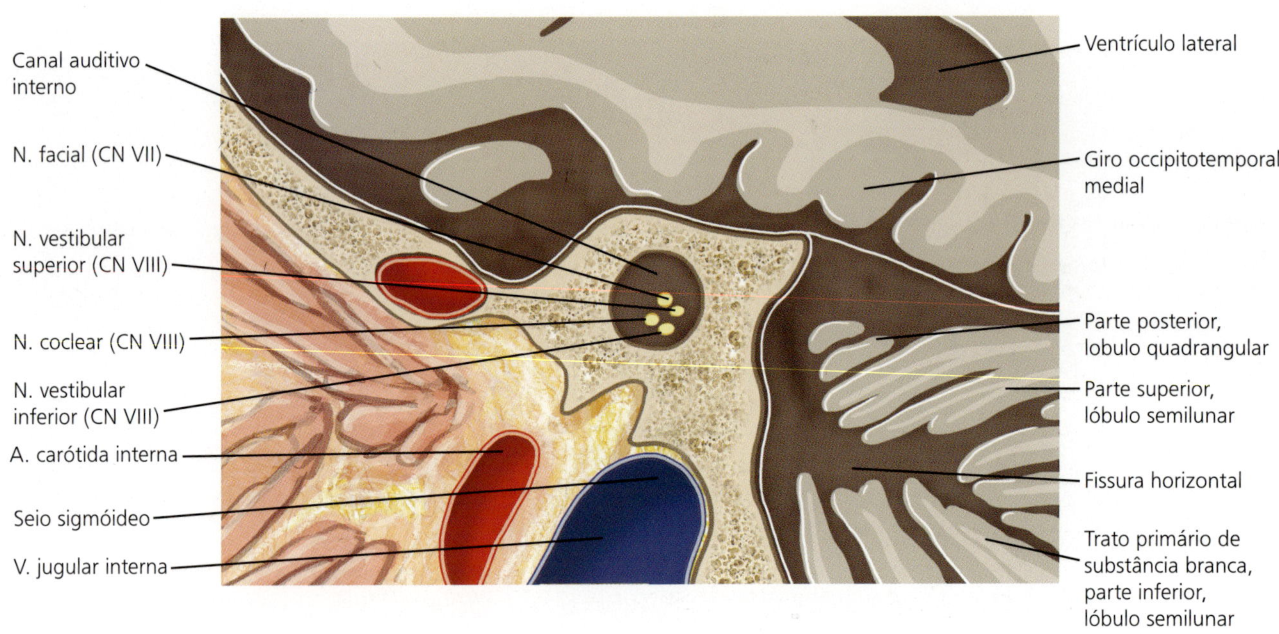
Canal auditivo interno
N. facial (CN VII)
N. vestibular superior (CN VIII)
N. coclear (CN VIII)
N. vestibular inferior (CN VIII)
A. carótida interna
Seio sigmóideo
V. jugular interna
Ventrículo lateral
Giro occipitotemporal medial
Parte posterior, lobulo quadrangular
Parte superior, lóbulo semilunar
Fissura horizontal
Trato primário de substância branca, parte inferior, lóbulo semilunar

ANATOMIA NORMAL

A projeção sagital na RM é o melhor plano de avaliação por imagem para distinguir o nervo facial e os ramos coclear e vestibular do nervo vestibulococlear. Nesta imagem sagital, os nervos são vistos em corte transversal do seu eixo longo, com o nervo facial no quadrante anterossuperior, o nervo coclear no quadrante anteroinferior, o ramo vestibular superior no quadrante posterossuperior e o ramo vestibular inferior no quadrante posteroinferior. O pescoço do paciente está ligeiramente estendido, inclinando o nervo facial para a posição mais superior.

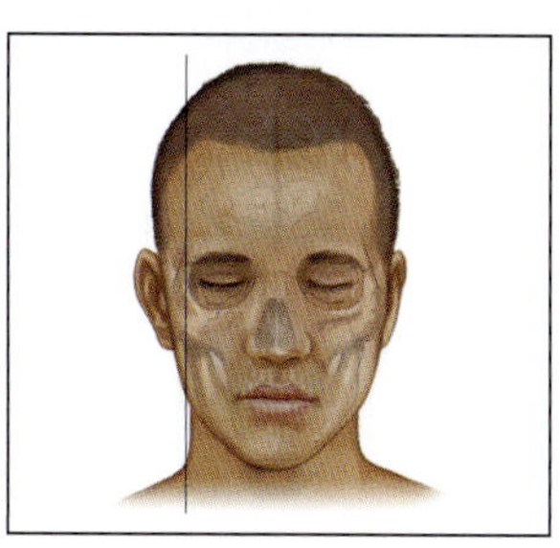

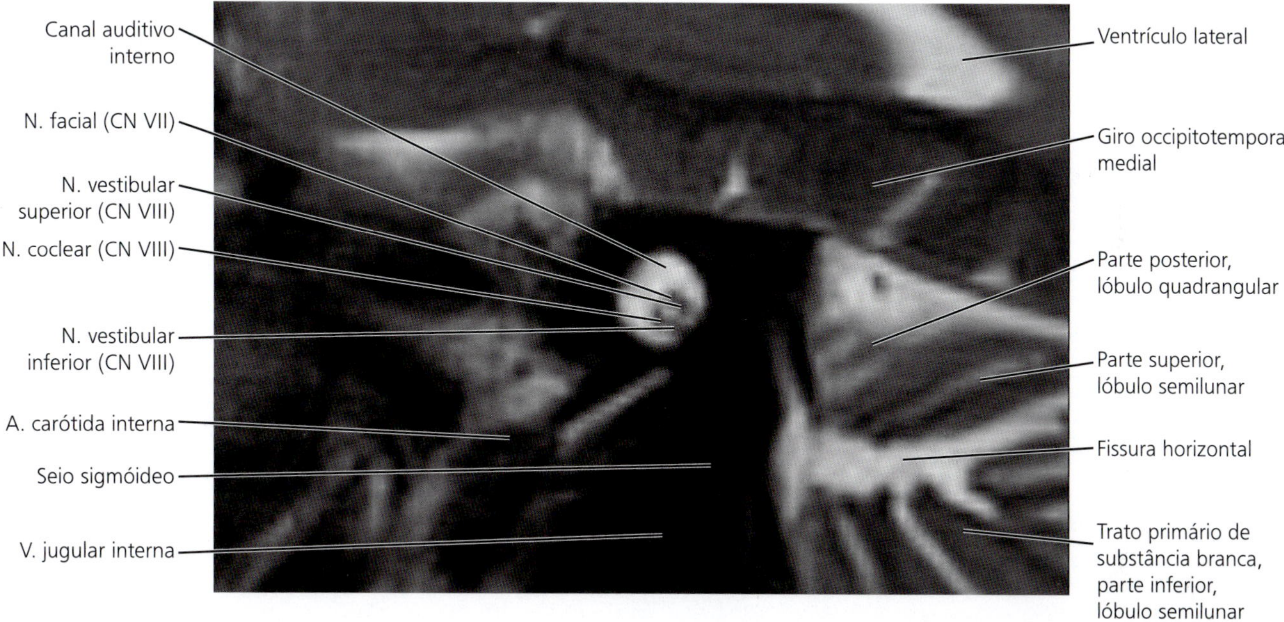
Canal auditivo interno
N. facial (CN VII)
N. vestibular superior (CN VIII)
N. coclear (CN VIII)
N. vestibular inferior (CN VIII)
A. carótida interna
Seio sigmóideo
V. jugular interna
Ventrículo lateral
Giro occipitotemporal medial
Parte posterior, lóbulo quadrangular
Parte superior, lóbulo semilunar
Fissura horizontal
Trato primário de substância branca, parte inferior, lóbulo semilunar

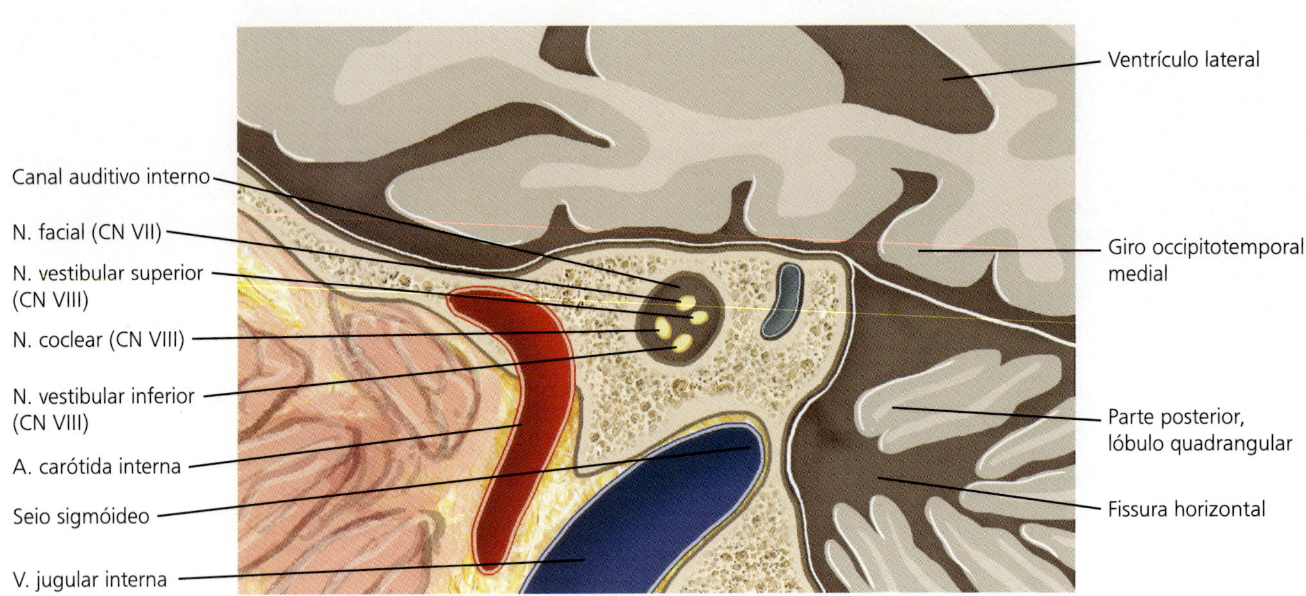
Canal auditivo interno
N. facial (CN VII)
N. vestibular superior (CN VIII)
N. coclear (CN VIII)
N. vestibular inferior (CN VIII)
A. carótida interna
Seio sigmóideo
V. jugular interna
Ventrículo lateral
Giro occipitotemporal medial
Parte posterior, lóbulo quadrangular
Fissura horizontal

PROCESSO PATOLÓGICO

Neuroma acústico (schwannoma) pode ser visto no paciente com neurofibromatose 2 e tipicamente se origina dos ramos vestibulares do CN VIII.

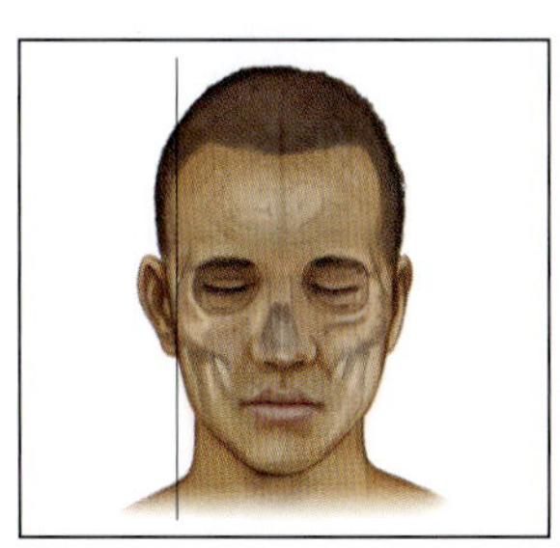

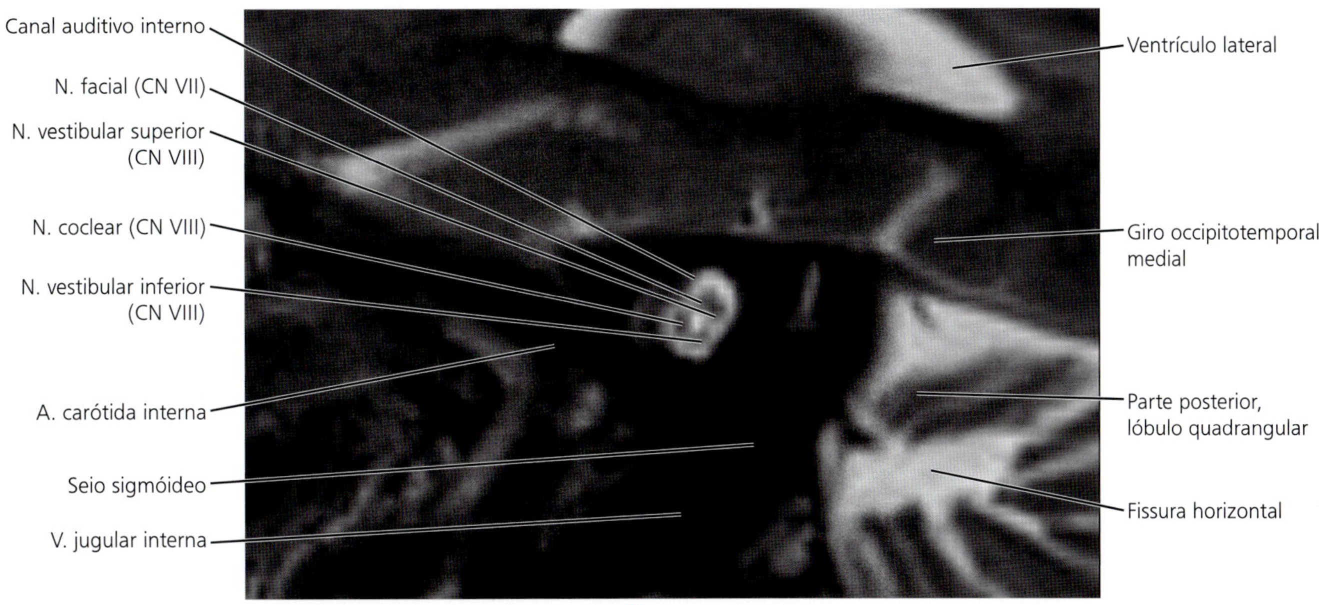
Canal auditivo interno
N. facial (CN VII)
N. vestibular superior (CN VIII)
N. coclear (CN VIII)
N. vestibular inferior (CN VIII)
A. carótida interna
Seio sigmóideo
V. jugular interna
Ventrículo lateral
Giro occipitotemporal medial
Parte posterior, lóbulo quadrangular
Fissura horizontal

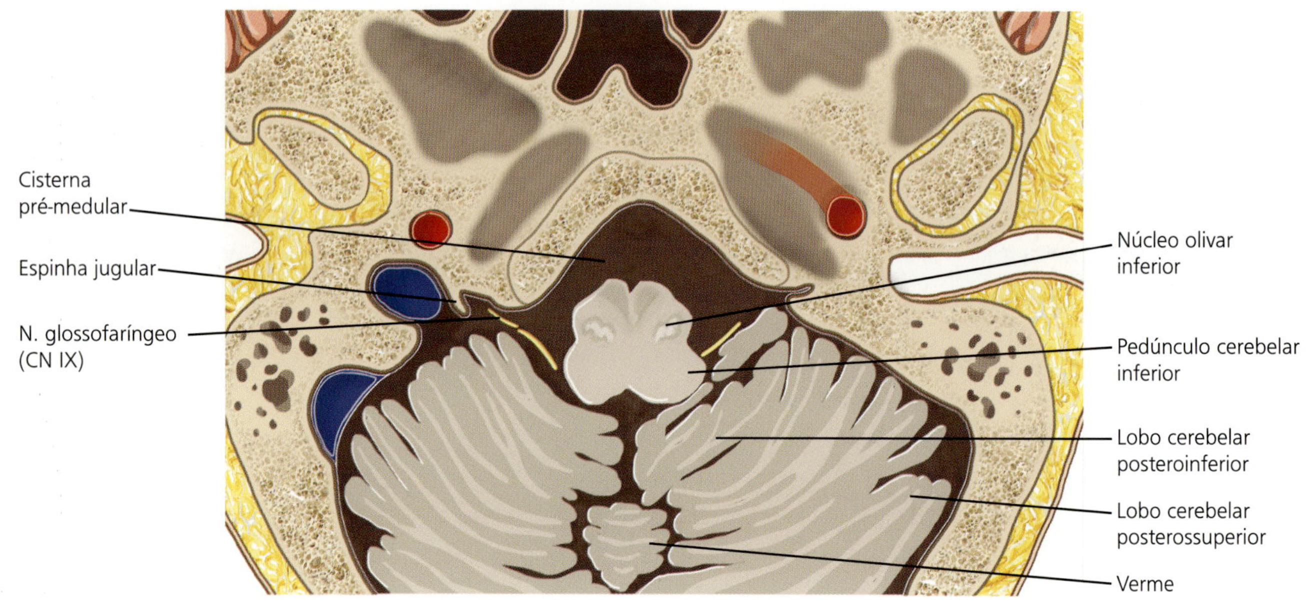
Cisterna
pré-medular
Espinha jugular
N. glossofaríngeo
(CN IX)
Núcleo olivar
inferior
Pedúnculo cerebelar
inferior
Lobo cerebelar
posteroinferior
Lobo cerebelar
posterossuperior
Verme

ANATOMIA NORMAL

O nervo glossofaríngeo (nono par craniano, CN IX) sai do tronco cerebral pelo aspecto lateral da medula superior imediatamente anterior ao nervo vago. O nervo glossofaríngeo sai da base do crânio através da *pars nervosa,* um pequeno compartimento anteromedial do forame jugular separado do compartimento maior posterolateral por uma pequena crista óssea chamada "espinha jugular".

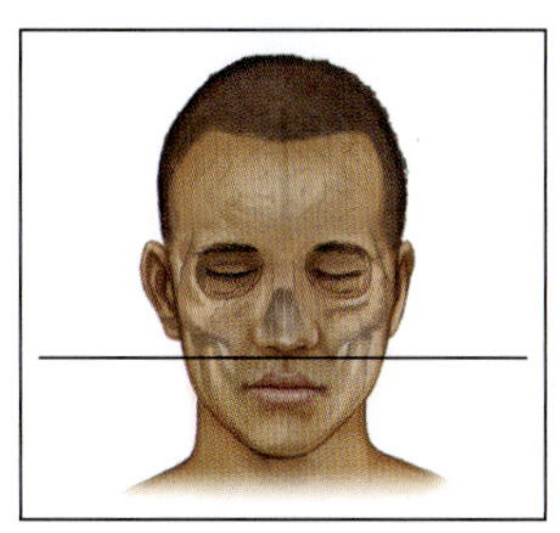

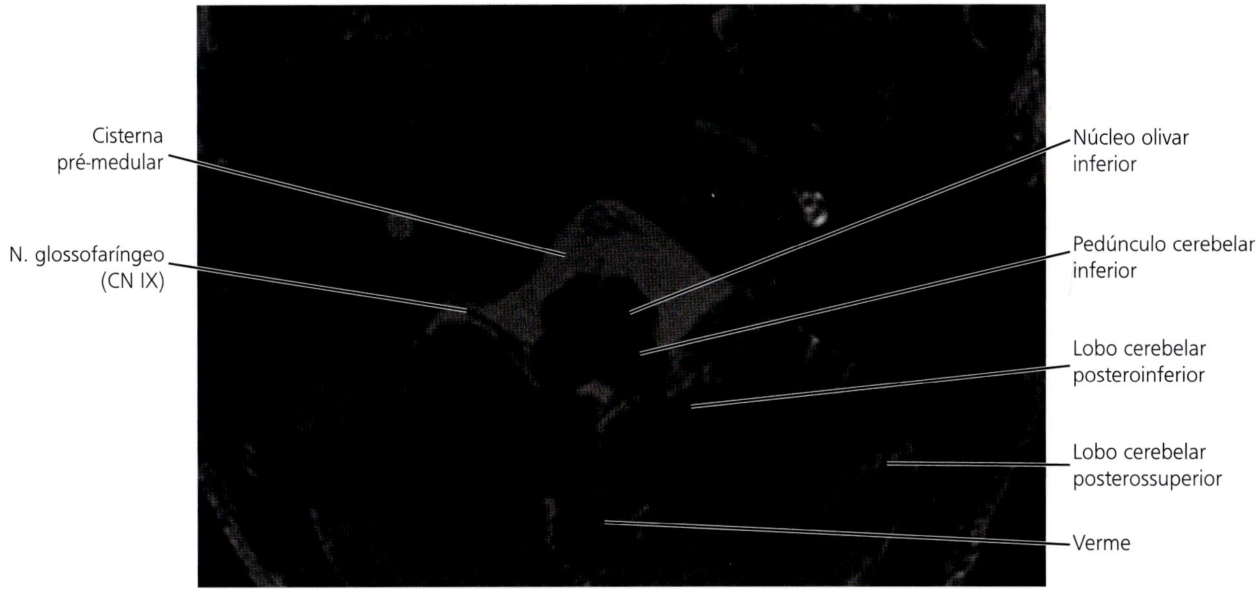
Cisterna pré-medular
N. glossofaríngeo (CN IX)
Núcleo olivar inferior
Pedúnculo cerebelar inferior
Lobo cerebelar posteroinferior
Lobo cerebelar posterossuperior
Verme

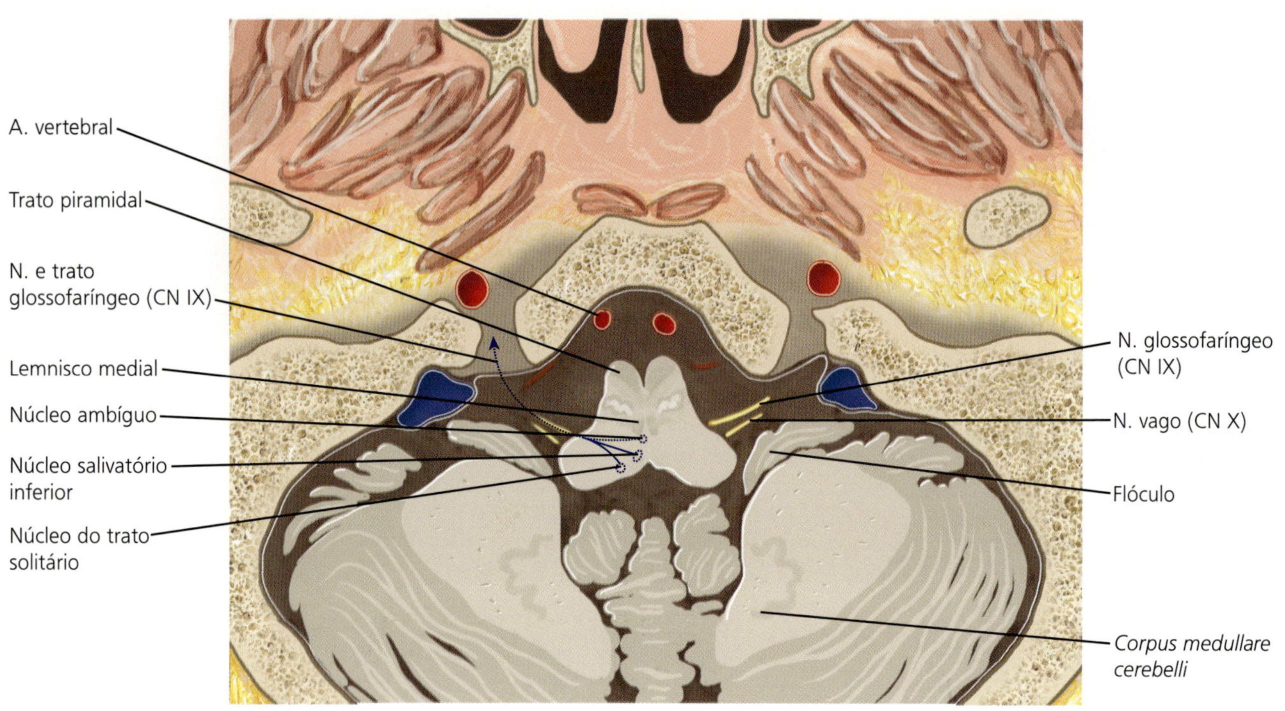
A. vertebral
Trato piramidal
N. e trato glossofaríngeo (CN IX)
Lemnisco medial
Núcleo ambíguo
Núcleo salivatório inferior
Núcleo do trato solitário
N. glossofaríngeo (CN IX)
N. vago (CN X)
Flóculo
Corpus medullare cerebelli

ANATOMIA NORMAL

O núcleo ambíguo dá origem a fibras motoras dos nervo glossofaríngeo e fibras motoras do nervo vago. O núcleo salivatório inferior controla a estimulação parassimpática para a glândula parótida e dá origem a axônios que viajam no nervo glossofaríngeo. O núcleo do trato solitário dá origem a fibras que suprem os nervos facial, glossofaríngeo e vago e forma um circuito que contribui para regulação autonômica.

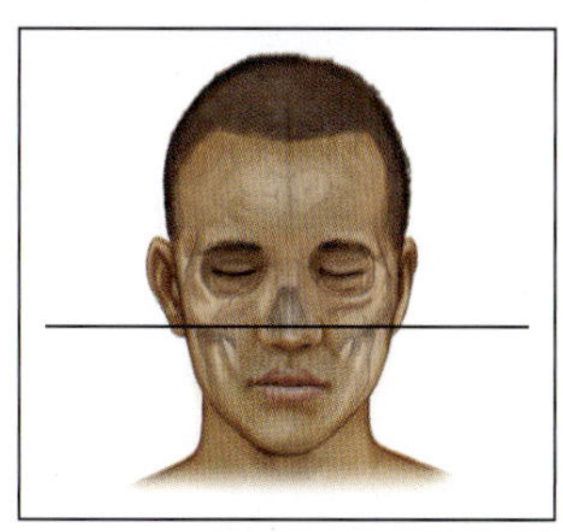

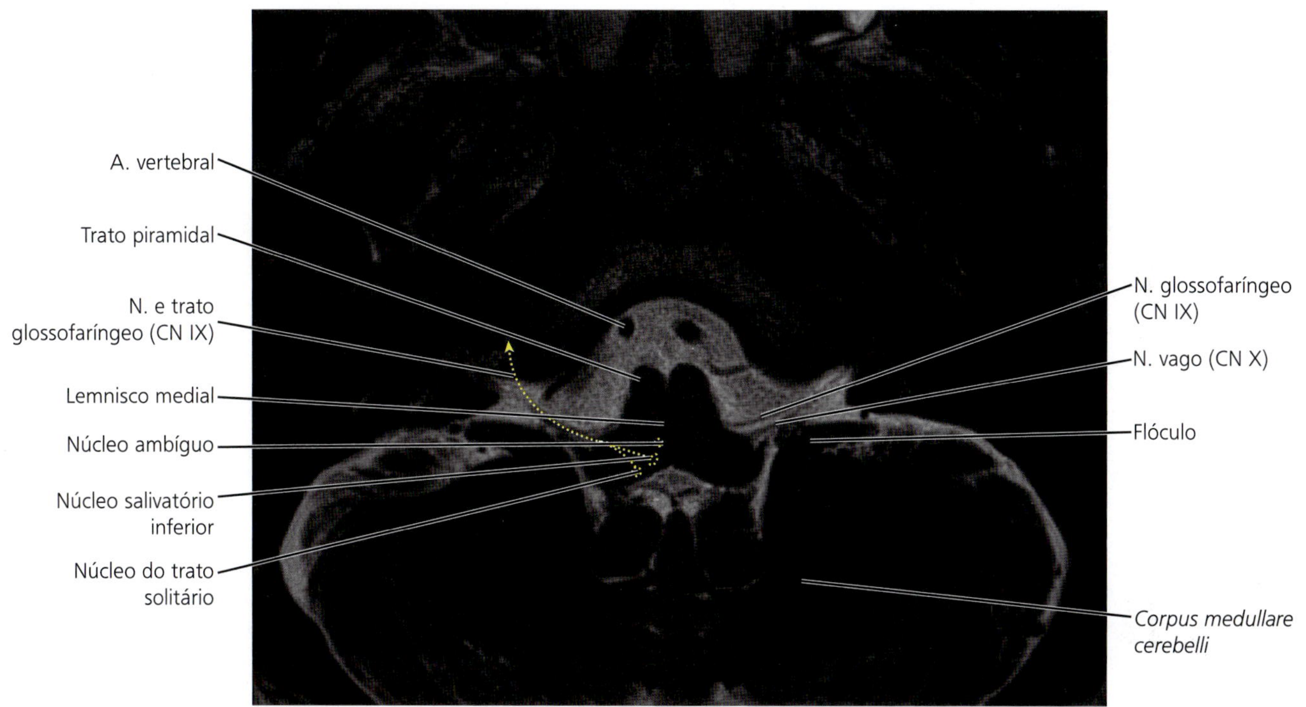
A. vertebral
Trato piramidal
N. e trato glossofaríngeo (CN IX)
Lemnisco medial
Núcleo ambíguo
Núcleo salivatório inferior
Núcleo do trato solitário
N. glossofaríngeo (CN IX)
N. vago (CN X)
Flóculo
Corpus medullare cerebelli

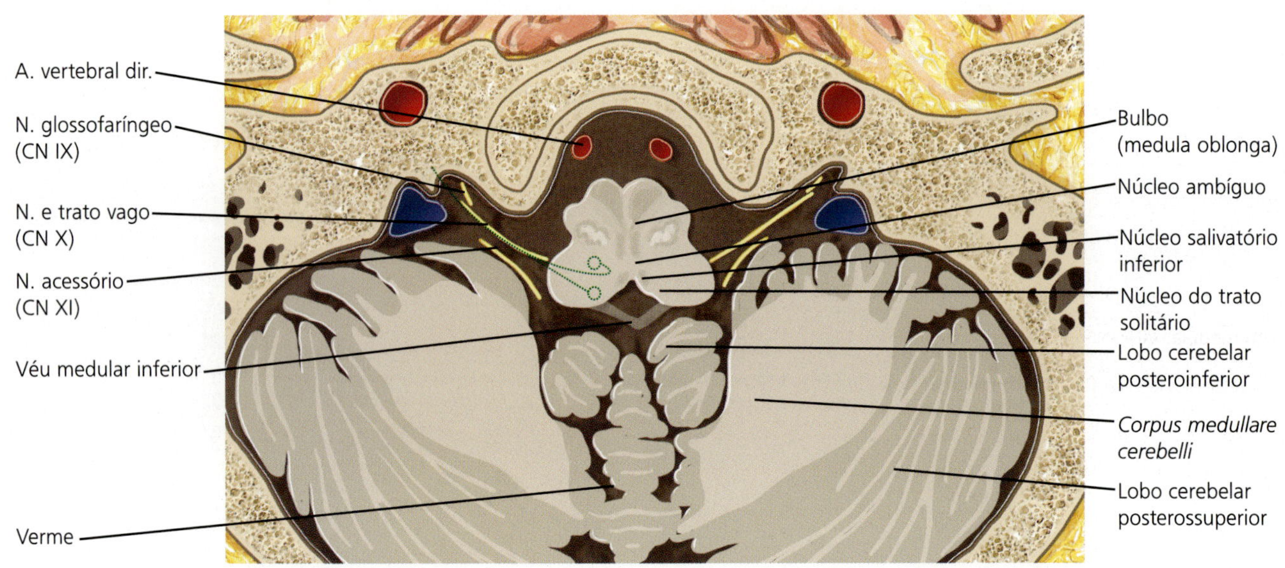
A. vertebral dir.
N. glossofaríngeo (CN IX)
N. e trato vago (CN X)
N. acessório (CN XI)
Véu medular inferior
Verme
Bulbo (medula oblonga)
Núcleo ambíguo
Núcleo salivatório inferior
Núcleo do trato solitário
Lobo cerebelar posteroinferior
Corpus medullare cerebelli
Lobo cerebelar posterossuperior

ANATOMIA NORMAL

O nervo vago (décimo par craniano, CN X) é o mais longo nervo craniano. O CN sai do bulbo entre a pirâmide bulbar e o pedúnculo cerebelar inferior, passa através da *pars vascularis* do forame jugular, corre inferior para dentro da bainha carotídea entre a artéria carótida interna e a veia jugular interna, e a seguir passa para baixo para dentro do pescoço, tórax e abdome para inervar as vísceras (latim *vagus,* "errante"). A maioria das fibras do nervo vago fornece informação sensitiva sobre o estado dos órgãos ao cérebro, embora também ocorra alguma estimulação eferente.

O nervo acessório (CN XI) inerva os músculos esternoclidomastóideo e trapézio do pescoço e ombro. Originalmente considerado como sendo parte do cérebro, este nervo foi designado "décimo primeiro nervo craniano" com base na sua localização em relação a outros nervos cranianos. Entretanto, o componente craniano logo se junta ao nervo vago, de modo que mais recentemente o nervo acessório está fadado a ser sinônimo com o seu componente espinal e a ser simplesmente denominado *nervo acessório espinal.*

O nervo acessório espinal é o único nervo craniano que se forma fora do crânio. As radículas do nervo se originam da medula espinal superior e coalescem para formar o nervo acessório espinal, o qual a seguir entra no crânio através do forame magno, juntando-se ao nervo vago para sair do crânio através do compartimento da *pars vascularis* do forame jugular.

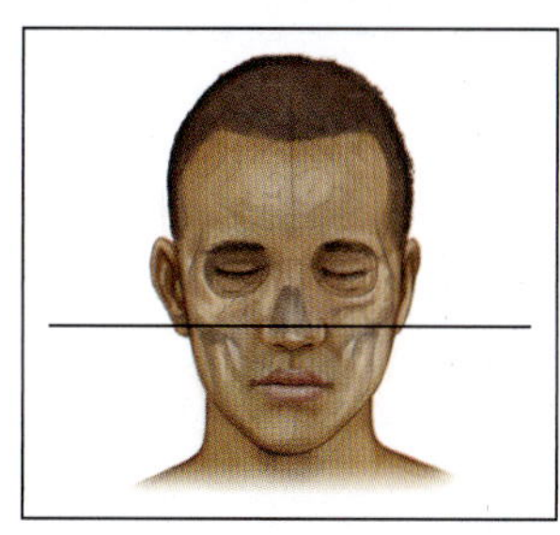

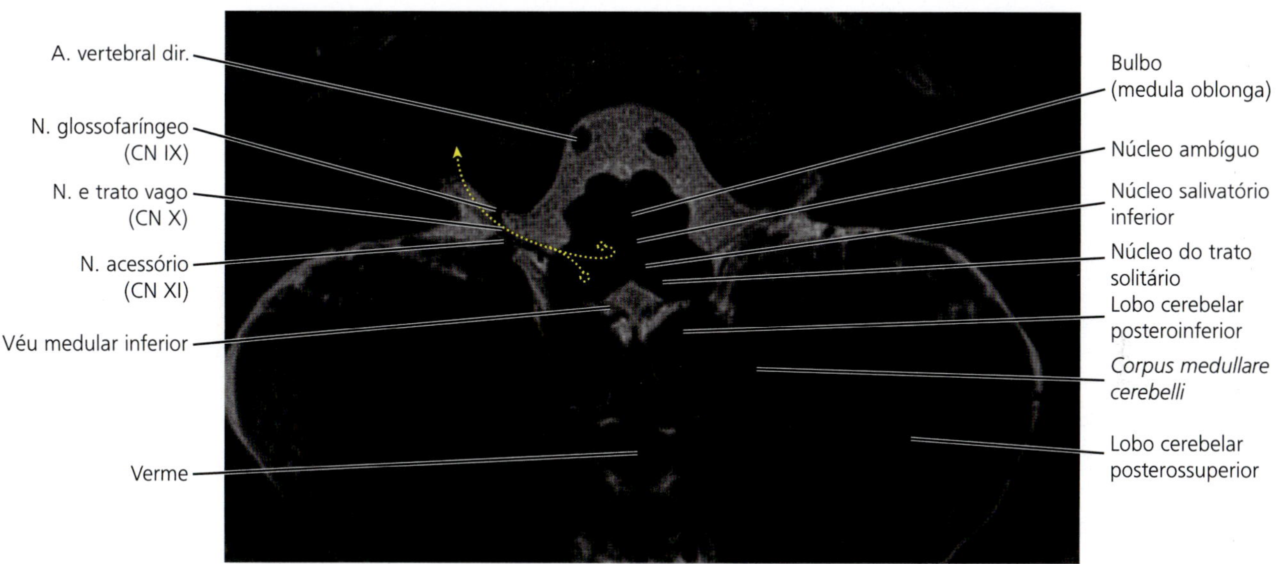
A. vertebral dir.
N. glossofaríngeo (CN IX)
N. e trato vago (CN X)
N. acessório (CN XI)
Véu medular inferior
Verme
Bulbo (medula oblonga)
Núcleo ambíguo
Núcleo salivatório inferior
Núcleo do trato solitário
Lobo cerebelar posteroinferior
Corpus medullare cerebelli
Lobo cerebelar posterossuperior

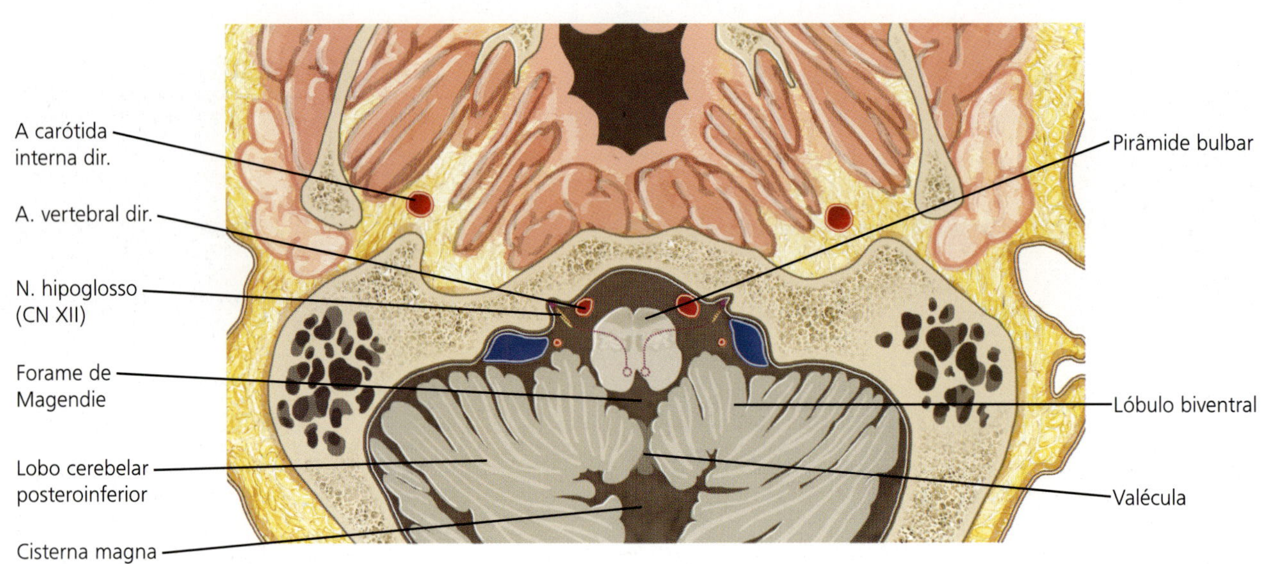
A carótida
interna dir.
A. vertebral dir.
N. hipoglosso
(CN XII)
Forame de
Magendie
Lobo cerebelar
posteroinferior
Cisterna magna
Pirâmide bulbar
Lóbulo biventral
Valécula

CONSIDERAÇÕES DIAGNÓSTICAS

O nervo hipoglosso (décimo segundo par craniano, CN XII) inerva os músculos da língua. Depois de sair do bulbo, o CN XII sai do crânio através do seu próprio canal, o canal hipoglosso, e corre anteriormente para inervar a língua por debaixo. Esta imagem axial mostra seu curso cisternal imediatamente posterior ao segmento intracraniano da artéria vertebral.

Lesão do nervo hipoglosso pode levar à atrofia dos músculos ipsolaterais da língua, à protrusão da língua e a desvio para o lado afetado.

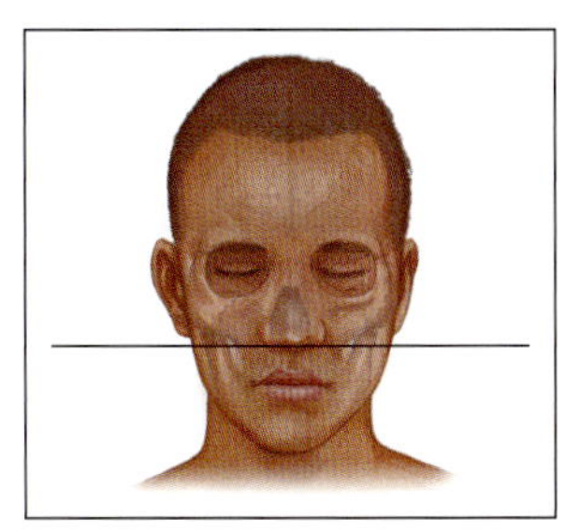

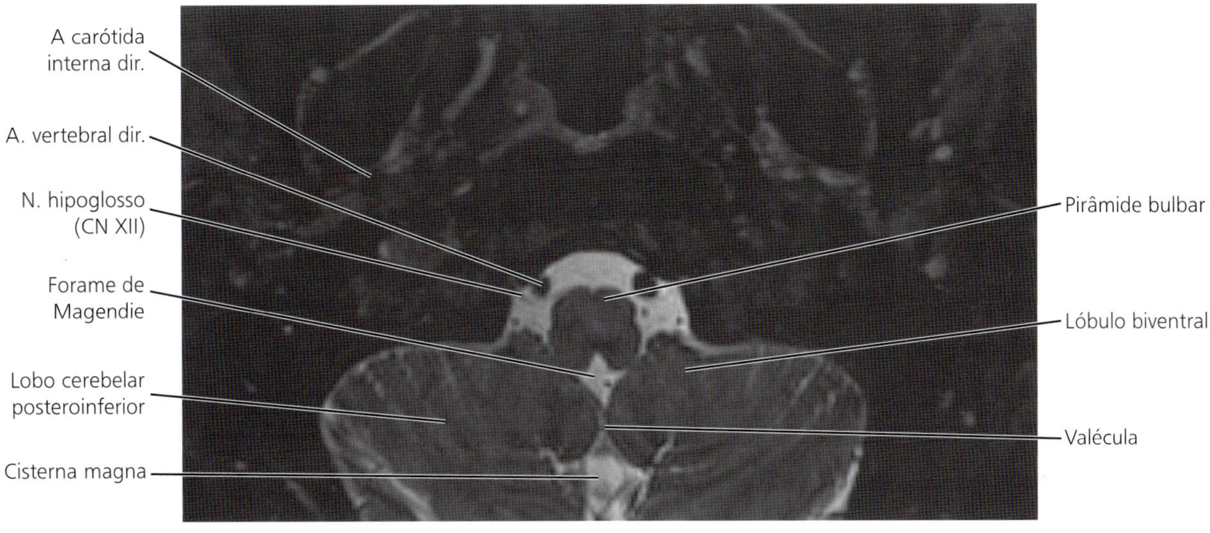
A carótida
interna dir.
A. vertebral dir.
N. hipoglosso
(CN XII)
Forame de
Magendie
Lobo cerebelar
posteroinferior
Cisterna magna
Pirâmide bulbar
Lóbulo biventral
Valécula

Capítulo 6

VENTRÍCULOS E CISTERNAS DO LÍQUIDO CEFALORRAQUIDIANO

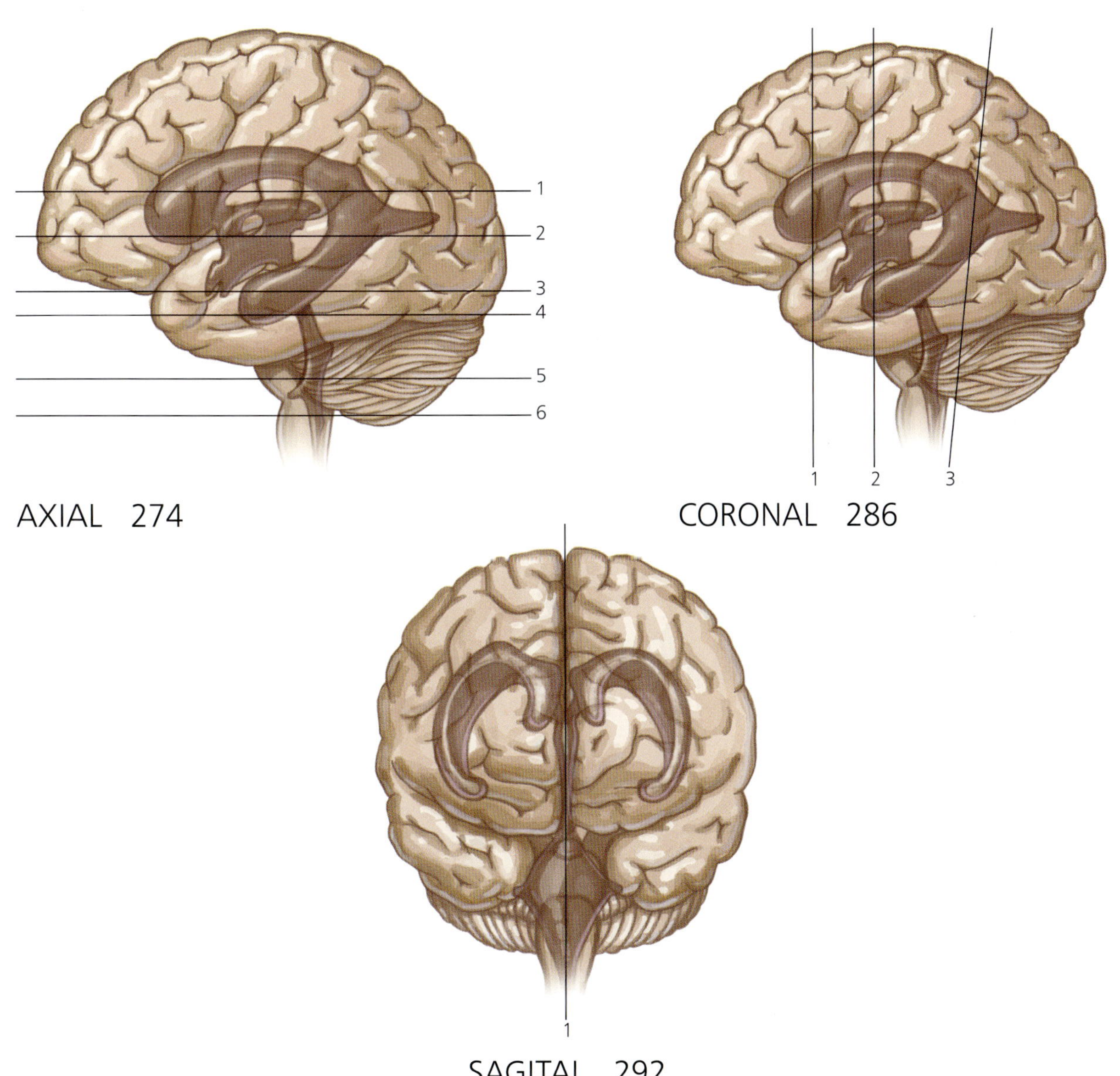

1
2
3
4
5
6
AXIAL 274
1
2
3
CORONAL 286
1
SAGITAL 292

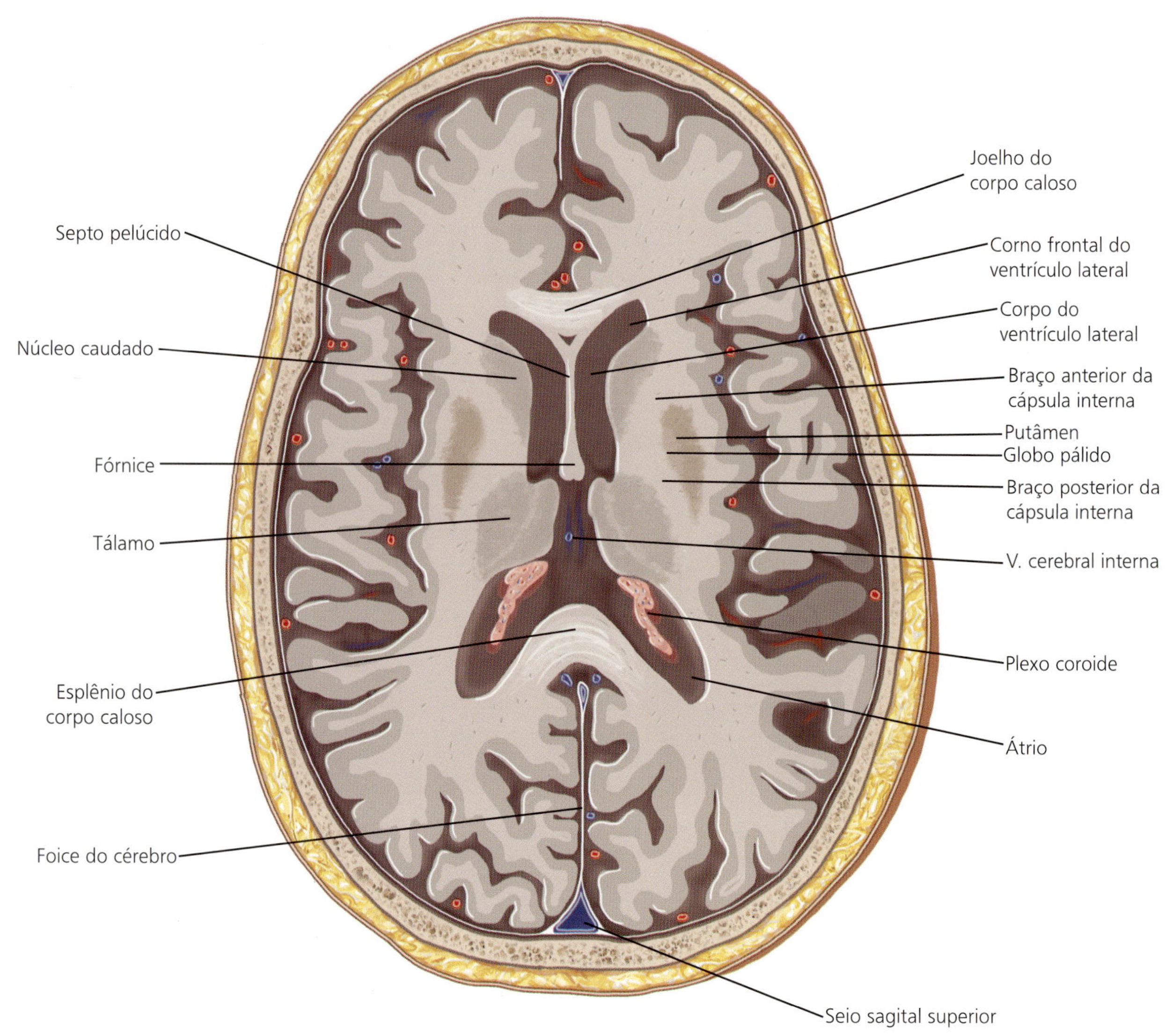
Septo pelúcido
Núcleo caudado
Fórnice
Tálamo
Esplênio do corpo caloso
Foice do cérebro
Joelho do corpo caloso
Corno frontal do ventrículo lateral
Corpo do ventrículo lateral
Braço anterior da cápsula interna
Putâmen
Globo pálido
Braço posterior da cápsula interna
V. cerebral interna
Plexo coroide
Átrio
Seio sagital superior

ANATOMIA NORMAL

O sistema ventricular está localizado dentro do cérebro e é cheio de líquido cefalorraquidiano (CSF). A aparência normal do CSF em imagens de ressonância magnética é igual a da áqua. Esta imagem de RM axial mostra o *plexo coroide* no interior dos ventrículos, onde o CSF é produzido. O CSF também é observado fora do cérebro e dentro dos sulcos (espaço subaracnóideo).

PROCESSO PATOLÓGICO

Um *cisto coloide* é uma lesão benigna localizada próximo ao forame de Monro que pode levar à obstrução súbita do CSF, edema cerebral e morte se não for tratado com drenagem e ressecção. O CSF é produzido a uma taxa de 500 mL por dia; a abóbada intracraniana e o canal espinal contêm apenas 150 mL, de modo que o CSF gira três vezes a cada dia.

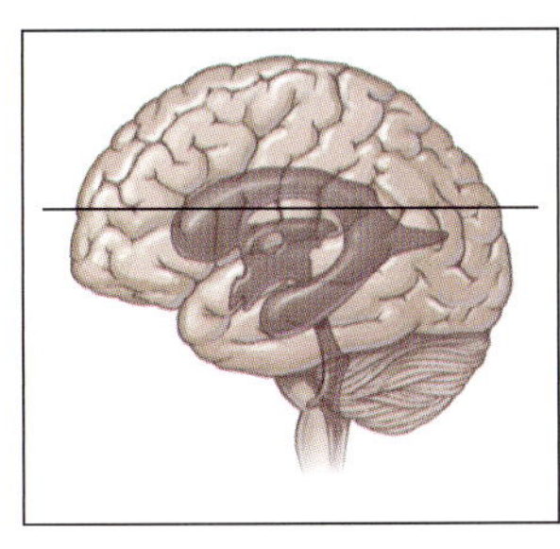

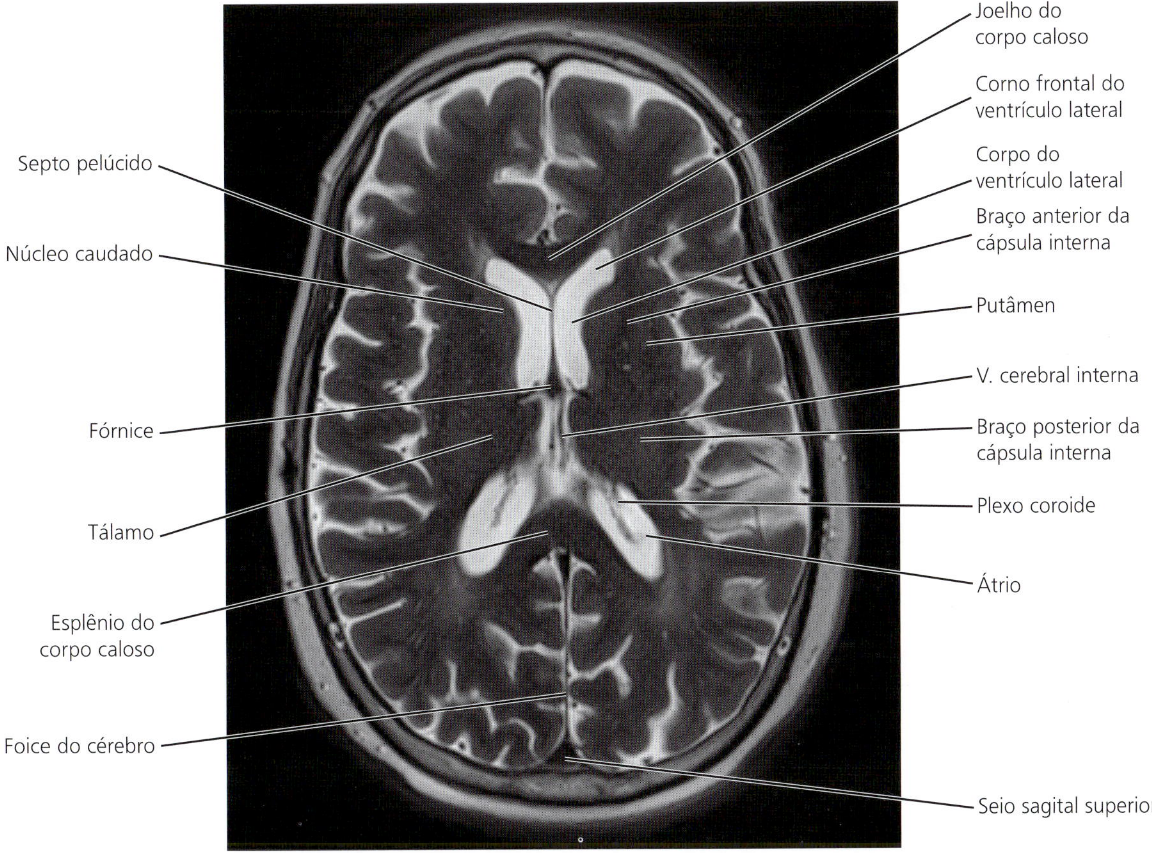
Septo pelúcido
Núcleo caudado
Fórnice
Tálamo
Esplênio do corpo caloso
Foice do cérebro
Joelho do corpo caloso
Corno frontal do ventrículo lateral
Corpo do ventrículo lateral
Braço anterior da cápsula interna
Putâmen
V. cerebral interna
Braço posterior da cápsula interna
Plexo coroide
Átrio
Seio sagital superior

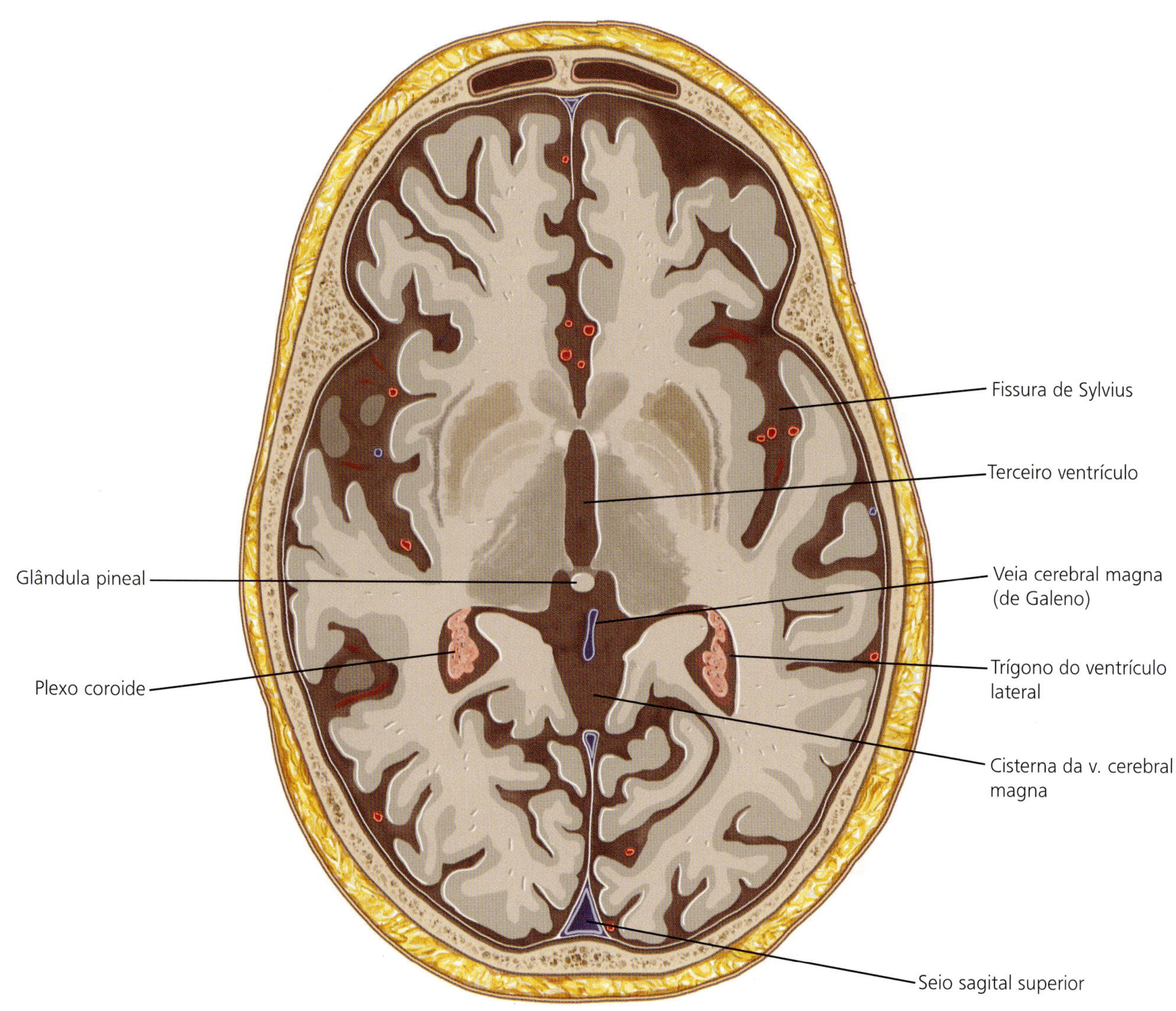
Fissura de Sylvius
Terceiro ventrículo
Glândula pineal
Veia cerebral magna (de Galeno)
Plexo coroide
Trígono do ventrículo lateral
Cisterna da v. cerebral magna
Seio sagital superior

ANATOMIA NORMAL

Neste nível axial, o átrio tem uma aparência triangular e, assim, é frequentemente citado como o *trígono.*

CONSIDERAÇÕES SOBRE TÉCNICA DE IMAGEM

Observar que o líquido é brilhante em IRM ponderada em T2. A gordura subcutânea mostra algum brilho em imagens ponderadas em T2 quando são aplicados múltiplos pulsos de *spin-echo* (*spin-echo* rápido ou "turbo"), em oposição ao estudo por imagem convencional com *spin-echo* ponderado em T2, no qual a gordura aparece escura.

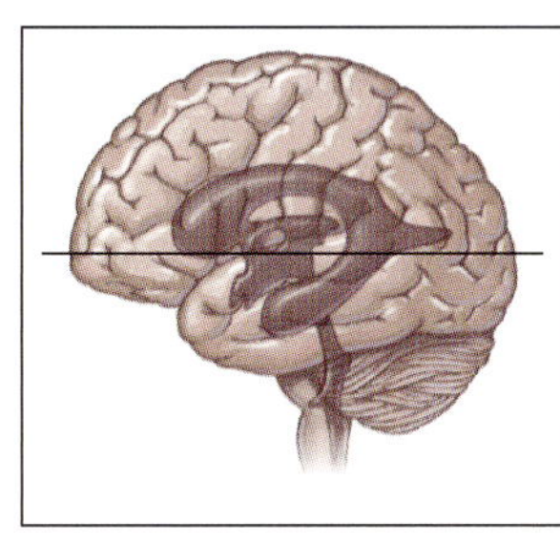

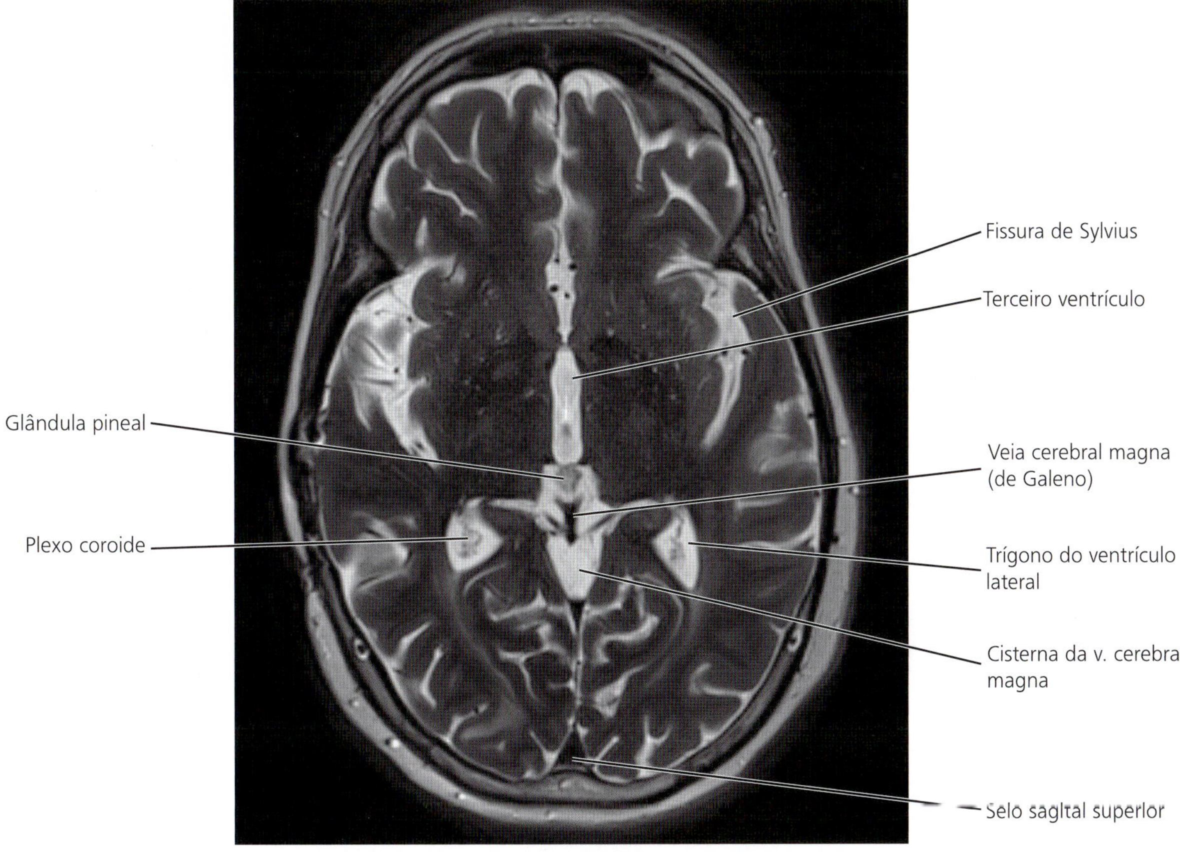
Fissura de Sylvius
Terceiro ventrículo
Glândula pineal
Veia cerebral magna (de Galeno)
Plexo coroide
Trígono do ventrículo lateral
Cisterna da v. cerebral magna
Seio sagital superior

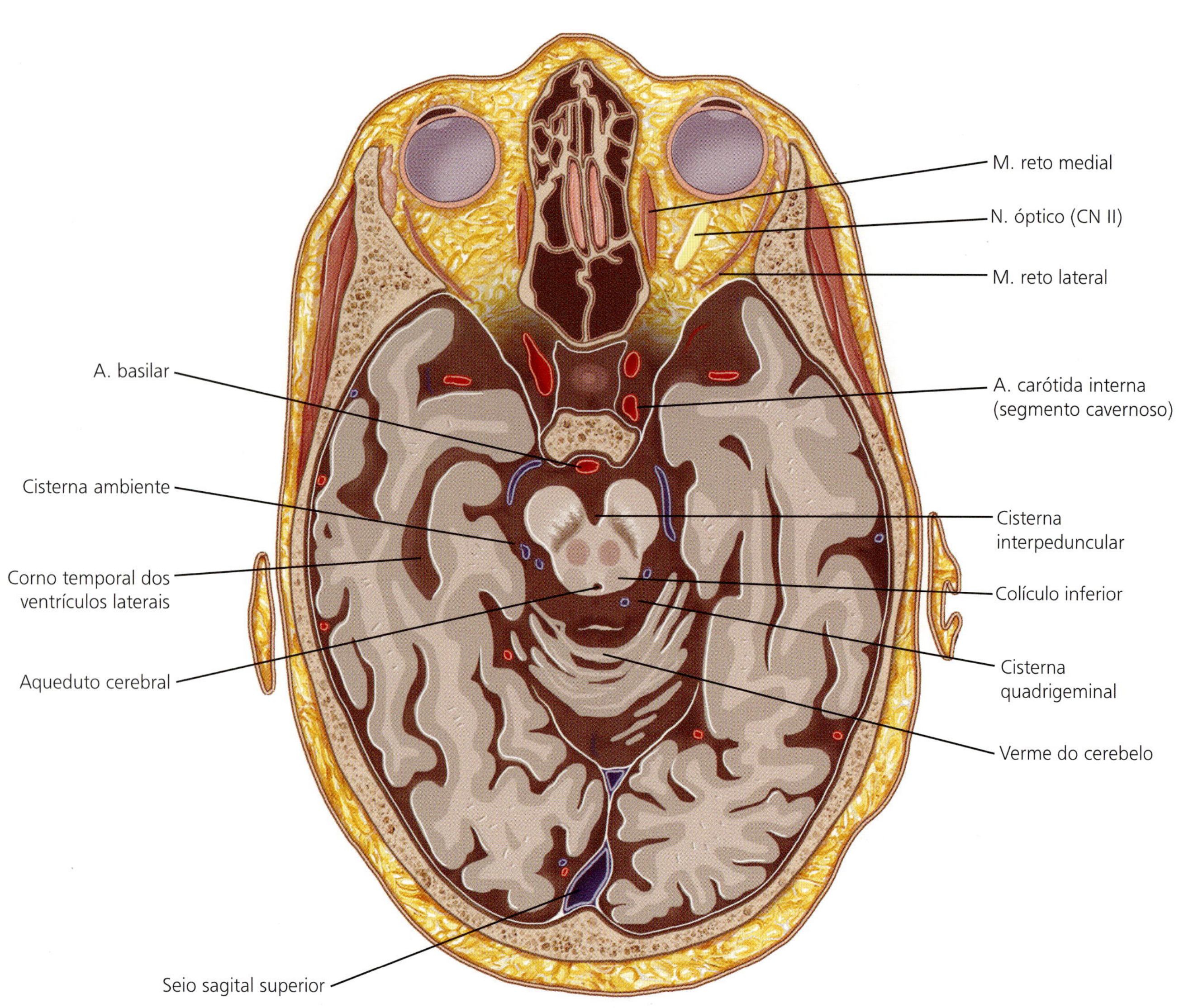
M. reto medial
N. óptico (CN II)
M. reto lateral
A. basilar
A. carótida interna
(segmento cavernoso)
Cisterna ambiente
Cisterna
interpeduncular
Corno temporal dos
ventrículos laterais
Colículo inferior
Aqueduto cerebral
Cisterna
quadrigeminal
Verme do cerebelo
Seio sagital superior

PROCESSO PATOLÓGICO

Notar que o corno temporal é uma parte contígua dos ventrículos laterais. Dilatação dos cornos temporais é frequentemente um sinal de hidrocefalia.

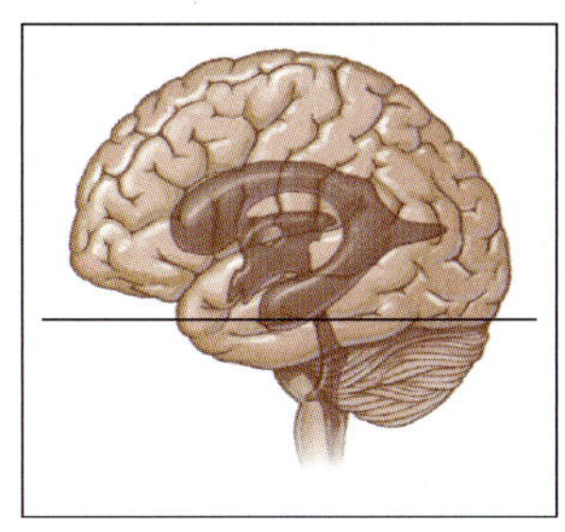

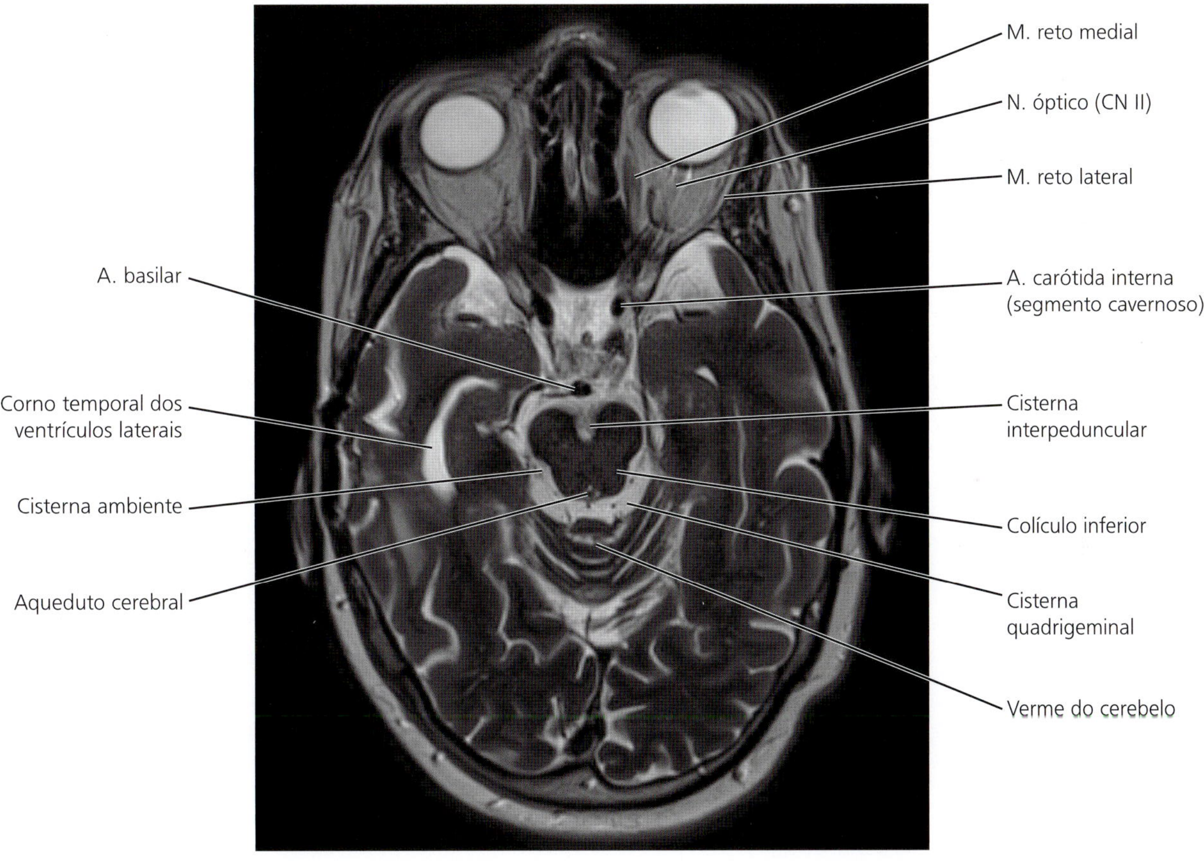
M. reto medial
N. óptico (CN II)
M. reto lateral
A. basilar
A. carótida interna (segmento cavernoso)
Corno temporal dos ventrículos laterais
Cisterna interpeduncular
Cisterna ambiente
Colículo inferior
Aqueduto cerebral
Cisterna quadrigeminal
Verme do cerebelo

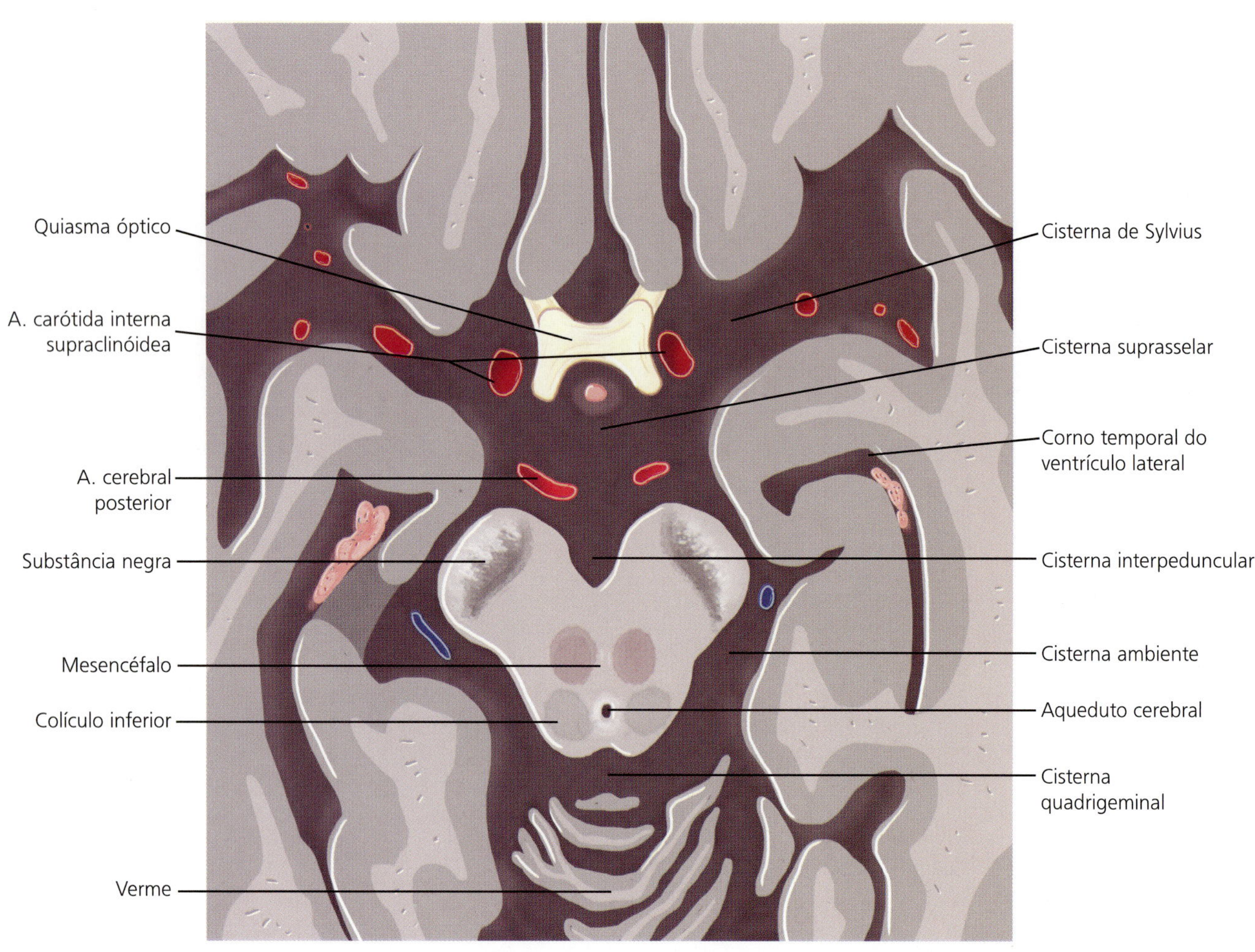
Quiasma óptico
A. carótida interna supraclinóidea
A. cerebral posterior
Substância negra
Mesencéfalo
Colículo inferior
Verme
Cisterna de Sylvius
Cisterna suprasselar
Corno temporal do ventrículo lateral
Cisterna interpeduncular
Cisterna ambiente
Aqueduto cerebral
Cisterna quadrigeminal

PROCESSO PATOLÓGICO

A cisterna suprasselar tem a forma de uma estrela de seis pontas. A cisterna interpeduncular forma o ponto posterior da estrela e é, muitas vezes, a primeira localização onde uma pequena quantidade de hemorragia subaracnóidea se acumulará quando houver ruptura de um aneurisma do polígono de Willis.

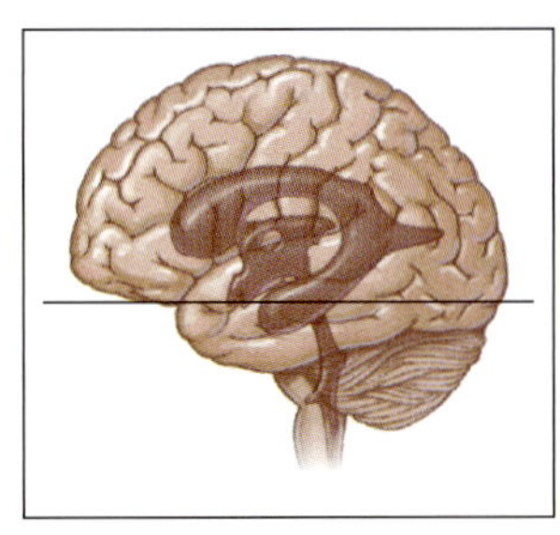

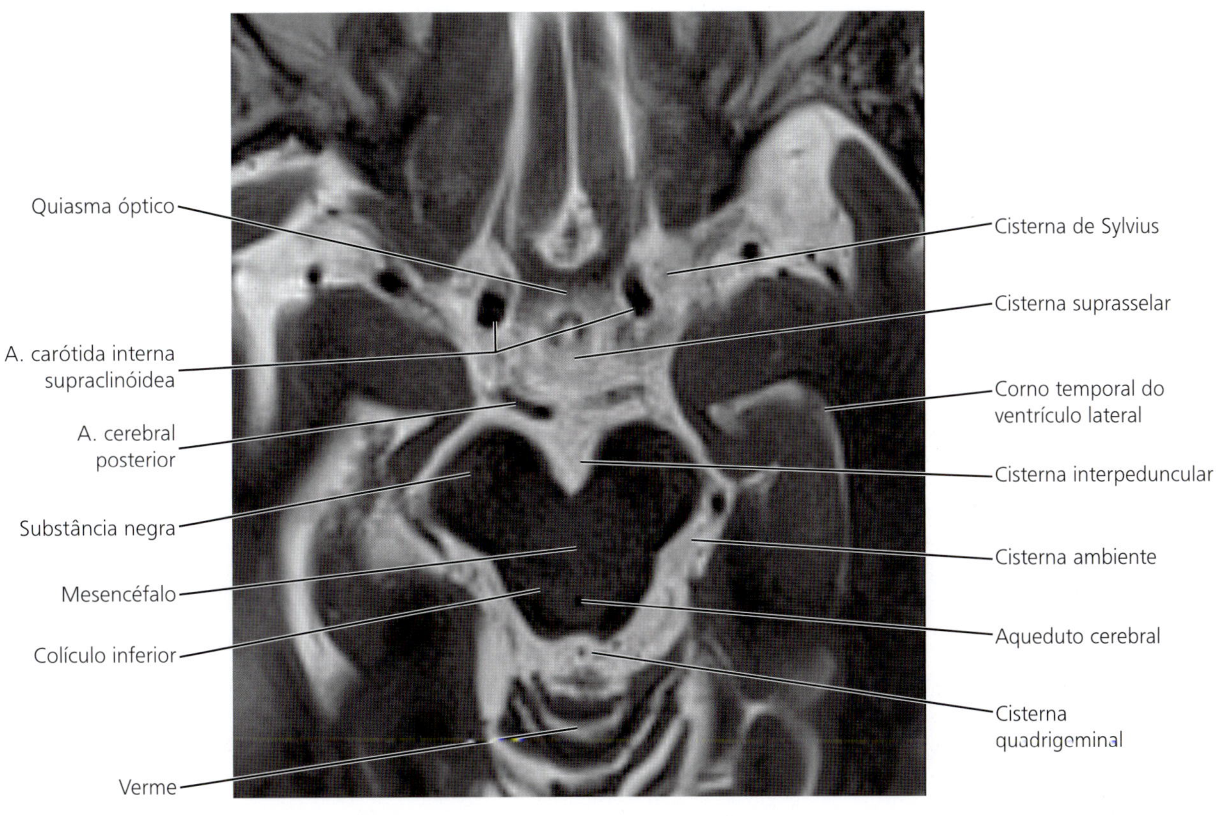
Quiasma óptico
A. carótida interna supraclinóidea
A. cerebral posterior
Substância negra
Mesencéfalo
Colículo inferior
Verme
Cisterna de Sylvius
Cisterna suprasselar
Corno temporal do ventrículo lateral
Cisterna interpeduncular
Cisterna ambiente
Aqueduto cerebral
Cisterna quadrigeminal

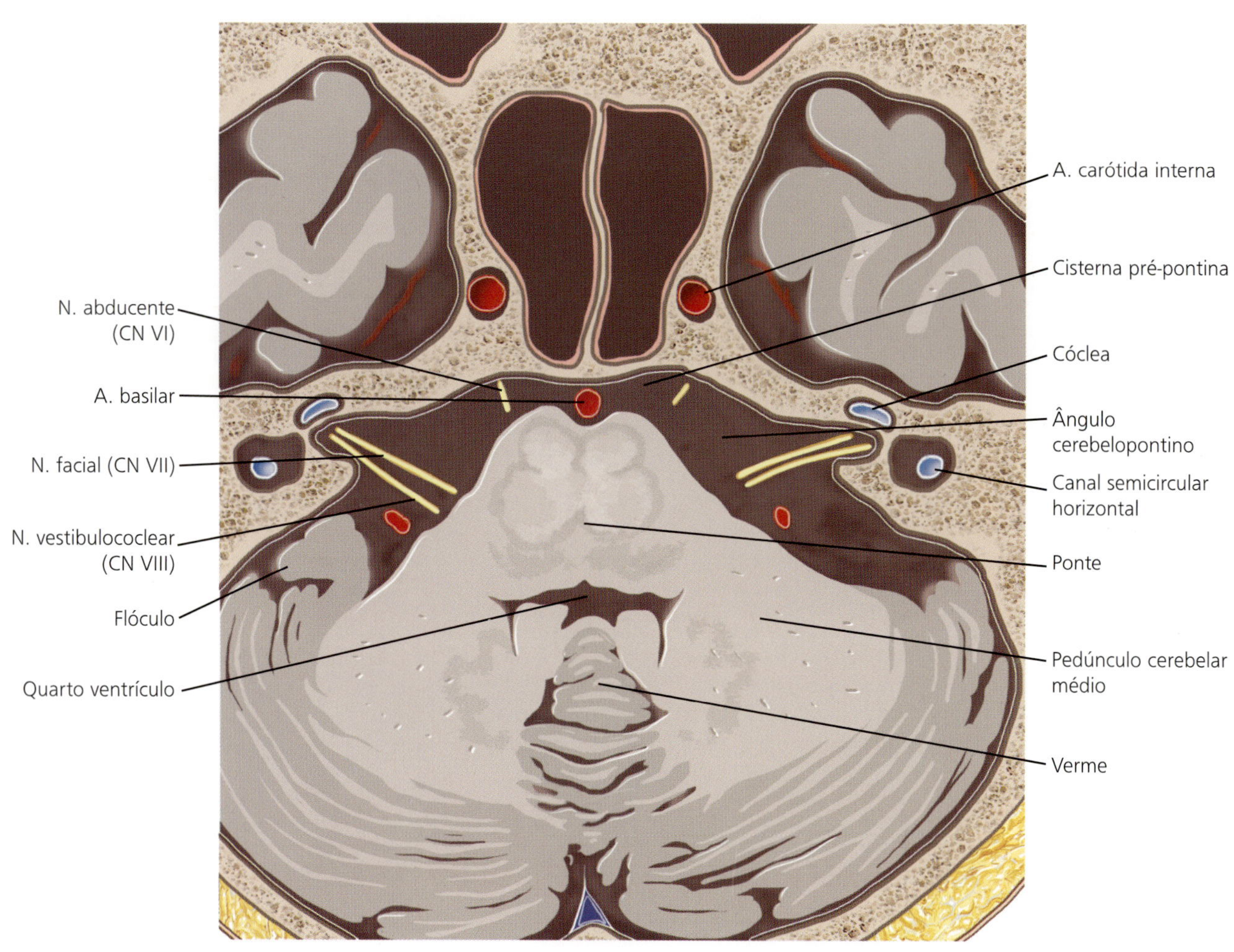

A. carótida interna
Cisterna pré-pontina
Cóclea
Ângulo cerebelopontino
Canal semicircular horizontal
Ponte
Pedúnculo cerebelar médio
Verme
N. abducente (CN VI)
A. basilar
N. facial (CN VII)
N. vestibulococlear (CN VIII)
Flóculo
Quarto ventrículo

ANATOMIA NORMAL

O líquido no canal semicircular é chamado *endolinfa.*

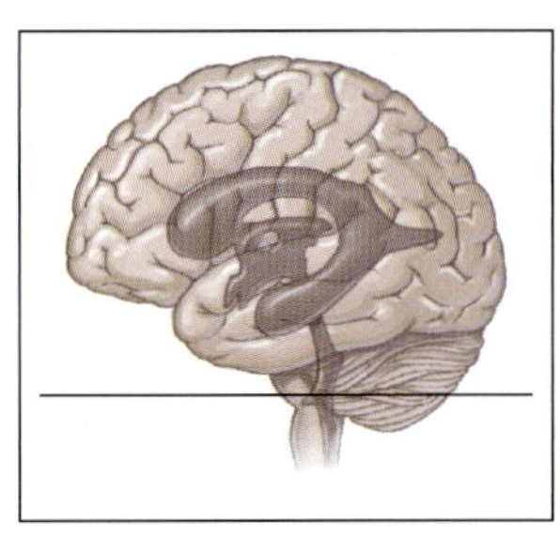

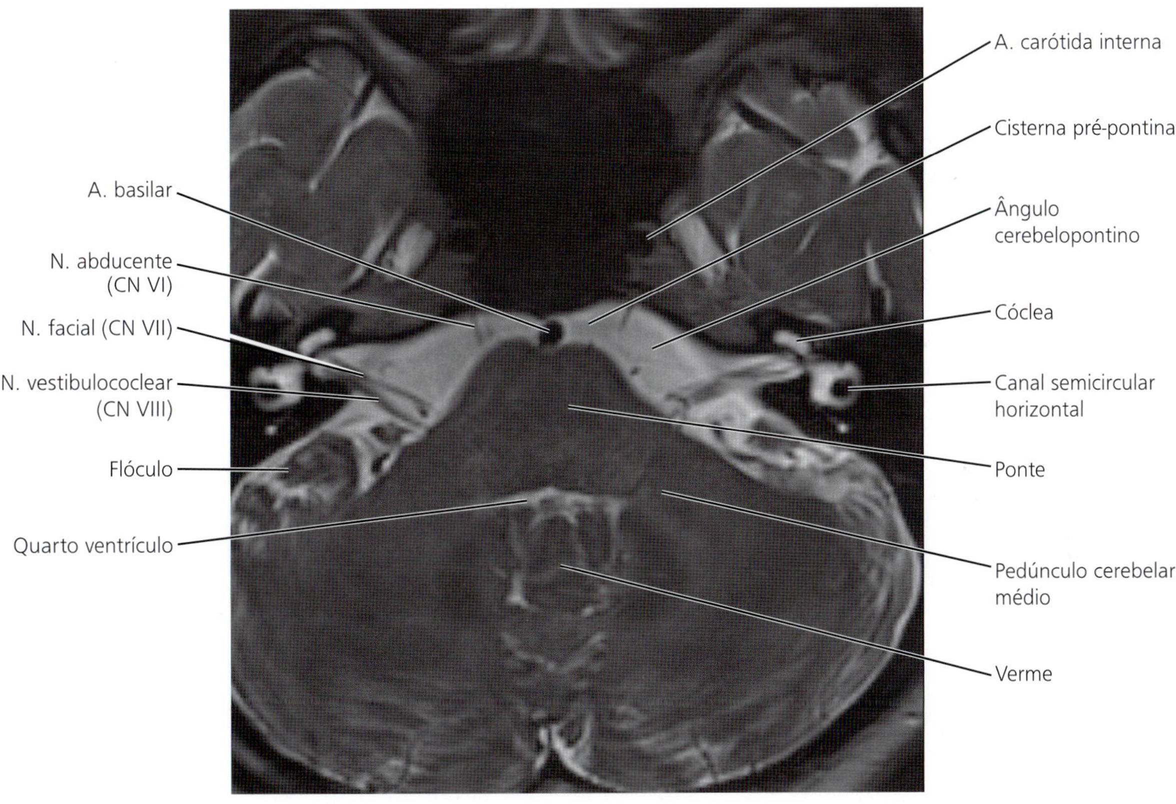
A. carótida interna
Cisterna pré-pontina
Ângulo cerebelopontino
Cóclea
Canal semicircular horizontal
Ponte
Pedúnculo cerebelar médio
Verme
A. basilar
N. abducente (CN VI)
N. facial (CN VII)
N. vestibulococlear (CN VIII)
Flóculo
Quarto ventrículo

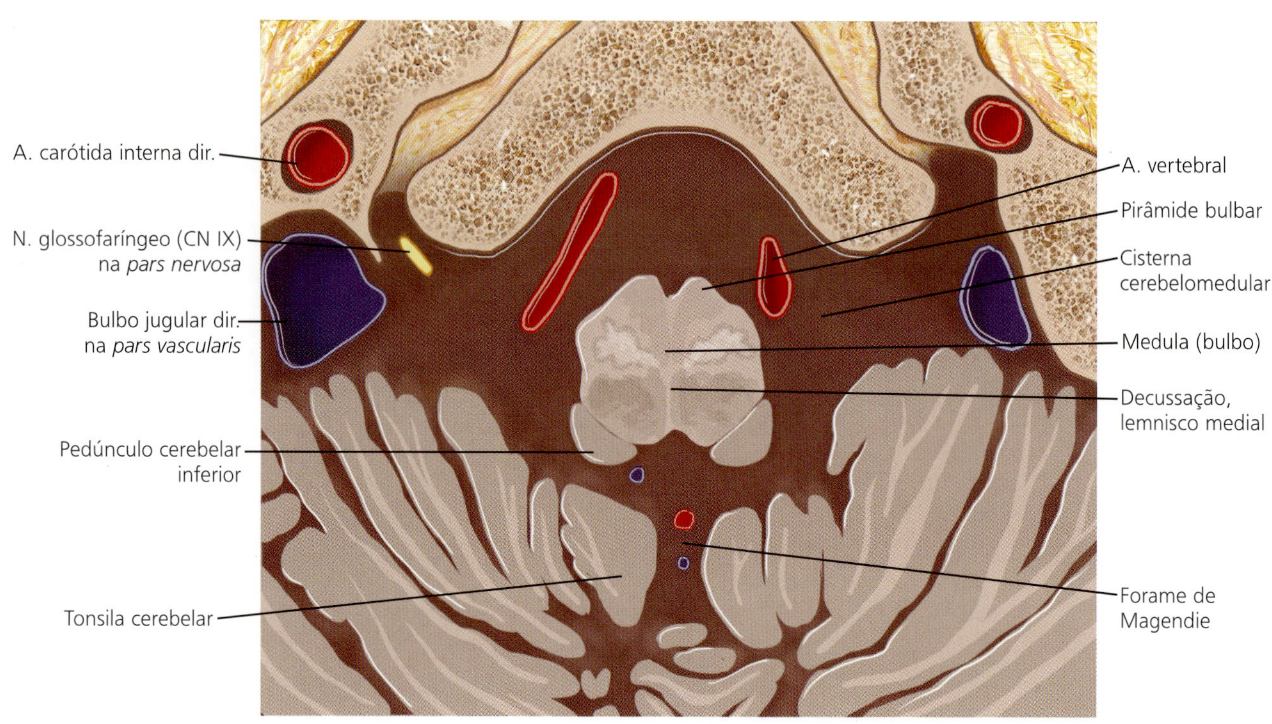
A. carótida interna dir.
N. glossofaríngeo (CN IX) na *pars nervosa*
Bulbo jugular dir. na *pars vascularis*
Pedúnculo cerebelar inferior
Tonsila cerebelar
A. vertebral
Pirâmide bulbar
Cisterna cerebelomedular
Medula (bulbo)
Decussação, lemnisco medial
Forame de Magendie

ANATOMIA NORMAL

Líquido cefalorraquidiano produzido pelo plexo coroide flui para baixo a partir dos ventrículos laterais, terceiro ventrículo, aqueduto de Sylvius (aqueduto cerebral) e quarto ventrículo. O CSF então flui para fora lateralmente através dos forames de Luschka ou pela linha mediana através do forame de Magendie. Dali o CSF flui caudalmente em torno da medula espinal ou cranialmente em torno da convexidade, onde ele é absorvido pelas granulações aracnóideas.

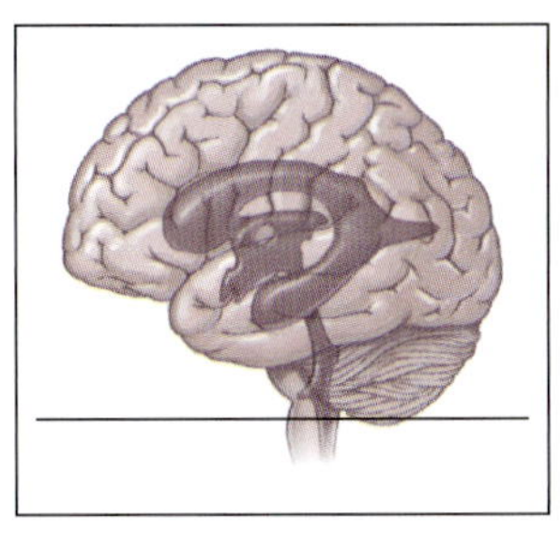

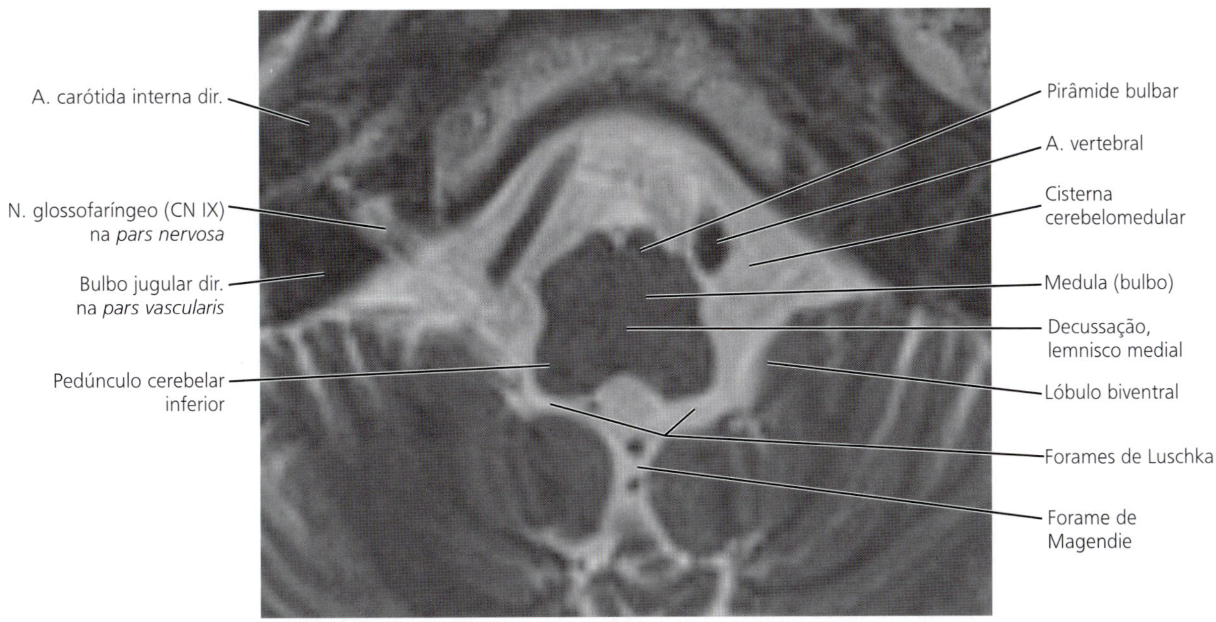
A. carótida interna dir.
N. glossofaríngeo (CN IX) na *pars nervosa*
Bulbo jugular dir. na *pars vascularis*
Pedúnculo cerebelar inferior
Pirâmide bulbar
A. vertebral
Cisterna cerebelomedular
Medula (bulbo)
Decussação, lemnisco medial
Lóbulo biventral
Forames de Luschka
Forame de Magendie

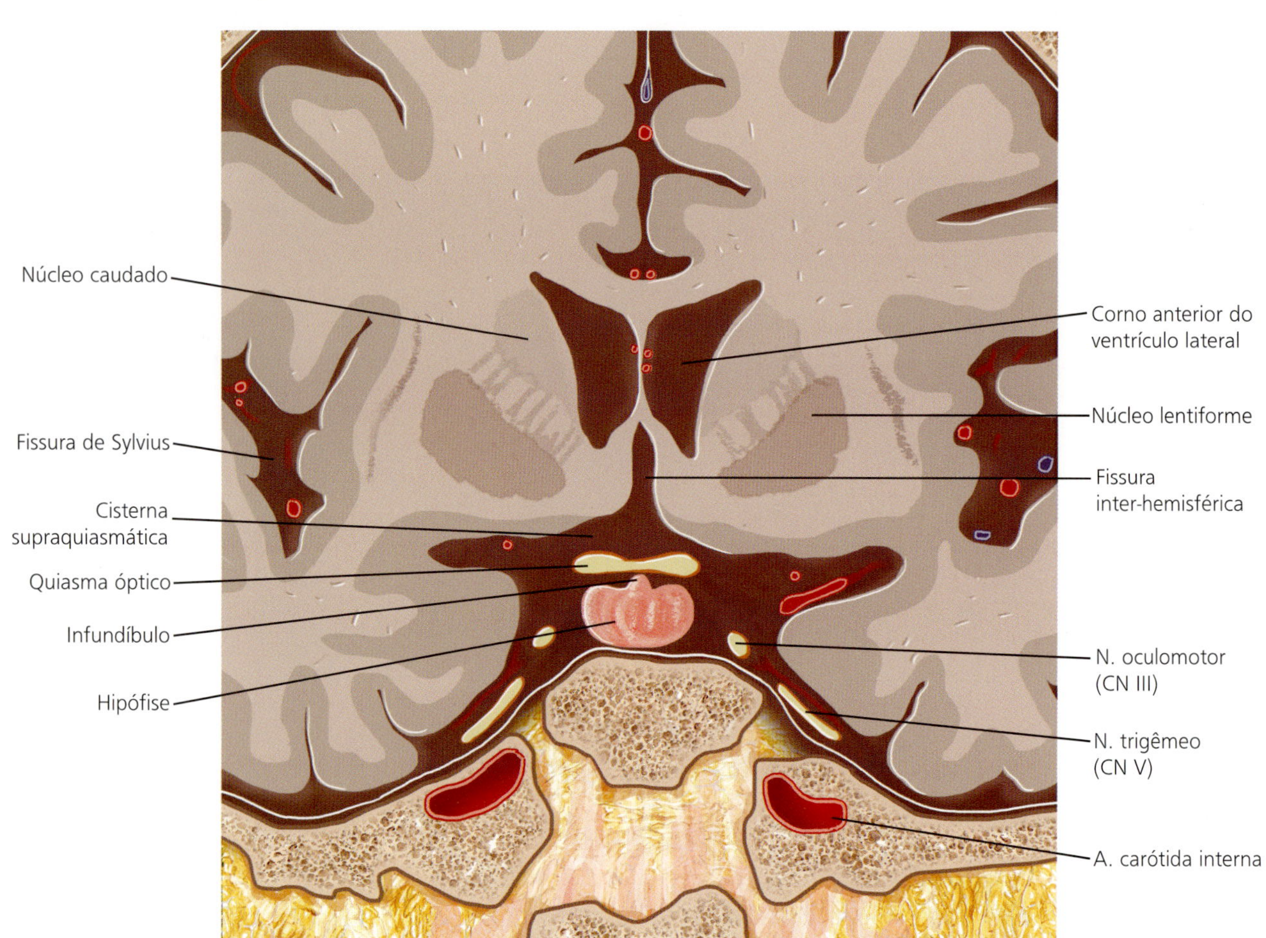
Núcleo caudado
Corno anterior do ventrículo lateral
Núcleo lentiforme
Fissura de Sylvius
Fissura inter-hemisférica
Cisterna supraquiasmática
Quiasma óptico
Infundíbulo
N. oculomotor (CN III)
Hipófise
N. trigêmeo (CN V)
A. carótida interna

CONSIDERAÇÕES DIAGNÓSTICAS

Imagem coronal não é usada tão frequentemente quanto IRM axial para avaliação dos ventrículos e cisternas, embora o liquor forneça bom contraste na avaliação de estruturas medianas, como o quiasma óptico, infundíbulo e hipófise.

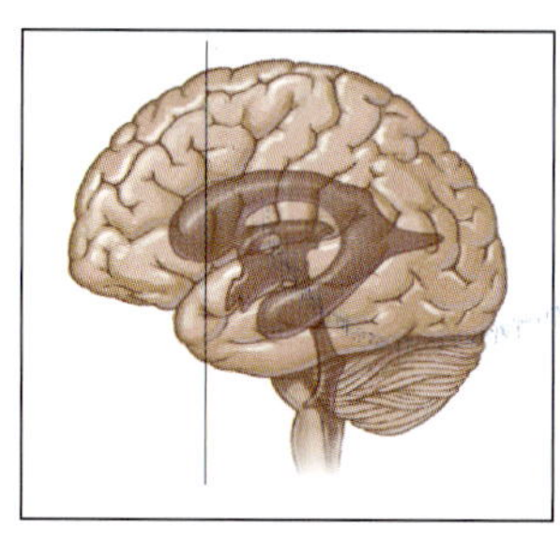

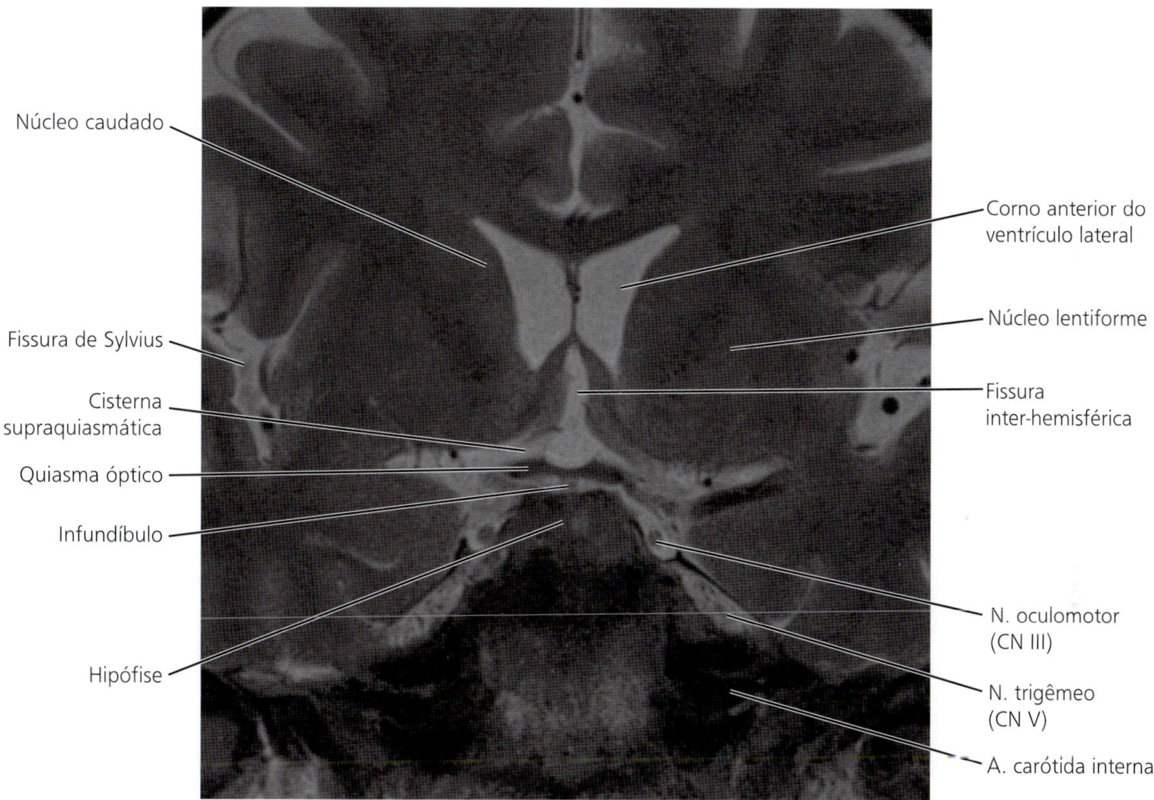
Núcleo caudado
Fissura de Sylvius
Cisterna supraquiasmática
Quiasma óptico
Infundíbulo
Hipófise
Corno anterior do ventrículo lateral
Núcleo lentiforme
Fissura inter-hemisférica
N. oculomotor (CN III)
N. trigêmeo (CN V)
A. carótida interna

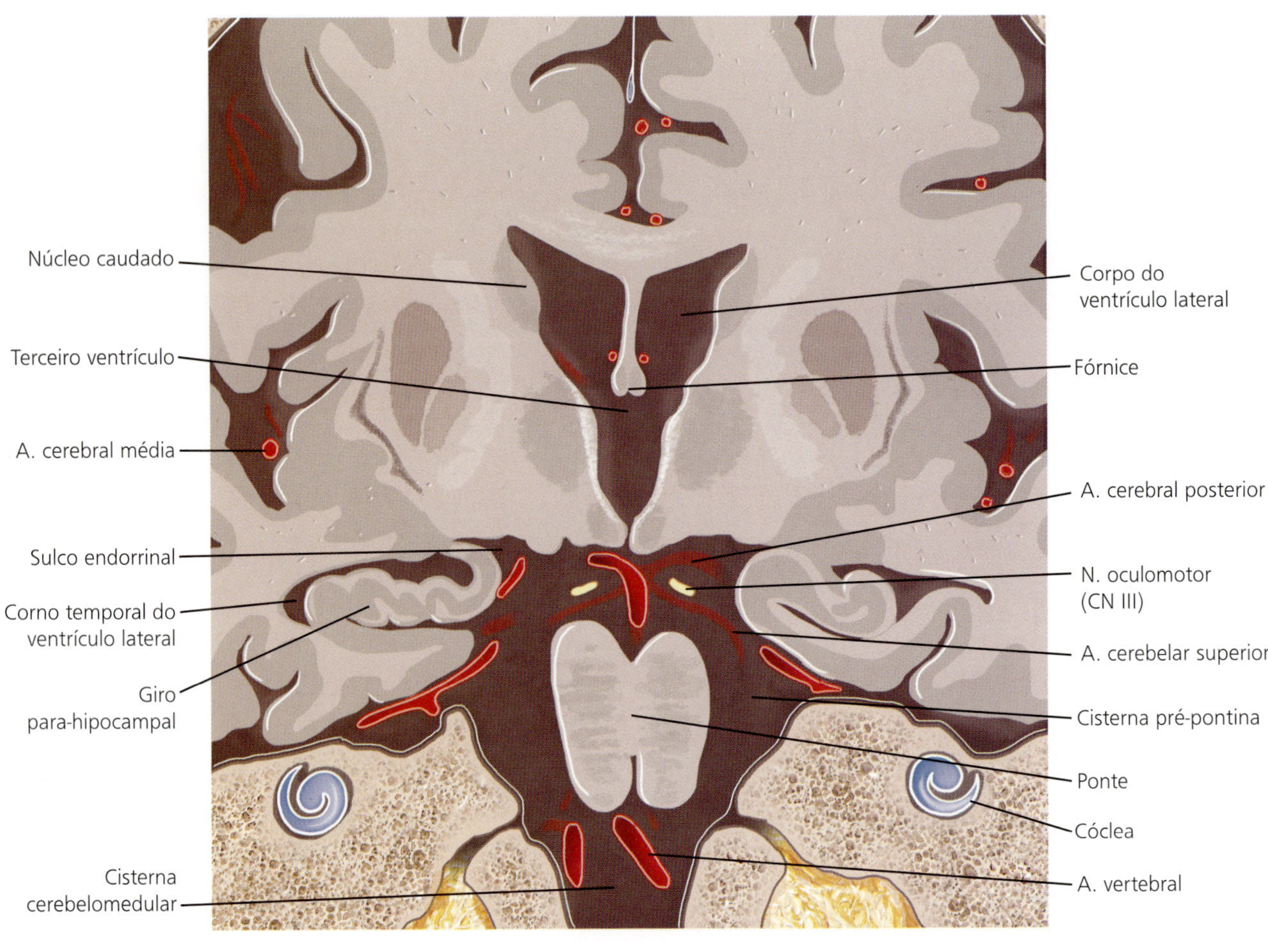
Núcleo caudado
Terceiro ventrículo
A. cerebral média
Sulco endorrinal
Corno temporal do ventrículo lateral
Giro para-hipocampal
Cisterna cerebelomedular
Corpo do ventrículo lateral
Fórnice
A. cerebral posterior
N. oculomotor (CN III)
A. cerebelar superior
Cisterna pré-pontina
Ponte
Cóclea
A. vertebral

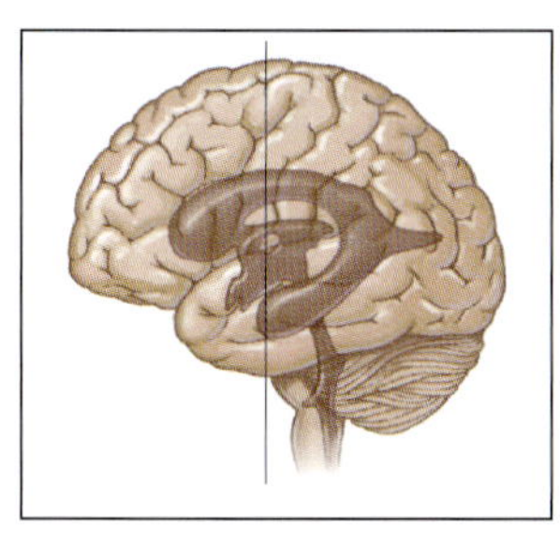

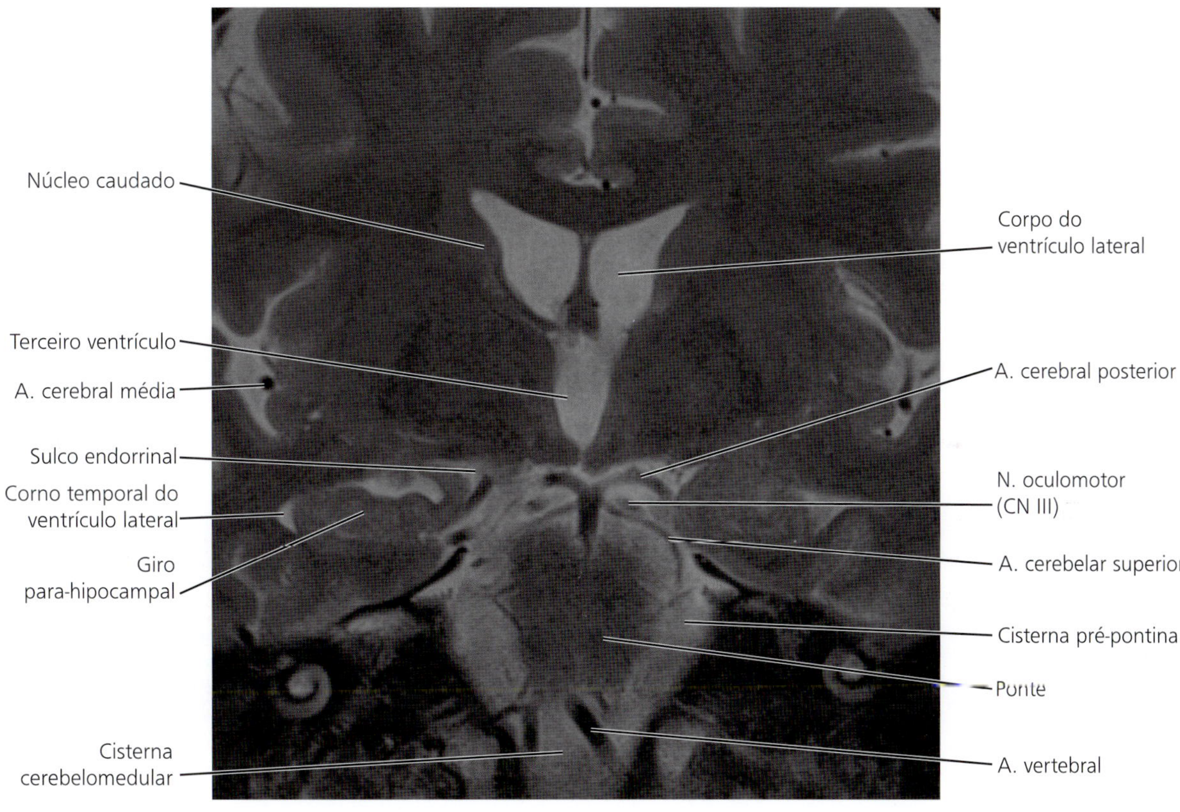
Núcleo caudado
Terceiro ventrículo
A. cerebral média
Sulco endorrinal
Corno temporal do ventrículo lateral
Giro para-hipocampal
Cisterna cerebelomedular
Corpo do ventrículo lateral
A. cerebral posterior
N. oculomotor (CN III)
A. cerebelar superior
Cisterna pré-pontina
Ponte
A. vertebral

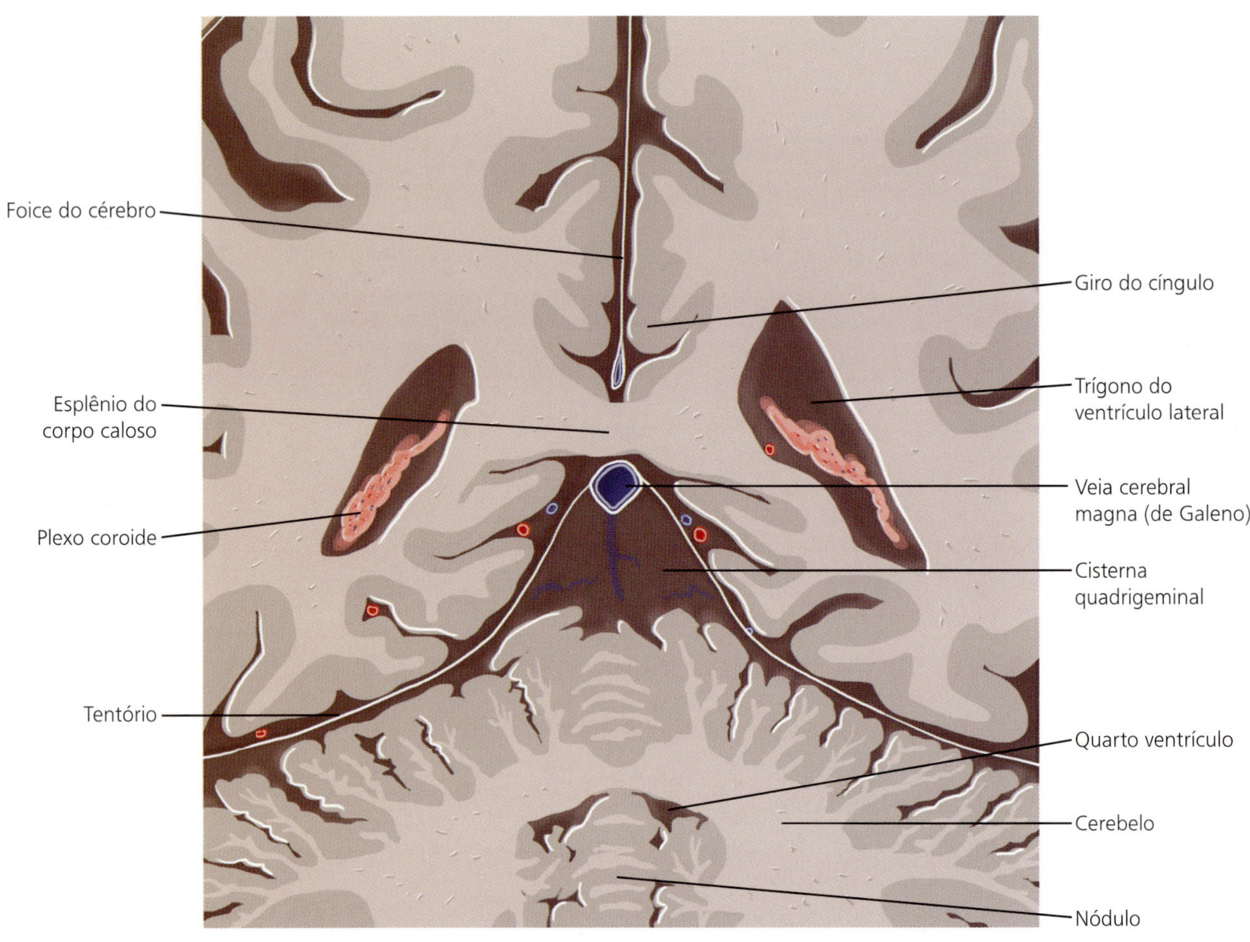
Foice do cérebro
Giro do cíngulo
Esplênio do corpo caloso
Trígono do ventrículo lateral
Veia cerebral magna (de Galeno)
Plexo coroide
Cisterna quadrigeminal
Tentório
Quarto ventrículo
Cerebelo
Nódulo

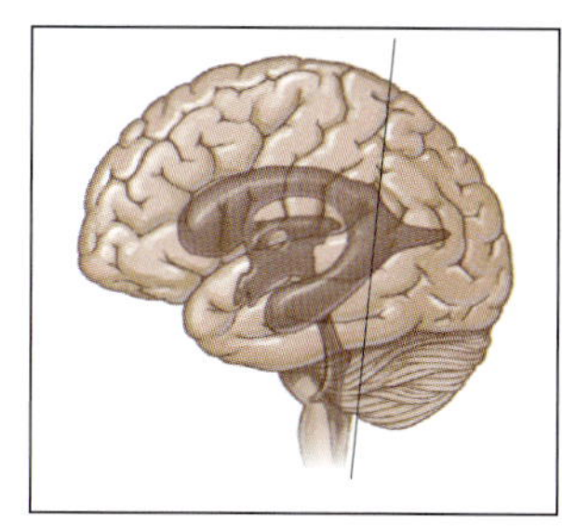

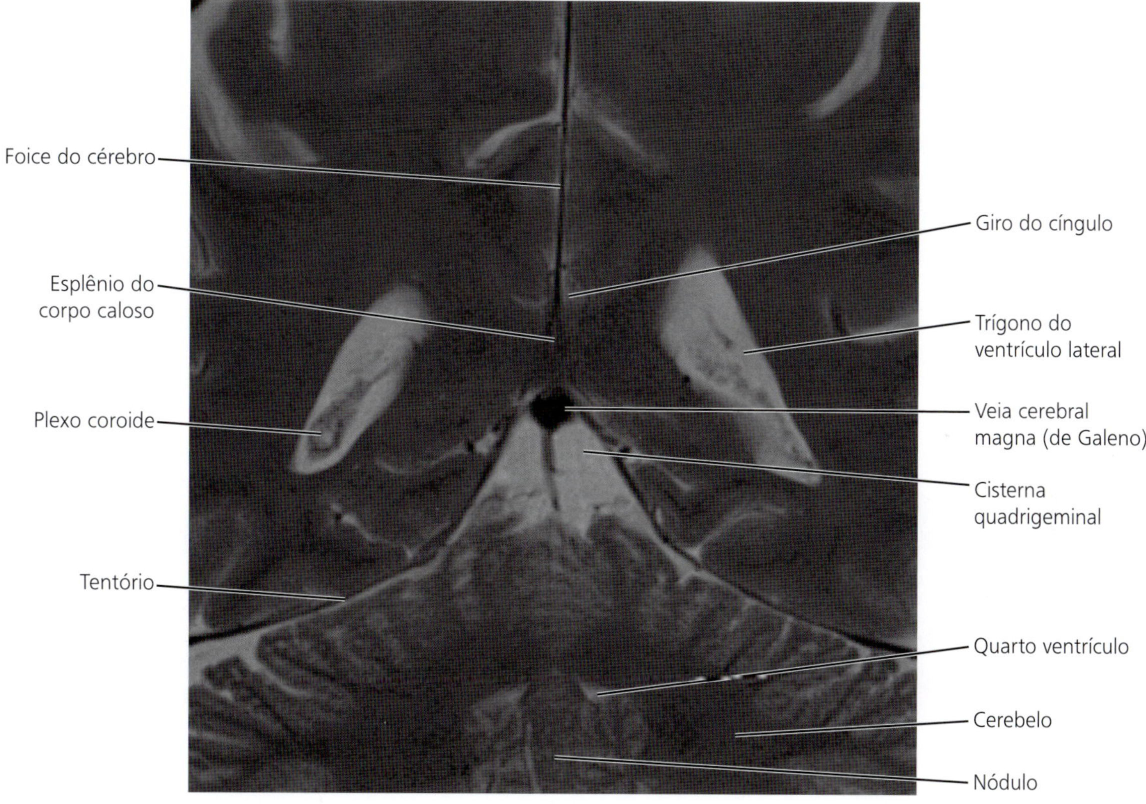
Foice do cérebro
Giro do cíngulo
Esplênio do corpo caloso
Trígono do ventrículo lateral
Plexo coroide
Veia cerebral magna (de Galeno)
Cisterna quadrigeminal
Tentório
Quarto ventrículo
Cerebelo
Nódulo

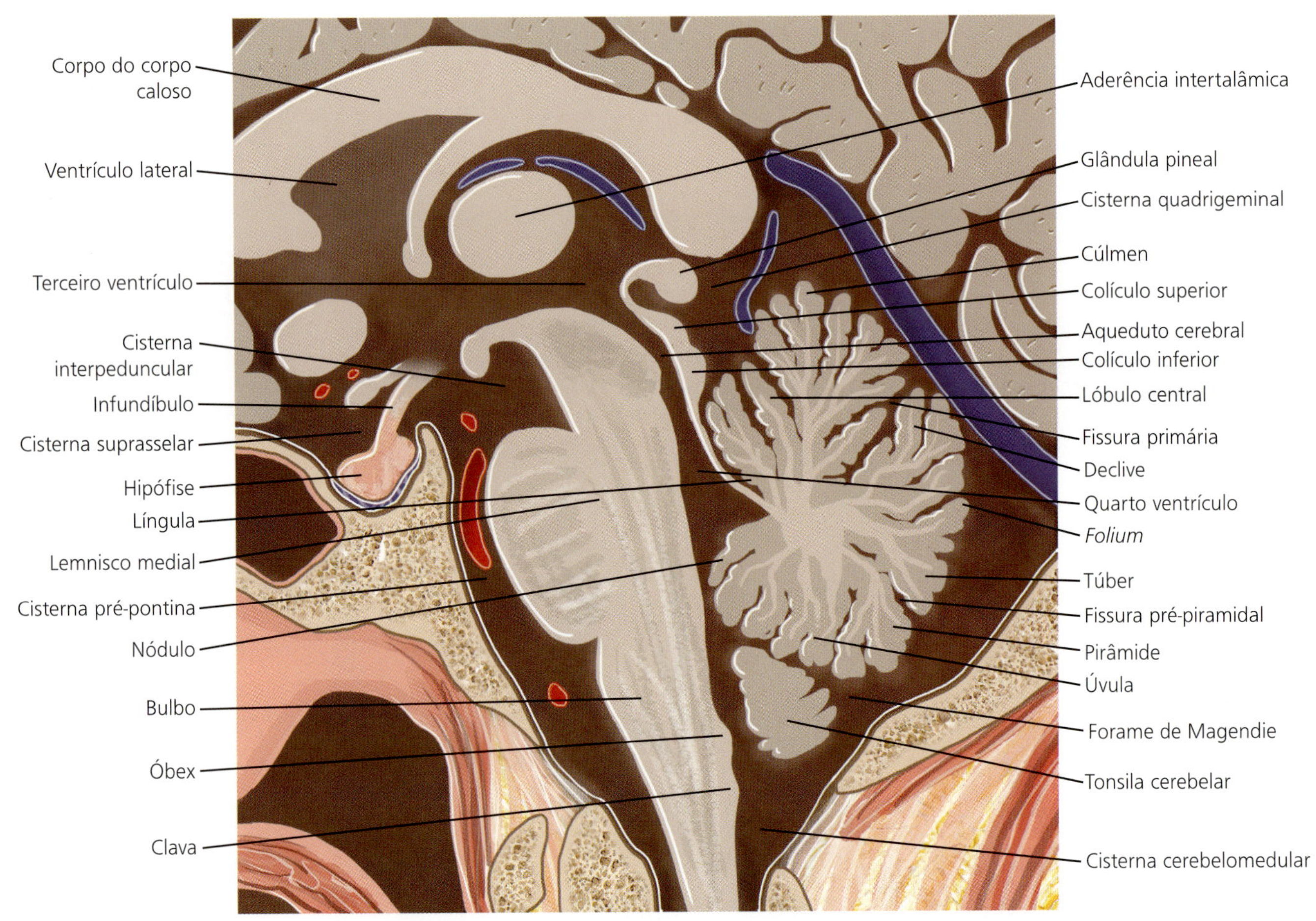
Corpo do corpo caloso
Ventrículo lateral
Terceiro ventrículo
Cisterna interpeduncular
Infundíbulo
Cisterna suprasselar
Hipófise
Língula
Lemnisco medial
Cisterna pré-pontina
Nódulo
Bulbo
Óbex
Clava
Aderência intertalâmica
Glândula pineal
Cisterna quadrigeminal
Cúlmen
Colículo superior
Aqueduto cerebral
Colículo inferior
Lóbulo central
Fissura primária
Declive
Quarto ventrículo
Folium
Túber
Fissura pré-piramidal
Pirâmide
Úvula
Forame de Magendie
Tonsila cerebelar
Cisterna cerebelomedular

CONSIDERAÇÕES DIAGNÓSTICAS

O plano sagital mediano em imagens de RM fornece uma boa visão do aqueduto de Sylvius (aqueduto cerebral). Este longo e estreito canal é um ponto relativamente fácil de obstrução ao fluxo liquórico por uma massa ou aderências. IRM dinâmica pode ser obtida no plano sagital para avaliar se existe movimento liquórico através do aqueduto cerebral.

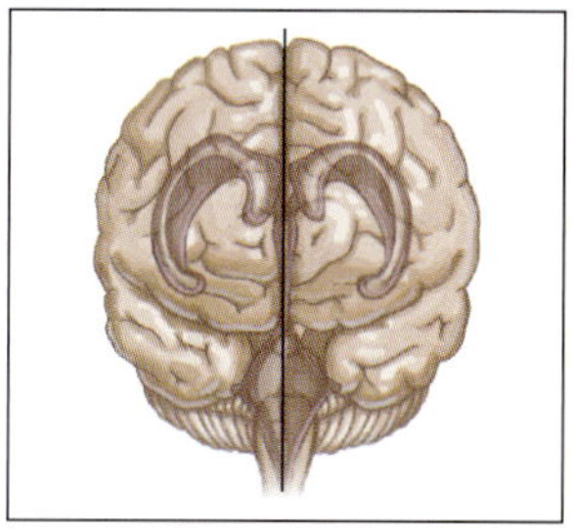

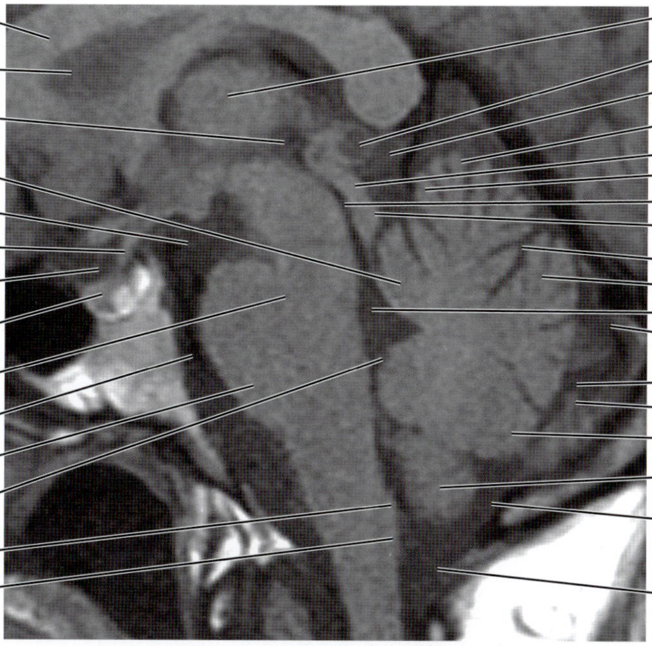
Corpo do corpo caloso
Ventrículo lateral
Terceiro ventrículo
Língula
Cisterna interpeduncular
Infundíbulo
Cisterna suprasselar
Hipófise
Lemnisco medial
Cisterna pré-pontina
Bulbo
Nódulo
Óbex
Clava
Aderência intertalâmica
Glândula pineal
Cisterna quadrigeminal
Cúlmen
Colículo superior
Lóbulo central
Aqueduto cerebral
Colículo inferior
Fissura primária
Declive
Quarto ventrículo
Folium
Fissura pré-piramidal
Pirâmide
Úvula
Tonsila cerebelar
Forame de Magendie
Cisterna cerebelomedular

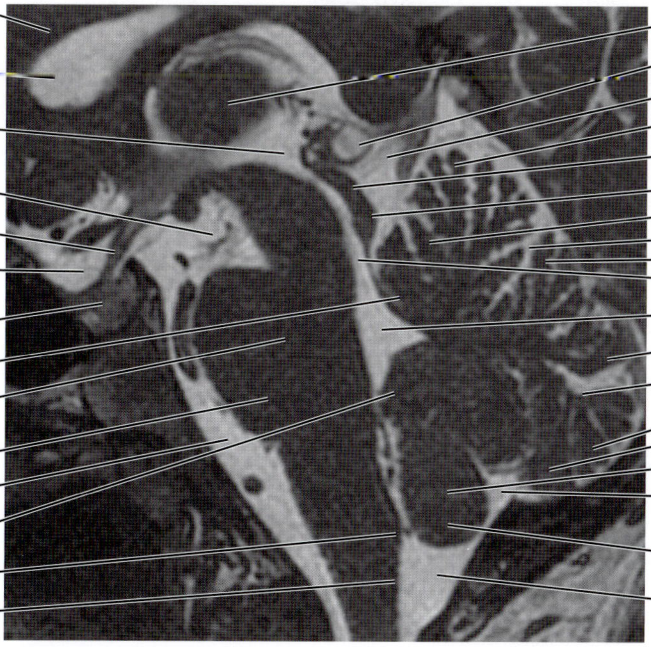
Corpo do corpo caloso
Ventrículo lateral
Terceiro ventrículo
Cisterna interpeduncular
Infundíbulo
Cisterna suprasselar
Hipófise
Língula
Lemnisco medial
Bulbo
Cisterna pré-pontina
Nódulo
Óbex
Clava
Aderência intertalâmica
Glândula pineal
Cisterna quadrigeminal
Cúlmen
Colículo superior
Colículo inferior
Lóbulo central
Fissura primária
Declive
Aqueduto cerebral
Quarto ventrículo
Folium
Fissura pré-piramidal
Pirâmide
Úvula
Tonsila cerebelar
Forame de Magendie
Tonsila cerebelar
Cisterna cerebelomedular

Capítulo 7 SELA TÚRCICA

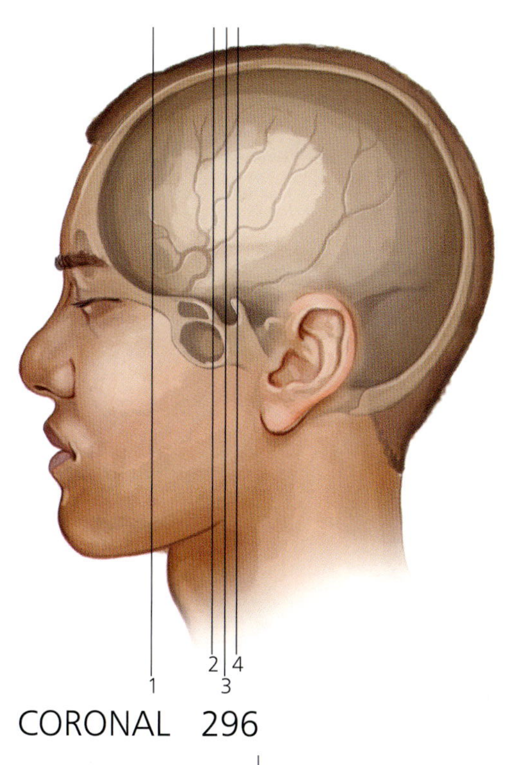

1
2
3
4

CORONAL 296

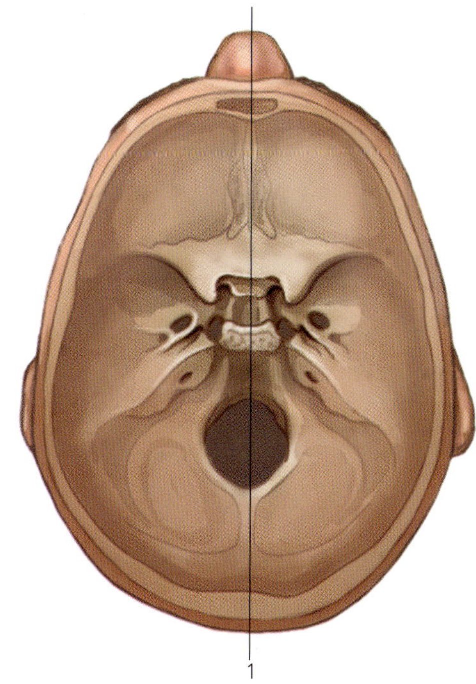

1

SAGITAL 304

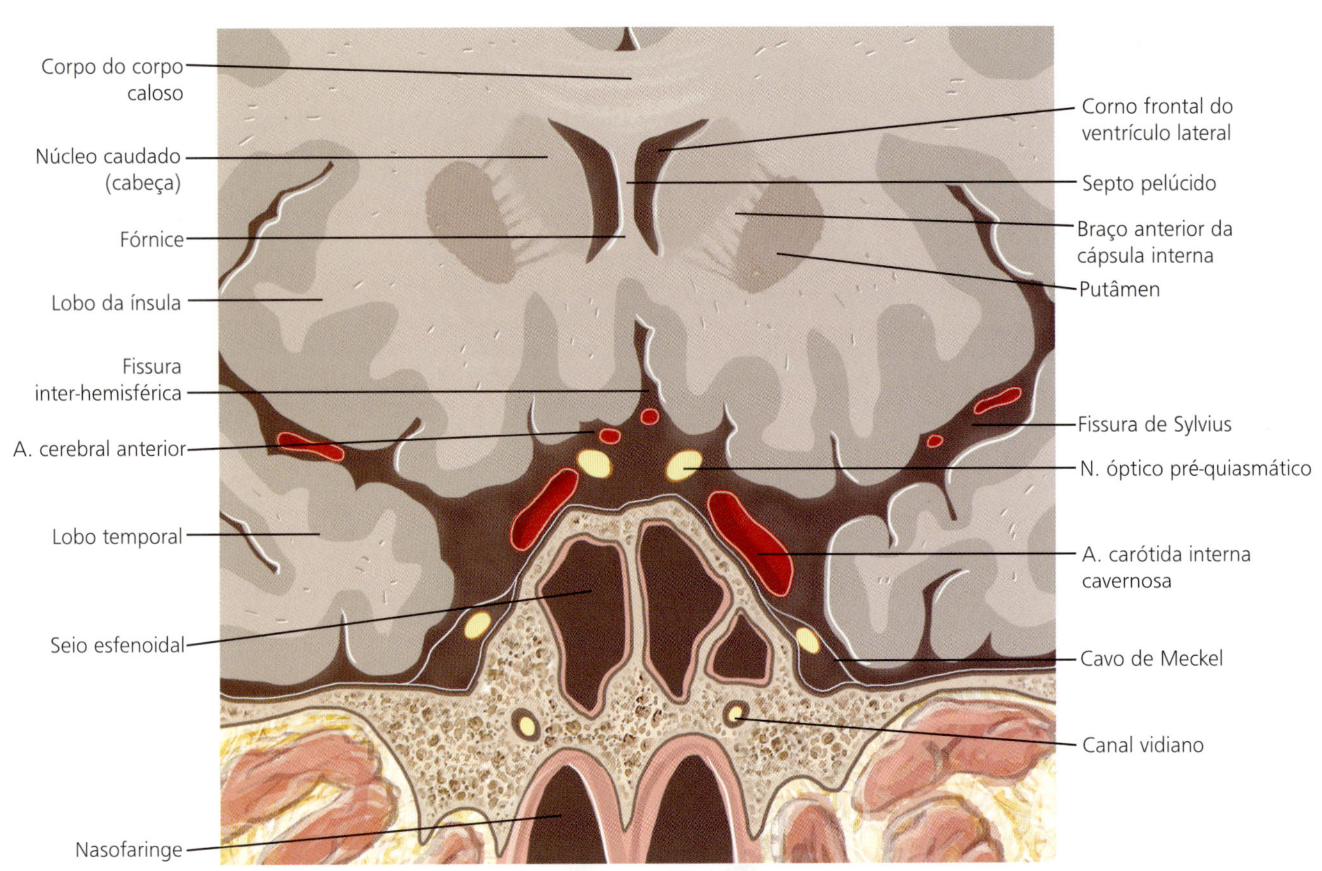
Corpo do corpo caloso
Núcleo caudado (cabeça)
Fórnice
Lobo da ínsula
Fissura inter-hemisférica
A. cerebral anterior
Lobo temporal
Seio esfenoidal
Nasofaringe
Corno frontal do ventrículo lateral
Septo pelúcido
Braço anterior da cápsula interna
Putâmen
Fissura de Sylvius
N. óptico pré-quiasmático
A. carótida interna cavernosa
Cavo de Meckel
Canal vidiano

NOTA TÉCNICA

A imagem de RM superior é uma sequência pré-contraste ponderada em T1 coronal, e a inferior é uma sequência pós-contraste ponderada em T1 coronal.

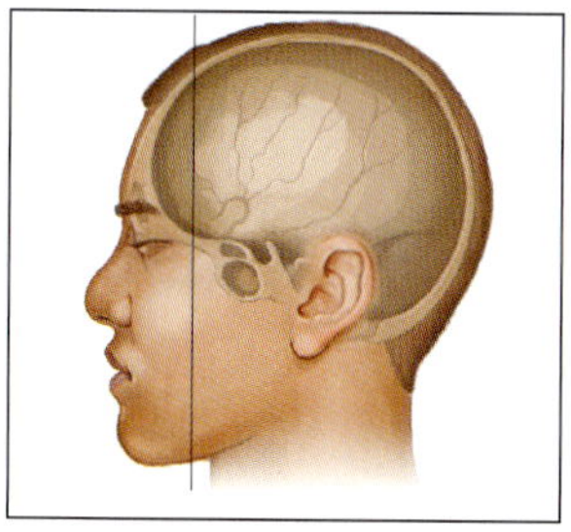

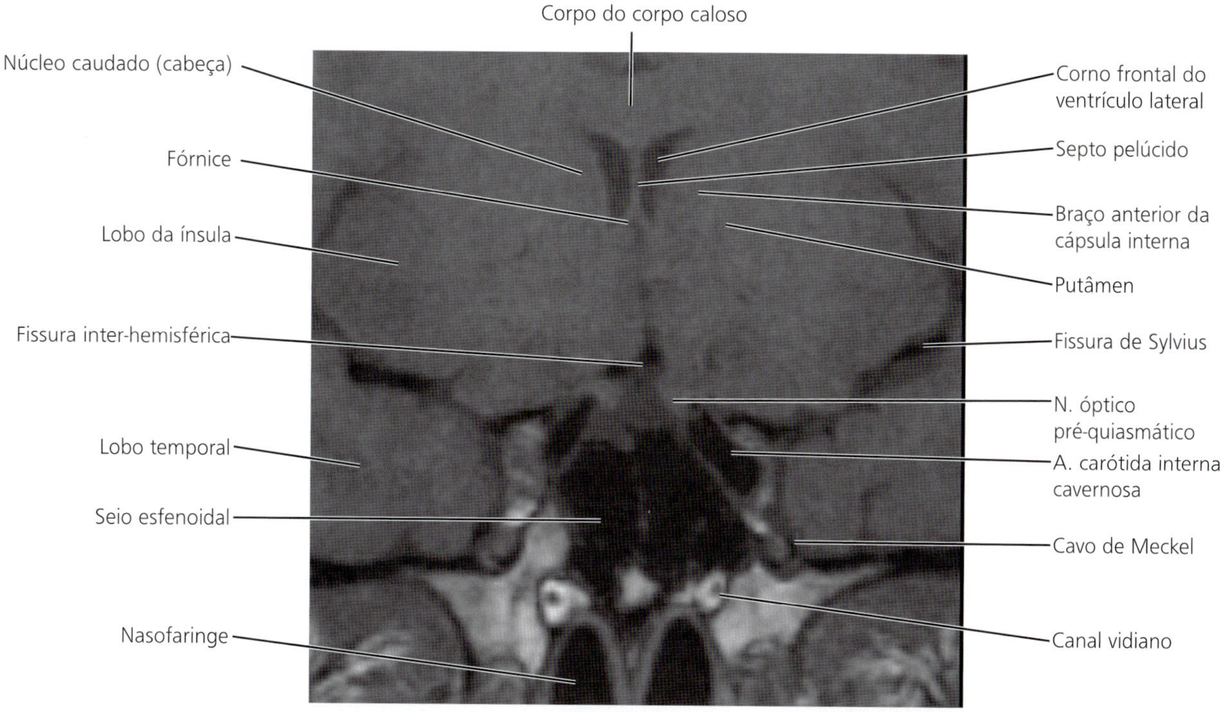
Corpo do corpo caloso
Núcleo caudado (cabeça)
Fórnice
Lobo da ínsula
Fissura inter-hemisférica
Lobo temporal
Seio esfenoidal
Nasofaringe
Corno frontal do ventrículo lateral
Septo pelúcido
Braço anterior da cápsula interna
Putâmen
Fissura de Sylvius
N. óptico pré-quiasmático
A. carótida interna cavernosa
Cavo de Meckel
Canal vidiano

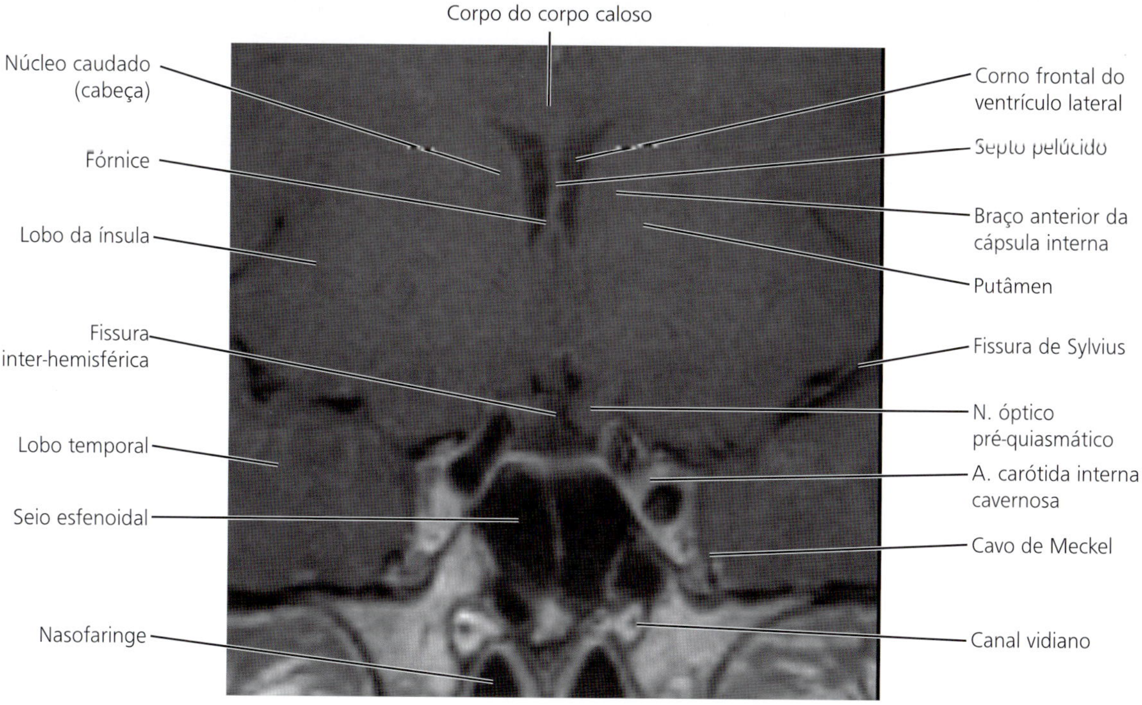
Corpo do corpo caloso
Núcleo caudado (cabeça)
Fórnice
Lobo da ínsula
Fissura inter-hemisférica
Lobo temporal
Seio esfenoidal
Nasofaringe
Corno frontal do ventrículo lateral
Septo pelúcido
Braço anterior da cápsula interna
Putâmen
Fissura de Sylvius
N. óptico pré-quiasmático
A. carótida interna cavernosa
Cavo de Meckel
Canal vidiano

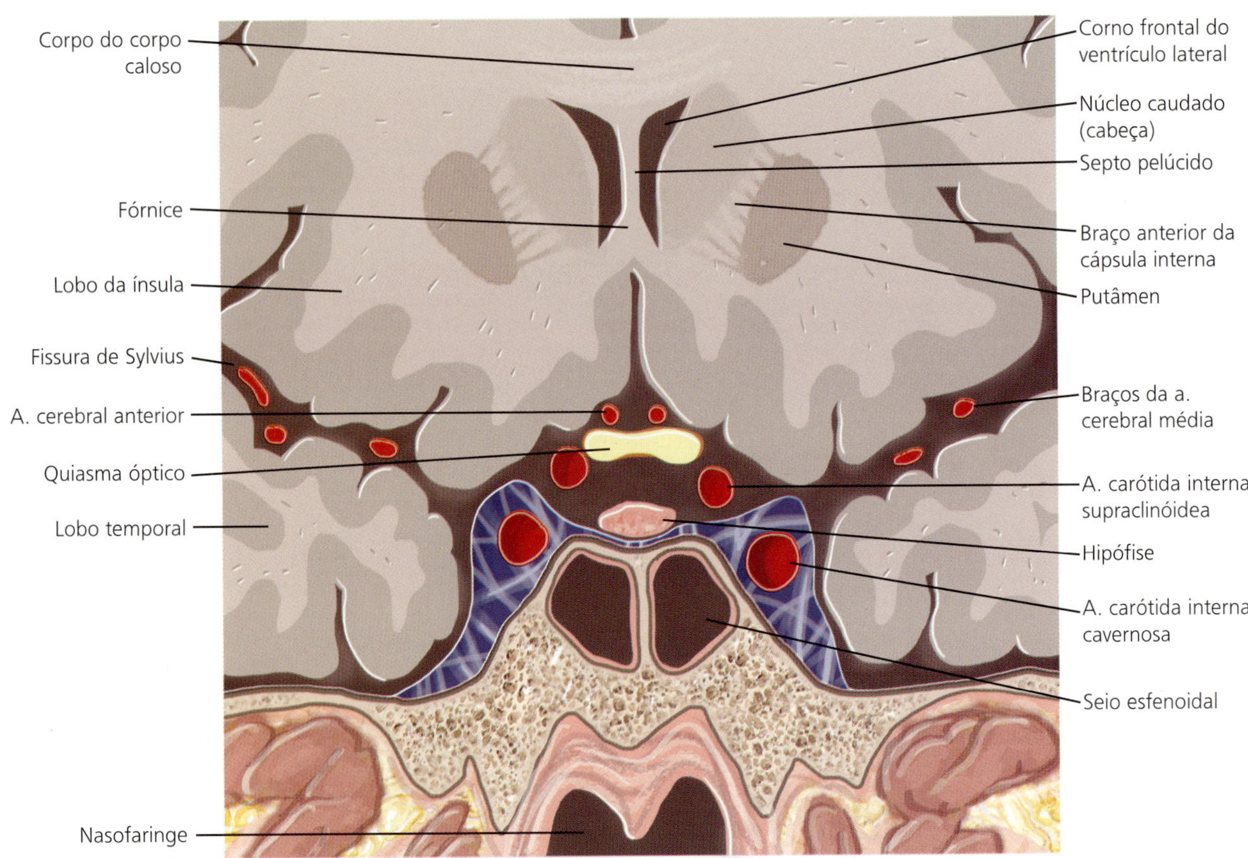
Corpo do corpo caloso
Fórnice
Lobo da ínsula
Fissura de Sylvius
A. cerebral anterior
Quiasma óptico
Lobo temporal
Nasofaringe
Corno frontal do ventrículo lateral
Núcleo caudado (cabeça)
Septo pelúcido
Braço anterior da cápsula interna
Putâmen
Braços da a. cerebral média
A. carótida interna supraclinóidea
Hipófise
A. carótida interna cavernosa
Seio esfenoidal

CONSIDERAÇÕES DIAGNÓSTICAS

A melhor sequência de ressonância magnética para identificar uma lesão hipofisária é por meio de imagens pós-contraste, finas, de 3 mm, amplificadas, da sela túrcica. A sela é uma depressão transversa que cruza a linha mediana na superfície superior do osso esfenoide, a qual contém a *hipófise*. Adenomas hipofisários tipicamente realçam menos que a glândula normal. Imagem pré-contraste é usada para determinar que o realce aparente não seja sinal alto intrínseco ponderado em T1. Sinal T1 intrinsecamente alto é visto mais frequentemente com gordura, algumas formas de proteína, hemorragia aguda (metemoglobina) e microcalcificações.

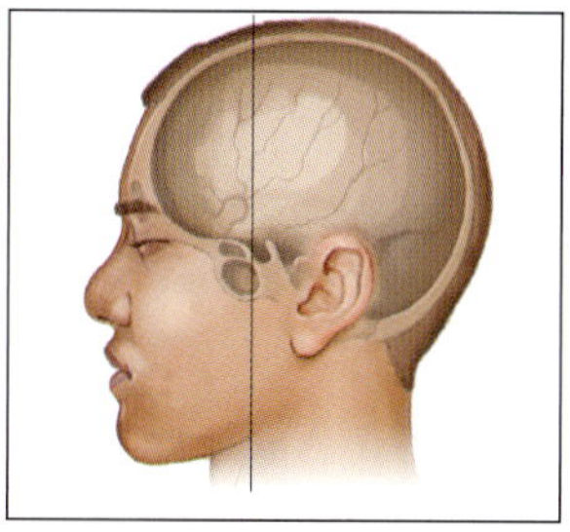

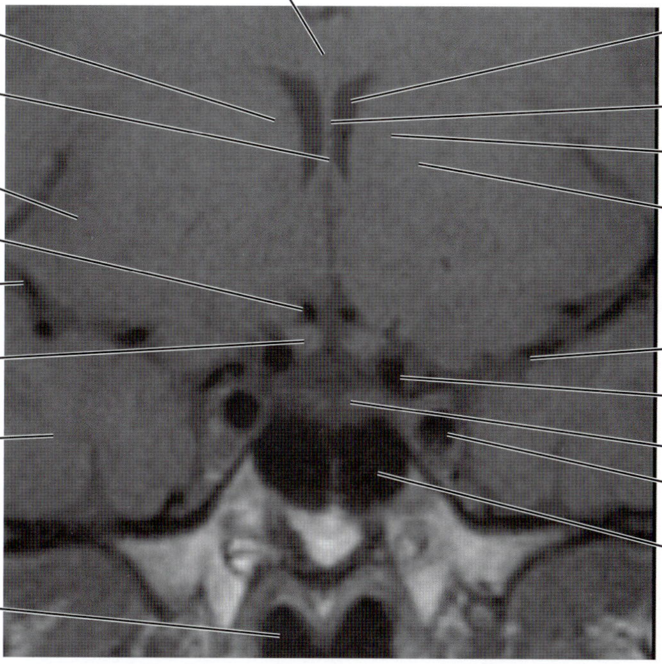
Corpo do corpo caloso
Núcleo caudado (cabeça)
Fórnice
Lobo da ínsula
A. cerebral anterior
Fissura de Sylvius
Quiasma óptico
Lobo temporal
Nasofaringe
Corno frontal do ventrículo lateral
Septo pelúcido
Braço anterior da cápsula interna
Putâmen
Braços da a. cerebral média
A. carótida interna supraclinóidea
Hipófise
A. carótida interna cavernosa
Seio esfenoidal

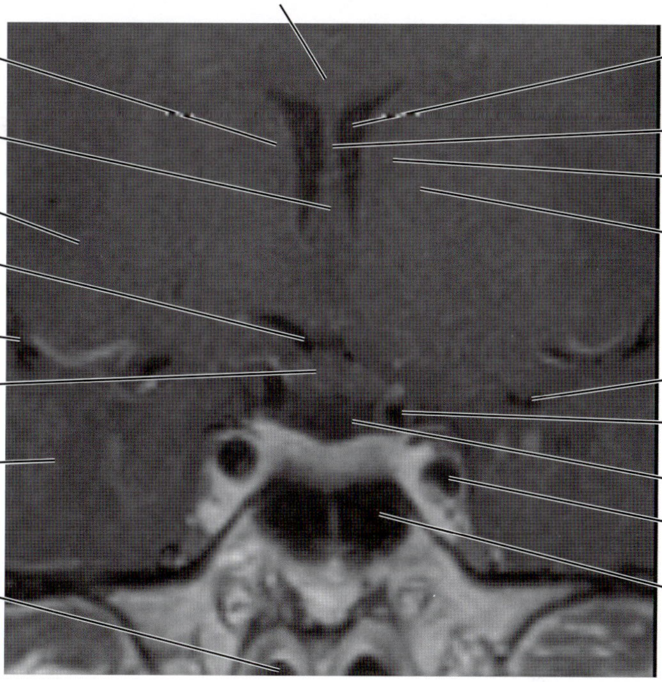
Corpo do corpo caloso
Núcleo caudado (cabeça)
Fórnice
Lobo da ínsula
A. cerebral anterior
Fissura de Sylvius
Quiasma óptico
Lobo temporal
Nasofaringe
Corno frontal do ventrículo lateral
Septo pelúcido
Braço anterior da cápsula interna
Putâmen
Braços da a. cerebral média
A. carótida interna supraclinóidea
Hipófise
A. carótida interna cavernosa
Seio esfenoidal

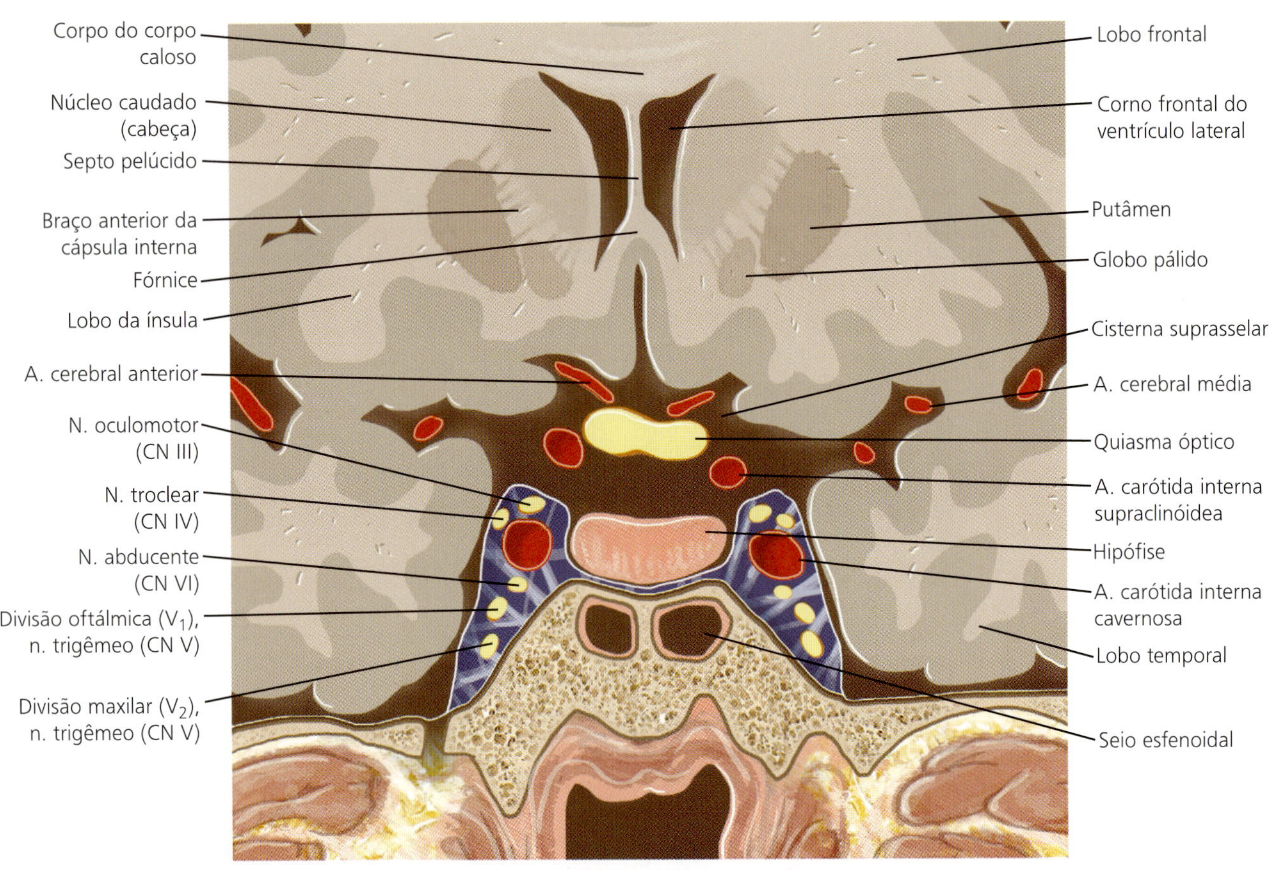
Corpo do corpo caloso
Núcleo caudado (cabeça)
Septo pelúcido
Braço anterior da cápsula interna
Fórnice
Lobo da ínsula
A. cerebral anterior
N. oculomotor (CN III)
N. troclear (CN IV)
N. abducente (CN VI)
Divisão oftálmica (V_1), n. trigêmeo (CN V)
Divisão maxilar (V_2), n. trigêmeo (CN V)
Lobo frontal
Corno frontal do ventrículo lateral
Putâmen
Globo pálido
Cisterna suprasselar
A. cerebral média
Quiasma óptico
A. carótida interna supraclinóidea
Hipófise
A. carótida interna cavernosa
Lobo temporal
Seio esfenoidal

PROCESSO PATOLÓGICO

Nesta imagem de RM coronal, notar a lesão ovoide, de 4 mm, hipocontrastada, dentro do aspecto inferior da hipófise, ligeiramente maior para a direita. A lesão não causa desvio óbvio do infundíbulo ou se estende para o seio cavernoso ou o seio esfenoidal. Isto é compatível com um "microadenoma". Este termo é impróprio porque a lesão não é micrométrica em tamanho, mas, em vez disso, é definida como uma lesão de menos de um centímetro de tamanho, *versus* "macroadenoma", que é maior que 1 cm.

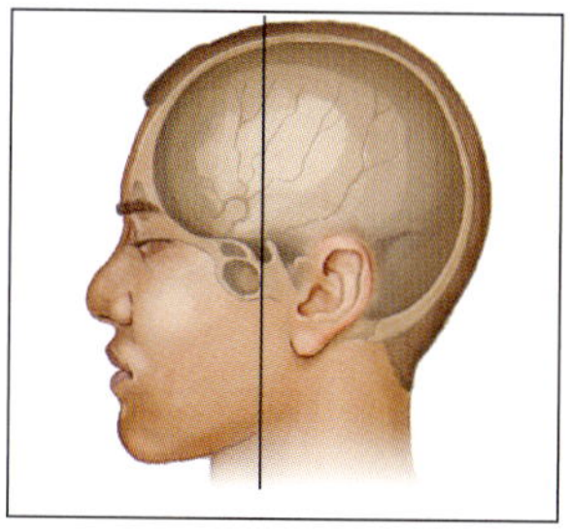

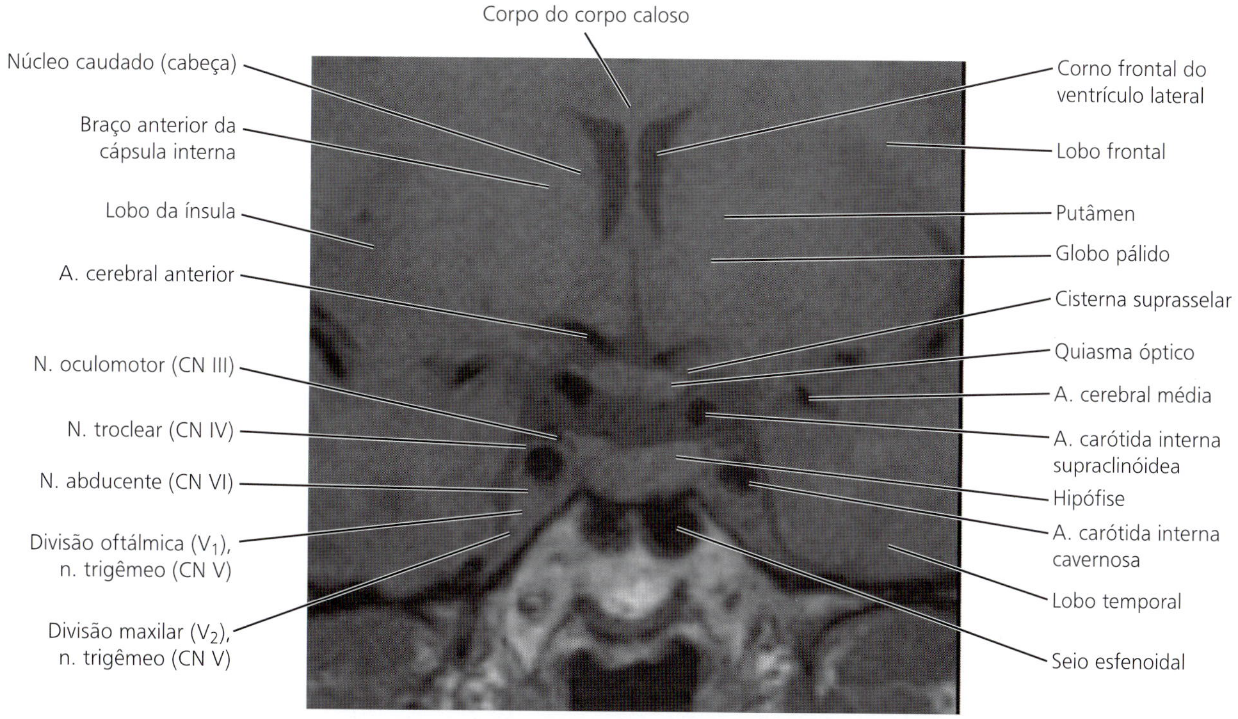
Corpo do corpo caloso
Núcleo caudado (cabeça)
Braço anterior da cápsula interna
Lobo da ínsula
A. cerebral anterior
N. oculomotor (CN III)
N. troclear (CN IV)
N. abducente (CN VI)
Divisão oftálmica (V_1), n. trigêmeo (CN V)
Divisão maxilar (V_2), n. trigêmeo (CN V)
Corno frontal do ventrículo lateral
Lobo frontal
Putâmen
Globo pálido
Cisterna suprasselar
Quiasma óptico
A. cerebral média
A. carótida interna supraclinóidea
Hipófise
A. carótida interna cavernosa
Lobo temporal
Seio esfenoidal

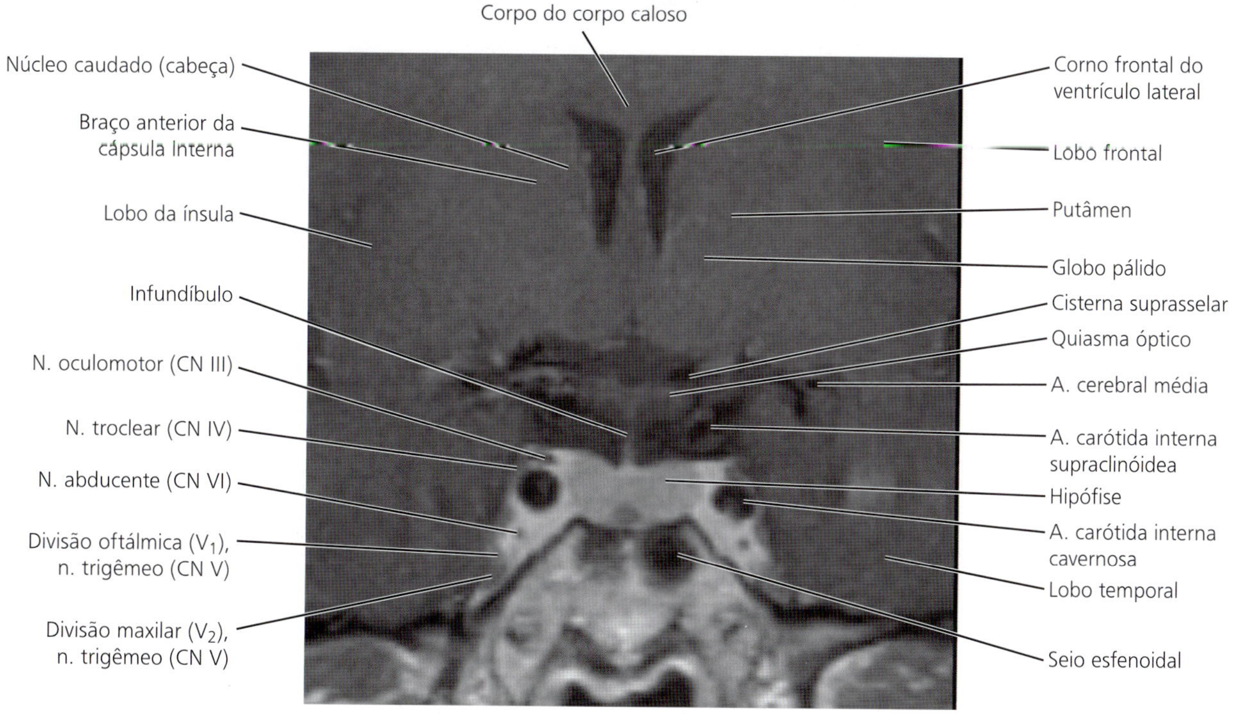
Corpo do corpo caloso
Núcleo caudado (cabeça)
Braço anterior da cápsula interna
Lobo da ínsula
Infundíbulo
N. oculomotor (CN III)
N. troclear (CN IV)
N. abducente (CN VI)
Divisão oftálmica (V_1), n. trigêmeo (CN V)
Divisão maxilar (V_2), n. trigêmeo (CN V)
Corno frontal do ventrículo lateral
Lobo frontal
Putâmen
Globo pálido
Cisterna suprasselar
Quiasma óptico
A. cerebral média
A. carótida interna supraclinóidea
Hipófise
A. carótida interna cavernosa
Lobo temporal
Seio esfenoidal

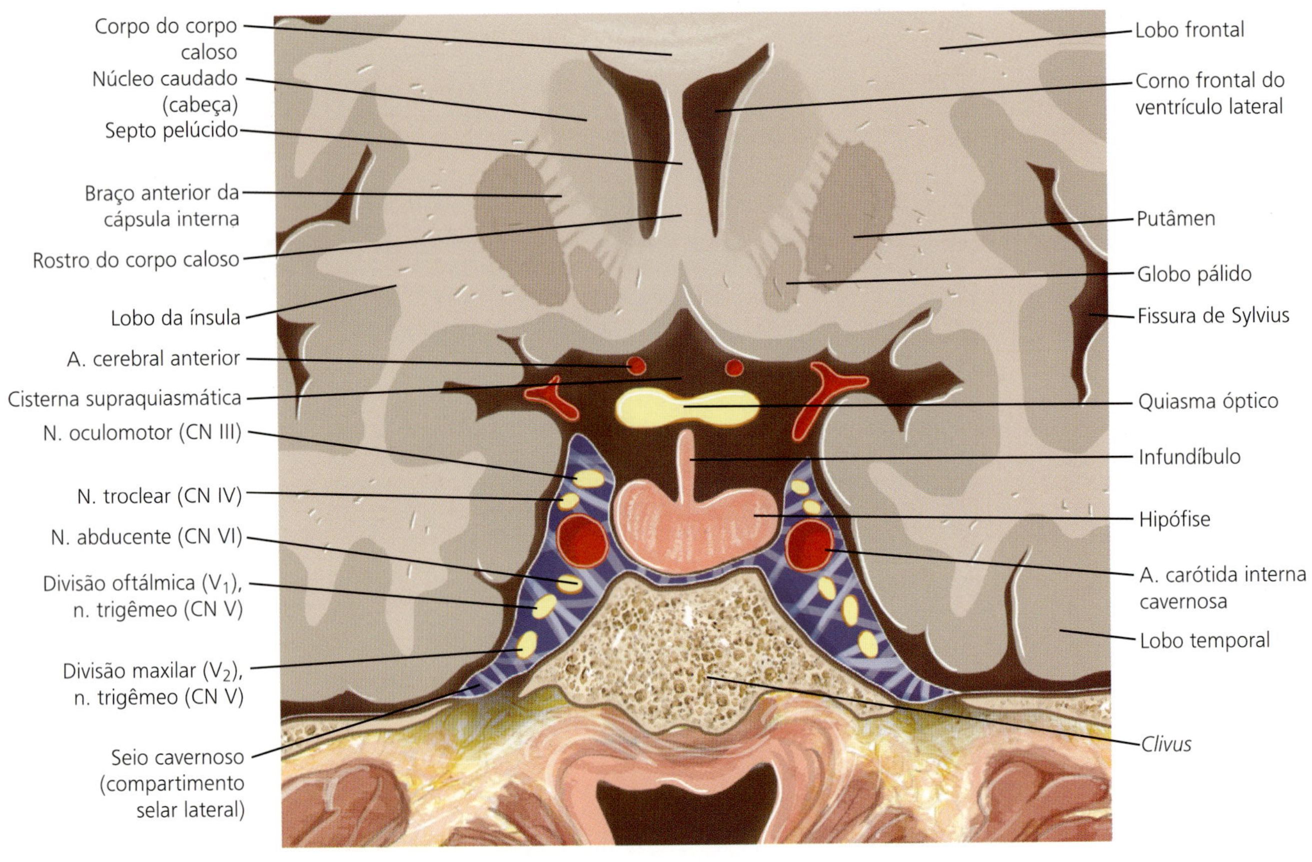
Corpo do corpo caloso
Núcleo caudado (cabeça)
Septo pelúcido
Braço anterior da cápsula interna
Rostro do corpo caloso
Lobo da ínsula
A. cerebral anterior
Cisterna supraquiasmática
N. oculomotor (CN III)
N. troclear (CN IV)
N. abducente (CN VI)
Divisão oftálmica (V_1), n. trigêmeo (CN V)
Divisão maxilar (V_2), n. trigêmeo (CN V)
Seio cavernoso (compartimento selar lateral)
Lobo frontal
Corno frontal do ventrículo lateral
Putâmen
Globo pálido
Fissura de Sylvius
Quiasma óptico
Infundíbulo
Hipófise
A. carótida interna cavernosa
Lobo temporal
Clivus

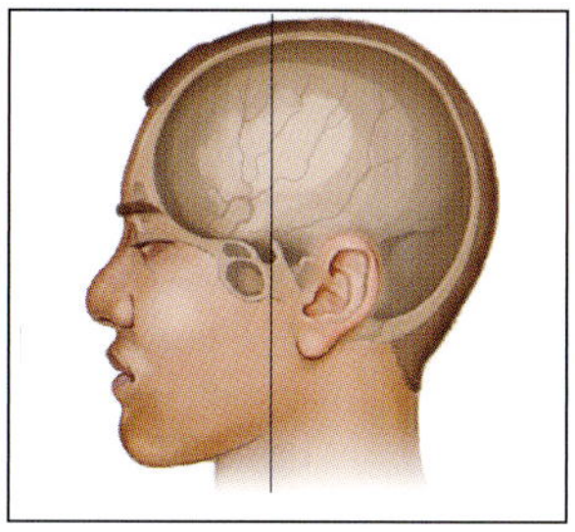

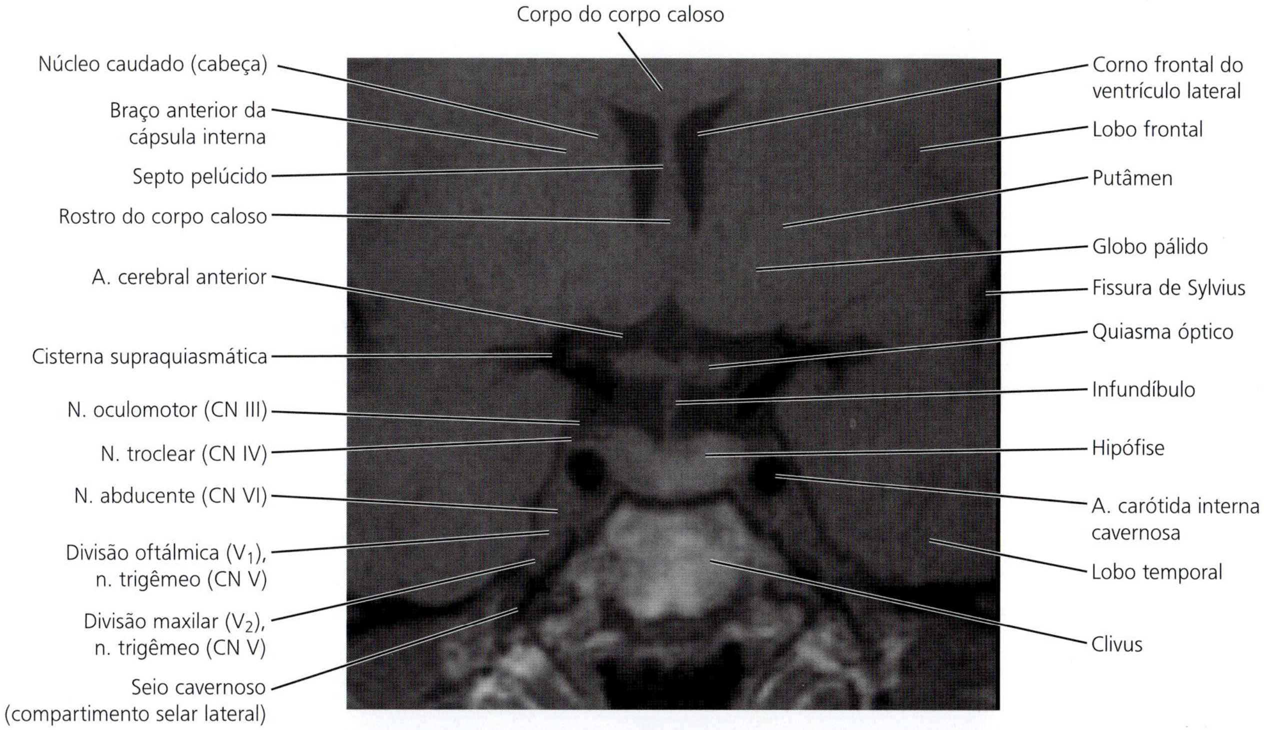
Corpo do corpo caloso
Núcleo caudado (cabeça)
Braço anterior da cápsula interna
Septo pelúcido
Rostro do corpo caloso
A. cerebral anterior
Cisterna supraquiasmática
N. oculomotor (CN III)
N. troclear (CN IV)
N. abducente (CN VI)
Divisão oftálmica (V_1), n. trigêmeo (CN V)
Divisão maxilar (V_2), n. trigêmeo (CN V)
Seio cavernoso (compartimento selar lateral)
Corno frontal do ventrículo lateral
Lobo frontal
Putâmen
Globo pálido
Fissura de Sylvius
Quiasma óptico
Infundíbulo
Hipófise
A. carótida interna cavernosa
Lobo temporal
Clivus

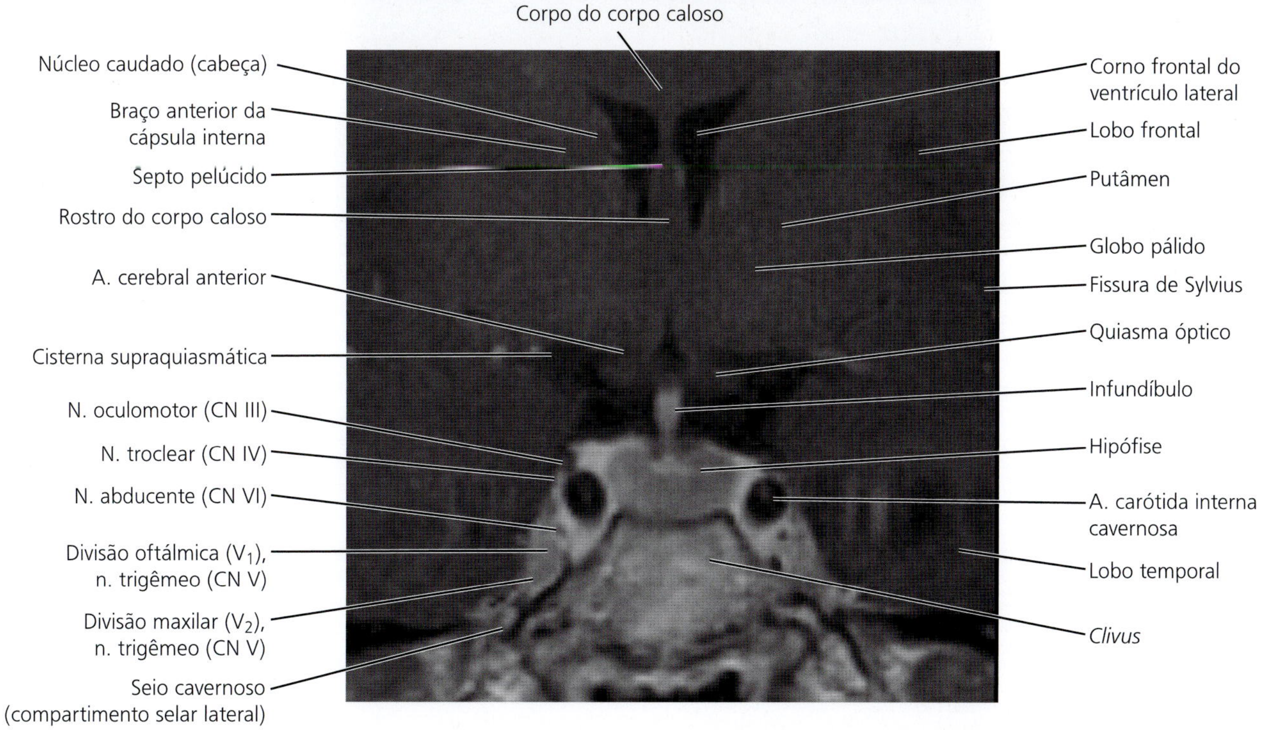
Corpo do corpo caloso
Núcleo caudado (cabeça)
Braço anterior da cápsula interna
Septo pelúcido
Rostro do corpo caloso
A. cerebral anterior
Cisterna supraquiasmática
N. oculomotor (CN III)
N. troclear (CN IV)
N. abducente (CN VI)
Divisão oftálmica (V_1), n. trigêmeo (CN V)
Divisão maxilar (V_2), n. trigêmeo (CN V)
Seio cavernoso (compartimento selar lateral)
Corno frontal do ventrículo lateral
Lobo frontal
Putâmen
Globo pálido
Fissura de Sylvius
Quiasma óptico
Infundíbulo
Hipófise
A. carótida interna cavernosa
Lobo temporal
Clivus

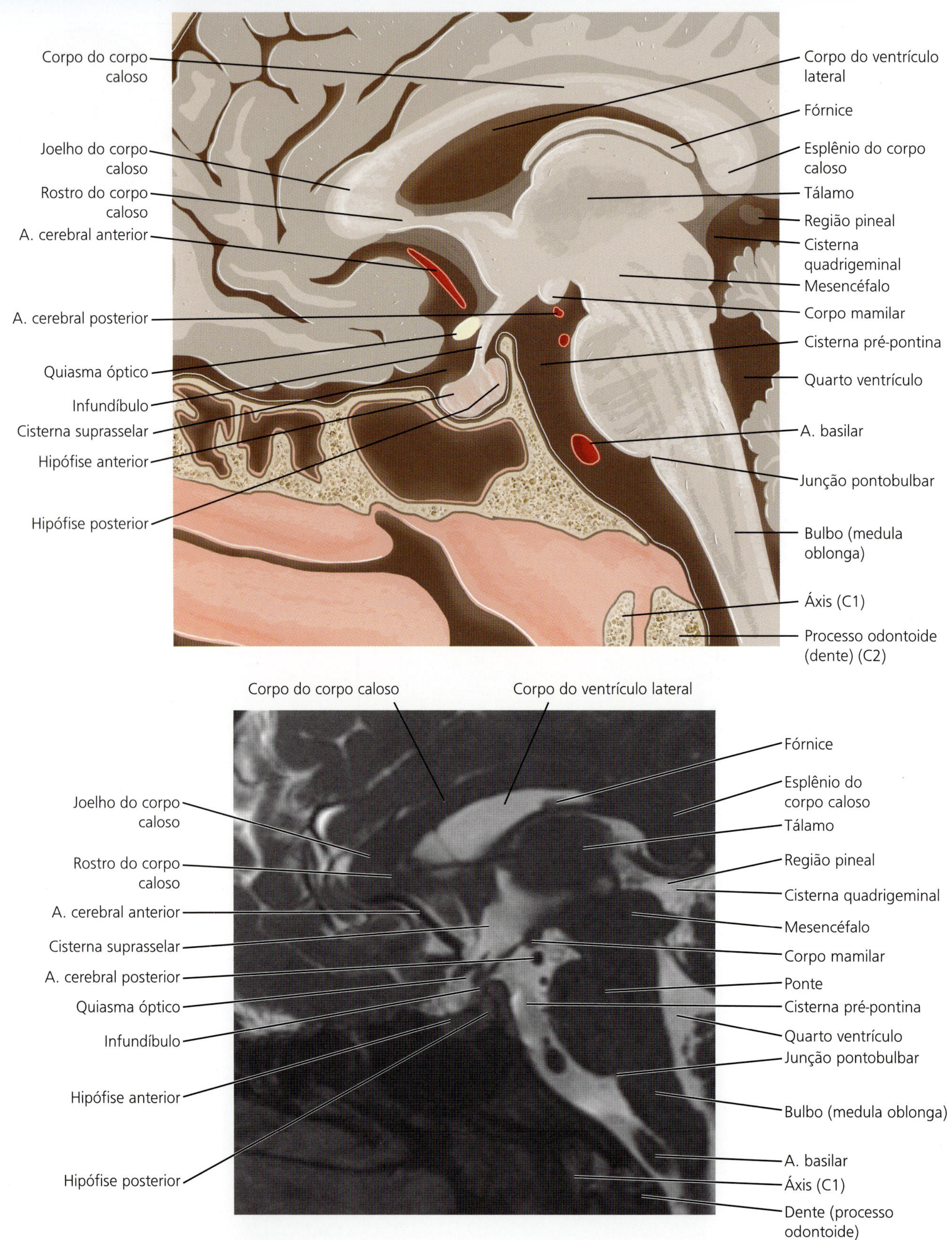
Corpo do corpo caloso
Joelho do corpo caloso
Rostro do corpo caloso
A. cerebral anterior
A. cerebral posterior
Quiasma óptico
Infundíbulo
Cisterna suprasselar
Hipófise anterior
Hipófise posterior
Corpo do ventrículo lateral
Fórnice
Esplênio do corpo caloso
Tálamo
Região pineal
Cisterna quadrigeminal
Mesencéfalo
Corpo mamilar
Cisterna pré-pontina
Quarto ventrículo
A. basilar
Junção pontobulbar
Bulbo (medula oblonga)
Áxis (C1)
Processo odontoide (dente) (C2)
Corpo do corpo caloso
Corpo do ventrículo lateral
Joelho do corpo caloso
Rostro do corpo caloso
A. cerebral anterior
Cisterna suprasselar
A. cerebral posterior
Quiasma óptico
Infundíbulo
Hipófise anterior
Hipófise posterior
Fórnice
Esplênio do corpo caloso
Tálamo
Região pineal
Cisterna quadrigeminal
Mesencéfalo
Corpo mamilar
Ponte
Cisterna pré-pontina
Quarto ventrículo
Junção pontobulbar
Bulbo (medula oblonga)
A. basilar
Áxis (C1)
Dente (processo odontoide)

PROCESSO PATOLÓGICO

Hemorragia aguda pode ser vista no caso de *apoplexia hipofisária.* Nestes pacientes, a atenção deve ser focalizada no aspecto posterior do clivo quanto a sinais de extensão da hemorragia. Notar que o aspecto posterior da hipófise, a *neuro-hipófise,* é normalmente brilhante com T1, cuja ausência pode ser patológica.

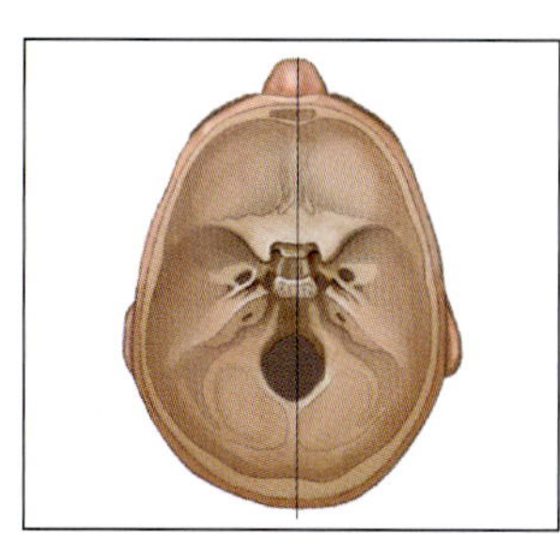

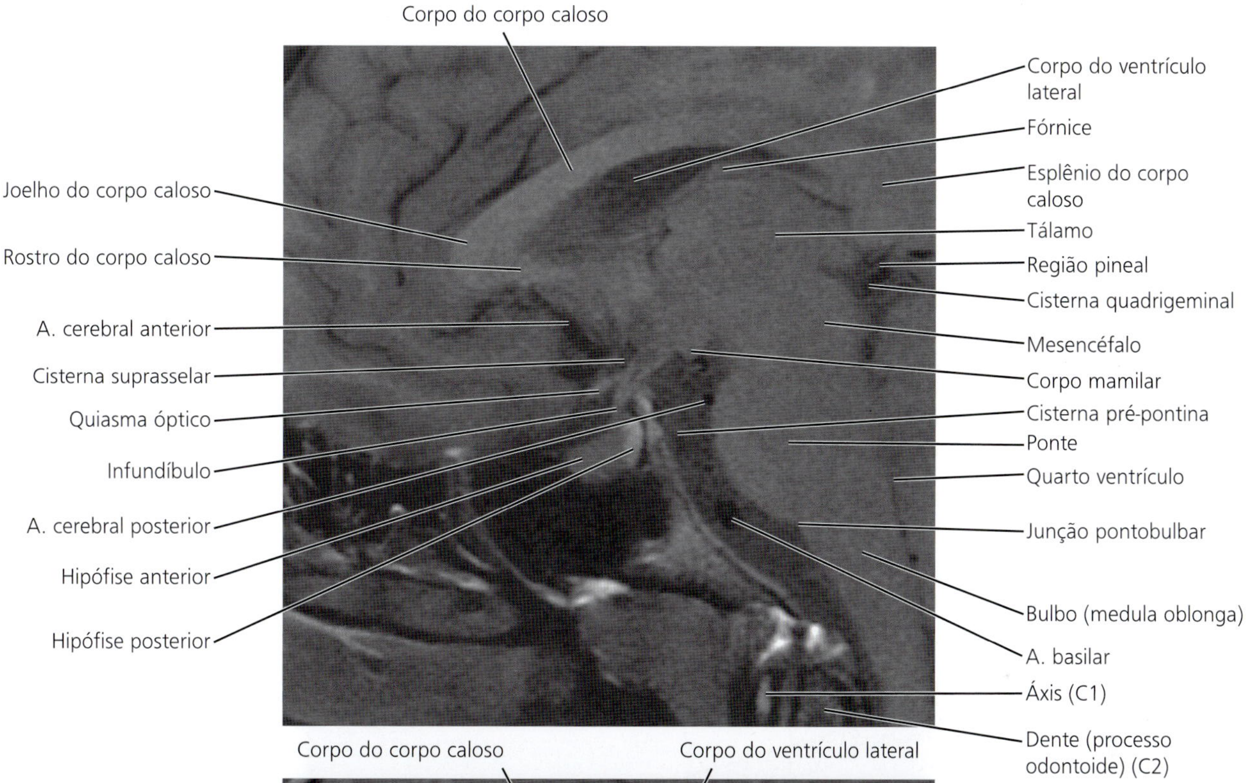

Corpo do corpo caloso

Joelho do corpo caloso

Rostro do corpo caloso

A. cerebral anterior

Cisterna suprasselar

Quiasma óptico

Infundíbulo

A. cerebral posterior

Hipófise anterior

Hipófise posterior

Corpo do ventrículo lateral

Fórnice

Esplênio do corpo caloso

Tálamo

Região pineal

Cisterna quadrigeminal

Mesencéfalo

Corpo mamilar

Cisterna pré-pontina

Ponte

Quarto ventrículo

Junção pontobulbar

Bulbo (medula oblonga)

A. basilar

Áxis (C1)

Dente (processo odontoide) (C2)

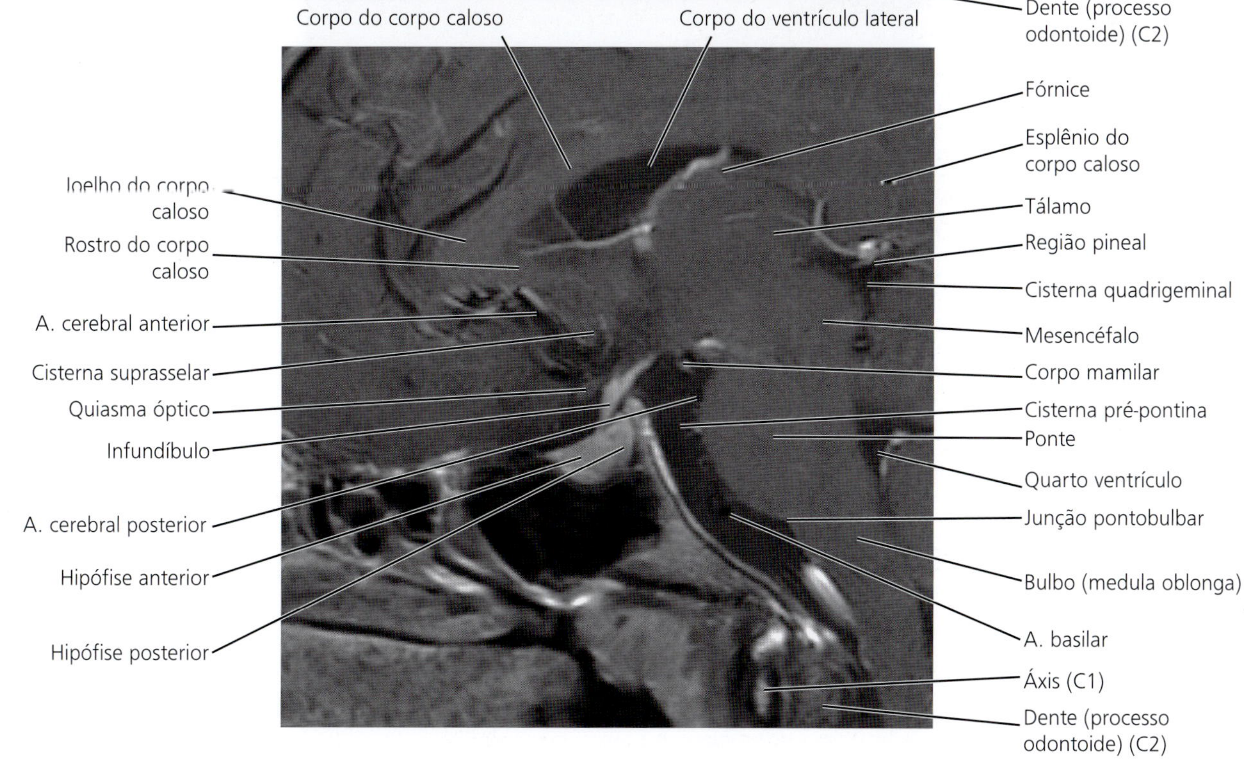

Corpo do corpo caloso

Corpo do ventrículo lateral

Joelho do corpo caloso

Rostro do corpo caloso

A. cerebral anterior

Cisterna suprasselar

Quiasma óptico

Infundíbulo

A. cerebral posterior

Hipófise anterior

Hipófise posterior

Fórnice

Esplênio do corpo caloso

Tálamo

Região pineal

Cisterna quadrigeminal

Mesencéfalo

Corpo mamilar

Cisterna pré-pontina

Ponte

Quarto ventrículo

Junção pontobulbar

Bulbo (medula oblonga)

A. basilar

Áxis (C1)

Dente (processo odontoide) (C2)

PARTE 2 CABEÇA E PESCOÇO

CAPÍTULO 8 VISÃO GERAL DA CABEÇA E PESCOÇO 308

CAPÍTULO 9 SEIOS PARANASAIS 321

CAPÍTULO 10 ÓRBITAS 355

CAPÍTULO 11 MANDÍBULA E MÚSCULOS DA MASTIGAÇÃO 381

CAPÍTULO 12 OSSO TEMPORAL (ORELHA MÉDIA, CÓCLEA, SISTEMA VESTIBULAR) 399

CAPÍTULO 13 CAVIDADE ORAL, FARINGE E PESCOÇO SUPRA-HIÓIDEO 421

CAPÍTULO 14 HIPOFARINGE, LARINGE E PESCOÇO INFRA-HIÓIDEO 471

Capítulo 8 VISÃO GERAL DA CABEÇA E PESCOÇO

CRÂNIO: ASPECTO ANTERIOR 309

CRÂNIO: ASPECTO LATERAL 310

BASE DO CRÂNIO: ASPECTO EXTERNO 311

BASE DO CRÂNIO: OSSOS, ACIDENTES ANATÔMICOS E ORIFÍCIOS 312

NARIZ E SEIOS PARANASAIS: CORTE TRANSVERSAL 313

FARINGE: CORTE MEDIANO 314

MÚSCULOS DA FARINGE: VISTA POSTERIOR PARCIALMENTE ABERTA 315

ARTÉRIAS DAS REGIÕES ORAIS E FARÍNGEAS 316

VASOS LINFÁTICOS E LINFONODOS DA CABEÇA E PESCOÇO 317

VIA DA RECEPÇÃO SONORA 318

CRÂNIO, BASE DO CRÂNIO E MENINGES 319

CRÂNIO, BASE DO CRÂNIO E MENINGES (CONTINUAÇÃO) 320

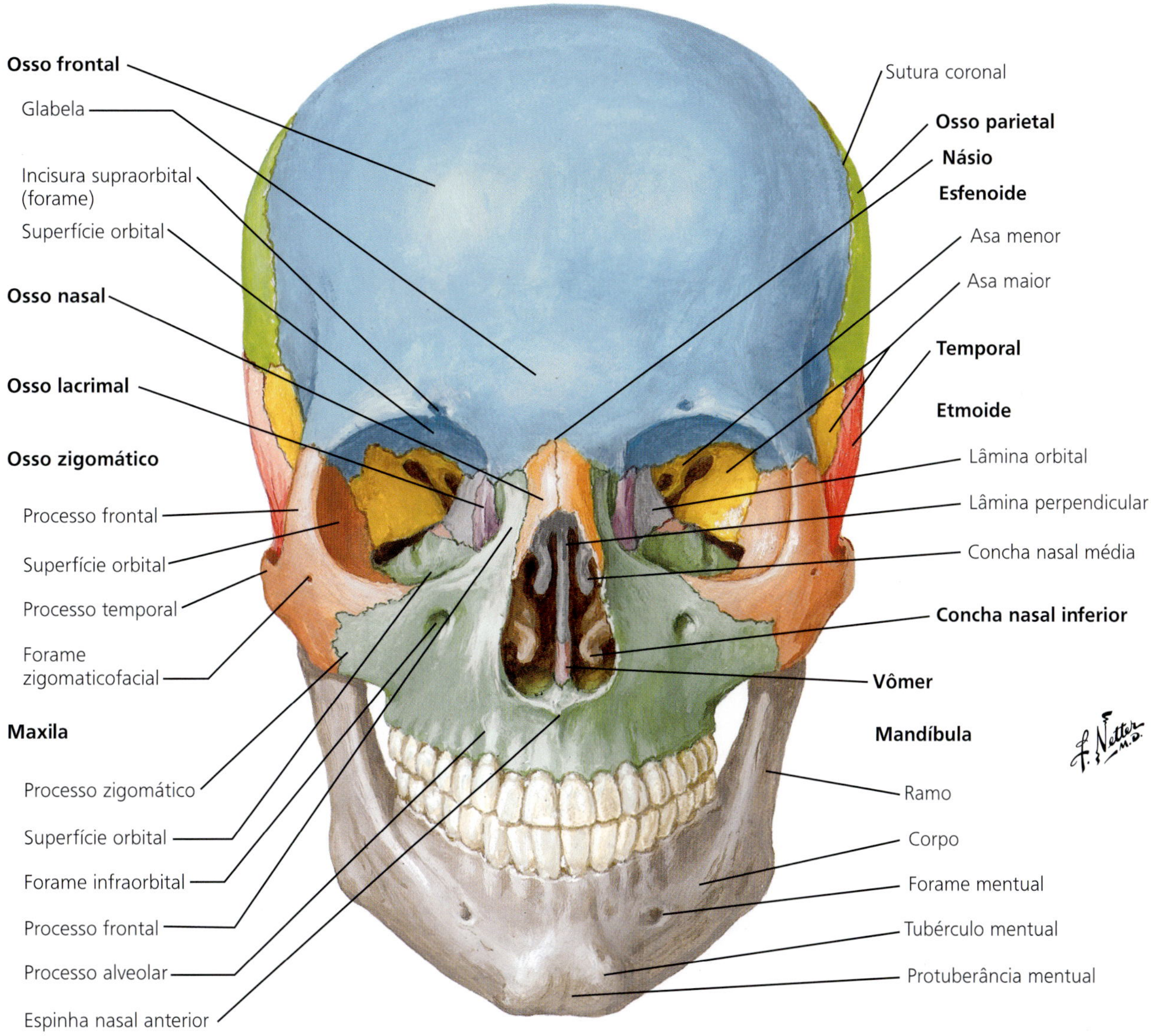

Osso frontal
Glabela
Incisura supraorbital (forame)
Superfície orbital
Osso nasal
Osso lacrimal
Osso zigomático
Processo frontal
Superfície orbital
Processo temporal
Forame zigomaticofacial
Maxila
Processo zigomático
Superfície orbital
Forame infraorbital
Processo frontal
Processo alveolar
Espinha nasal anterior

Sutura coronal
Osso parietal
Násio
Esfenoide
Asa menor
Asa maior
Temporal
Etmoide
Lâmina orbital
Lâmina perpendicular
Concha nasal média
Concha nasal inferior
Vômer
Mandíbula
Ramo
Corpo
Forame mentual
Tubérculo mentual
Protuberância mentual

F. Netter M.D.

Órbita direita: vista frontal e ligeiramente lateral

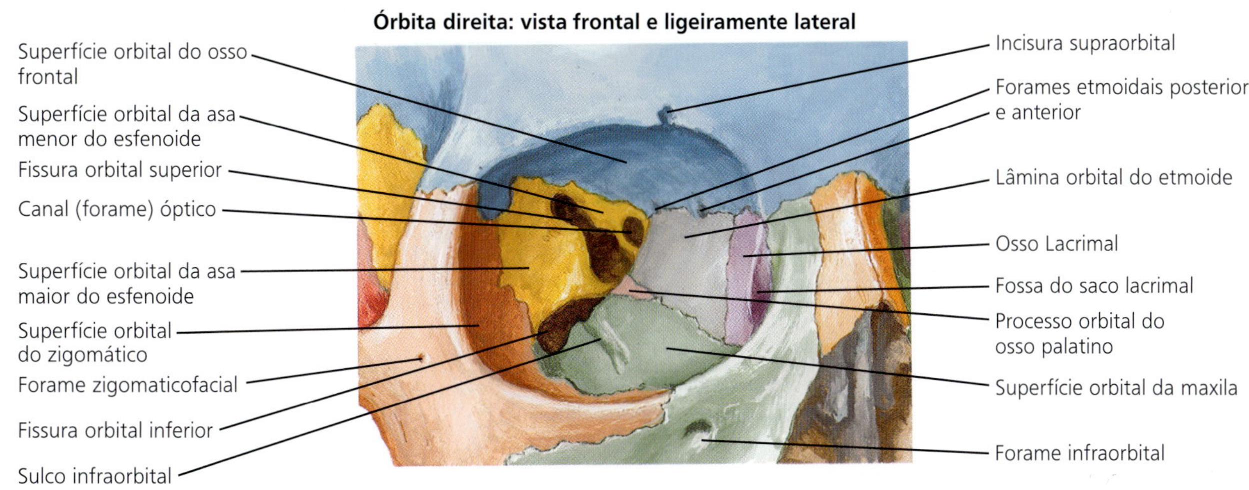
Superfície orbital do osso frontal
Superfície orbital da asa menor do esfenoide
Fissura orbital superior
Canal (forame) óptico
Superfície orbital da asa maior do esfenoide
Superfície orbital do zigomático
Forame zigomaticofacial
Fissura orbital inferior
Sulco infraorbital
Incisura supraorbital
Forames etmoidais posterior e anterior
Lâmina orbital do etmoide
Osso Lacrimal
Fossa do saco lacrimal
Processo orbital do osso palatino
Superfície orbital da maxila
Forame infraorbital

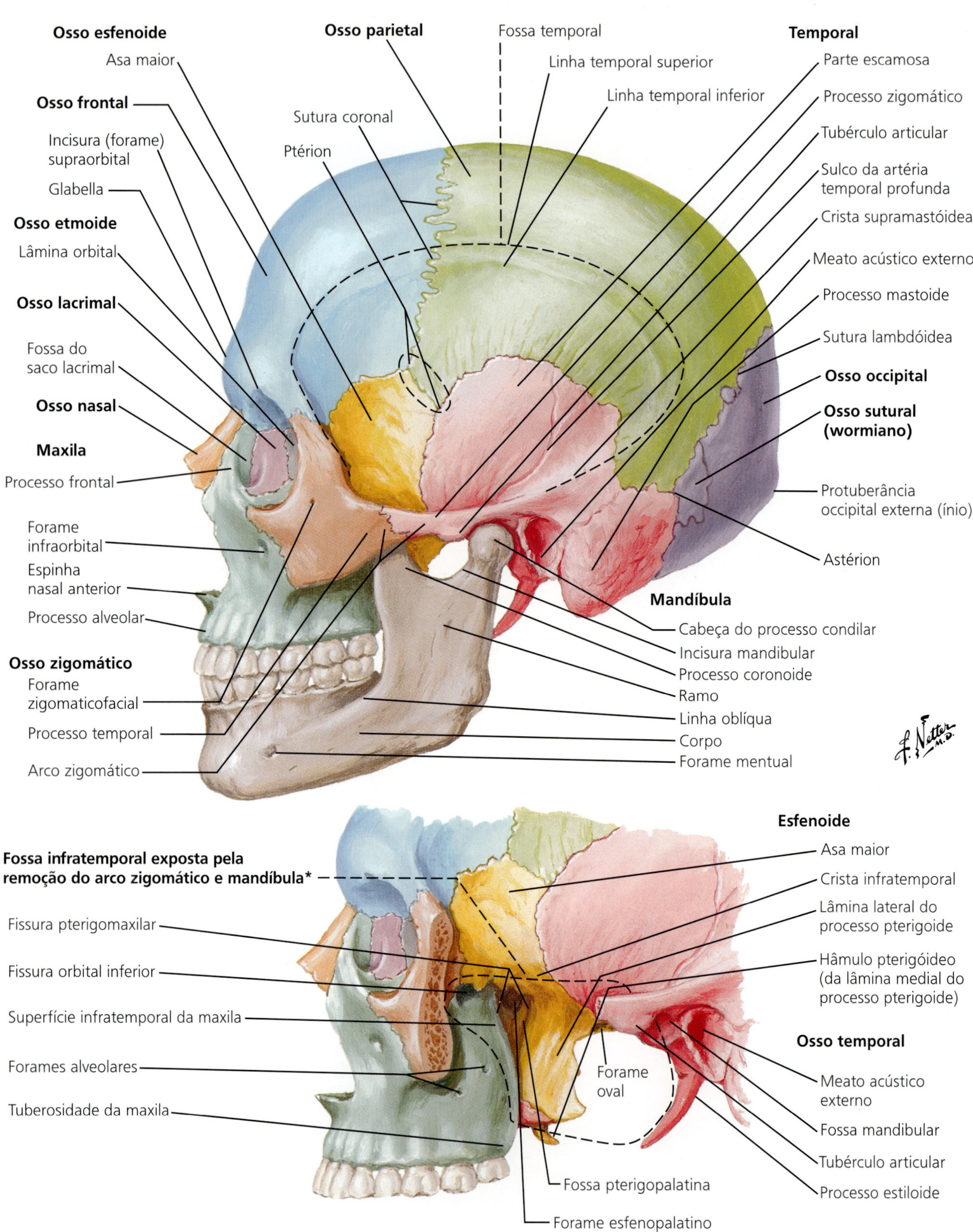
Osso esfenoide
Asa maior
Osso frontal
Incisura (forame) supraorbital
Glabella
Osso etmoide
Lâmina orbital
Osso lacrimal
Fossa do saco lacrimal
Osso nasal
Maxila
Processo frontal
Forame infraorbital
Espinha nasal anterior
Processo alveolar
Osso zigomático
Forame zigomaticofacial
Processo temporal
Arco zigomático
Osso parietal
Sutura coronal
Ptérion
Fossa temporal
Linha temporal superior
Linha temporal inferior
Temporal
Parte escamosa
Processo zigomático
Tubérculo articular
Sulco da artéria temporal profunda
Crista supramastóidea
Meato acústico externo
Processo mastoide
Sutura lambdóidea
Osso occipital
Osso sutural (wormiano)
Protuberância occipital externa (ínio)
Astérion
Mandíbula
Cabeça do processo condilar
Incisura mandibular
Processo coronoide
Ramo
Linha oblíqua
Corpo
Forame mentual
Fossa infratemporal exposta pela remoção do arco zigomático e mandíbula*
Fissura pterigomaxilar
Fissura orbital inferior
Superfície infratemporal da maxila
Forames alveolares
Tuberosidade da maxila
Forame oval
Fossa pterigopalatina
Forame esfenopalatino
Esfenoide
Asa maior
Crista infratemporal
Lâmina lateral do processo pterigoide
Hâmulo pterigóideo (da lâmina medial do processo pterigoide)
Osso temporal
Meato acústico externo
Fossa mandibular
Tubérculo articular
Processo estiloide

*Superficialmente, o processo mastoide forma o limite posterior

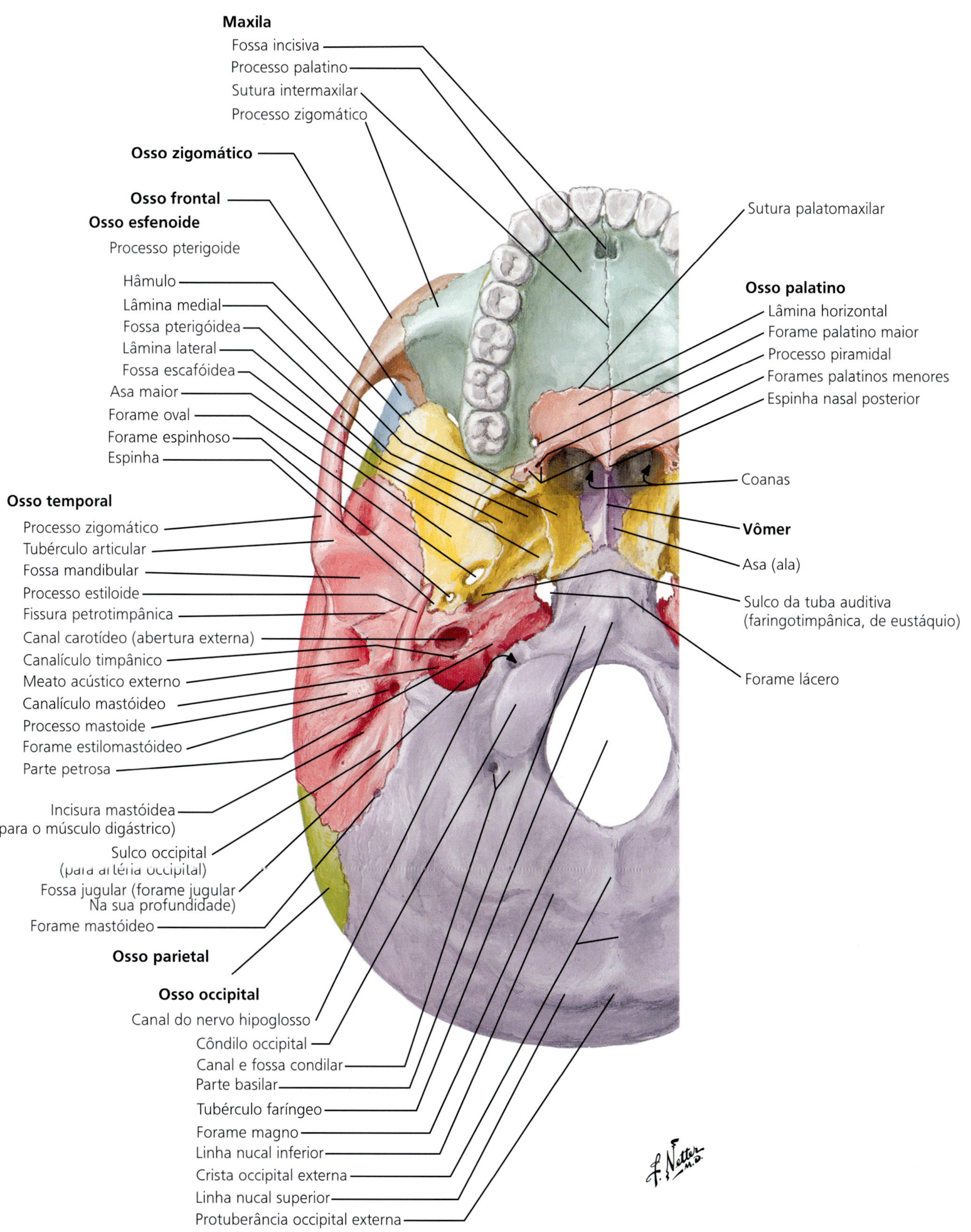

Maxila
Fossa incisiva
Processo palatino
Sutura intermaxilar
Processo zigomático
Osso zigomático
Osso frontal
Osso esfenoide
Processo pterigoide
Hâmulo
Lâmina medial
Fossa pterigóidea
Lâmina lateral
Fossa escafóidea
Asa maior
Forame oval
Forame espinhoso
Espinha
Osso temporal
Processo zigomático
Tubérculo articular
Fossa mandibular
Processo estiloide
Fissura petrotimpânica
Canal carotídeo (abertura externa)
Canalículo timpânico
Meato acústico externo
Canalículo mastóideo
Processo mastoide
Forame estilomastóideo
Parte petrosa
Incisura mastóidea
(para o músculo digástrico)
Sulco occipital
(para artéria occipital)
Fossa jugular (forame jugular
Na sua profundidade)
Forame mastóideo
Osso parietal
Osso occipital
Canal do nervo hipoglosso
Côndilo occipital
Canal e fossa condilar
Parte basilar
Tubérculo faríngeo
Forame magno
Linha nucal inferior
Crista occipital externa
Linha nucal superior
Protuberância occipital externa
Sutura palatomaxilar
Osso palatino
Lâmina horizontal
Forame palatino maior
Processo piramidal
Forames palatinos menores
Espinha nasal posterior
Coanas
Vômer
Asa (ala)
Sulco da tuba auditiva
(faringotimpânica, de eustáquio)
Forame lácero
F. Netter M.D.

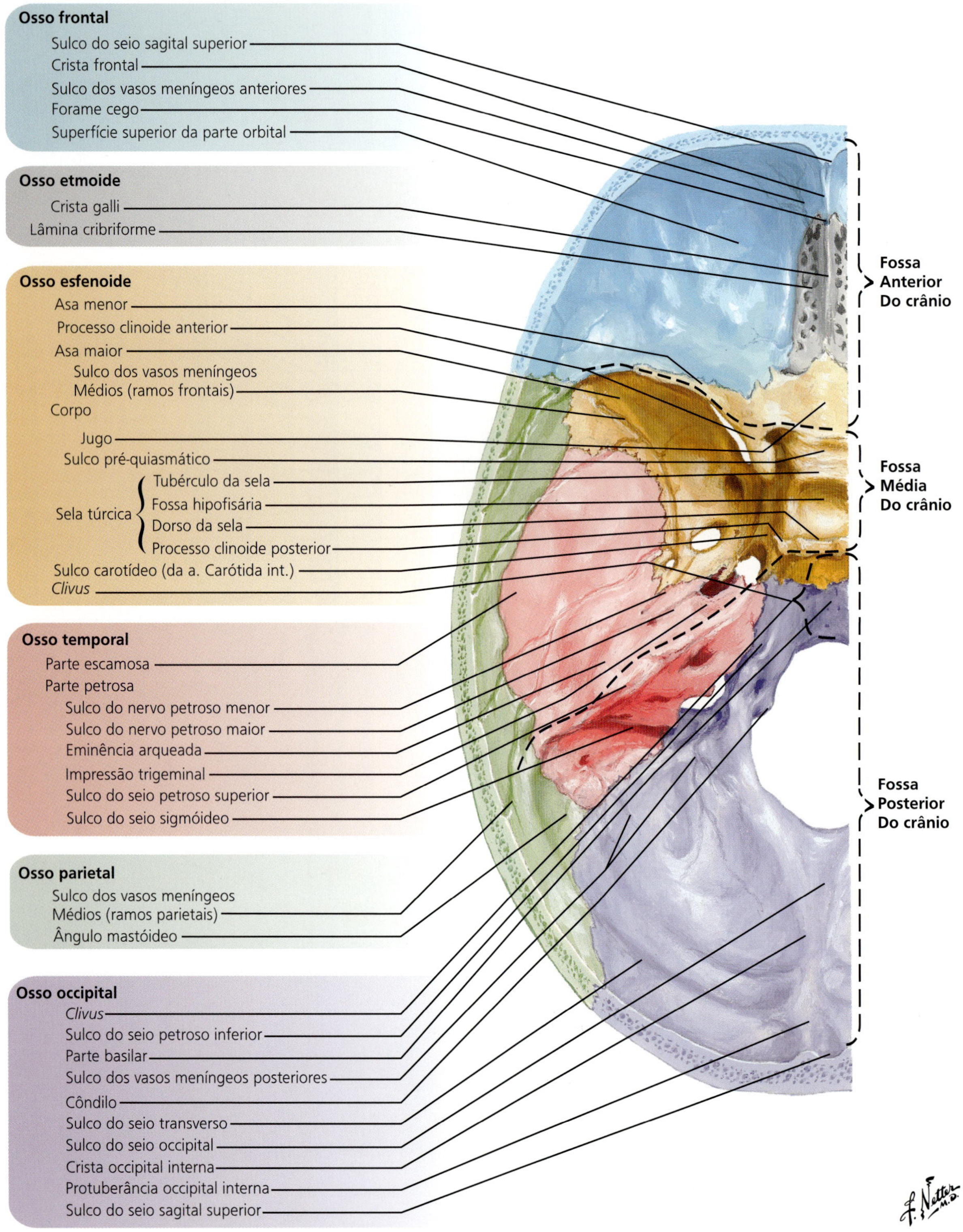
Osso frontal
Sulco do seio sagital superior
Crista frontal
Sulco dos vasos meníngeos anteriores
Forame cego
Superfície superior da parte orbital
Osso etmoide
Crista galli
Lâmina cribriforme
Osso esfenoide
Asa menor
Processo clinoide anterior
Asa maior
Sulco dos vasos meníngeos
Médios (ramos frontais)
Corpo
Jugo
Sulco pré-quiasmático
Sela túrcica
Tubérculo da sela
Fossa hipofisária
Dorso da sela
Processo clinoide posterior
Sulco carotídeo (da a. Carótida int.)
Clivus
Osso temporal
Parte escamosa
Parte petrosa
Sulco do nervo petroso menor
Sulco do nervo petroso maior
Eminência arqueada
Impressão trigeminal
Sulco do seio petroso superior
Sulco do seio sigmóideo
Osso parietal
Sulco dos vasos meníngeos
Médios (ramos parietais)
Ângulo mastóideo
Osso occipital
Clivus
Sulco do seio petroso inferior
Parte basilar
Sulco dos vasos meníngeos posteriores
Côndilo
Sulco do seio transverso
Sulco do seio occipital
Crista occipital interna
Protuberância occipital interna
Sulco do seio sagital superior
Fossa Anterior Do crânio
Fossa Média Do crânio
Fossa Posterior Do crânio
F. Netter M.D.

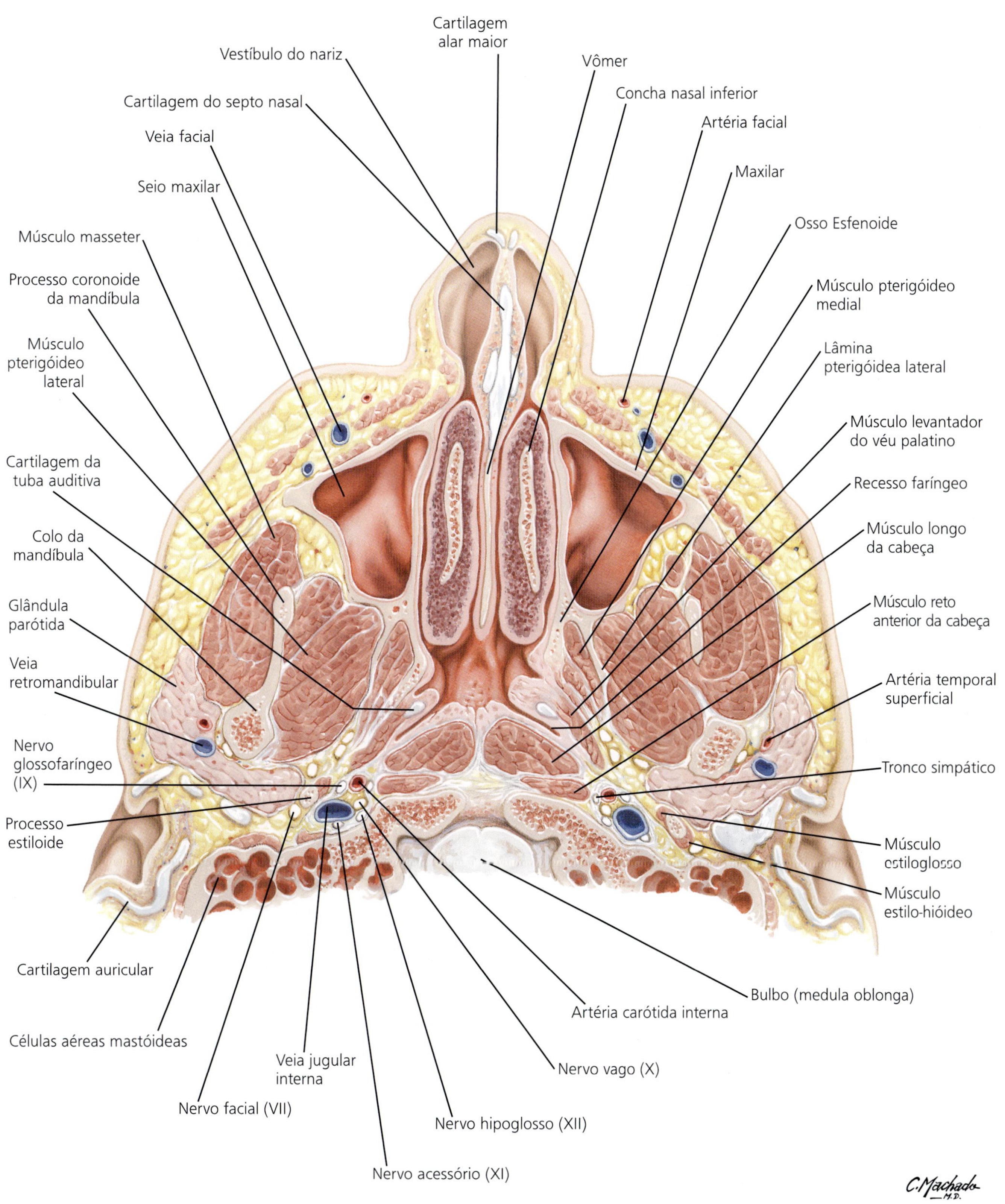

Cartilagem alar maior
Vestíbulo do nariz
Vômer
Concha nasal inferior
Cartilagem do septo nasal
Artéria facial
Veia facial
Maxilar
Seio maxilar
Osso Esfenoide
Músculo masseter
Músculo pterigóideo medial
Processo coronoide da mandíbula
Lâmina pterigóidea lateral
Músculo pterigóideo lateral
Músculo levantador do véu palatino
Cartilagem da tuba auditiva
Recesso faríngeo
Músculo longo da cabeça
Colo da mandíbula
Músculo reto anterior da cabeça
Glândula parótida
Veia retromandibular
Artéria temporal superficial
Nervo glossofaríngeo (IX)
Tronco simpático
Processo estiloide
Músculo estiloglosso
Músculo estilo-hióideo
Cartilagem auricular
Bulbo (medula oblonga)
Artéria carótida interna
Células aéreas mastóideas
Veia jugular interna
Nervo vago (X)
Nervo facial (VII)
Nervo hipoglosso (XII)
Nervo acessório (XI)
C. Machado M.D.

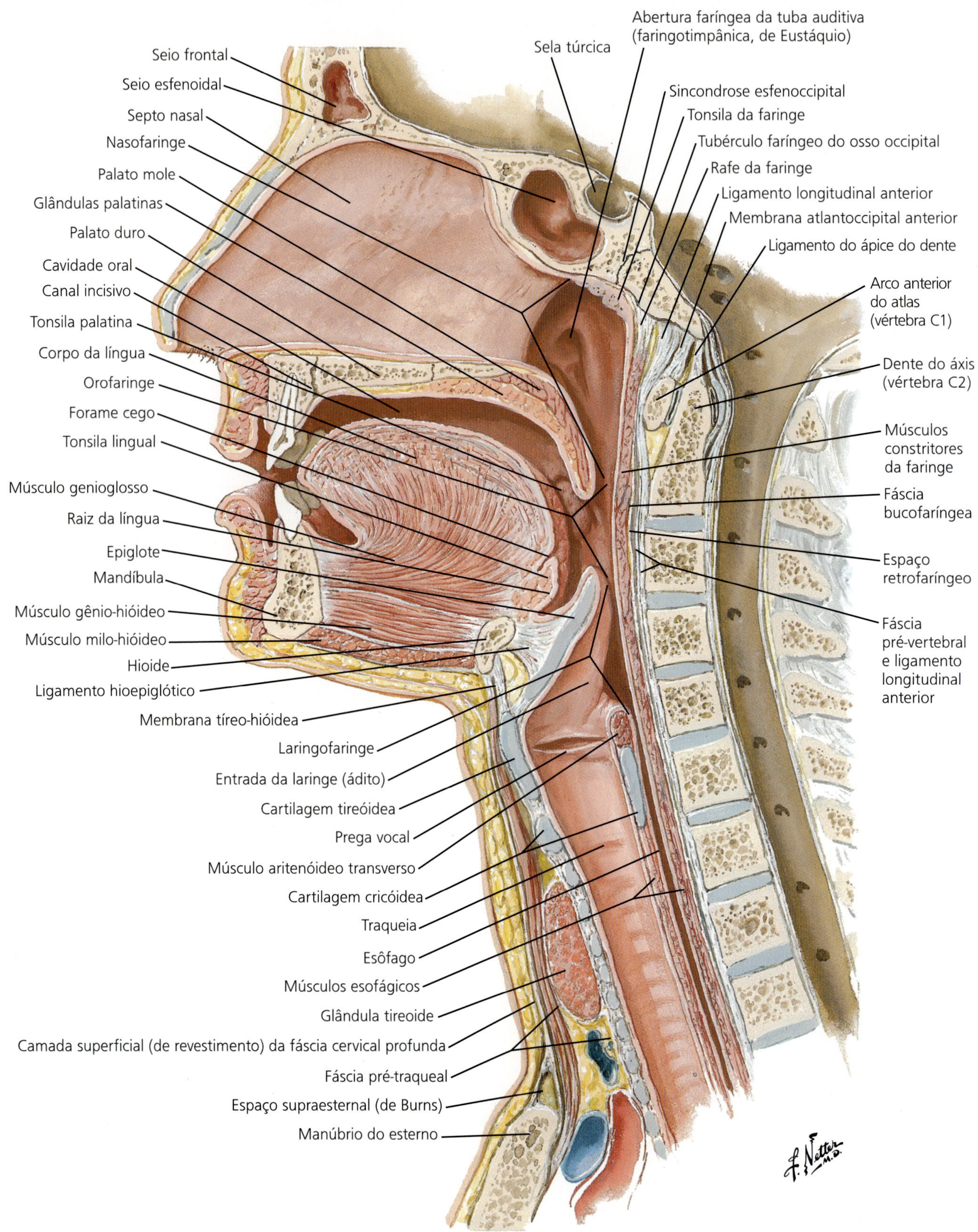
Seio frontal
Seio esfenoidal
Septo nasal
Nasofaringe
Palato mole
Glândulas palatinas
Palato duro
Cavidade oral
Canal incisivo
Tonsila palatina
Corpo da língua
Orofaringe
Forame cego
Tonsila lingual
Músculo genioglosso
Raiz da língua
Epiglote
Mandíbula
Músculo gênio-hióideo
Músculo milo-hióideo
Hioide
Ligamento hioepiglótico
Membrana tíreo-hióidea
Laringofaringe
Entrada da laringe (ádito)
Cartilagem tireóidea
Prega vocal
Músculo aritenóideo transverso
Cartilagem cricóidea
Traqueia
Esôfago
Músculos esofágicos
Glândula tireoide
Camada superficial (de revestimento) da fáscia cervical profunda
Fáscia pré-traqueal
Espaço supraesternal (de Burns)
Manúbrio do esterno
Sela túrcica
Abertura faríngea da tuba auditiva (faringotimpânica, de Eustáquio)
Sincondrose esfenoccipital
Tonsila da faringe
Tubérculo faríngeo do osso occipital
Rafe da faringe
Ligamento longitudinal anterior
Membrana atlantoccipital anterior
Ligamento do ápice do dente
Arco anterior do atlas (vértebra C1)
Dente do áxis (vértebra C2)
Músculos constritores da faringe
Fáscia bucofaríngea
Espaço retrofaríngeo
Fáscia pré-vertebral e ligamento longitudinal anterior

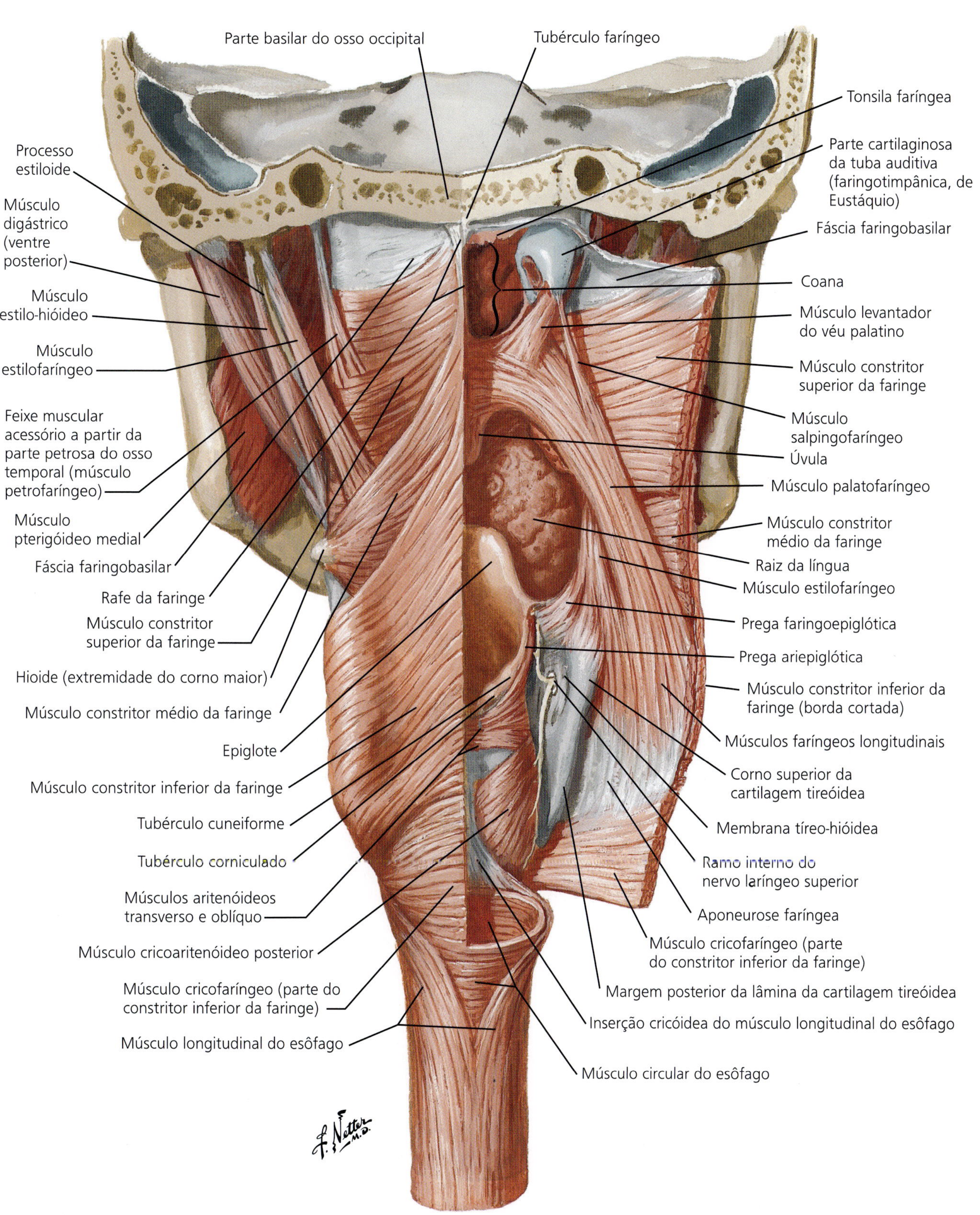

Parte basilar do osso occipital
Tubérculo faríngeo
Tonsila faríngea
Parte cartilaginosa da tuba auditiva (faringotimpânica, de Eustáquio)
Fáscia faringobasilar
Coana
Músculo levantador do véu palatino
Músculo constritor superior da faringe
Músculo salpingofaríngeo
Úvula
Músculo palatofaríngeo
Músculo constritor médio da faringe
Raiz da língua
Músculo estilofaríngeo
Prega faringoepiglótica
Prega ariepiglótica
Músculo constritor inferior da faringe (borda cortada)
Músculos faríngeos longitudinais
Corno superior da cartilagem tireóidea
Membrana tíreo-hióidea
Ramo interno do nervo laríngeo superior
Aponeurose faríngea
Músculo cricofaríngeo (parte do constritor inferior da faringe)
Margem posterior da lâmina da cartilagem tireóidea
Inserção cricóidea do músculo longitudinal do esôfago
Músculo circular do esôfago
Processo estiloide
Músculo digástrico (ventre posterior)
Músculo estilo-hióideo
Músculo estilofaríngeo
Feixe muscular acessório a partir da parte petrosa do osso temporal (músculo petrofaríngeo)
Músculo pterigóideo medial
Fáscia faringobasilar
Rafe da faringe
Músculo constritor superior da faringe
Hioide (extremidade do corno maior)
Músculo constritor médio da faringe
Epiglote
Músculo constritor inferior da faringe
Tubérculo cuneiforme
Tubérculo corniculado
Músculos aritenóideos transverso e oblíquo
Músculo cricoaritenóideo posterior
Músculo cricofaríngeo (parte do constritor inferior da faringe)
Músculo longitudinal do esôfago
F. Netter M.D.

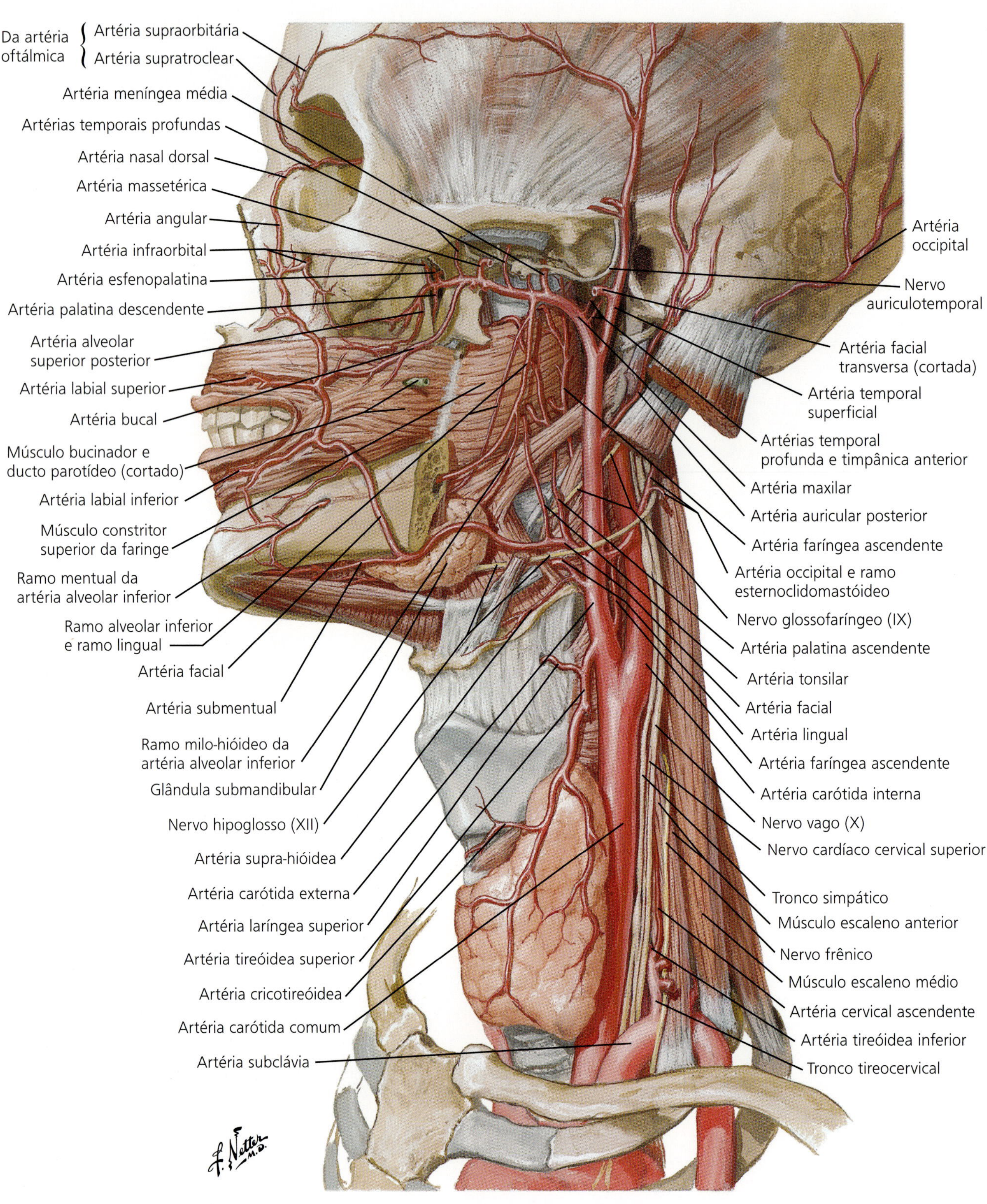
Da artéria oftálmica
Artéria supraorbitária
Artéria supratroclear
Artéria meníngea média
Artérias temporais profundas
Artéria nasal dorsal
Artéria massetérica
Artéria angular
Artéria infraorbital
Artéria esfenopalatina
Artéria palatina descendente
Artéria alveolar superior posterior
Artéria labial superior
Artéria bucal
Músculo bucinador e ducto parotídeo (cortado)
Artéria labial inferior
Músculo constritor superior da faringe
Ramo mentual da artéria alveolar inferior
Ramo alveolar inferior e ramo lingual
Artéria facial
Artéria submentual
Ramo milo-hióideo da artéria alveolar inferior
Glândula submandibular
Nervo hipoglosso (XII)
Artéria supra-hióidea
Artéria carótida externa
Artéria laríngea superior
Artéria tireóidea superior
Artéria cricotireóidea
Artéria carótida comum
Artéria subclávia
Artéria occipital
Nervo auriculotemporal
Artéria facial transversa (cortada)
Artéria temporal superficial
Artérias temporal profunda e timpânica anterior
Artéria maxilar
Artéria auricular posterior
Artéria faríngea ascendente
Artéria occipital e ramo esternoclidomastóideo
Nervo glossofaríngeo (IX)
Artéria palatina ascendente
Artéria tonsilar
Artéria facial
Artéria lingual
Artéria faríngea ascendente
Artéria carótida interna
Nervo vago (X)
Nervo cardíaco cervical superior
Tronco simpático
Músculo escaleno anterior
Nervo frênico
Músculo escaleno médio
Artéria cervical ascendente
Artéria tireóidea inferior
Tronco tireocervical

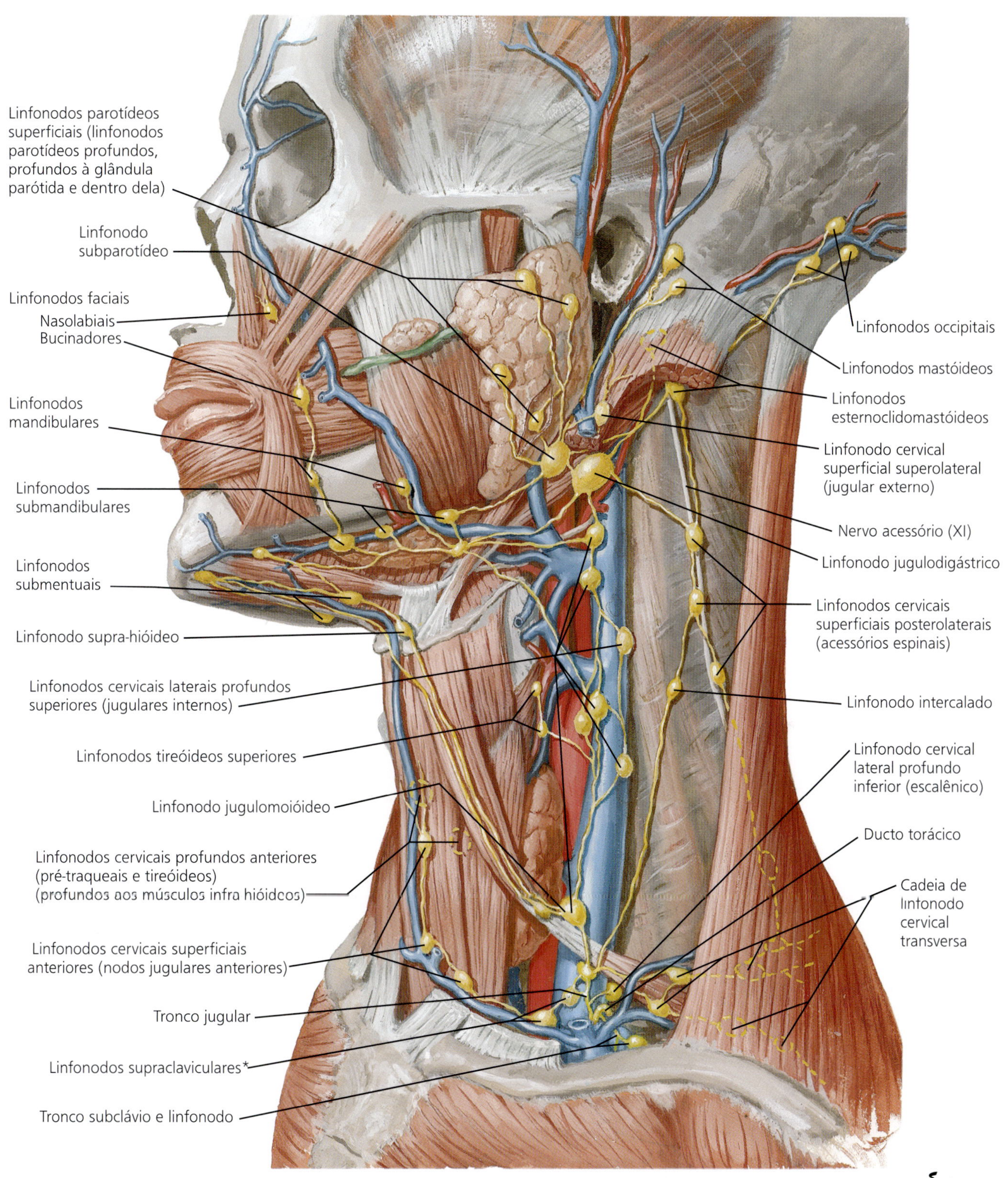
Linfonodos parotídeos superficiais (linfonodos parotídeos profundos, profundos à glândula parótida e dentro dela)
Linfonodo subparotídeo
Linfonodos faciais
Nasolabiais
Bucinadores
Linfonodos mandibulares
Linfonodos submandibulares
Linfonodos submentuais
Linfonodo supra-hióideo
Linfonodos cervicais laterais profundos superiores (jugulares internos)
Linfonodos tireóideos superiores
Linfonodo jugulomoióideo
Linfonodos cervicais profundos anteriores (pré-traqueais e tireóideos) (profundos aos músculos infra hióideos)
Linfonodos cervicais superficiais anteriores (nodos jugulares anteriores)
Tronco jugular
Linfonodos supraclaviculares*
Tronco subclávio e linfonodo
Linfonodos occipitais
Linfonodos mastóideos
Linfonodos esternoclidomastóideos
Linfonodo cervical superficial superolateral (jugular externo)
Nervo acessório (XI)
Linfonodo jugulodigástrico
Linfonodos cervicais superficiais posterolaterais (acessórios espinais)
Linfonodo intercalado
Linfonodo cervical lateral profundo inferior (escalênico)
Ducto torácico
Cadeia de linfonodo cervical transversa

*O grupo supraclavicular de linfonodos (também conhecido como grupo cervical profundo inferior), especialmente à esquerda, é também às vezes chamado linfonodos sinalizadores ou sentinelas de Virchow ou de Troisier, especialmente quando suficientemente aumentados e palpáveis. Estes linfonodos (ou um único linfonodo) são assim chamados porque eles podem ser a primeira evidência presuntiva reconhecida de doença maligna nas vísceras.

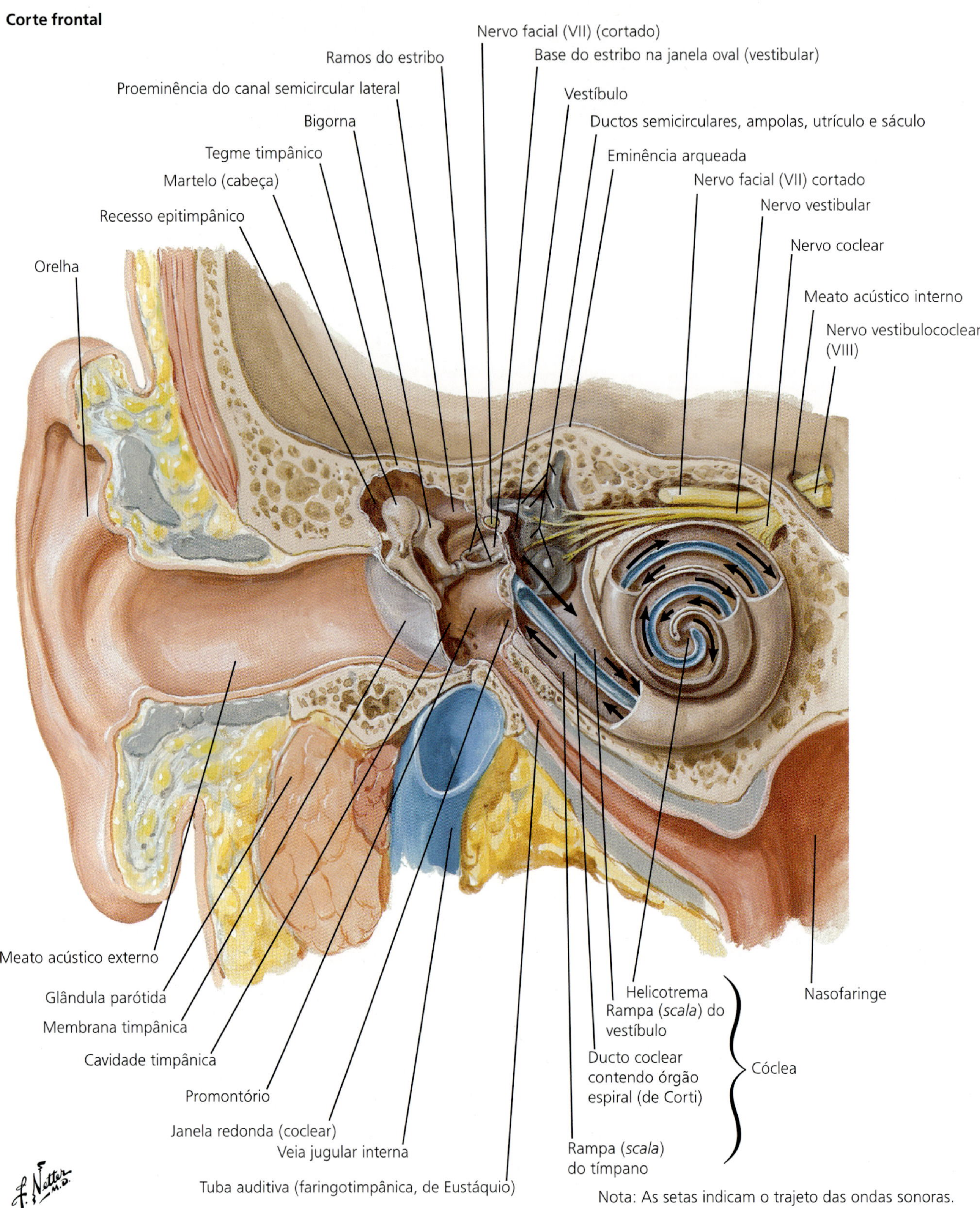
Corte frontal
Nervo facial (VII) (cortado)
Ramos do estribo
Base do estribo na janela oval (vestibular)
Proeminência do canal semicircular lateral
Vestíbulo
Bigorna
Ductos semicirculares, ampolas, utrículo e sáculo
Tegme timpânico
Eminência arqueada
Martelo (cabeça)
Nervo facial (VII) cortado
Recesso epitimpânico
Nervo vestibular
Nervo coclear
Orelha
Meato acústico interno
Nervo vestibulococlear (VIII)
Meato acústico externo
Glândula parótida
Membrana timpânica
Cavidade timpânica
Promontório
Janela redonda (coclear)
Veia jugular interna
Tuba auditiva (faringotimpânica, de Eustáquio)
Helicotrema
Rampa (*scala*) do vestíbulo
Ducto coclear contendo órgão espiral (de Corti)
Rampa (*scala*) do tímpano
Cóclea
Nasofaringe
Nota: As setas indicam o trajeto das ondas sonoras.
F. Netter M.D.

Vista frontal de reformatação 3D do crânio

Osso frontal
Processo supraorbital
Esfenoide, asa menor
Fissura orbital superior
Osso esfenoide, asa maior
Septo nasal
Osso zigomático
Espinha nasal anterior
Osso Parietal
Glabela
Osso Temporal
Osso lacrimal
Osso nasal
Maxila
Concha nasal inferior
Forame intraorbital

Vista lateral de reformatação 3D do crânio

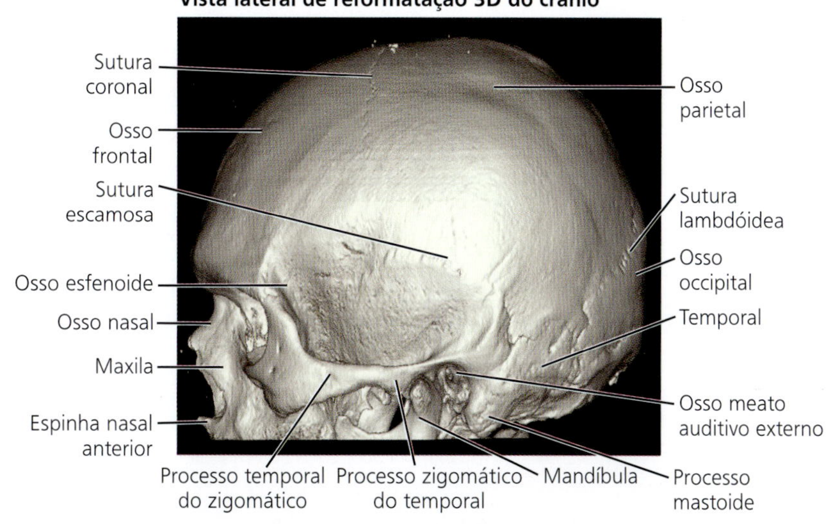
Sutura coronal
Osso frontal
Sutura escamosa
Osso esfenoide
Osso nasal
Maxila
Espinha nasal anterior
Processo temporal do zigomático
Processo zigomático do temporal
Mandíbula
Processo mastoide
Osso parietal
Sutura lambdóidea
Osso occipital
Temporal
Osso meato auditivo externo

Vista inferior em 3D da base do crânio

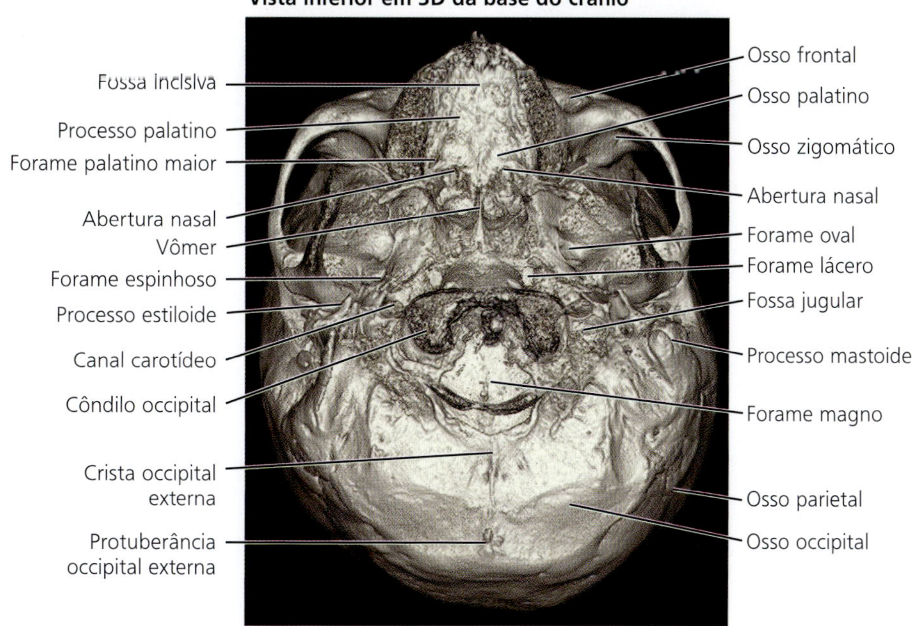
Fossa incisiva
Processo palatino
Forame palatino maior
Abertura nasal
Vômer
Forame espinhoso
Processo estiloide
Canal carotídeo
Côndilo occipital
Crista occipital externa
Protuberância occipital externa
Osso frontal
Osso palatino
Osso zigomático
Abertura nasal
Forame oval
Forame lácero
Fossa jugular
Processo mastoide
Forame magno
Osso parietal
Osso occipital

Vista posterior de reformatação 3D do crânio

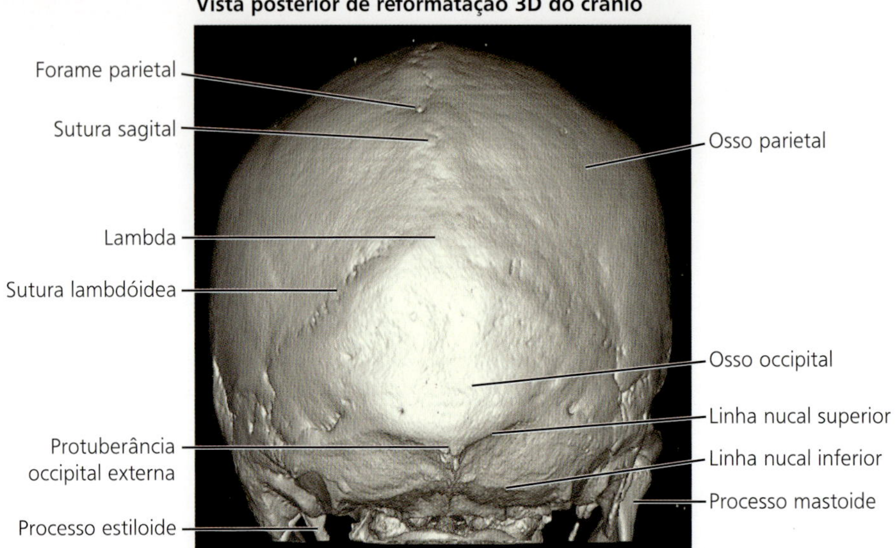
Forame parietal
Sutura sagital
Lambda
Sutura lambdóidea
Protuberância occipital externa
Processo estiloide
Osso parietal
Osso occipital
Linha nucal superior
Linha nucal inferior
Processo mastoide

Vista cortada inferolateral do interior de reformatação 3D do crânio

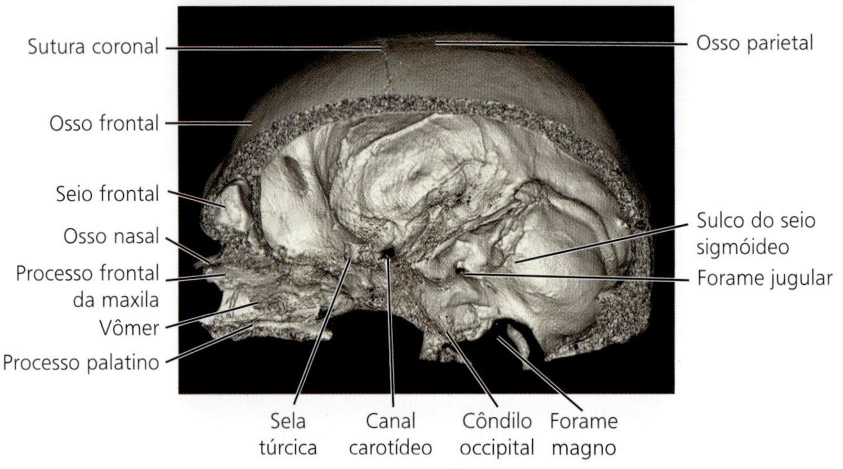
Sutura coronal
Osso frontal
Seio frontal
Osso nasal
Processo frontal da maxila
Vômer
Processo palatino
Osso parietal
Sulco do seio sigmóideo
Forame jugular
Sela túrcica
Canal carotídeo
Côndilo occipital
Forame magno

Vista superior de crânio cortado em 3D mostrando o interior da base do crânio

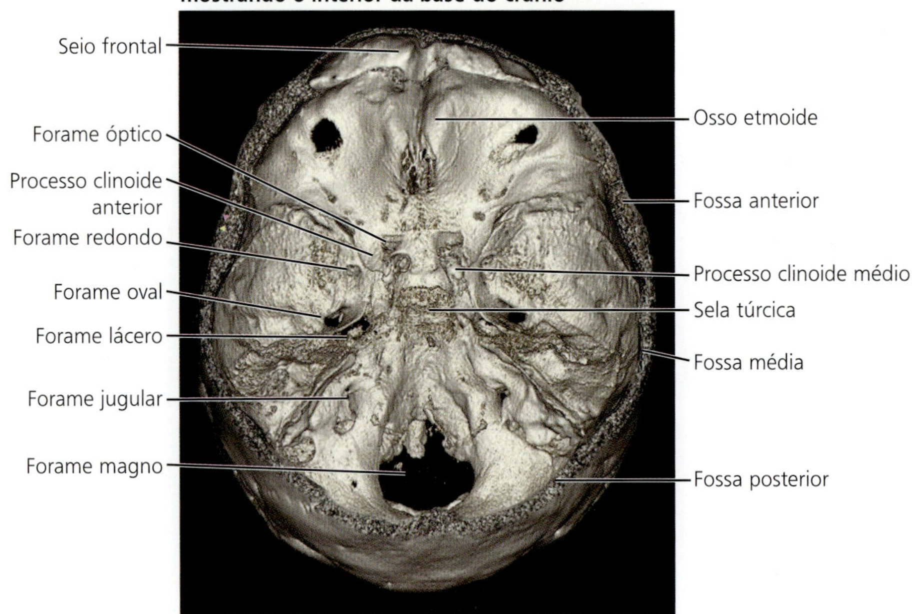
Seio frontal
Forame óptico
Processo clinoide anterior
Forame redondo
Forame oval
Forame lácero
Forame jugular
Forame magno
Osso etmoide
Fossa anterior
Processo clinoide médio
Sela túrcica
Fossa média
Fossa posterior

Capítulo 9

SEIOS PARANASAIS

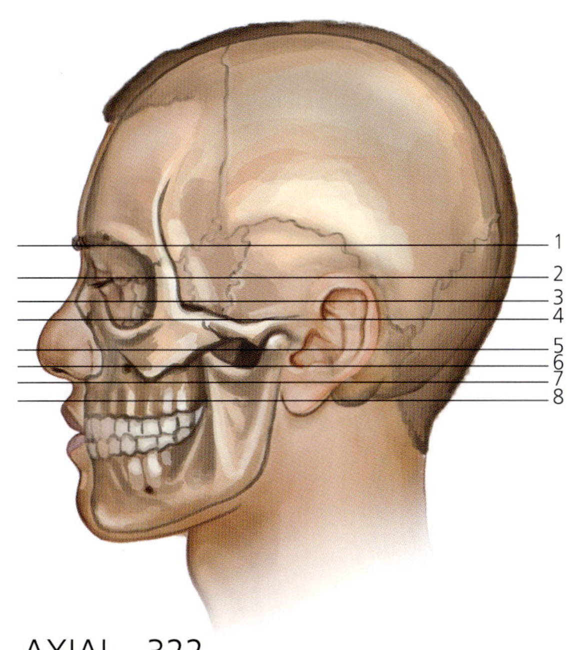

1
2
3
4
5
6
7
8

AXIAL 322

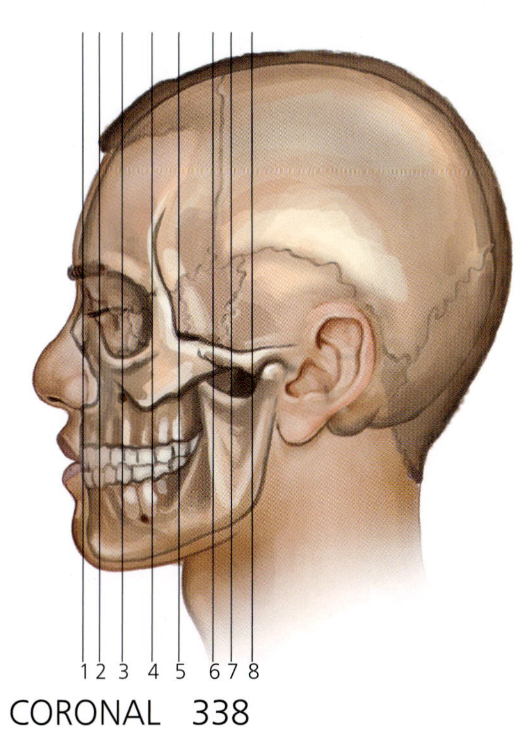

1 2 3 4 5 6 7 8

CORONAL 338

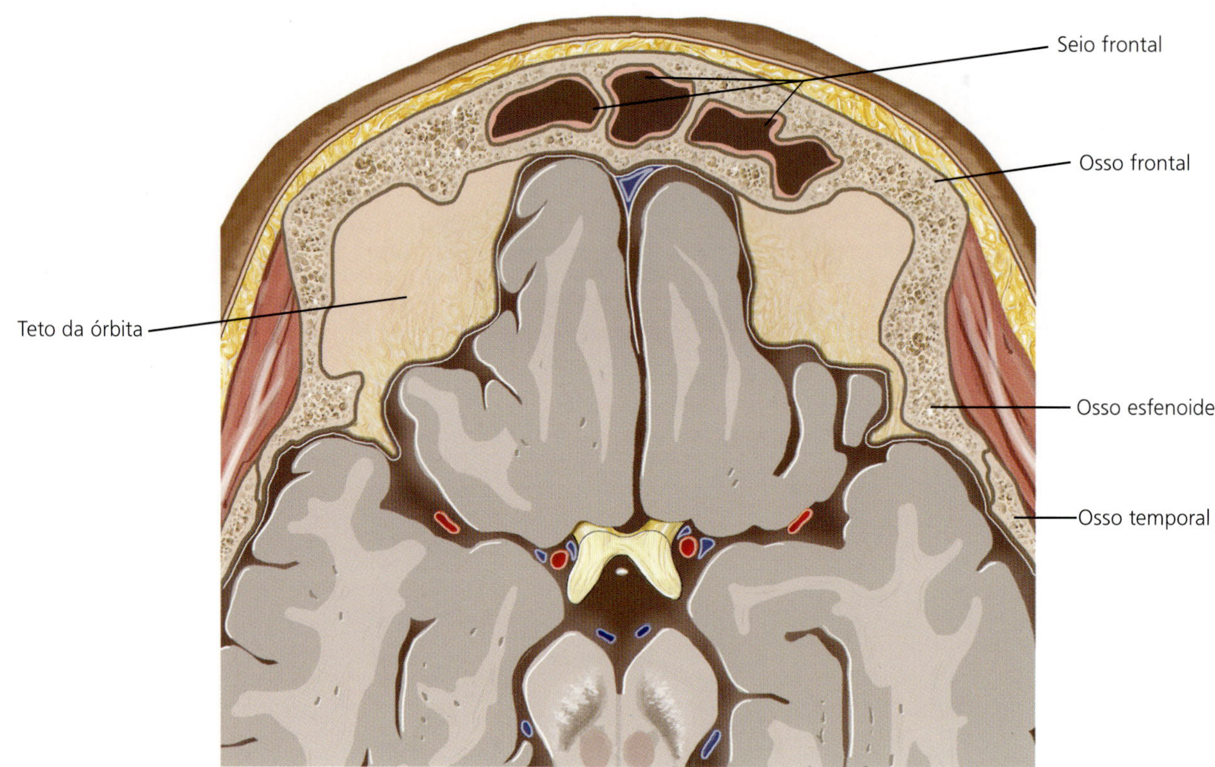
Seio frontal
Osso frontal
Teto da órbita
Osso esfenoide
Osso temporal

ANATOMIA NORMAL

Os seios paranasais são compostos dos seios *frontais,* os seios *etmoidais* ou células aéreas etmoidais, os *seios* ou antros maxilares, e os seios *esfenoidais.* Os nomes são derivados dos ossos que formam as paredes dos seios.

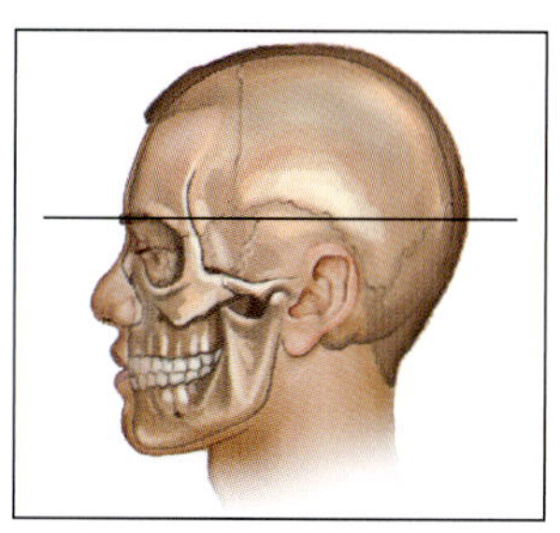

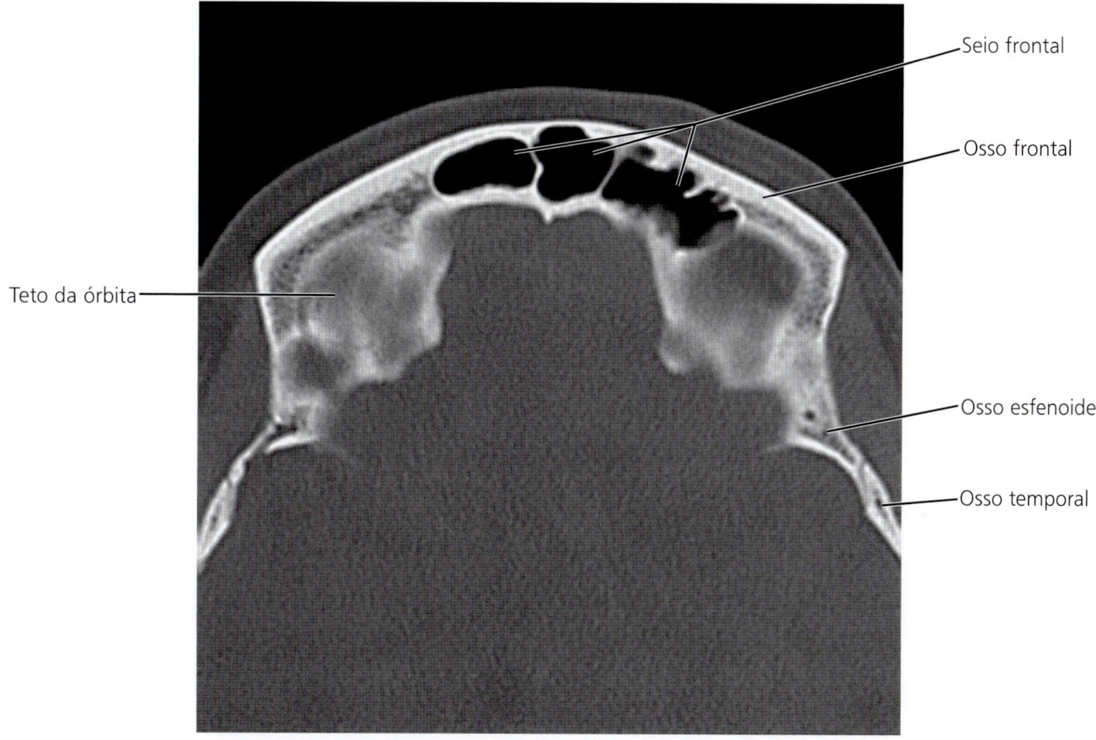
Seio frontal
Osso frontal
Teto da órbita
Osso esfenoide
Osso temporal

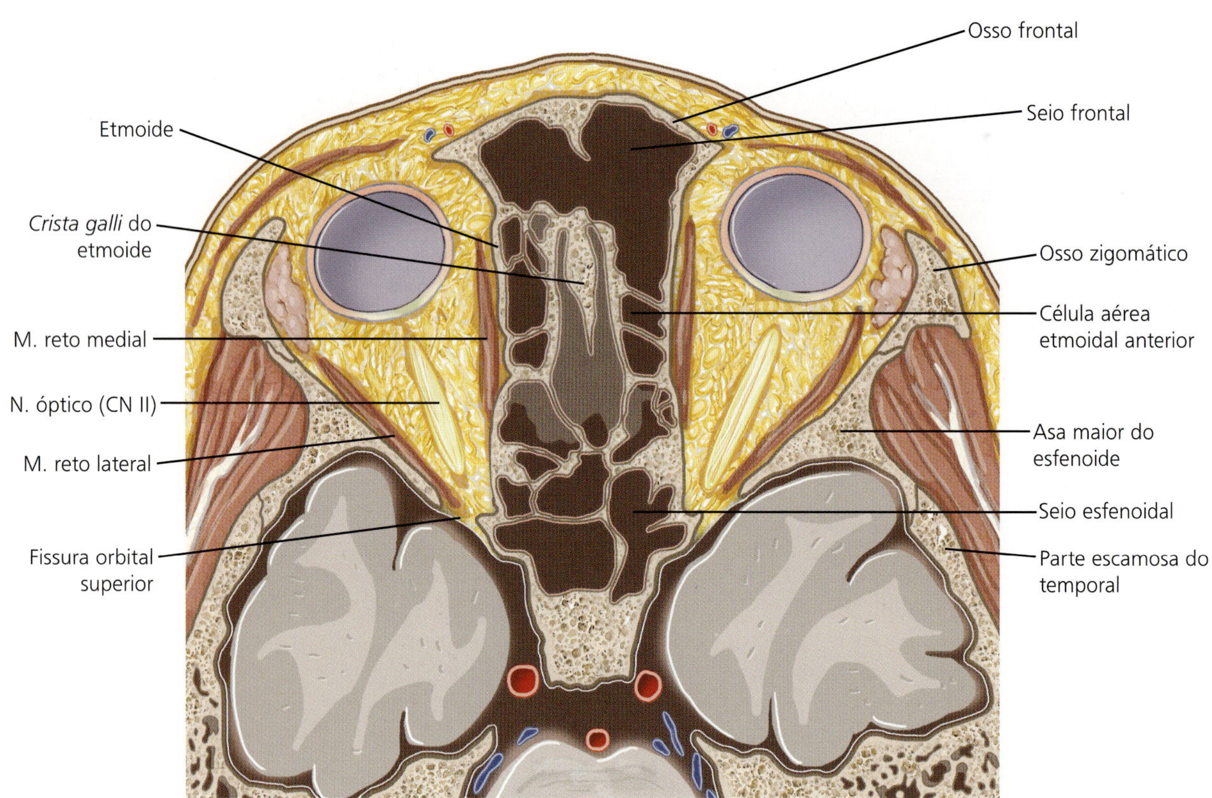
Osso frontal
Seio frontal
Etmoide
Crista galli do etmoide
Osso zigomático
Célula aérea etmoidal anterior
M. reto medial
N. óptico (CN II)
Asa maior do esfenoide
M. reto lateral
Seio esfenoidal
Fissura orbital superior
Parte escamosa do temporal

ANATOMIA NORMAL

Os seios esfenoidais estão situados no centro da base do crânio, imediatamente abaixo da sela túrcica (ver Capítulo 7). No antigo Egito, a mumificação envolveria dirigir um gancho de metal através das passagens nasais e dos seios esfenoidais para dentro do cérebro, o qual seria removido através das narinas. Este caminho é usado nos dias modernos para passar um endoscópio adentro da sela túrcica para remover adenoma hipofisário.

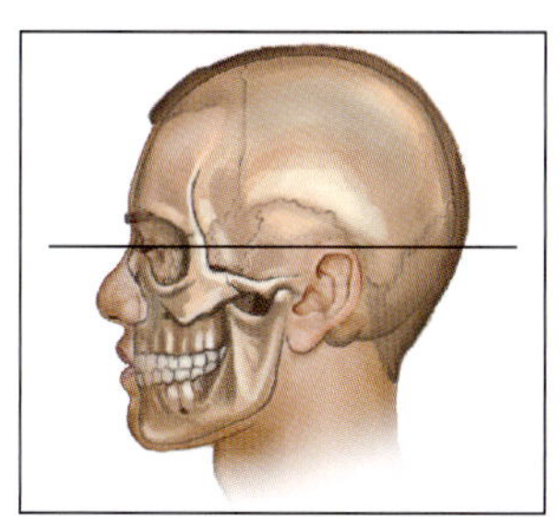

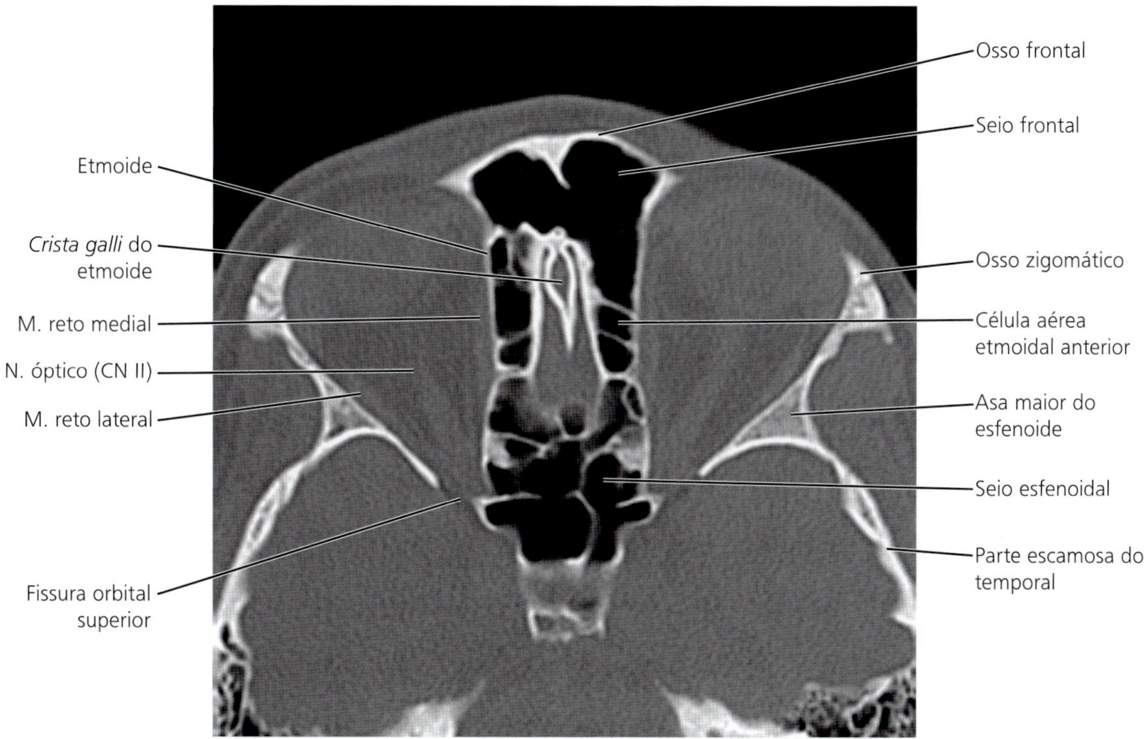
Osso frontal
Seio frontal
Etmoide
Crista galli do etmoide
Osso zigomático
M. reto medial
Célula aérea etmoidal anterior
N. óptico (CN II)
M. reto lateral
Asa maior do esfenoide
Seio esfenoidal
Parte escamosa do temporal
Fissura orbital superior

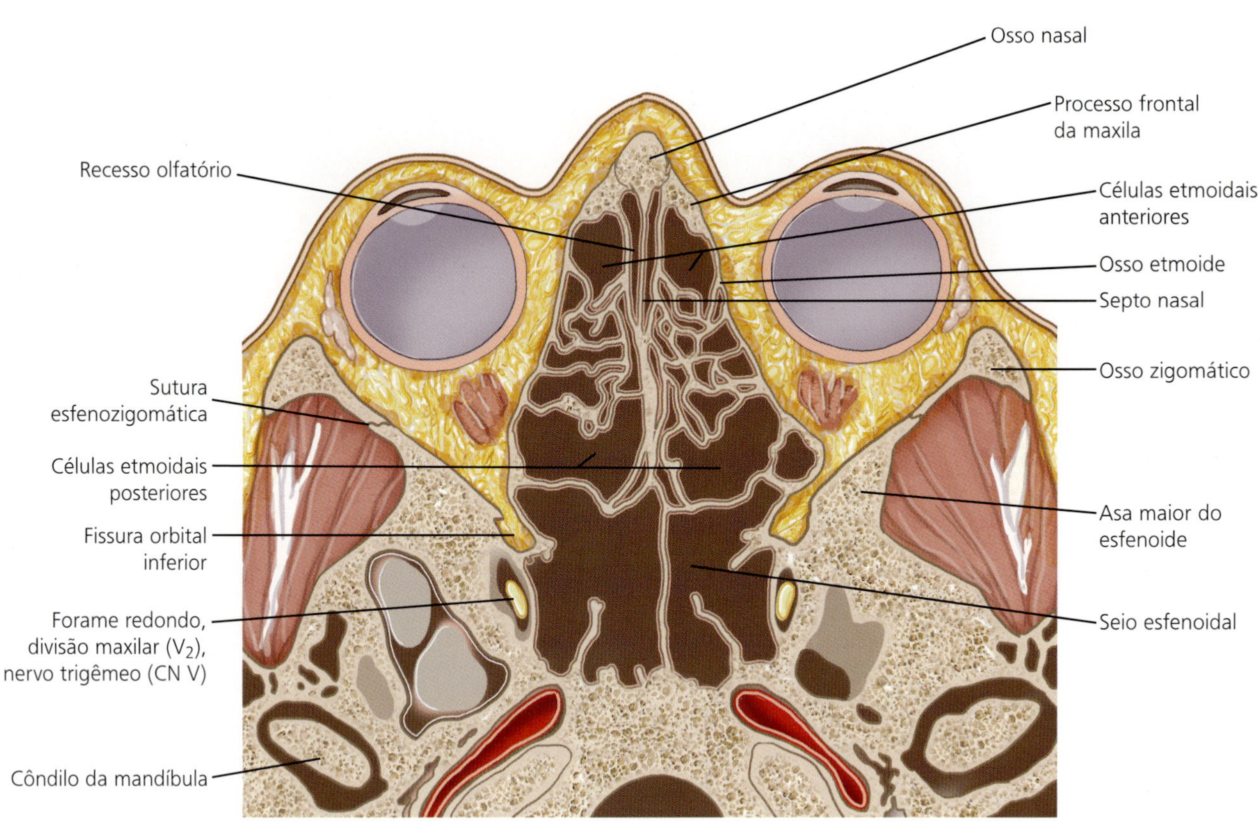
Osso nasal
Processo frontal da maxila
Recesso olfatório
Células etmoidais anteriores
Osso etmoide
Septo nasal
Osso zigomático
Sutura esfenozigomática
Células etmoidais posteriores
Asa maior do esfenoide
Fissura orbital inferior
Forame redondo, divisão maxilar (V_2), nervo trigêmeo (CN V)
Seio esfenoidal
Côndilo da mandíbula

CONSIDERAÇÕES DIAGNÓSTICAS

No contexto de trauma, uma avaliação cuidadosa das janelas ósseas na CT é importante para identificar fraturas, particularmente em torno de estruturas críticas como o canal carotídeo. Na IRM, fraturas ósseas sutis podem não ser visíveis diretamente; por essa razão, sinais secundários, como a presença de um nível líquido hemorrágico nos seios paranasais pode ser a única indicação de lesão traumática.

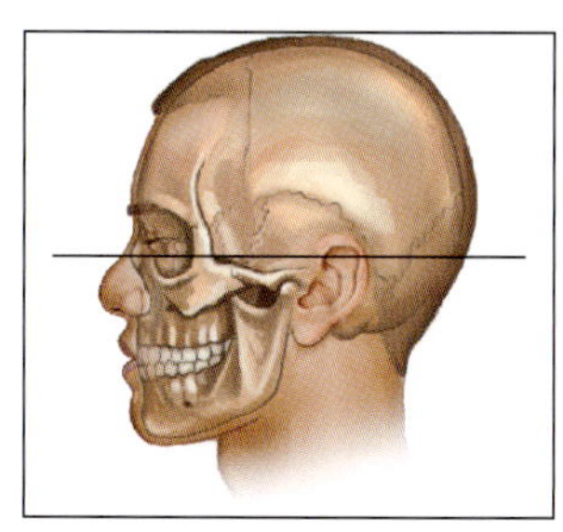

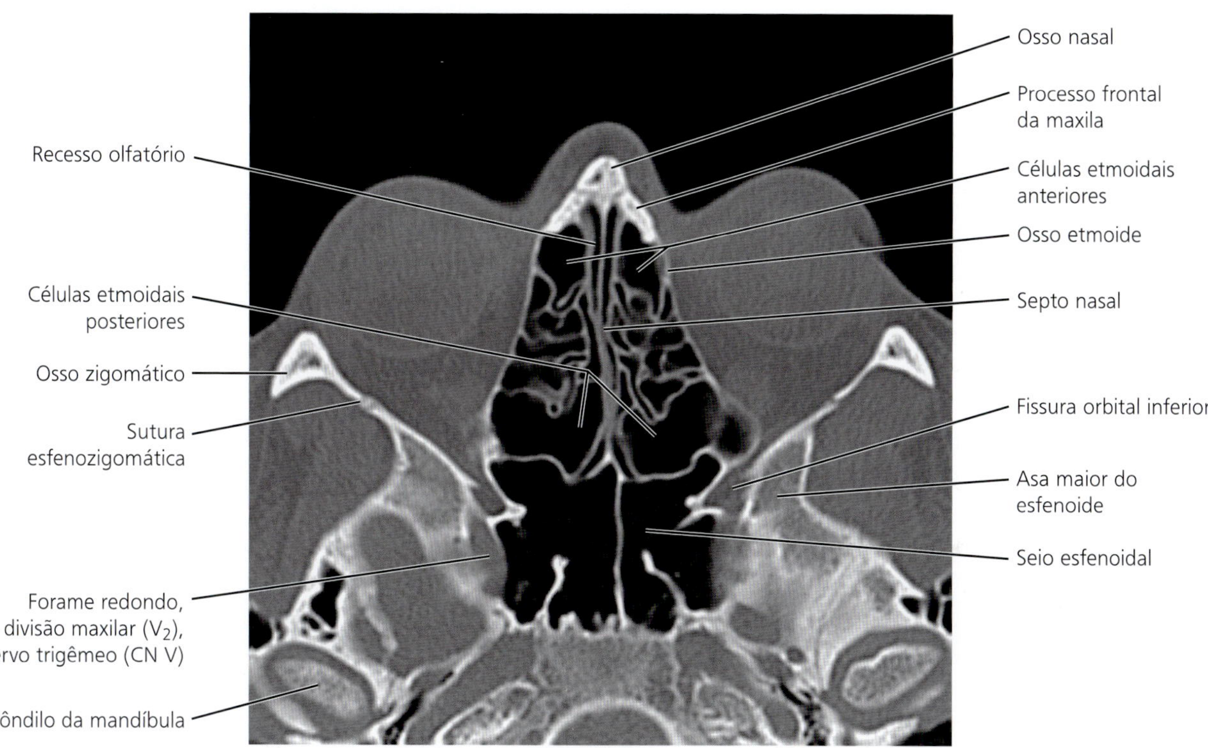
Osso nasal
Processo frontal da maxila
Células etmoidais anteriores
Osso etmoide
Septo nasal
Fissura orbital inferior
Asa maior do esfenoide
Seio esfenoidal
Recesso olfatório
Células etmoidais posteriores
Osso zigomático
Sutura esfenozigomática
Forame redondo, divisão maxilar (V_2), nervo trigêmeo (CN V)
Côndilo da mandíbula

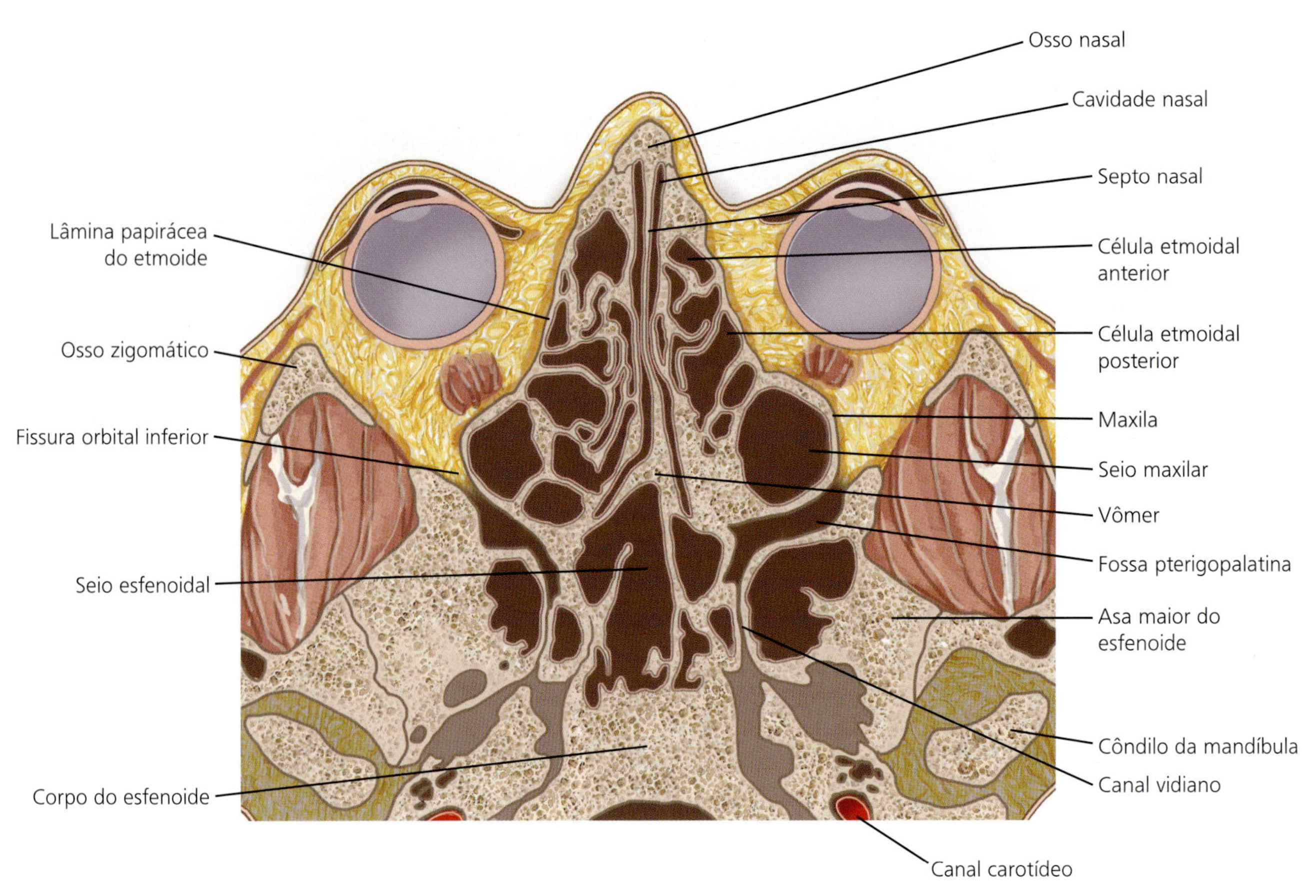
Osso nasal
Cavidade nasal
Septo nasal
Célula etmoidal anterior
Célula etmoidal posterior
Maxila
Seio maxilar
Vômer
Fossa pterigopalatina
Asa maior do esfenoide
Côndilo da mandíbula
Canal vidiano
Canal carotídeo
Lâmina papirácea do etmoide
Osso zigomático
Fissura orbital inferior
Seio esfenoidal
Corpo do esfenoide

CONSIDERAÇÕES DIAGNÓSTICAS

Fratura da *lâmina papirácea,* o osso fino entre a órbita e as células aéreas etmoidais (seios), pode ser sutil. Gordura herniando para dentro das células aéreas etmoidais é um sinal de fratura da lâmina papirácea.

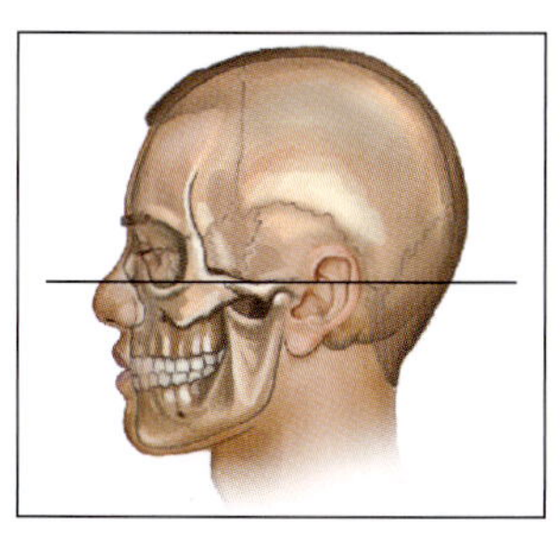

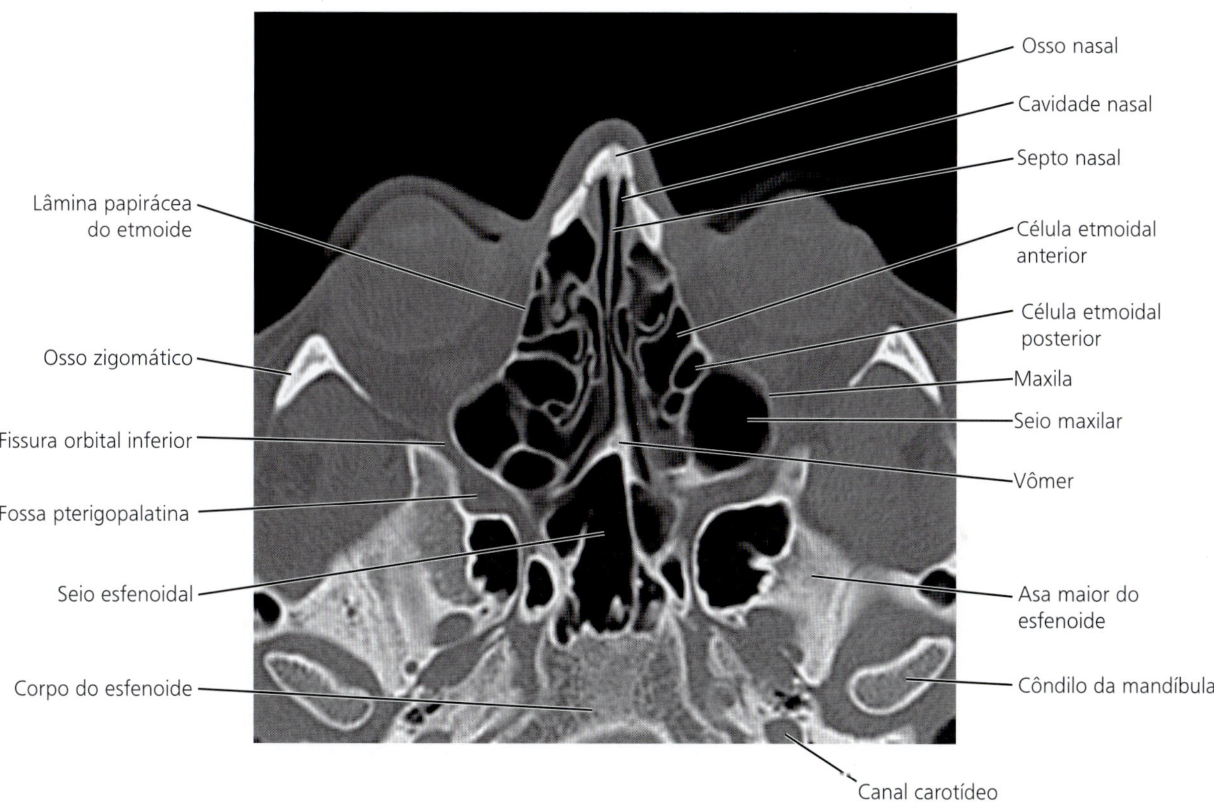
Osso nasal
Cavidade nasal
Septo nasal
Lâmina papirácea do etmoide
Célula etmoidal anterior
Célula etmoidal posterior
Osso zigomático
Maxila
Seio maxilar
Fissura orbital inferior
Vômer
Fossa pterigopalatina
Seio esfenoidal
Asa maior do esfenoide
Corpo do esfenoide
Côndilo da mandíbula
Canal carotídeo

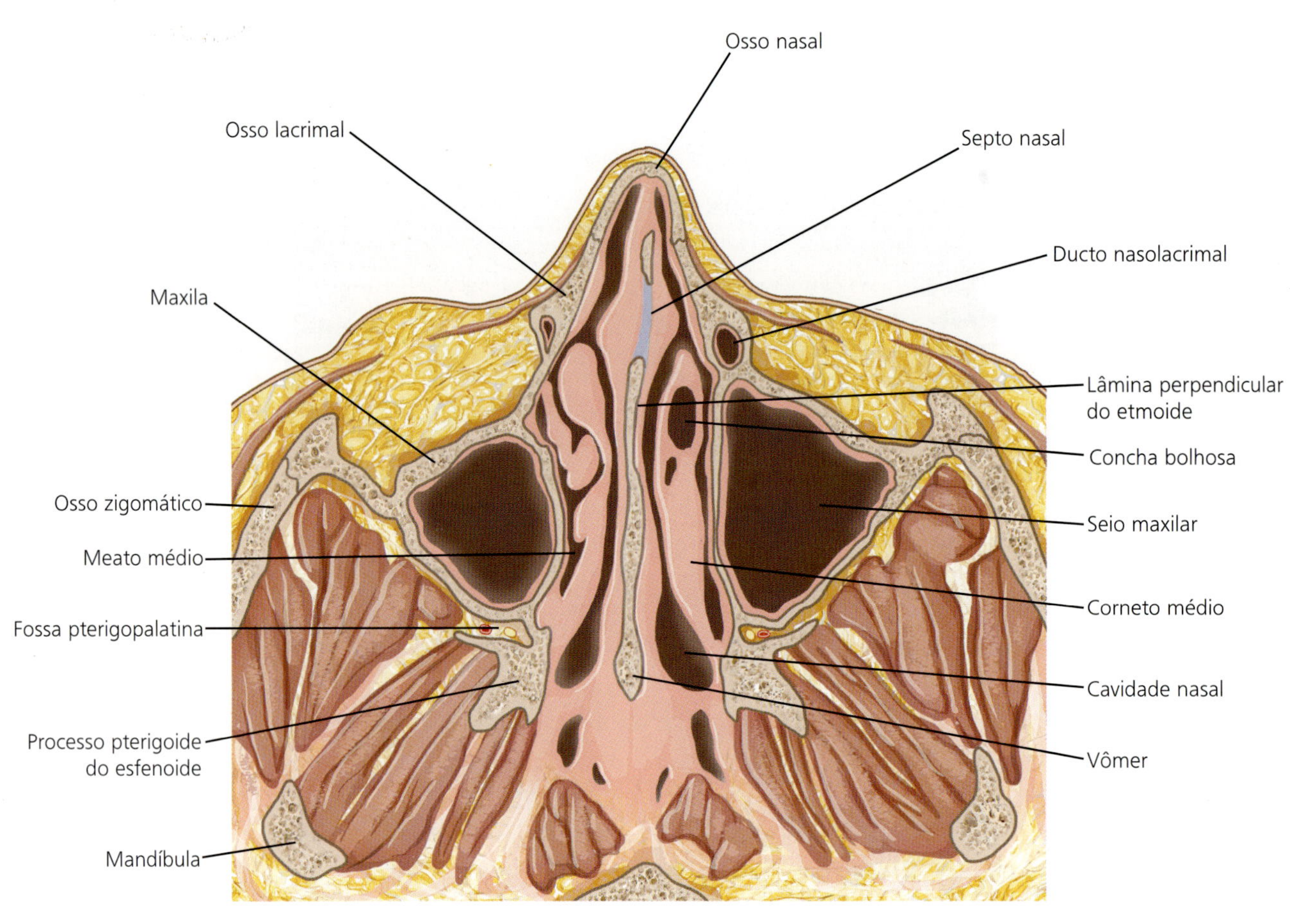
Osso nasal
Osso lacrimal
Septo nasal
Ducto nasolacrimal
Maxila
Lâmina perpendicular do etmoide
Concha bolhosa
Osso zigomático
Seio maxilar
Meato médio
Corneto médio
Fossa pterigopalatina
Cavidade nasal
Processo pterigoide do esfenoide
Vômer
Mandíbula

ANATOMIA NORMAL

A *fossa pterigopalatina* abriga a segunda divisão do quinto nervo craniano (CN V), o nervo maxilar (V_2). O gânglio associado a V_2 que reside nesta fossa é conhecido como gânglio *de Meckel* (pterigopalatino), enquanto o gânglio *de Gasser* (trigeminal) reside no cavo de Meckel. Perda da gordura que rodeia o nervo e o gânglio é observada na infiltração perineural por malignidade.

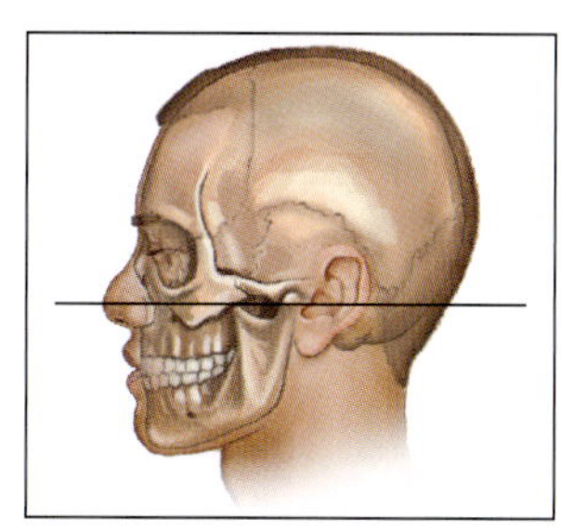

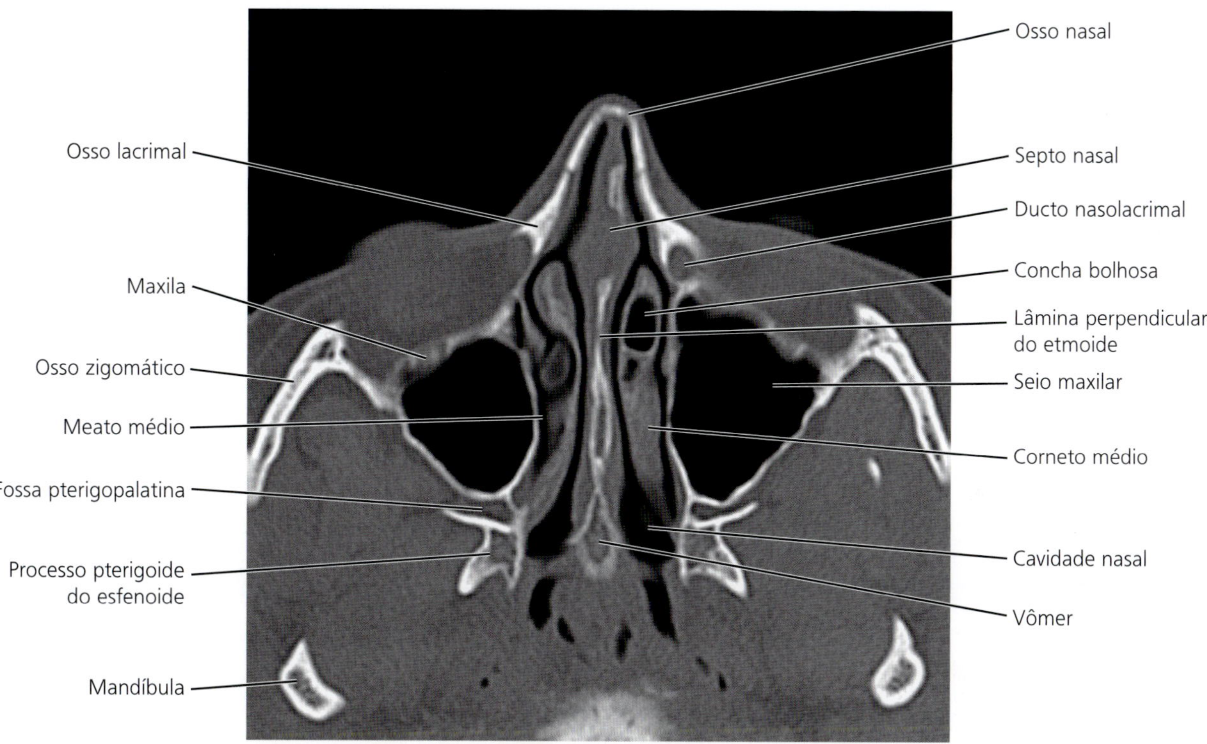
Osso nasal
Osso lacrimal
Septo nasal
Ducto nasolacrimal
Maxila
Concha bolhosa
Lâmina perpendicular do etmoide
Osso zigomático
Seio maxilar
Meato médio
Corneto médio
Fossa pterigopalatina
Cavidade nasal
Processo pterigoide do esfenoide
Vômer
Mandíbula

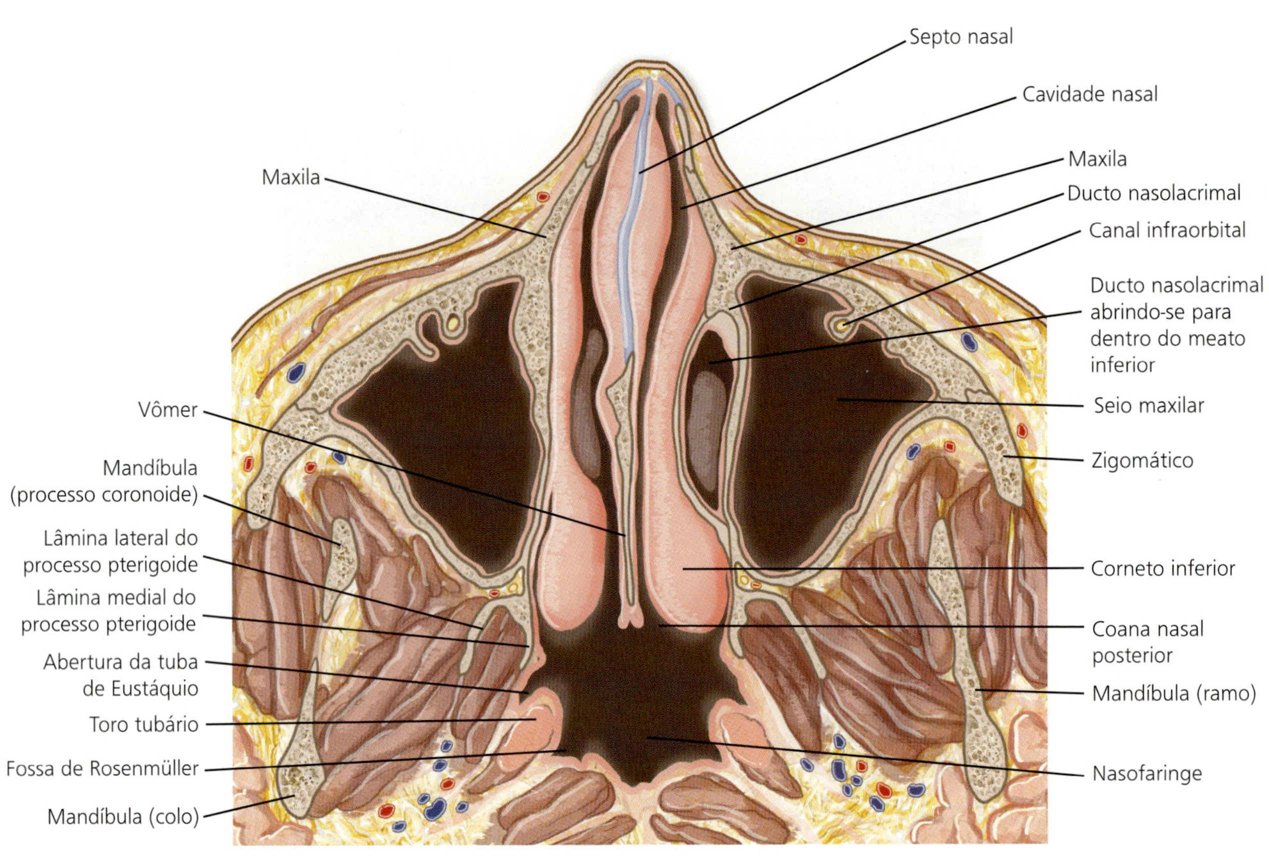
Septo nasal
Cavidade nasal
Maxila
Maxila
Ducto nasolacrimal
Canal infraorbital
Ducto nasolacrimal abrindo-se para dentro do meato inferior
Seio maxilar
Zigomático
Vômer
Mandíbula (processo coronoide)
Lâmina lateral do processo pterigoide
Lâmina medial do processo pterigoide
Corneto inferior
Coana nasal posterior
Abertura da tuba de Eustáquio
Mandíbula (ramo)
Toro tubário
Fossa de Rosenmüller
Nasofaringe
Mandíbula (colo)

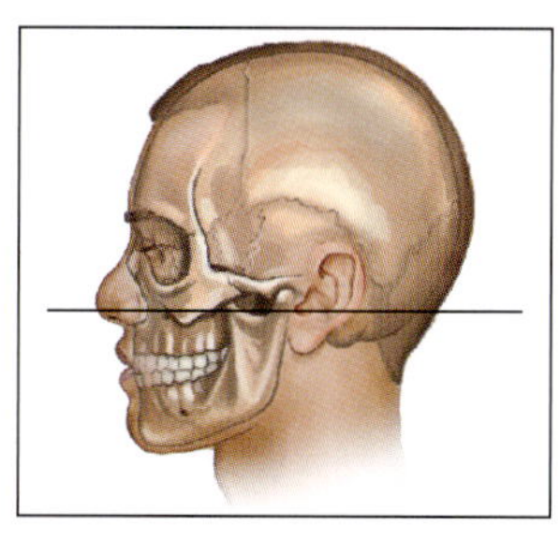

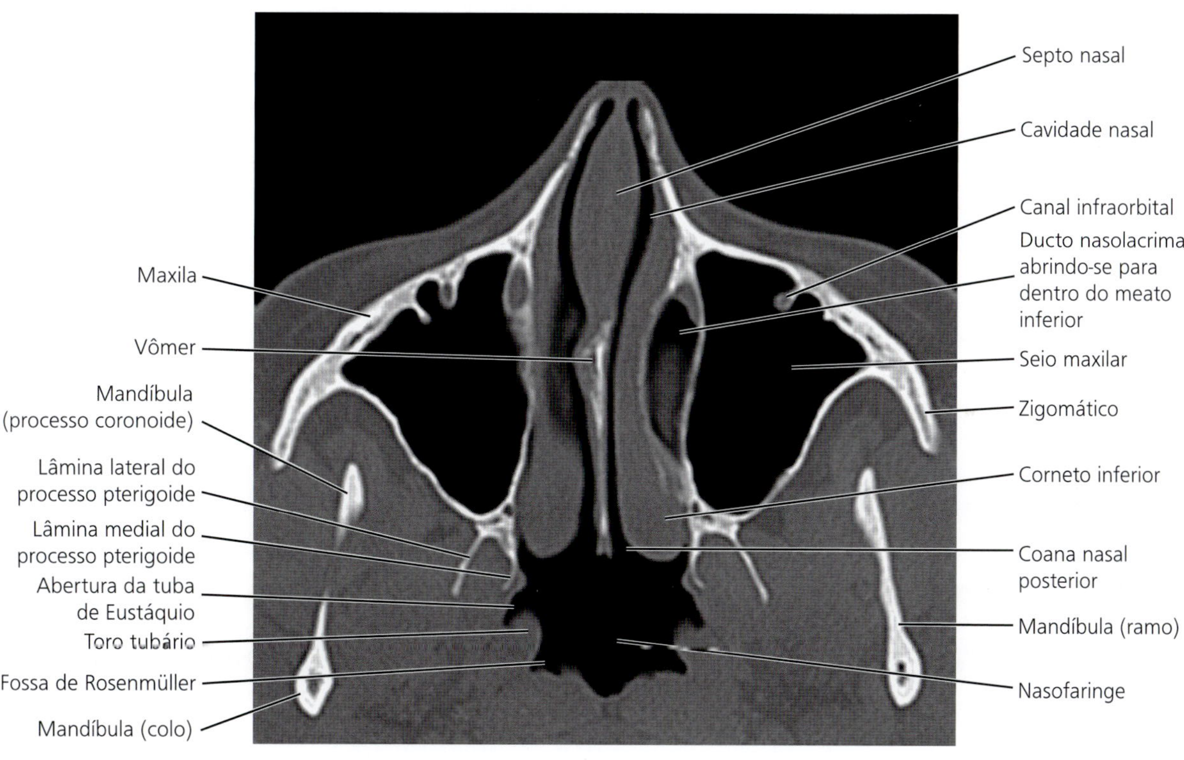
Septo nasal
Cavidade nasal
Canal infraorbital
Ducto nasolacrimal abrindo-se para dentro do meato inferior
Seio maxilar
Zigomático
Corneto inferior
Coana nasal posterior
Mandíbula (ramo)
Nasofaringe
Maxila
Vômer
Mandíbula (processo coronoide)
Lâmina lateral do processo pterigoide
Lâmina medial do processo pterigoide
Abertura da tuba de Eustáquio
Toro tubário
Fossa de Rosenmüller
Mandíbula (colo)

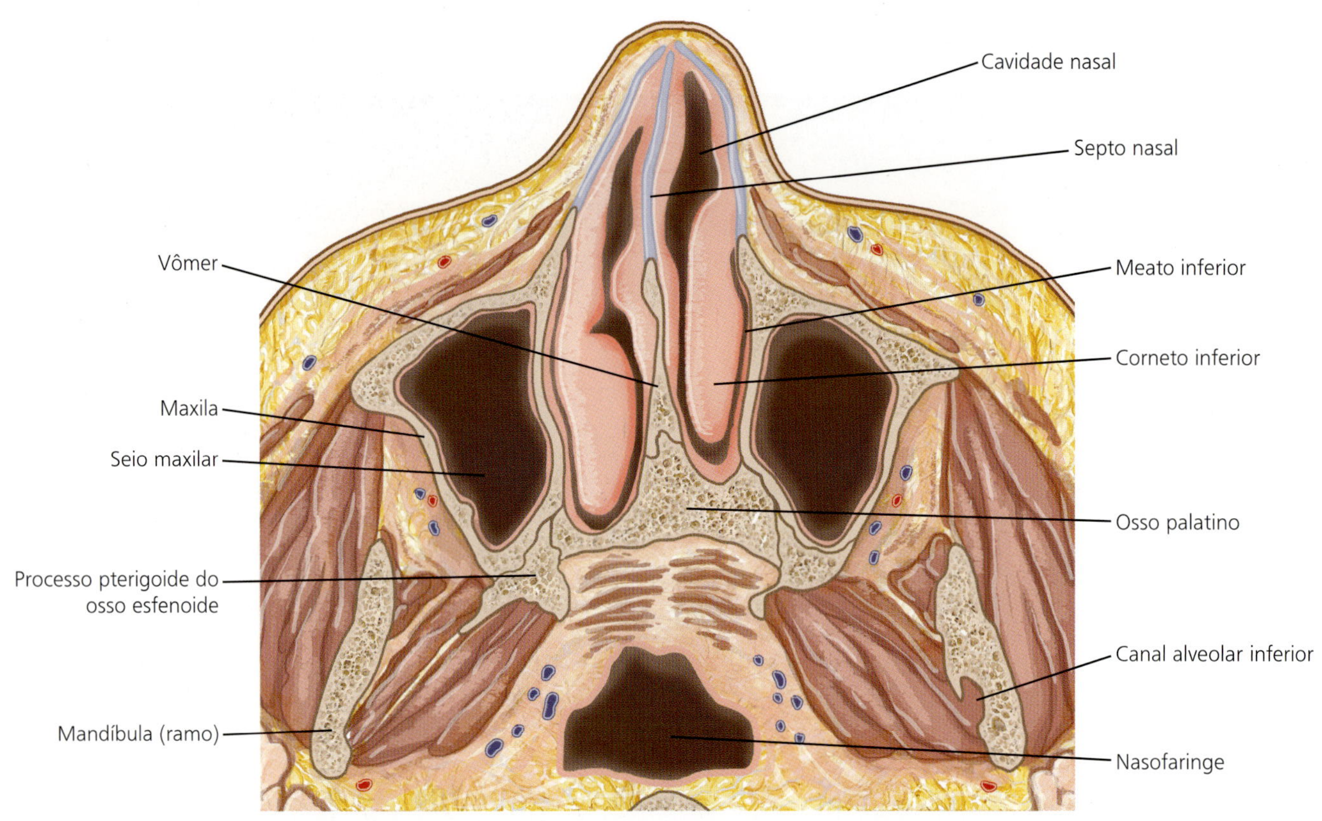
Cavidade nasal
Septo nasal
Vômer
Meato inferior
Corneto inferior
Maxila
Seio maxilar
Osso palatino
Processo pterigoide do osso esfenoide
Canal alveolar inferior
Mandíbula (ramo)
Nasofaringe

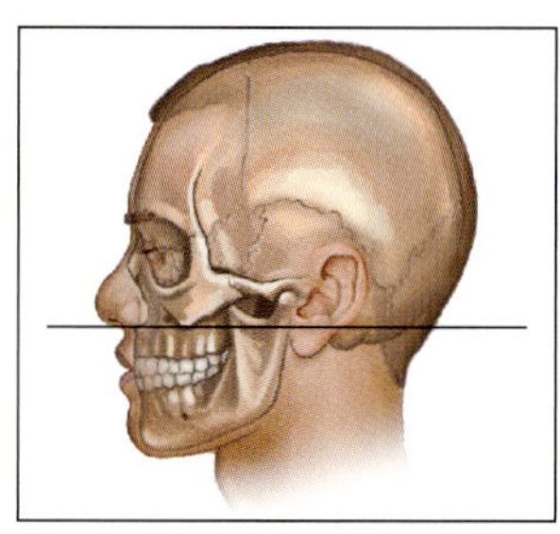

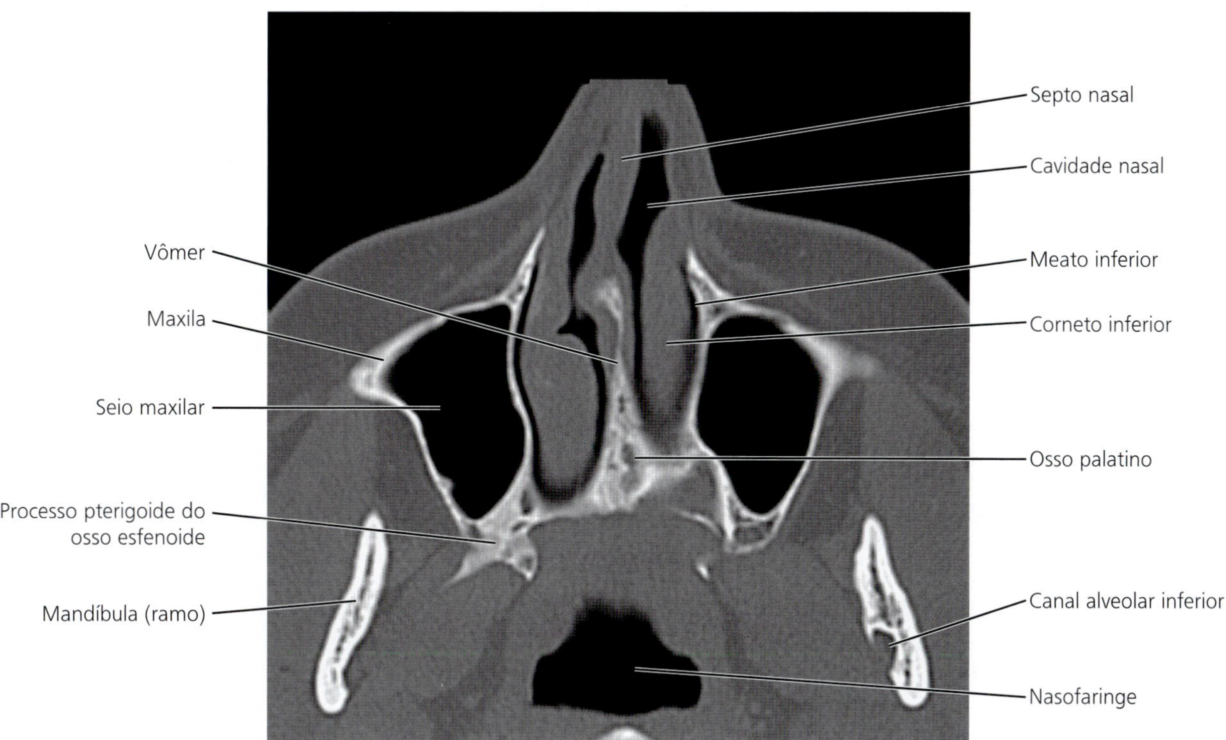
Septo nasal
Cavidade nasal
Vômer
Meato inferior
Maxila
Corneto inferior
Seio maxilar
Osso palatino
Processo pterigoide do osso esfenoide
Mandíbula (ramo)
Canal alveolar inferior
Nasofaringe

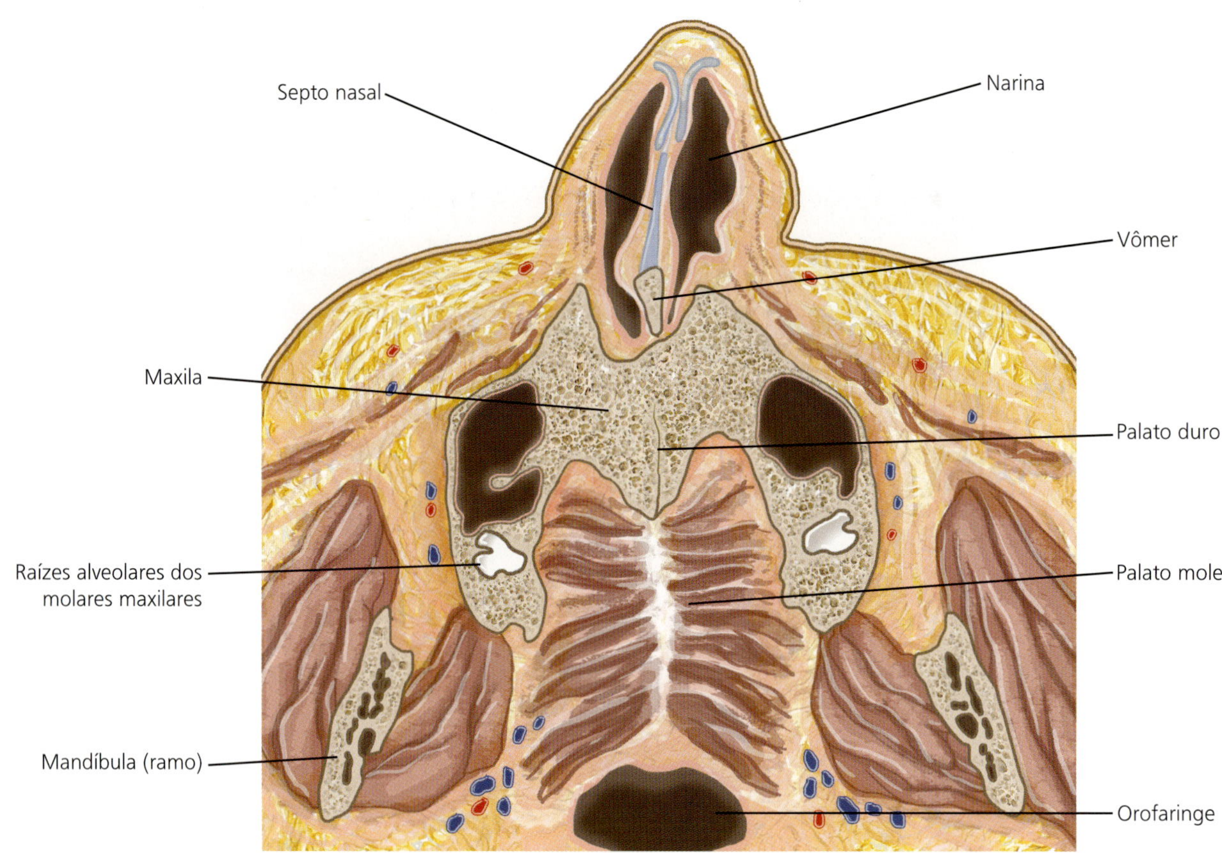
Septo nasal
Narina
Vômer
Maxila
Palato duro
Raízes alveolares dos molares maxilares
Palato mole
Mandíbula (ramo)
Orofaringe

ANATOMIA NORMAL

Notar que não existe nenhum limite verdadeiro entre a nasofaringe e a orofaringe em imagens axiais. Os dentes podem fornecer um marco anatômico útil. Quando os dentes estão claramente na vista a luz provavelmente é a da orofaringe. Nesta imagem, na qual as raízes alveolares dos dentes molares maxilares são visíveis, junto com parte do palato duro e grande parte do palato mole, a luz na vista é provavelmente juncional entre a nasofaringe e a orofaringe.

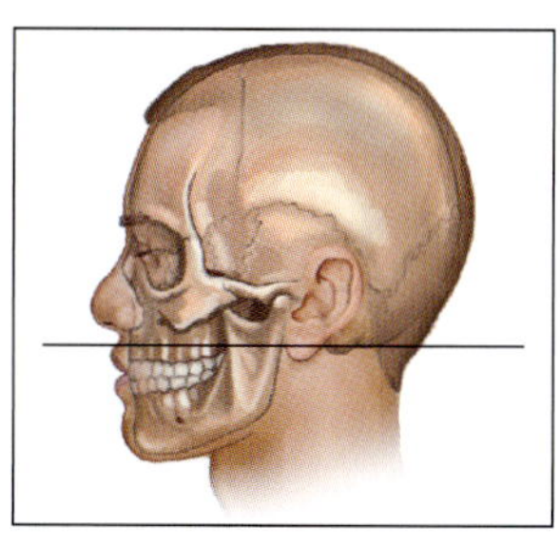

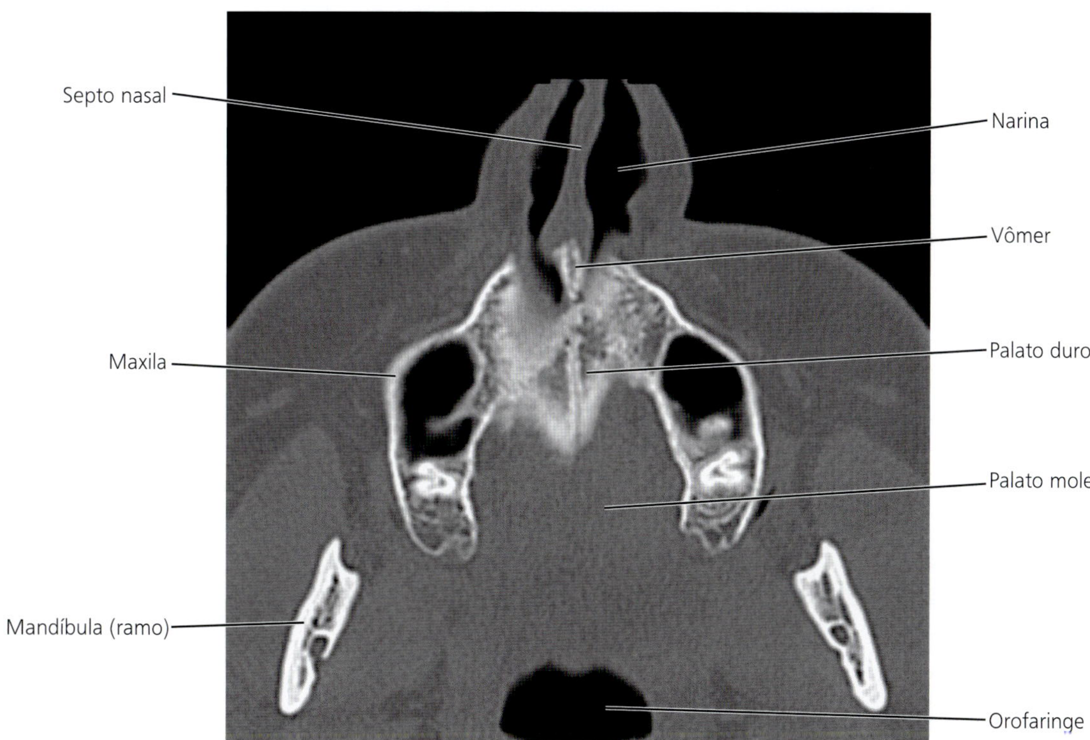
Septo nasal
Narina
Vômer
Maxila
Palato duro
Palato mole
Mandíbula (ramo)
Orofaringe

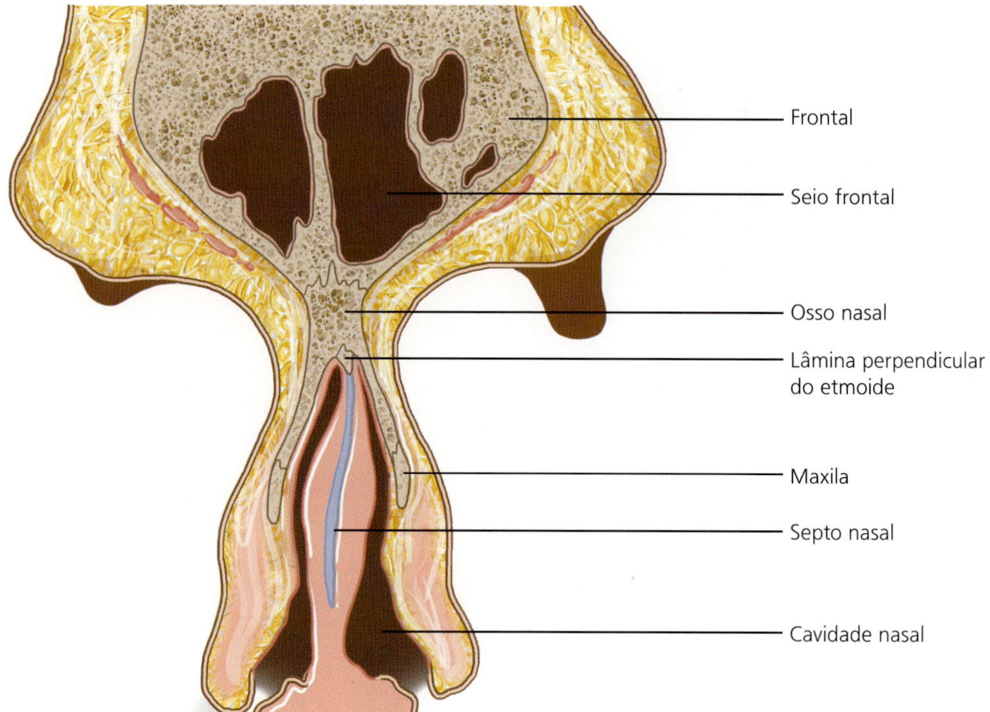
Frontal
Seio frontal
Osso nasal
Lâmina perpendicular
do etmoide
Maxila
Septo nasal
Cavidade nasal

ANATOMIA NORMAL

O osso frontal acima do nível dos seios é extremamente duro. Mais inferiormente, onde os seios frontais estão localizados, as paredes podem ser relativamente finas.

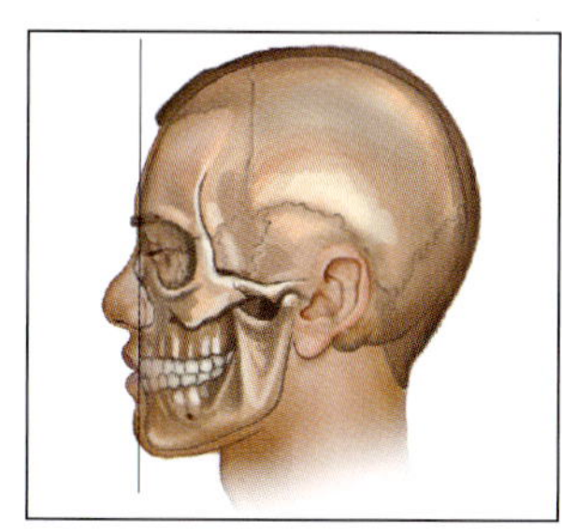

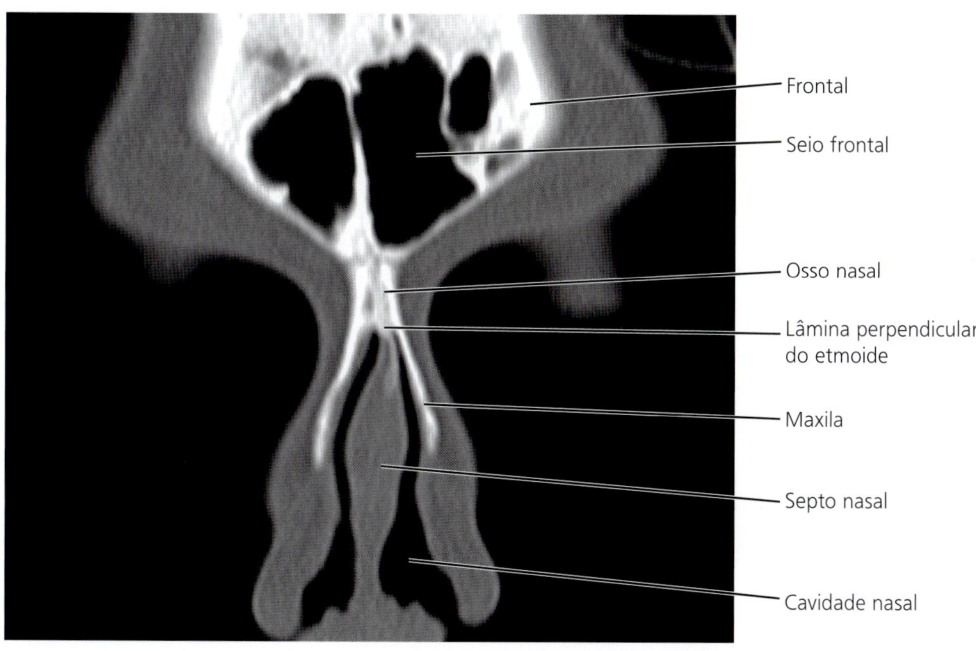
Frontal
Seio frontal
Osso nasal
Lâmina perpendicular do etmoide
Maxila
Septo nasal
Cavidade nasal

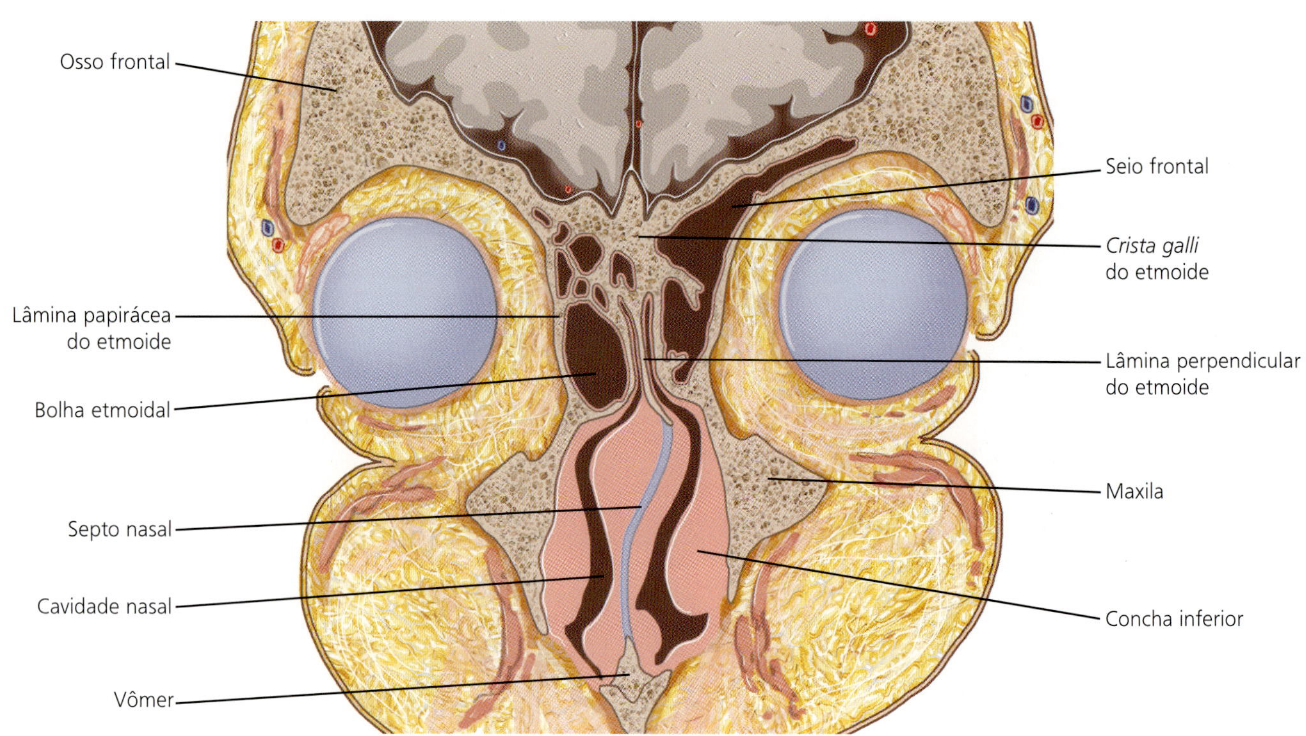
Osso frontal
Lâmina papirácea
do etmoide
Bolha etmoidal
Septo nasal
Cavidade nasal
Vômer
Seio frontal
Crista galli
do etmoide
Lâmina perpendicular
do etmoide
Maxila
Concha inferior

CONSIDERAÇÃO CIRÚRGICA

Cirurgia sinusal endoscópica funcional pode ser efetuada para abrir as vias nasais quando o septo nasal encontra-se importantemente desviado para um lado.

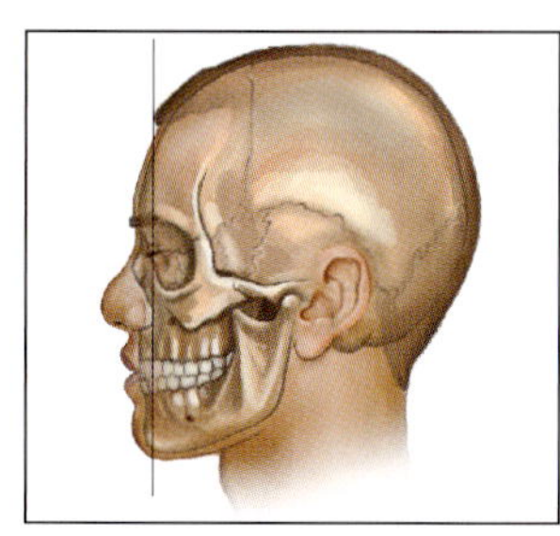

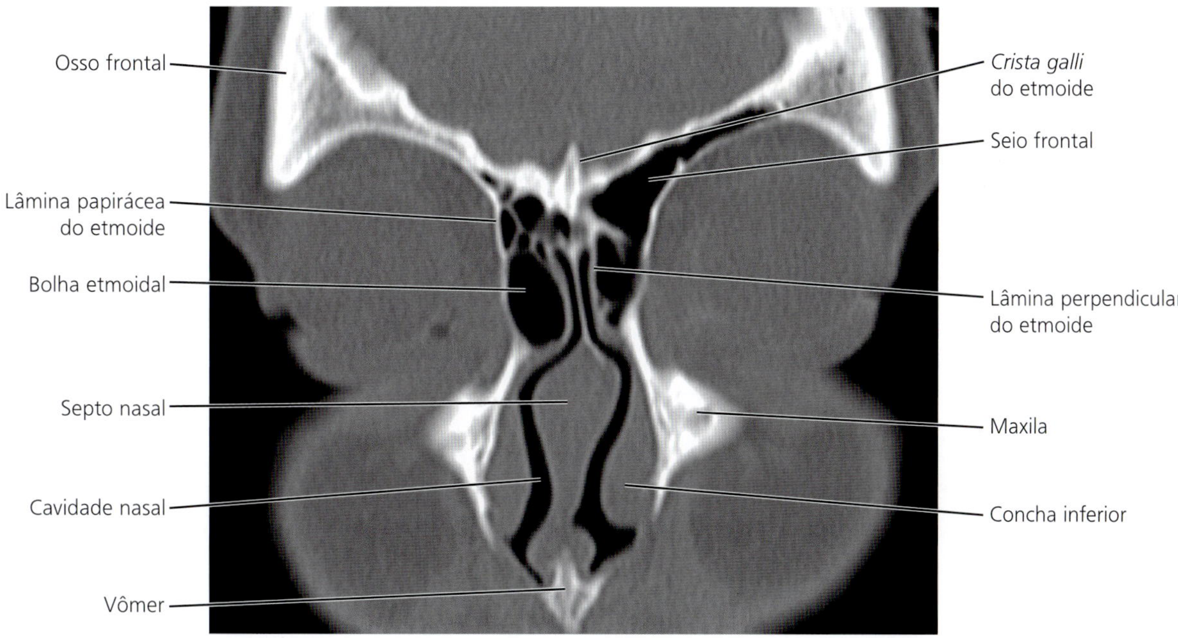
Osso frontal
Lâmina papirácea do etmoide
Bolha etmoidal
Septo nasal
Cavidade nasal
Vômer
Crista galli do etmoide
Seio frontal
Lâmina perpendicular do etmoide
Maxila
Concha inferior

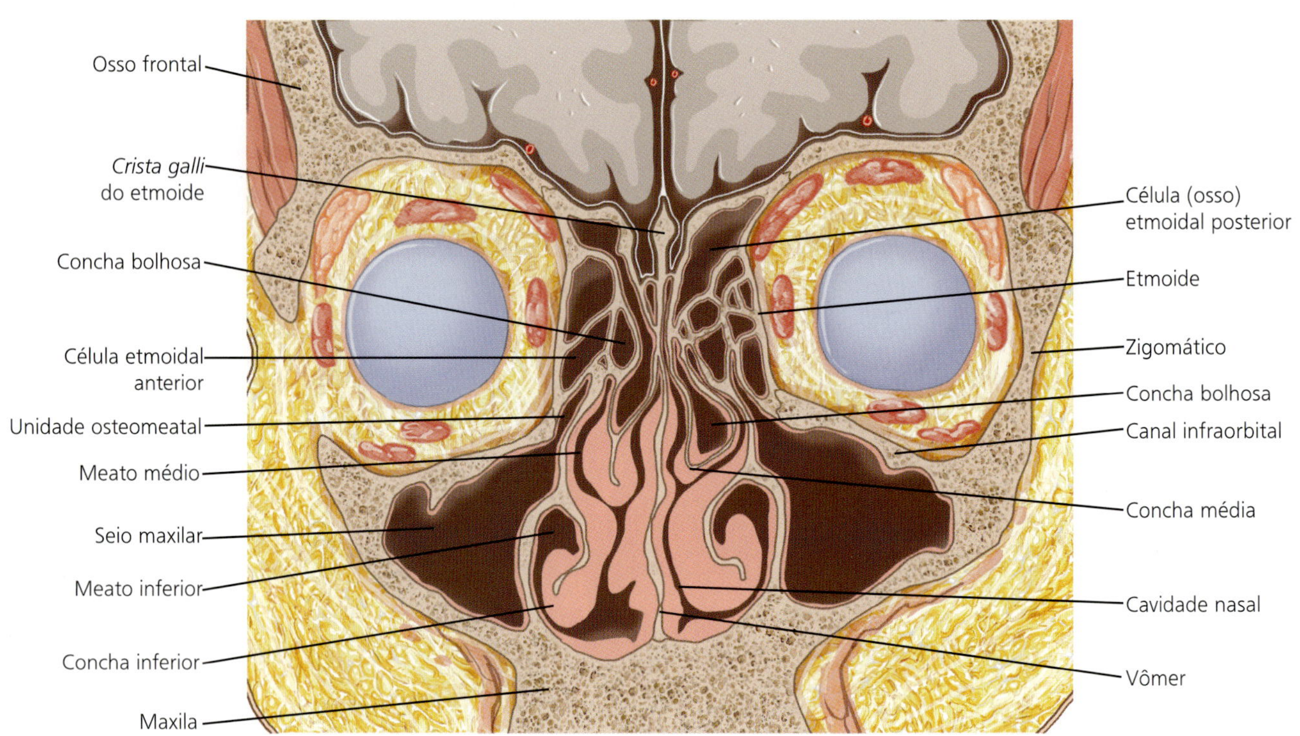
Osso frontal
Crista galli do etmoide
Concha bolhosa
Célula etmoidal anterior
Unidade osteomeatal
Meato médio
Seio maxilar
Meato inferior
Concha inferior
Maxila
Célula (osso) etmoidal posterior
Etmoide
Zigomático
Concha bolhosa
Canal infraorbital
Concha média
Cavidade nasal
Vômer

ANATOMIA NORMAL

A vista Coronal 3 dá a melhor visualização da *unidade osteomeatal.* O complexo osteomeatal faz parte do meato médio, o qual drena os seios frontal e maxilar e os dois terços anteriores das células aéreas etmoidais. Quando a unidade osteomeatal é obstruída, estes seios se tornam inflamados e opacificados com espessamento da mucosa e líquido.

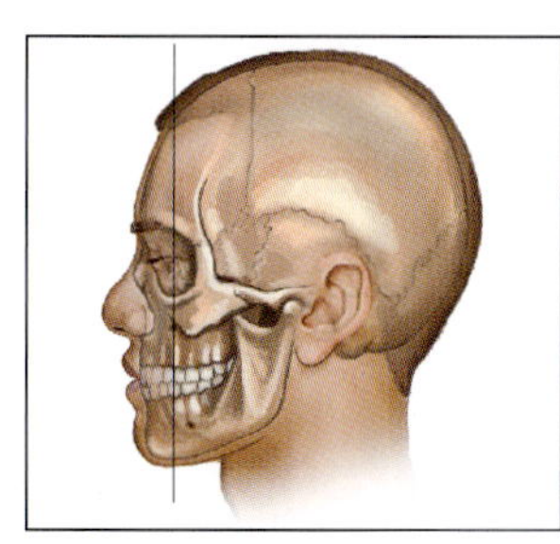

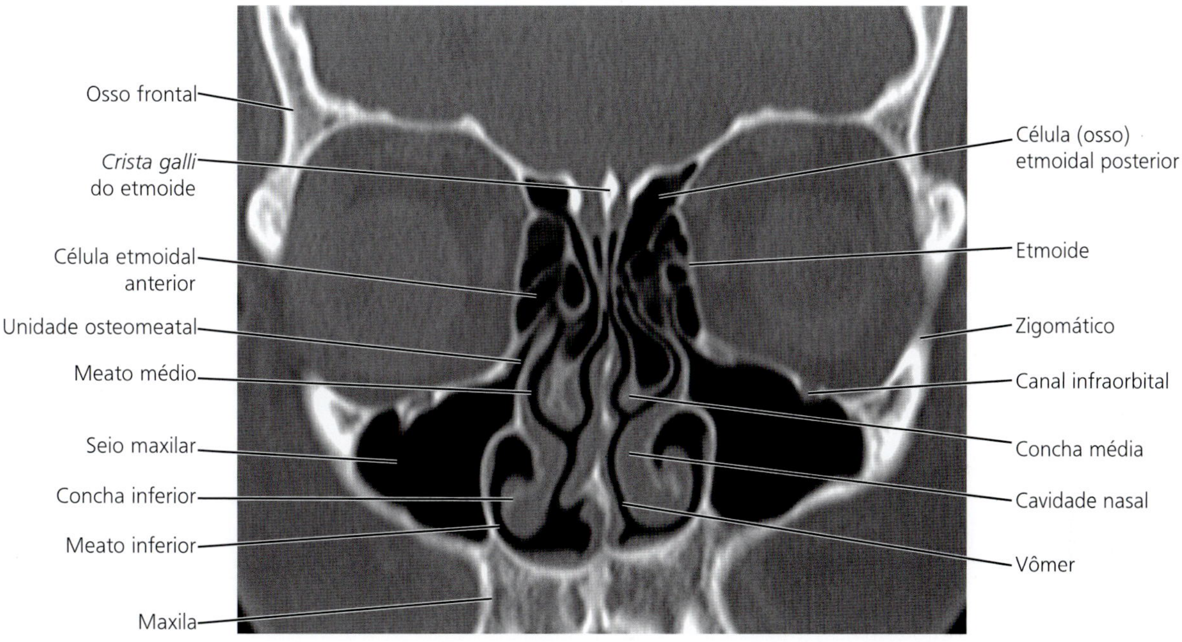
Osso frontal
Crista galli do etmoide
Célula etmoidal anterior
Unidade osteomeatal
Meato médio
Seio maxilar
Concha inferior
Meato inferior
Maxila
Célula (osso) etmoidal posterior
Etmoide
Zigomático
Canal infraorbital
Concha média
Cavidade nasal
Vômer

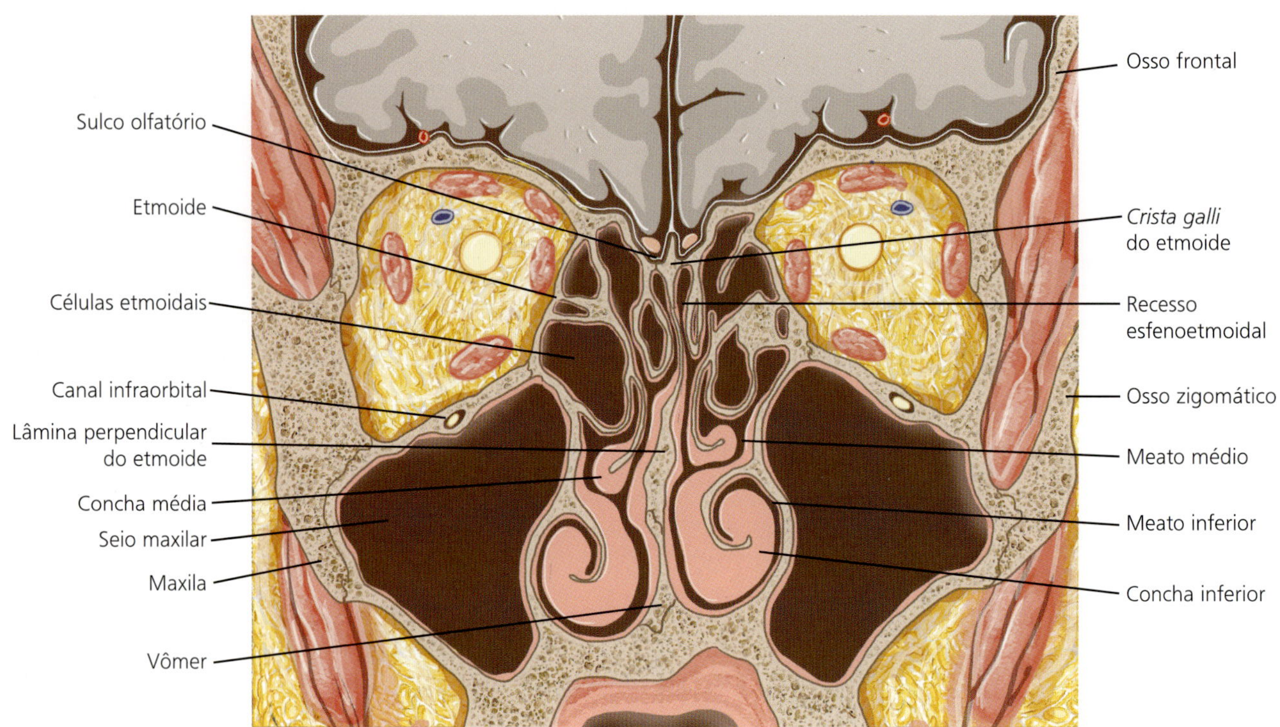
Osso frontal
Sulco olfatório
Etmoide
Crista galli
do etmoide
Células etmoidais
Recesso
esfenoetmoidal
Canal infraorbital
Osso zigomático
Lâmina perpendicular
do etmoide
Meato médio
Concha média
Seio maxilar
Meato inferior
Maxila
Concha inferior
Vômer

ANATOMIA NORMAL

Notar os sulcos olfatórios pareados abrigando os nervos olfatórios (nervo craniano I). Um sulco olfatório assimetricamente baixo pode ser importante a observar em pacientes que se submeterão à cirurgia sinusal endoscópica.

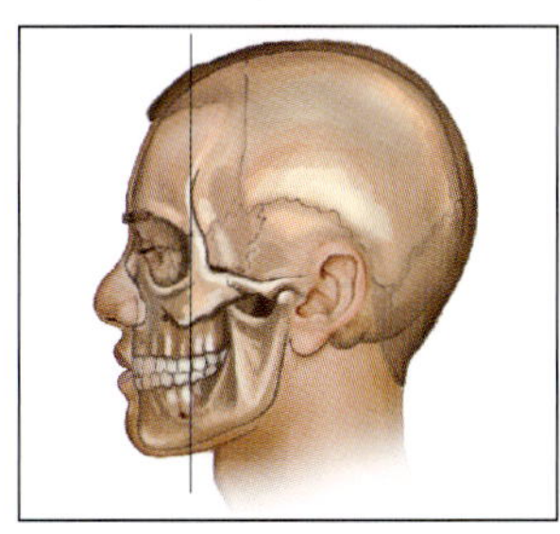

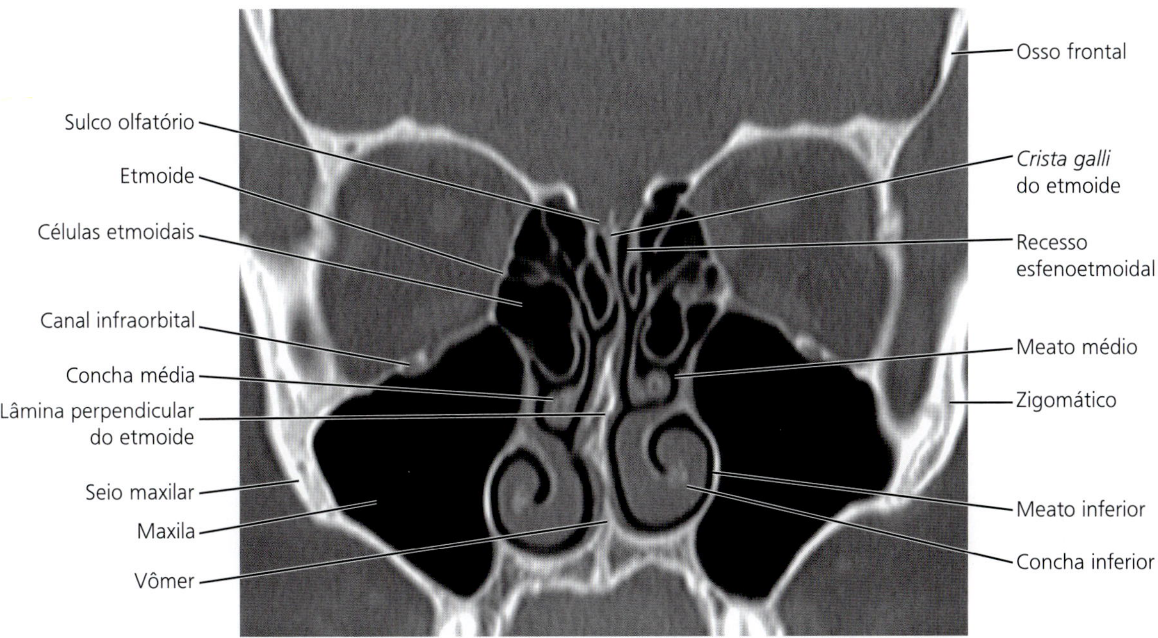
Osso frontal
Sulco olfatório
Etmoide
Células etmoidais
Canal infraorbital
Concha média
Lâmina perpendicular do etmoide
Seio maxilar
Maxila
Vômer
Crista galli do etmoide
Recesso esfenoetmoidal
Meato médio
Zigomático
Meato inferior
Concha inferior

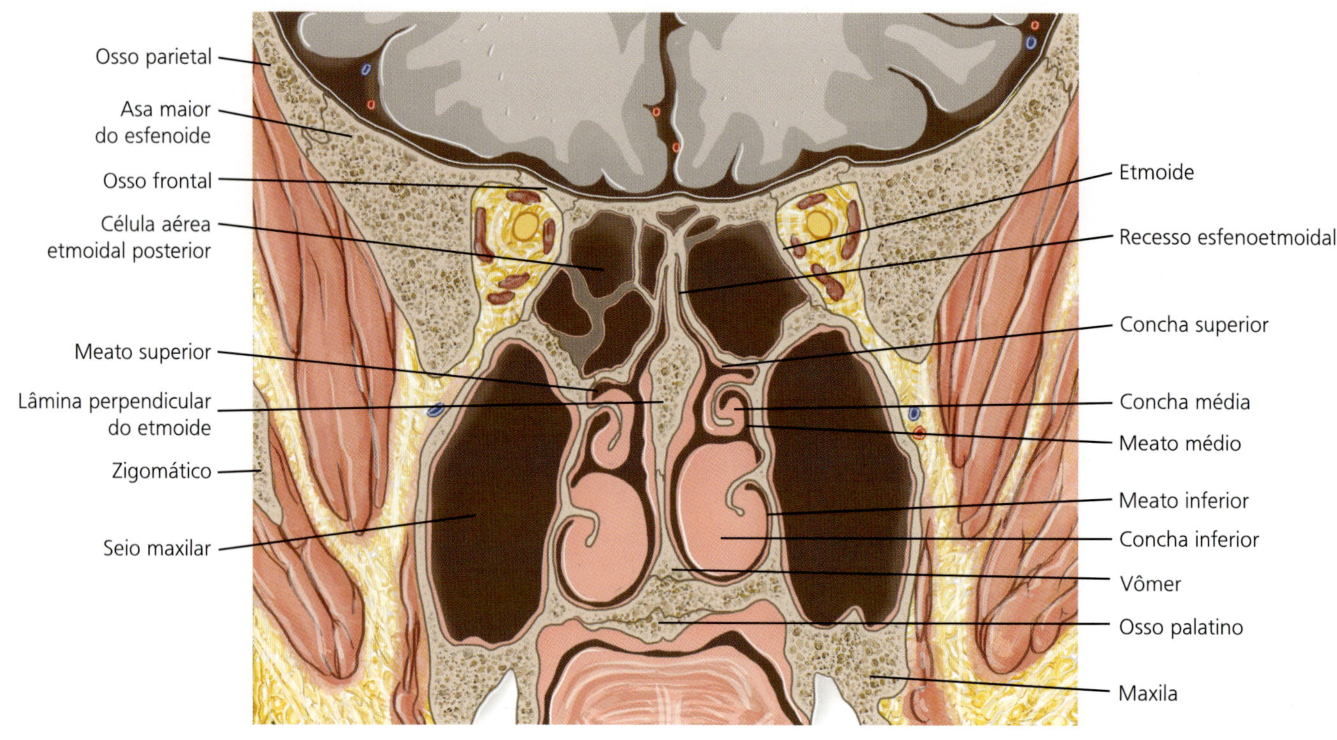
Osso parietal
Asa maior do esfenoide
Osso frontal
Célula aérea etmoidal posterior
Meato superior
Lâmina perpendicular do etmoide
Zigomático
Seio maxilar
Etmoide
Recesso esfenoetmoidal
Concha superior
Concha média
Meato médio
Meato inferior
Concha inferior
Vômer
Osso palatino
Maxila

PROCESSO PATOLÓGICO

As raízes alveolares dos dentes maxilares estão exatamente abaixo dos seios maxilares. Inflamação ou opacificação no assoalho dos seios maxilares inferiores podem ser causadas por doença periodontal.

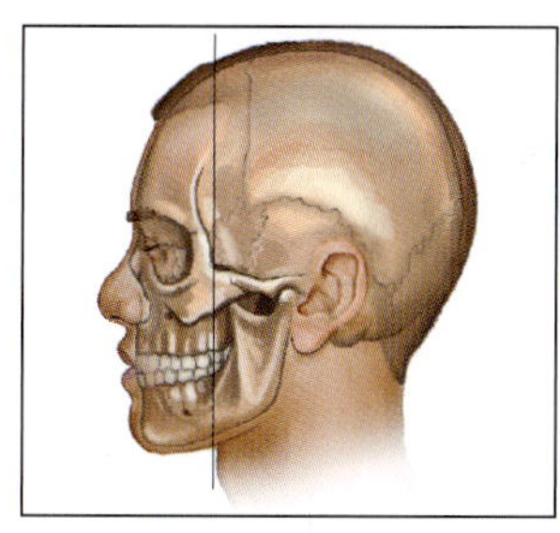

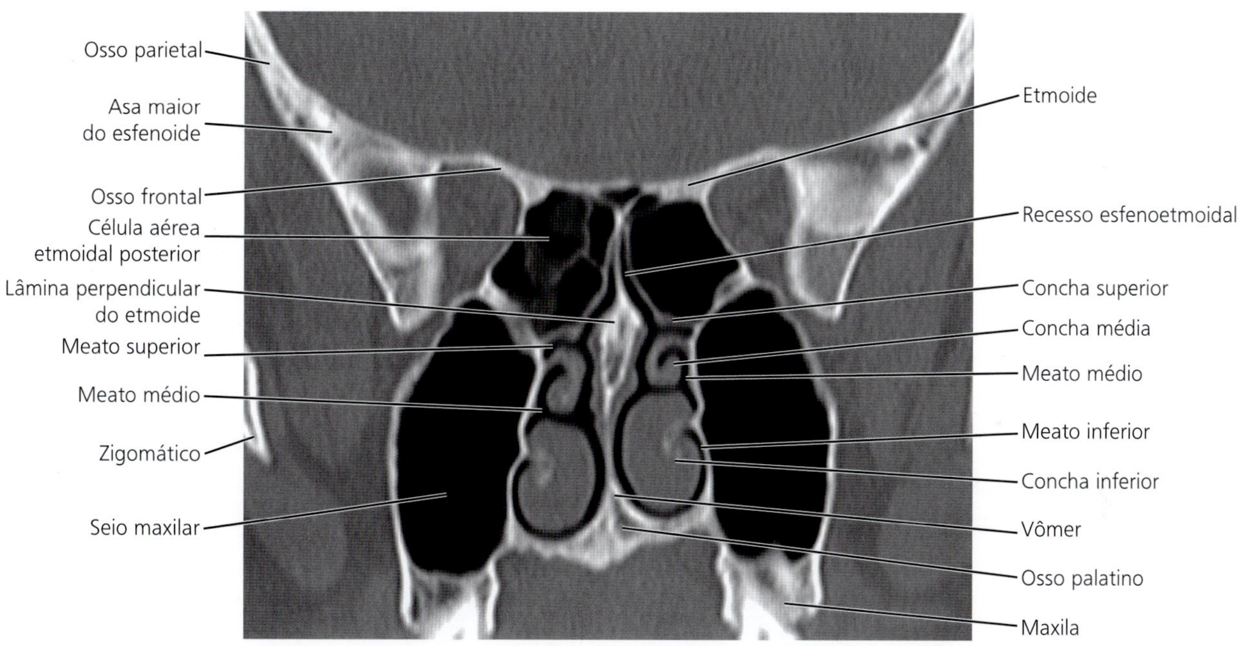
Osso parietal
Asa maior do esfenoide
Osso frontal
Célula aérea etmoidal posterior
Lâmina perpendicular do etmoide
Meato superior
Meato médio
Zigomático
Seio maxilar
Etmoide
Recesso esfenoetmoidal
Concha superior
Concha média
Meato médio
Meato inferior
Concha inferior
Vômer
Osso palatino
Maxila

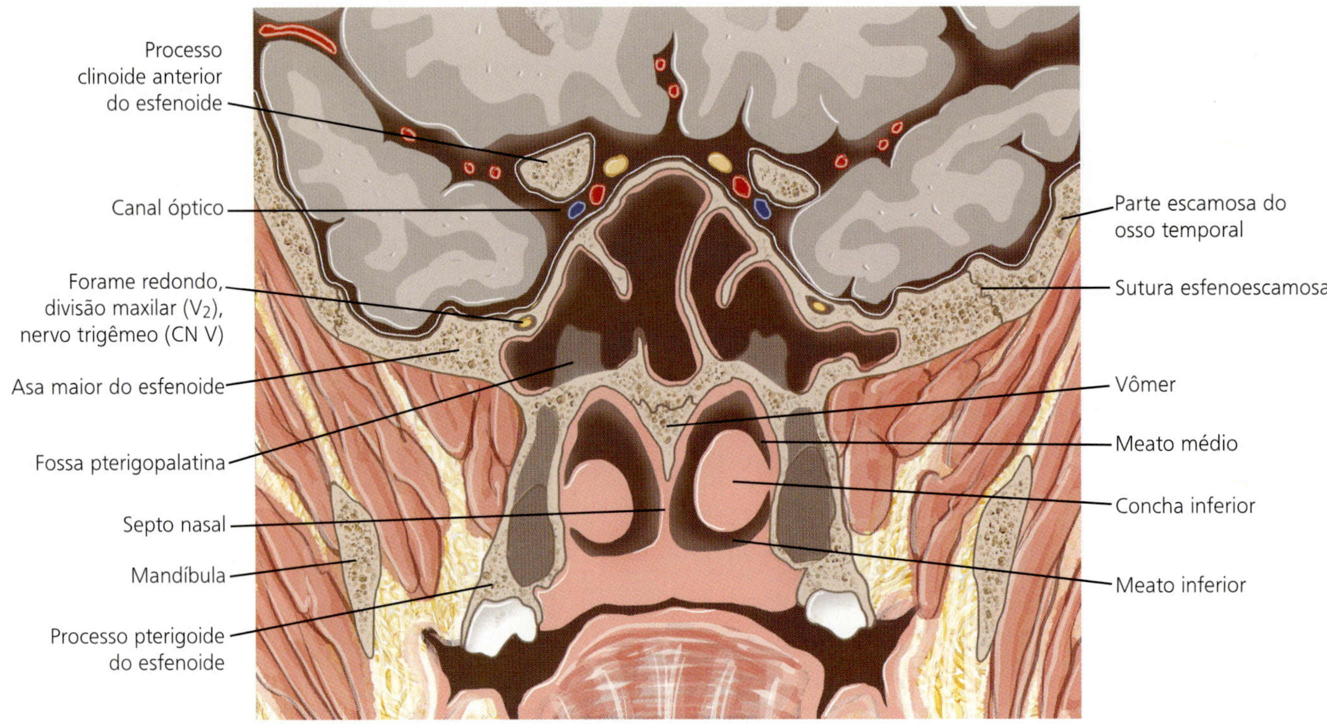
Processo clinoide anterior do esfenoide
Canal óptico
Forame redondo, divisão maxilar (V_2), nervo trigêmeo (CN V)
Asa maior do esfenoide
Fossa pterigopalatina
Septo nasal
Mandíbula
Processo pterigoide do esfenoide
Parte escamosa do osso temporal
Sutura esfenoescamosa
Vômer
Meato médio
Concha inferior
Meato inferior

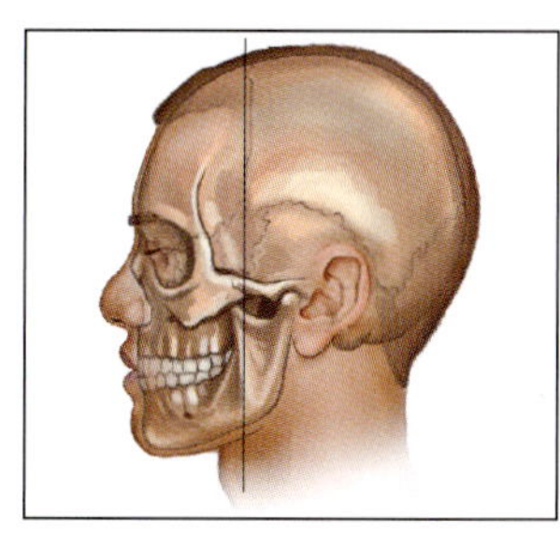

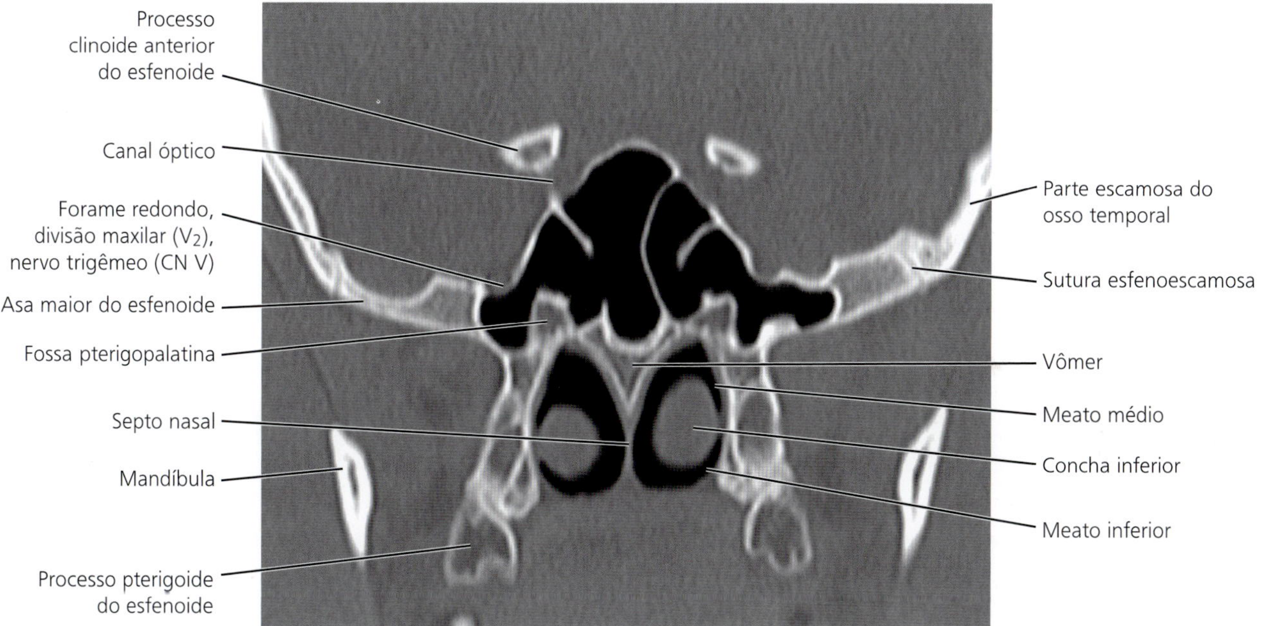
Processo clinoide anterior do esfenoide
Canal óptico
Forame redondo, divisão maxilar (V_2), nervo trigêmeo (CN V)
Asa maior do esfenoide
Fossa pterigopalatina
Septo nasal
Mandíbula
Processo pterigoide do esfenoide
Parte escamosa do osso temporal
Sutura esfenoescamosa
Vômer
Meato médio
Concha inferior
Meato inferior

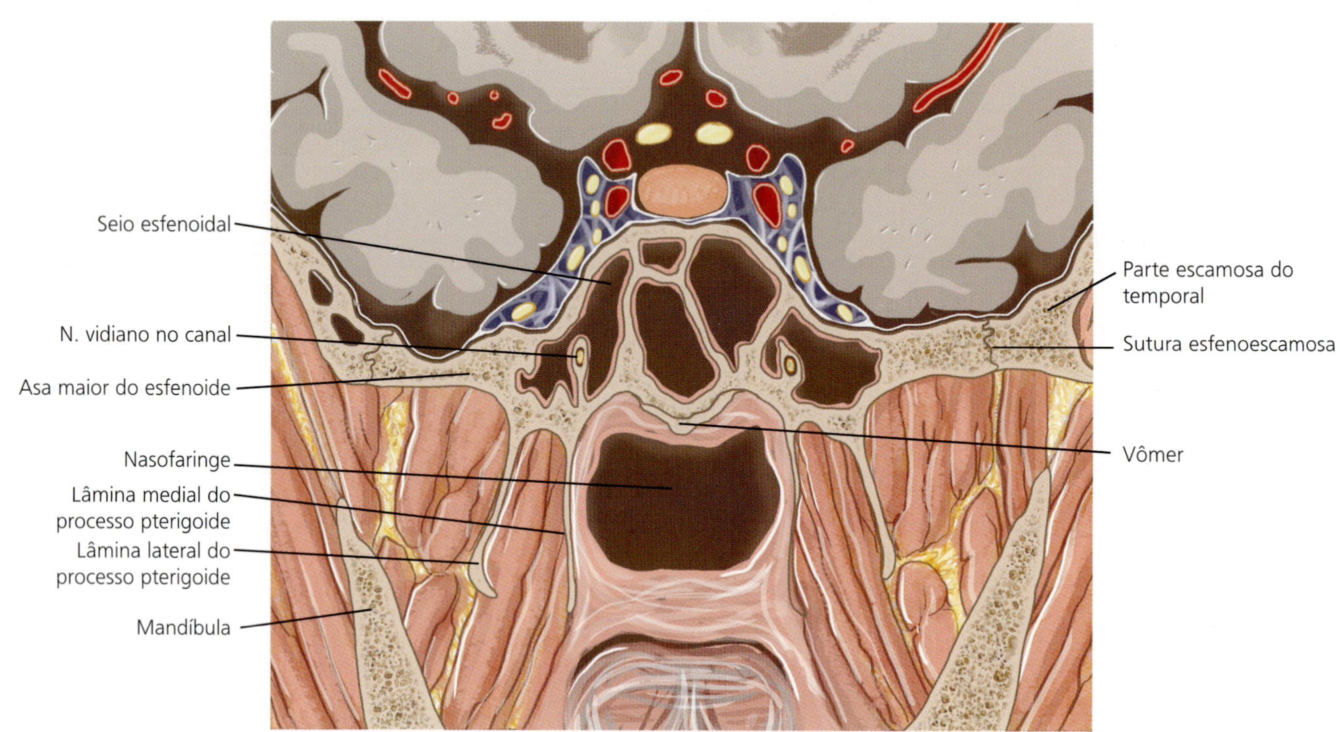
Seio esfenoidal
N. vidiano no canal
Asa maior do esfenoide
Nasofaringe
Lâmina medial do processo pterigoide
Lâmina lateral do processo pterigoide
Mandíbula
Parte escamosa do temporal
Sutura esfenoescamosa
Vômer

ANATOMIA NORMAL

Notar que o nervo vidiano pode, muitas vezes, salientar-se dentro dos seios esfenoidais, assemelhando-se a um caule em imagens coronais.

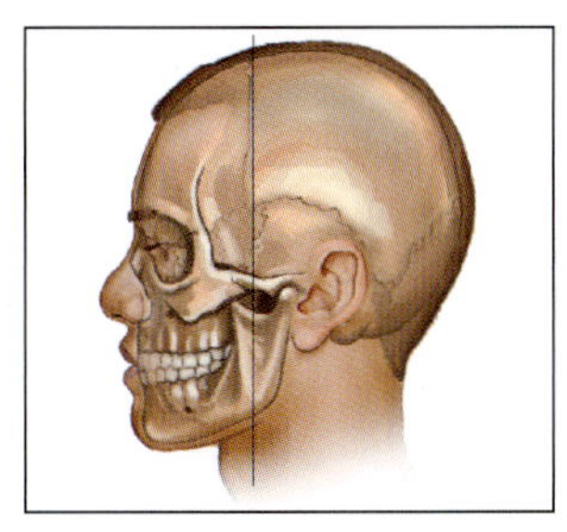

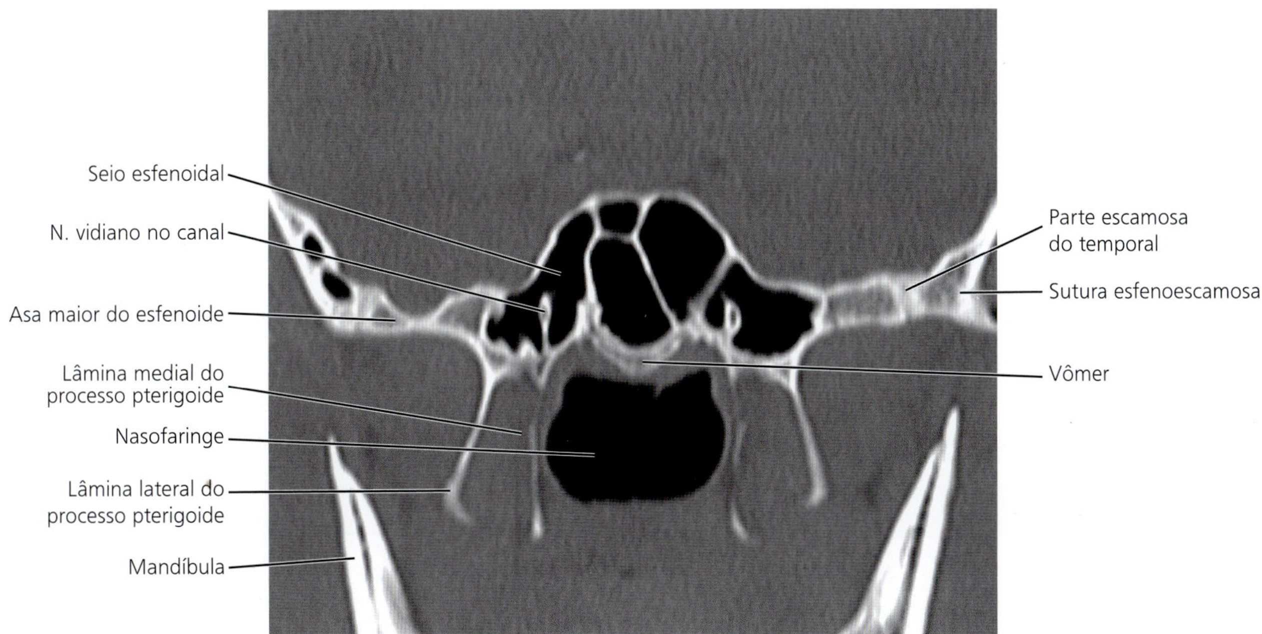
Seio esfenoidal
N. vidiano no canal
Asa maior do esfenoide
Lâmina medial do processo pterigoide
Nasofaringe
Lâmina lateral do processo pterigoide
Mandíbula
Parte escamosa do temporal
Sutura esfenoescamosa
Vômer

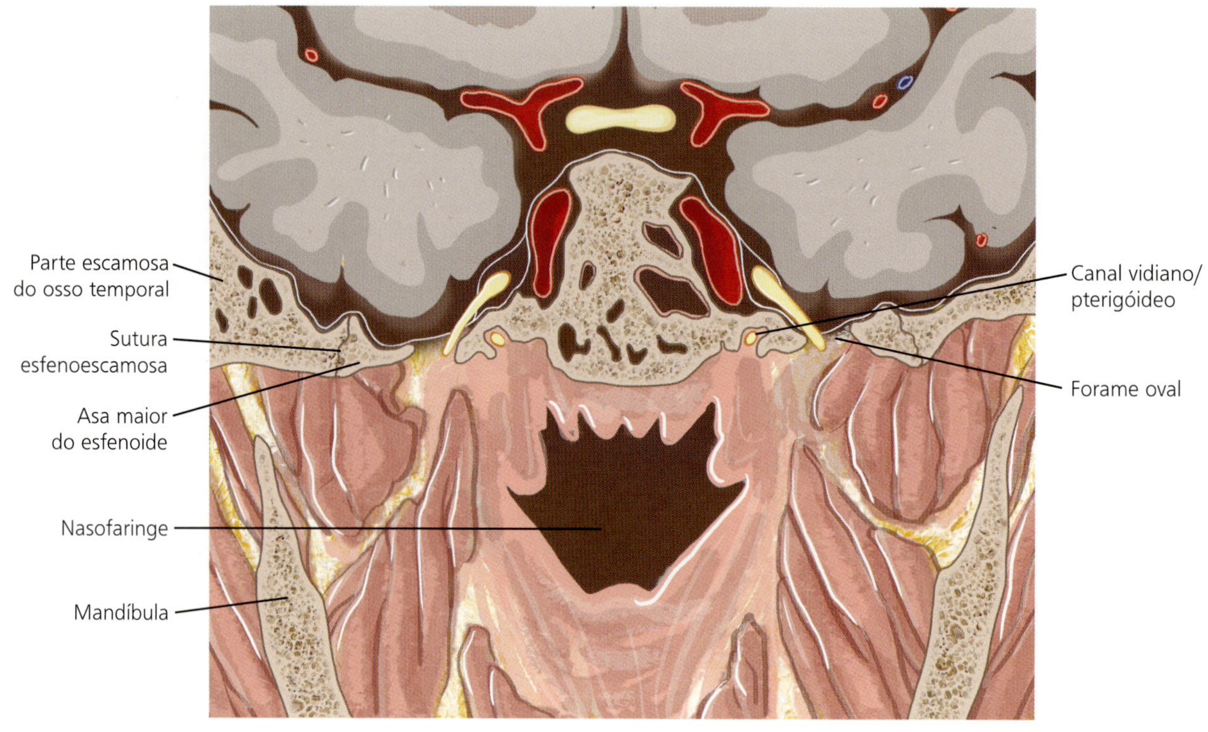
Parte escamosa do osso temporal
Sutura esfenoescamosa
Asa maior do esfenoide
Nasofaringe
Mandíbula
Canal vidiano/ pterigóideo
Forame oval

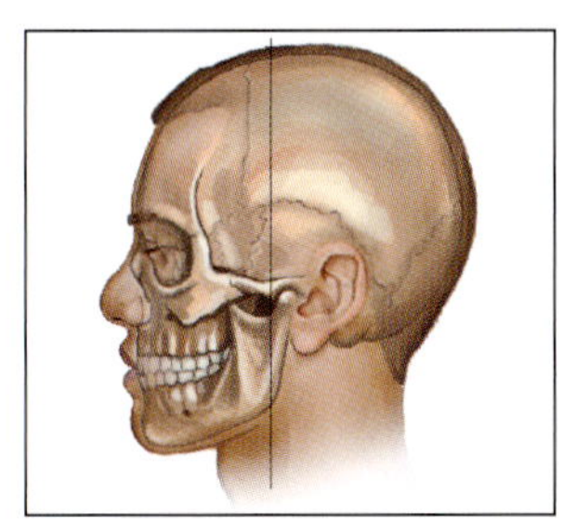

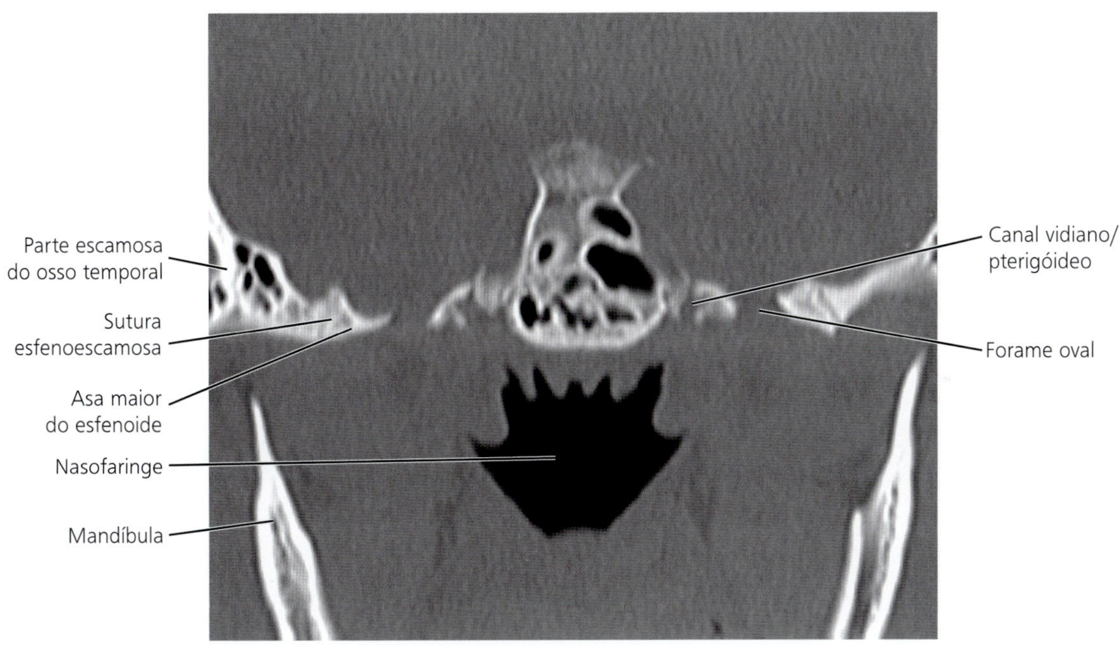
Parte escamosa
do osso temporal
Sutura
esfenoescamosa
Asa maior
do esfenoide
Nasofaringe
Mandíbula
Canal vidiano/
pterigóideo
Forame oval

Capítulo 10 ÓRBITAS

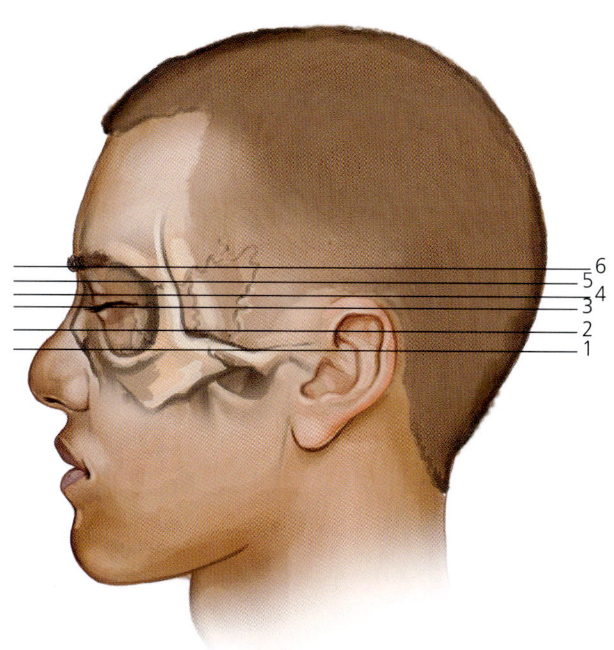
6
5
4
3
2
1

AXIAL 356

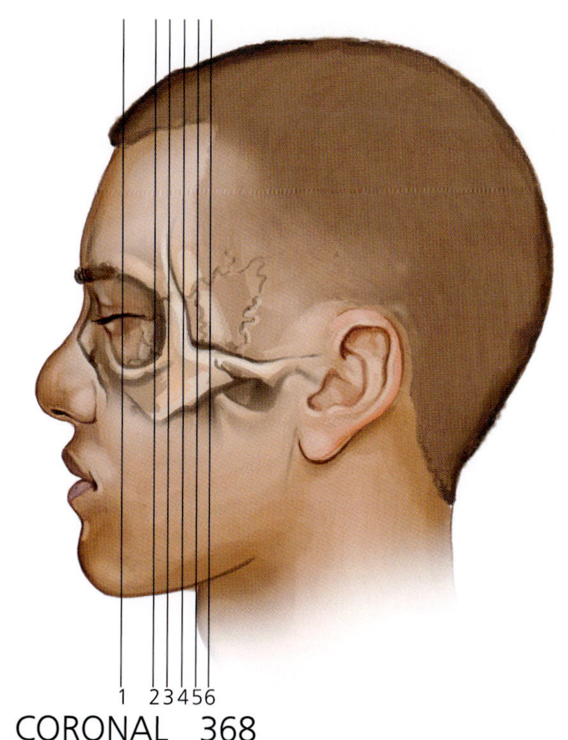
1 2 3 4 5 6

CORONAL 368

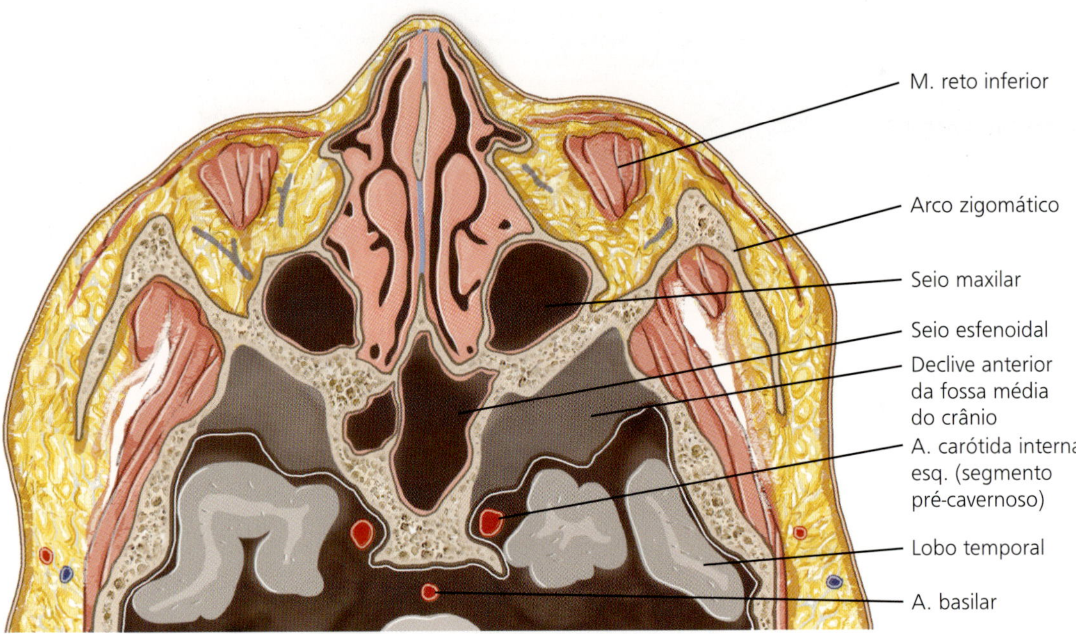
M. reto inferior
Arco zigomático
Seio maxilar
Seio esfenoidal
Declive anterior da fossa média do crânio
A. carótida interna esq. (segmento pré-cavernoso)
Lobo temporal
A. basilar

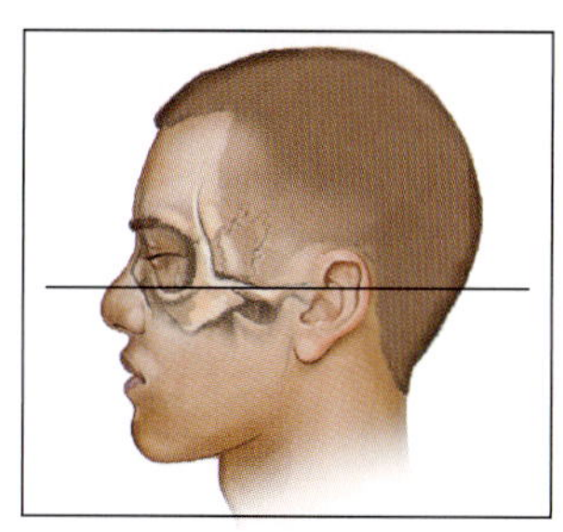

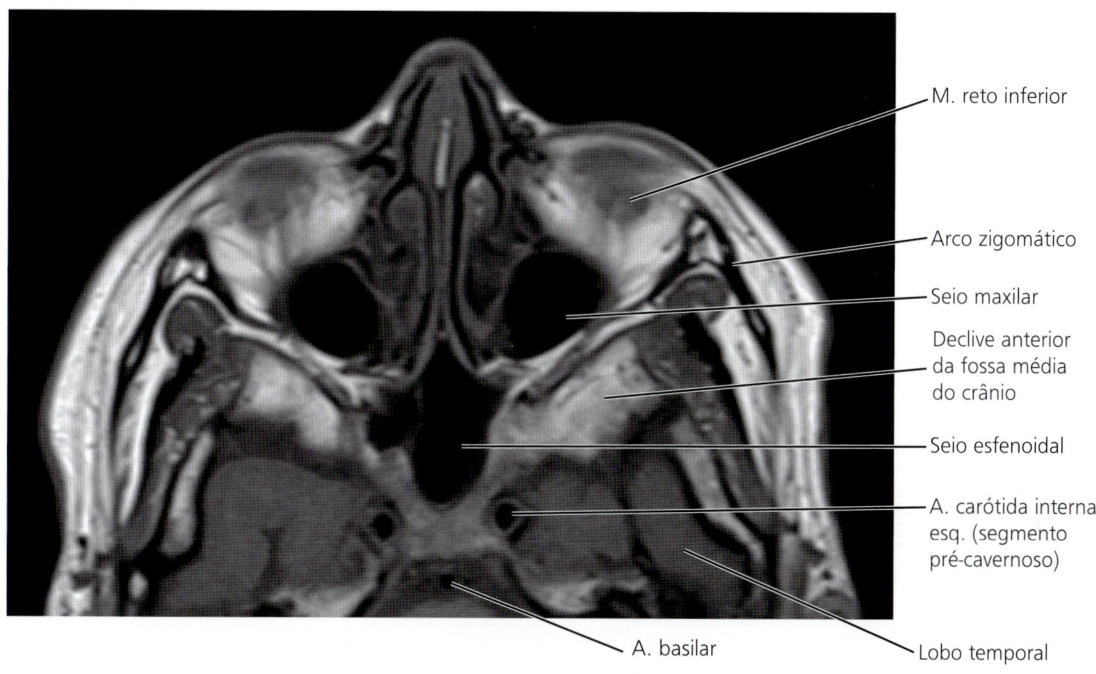
M. reto inferior
Arco zigomático
Seio maxilar
Declive anterior da fossa média do crânio
Seio esfenoidal
A. carótida interna esq. (segmento pré-cavernoso)
A. basilar
Lobo temporal

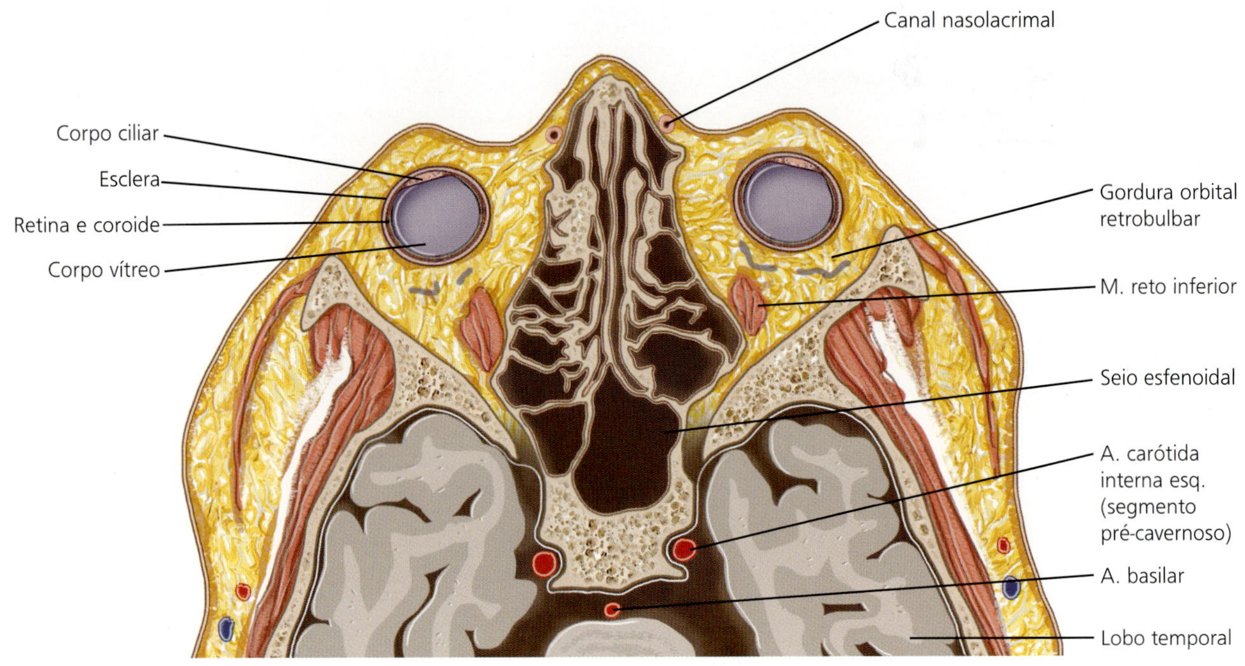

Canal nasolacrimal
Corpo ciliar
Esclera
Retina e coroide
Corpo vítreo
Gordura orbital retrobulbar
M. reto inferior
Seio esfenoidal
A. carótida interna esq. (segmento pré-cavernoso)
A. basilar
Lobo temporal

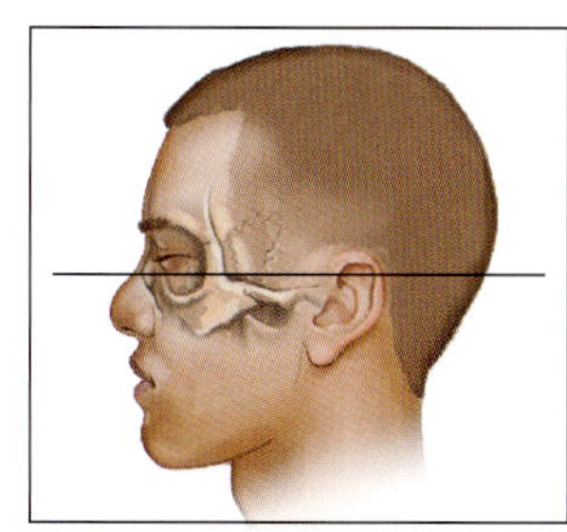

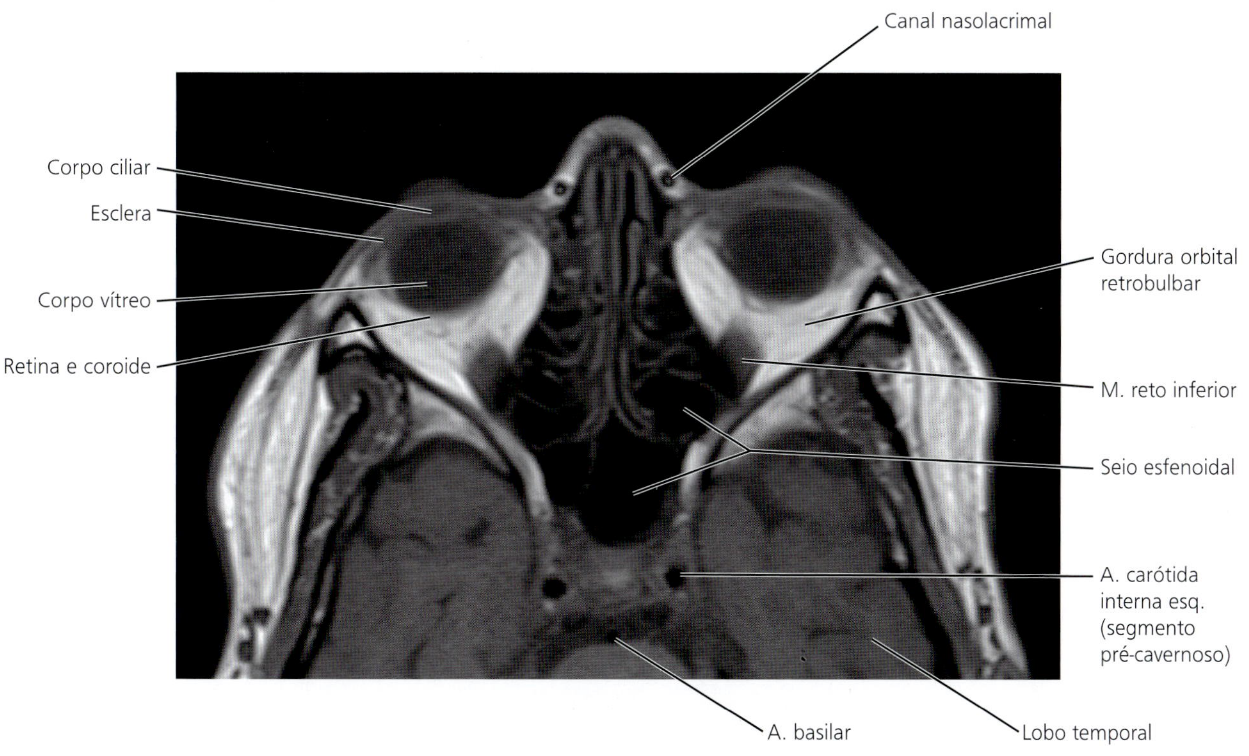
Canal nasolacrimal
Corpo ciliar
Esclera
Corpo vítreo
Retina e coroide
Gordura orbital retrobulbar
M. reto inferior
Seio esfenoidal
A. carótida interna esq. (segmento pré-cavernoso)
A. basilar
Lobo temporal

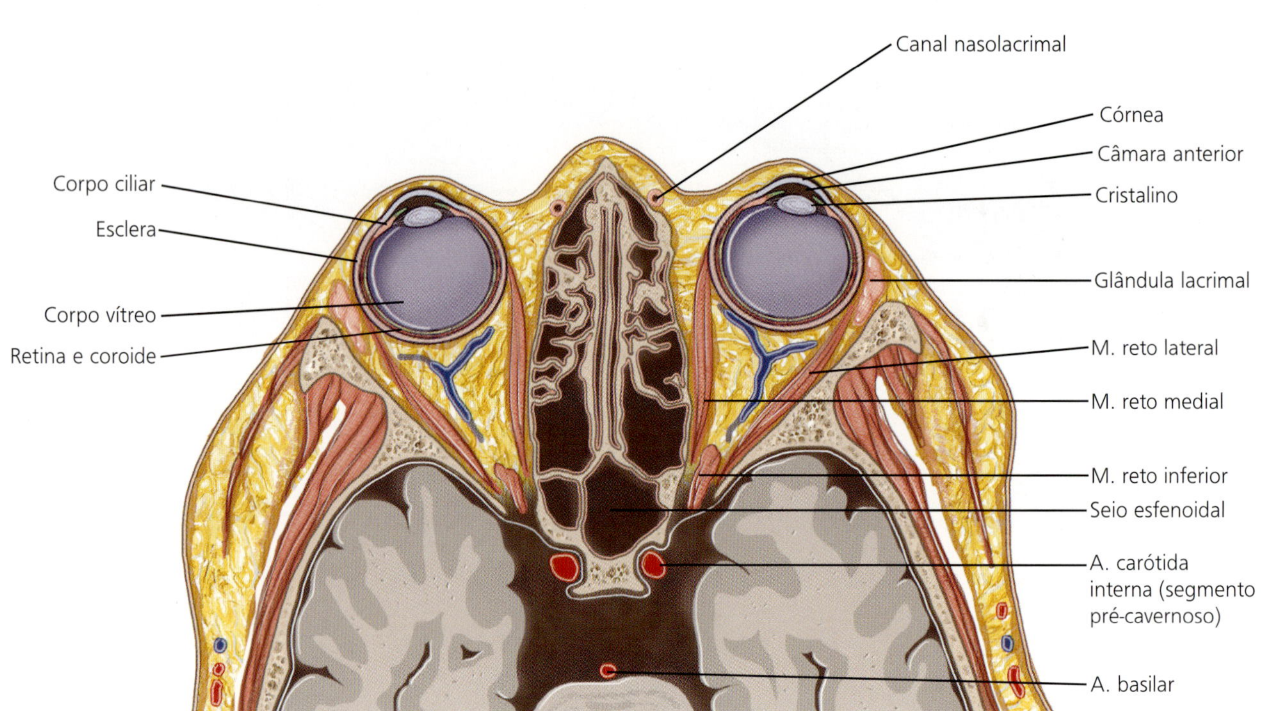
Canal nasolacrimal
Córnea
Câmara anterior
Cristalino
Corpo ciliar
Esclera
Glândula lacrimal
Corpo vítreo
Retina e coroide
M. reto lateral
M. reto medial
M. reto inferior
Seio esfenoidal
A. carótida interna (segmento pré-cavernoso)
A. basilar

ANATOMIA NORMAL

Os cristalinos *(lens)* são normalmente de forma biconvexa. Se esta configuração for substituída por uma linha fina, o paciente provavelmente foi submetido à remoção dos cristalinos por causa de catarata, e recebeu substituição por lentes artificiais.

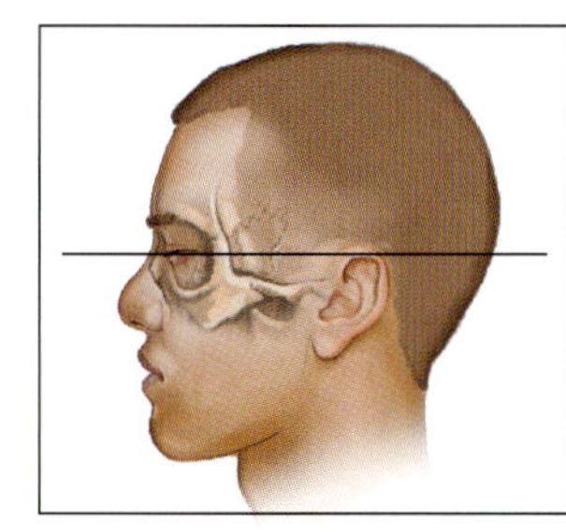

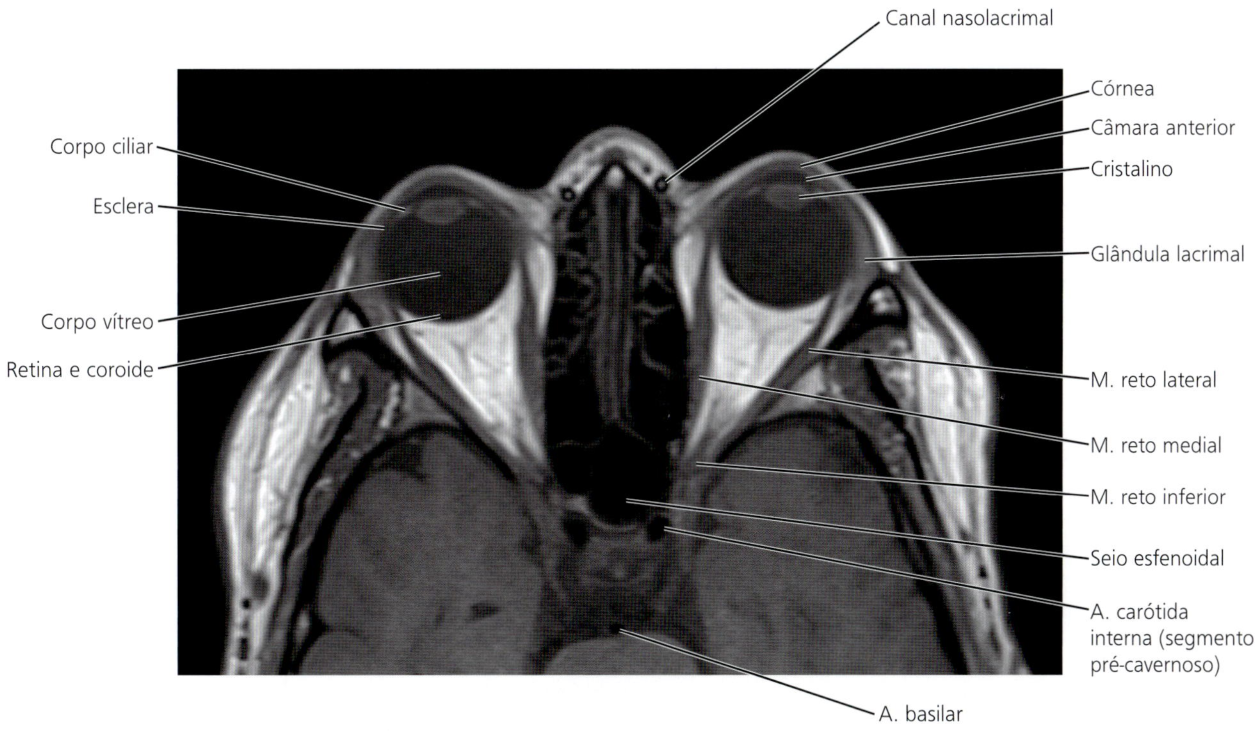
Canal nasolacrimal
Córnea
Câmara anterior
Cristalino
Glândula lacrimal
M. reto lateral
M. reto medial
M. reto inferior
Seio esfenoidal
A. carótida interna (segmento pré-cavernoso)
A. basilar
Corpo ciliar
Esclera
Corpo vítreo
Retina e coroide

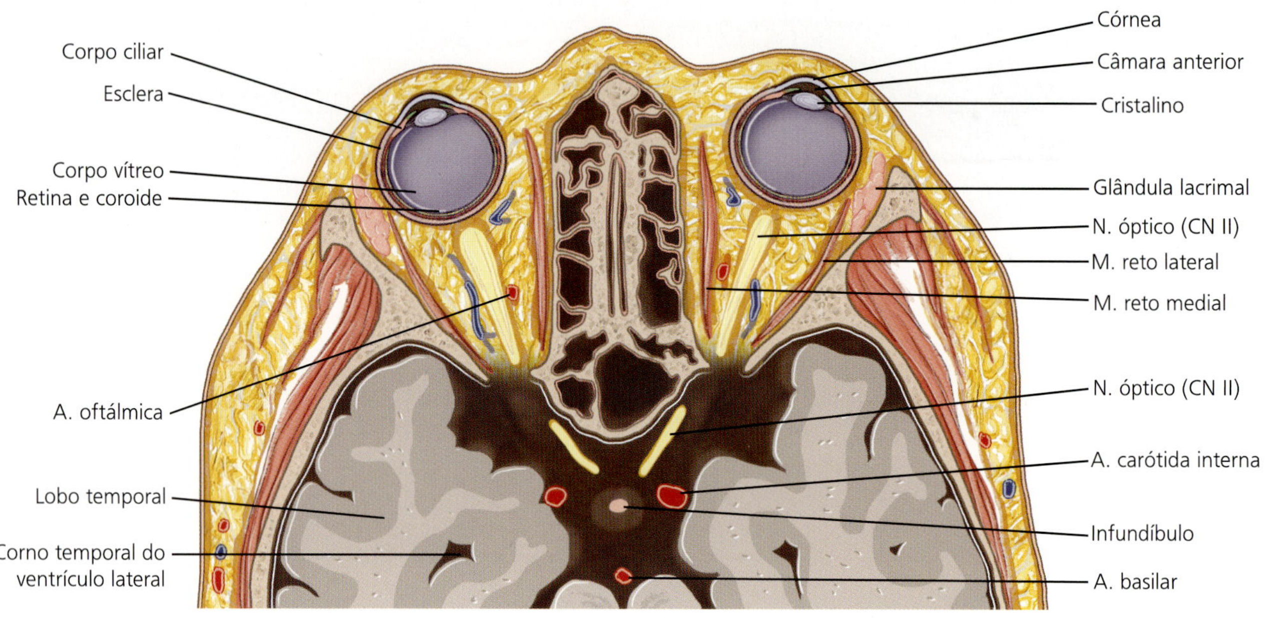
Corpo ciliar
Esclera
Corpo vítreo
Retina e coroide
A. oftálmica
Lobo temporal
Corno temporal do ventrículo lateral
Córnea
Câmara anterior
Cristalino
Glândula lacrimal
N. óptico (CN II)
M. reto lateral
M. reto medial
N. óptico (CN II)
A. carótida interna
Infundíbulo
A. basilar

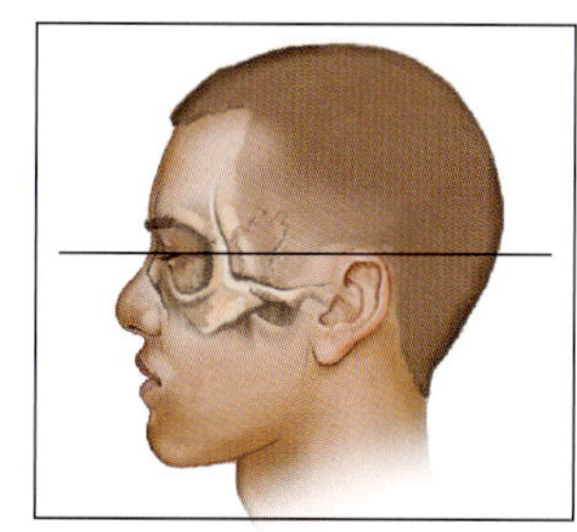

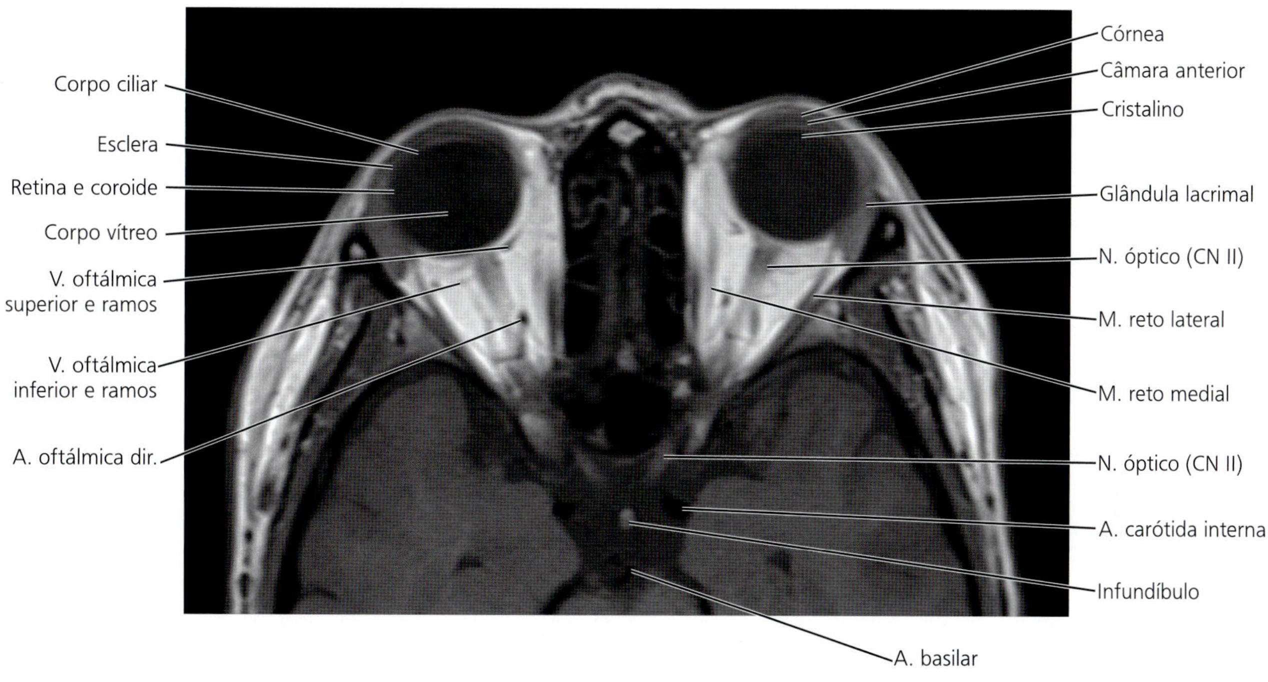
Corpo ciliar
Esclera
Retina e coroide
Corpo vítreo
V. oftálmica superior e ramos
V. oftálmica inferior e ramos
A. oftálmica dir.
Córnea
Câmara anterior
Cristalino
Glândula lacrimal
N. óptico (CN II)
M. reto lateral
M. reto medial
N. óptico (CN II)
A. carótida interna
Infundíbulo
A. basilar

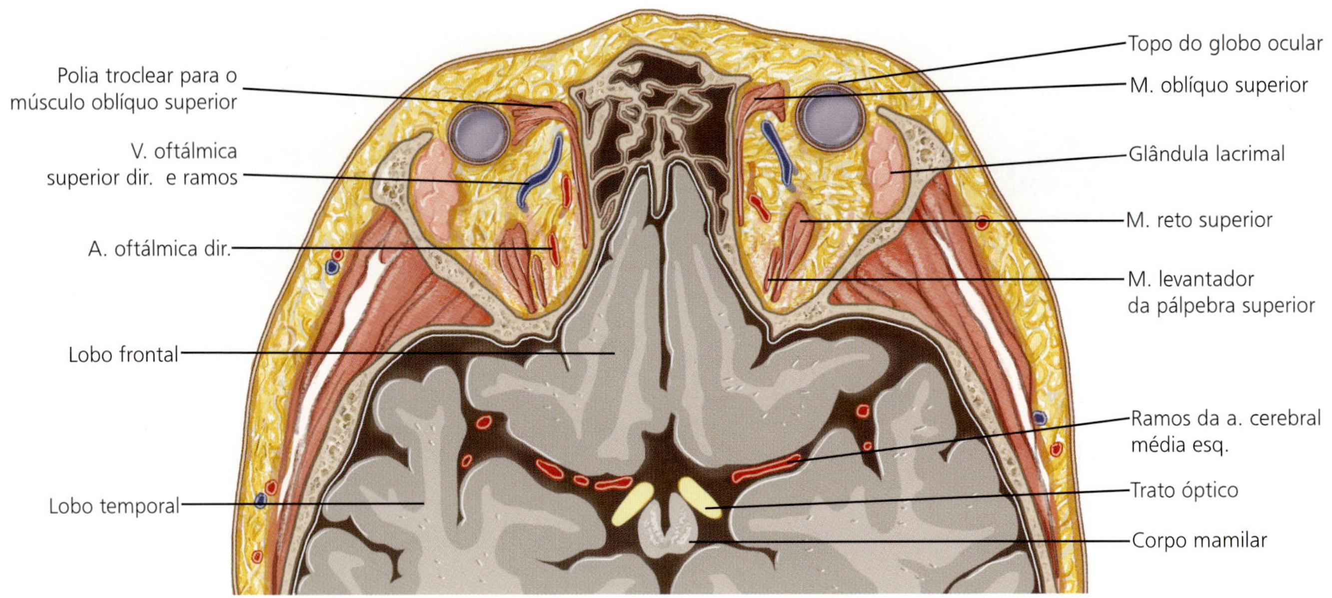
Polia troclear para o músculo oblíquo superior
V. oftálmica superior dir. e ramos
A. oftálmica dir.
Lobo frontal
Lobo temporal
Topo do globo ocular
M. oblíquo superior
Glândula lacrimal
M. reto superior
M. levantador da pálpebra superior
Ramos da a. cerebral média esq.
Trato óptico
Corpo mamilar

PROCESSO PATOLÓGICO

Observar a fina veia oftálmica superior (SOV). Quando estiver dilatada, deve-se considerar o aumento da pressão dentro do seio cavernoso, como ocorre na fístula carotídeo-cavernosa (CCF) após trauma. O enchimento precoce e assimétrico do seio cavernoso na fase arterial confirma o diagnóstico de CCF (ver também Órbitas Coronal 1).

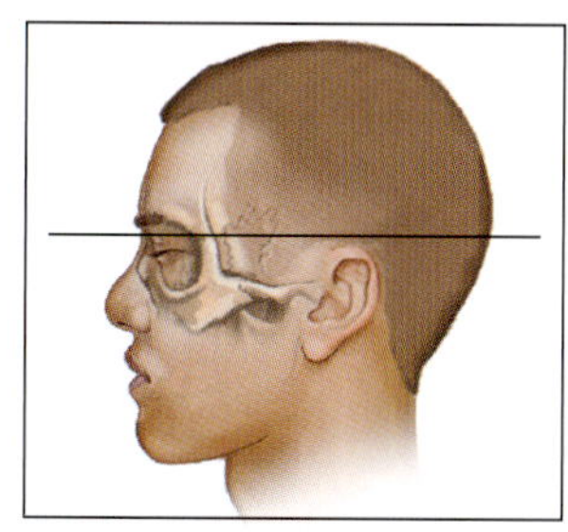

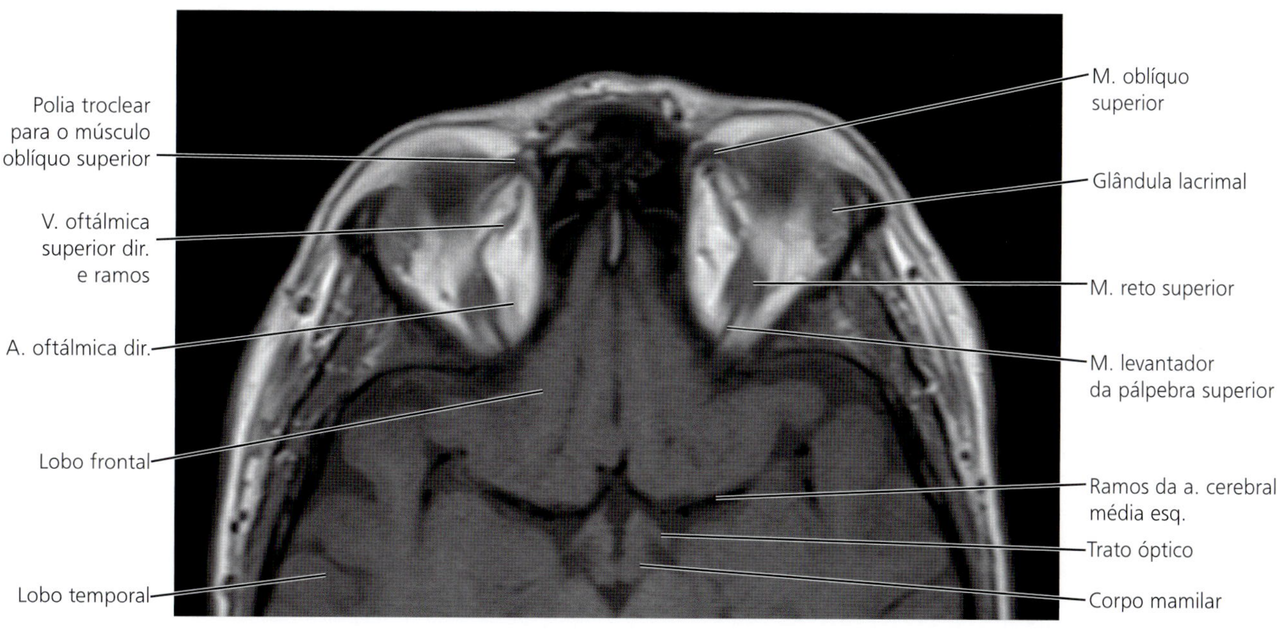
Polia troclear para o músculo oblíquo superior
V. oftálmica superior dir. e ramos
A. oftálmica dir.
Lobo frontal
Lobo temporal
M. oblíquo superior
Glândula lacrimal
M. reto superior
M. levantador da pálpebra superior
Ramos da a. cerebral média esq.
Trato óptico
Corpo mamilar

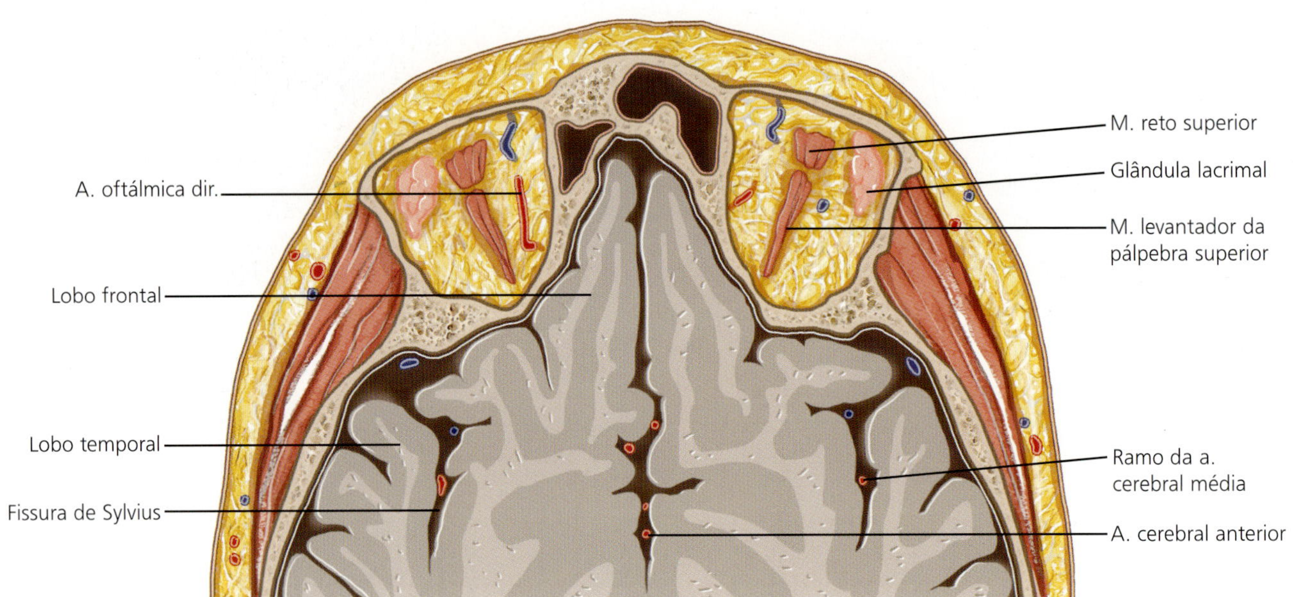
A. oftálmica dir.
Lobo frontal
Lobo temporal
Fissura de Sylvius
M. reto superior
Glândula lacrimal
M. levantador da pálpebra superior
Ramo da a. cerebral média
A. cerebral anterior

ANATOMIA NORMAL

A glândula lacrimal está localizada no aspecto laterossuperior da órbita. Ela produz lágrimas, as quais cobrem o olho em uma direção de superolateral a inferomedial, eventualmente sendo drenadas através dos dois *puncta* lacrimais para os canalículos e a seguir para o ducto nasolacrimal.

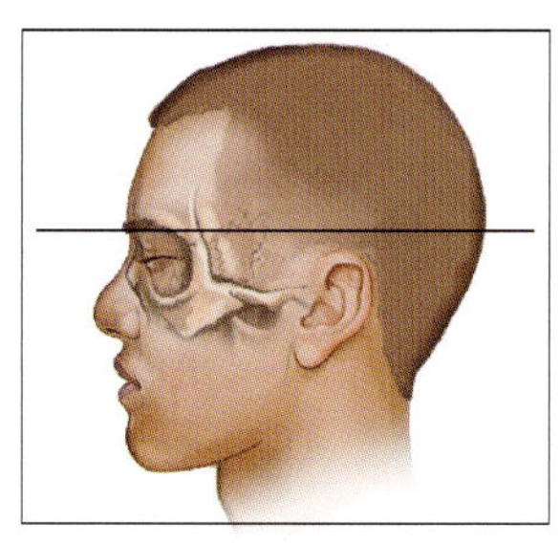

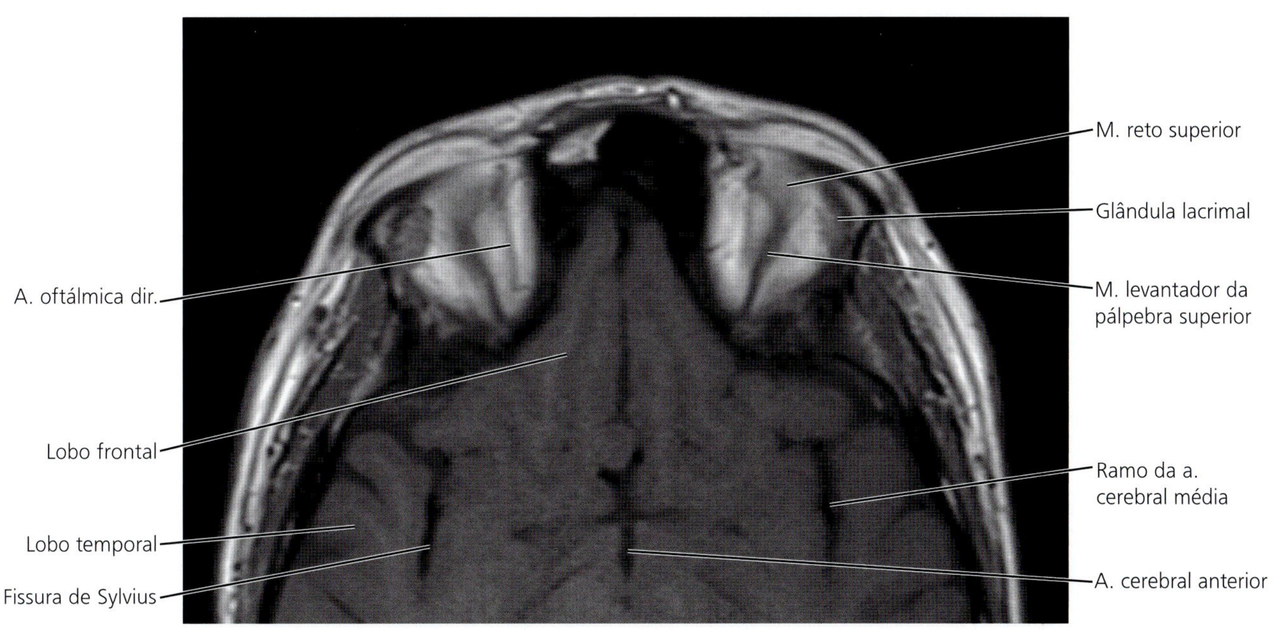
M. reto superior
Glândula lacrimal
A. oftálmica dir.
M. levantador da pálpebra superior
Lobo frontal
Ramo da a. cerebral média
Lobo temporal
Fissura de Sylvius
A. cerebral anterior

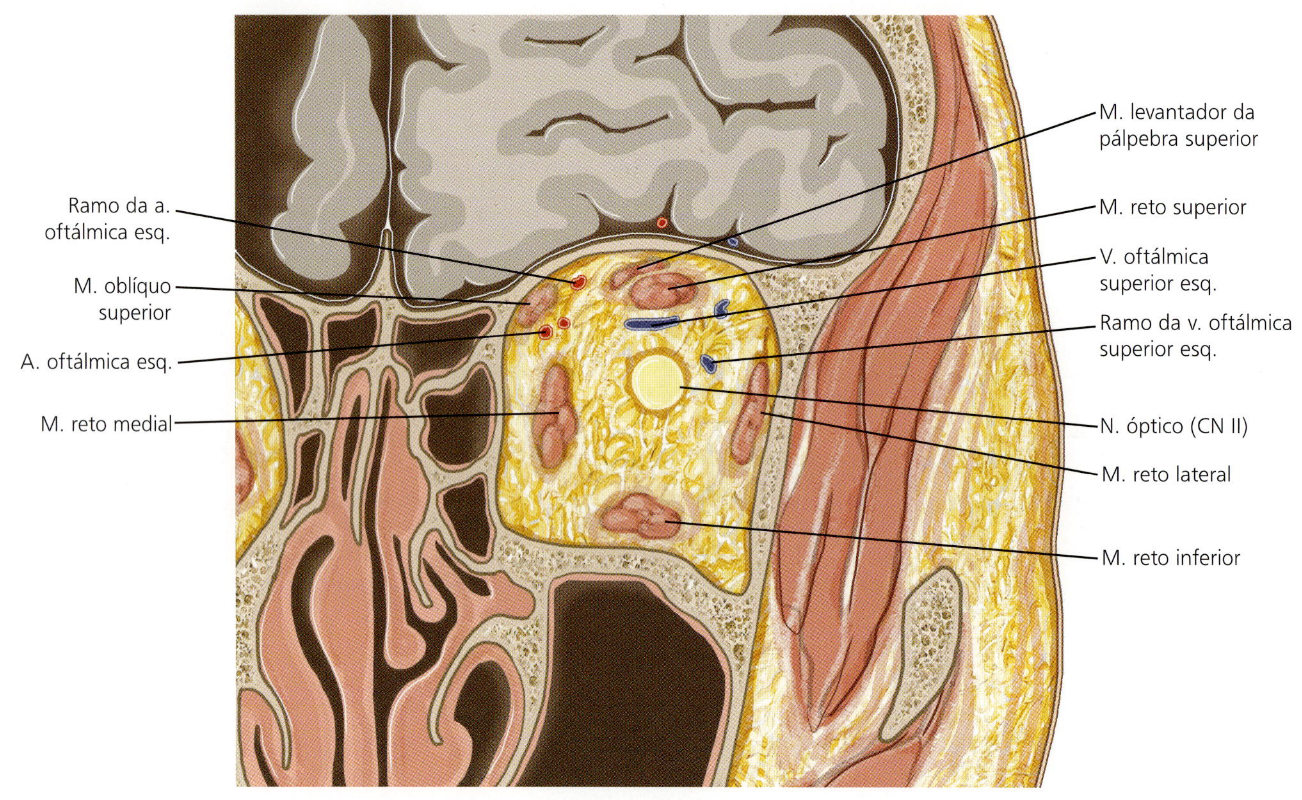
Ramo da a.
oftálmica esq.
M. oblíquo
superior
A. oftálmica esq.
M. reto medial
M. levantador da
pálpebra superior
M. reto superior
V. oftálmica
superior esq.
Ramo da v. oftálmica
superior esq.
N. óptico (CN II)
M. reto lateral
M. reto inferior

ANATOMIA NORMAL

O nervo óptico, nervo craniano (CN) II, é o único nervo craniano que faz parte do sistema nervoso central e que, como o cérebro e a medula espinal, não tem nenhuma capacidade de se regenerar, diferentemente dos nervos periféricos. O CN II é uma extensão direta do cérebro e é rodeado por liquor (CSF) e dura-máter.

PROCESSO PATOLÓGICO

Se a veia oftálmica superior (SOV) normalmente fina e plana estiver dilatada, arredondada e tortuosa, deve-se suspeitar de pressão aumentada dentro do seio cavernoso, como ocorre com fístula carotídeo-cavernosa pós-traumática (CCF, ver também Axial 5).

CONSIDERAÇÕES SOBRE TÉCNICA DE IMAGEM

Notar que na imagem de RM de baixo de Coronal 1, a substância branca está mais brilhante que a substância cinzenta, logo esta sequência deve ser ponderada em T1 (pensar em mielina "gordurosa" sendo brilhante em T1). A gordura subcutânea é escura, logo, conclui-se que esta deve ser uma sequência com saturação da gordura, e os vasos e a mucosa são ambos brilhantes, portanto, o meio de contraste foi administrado.

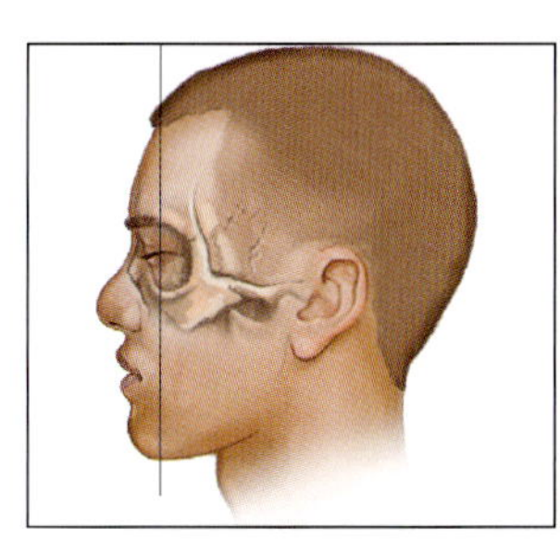

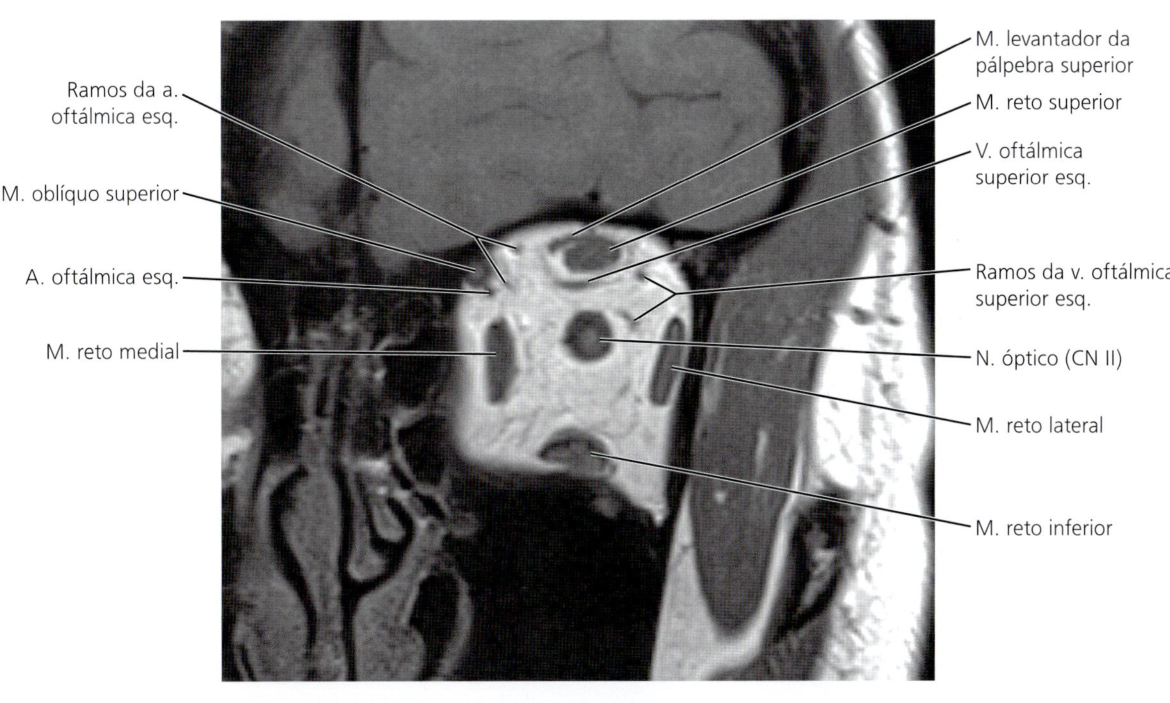
Ramos da a. oftálmica esq.
M. oblíquo superior
A. oftálmica esq.
M. reto medial
M. levantador da pálpebra superior
M. reto superior
V. oftálmica superior esq.
Ramos da v. oftálmica superior esq.
N. óptico (CN II)
M. reto lateral
M. reto inferior

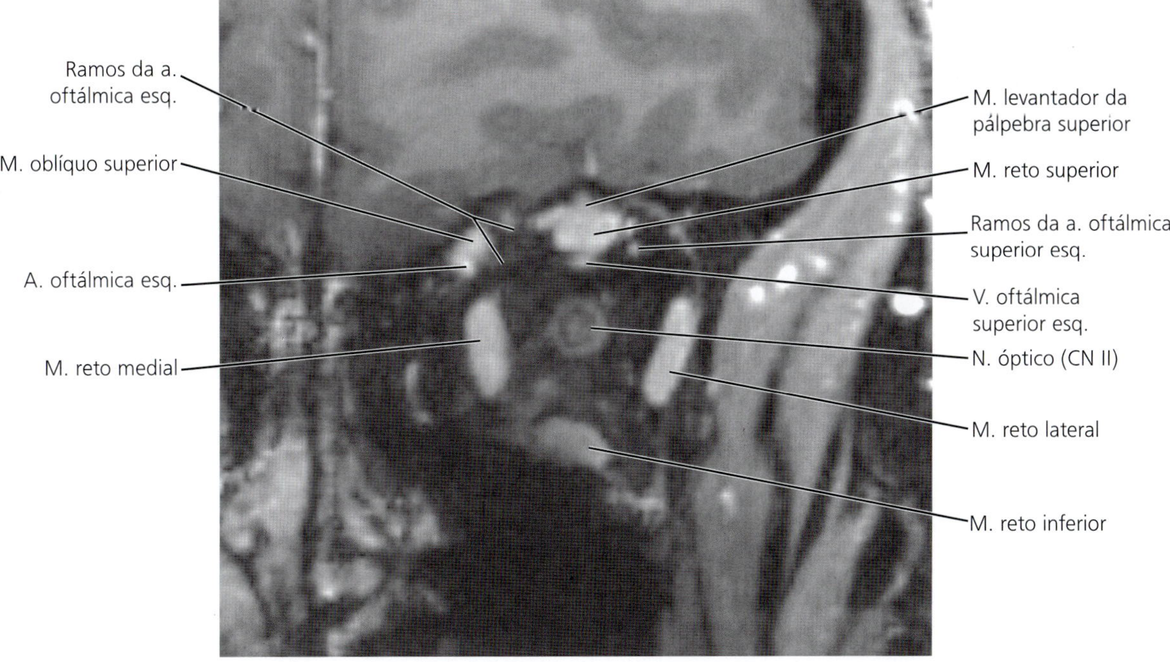
Ramos da a. oftálmica esq.
M. oblíquo superior
A. oftálmica esq.
M. reto medial
M. levantador da pálpebra superior
M. reto superior
Ramos da a. oftálmica superior esq.
V. oftálmica superior esq.
N. óptico (CN II)
M. reto lateral
M. reto inferior

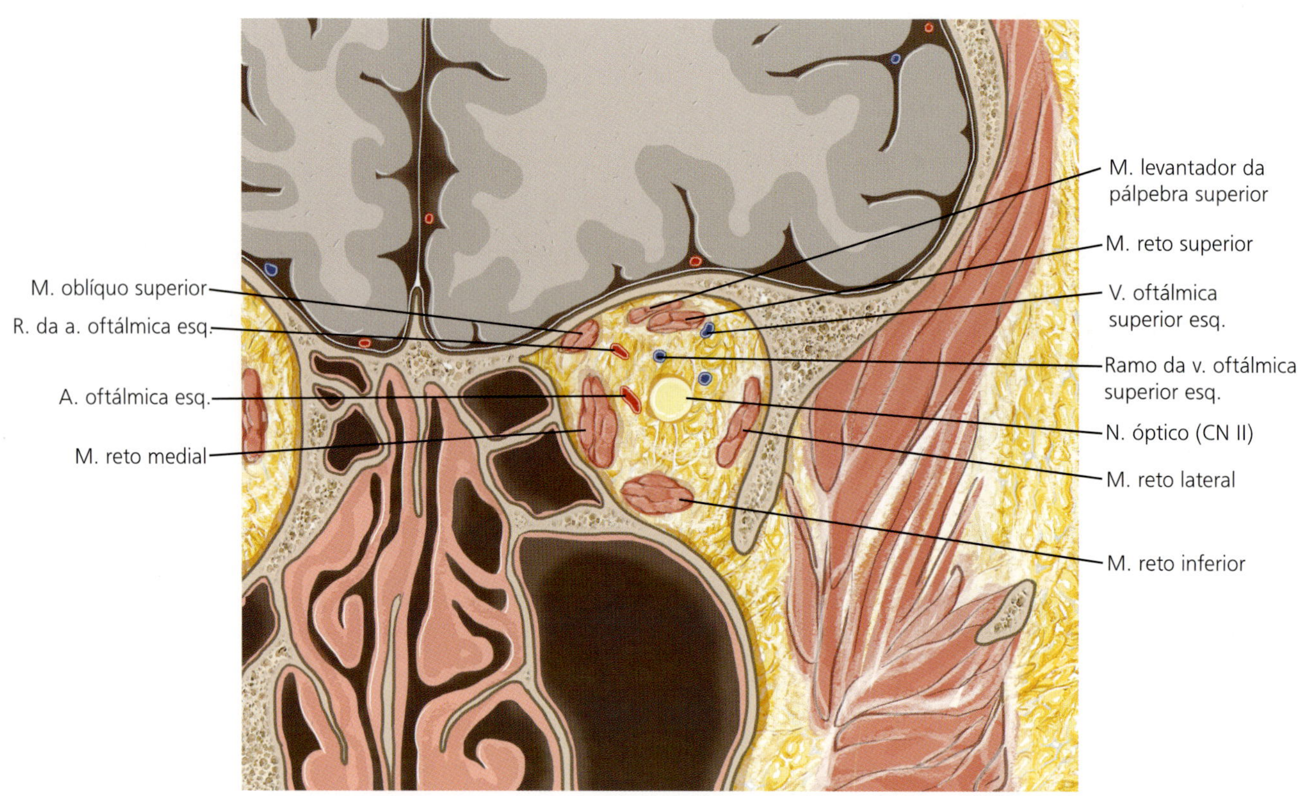
M. levantador da pálpebra superior
M. reto superior
V. oftálmica superior esq.
Ramo da v. oftálmica superior esq.
N. óptico (CN II)
M. reto lateral
M. reto inferior
M. oblíquo superior
R. da a. oftálmica esq.
A. oftálmica esq.
M. reto medial

ANATOMIA NORMAL

Existem cinco músculos intraorbitais que contribuem para o anel tendíneo comum (de Zinn) (o músculo oblíquo inferior não o faz). O músculo oblíquo superior é suprido pelo nervo troclear (CN IV) e faz o olho apontar para baixo e medialmente na direção da ponta do nariz. O músculo reto lateral é suprido pelo nervo abducente (CN VI) e aponta o olho medialmente. O nervo oculomotor (CN III) supre os músculos reto inferior, reto medial, reto superior, levantador da pálpebra superior e oblíquo inferior. Quando há diplopia com paralisia unilateral do CN III fazendo o olho apontar "para baixo e para fora", o clínico deve considerar aneurisma da artéria comunicante posterior comprimindo o nervo oculomotor.

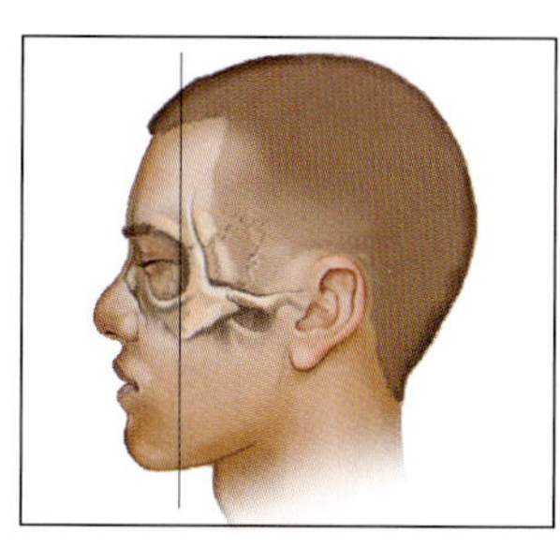

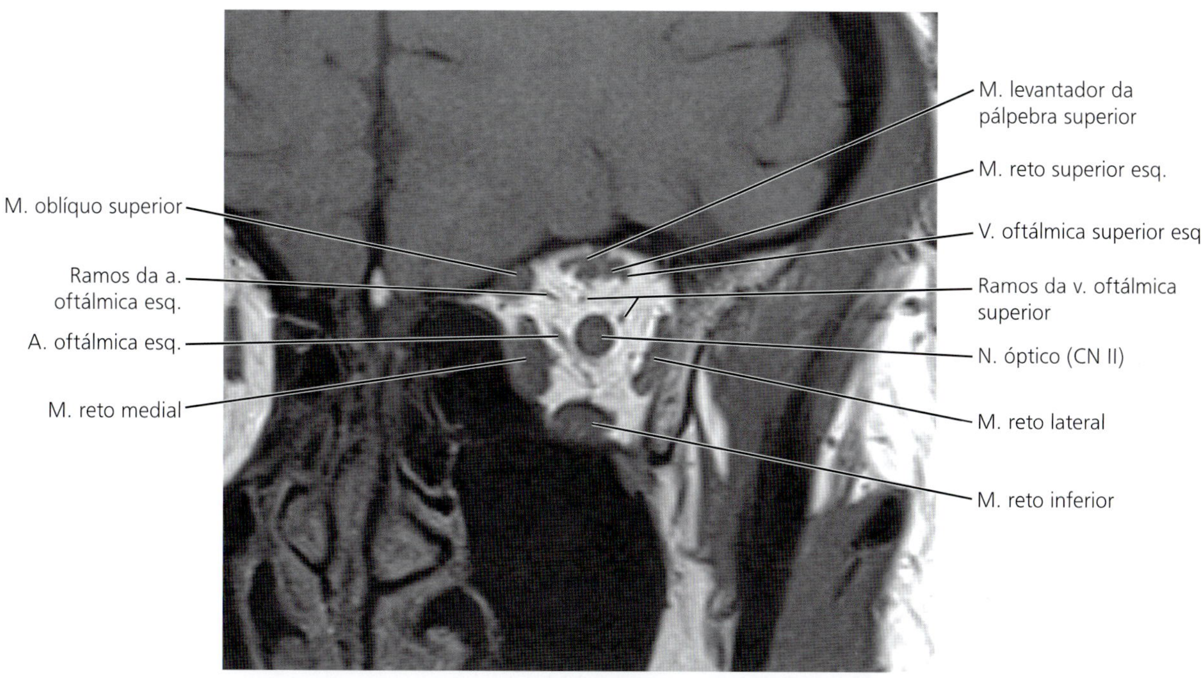
M. levantador da pálpebra superior
M. reto superior esq.
V. oftálmica superior esq.
Ramos da v. oftálmica superior
N. óptico (CN II)
M. reto lateral
M. reto inferior
M. oblíquo superior
Ramos da a. oftálmica esq.
A. oftálmica esq.
M. reto medial

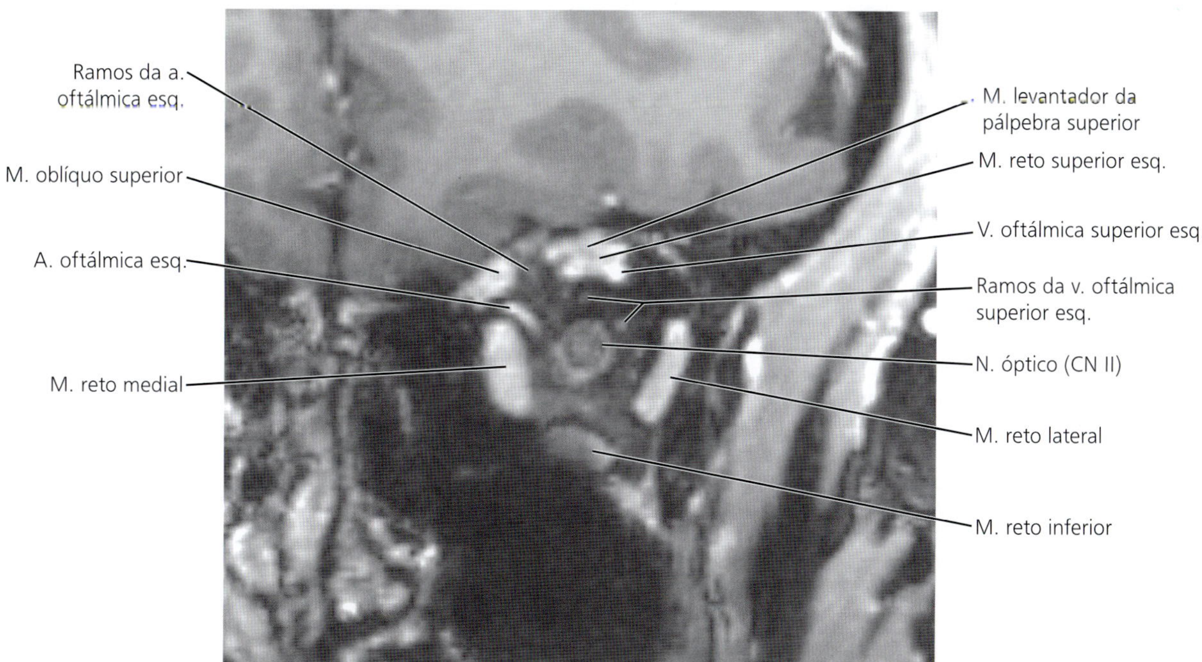
Ramos da a. oftálmica esq.
M. oblíquo superior
A. oftálmica esq.
M. reto medial
M. levantador da pálpebra superior
M. reto superior esq.
V. oftálmica superior esq.
Ramos da v. oftálmica superior esq.
N. óptico (CN II)
M. reto lateral
M. reto inferior

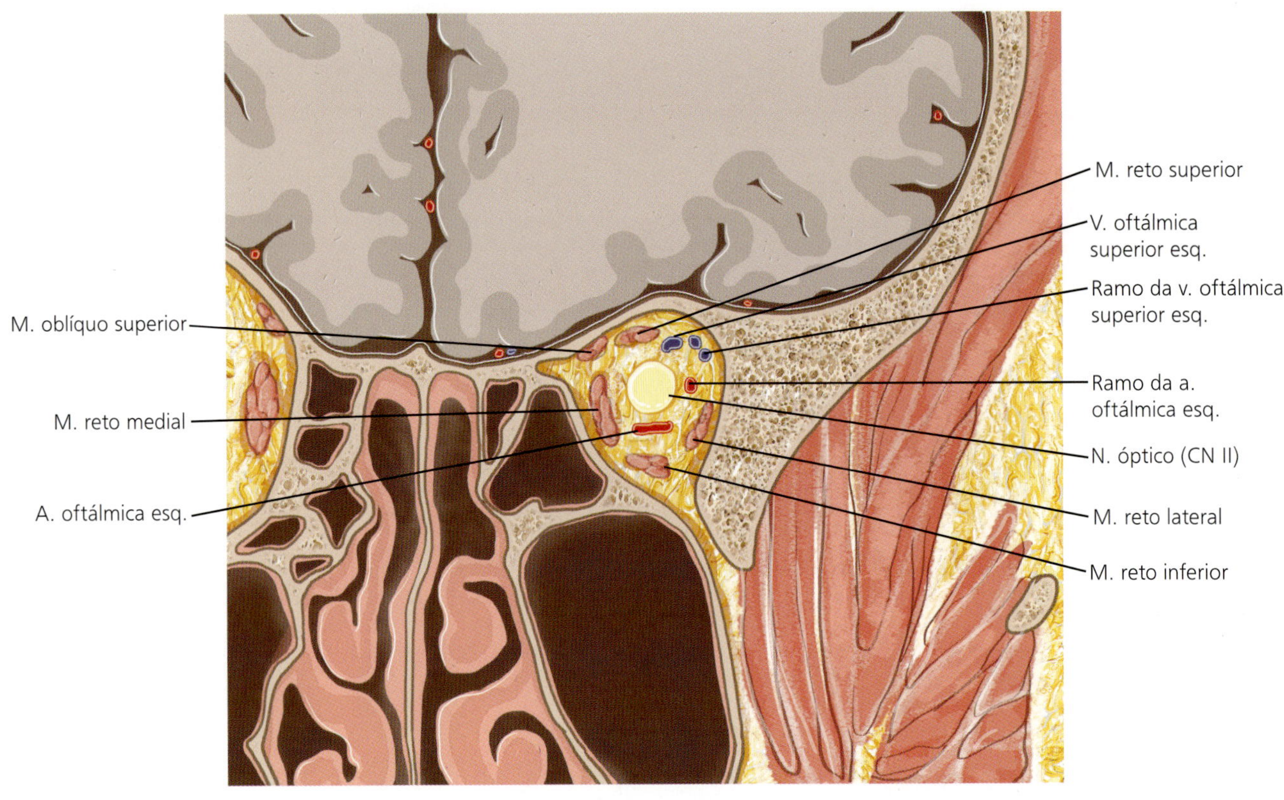
M. reto superior
V. oftálmica superior esq.
Ramo da v. oftálmica superior esq.
M. oblíquo superior
Ramo da a. oftálmica esq.
M. reto medial
N. óptico (CN II)
A. oftálmica esq.
M. reto lateral
M. reto inferior

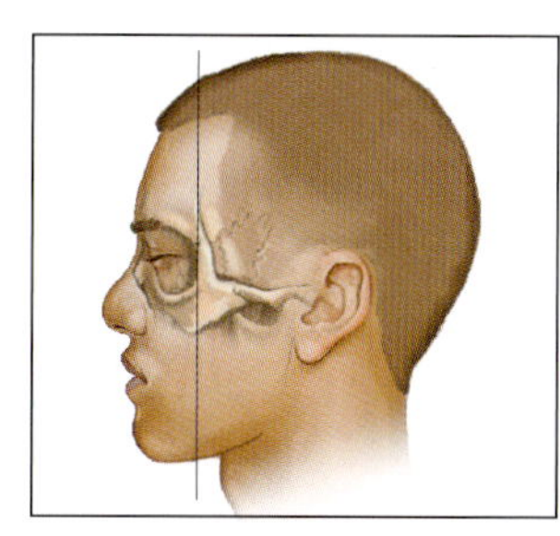

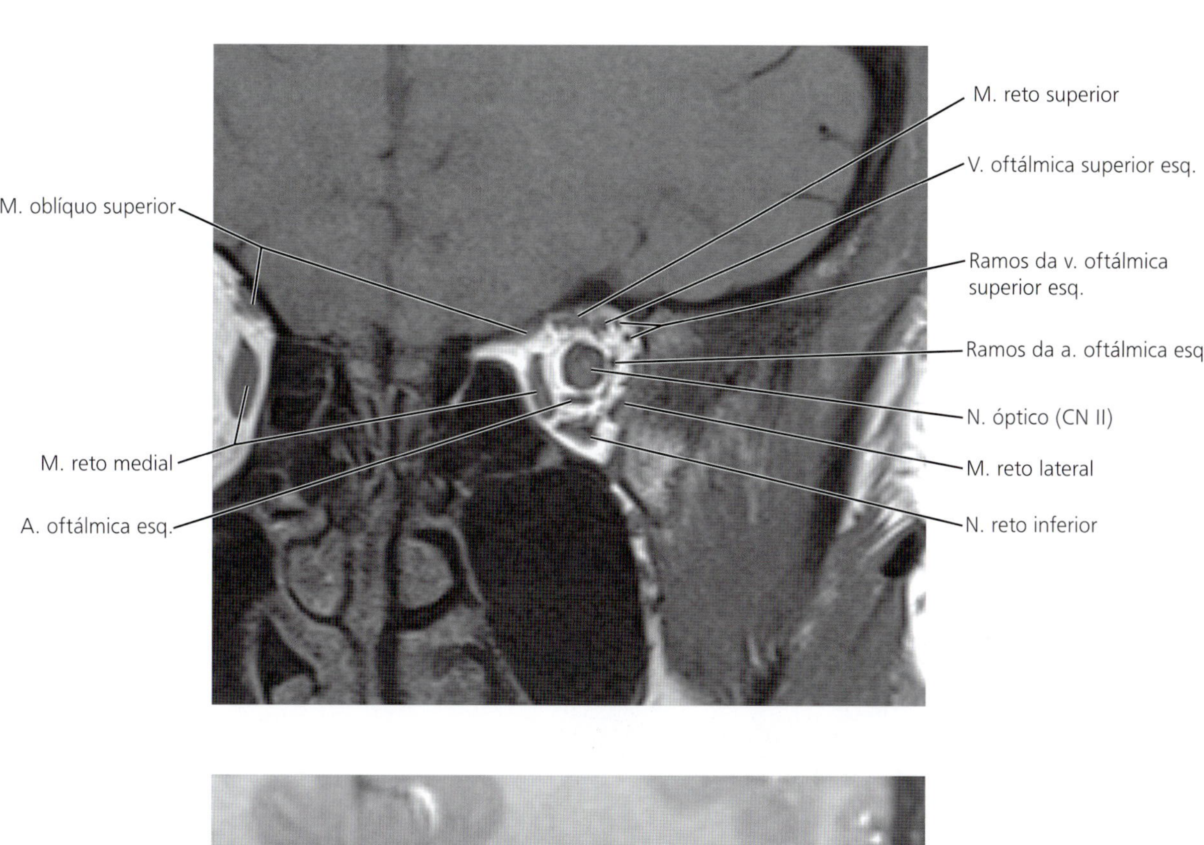
M. reto superior
V. oftálmica superior esq.
M. oblíquo superior
Ramos da v. oftálmica superior esq.
Ramos da a. oftálmica esq.
N. óptico (CN II)
M. reto medial
M. reto lateral
A. oftálmica esq.
N. reto inferior

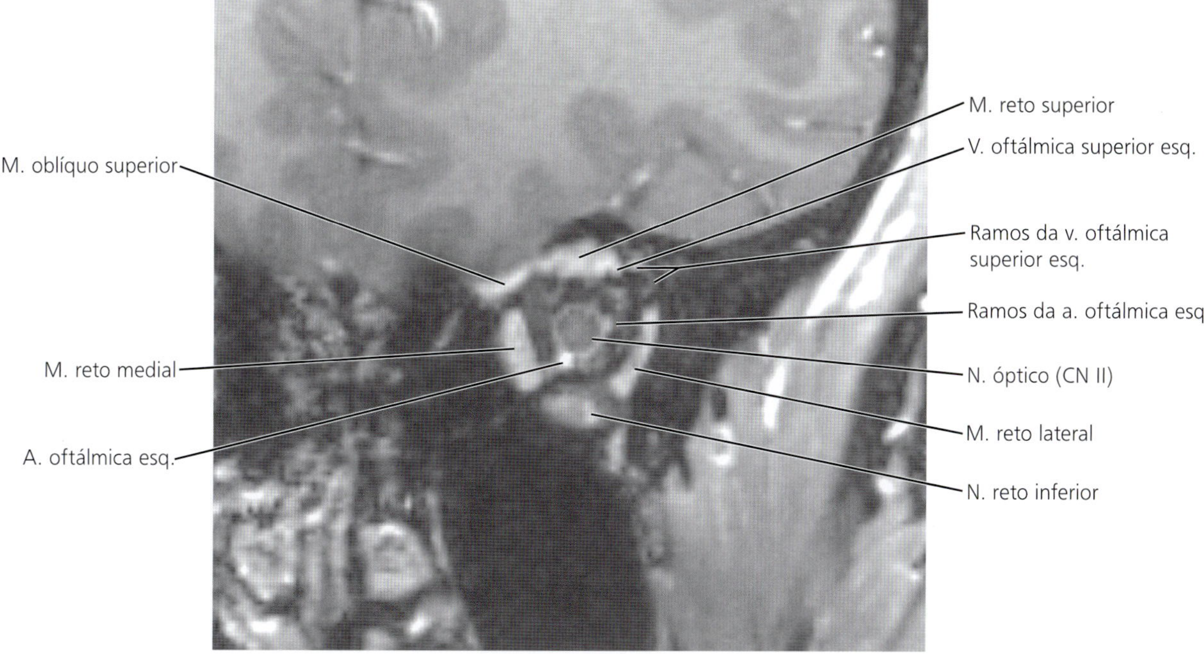
M. reto superior
V. oftálmica superior esq.
M. oblíquo superior
Ramos da v. oftálmica superior esq.
Ramos da a. oftálmica esq.
M. reto medial
N. óptico (CN II)
M. reto lateral
A. oftálmica esq.
N. reto inferior

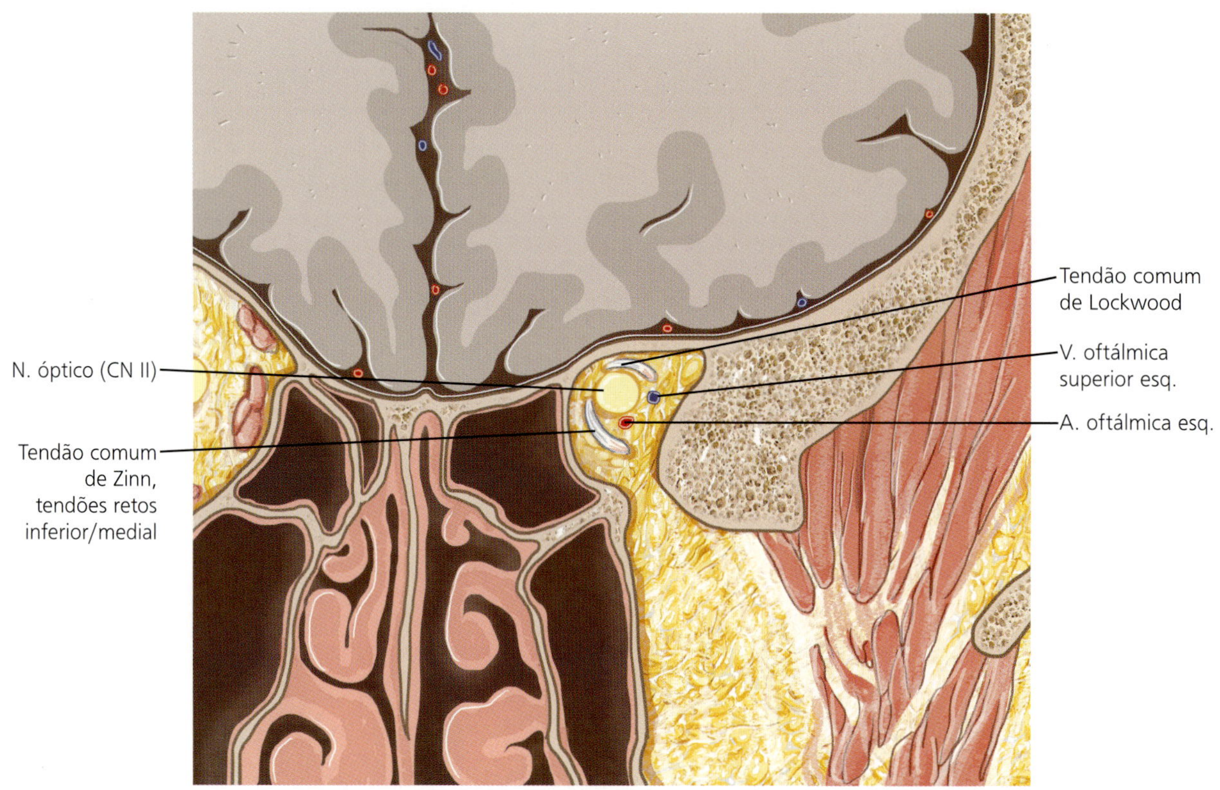
Tendão comum
de Lockwood
N. óptico (CN II)
V. oftálmica
superior esq.
A. oftálmica esq.
Tendão comum
de Zinn,
tendões retos
inferior/medial

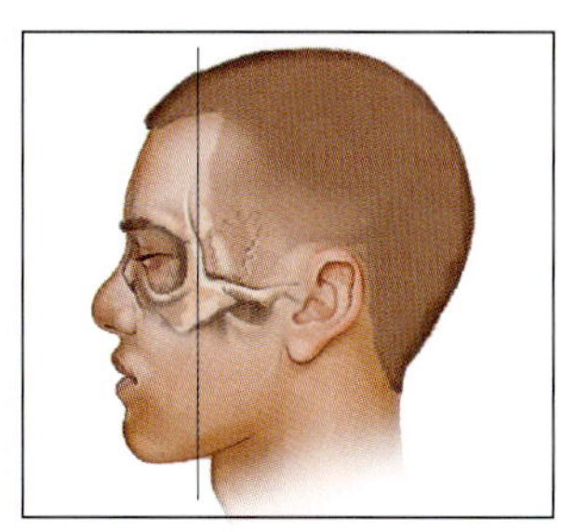

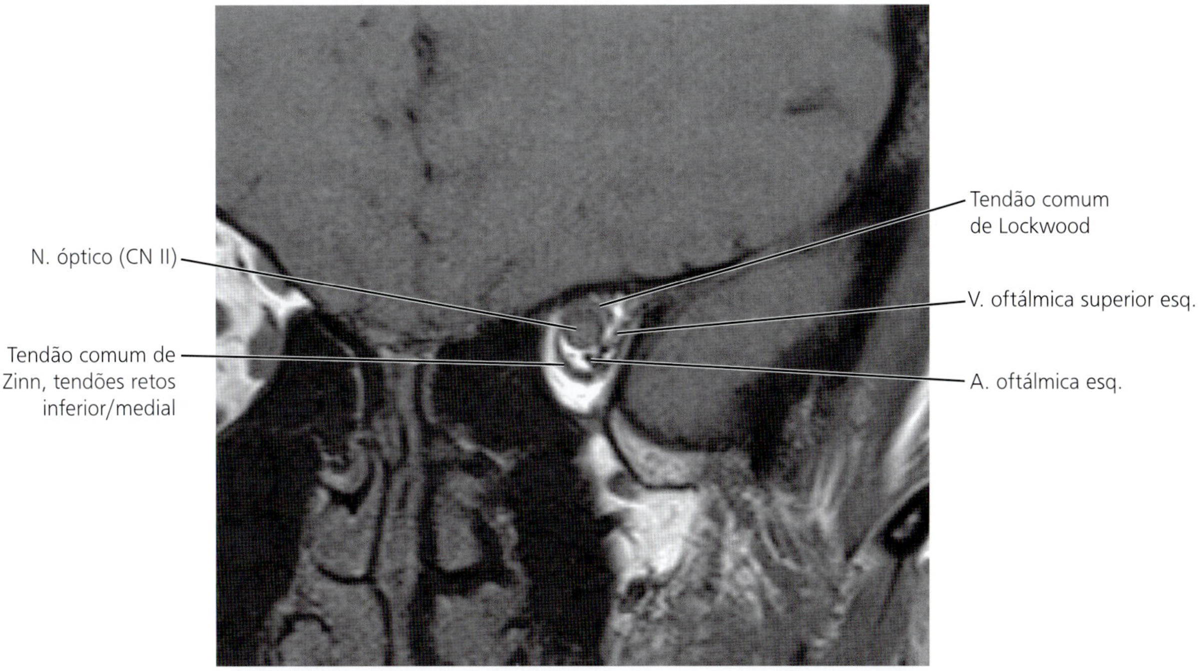

N. óptico (CN II)

Tendão comum de Zinn, tendões retos inferior/medial

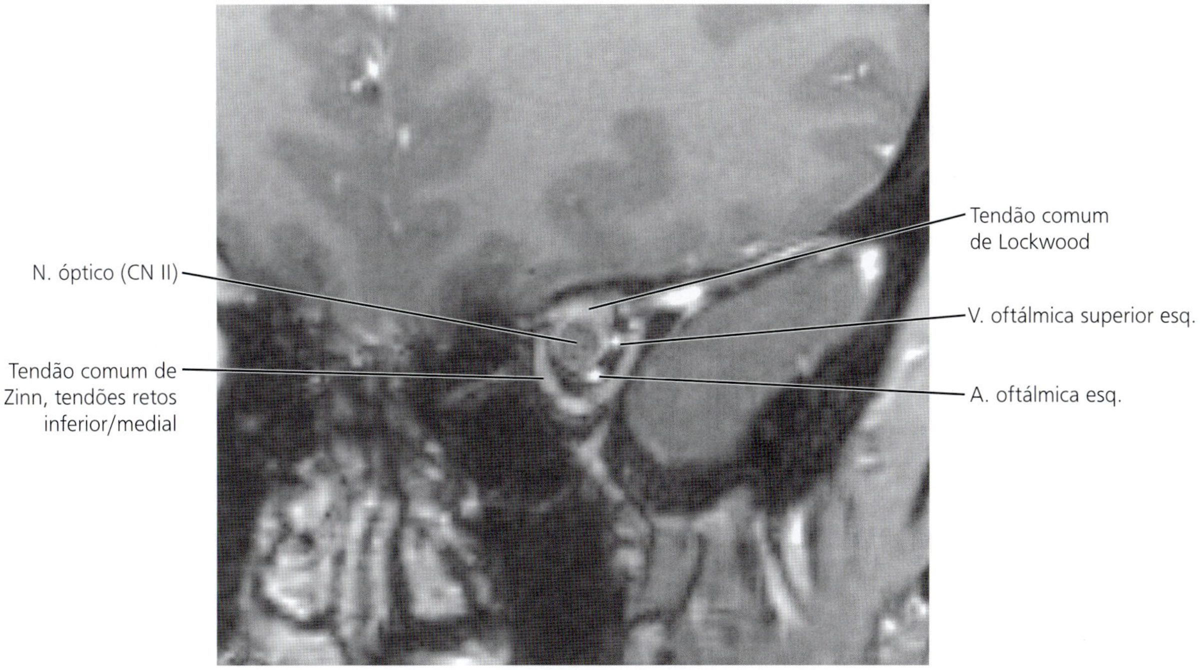

Tendão comum de Lockwood

V. oftálmica superior esq.

A. oftálmica esq.

N. óptico (CN II)

Tendão comum de Zinn, tendões retos inferior/medial

Tendão comum de Lockwood

V. oftálmica superior esq.

A. oftálmica esq.

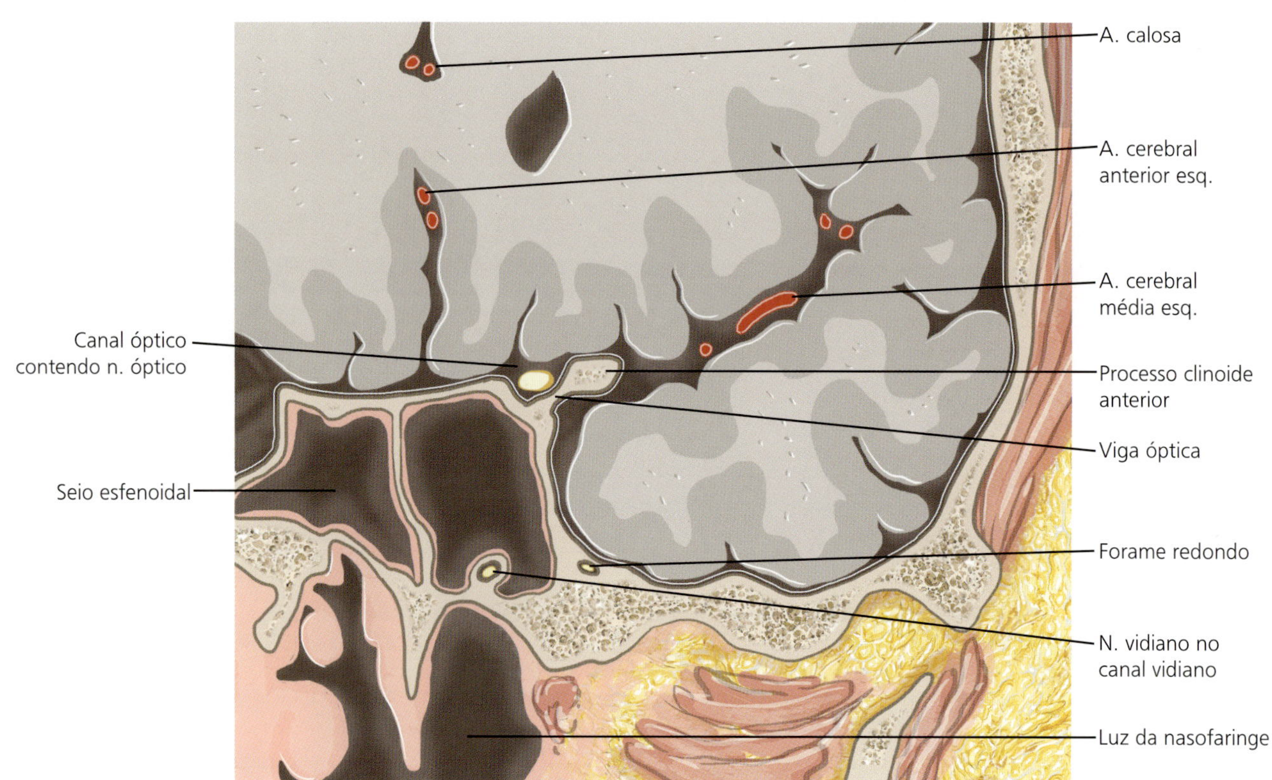
A. calosa
A. cerebral anterior esq.
A. cerebral média esq.
Canal óptico contendo n. óptico
Processo clinoide anterior
Viga óptica
Seio esfenoidal
Forame redondo
N. vidiano no canal vidiano
Luz da nasofaringe

ANATOMIA NORMAL

A *viga* óptica é um marco preciso entre aneurismas intradurais e extradurais/intracavernosos comprometendo o segmento paraclinóideo da artéria carótida interna.

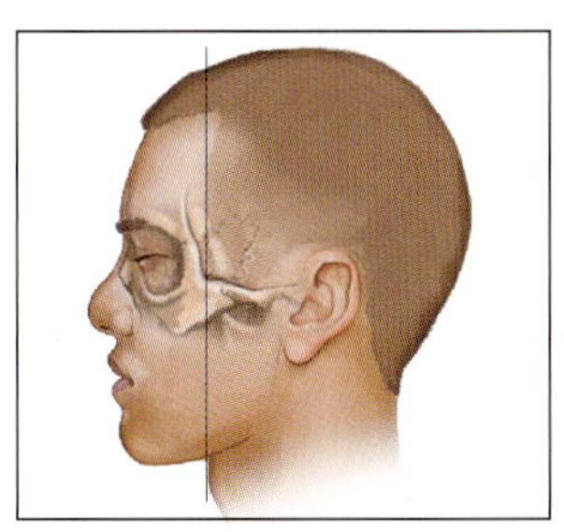

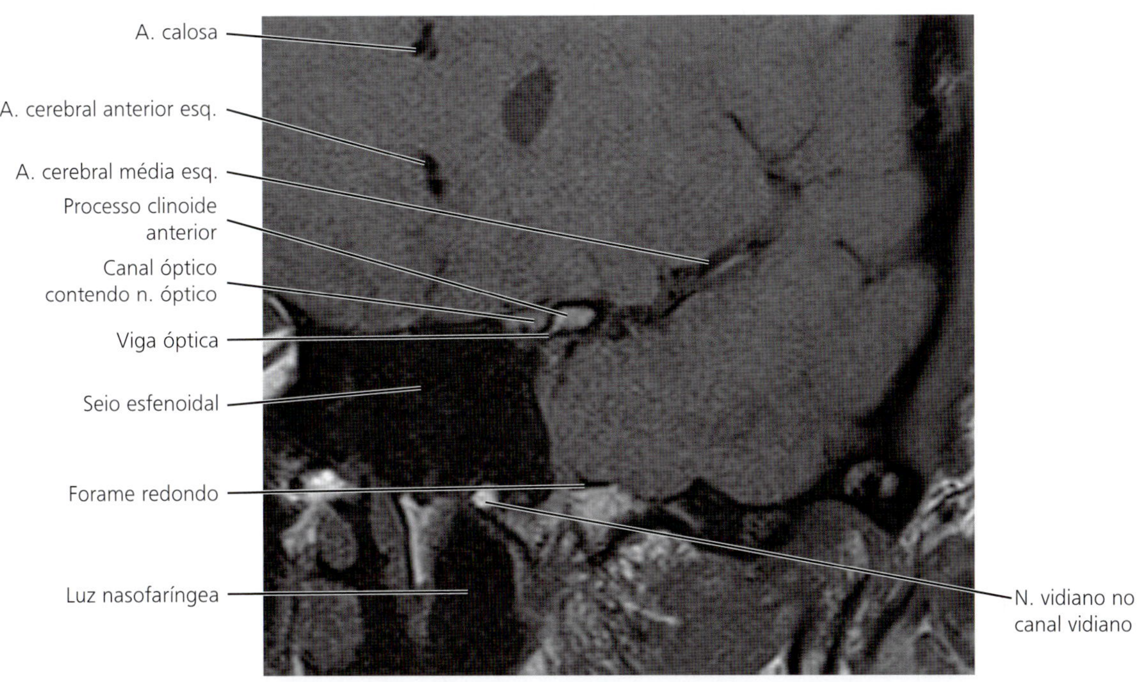
A. calosa
A. cerebral anterior esq.
A. cerebral média esq.
Processo clinoide anterior
Canal óptico contendo n. óptico
Viga óptica
Seio esfenoidal
Forame redondo
Luz nasofaríngea
N. vidiano no canal vidiano

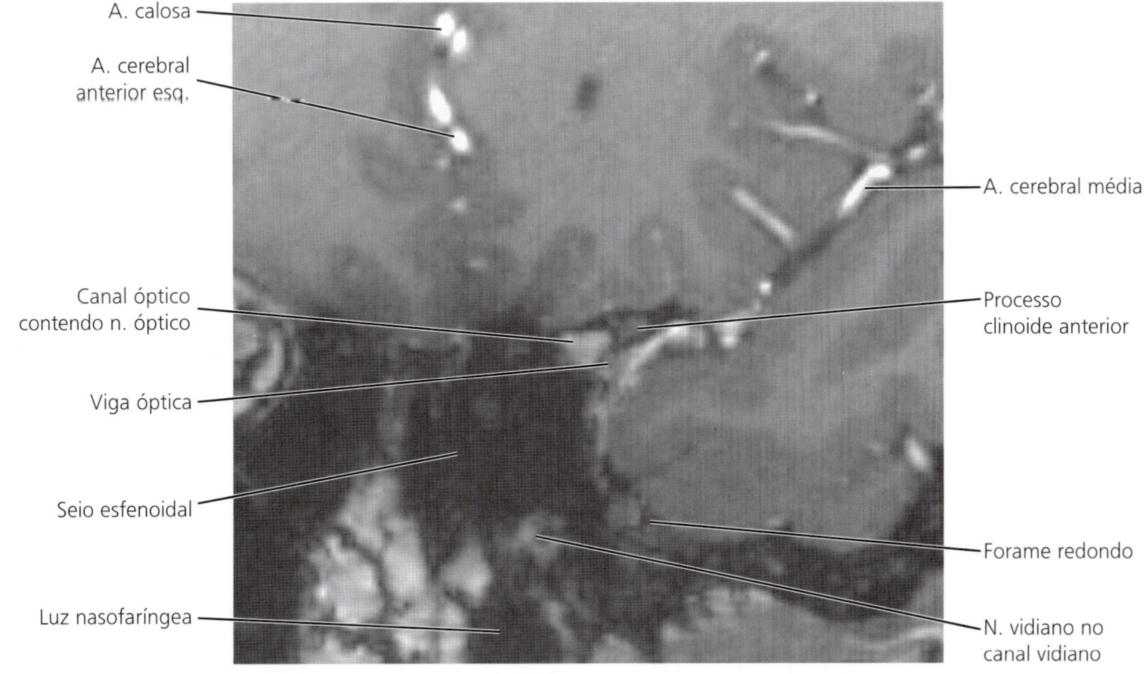
A. calosa
A. cerebral anterior esq.
A. cerebral média
Canal óptico contendo n. óptico
Processo clinoide anterior
Viga óptica
Seio esfenoidal
Forame redondo
Luz nasofaríngea
N. vidiano no canal vidiano

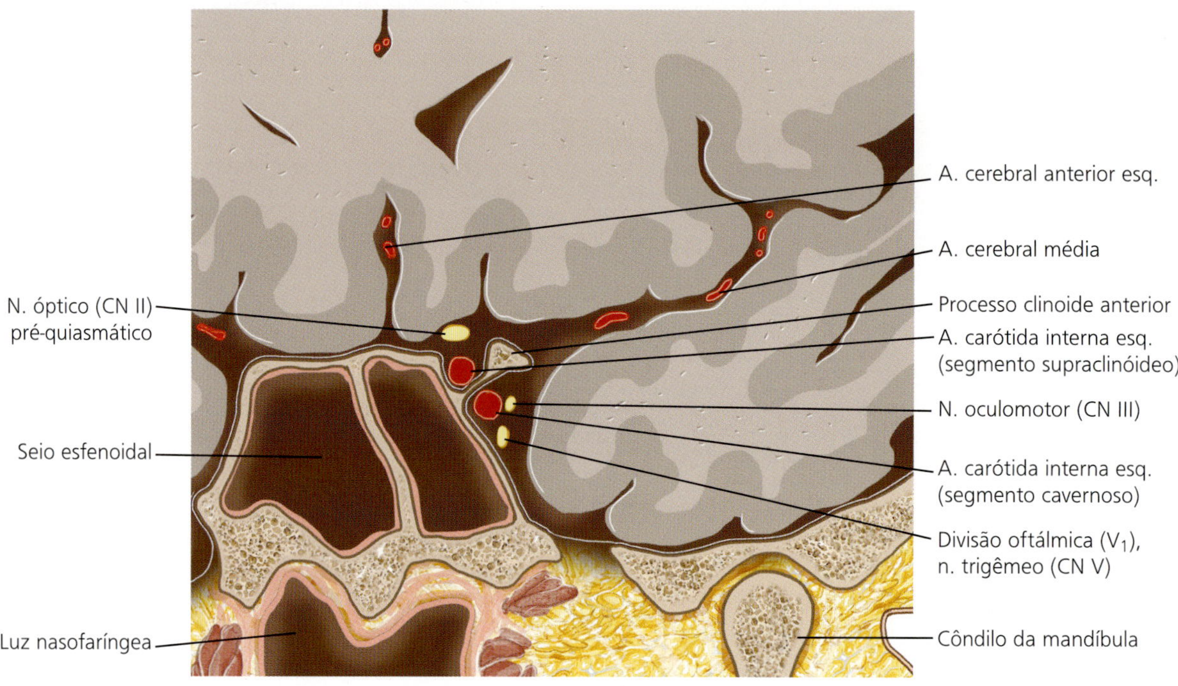
A. cerebral anterior esq.
A. cerebral média
N. óptico (CN II) pré-quiasmático
Processo clinoide anterior
A. carótida interna esq. (segmento supraclinóideo)
N. oculomotor (CN III)
Seio esfenoidal
A. carótida interna esq. (segmento cavernoso)
Divisão oftálmica (V_1), n. trigêmeo (CN V)
Luz nasofaríngea
Côndilo da mandíbula

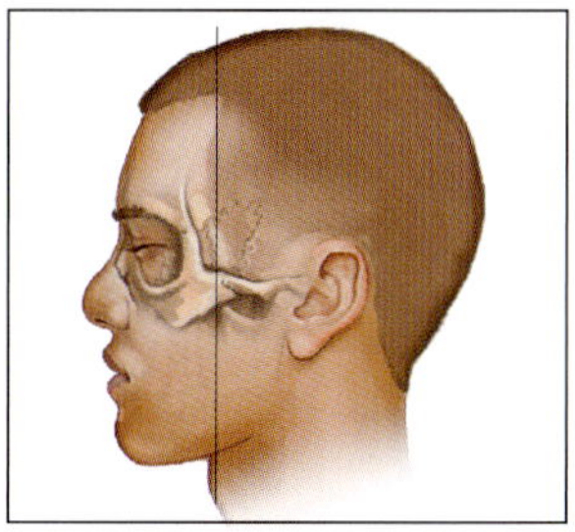

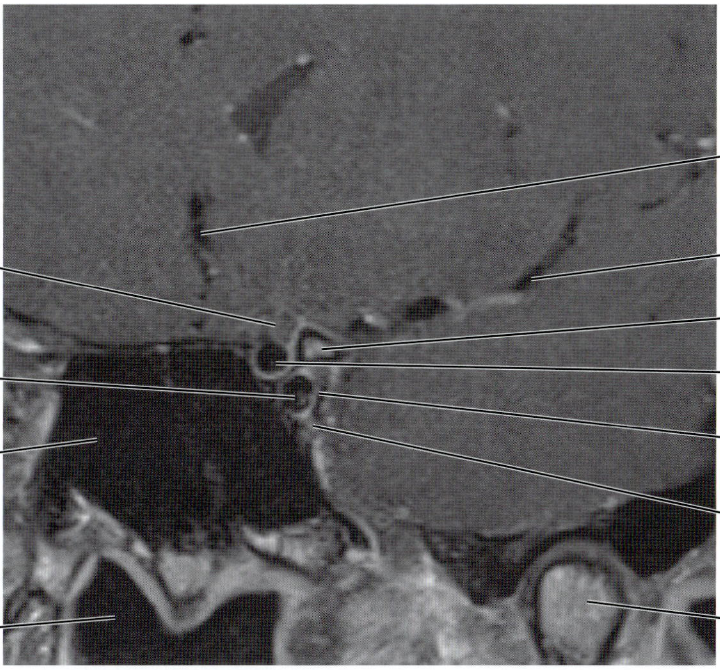
A. cerebral anterior esq.
N. óptico (CN II) pré-quiasmáico
A. cerebral média esq.
Processo clinoide anterior
A. carótida interna esq. (segmento cavernoso)
A. carótida interna esq. (segmento supraclinóideo)
Seio esfenoidal
N. oculomotor (CN III)
Divisão oftálmica (V_1), n. trigêmeo (CN V)
Luz nasofaríngea
Côndilo mandibular

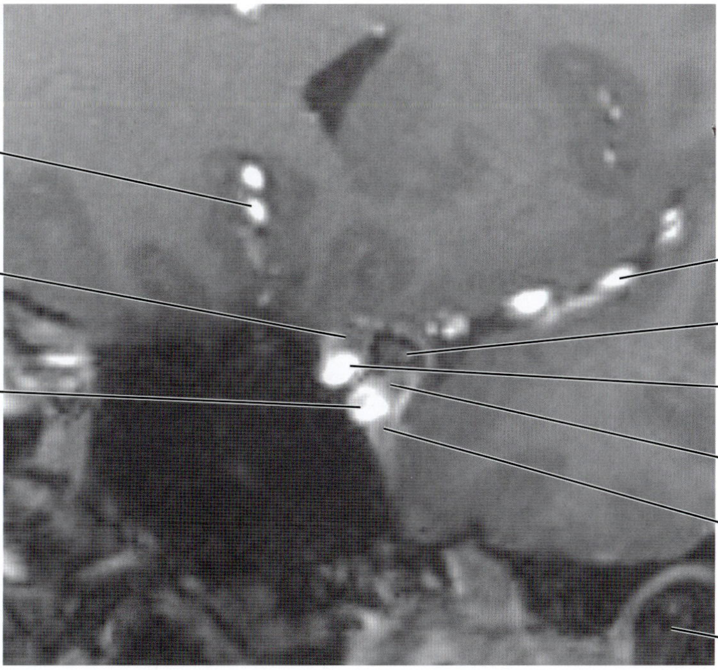
A. cerebral anterior esq.
N. óptico (CN II) pré-quiasmático
A. cerebral anterior esq.
Processo clinoide anterior
A. carótida interna esq. (segmento cavernoso)
A. carótida interna esq. (segmento supraclinóideo)
N. oculomotor (CN III)
Divisão oftálmica (V_1), n. trigêmeo (CN V)
Côndilo mandibular

Capítulo 11 MANDÍBULA E MÚSCULOS DA MASTIGAÇÃO

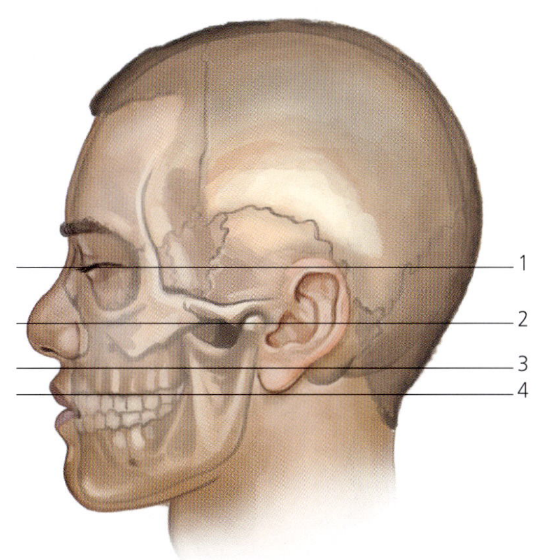
1
2
3
4

AXIAL 382

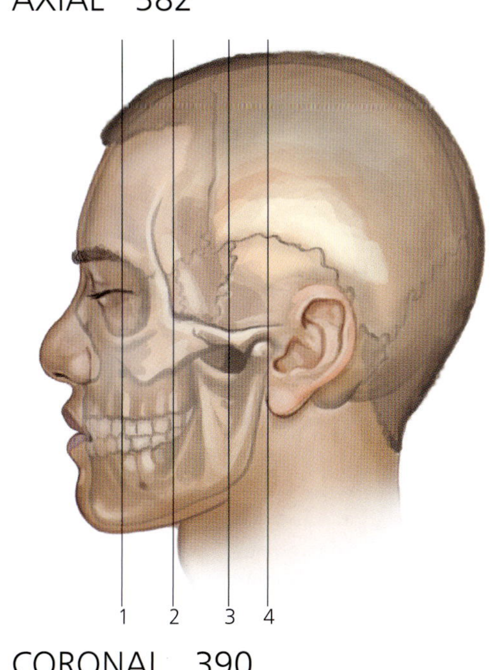
1
2
3
4

CORONAL 390

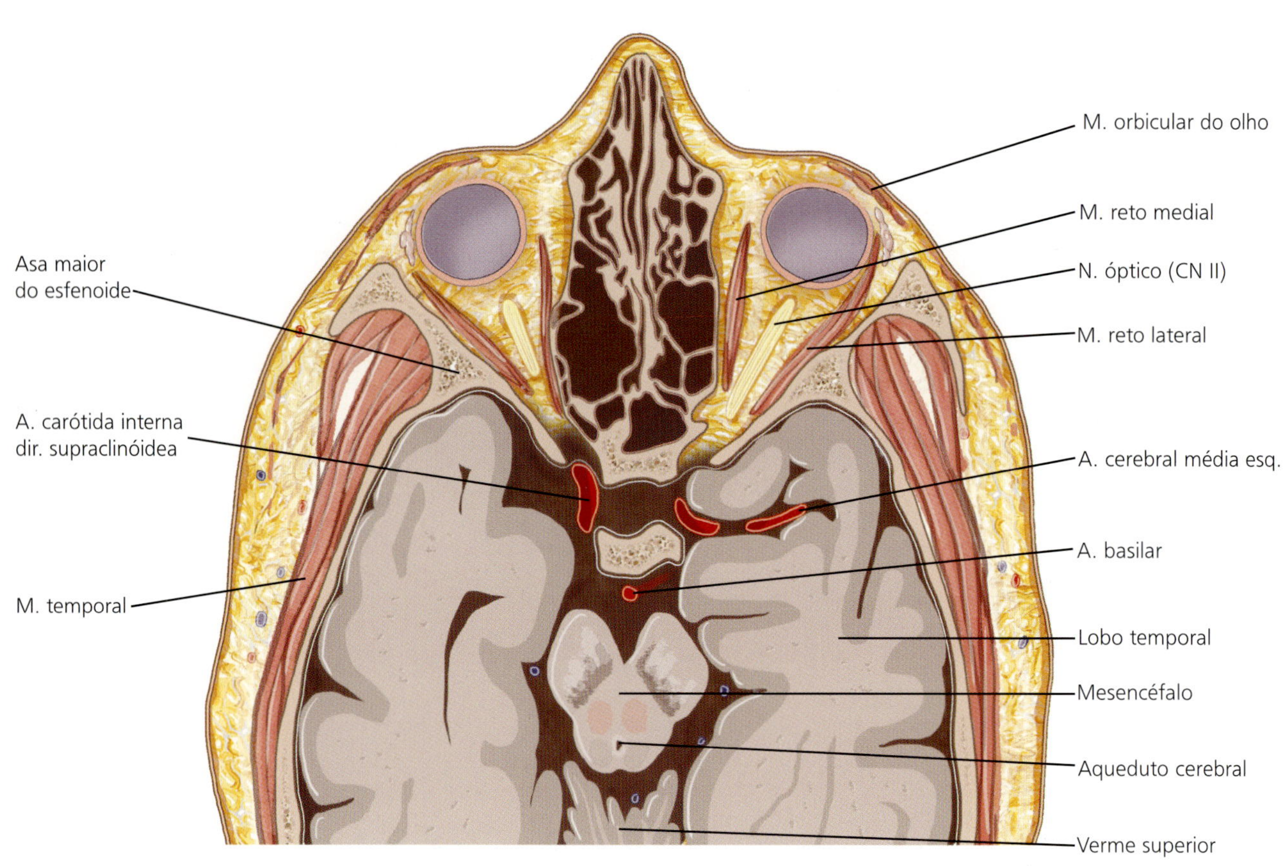
M. orbicular do olho
M. reto medial
N. óptico (CN II)
M. reto lateral
Asa maior
do esfenoide
A. carótida interna
dir. supraclinóidea
A. cerebral média esq.
A. basilar
M. temporal
Lobo temporal
Mesencéfalo
Aqueduto cerebral
Verme superior

ANATOMIA NORMAL

Quatro músculos formando pares – temporal, masseter, pterigóideo medial e pterigóideo lateral — são os músculos principais da mastigação, responsáveis por adução e movimento lateral. Na imagem de RM axial na página seguinte, notar o músculo temporal superficial ao lobo temporal do cérebro.

Estes músculos são inervados pelo ramo mandibular (V_3) do nervo trigêmeo, nervo craniano (CN) V (ver Axial 2). O pterigóideo lateral ajuda a abrir a boca, e o pterigóideo medial ajuda a fechar a boca. LLMM (lateral leva para baixo e medial mastiga)

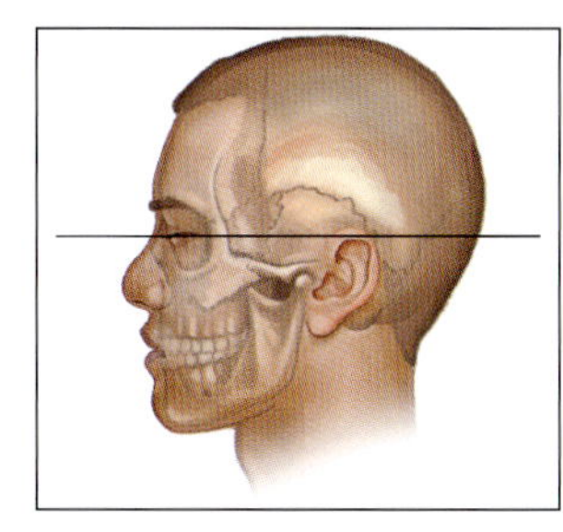

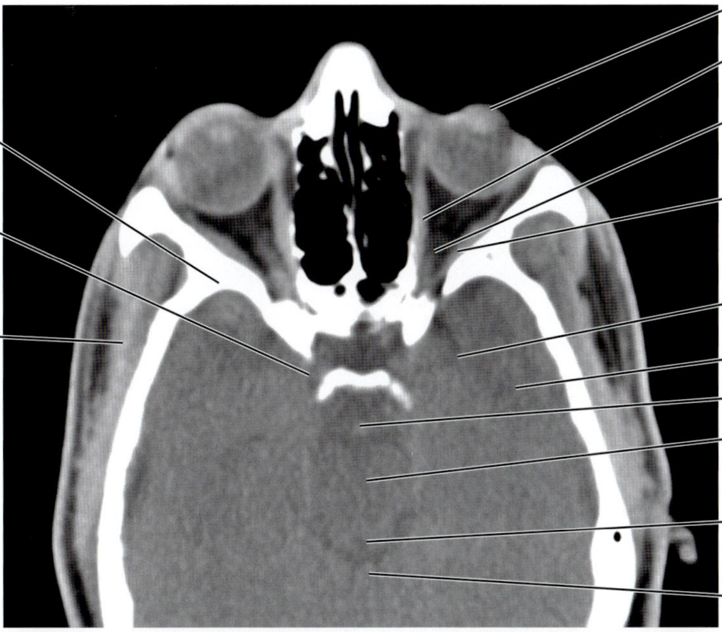

M. orbicular do olho
M. reto medial
Asa maior do esfenoide
N. óptico (CN II)
A. carótida interna dir. supraclinóidea
M. reto lateral
A. cerebral média esq.
M. temporal
Lobo temporal
A. basilar
Mesencéfalo
Aqueduto cerebral
Verme superior

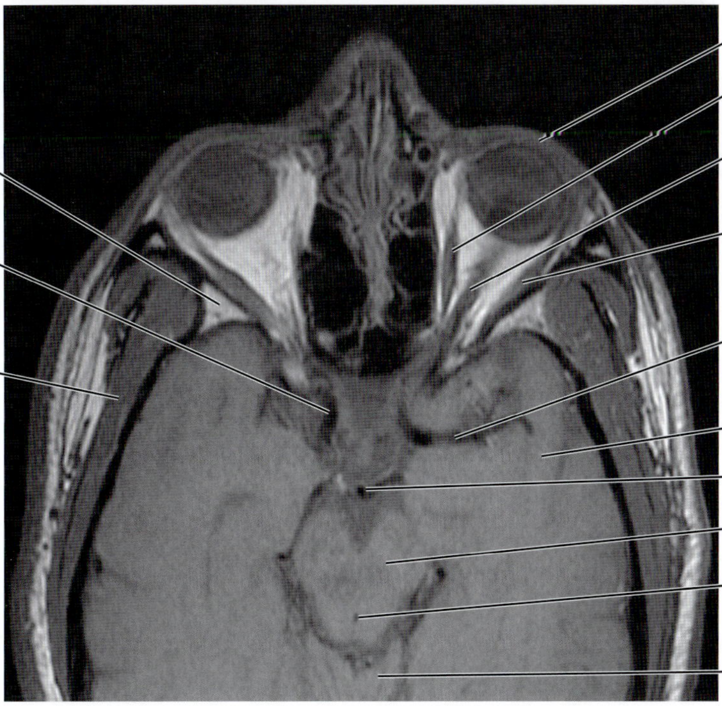

M. orbicular do olho
M. reto medial
Asa maior do esfenoide
N. óptico (CN II)
A. carótida interna dir. supraclinóidea
M. reto lateral
A. cerebral média esq.
M. temporal
Lobo temporal
A. basilar
Mesencéfalo
Aqueduto cerebral
Verme superior

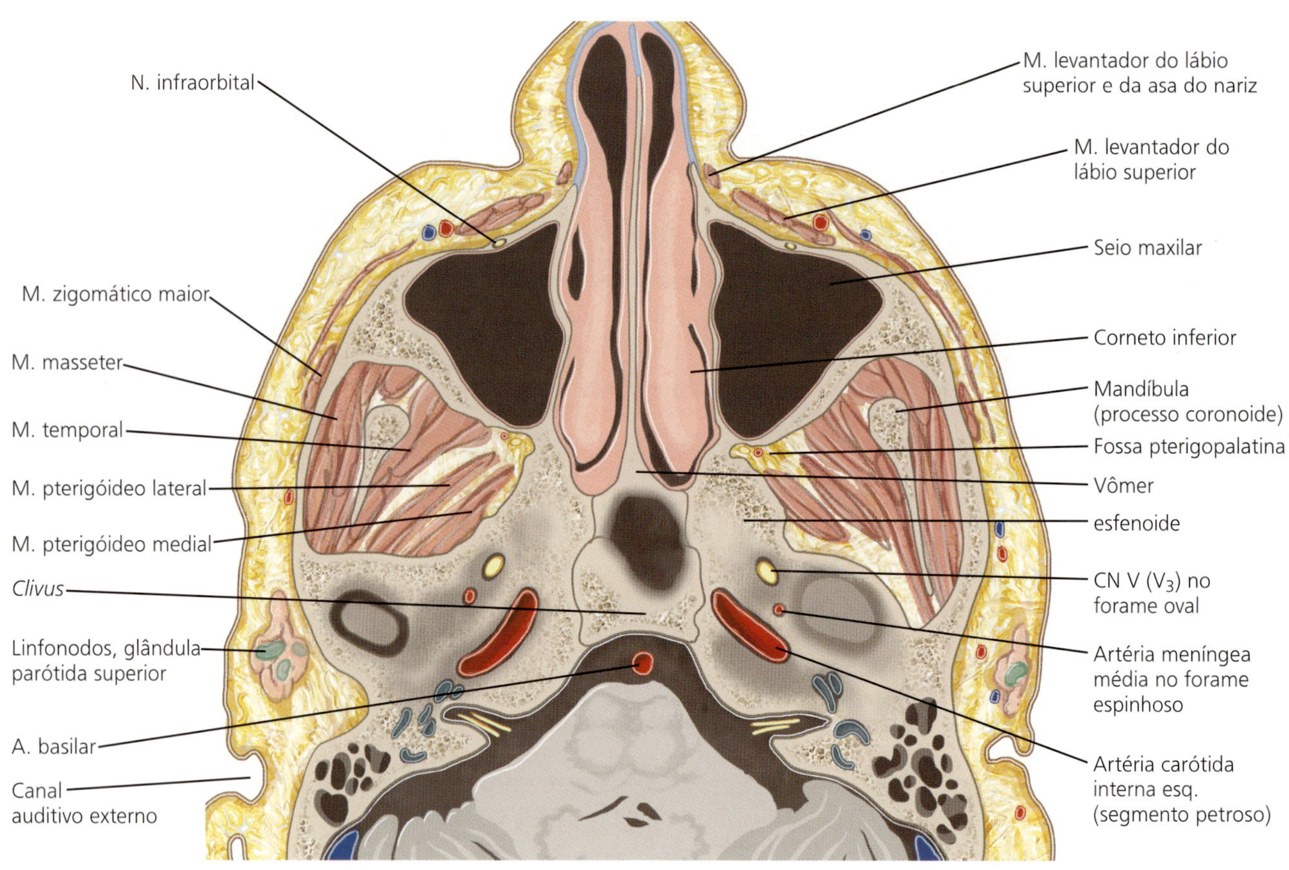
N. infraorbital
M. levantador do lábio superior e da asa do nariz
M. levantador do lábio superior
Seio maxilar
M. zigomático maior
M. masseter
M. temporal
M. pterigóideo lateral
M. pterigóideo medial
Corneto inferior
Mandíbula (processo coronoide)
Fossa pterigopalatina
Vômer
esfenoide
Clivus
CN V (V_3) no forame oval
Linfonodos, glândula parótida superior
Artéria meníngea média no forame espinhoso
A. basilar
Canal auditivo externo
Artéria carótida interna esq. (segmento petroso)

ANATOMIA NORMAL

Notar que de superficial a profundo, os músculos são zigomático maior, masseter, temporal e pterigóideo lateral. O músculo pterigóideo medial é localizado mais profundo e mais caudal.

PROCESSO PATOLÓGICO

Desnervação do ramo V_3 do nervo trigêmeo pode levar à atrofia dos músculos ipsolaterais da mastigação.

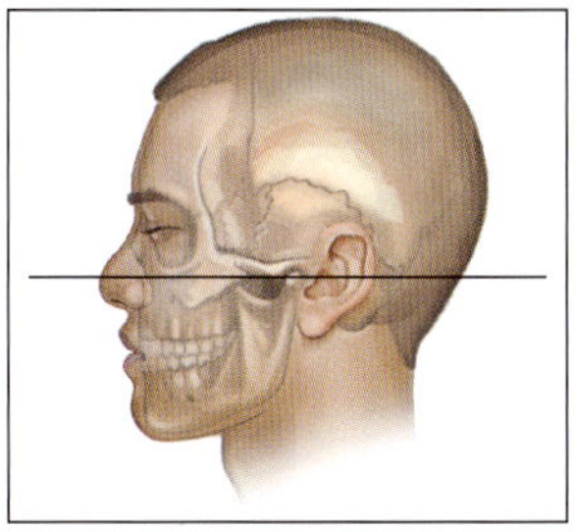

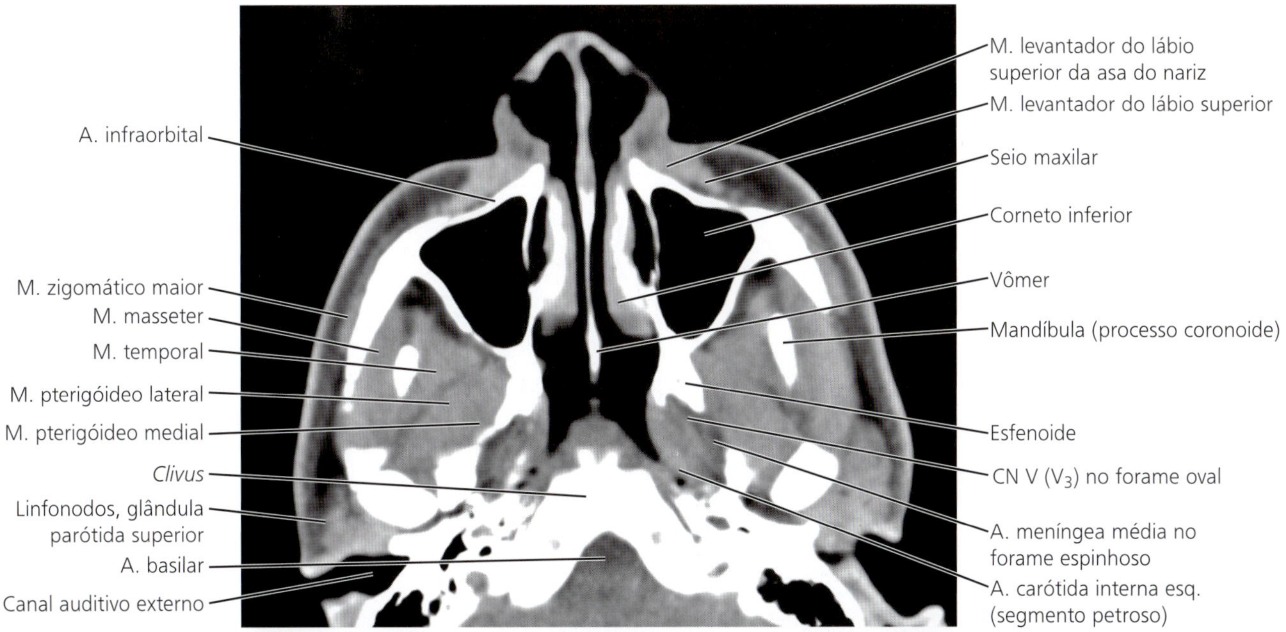
A. infraorbital
M. zigomático maior
M. masseter
M. temporal
M. pterigóideo lateral
M. pterigóideo medial
Clivus
Linfonodos, glândula parótida superior
A. basilar
Canal auditivo externo
M. levantador do lábio superior da asa do nariz
M. levantador do lábio superior
Seio maxilar
Corneto inferior
Vômer
Mandíbula (processo coronoide)
Esfenoide
CN V (V_3) no forame oval
A. meníngea média no forame espinhoso
A. carótida interna esq. (segmento petroso)

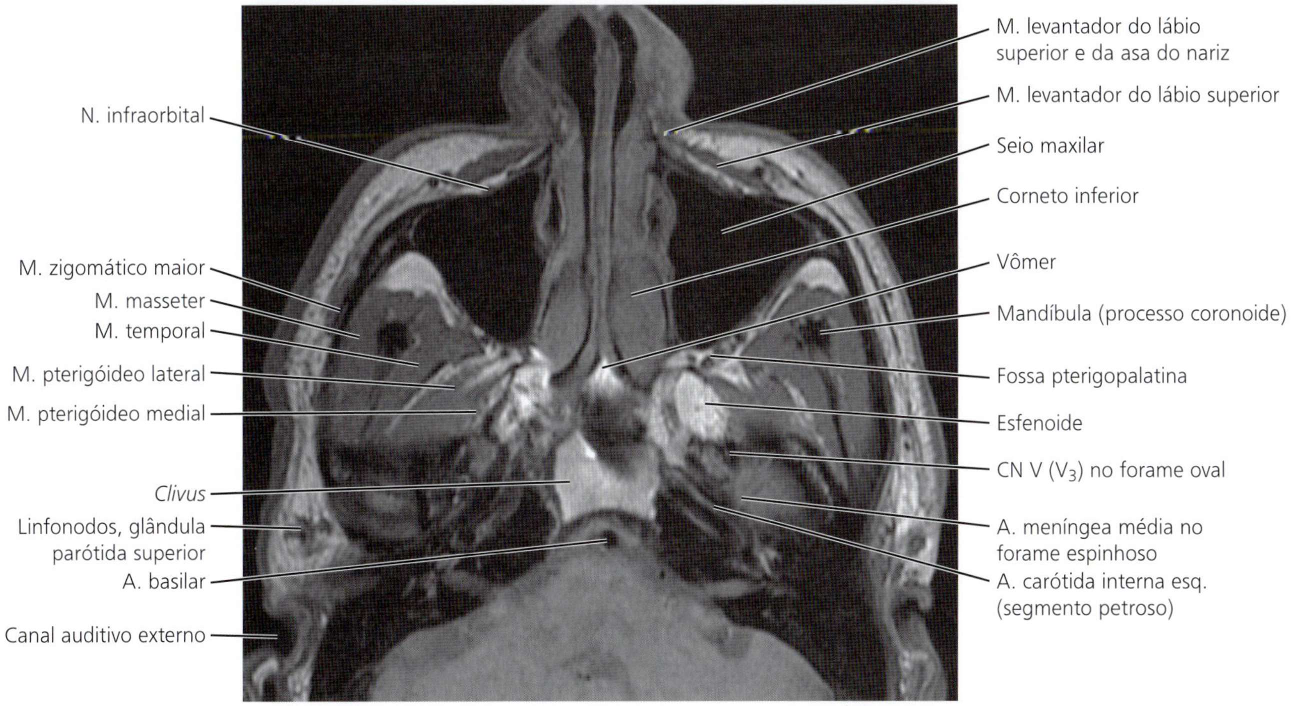
N. infraorbital
M. zigomático maior
M. masseter
M. temporal
M. pterigóideo lateral
M. pterigóideo medial
Clivus
Linfonodos, glândula parótida superior
A. basilar
Canal auditivo externo
M. levantador do lábio superior e da asa do nariz
M. levantador do lábio superior
Seio maxilar
Corneto inferior
Vômer
Mandíbula (processo coronoide)
Fossa pterigopalatina
Esfenoide
CN V (V_3) no forame oval
A. meníngea média no forame espinhoso
A. carótida interna esq. (segmento petroso)

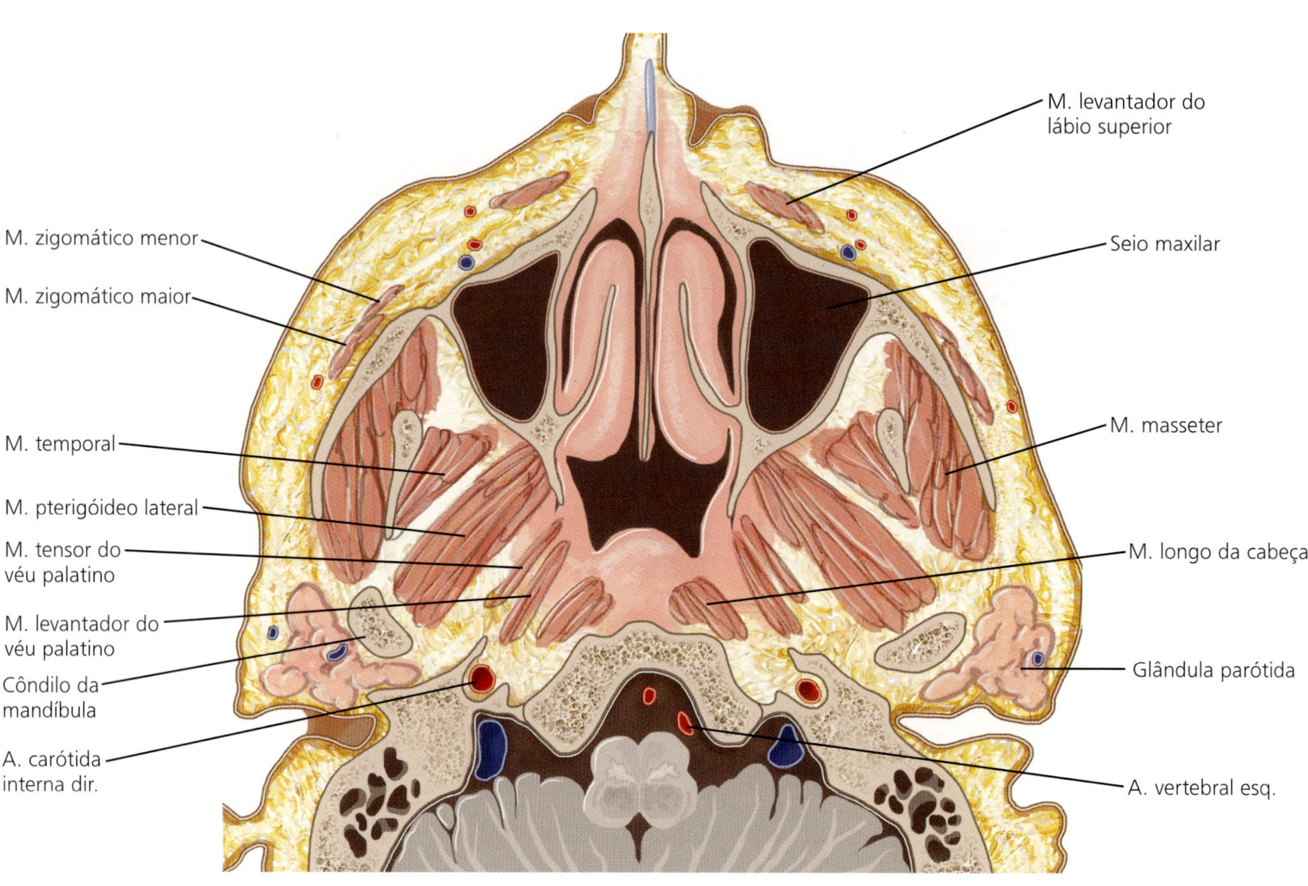
M. levantador do lábio superior
M. zigomático menor
Seio maxilar
M. zigomático maior
M. temporal
M. masseter
M. pterigóideo lateral
M. tensor do véu palatino
M. longo da cabeça
M. levantador do véu palatino
Glândula parótida
Côndilo da mandíbula
A. carótida interna dir.
A. vertebral esq.

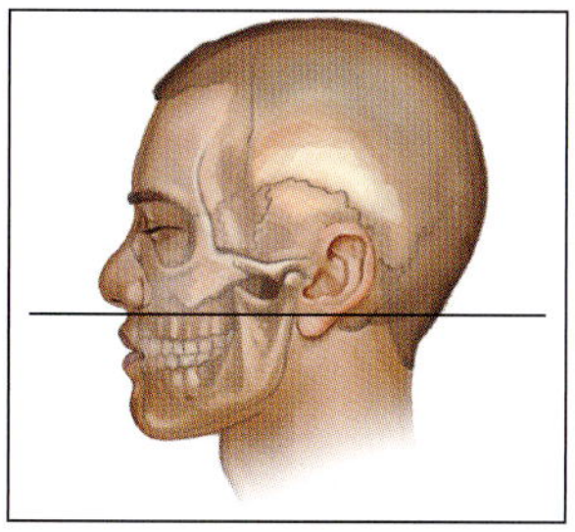

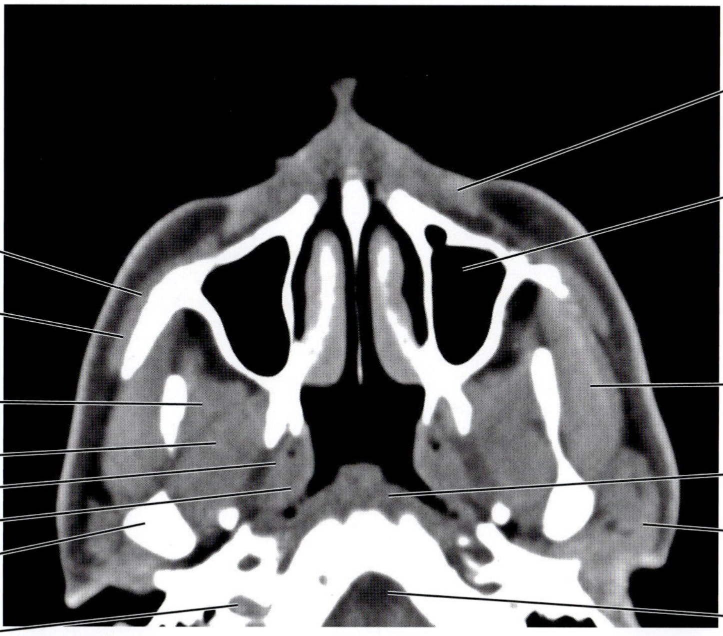
M. levantador do lábio superior
Seio maxilar
M. zigomático menor
M. zigomático maior
M. temporal
M. masseter
M. pterigóideo lateral
M. tensor do véu palatino
M. levantador do véu palatino
M. longo da cabeça
Glândula parótida
Côndilo da mandíbula
A. carótida interna
A. vertebral esq.

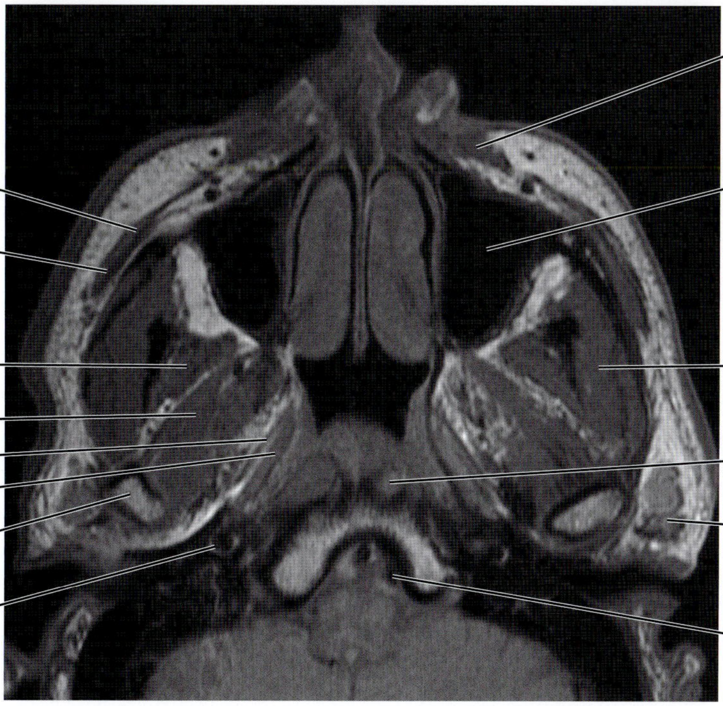
M. levantador do véu palatino
Seio maxilar
M. zigomático menor
M. zigomático maior
M. temporal
M. masseter
M. pterigóideo lateral
M. tensor do véu palatino
M. levantador do véu palatino
M. longo da cabeça
Glândula parótida
Côndilo da mandíbula
A. carótida interna
A. vertebral esq.

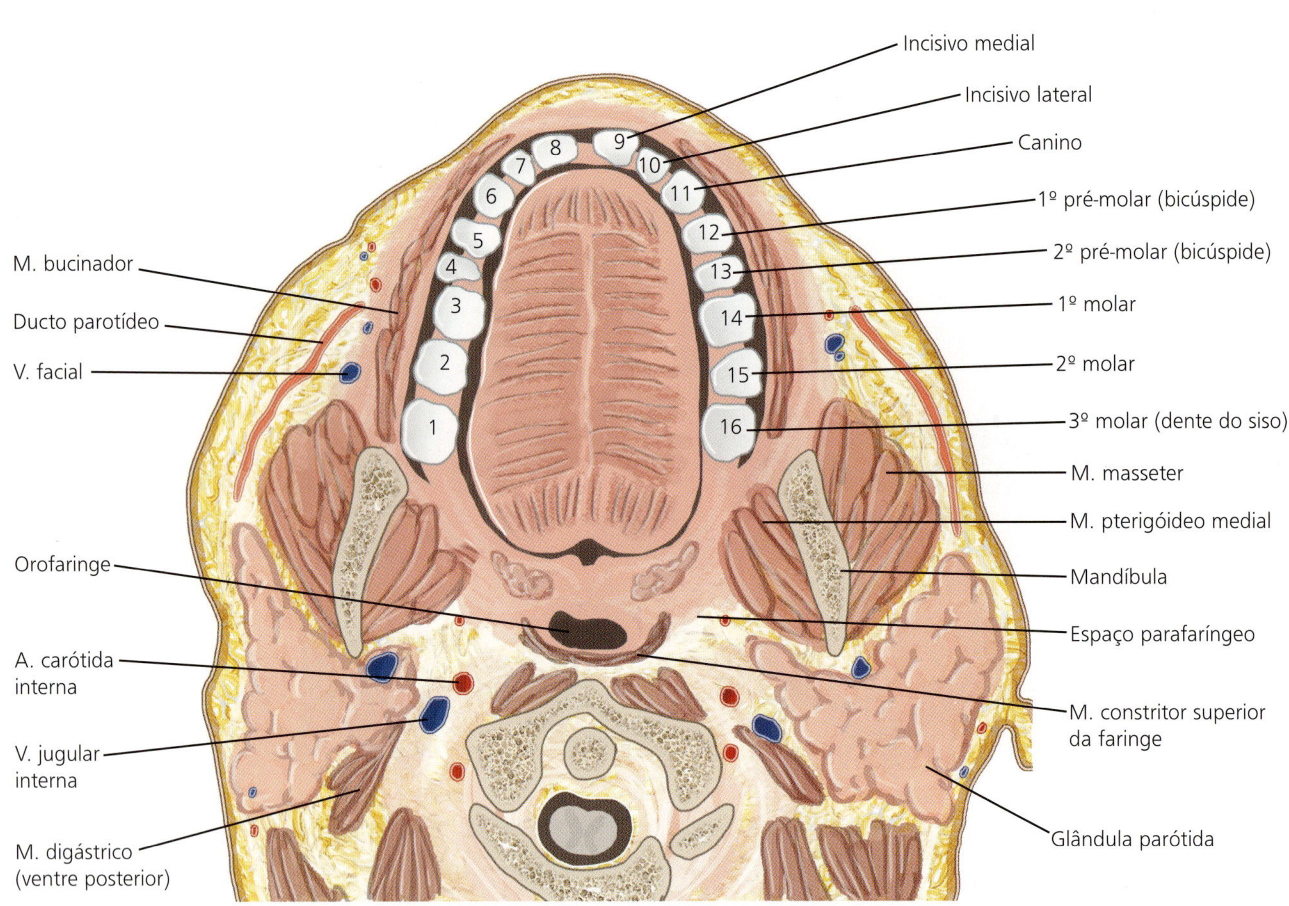
Incisivo medial
Incisivo lateral
Canino
1º pré-molar (bicúspide)
2º pré-molar (bicúspide)
1º molar
2º molar
3º molar (dente do siso)
M. masseter
M. pterigóideo medial
Mandíbula
Espaço parafaríngeo
M. constritor superior da faringe
Glândula parótida
M. bucinador
Ducto parotídeo
V. facial
Orofaringe
A. carótida interna
V. jugular interna
M. digástrico (ventre posterior)
1
2
3
4
5
6
7
8
9
10
11
12
13
14
15
16

NOMENCLATURA

Os dois sistemas mais comuns de nomenclatura/numeração dentária são a notação da *International Dental Association (Fédération Dentaire International, FDI)* e o sistema Universal de numeração (dentária). O sistema FDI usa um sistema de numeração com dois algarismos no qual o primeiro número representa o quadrante de um dente e o segundo número representa o número do dente a partir da linha mediana da face. Para dentes permanentes, os dentes direitos superiores começam com 1, os dentes esquerdos superiores começam com 2, os dentes esquerdos inferiores com 3, e os dentes direitos inferiores com 4. Para dentes primários a sequência de números é 5, 6, 7 e 8 para os dentes da direita superior, esquerda superior, esquerda inferior e direita inferior, respectivamente.

O sistema de numeração Universal (dentária) é usado nos Estados Unidos, e começa rotulando o dente do siso maxilar direito superior como 1 e continua em sentido horário (ver Axial 4), quando vendo a boca aberta pela perspectiva de um dentista, até 32 no dente do siso mandibular direito.

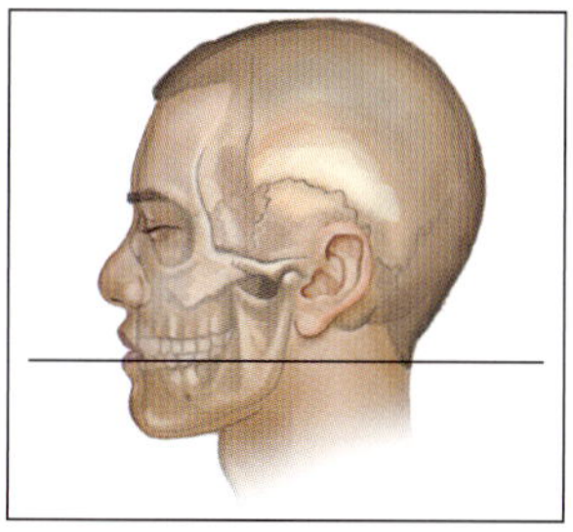

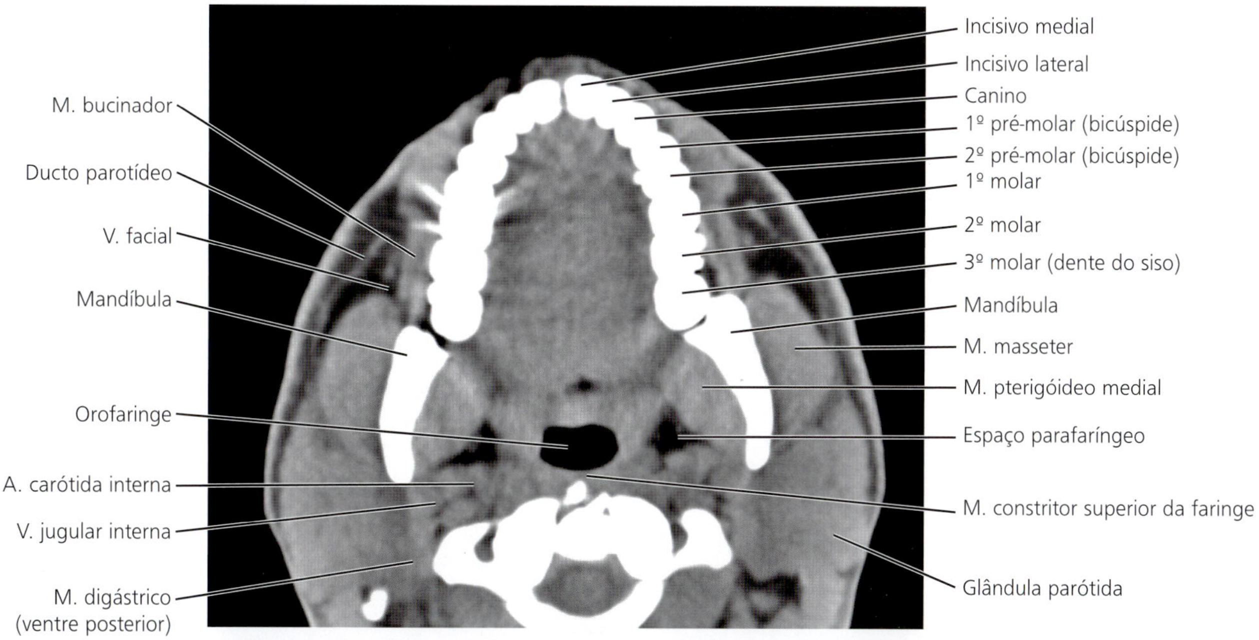
M. bucinador
Ducto parotídeo
V. facial
Mandíbula
Orofaringe
A. carótida interna
V. jugular interna
M. digástrico
(ventre posterior)
Incisivo medial
Incisivo lateral
Canino
1º pré-molar (bicúspide)
2º pré-molar (bicúspide)
1º molar
2º molar
3º molar (dente do siso)
Mandíbula
M. masseter
M. pterigóideo medial
Espaço parafaríngeo
M. constritor superior da faringe
Glândula parótida

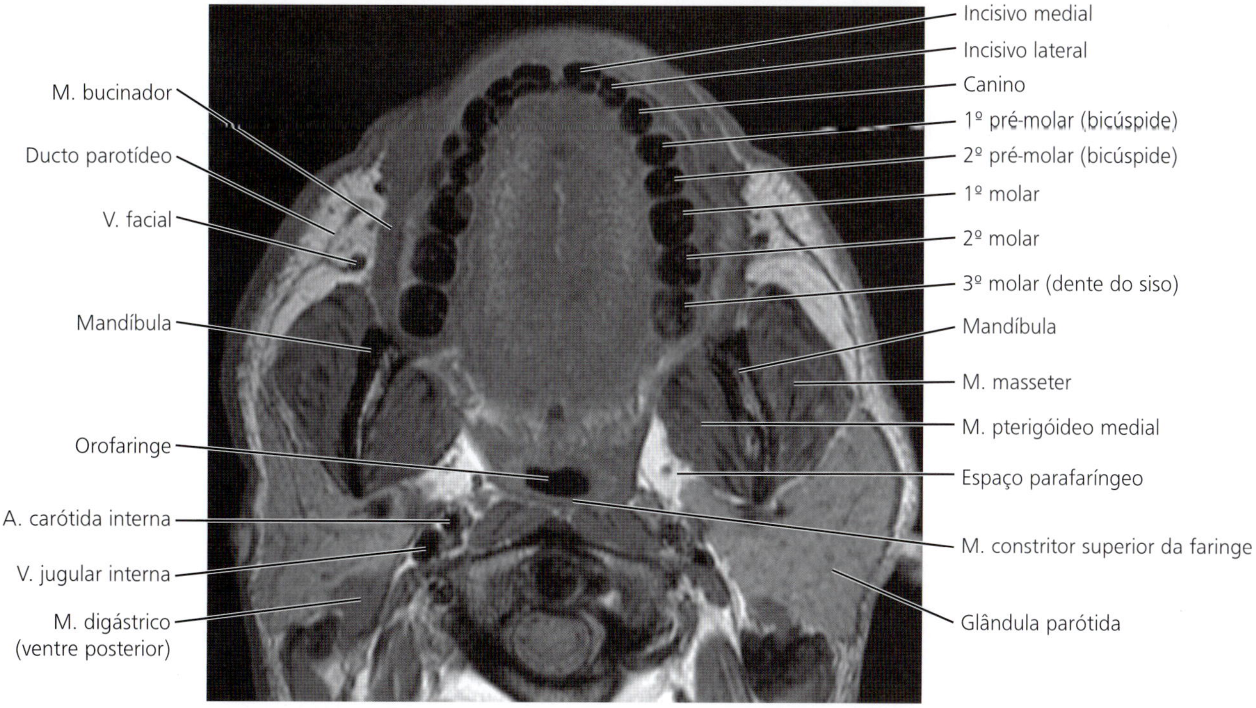
M. bucinador
Ducto parotídeo
V. facial
Mandíbula
Orofaringe
A. carótida interna
V. jugular interna
M. digástrico
(ventre posterior)
Incisivo medial
Incisivo lateral
Canino
1º pré-molar (bicúspide)
2º pré-molar (bicúspide)
1º molar
2º molar
3º molar (dente do siso)
Mandíbula
M. masseter
M. pterigóideo medial
Espaço parafaríngeo
M. constritor superior da faringe
Glândula parótida

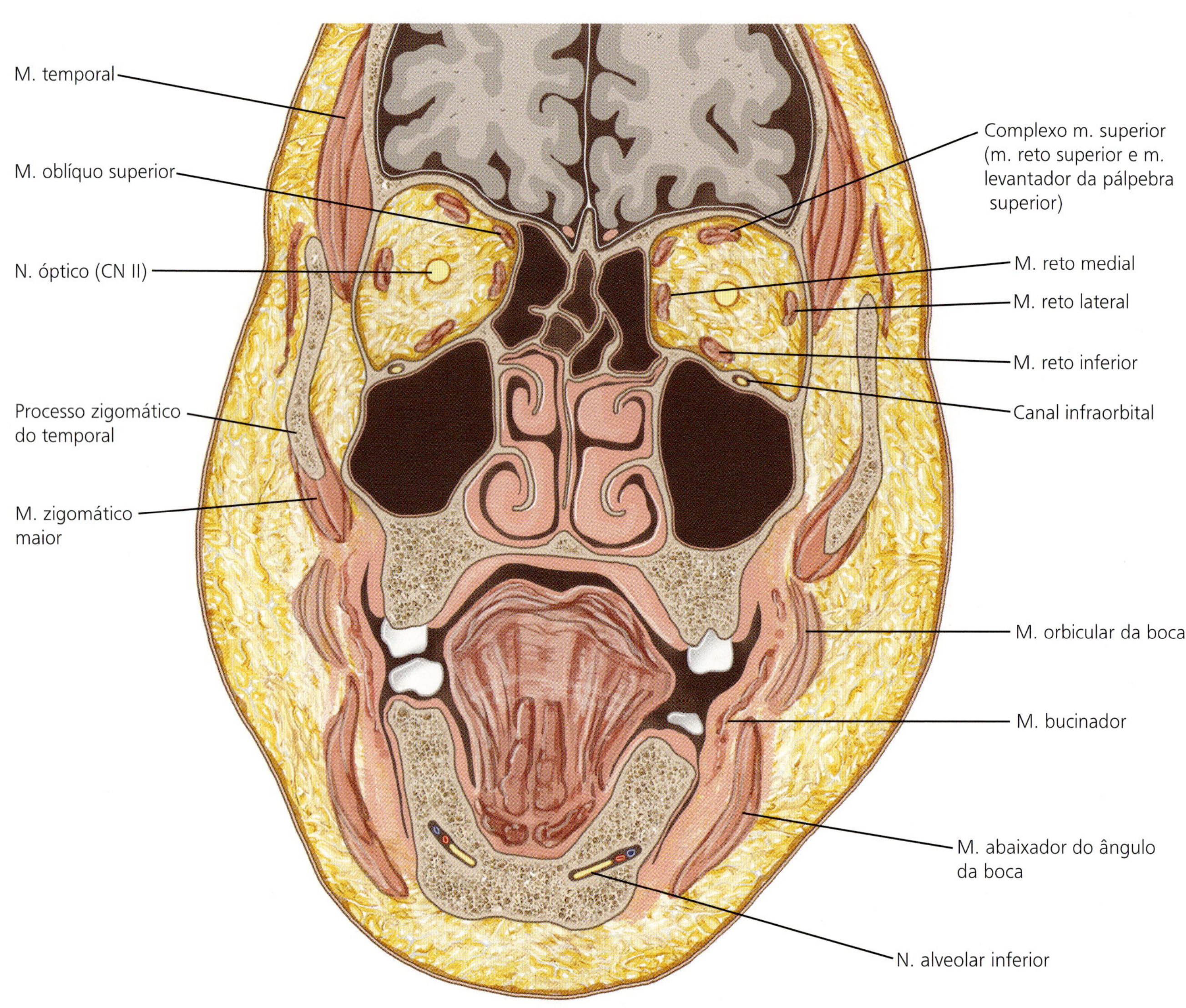
M. temporal
M. oblíquo superior
N. óptico (CN II)
Processo zigomático do temporal
M. zigomático maior
Complexo m. superior (m. reto superior e m. levantador da pálpebra superior)
M. reto medial
M. reto lateral
M. reto inferior
Canal infraorbital
M. orbicular da boca
M. bucinador
M. abaixador do ângulo da boca
N. alveolar inferior

PROCESSO PATOLÓGICO

Os nervos alveolares inferiores correm através da mandíbula nos canais alveolares inferiores, saindo superficialmente nos forames mentuais. Carcinoma de células escamosas da mandíbula pode invadir a mandíbula e progredir perineuralmente ao longo do nervo alveolar inferior de volta ao ramo V_3 do nervo trigêmeo e cavo de Meckel.

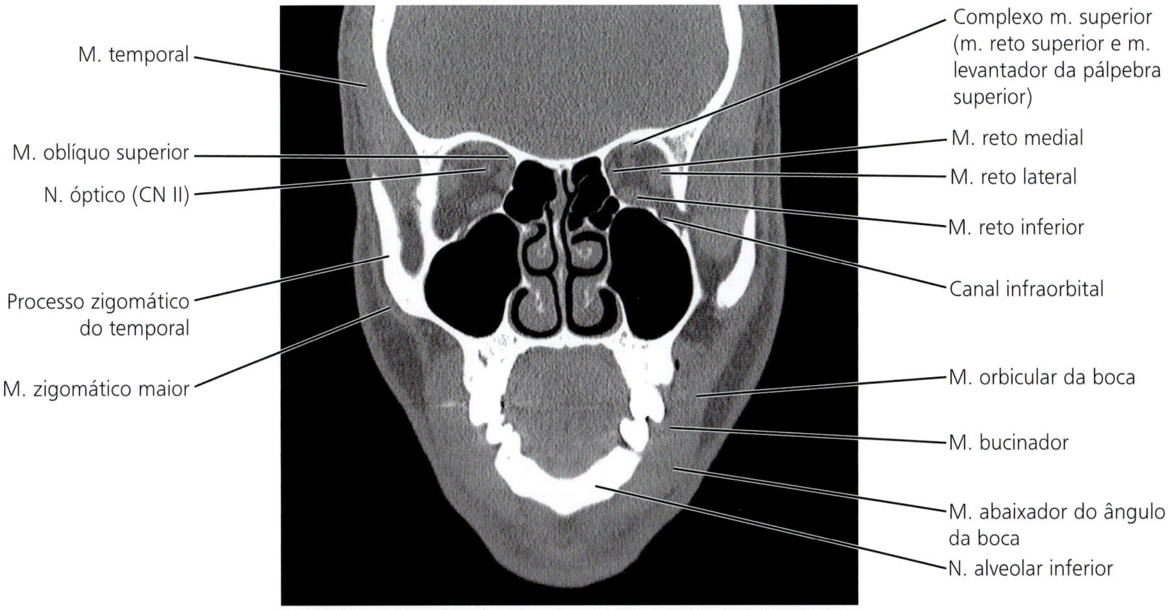

Mandíbula e Músculos da Mastigação Coronal 1

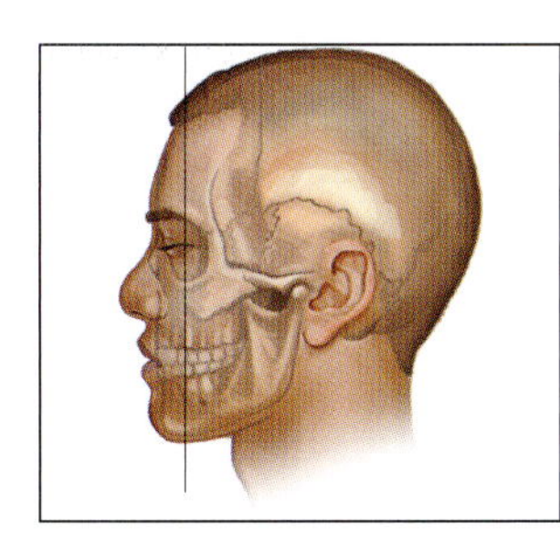

M. temporal
M. oblíquo superior
N. óptico (CN II)
Processo zigomático do temporal
M. zigomático maior
Complexo m. superior (m. reto superior e m. levantador da pálpebra superior)
M. reto medial
M. reto lateral
M. reto inferior
Canal infraorbital
M. orbicular da boca
M. bucinador
M. abaixador do ângulo da boca
N. alveolar inferior

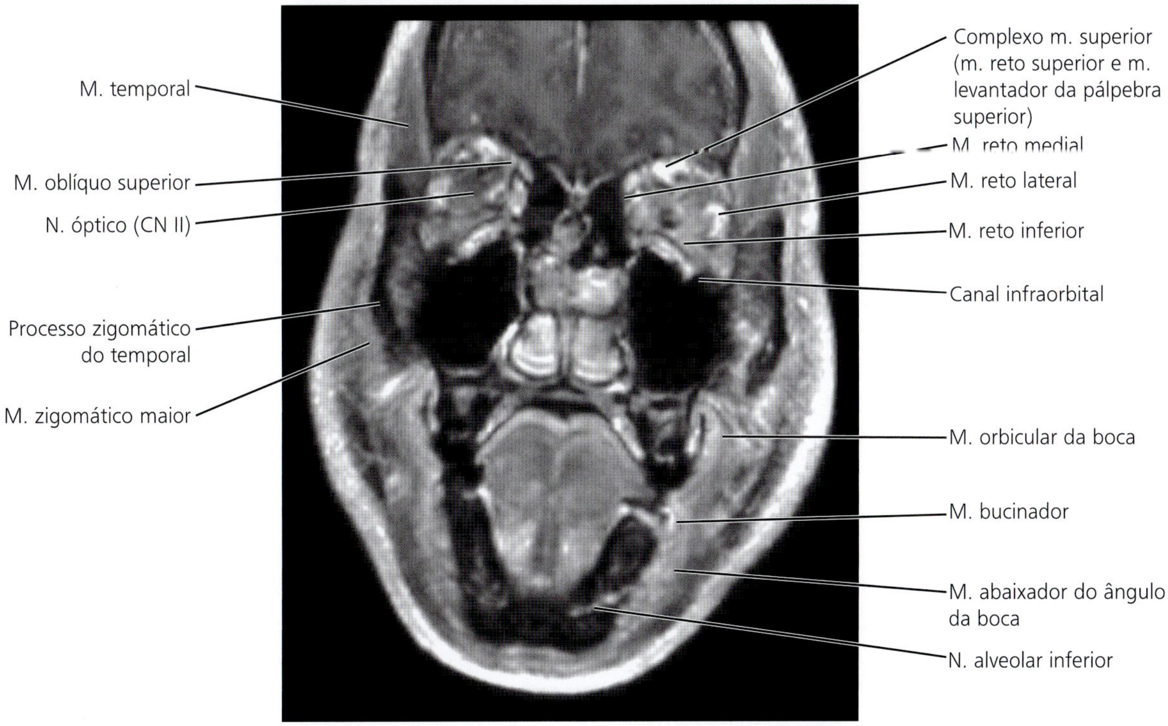

M. temporal
M. oblíquo superior
N. óptico (CN II)
Processo zigomático do temporal
M. zigomático maior
Complexo m. superior (m. reto superior e m. levantador da pálpebra superior)
M. reto medial
M. reto lateral
M. reto inferior
Canal infraorbital
M. orbicular da boca
M. bucinador
M. abaixador do ângulo da boca
N. alveolar inferior

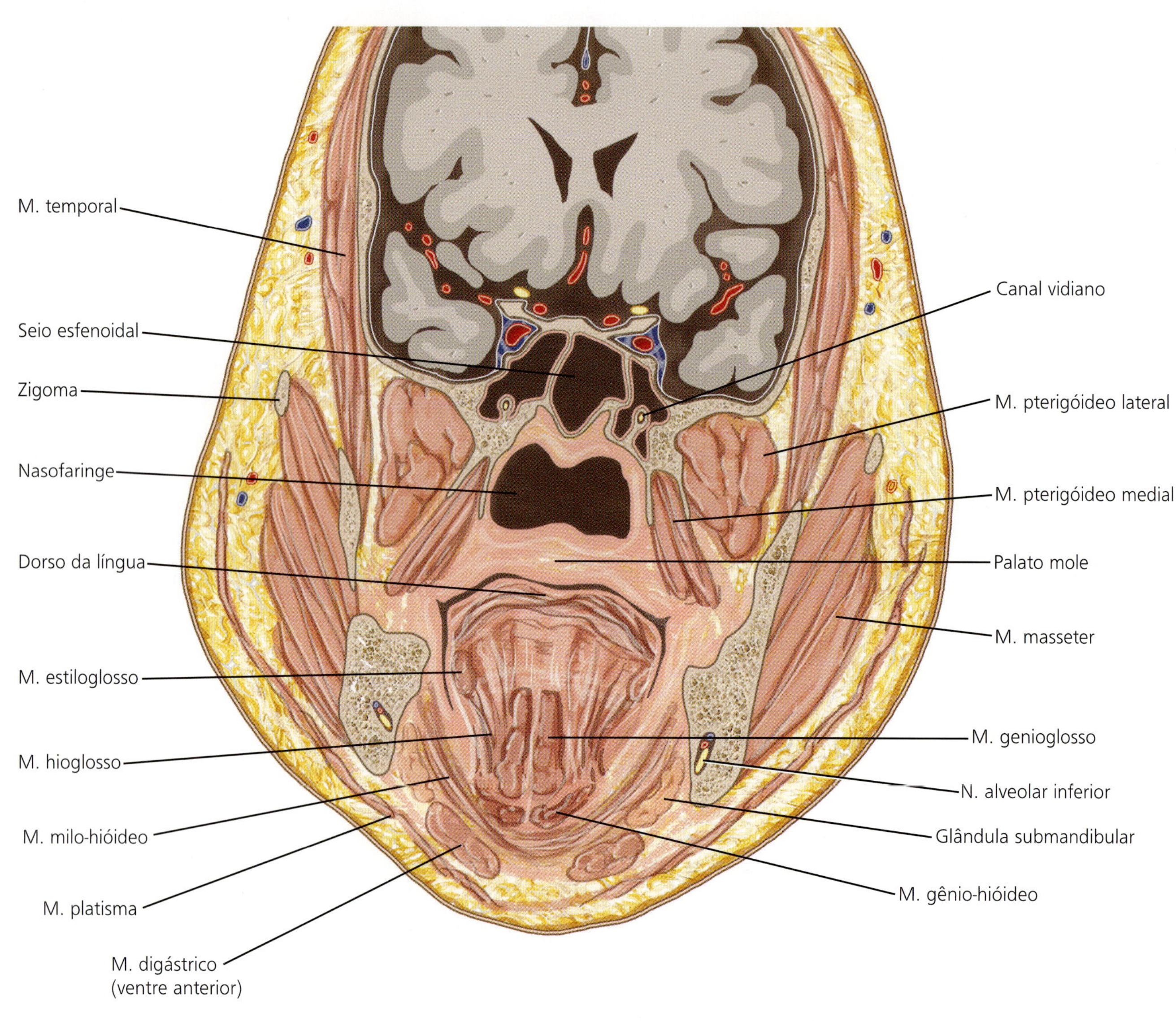
M. temporal
Seio esfenoidal
Zigoma
Nasofaringe
Dorso da língua
M. estiloglosso
M. hioglosso
M. milo-hióideo
M. platisma
M. digástrico
(ventre anterior)
Canal vidiano
M. pterigóideo lateral
M. pterigóideo medial
Palato mole
M. masseter
M. genioglosso
N. alveolar inferior
Glândula submandibular
M. gênio-hióideo

ANATOMIA NORMAL

O músculo temporal tem uma origem larga a partir da fáscia externa da fossa temporal, passa profundamente ao arco zigomático, e se insere no processo coronoide da mandíbula para puxar para trás e elevar a mandíbula. O músculo temporal pode ser palpado nas têmporas e pode ser visto e palpado se contraindo quando uma pessoa morde.

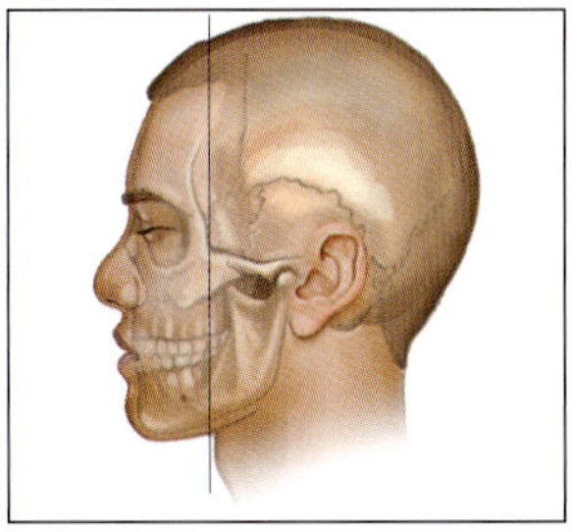

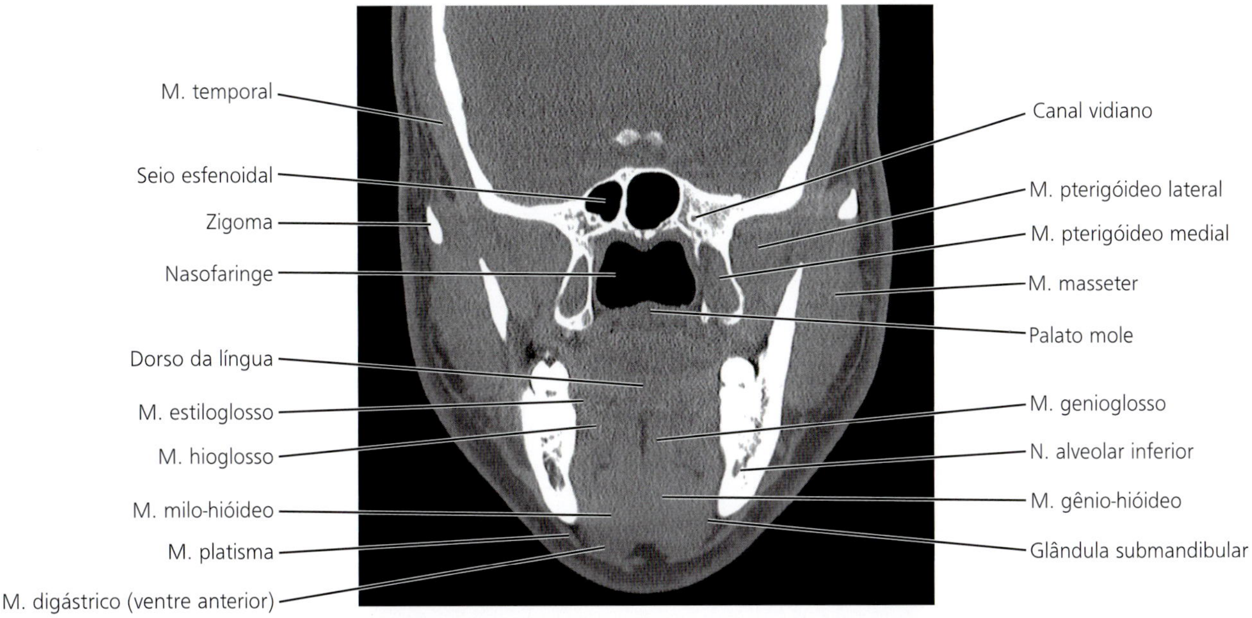
M. temporal
Seio esfenoidal
Zigoma
Nasofaringe
Dorso da língua
M. estiloglosso
M. hioglosso
M. milo-hióideo
M. platisma
M. digástrico (ventre anterior)
Canal vidiano
M. pterigóideo lateral
M. pterigóideo medial
M. masseter
Palato mole
M. genioglosso
N. alveolar inferior
M. gênio-hióideo
Glândula submandibular

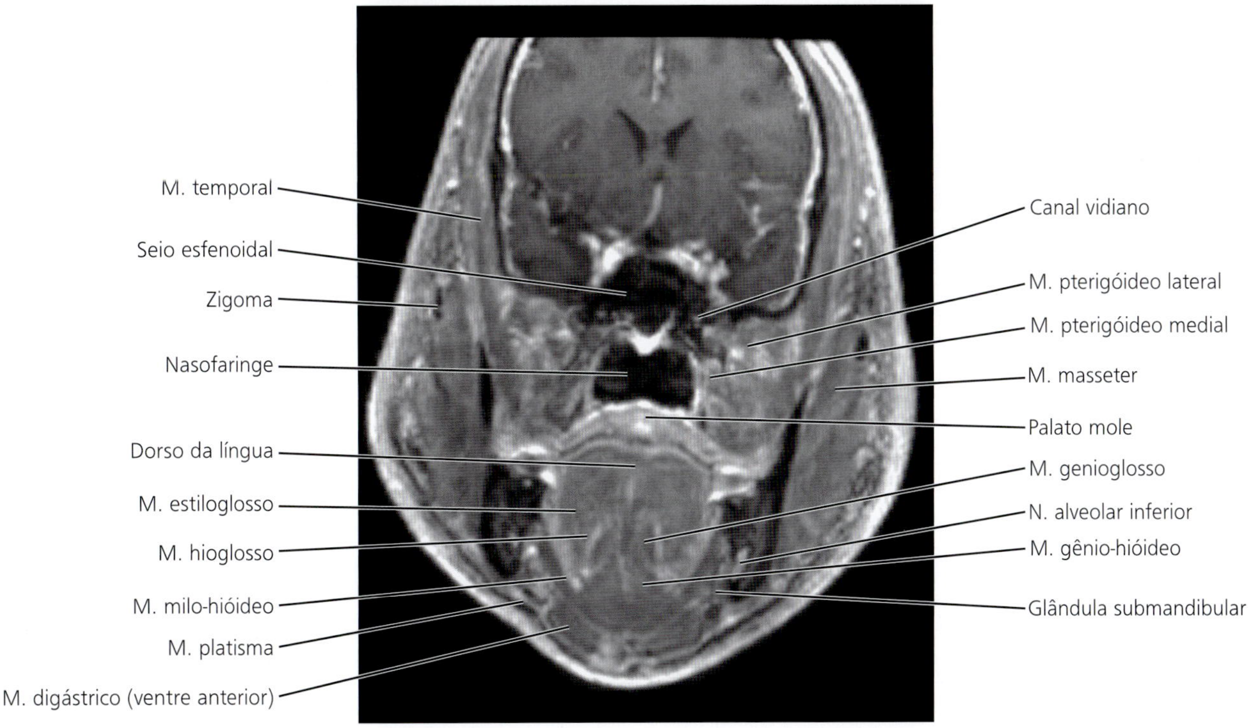
M. temporal
Seio esfenoidal
Zigoma
Nasofaringe
Dorso da língua
M. estiloglosso
M. hioglosso
M. milo-hióideo
M. platisma
M. digástrico (ventre anterior)
Canal vidiano
M. pterigóideo lateral
M. pterigóideo medial
M. masseter
Palato mole
M. genioglosso
N. alveolar inferior
M. gênio-hióideo
Glândula submandibular

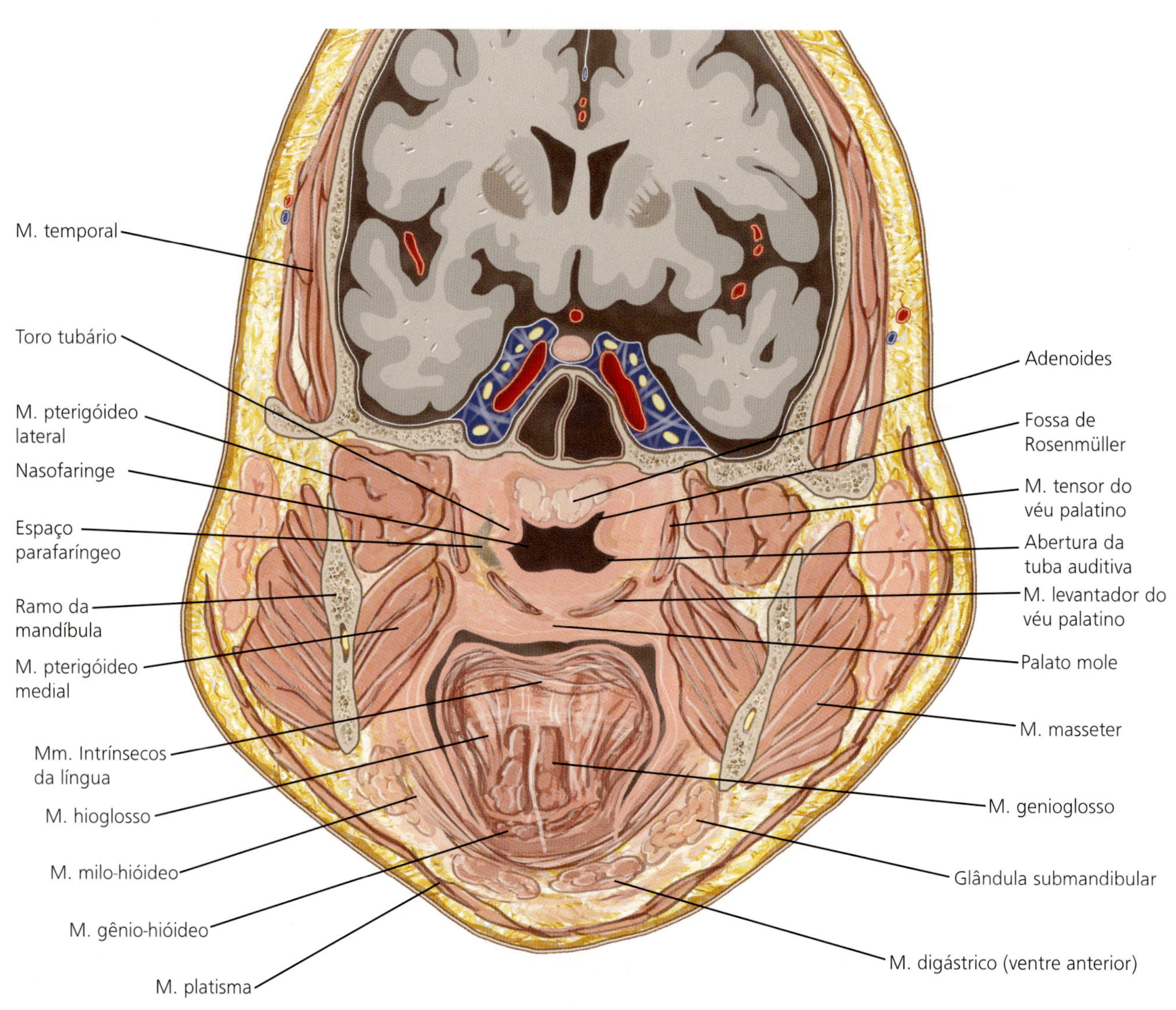
M. temporal
Toro tubário
M. pterigóideo lateral
Nasofaringe
Espaço parafaríngeo
Ramo da mandíbula
M. pterigóideo medial
Mm. Intrínsecos da língua
M. hioglosso
M. milo-hióideo
M. gênio-hióideo
M. platisma
Adenoides
Fossa de Rosenmüller
M. tensor do véu palatino
Abertura da tuba auditiva
M. levantador do véu palatino
Palato mole
M. masseter
M. genioglosso
Glândula submandibular
M. digástrico (ventre anterior)

ANATOMIA NORMAL

Os músculos pterigóideos medial e lateral se originam das respectivas lâminas ósseas pterigóideas medial e lateral e passam inferior e lateralmente para se inserir na mandíbula interna.

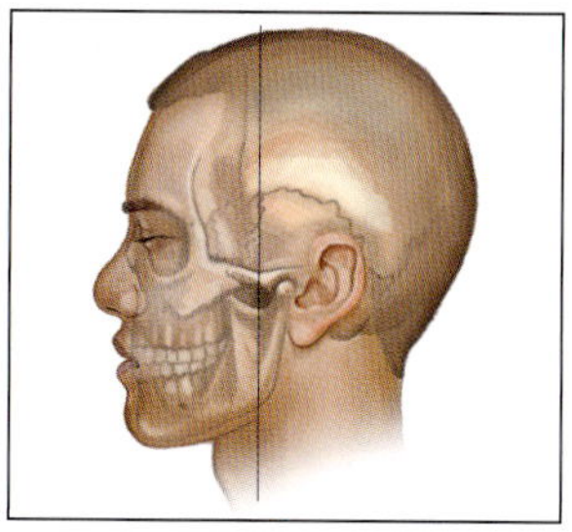

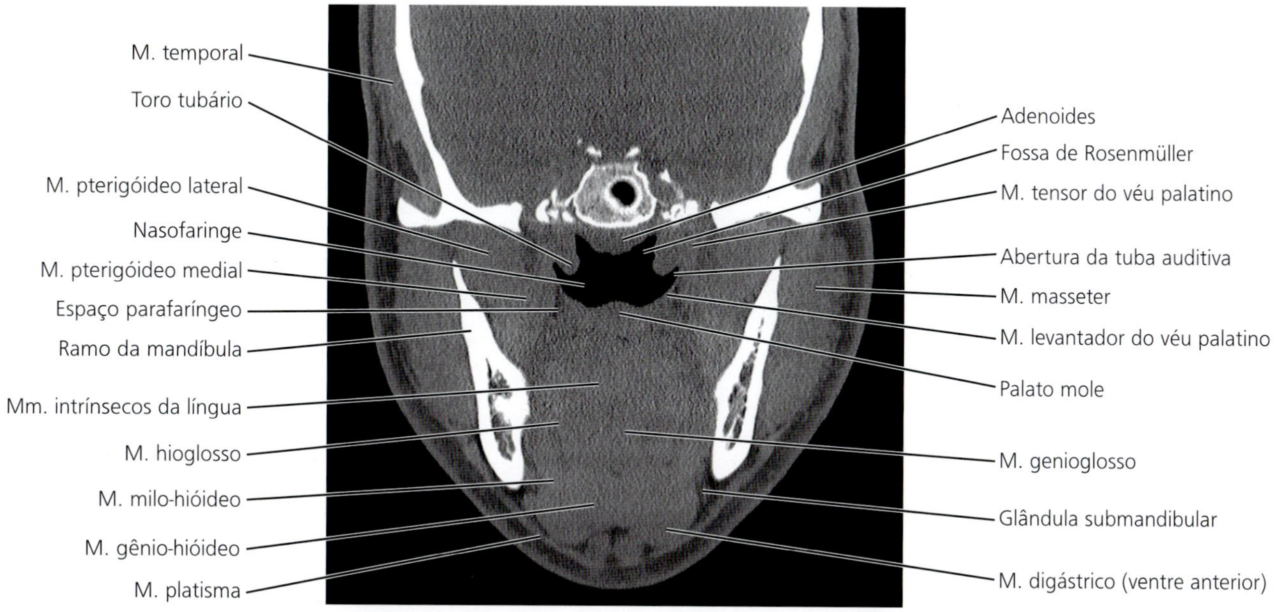
M. temporal
Toro tubário
M. pterigóideo lateral
Nasofaringe
M. pterigóideo medial
Espaço parafaríngeo
Ramo da mandíbula
Mm. intrínsecos da língua
M. hioglosso
M. milo-hióideo
M. gênio-hióideo
M. platisma
Adenoides
Fossa de Rosenmüller
M. tensor do véu palatino
Abertura da tuba auditiva
M. masseter
M. levantador do véu palatino
Palato mole
M. genioglosso
Glândula submandibular
M. digástrico (ventre anterior)

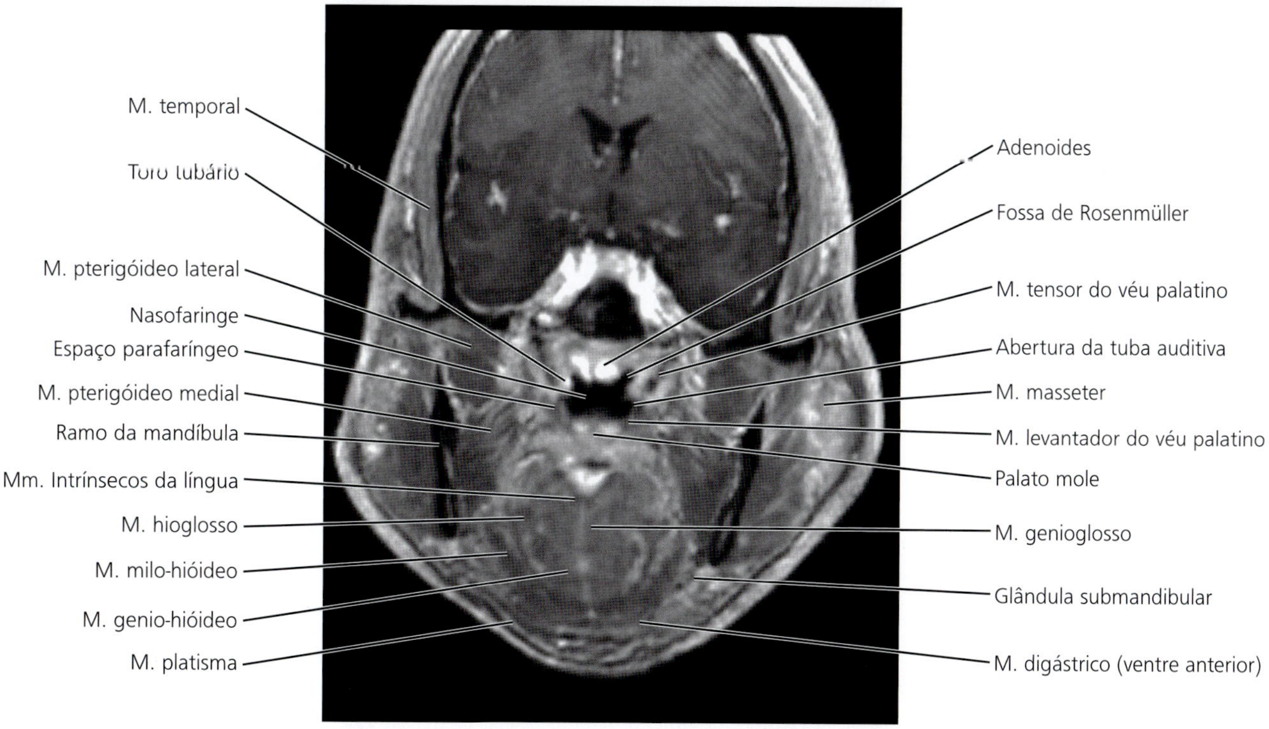
M. temporal
Toro tubário
M. pterigóideo lateral
Nasofaringe
Espaço parafaríngeo
M. pterigóideo medial
Ramo da mandíbula
Mm. Intrínsecos da língua
M. hioglosso
M. milo-hióideo
M. genio-hióideo
M. platisma
Adenoides
Fossa de Rosenmüller
M. tensor do véu palatino
Abertura da tuba auditiva
M. masseter
M. levantador do véu palatino
Palato mole
M. genioglosso
Glândula submandibular
M. digástrico (ventre anterior)

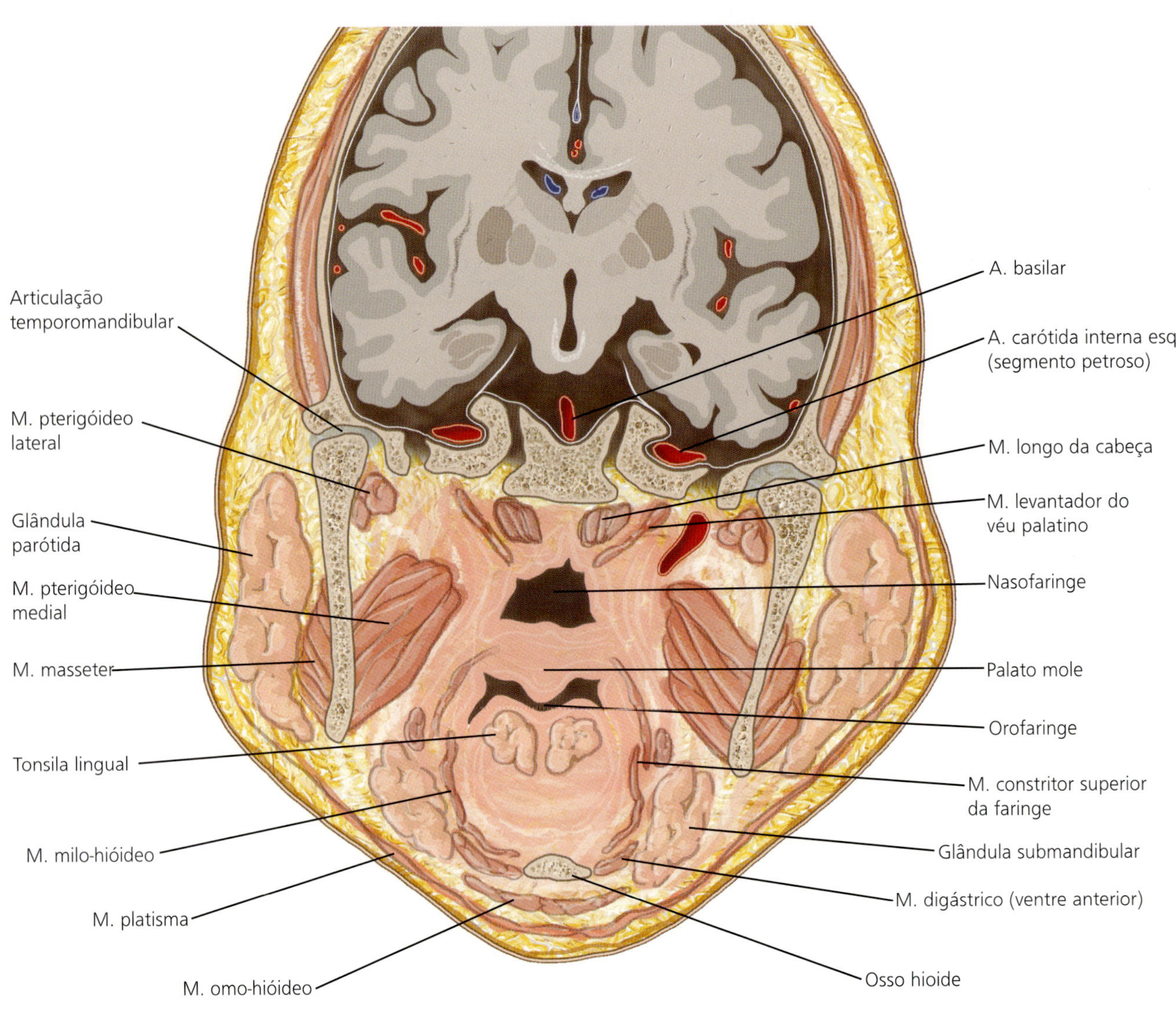
Articulação temporomandibular
M. pterigóideo lateral
Glândula parótida
M. pterigóideo medial
M. masseter
Tonsila lingual
M. milo-hióideo
M. platisma
M. omo-hióideo
A. basilar
A. carótida interna esq. (segmento petroso)
M. longo da cabeça
M. levantador do véu palatino
Nasofaringe
Palato mole
Orofaringe
M. constritor superior da faringe
Glândula submandibular
M. digástrico (ventre anterior)
Osso hioide

CONSIDERAÇÕES SOBRE TÉCNICA DE IMAGEM

A articulação temporomandibular (TMJ) é formada por dois ossos, o côndilo da mandíbula e a fossa glenoide do temporal. O espaço entre estes ossos contém um disco articular. A TMJ é uma das poucas articulações sinoviais no corpo humano que tem um disco. Imagens de RM em diferentes posições da mandíbula podem mostrar se o disco está roto ou deixa de retornar à posição normal entre os ossos.

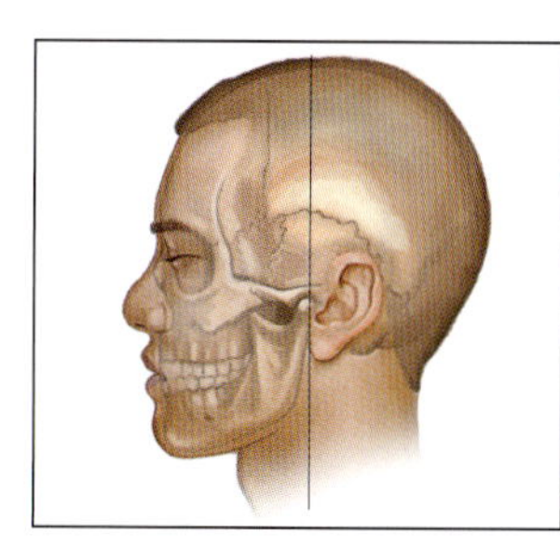

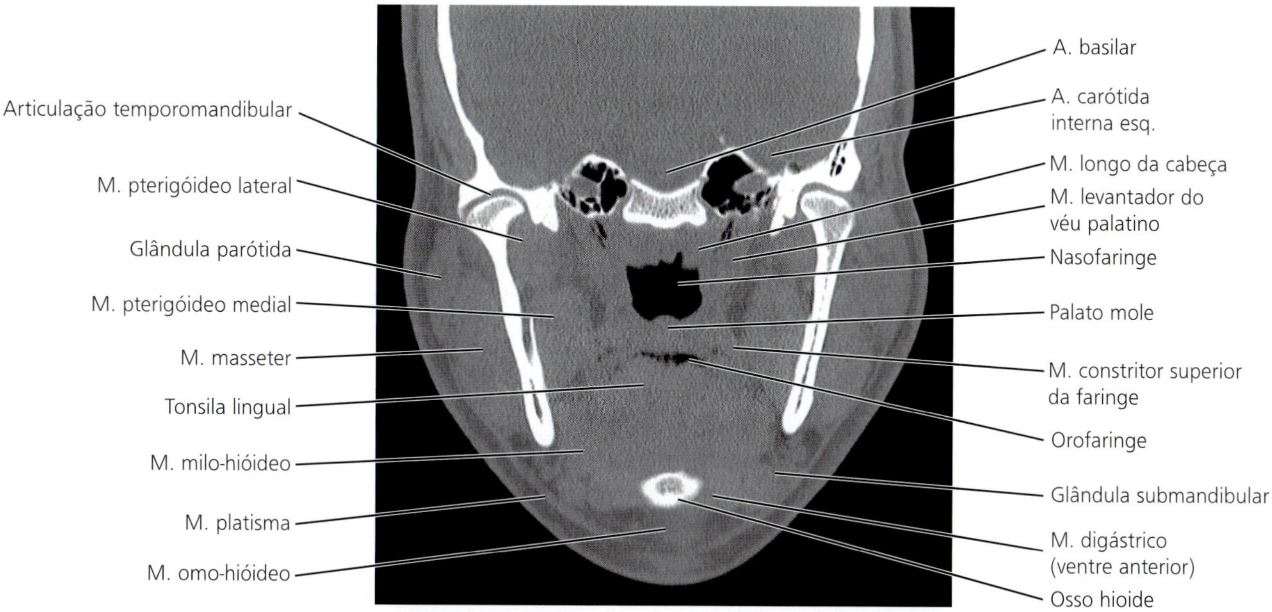

Articulação temporomandibular
M. pterigóideo lateral
Glândula parótida
M. pterigóideo medial
M. masseter
Tonsila lingual
M. milo-hióideo
M. platisma
M. omo-hióideo

A. basilar
A. carótida interna esq.
M. longo da cabeça
M. levantador do véu palatino
Nasofaringe
Palato mole
M. constritor superior da faringe
Orofaringe
Glândula submandibular
M. digástrico (ventre anterior)
Osso hioide

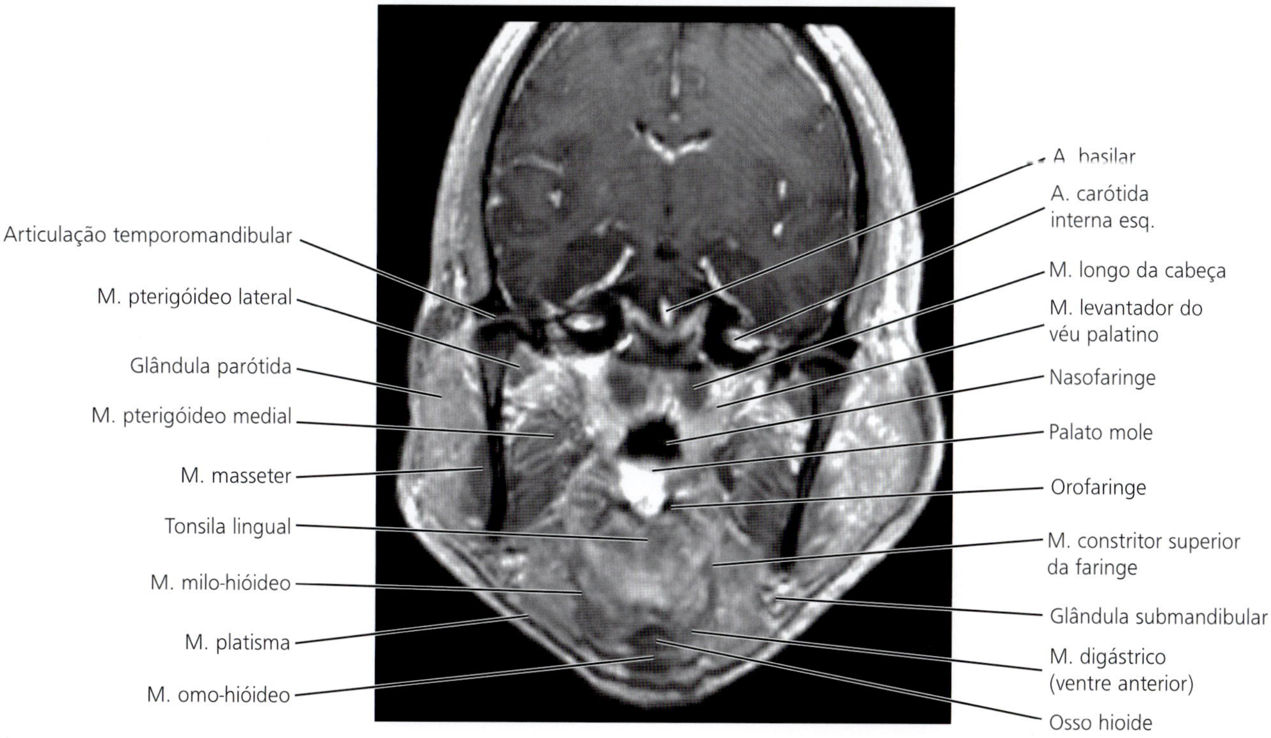

Articulação temporomandibular
M. pterigóideo lateral
Glândula parótida
M. pterigóideo medial
M. masseter
Tonsila lingual
M. milo-hióideo
M. platisma
M. omo-hióideo

A. basilar
A. carótida interna esq.
M. longo da cabeça
M. levantador do véu palatino
Nasofaringe
Palato mole
Orofaringe
M. constritor superior da faringe
Glândula submandibular
M. digástrico (ventre anterior)
Osso hioide

Capítulo 12

OSSO TEMPORAL (ORELHA MÉDIA, CÓCLEA, SISTEMA VESTIBULAR)

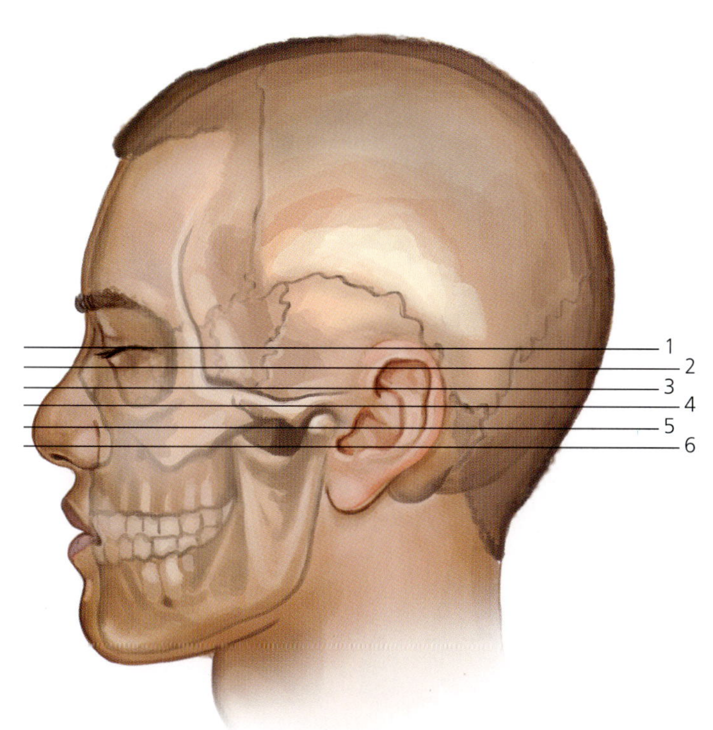

1
2
3
4
5
6

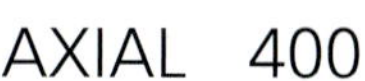
AXIAL 400

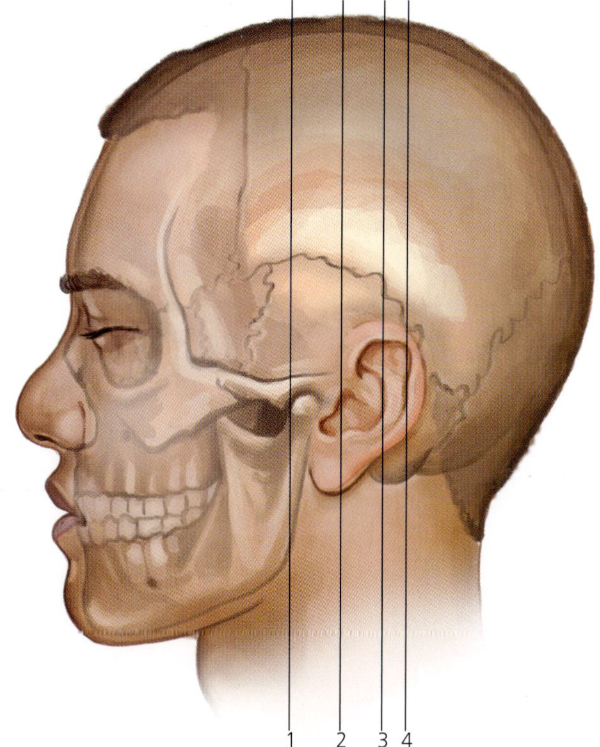

1
2
3
4

CORONAL 412

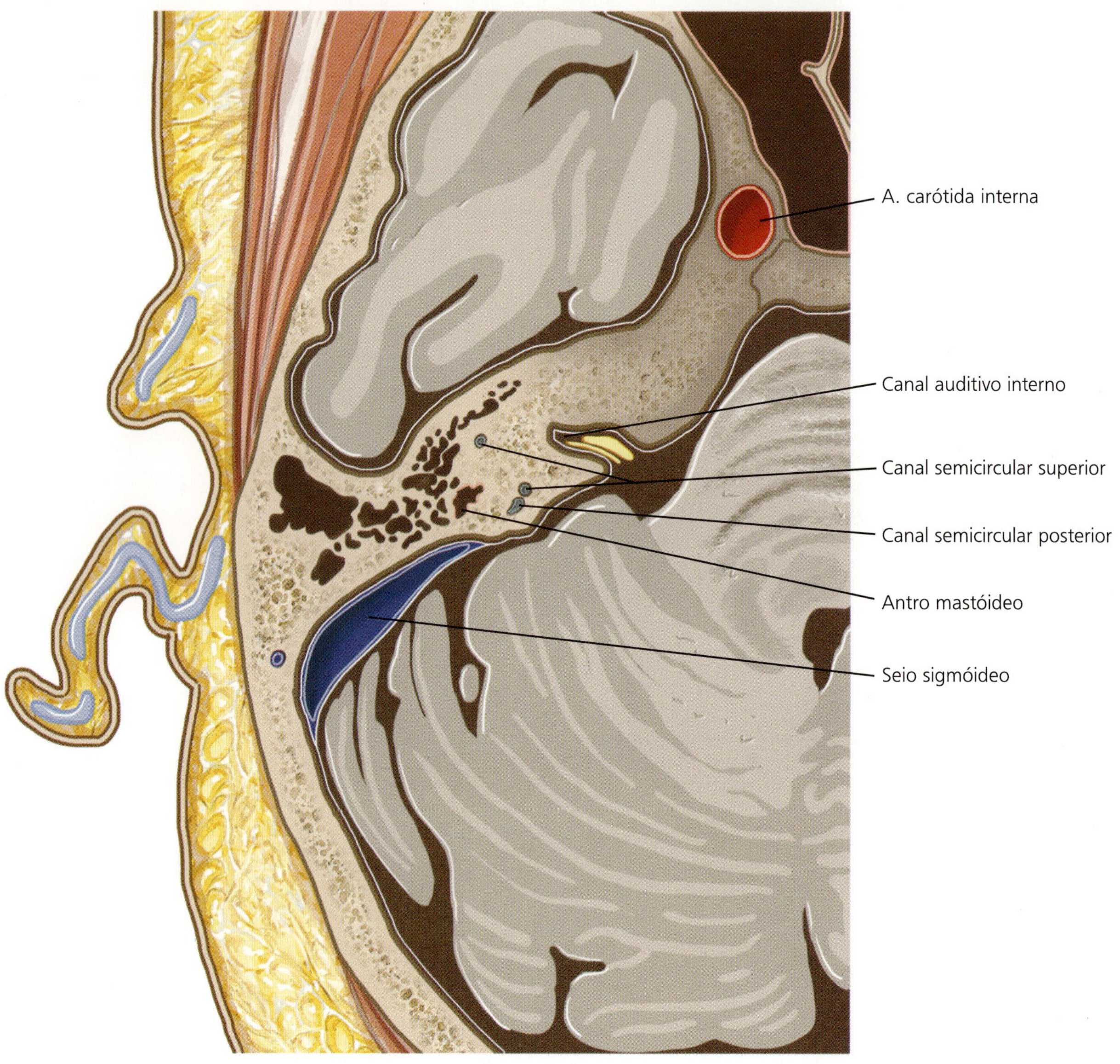
A. carótida interna
Canal auditivo interno
Canal semicircular superior
Canal semicircular posterior
Antro mastóideo
Seio sigmóideo

ANATOMIA NORMAL

O osso temporal inicialmente pode parecer uma área desencorajadora para imagem de ressonância magnética por causa da aparente complexidade estrutural. Para compreender melhor a região temporal, acompanhar a via da audição desde a orelha, através do canal auditivo externo, até a membrana timpânica afixada a pequenos ossos (ossículos: martelo, bigorna e estribo) na cavidade da orelha média, através da base do estribo para a janela oval, a seguir o vestíbulo até a cóclea para o conduto auditivo interno (IAC). O nervo vestibulococlear (nervo craniano [CN] VIII) também provê equilíbrio junto com ramos vestibulares superior e inferior no IAC, levando aos canais semicirculares. Finalmente, o nervo facial vizinho (CN VII) fornece inervação motora para a face.

Estes nervos podem ser rastreados facilmente em tomografia computadorizada (CT) pelos canais ósseos correspondentes, embora os próprios nervos sejam mais bem vistos na IRM (ver também Capítulo 5).

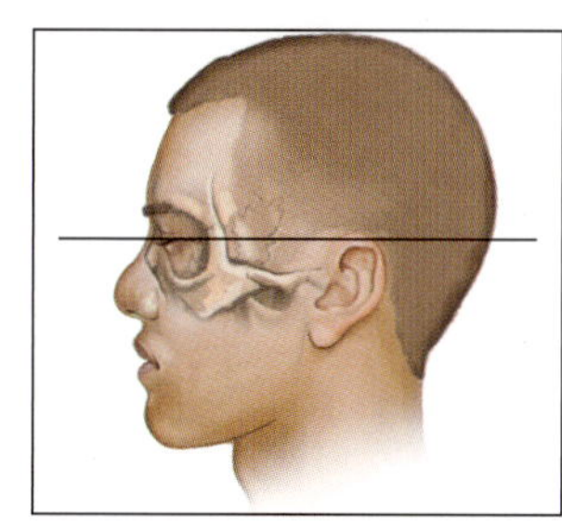

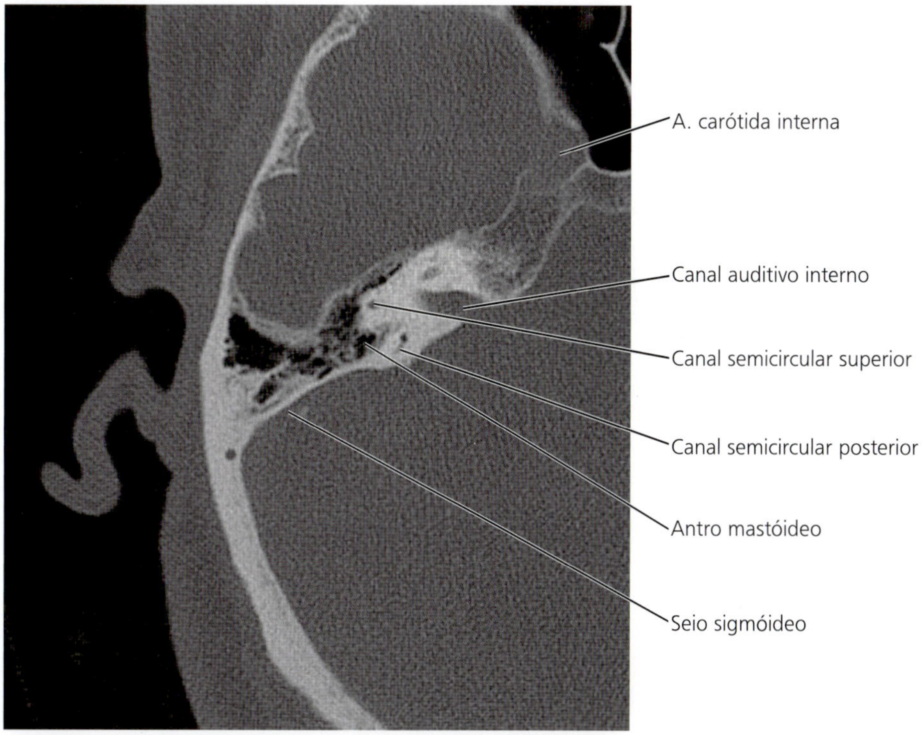

A. carótida interna

Canal auditivo interno

Canal semicircular superior

Canal semicircular posterior

Antro mastóideo

Seio sigmóideo

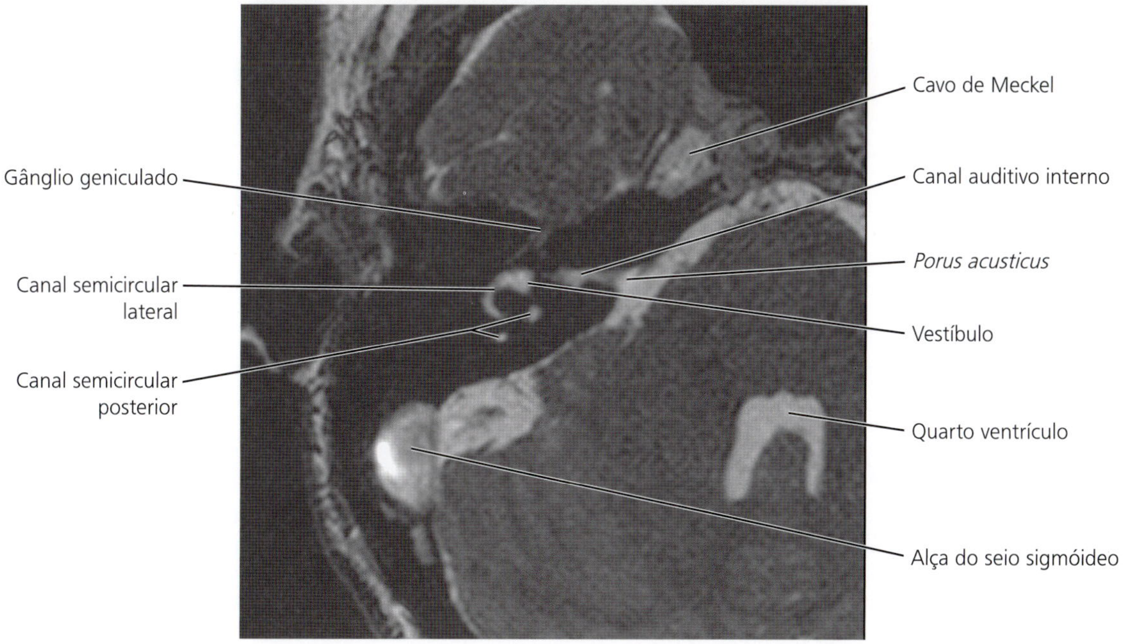

Cavo de Meckel

Gânglio geniculado

Canal auditivo interno

Porus acusticus

Canal semicircular lateral

Vestíbulo

Canal semicircular posterior

Quarto ventrículo

Alça do seio sigmóideo

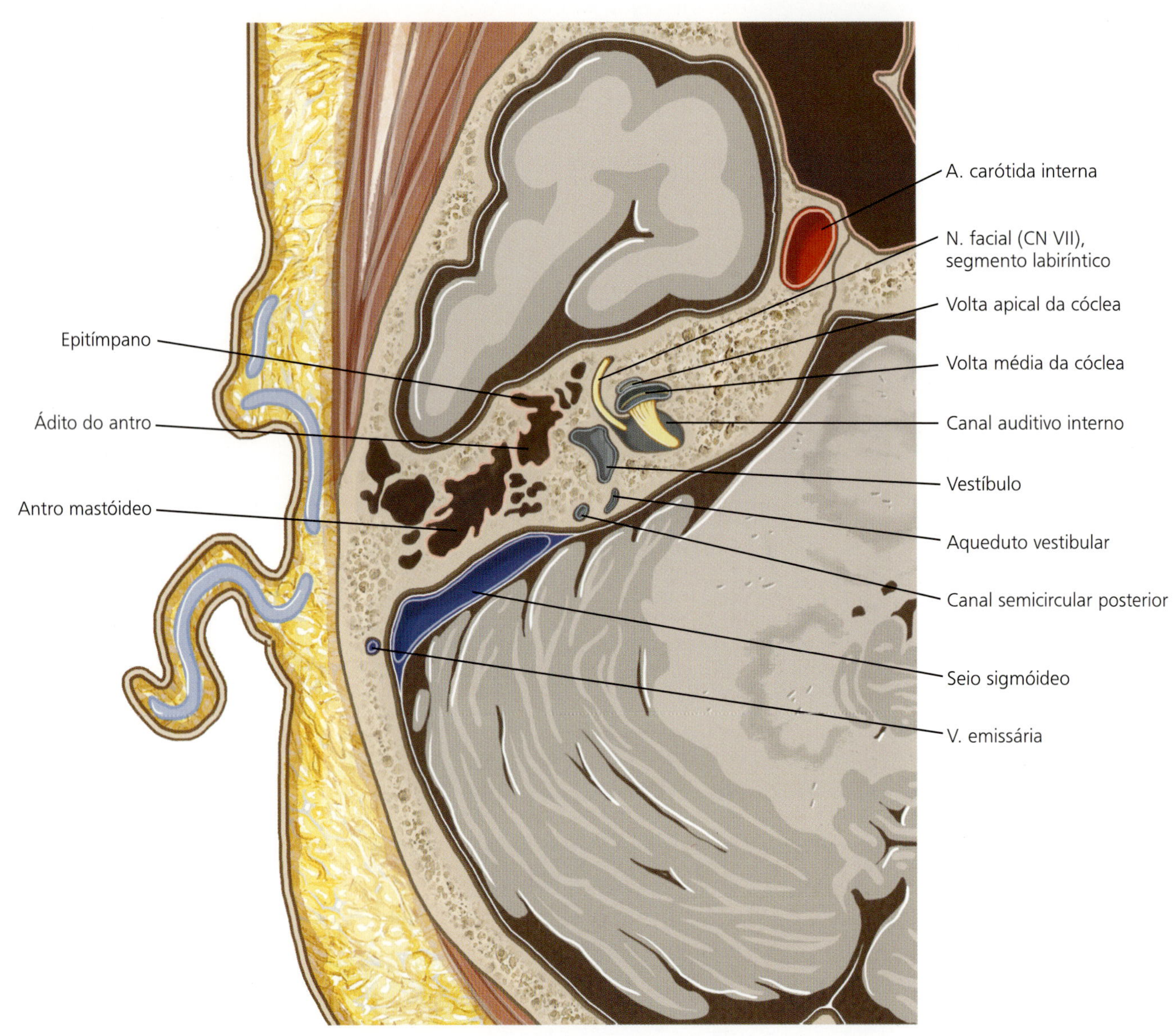
A. carótida interna
N. facial (CN VII), segmento labiríntico
Volta apical da cóclea
Volta média da cóclea
Canal auditivo interno
Vestíbulo
Aqueduto vestibular
Canal semicircular posterior
Seio sigmóideo
V. emissária
Epitímpano
Ádito do antro
Antro mastóideo

PROCESSO PATOLÓGICO

Notar a aparência em forma de leque do segmento labiríntico do nervo facial conectando o segmento intracanalicular com o gânglio geniculado mais anteriormente. Lesão do nervo facial, como ocorre com trauma e fratura do osso temporal, leva à perda do controle motor no lado ipsolateral da face, parecendo acidente vascular encefálico, com impacto social profundo dado à sensibilidade à expressão facial. (Ver imagens do nervo facial [CN VII] no Capítulo 5.)

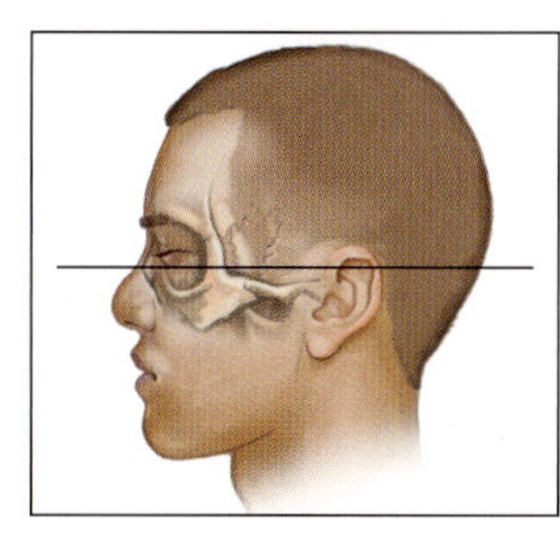

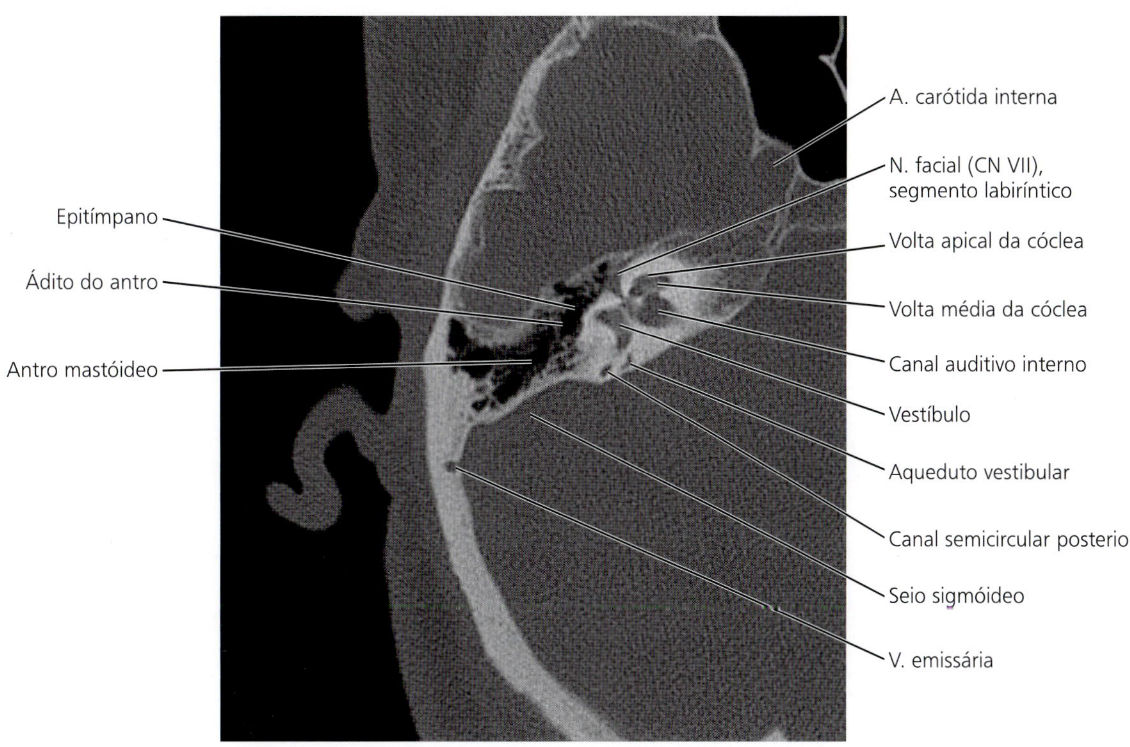
A. carótida interna
N. facial (CN VII), segmento labiríntico
Epitímpano
Volta apical da cóclea
Ádito do antro
Volta média da cóclea
Antro mastóideo
Canal auditivo interno
Vestíbulo
Aqueduto vestibular
Canal semicircular posterior
Seio sigmóideo
V. emissária

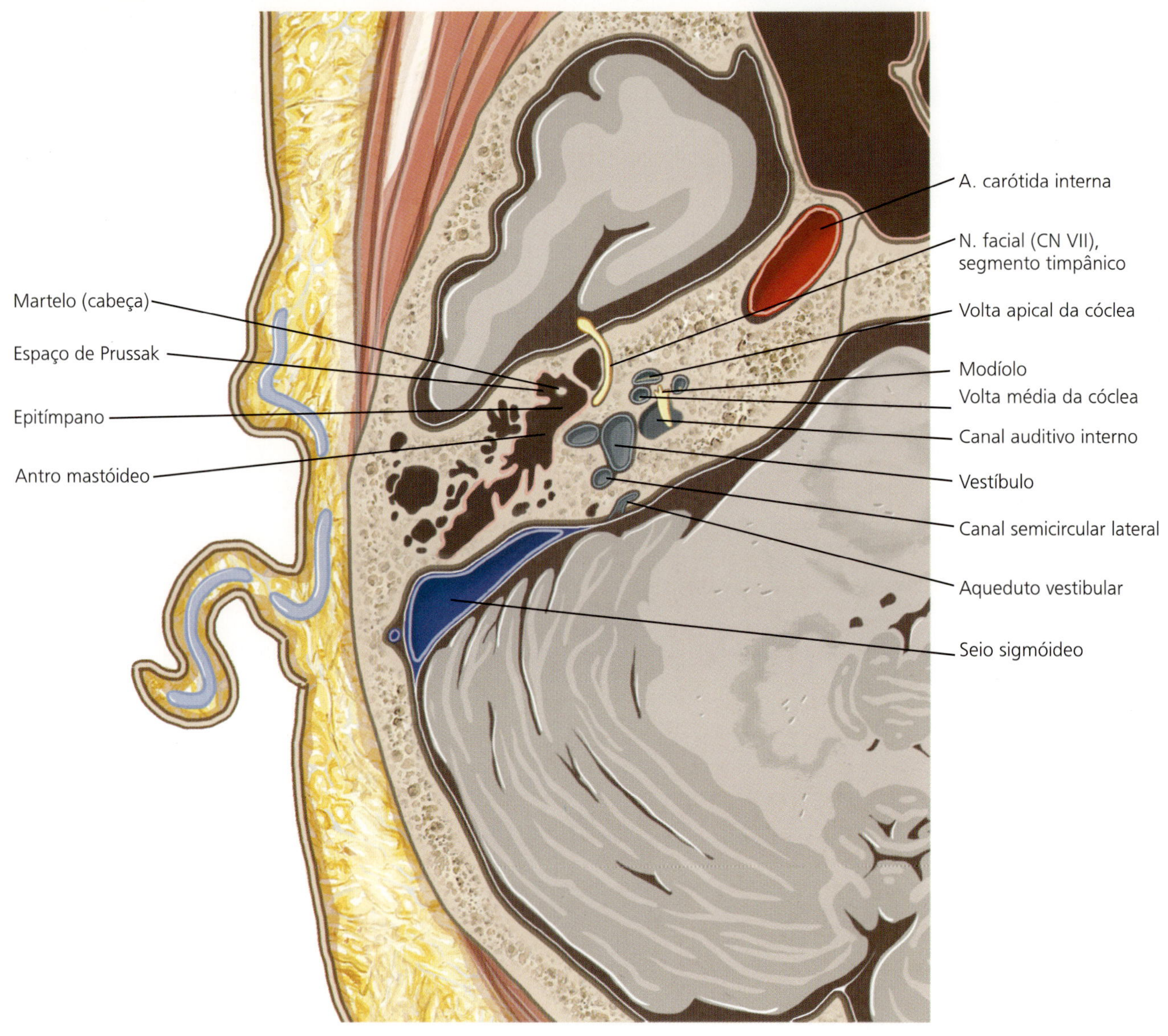

A. carótida interna
N. facial (CN VII), segmento timpânico
Volta apical da cóclea
Modíolo
Volta média da cóclea
Canal auditivo interno
Vestíbulo
Canal semicircular lateral
Aqueduto vestibular
Seio sigmóideo
Martelo (cabeça)
Espaço de Prussak
Epitímpano
Antro mastóideo

ANATOMIA NORMAL

Observar as voltas apical e média da cóclea. Contraintuitivamente, a extremidade da cóclea (o ápice) é sensível a frequências inferiores, até 20 Hz, mudando para frequências mais altas na volta média, e até 20.000 Hz na volta basal.

Notar também o aqueduto vestibular muito fino, que conecta a orelha interna a uma estrutura em forma de balão chamada *saco endolinfático.* Embora sua função não seja claramente conhecida, o saco endolinfático pode ajudar a assegurar que o líquido na orelha interna contenha a concentração iônica correta. O aqueduto vestibular tem normalmente menos de 1 mm de diâmetro, ou menos que o ramo medial adjacente do canal semicircular superior (uma boa referência anatômica). Aqueduto vestibular aumentado, associado a perda auditiva em crianças, é considerado relacionado com o mesmo defeito subjacente.

PROCESSO PATOLÓGICO

Lesão do nervo coclear, como em trauma com fratura do osso temporal, é vista mais classicamente com fraturas *transversas* perpendiculares ao eixo longo do osso temporal, da orelha ao ápice petroso. Fraturas transversas são mais frequentemente associadas a perda auditiva neurossensorial. Praticamente, no entanto, muitas fraturas combinam ambas as condições.

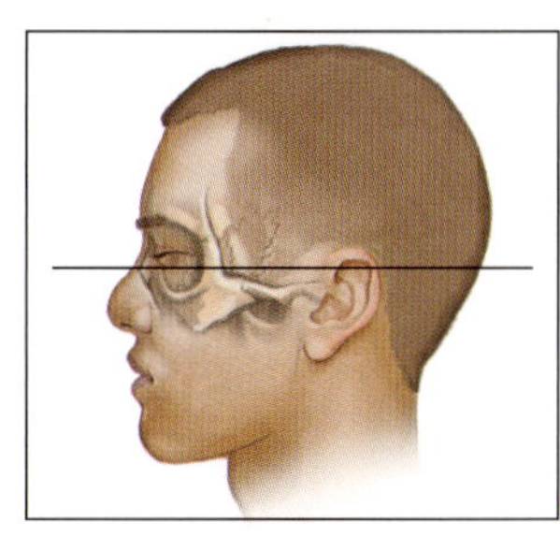

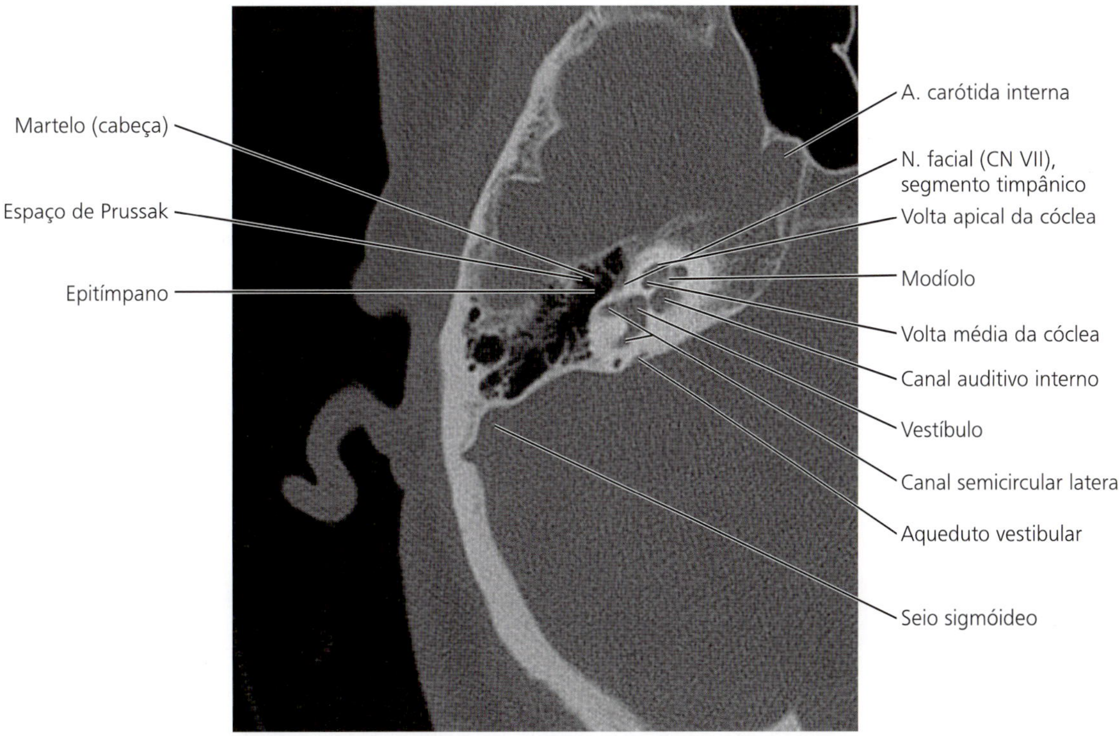
Martelo (cabeça)
Espaço de Prussak
Epitímpano
A. carótida interna
N. facial (CN VII), segmento timpânico
Volta apical da cóclea
Modíolo
Volta média da cóclea
Canal auditivo interno
Vestíbulo
Canal semicircular lateral
Aqueduto vestibular
Seio sigmóideo

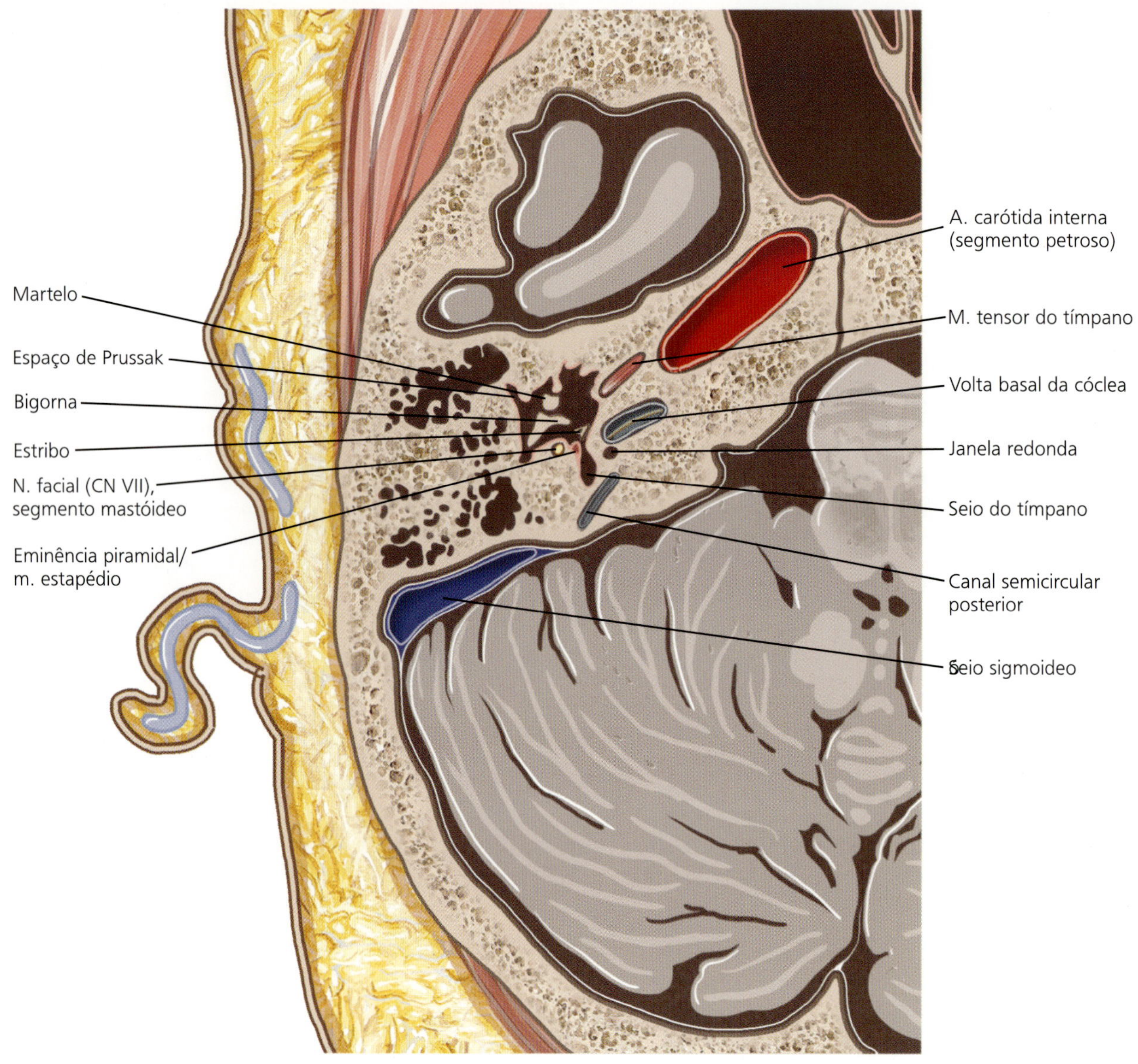

A. carótida interna (segmento petroso)
Martelo
M. tensor do tímpano
Espaço de Prussak
Volta basal da cóclea
Bigorna
Estribo
Janela redonda
N. facial (CN VII), segmento mastóideo
Seio do tímpano
Eminência piramidal/ m. estapédio
Canal semicircular posterior
Seio sigmoideo

ANATOMIA NORMAL

A volta basal da cóclea é conectada à base do estribo através da janela oval. Imediatamente anterior à janela oval situa-se a *fissula ante fenestram,* uma pequena fenda cheia de tecido conectivo onde o tendão do músculo tensor do tímpano vira lateralmente na direção do martelo. Na otosclerose, a causa mais comum de perda auditiva em pessoas de 15 a 50 anos, uma pequena lesão lítica se desenvolve na *fissula ante fenestram.*

CONSIDERAÇÕES DIAGNÓSTICAS

A cabeça do martelo forma uma "bola de sorvete" sobre a bigorna em forma de cone. Perda deste aspecto de "sorvete de casquinha" indica luxação ossicular.

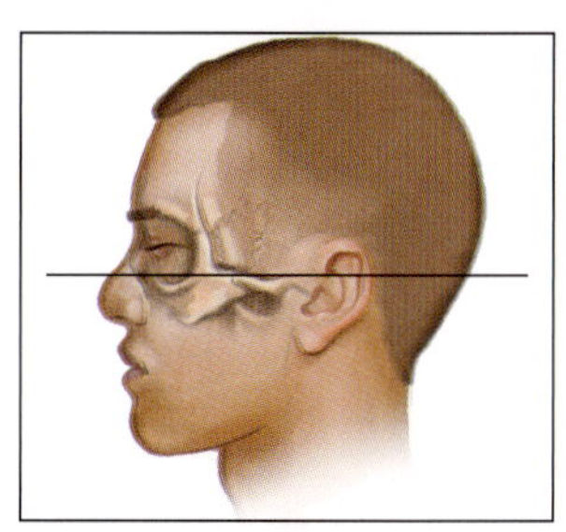

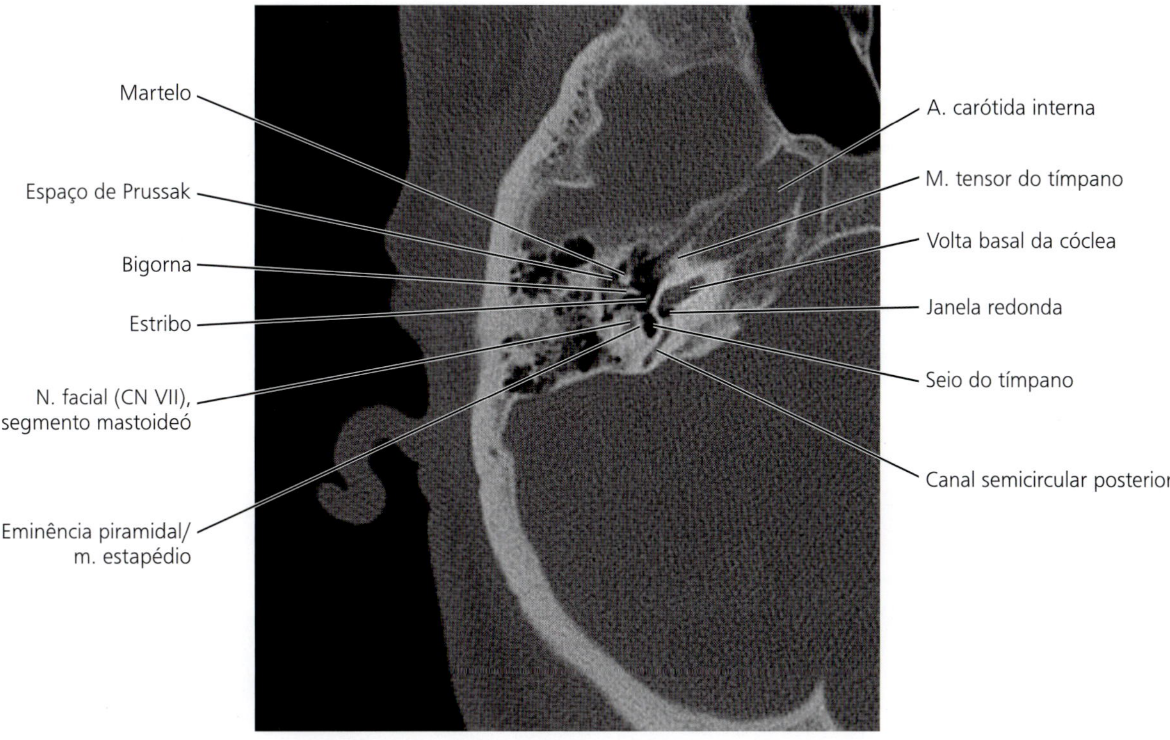
Martelo
Espaço de Prussak
Bigorna
Estribo
N. facial (CN VII), segmento mastoideó
Eminência piramidal/ m. estapédio
A. carótida interna
M. tensor do tímpano
Volta basal da cóclea
Janela redonda
Seio do tímpano
Canal semicircular posterior

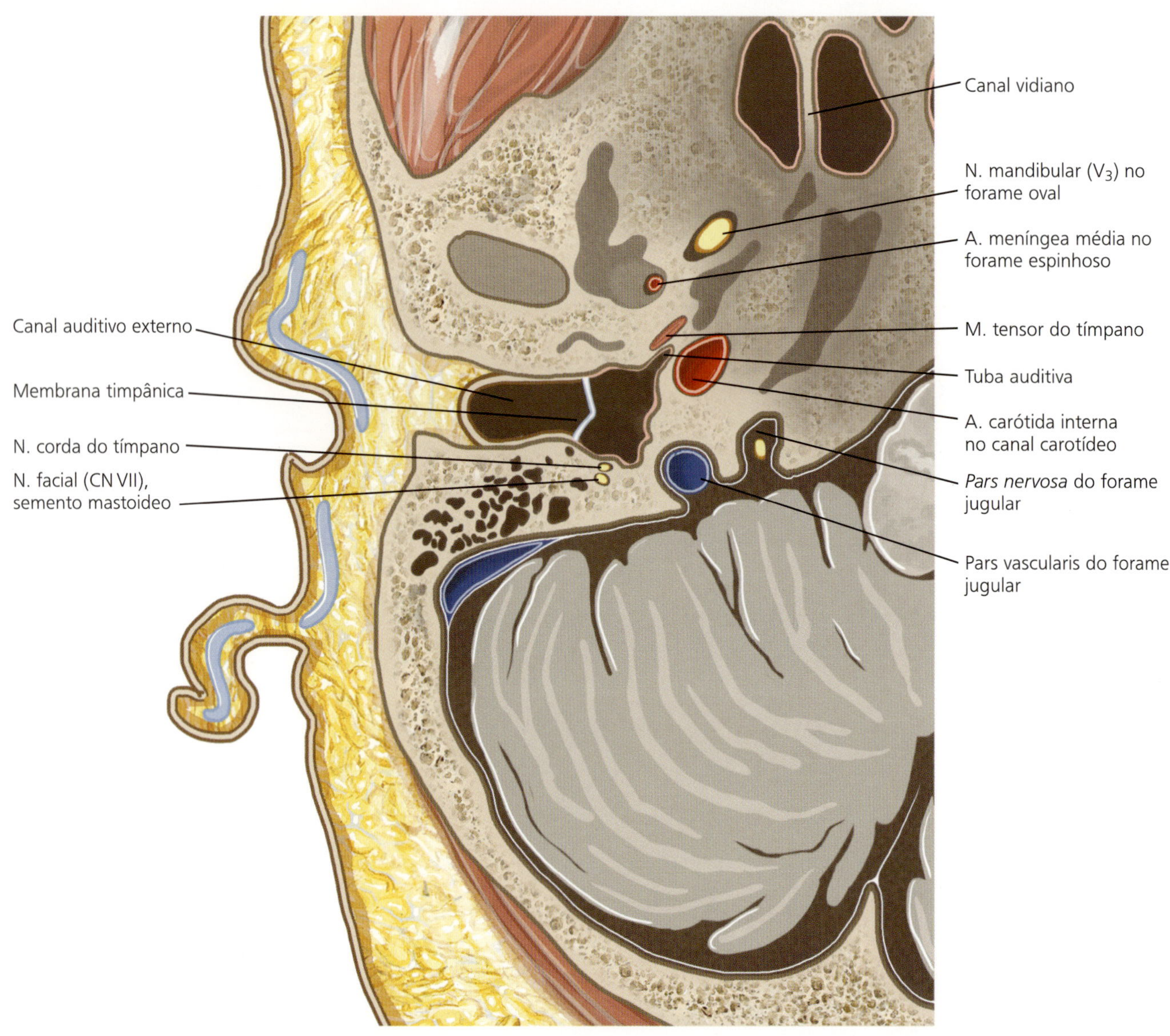
Canal vidiano
N. mandibular (V_3) no forame oval
A. meníngea média no forame espinhoso
M. tensor do tímpano
Tuba auditiva
A. carótida interna no canal carotídeo
Pars nervosa do forame jugular
Pars vascularis do forame jugular
Canal auditivo externo
Membrana timpânica
N. corda do tímpano
N. facial (CN VII), semento mastoideo

PROCESSO PATOLÓGICO

A membrana timpânica separando o canal auditivo externo da cavidade da orelha média é normalmente extremamente fina e escassamente perceptível em CT. O espessamento pode, muitas vezes, ser causado por condições inflamatórias ou infecciosas, como otite média.

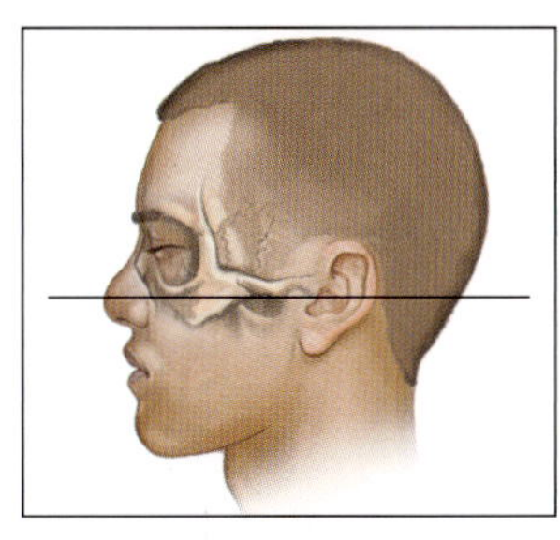

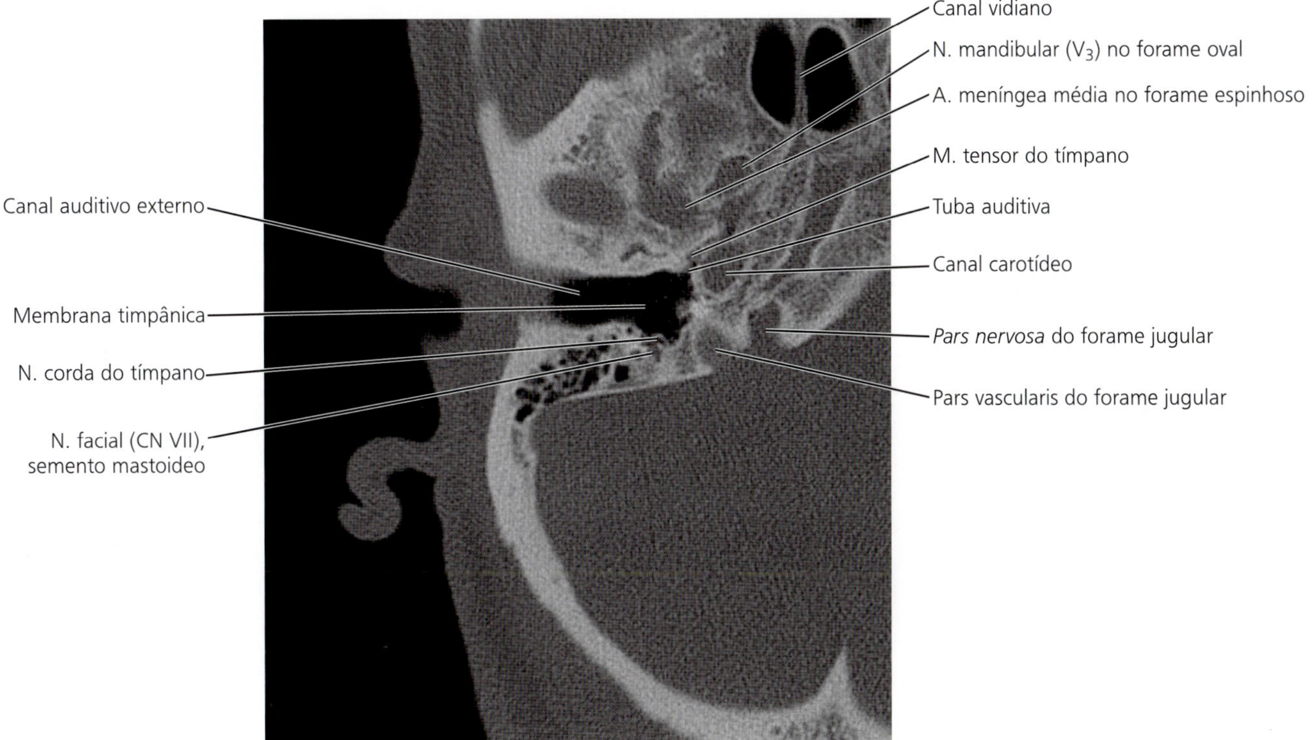
Canal vidiano
N. mandibular (V_3) no forame oval
A. meníngea média no forame espinhoso
M. tensor do tímpano
Tuba auditiva
Canal carotídeo
Pars nervosa do forame jugular
Pars vascularis do forame jugular
Canal auditivo externo
Membrana timpânica
N. corda do tímpano
N. facial (CN VII), semento mastoideo

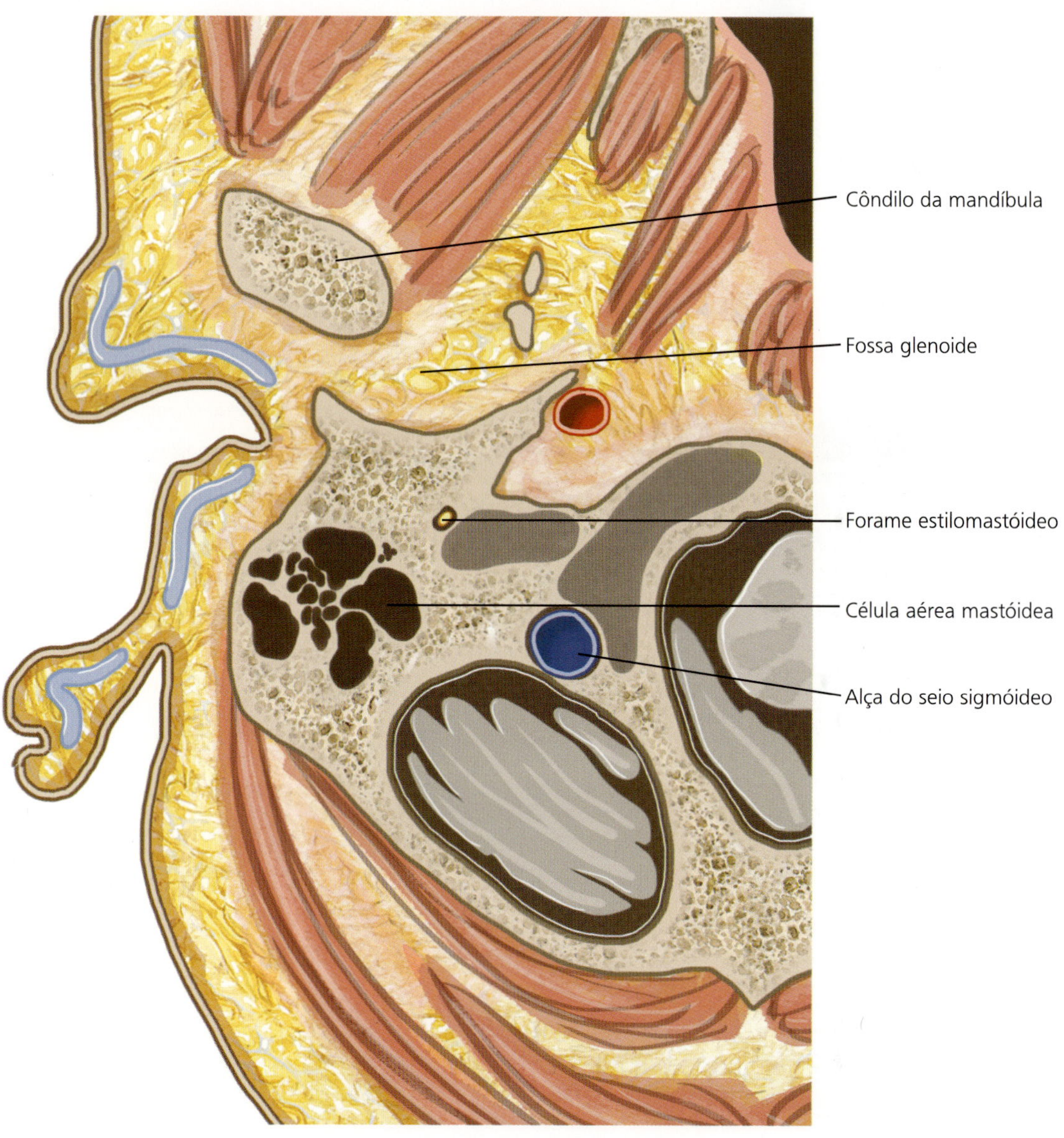
Côndilo da mandíbula
Fossa glenoide
Forame estilomastóideo
Célula aérea mastóidea
Alça do seio sigmóideo

ANATOMIA NORMAL

No fundo do osso temporal, o único canal nervoso visível é o segmento mastóideo do nervo facial. O segmento mastóideo desce verticalmente do segmento timpânico para o forame estilomastóideo na base do crânio, entre o processo estiloide e o aspecto inferior das células aéreas mastóideas.

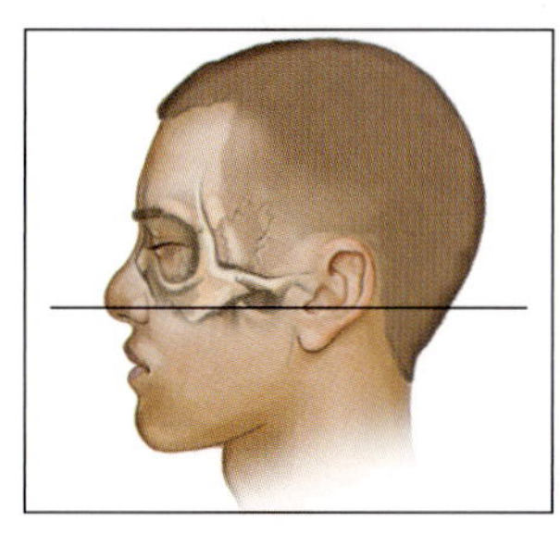

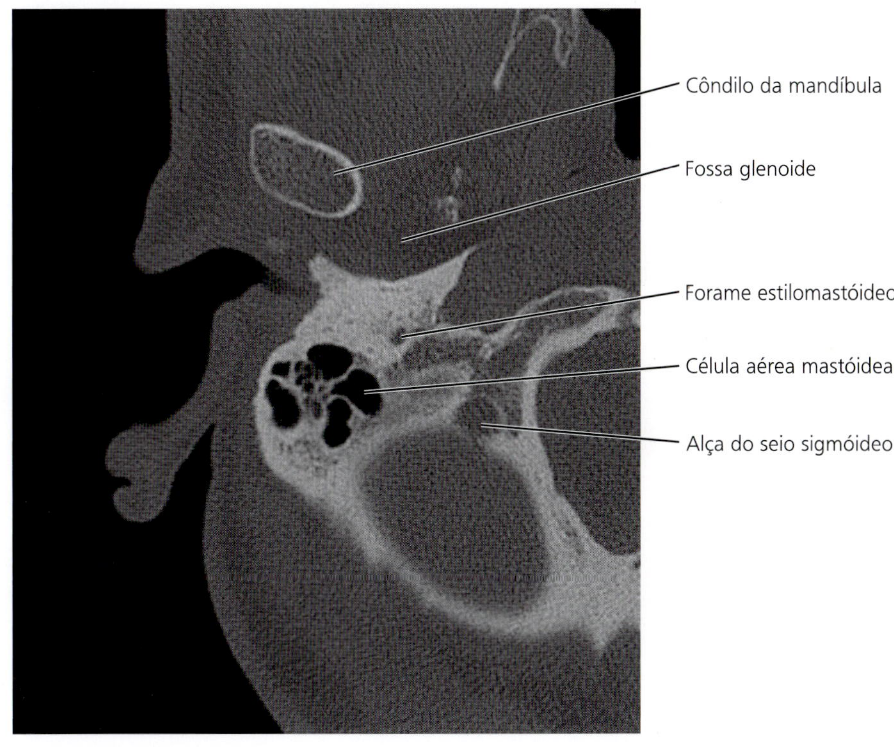

Côndilo da mandíbula
Fossa glenoide
Forame estilomastóideo
Célula aérea mastóidea
Alça do seio sigmóideo

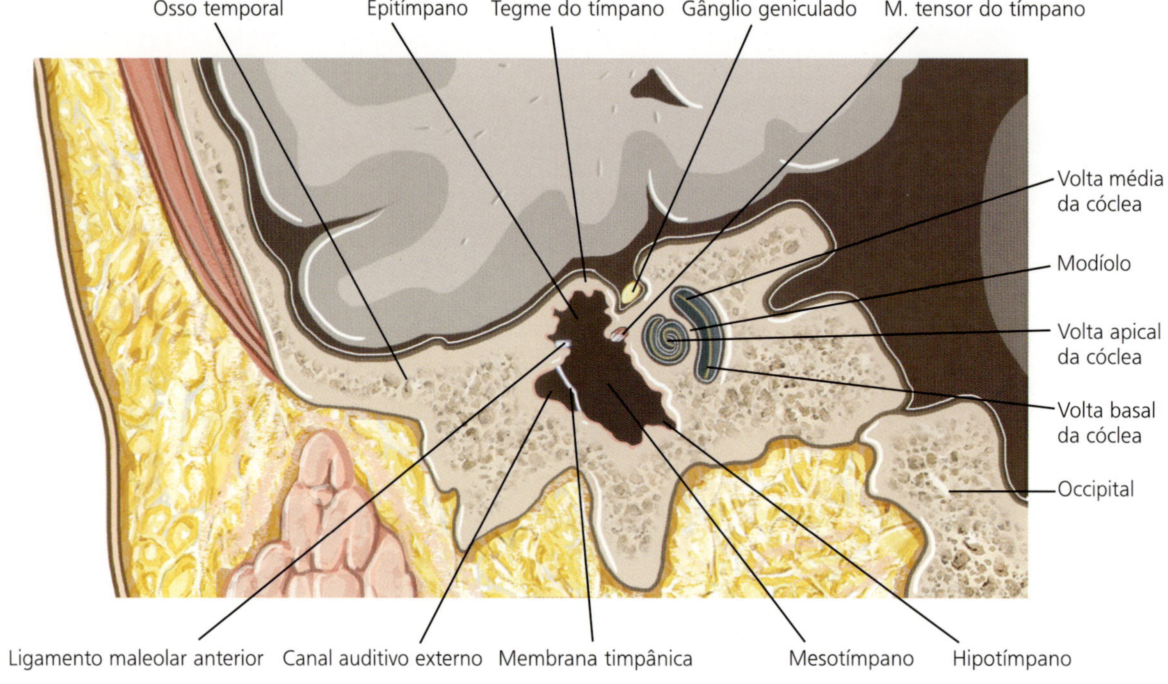
Osso temporal
Epitímpano
Tegme do tímpano
Gânglio geniculado
M. tensor do tímpano
Volta média da cóclea
Modíolo
Volta apical da cóclea
Volta basal da cóclea
Occipital
Ligamento maleolar anterior
Canal auditivo externo
Membrana timpânica
Mesotímpano
Hipotímpano

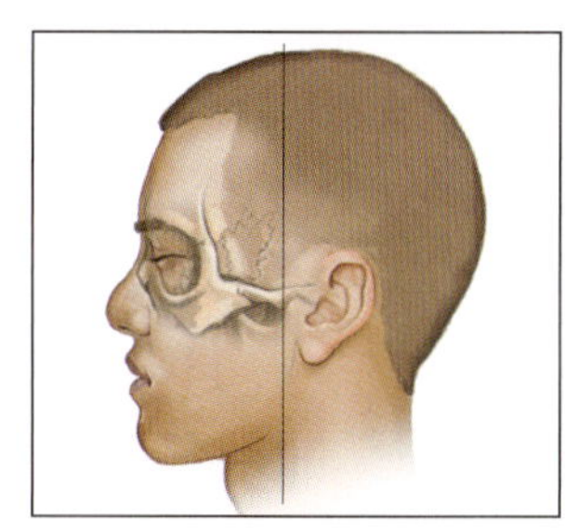

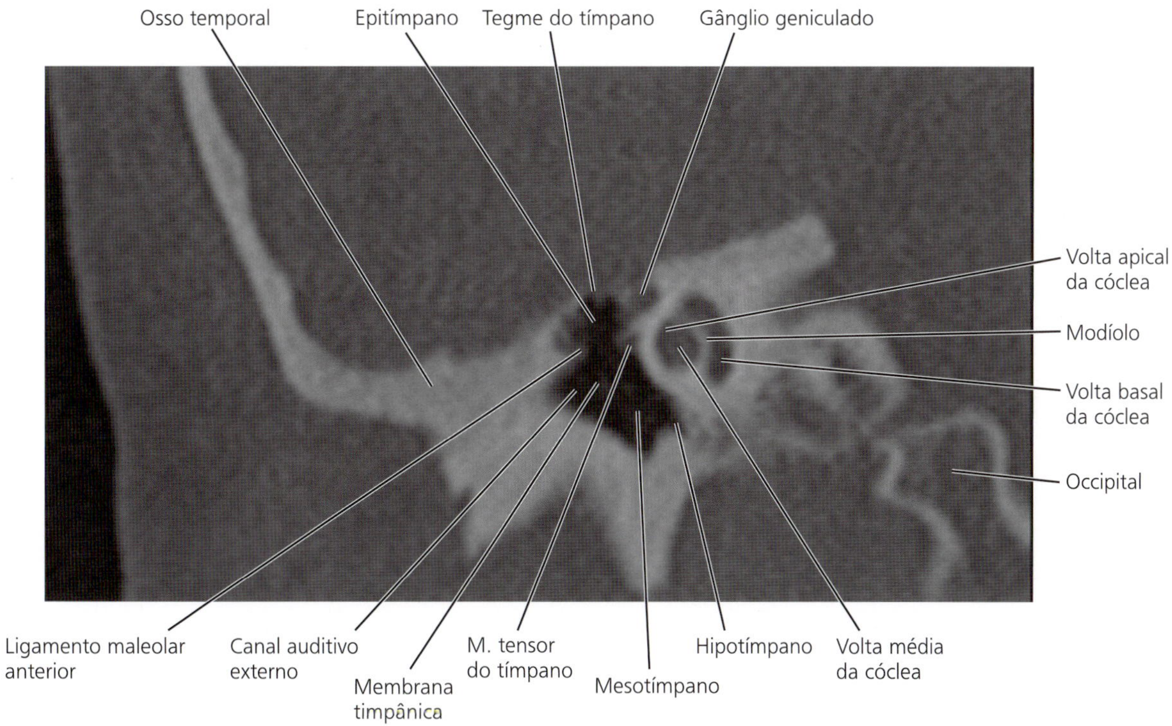
Osso temporal
Epitímpano
Tegme do tímpano
Gânglio geniculado
Volta apical da cóclea
Modíolo
Volta basal da cóclea
Occipital
Ligamento maleolar anterior
Canal auditivo externo
Membrana timpânica
M. tensor do tímpano
Mesotímpano
Hipotímpano
Volta média da cóclea

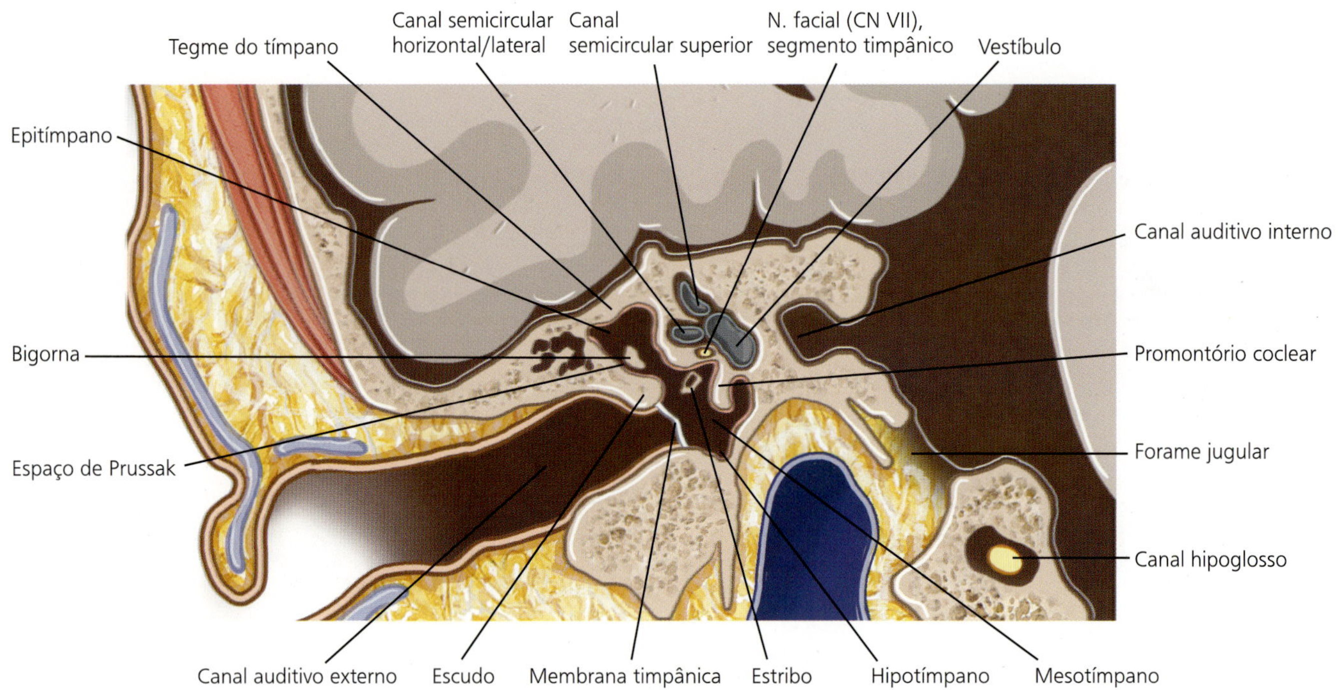
Tegme do tímpano
Canal semicircular horizontal/lateral
Canal semicircular superior
N. facial (CN VII), segmento timpânico
Vestíbulo
Epitímpano
Canal auditivo interno
Bigorna
Promontório coclear
Espaço de Prussak
Forame jugular
Canal hipoglosso
Canal auditivo externo
Escudo
Membrana timpânica
Estribo
Hipotímpano
Mesotímpano

PROCESSO PATOLÓGICO

O espaço aéreo lateral ao colo do martelo é conhecido como *espaço de Prussak* (recesso superior da membrana timpânica). Este espaço é importante porque colesteatoma pode ocorrer ali. Um *colesteatoma* se forma quando há uma bolsa de retração profunda na membrana timpânica. O revestimento da membrana timpânica é eliminado como a pele, mas se a membrana estiver retraída, as células são aprisionadas e podem aumentar. Este colesteatoma pode, eventualmente, erodir as estruturas ósseas circundantes. Um dos primeiros sinais que diferenciam simples líquido na orelha média de um colesteatoma é a erosão do escudo (lâmina óssea) lateral ao espaço de Prussak na margem superior da membrana timpânica. O plano coronal é o melhor plano de imagem de IRM para avaliar este escudo (escudo timpânico).

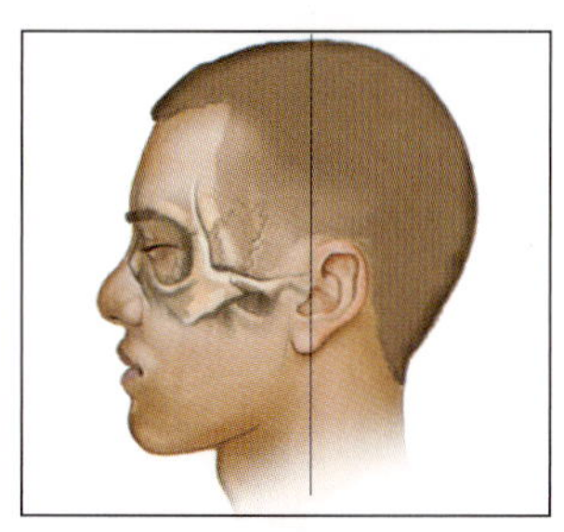

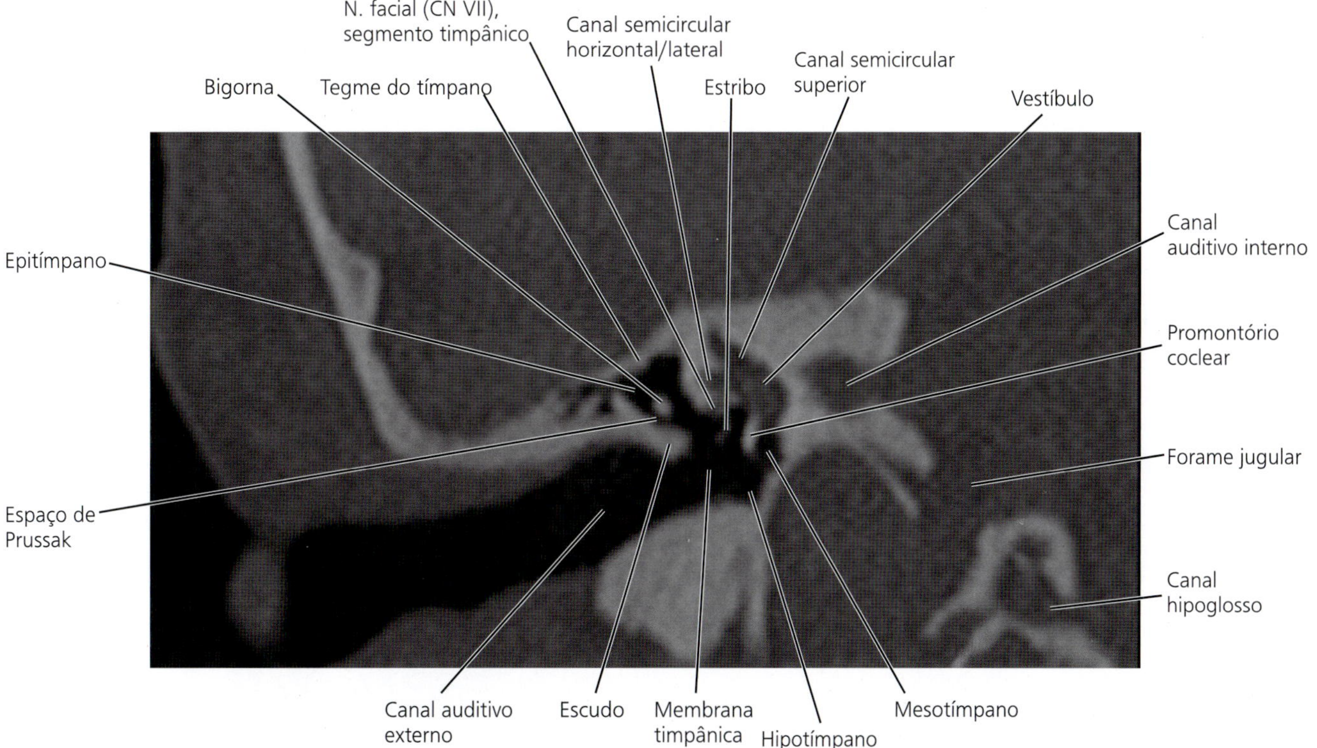

N. facial (CN VII), segmento timpânico
Canal semicircular horizontal/lateral
Canal semicircular superior
Bigorna
Tegme do tímpano
Estribo
Vestíbulo
Canal auditivo interno
Epitímpano
Promontório coclear
Forame jugular
Espaço de Prussak
Canal hipoglosso
Canal auditivo externo
Escudo
Membrana timpânica
Hipotímpano
Mesotímpano

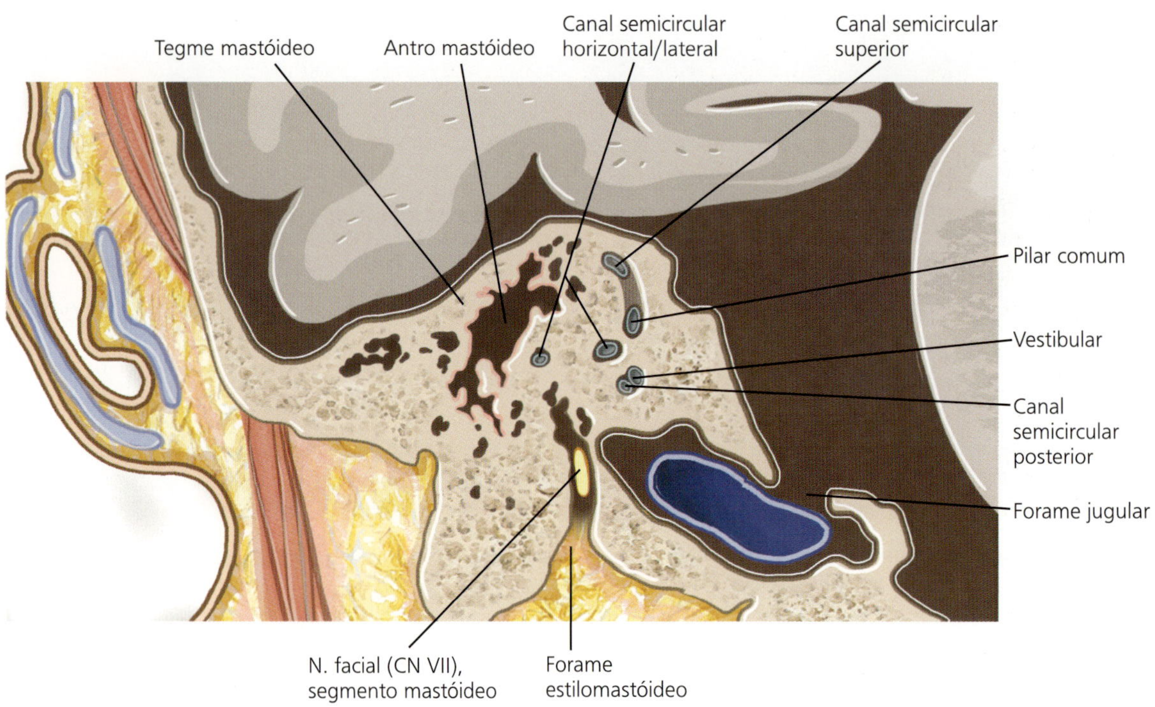
Tegme mastóideo
Antro mastóideo
Canal semicircular horizontal/lateral
Canal semicircular superior
Pilar comum
Vestibular
Canal semicircular posterior
Forame jugular
N. facial (CN VII), segmento mastóideo
Forame estilomastóideo

ANATOMIA NORMAL

Imagens de RM são úteis para avaliar o teto ósseo (tegme) do canal semicircular superior. Perda deste teto, ou deiscência do canal semicircular e comunicação com o líquor em torno do cérebro, pode levar à destruição da função do nervo vestibulococlear.

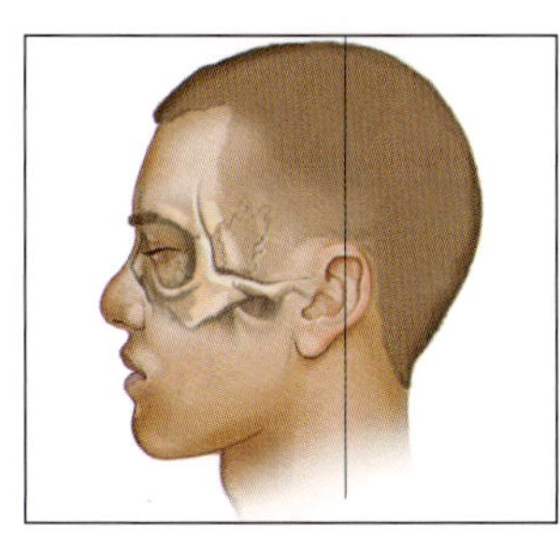

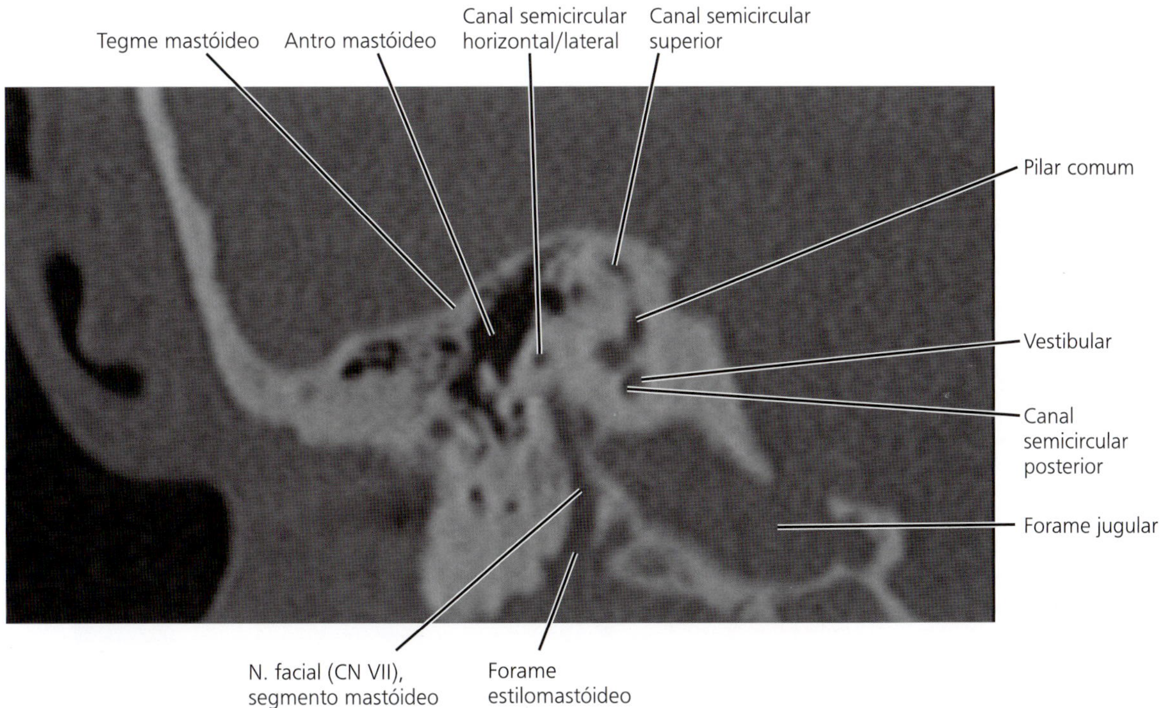
Tegme mastóideo
Antro mastóideo
Canal semicircular horizontal/lateral
Canal semicircular superior
Pilar comum
Vestibular
Canal semicircular posterior
Forame jugular
N. facial (CN VII), segmento mastóideo
Forame estilomastóideo

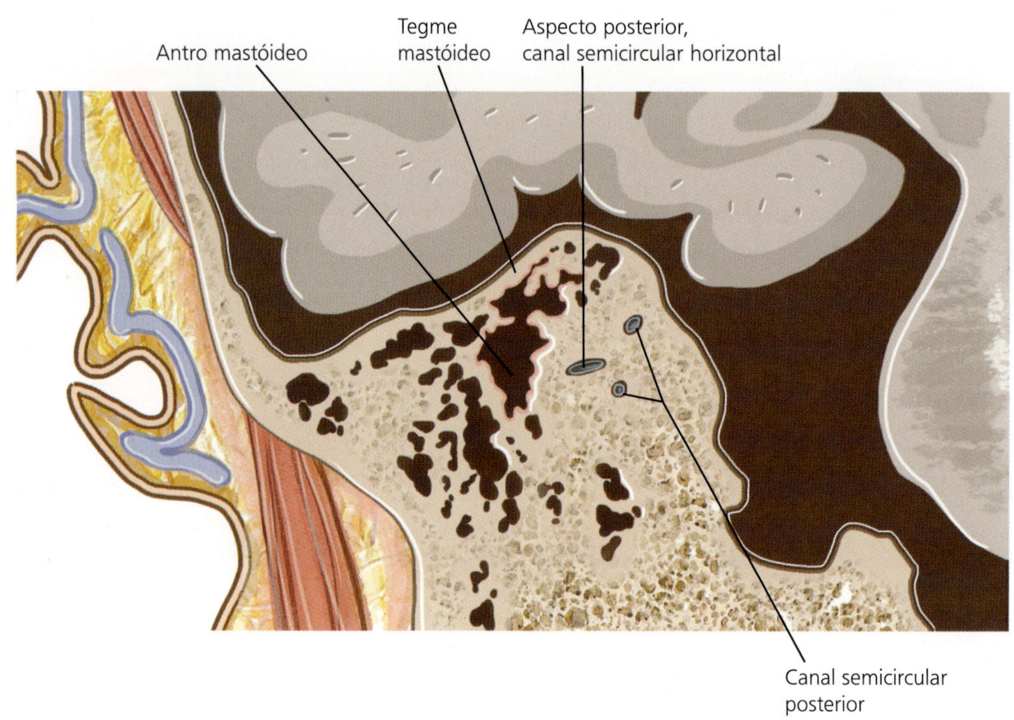
Antro mastóideo
Tegme mastóideo
Aspecto posterior, canal semicircular horizontal
Canal semicircular posterior

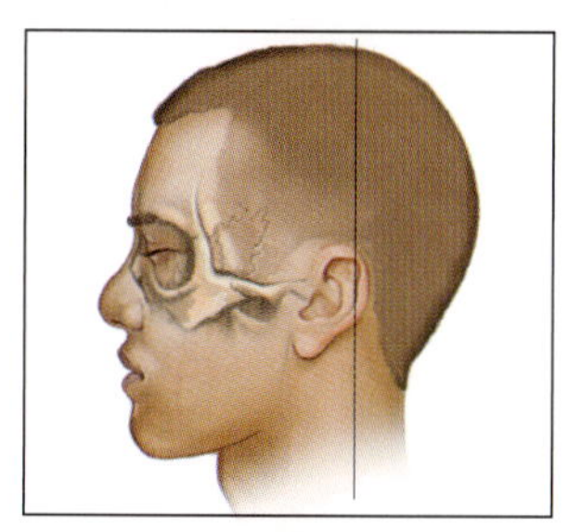

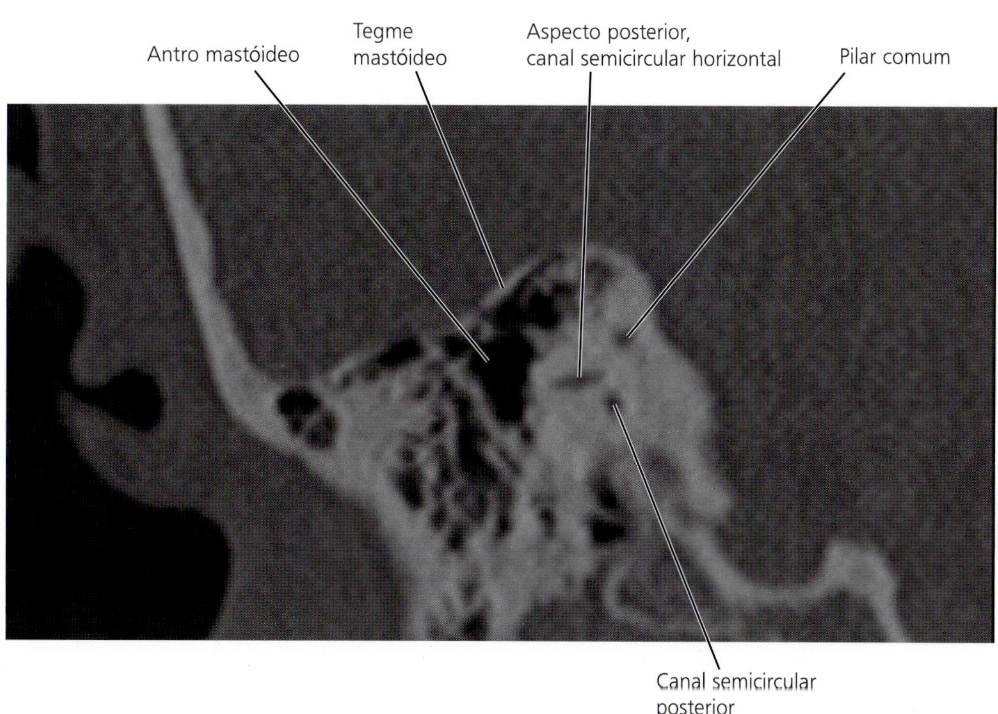
Antro mastóideo
Tegme mastóideo
Aspecto posterior, canal semicircular horizontal
Pilar comum
Canal semicircular posterior

Capítulo 13

CAVIDADE ORAL, FARINGE E PESCOÇO SUPRA-HIÓIDEO

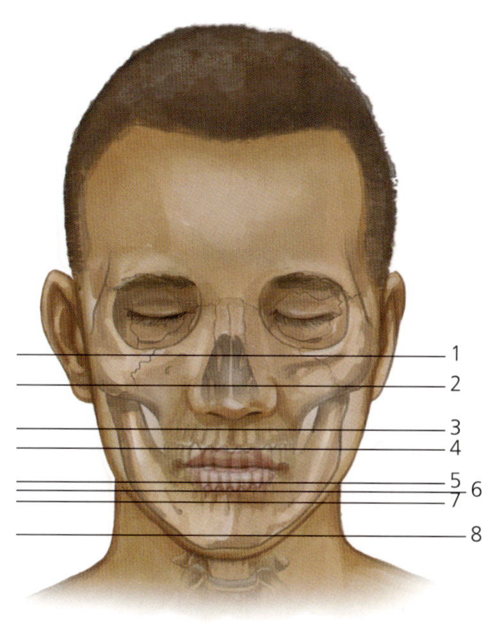
1
2
3
4
5
6
7
8

AXIAL 422

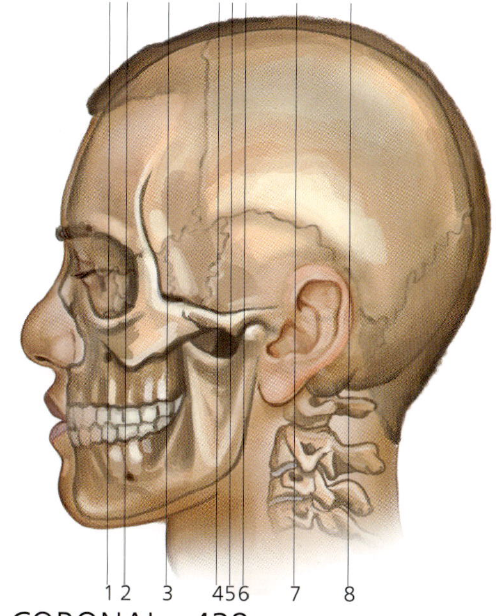
1 2 3 4 5 6 7 8

CORONAL 438

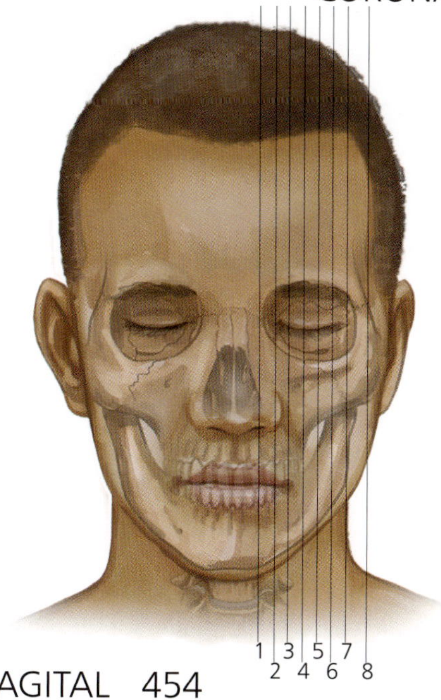
1 2 3 4 5 6 7 8

SAGITAL 454

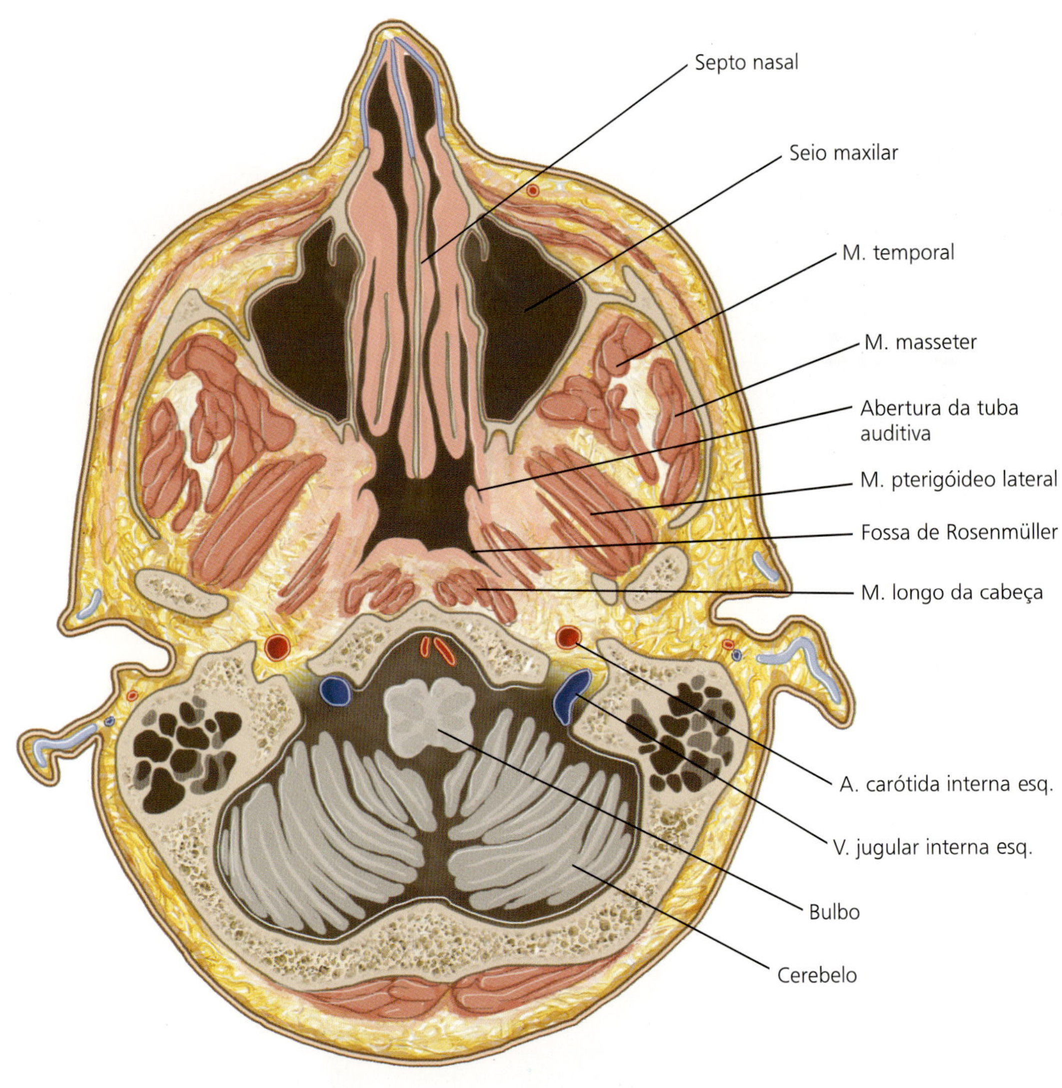
Septo nasal
Seio maxilar
M. temporal
M. masseter
Abertura da tuba auditiva
M. pterigóideo lateral
Fossa de Rosenmüller
M. longo da cabeça
A. carótida interna esq.
V. jugular interna esq.
Bulbo
Cerebelo

ANATOMIA NORMAL

Notar o contraste das superfícies mucosas do trato aerodigestivo na imagem de ressonância magnética (RM) inferior em Axial 1 após administração de contraste de gadolínio. O tecido adiposo subcutâneo e os planos adiposos entre as estruturas do pescoço são visíveis em ambas, na imagem superior de RM ponderada em T1 pré-contraste e na imagem inferior de RM ponderada em T1 pós-contraste.

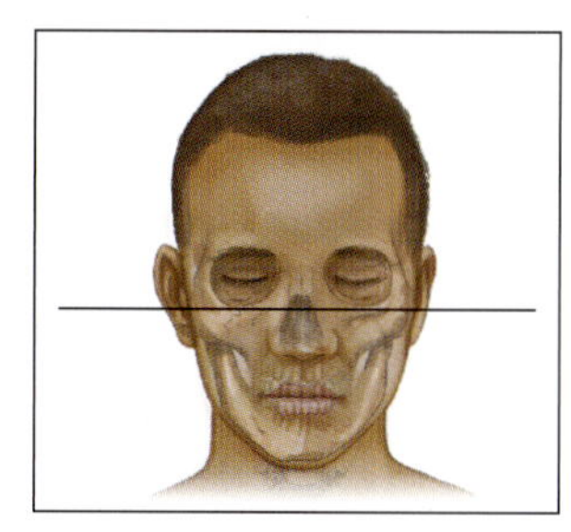

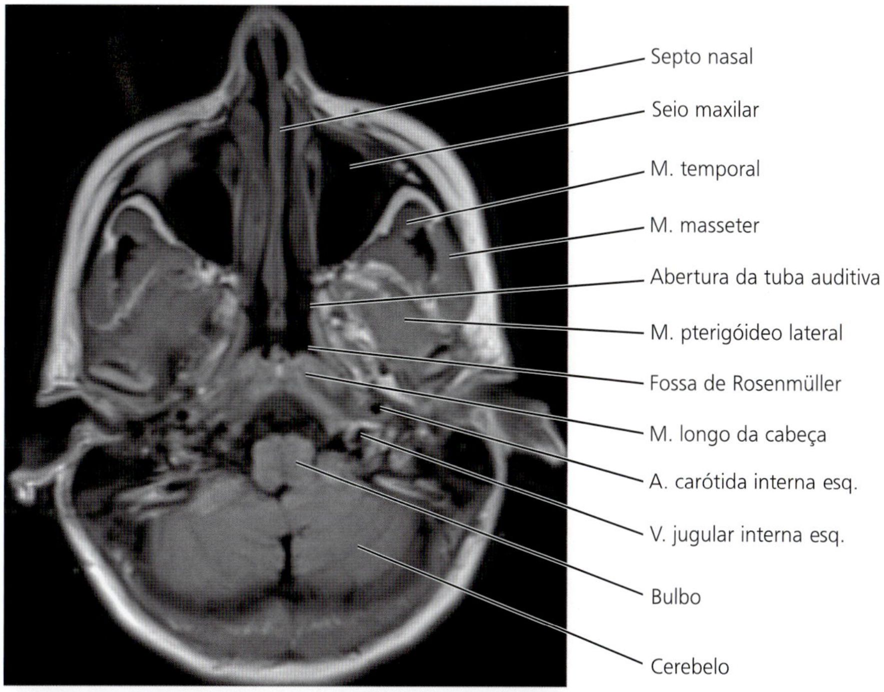

Septo nasal
Seio maxilar
M. temporal
M. masseter
Abertura da tuba auditiva
M. pterigóideo lateral
Fossa de Rosenmüller
M. longo da cabeça
A. carótida interna esq.
V. jugular interna esq.
Bulbo
Cerebelo

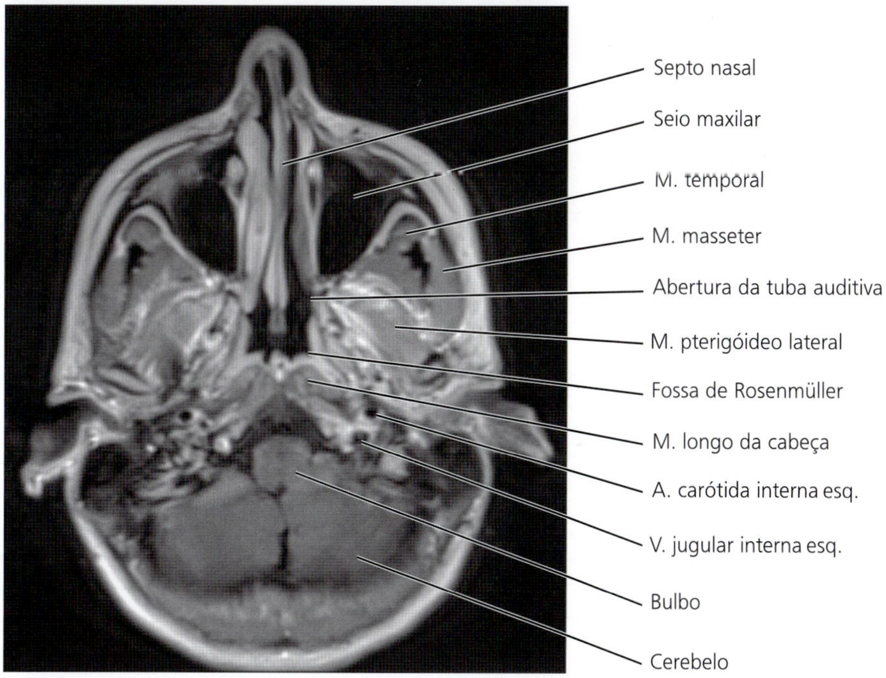

Septo nasal
Seio maxilar
M. temporal
M. masseter
Abertura da tuba auditiva
M. pterigóideo lateral
Fossa de Rosenmüller
M. longo da cabeça
A. carótida interna esq.
V. jugular interna esq.
Bulbo
Cerebelo

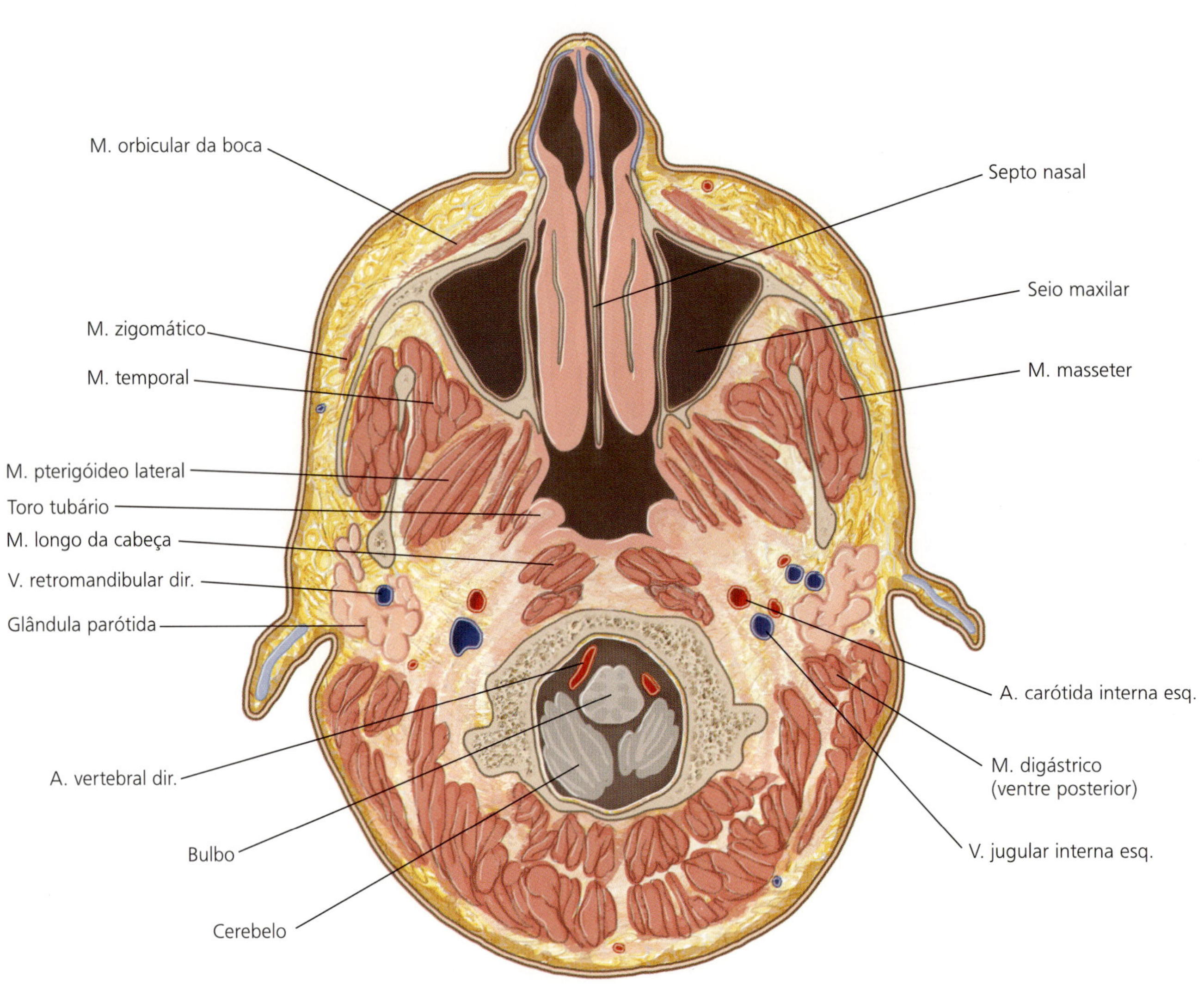
M. orbicular da boca
Septo nasal
Seio maxilar
M. zigomático
M. temporal
M. masseter
M. pterigóideo lateral
Toro tubário
M. longo da cabeça
V. retromandibular dir.
Glândula parótida
A. carótida interna esq.
A. vertebral dir.
M. digástrico (ventre posterior)
Bulbo
V. jugular interna esq.
Cerebelo

PROCESSO PATOLÓGICO

Uma imagem axial da nasofaringe ao nível do forame magno é visível tipicamente em todo estudo de cérebro. Líquido nas células aéreas mastóideas de um lado pode indicar uma massa obstruindo a abertura da tuba auditiva anterior ao *toro tubário* (protuberância posterior da abertura da tuba auditiva). A *fossa de Rosenmüller* é uma depressão cega entre o toro tubário e o músculo longo da cabeça mais posteriormente. A perda assimétrica desta fossa pode ser o primeiro sinal de uma lesão da nasofaringe. A disseminação maligna de carcinoma nasofaríngeo pode alcançar primeiro o linfonodo retrofaríngeo. Este linfonodo normalmente tem menos de 8 mm em eixo longo e é localizado entre o músculo longo da cabeça e a artéria carótida interna mais posterolateralmente.

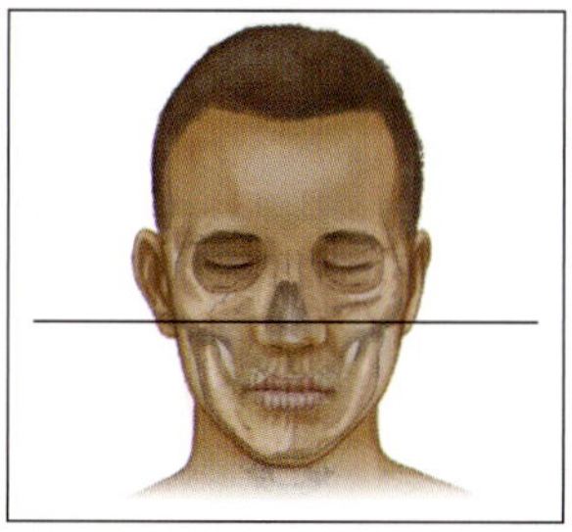

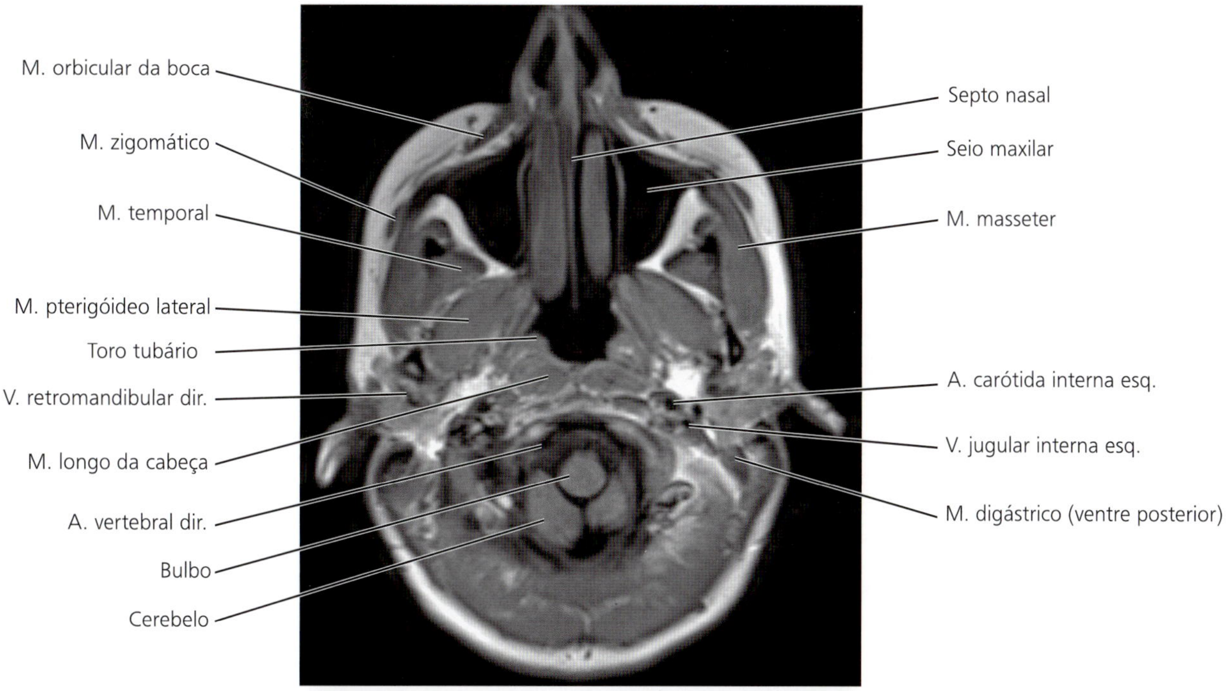
M. orbicular da boca
M. zigomático
M. temporal
M. pterigóideo lateral
Toro tubário
V. retromandibular dir.
M. longo da cabeça
A. vertebral dir.
Bulbo
Cerebelo
Septo nasal
Seio maxilar
M. masseter
A. carótida interna esq.
V. jugular interna esq.
M. digástrico (ventre posterior)

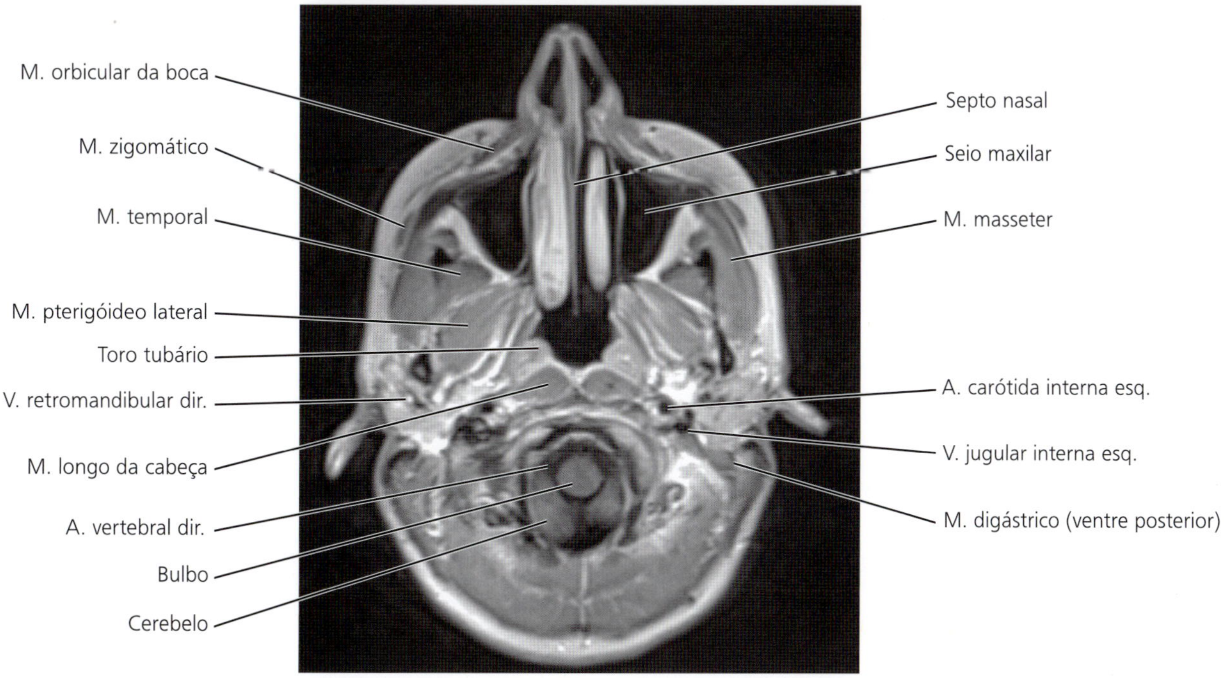
M. orbicular da boca
M. zigomático
M. temporal
M. pterigóideo lateral
Toro tubário
V. retromandibular dir.
M. longo da cabeça
A. vertebral dir.
Bulbo
Cerebelo
Septo nasal
Seio maxilar
M. masseter
A. carótida interna esq.
V. jugular interna esq.
M. digástrico (ventre posterior)

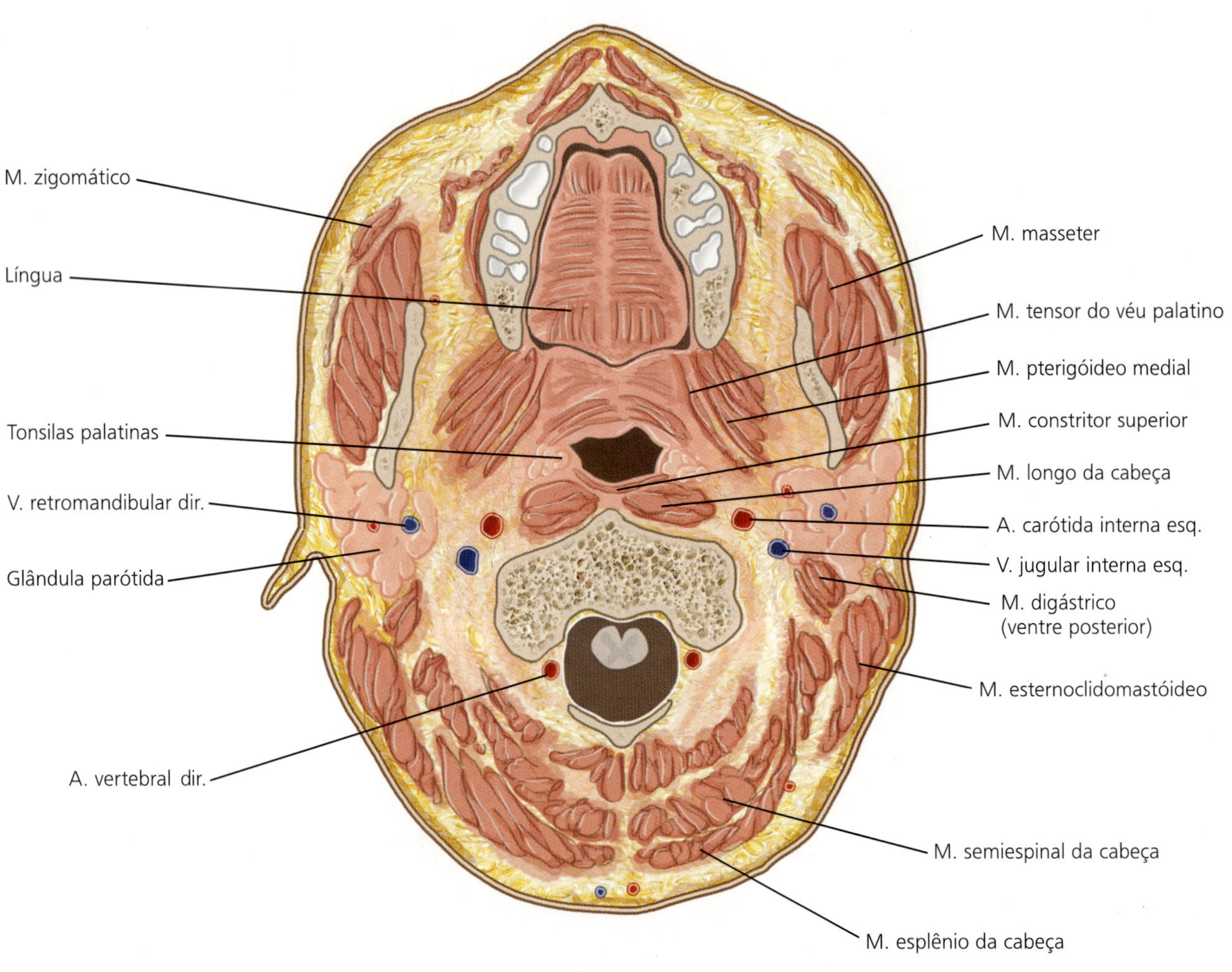
M. zigomático
Língua
Tonsilas palatinas
V. retromandibular dir.
Glândula parótida
A. vertebral dir.
M. masseter
M. tensor do véu palatino
M. pterigóideo medial
M. constritor superior
M. longo da cabeça
A. carótida interna esq.
V. jugular interna esq.
M. digástrico
(ventre posterior)
M. esternoclidomastóideo
M. semiespinal da cabeça
M. esplênio da cabeça

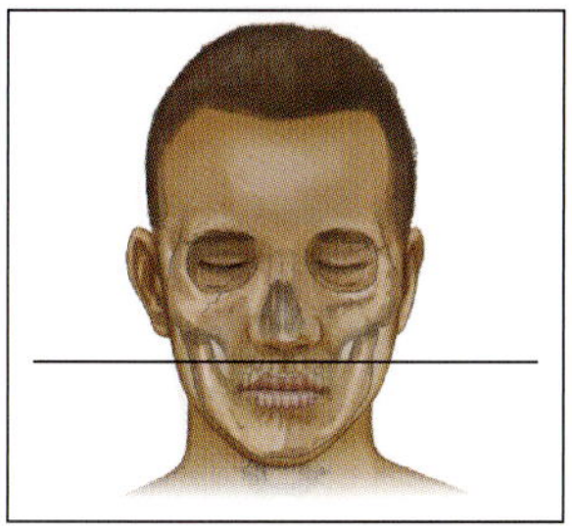

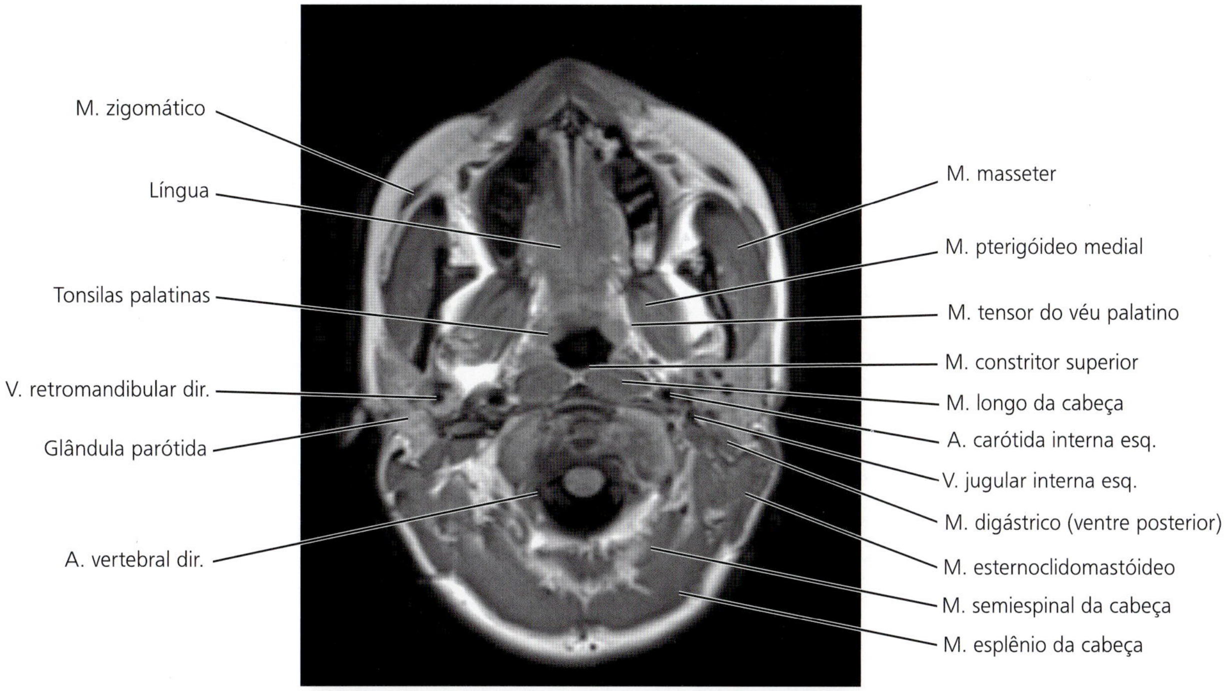
M. zigomático
Língua
Tonsilas palatinas
V. retromandibular dir.
Glândula parótida
A. vertebral dir.
M. masseter
M. pterigóideo medial
M. tensor do véu palatino
M. constritor superior
M. longo da cabeça
A. carótida interna esq.
V. jugular interna esq.
M. digástrico (ventre posterior)
M. esternoclidomastóideo
M. semiespinal da cabeça
M. esplênio da cabeça

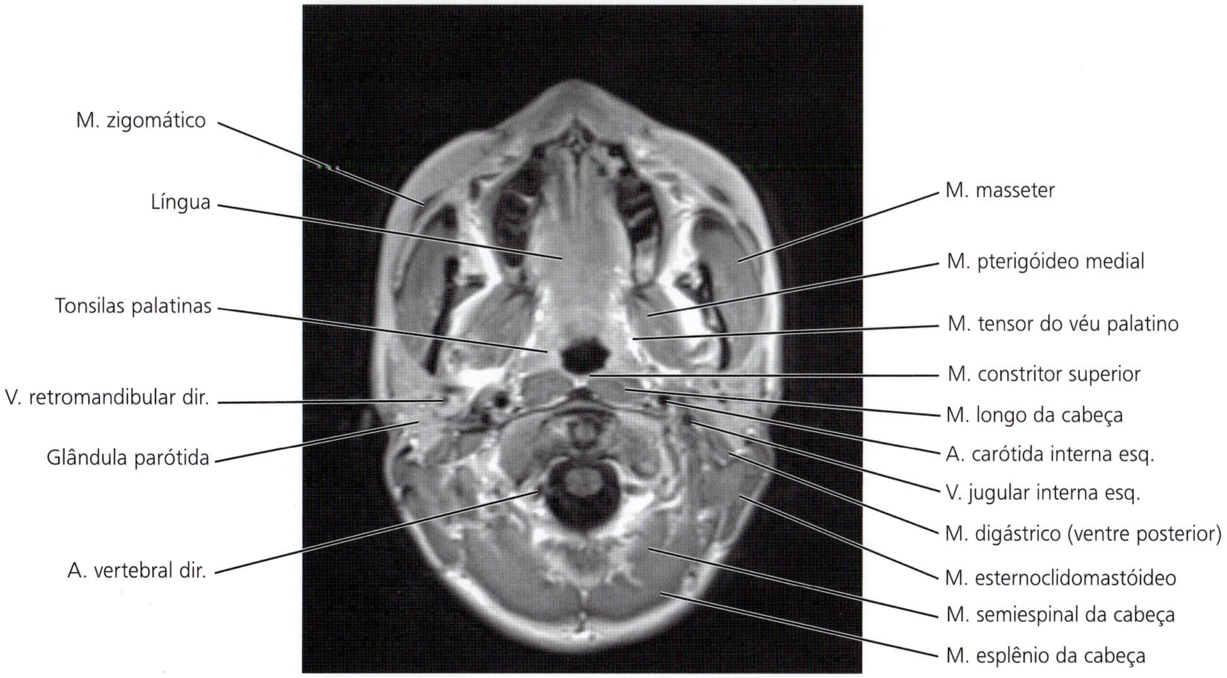
M. zigomático
Língua
Tonsilas palatinas
V. retromandibular dir.
Glândula parótida
A. vertebral dir.
M. masseter
M. pterigóideo medial
M. tensor do véu palatino
M. constritor superior
M. longo da cabeça
A. carótida interna esq.
V. jugular interna esq.
M. digástrico (ventre posterior)
M. esternoclidomastóideo
M. semiespinal da cabeça
M. esplênio da cabeça

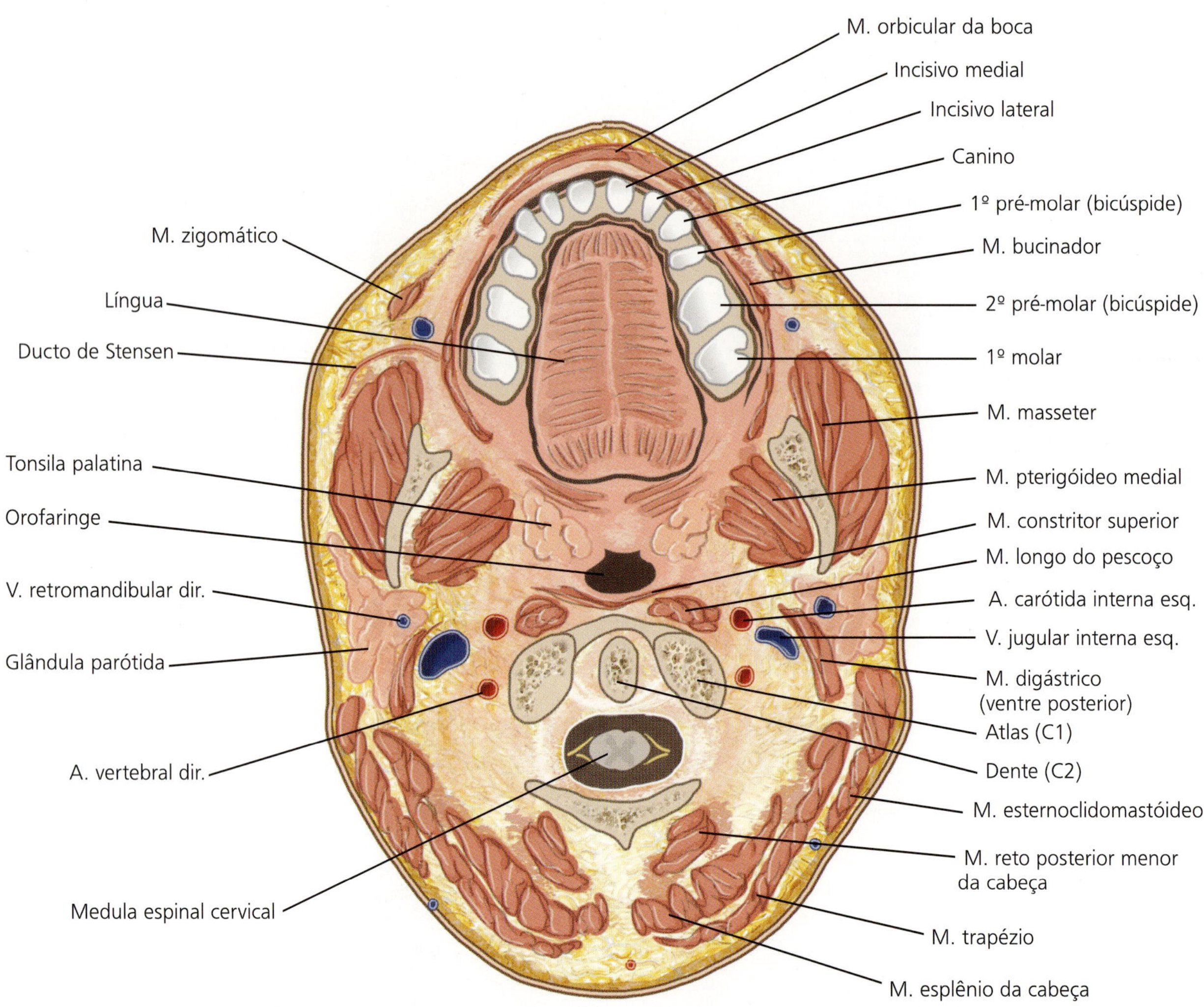
M. orbicular da boca
Incisivo medial
Incisivo lateral
Canino
1º pré-molar (bicúspide)
M. bucinador
2º pré-molar (bicúspide)
1º molar
M. masseter
M. pterigóideo medial
M. constritor superior
M. longo do pescoço
A. carótida interna esq.
V. jugular interna esq.
M. digástrico (ventre posterior)
Atlas (C1)
Dente (C2)
M. esternoclidomastóideo
M. reto posterior menor da cabeça
M. trapézio
M. esplênio da cabeça
M. zigomático
Língua
Ducto de Stensen
Tonsila palatina
Orofaringe
V. retromandibular dir.
Glândula parótida
A. vertebral dir.
Medula espinal cervical

ANATOMIA NORMAL

Diferentemente da nasofaringe cranialmente ou da hipofaringe caudalmente, a luz da orofaringe pode ser identificada macroscopicamente em imagens de RM axial pela visualização dos dentes.

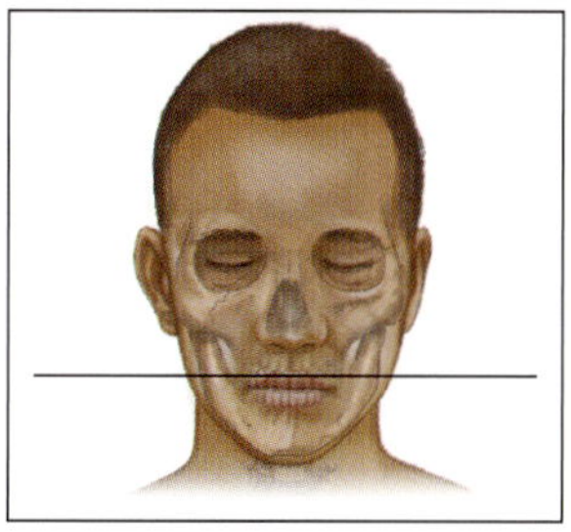

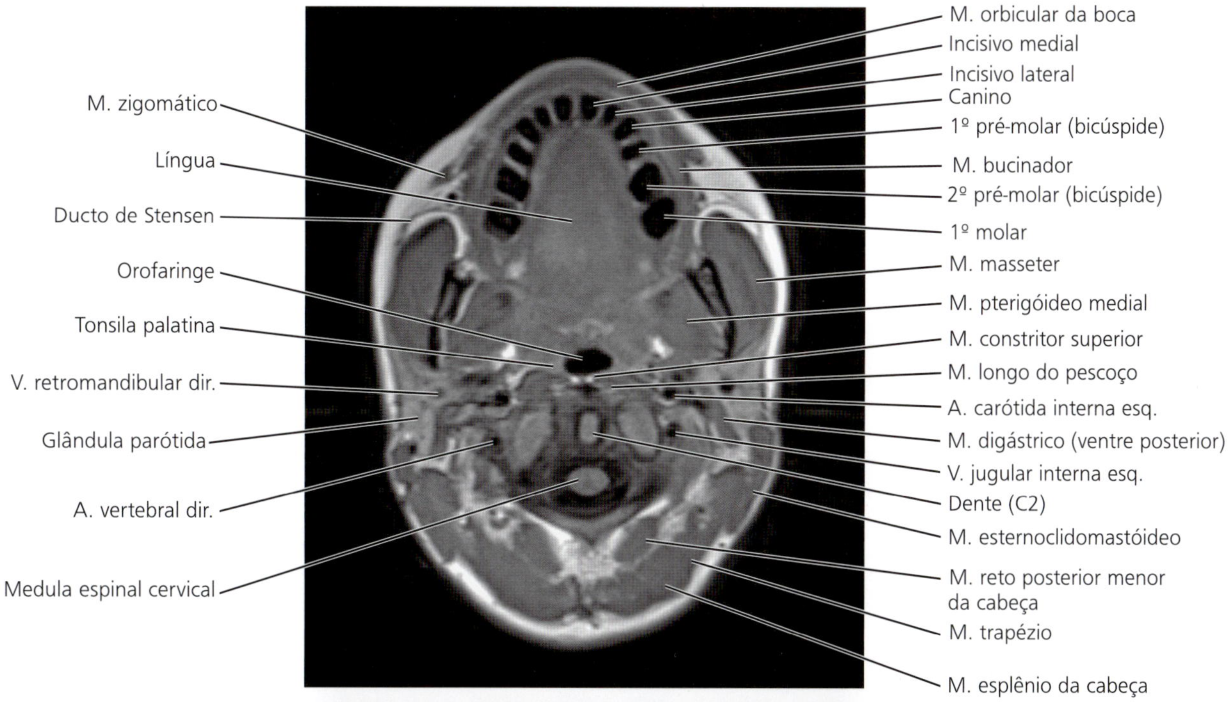
M. zigomático
Língua
Ducto de Stensen
Orofaringe
Tonsila palatina
V. retromandibular dir.
Glândula parótida
A. vertebral dir.
Medula espinal cervical
M. orbicular da boca
Incisivo medial
Incisivo lateral
Canino
1º pré-molar (bicúspide)
M. bucinador
2º pré-molar (bicúspide)
1º molar
M. masseter
M. pterigóideo medial
M. constritor superior
M. longo do pescoço
A. carótida interna esq.
M. digástrico (ventre posterior)
V. jugular interna esq.
Dente (C2)
M. esternoclidomastóideo
M. reto posterior menor da cabeça
M. trapézio
M. esplênio da cabeça

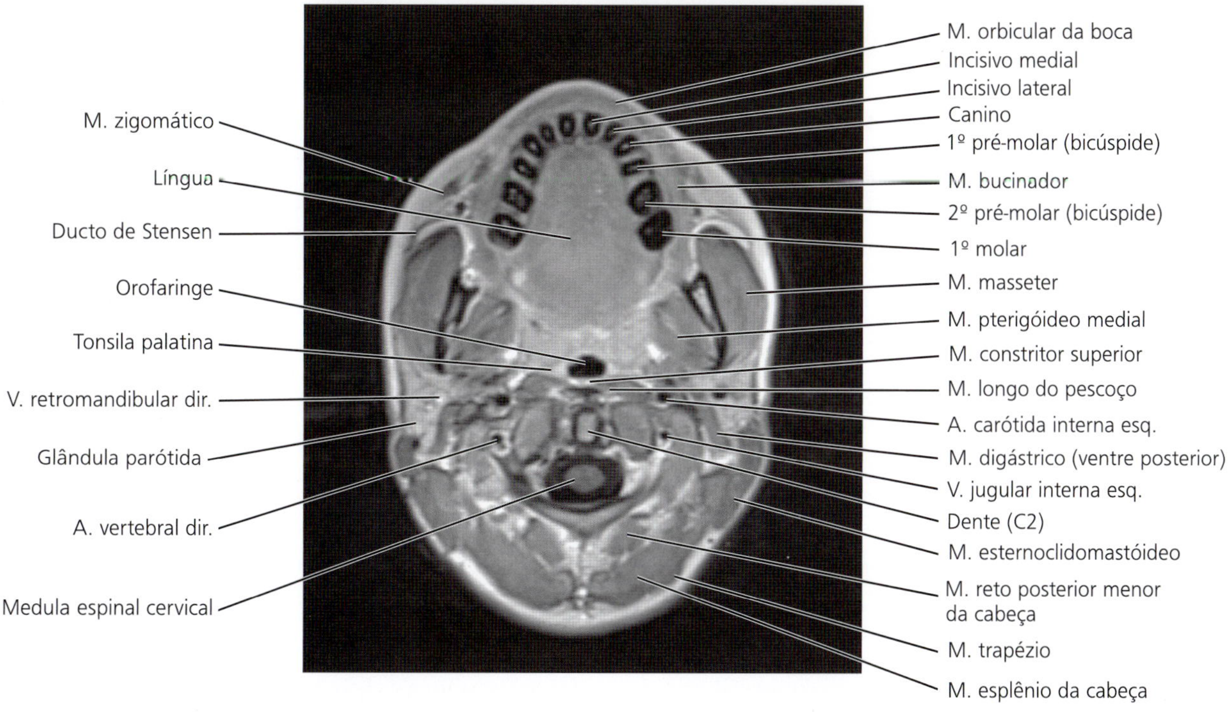
M. zigomático
Língua
Ducto de Stensen
Orofaringe
Tonsila palatina
V. retromandibular dir.
Glândula parótida
A. vertebral dir.
Medula espinal cervical
M. orbicular da boca
Incisivo medial
Incisivo lateral
Canino
1º pré-molar (bicúspide)
M. bucinador
2º pré-molar (bicúspide)
1º molar
M. masseter
M. pterigóideo medial
M. constritor superior
M. longo do pescoço
A. carótida interna esq.
M. digástrico (ventre posterior)
V. jugular interna esq.
Dente (C2)
M. esternoclidomastóideo
M. reto posterior menor da cabeça
M. trapézio
M. esplênio da cabeça

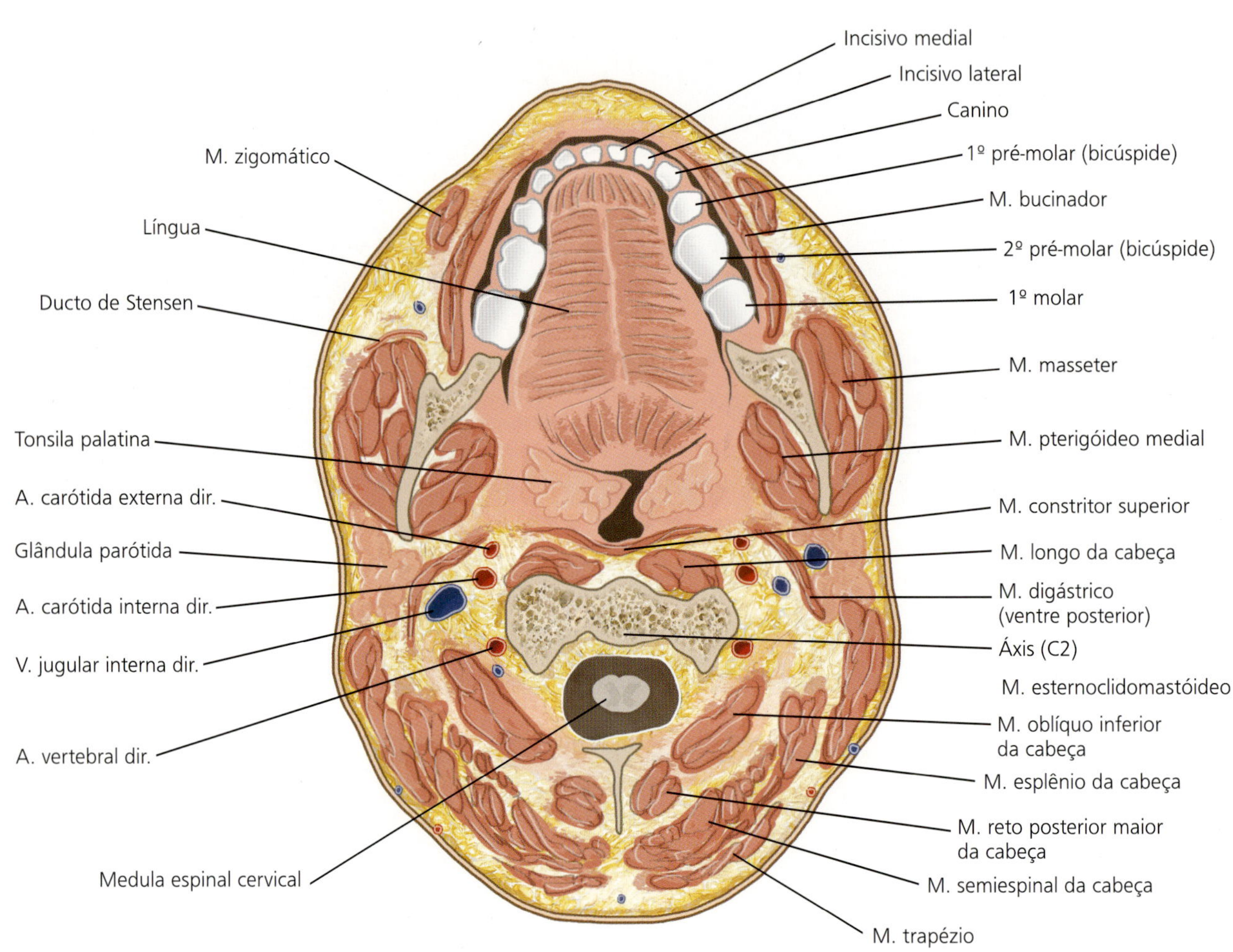
Incisivo medial
Incisivo lateral
Canino
1º pré-molar (bicúspide)
M. bucinador
2º pré-molar (bicúspide)
1º molar
M. masseter
M. pterigóideo medial
M. constritor superior
M. longo da cabeça
M. digástrico
(ventre posterior)
Áxis (C2)
M. esternoclidomastóideo
M. oblíquo inferior
da cabeça
M. esplênio da cabeça
M. reto posterior maior
da cabeça
M. semiespinal da cabeça
M. trapézio
M. zigomático
Língua
Ducto de Stensen
Tonsila palatina
A. carótida externa dir.
Glândula parótida
A. carótida interna dir.
V. jugular interna dir.
A. vertebral dir.
Medula espinal cervical

PROCESSO PATOLÓGICO

Lesões da cabeça e pescoço são frequentemente detectadas mais facilmente pela perda de planos normais de gordura. Nestas imagens de RM ponderadas para T1 pré-contraste (em cima) e pós-contraste (embaixo), notar a gordura dentro do *trígono retromolar* (triângulo retromandibular) localizado posterior ao terceiro molar. Uma vez uma malignidade ou infecção tenha atingido a gordura parafaríngea localizada mais posteriormente, ela tem um caminho fácil de disseminação craniocaudalmente a partir da base do crânio para baixo para o recesso pericárdico inferior.

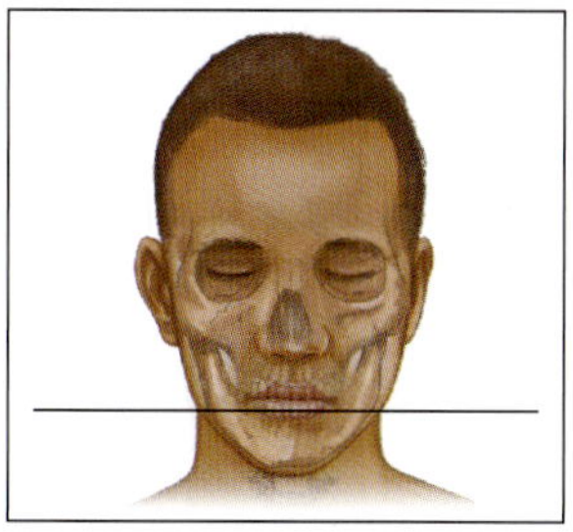

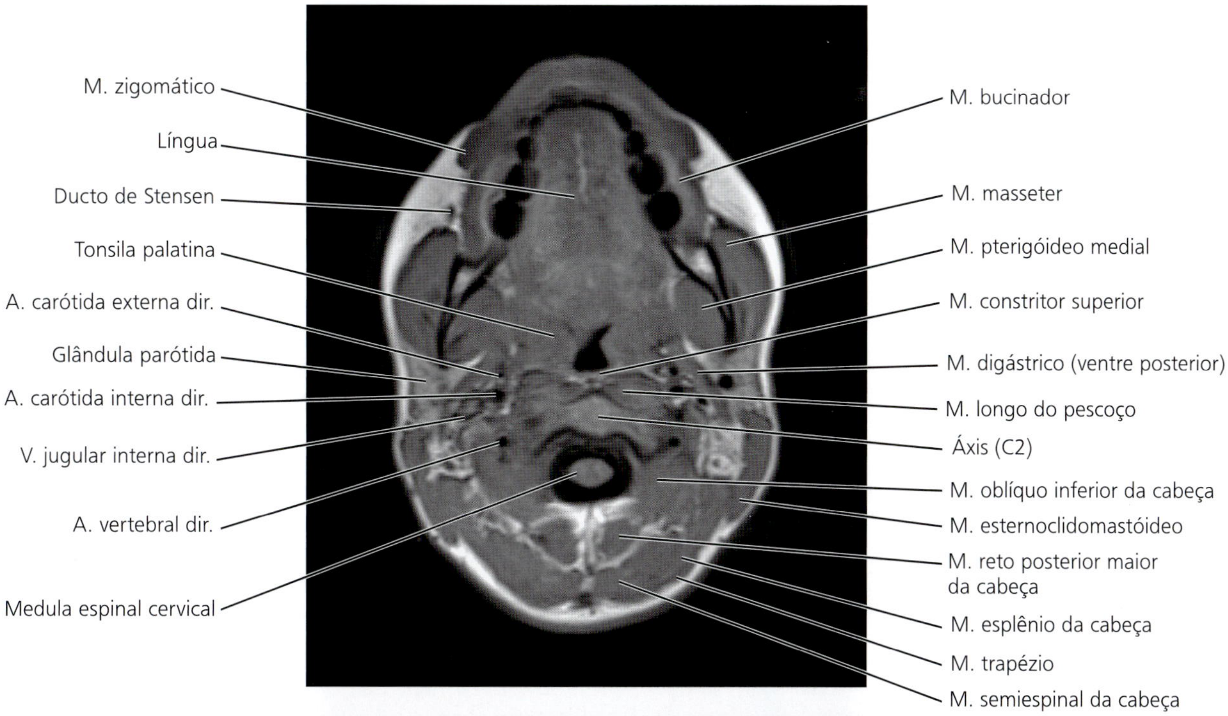
M. zigomático
Língua
Ducto de Stensen
Tonsila palatina
A. carótida externa dir.
Glândula parótida
A. carótida interna dir.
V. jugular interna dir.
A. vertebral dir.
Medula espinal cervical
M. bucinador
M. masseter
M. pterigóideo medial
M. constritor superior
M. digástrico (ventre posterior)
M. longo do pescoço
Áxis (C2)
M. oblíquo inferior da cabeça
M. esternoclidomastóideo
M. reto posterior maior da cabeça
M. esplênio da cabeça
M. trapézio
M. semiespinal da cabeça

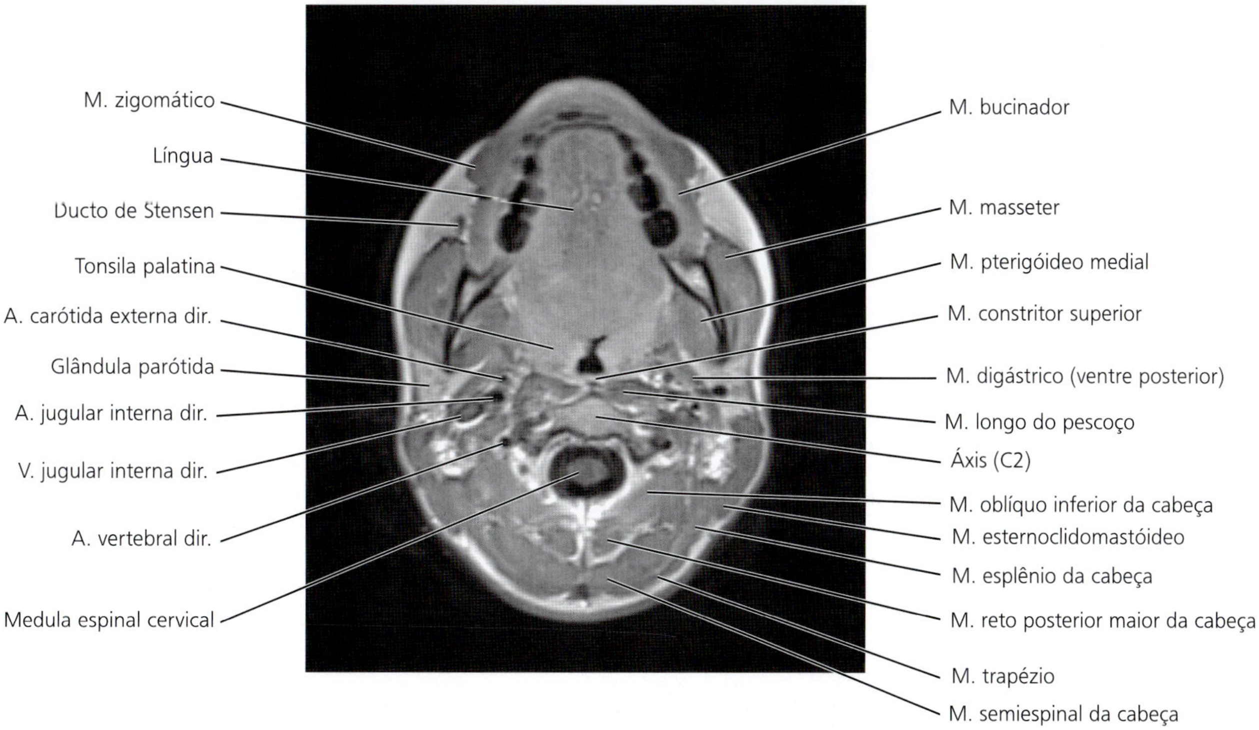
M. zigomático
Língua
Ducto de Stensen
Tonsila palatina
A. carótida externa dir.
Glândula parótida
A. jugular interna dir.
V. jugular interna dir.
A. vertebral dir.
Medula espinal cervical
M. bucinador
M. masseter
M. pterigóideo medial
M. constritor superior
M. digástrico (ventre posterior)
M. longo do pescoço
Áxis (C2)
M. oblíquo inferior da cabeça
M. esternoclidomastóideo
M. esplênio da cabeça
M. reto posterior maior da cabeça
M. trapézio
M. semiespinal da cabeça

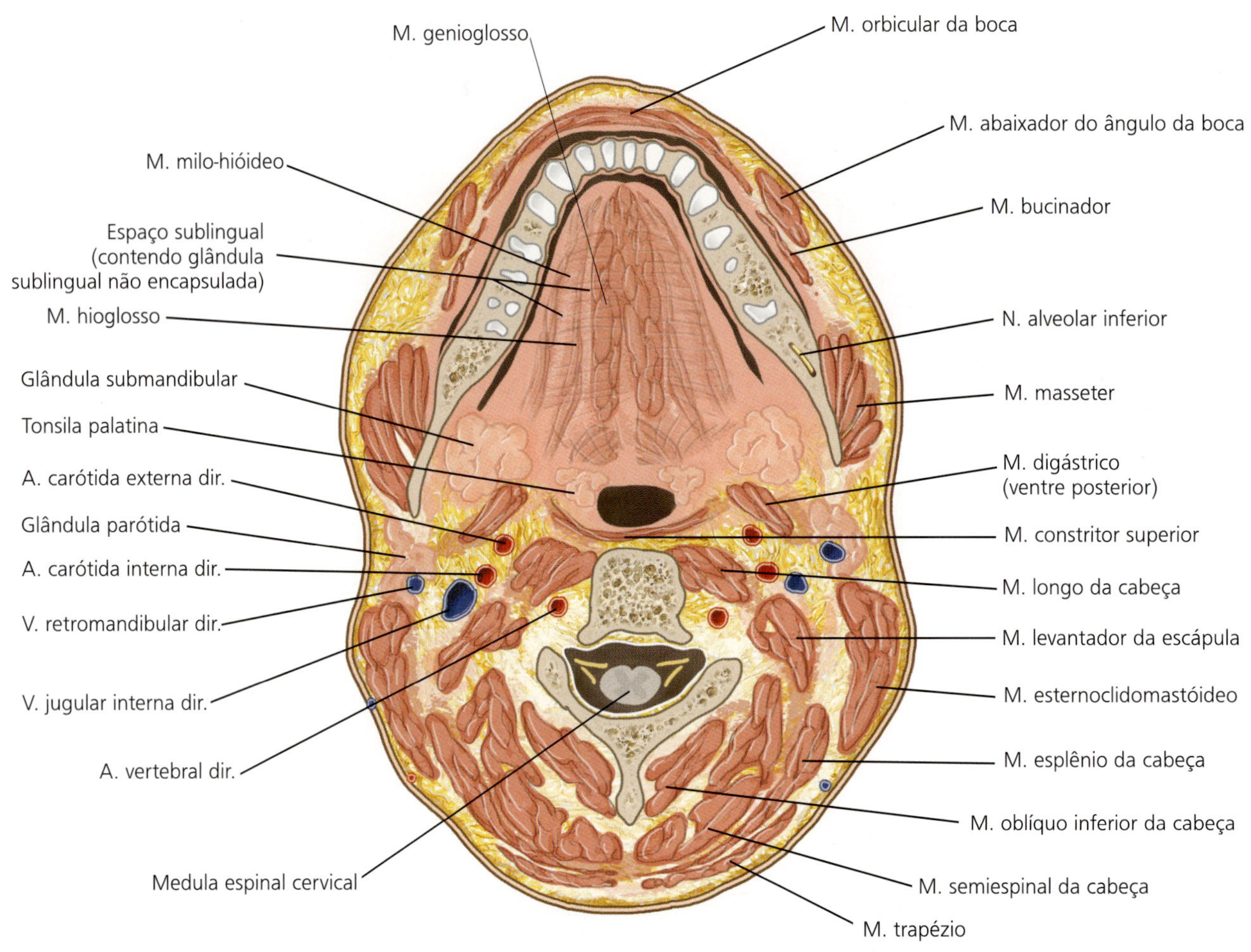
M. genioglosso
M. orbicular da boca
M. abaixador do ângulo da boca
M. milo-hióideo
M. bucinador
Espaço sublingual (contendo glândula sublingual não encapsulada)
M. hioglosso
N. alveolar inferior
Glândula submandibular
M. masseter
Tonsila palatina
A. carótida externa dir.
M. digástrico (ventre posterior)
Glândula parótida
M. constritor superior
A. carótida interna dir.
M. longo da cabeça
V. retromandibular dir.
M. levantador da escápula
V. jugular interna dir.
M. esternoclidomastóideo
A. vertebral dir.
M. esplênio da cabeça
M. oblíquo inferior da cabeça
Medula espinal cervical
M. semiespinal da cabeça
M. trapézio

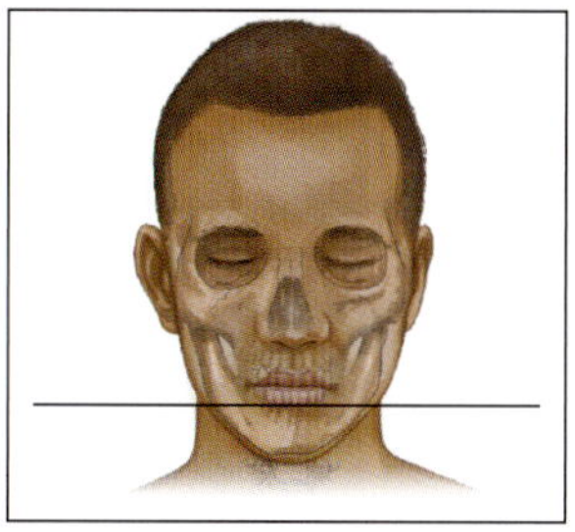

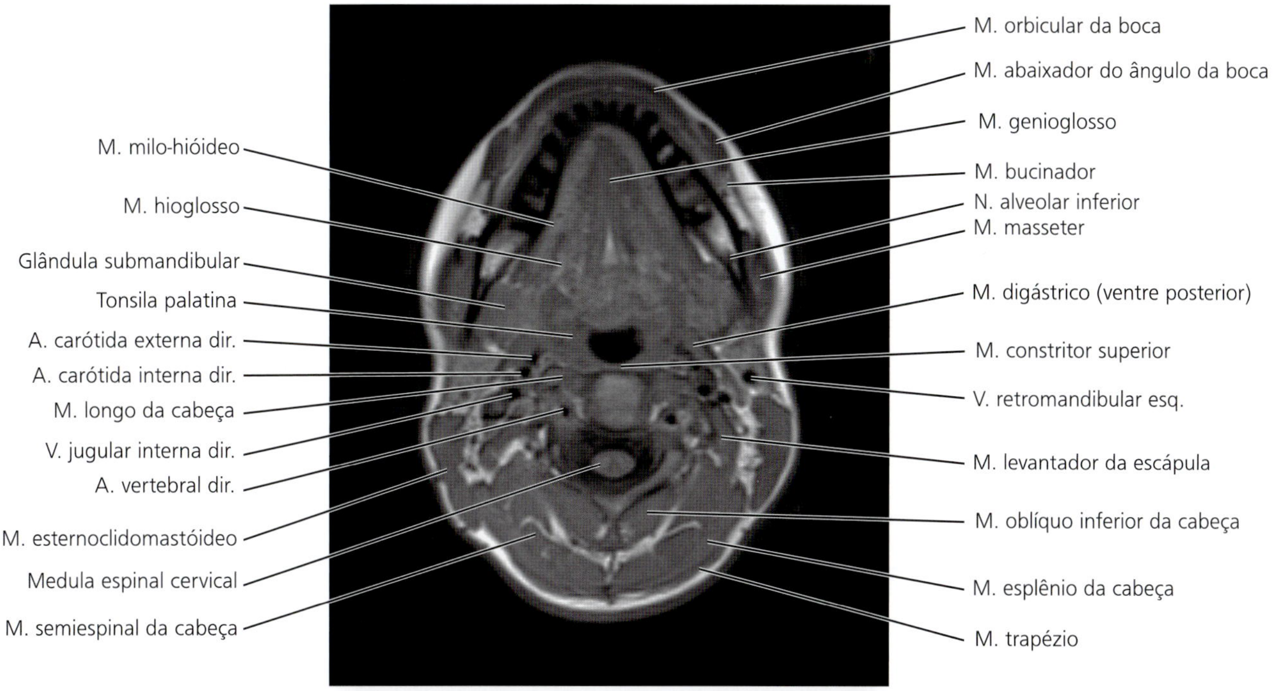
M. milo-hióideo
M. hioglosso
Glândula submandibular
Tonsila palatina
A. carótida externa dir.
A. carótida interna dir.
M. longo da cabeça
V. jugular interna dir.
A. vertebral dir.
M. esternoclidomastóideo
Medula espinal cervical
M. semiespinal da cabeça
M. orbicular da boca
M. abaixador do ângulo da boca
M. genioglosso
M. bucinador
N. alveolar inferior
M. masseter
M. digástrico (ventre posterior)
M. constritor superior
V. retromandibular esq.
M. levantador da escápula
M. oblíquo inferior da cabeça
M. esplênio da cabeça
M. trapézio

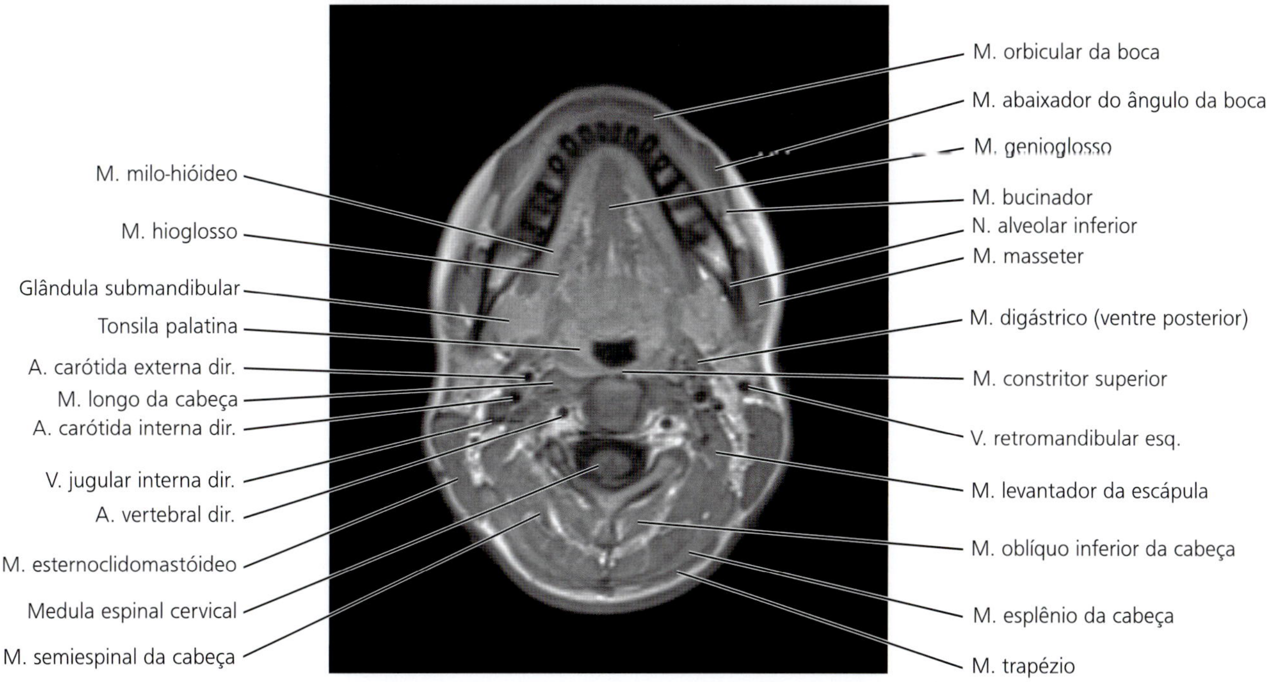
M. milo-hióideo
M. hioglosso
Glândula submandibular
Tonsila palatina
A. carótida externa dir.
M. longo da cabeça
A. carótida interna dir.
V. jugular interna dir.
A. vertebral dir.
M. esternoclidomastóideo
Medula espinal cervical
M. semiespinal da cabeça
M. orbicular da boca
M. abaixador do ângulo da boca
M. genioglosso
M. bucinador
N. alveolar inferior
M. masseter
M. digástrico (ventre posterior)
M. constritor superior
V. retromandibular esq.
M. levantador da escápula
M. oblíquo inferior da cabeça
M. esplênio da cabeça
M. trapézio

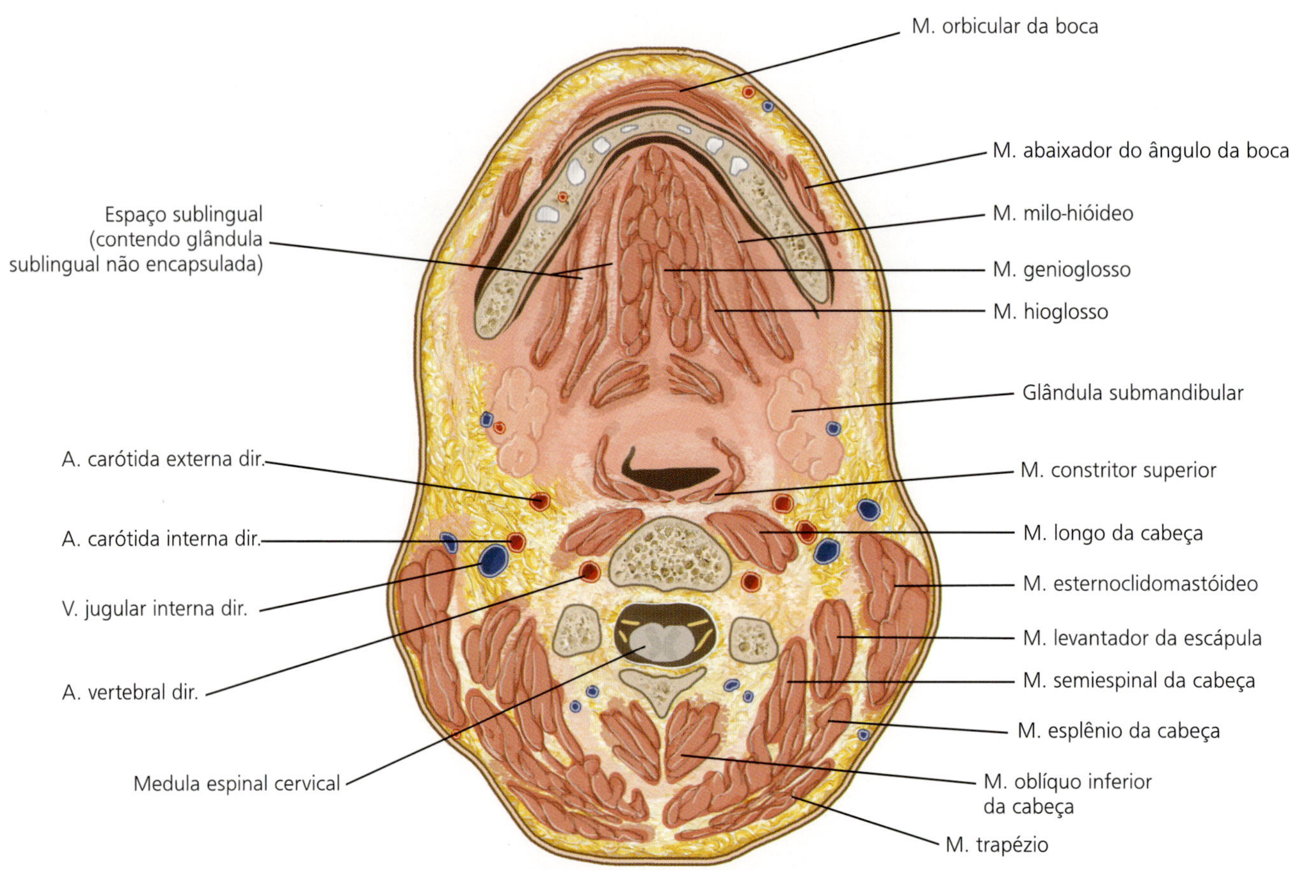
M. orbicular da boca
M. abaixador do ângulo da boca
Espaço sublingual (contendo glândula sublingual não encapsulada)
M. milo-hióideo
M. genioglosso
M. hioglosso
Glândula submandibular
A. carótida externa dir.
M. constritor superior
A. carótida interna dir.
M. longo da cabeça
V. jugular interna dir.
M. esternoclidomastóideo
M. levantador da escápula
A. vertebral dir.
M. semiespinal da cabeça
M. esplênio da cabeça
Medula espinal cervical
M. oblíquo inferior da cabeça
M. trapézio

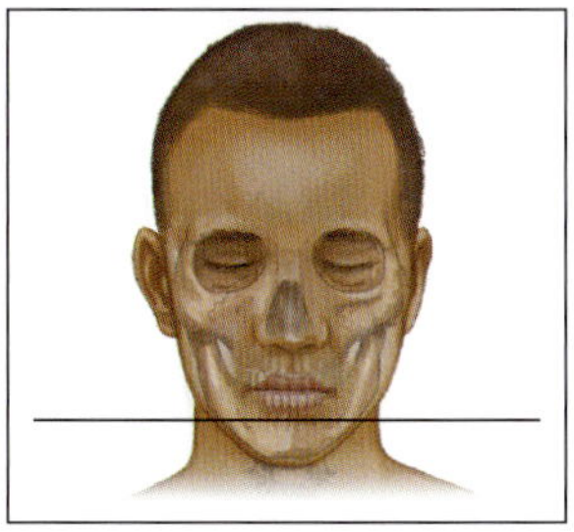

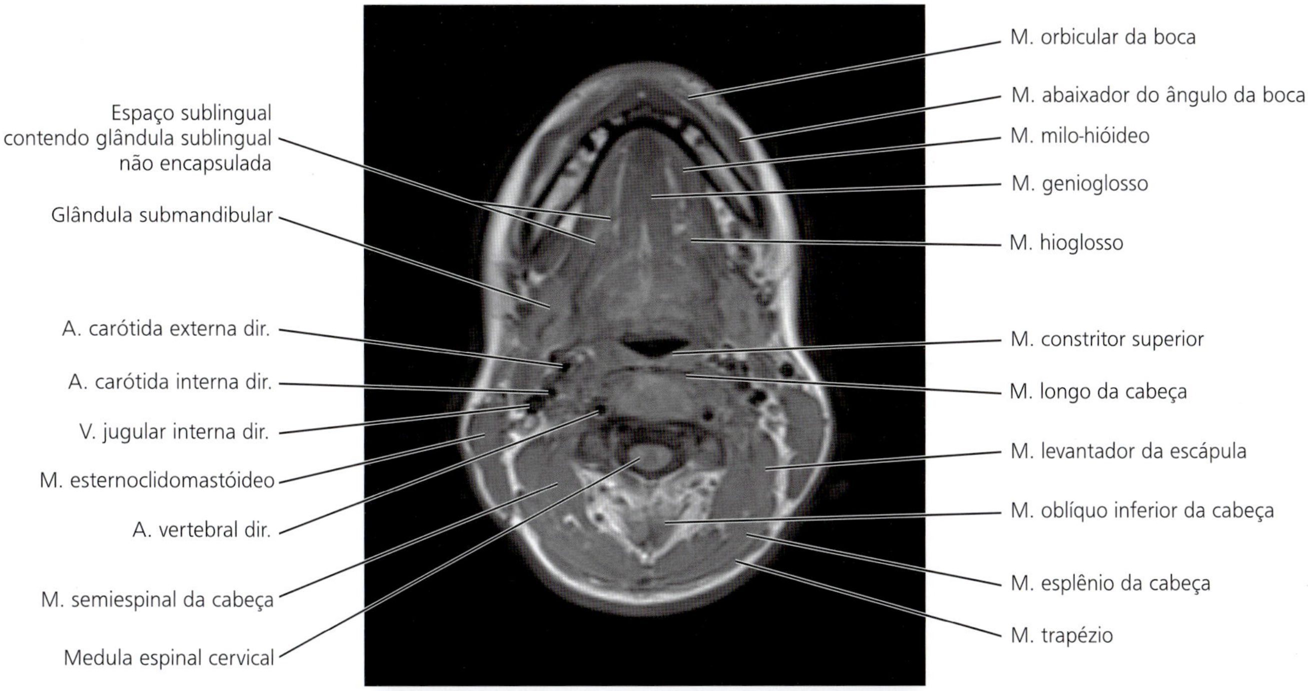
M. orbicular da boca
M. abaixador do ângulo da boca
M. milo-hióideo
M. genioglosso
M. hioglosso
M. constritor superior
M. longo da cabeça
M. levantador da escápula
M. oblíquo inferior da cabeça
M. esplênio da cabeça
M. trapézio
Espaço sublingual contendo glândula sublingual não encapsulada
Glândula submandibular
A. carótida externa dir.
A. carótida interna dir.
V. jugular interna dir.
M. esternoclidomastóideo
A. vertebral dir.
M. semiespinal da cabeça
Medula espinal cervical

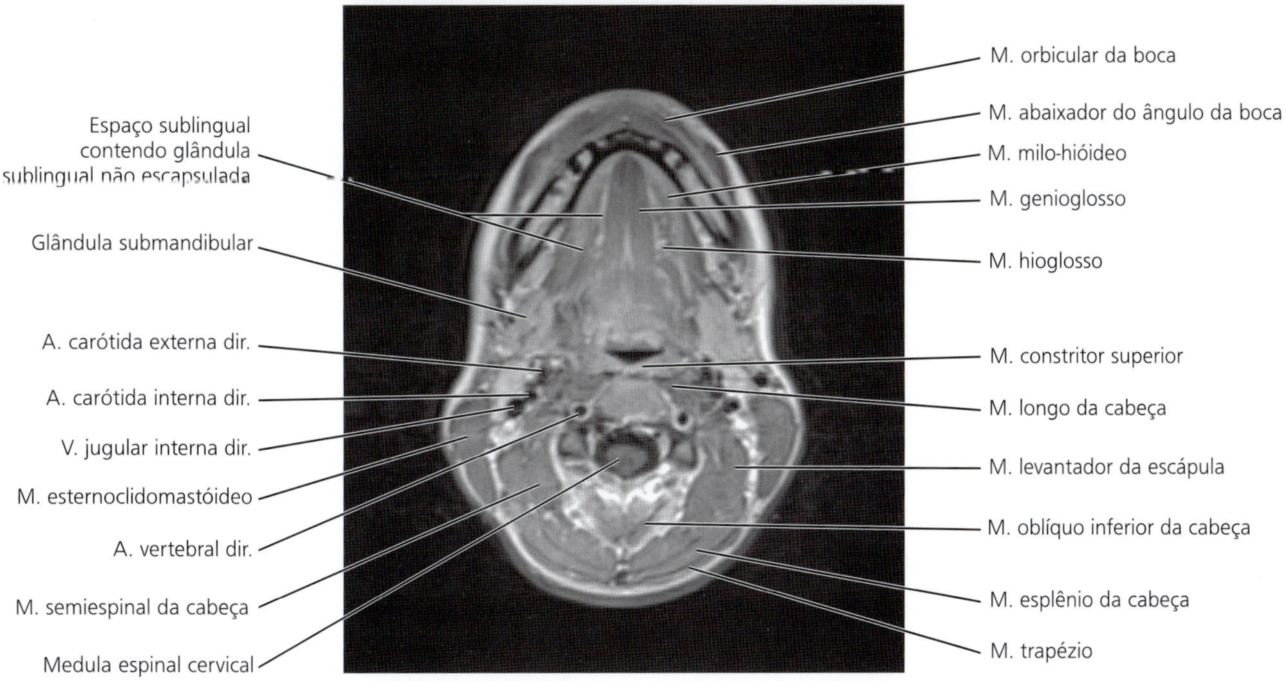
M. orbicular da boca
M. abaixador do ângulo da boca
M. milo-hióideo
M. genioglosso
M. hioglosso
M. constritor superior
M. longo da cabeça
M. levantador da escápula
M. oblíquo inferior da cabeça
M. esplênio da cabeça
M. trapézio
Espaço sublingual contendo glândula sublingual não escapsulada
Glândula submandibular
A. carótida externa dir.
A. carótida interna dir.
V. jugular interna dir.
M. esternoclidomastóideo
A. vertebral dir.
M. semiespinal da cabeça
Medula espinal cervical

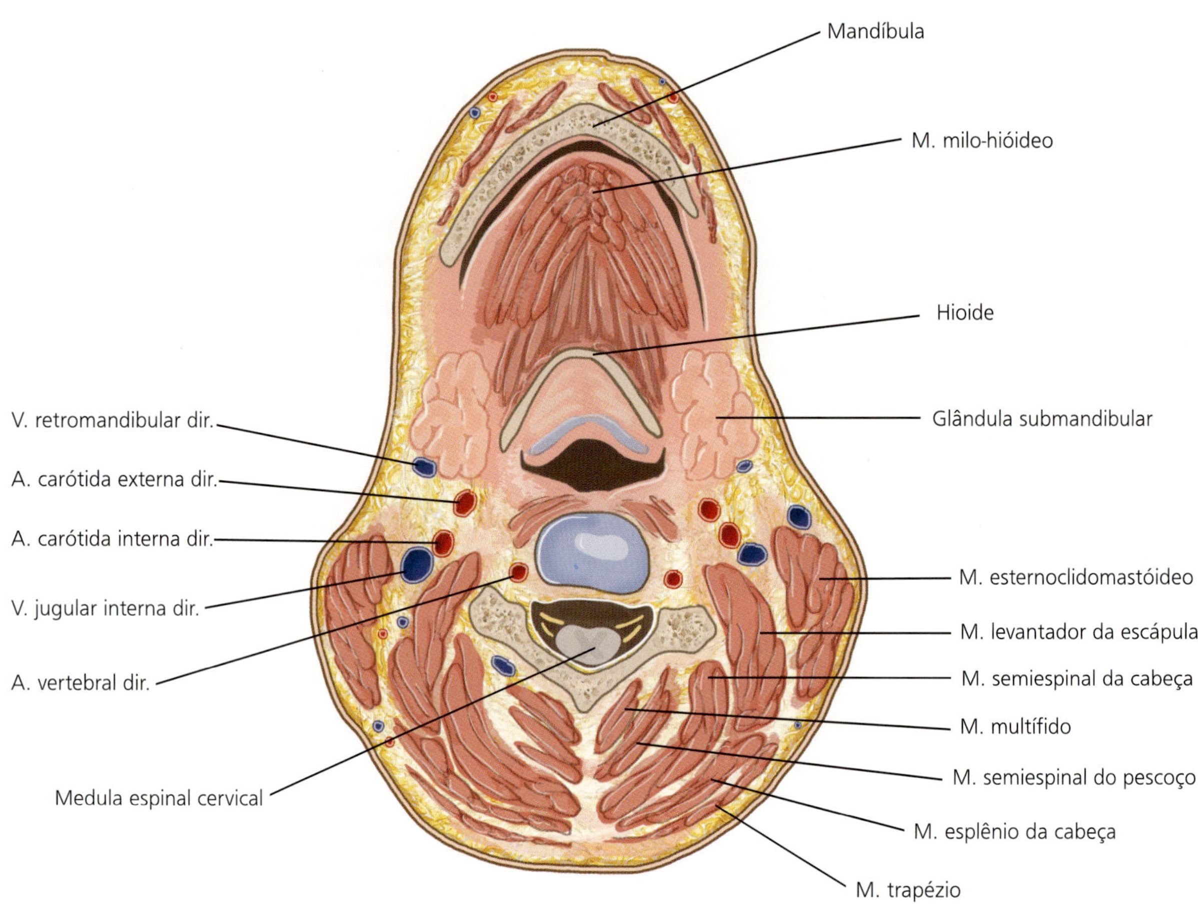
Mandíbula
M. milo-hióideo
Hioide
Glândula submandibular
V. retromandibular dir.
A. carótida externa dir.
A. carótida interna dir.
V. jugular interna dir.
A. vertebral dir.
Medula espinal cervical
M. esternoclidomastóideo
M. levantador da escápula
M. semiespinal da cabeça
M. multífido
M. semiespinal do pescoço
M. esplênio da cabeça
M. trapézio

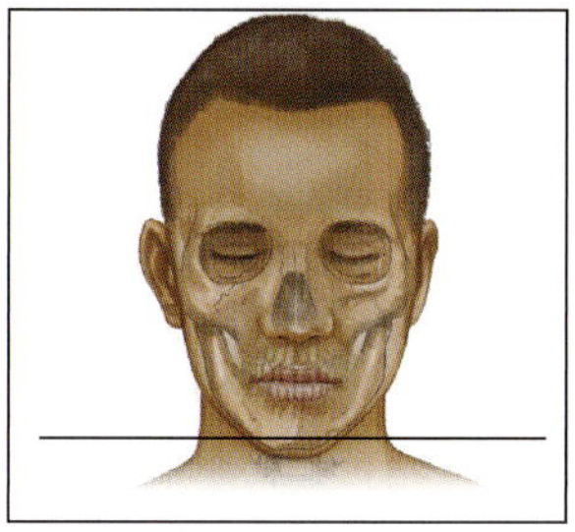

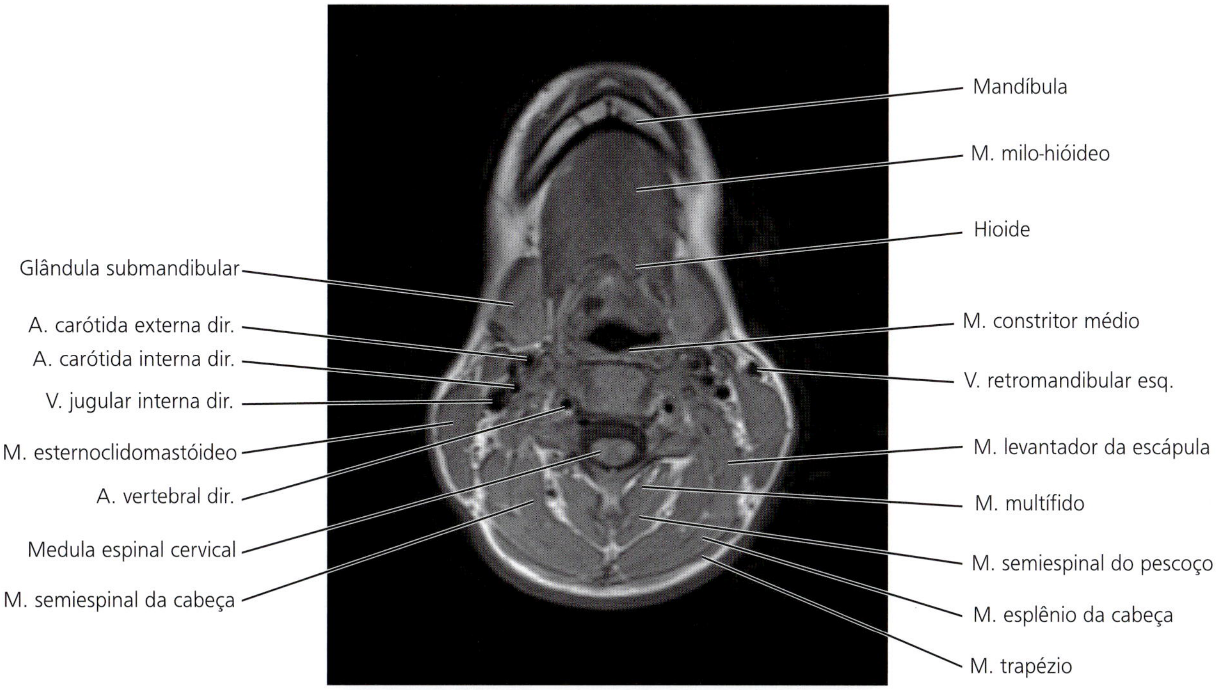
Mandíbula
M. milo-hióideo
Hioide
Glândula submandibular
A. carótida externa dir.
A. carótida interna dir.
V. jugular interna dir.
M. esternoclidomastóideo
A. vertebral dir.
Medula espinal cervical
M. semiespinal da cabeça
M. constritor médio
V. retromandibular esq.
M. levantador da escápula
M. multífido
M. semiespinal do pescoço
M. esplênio da cabeça
M. trapézio

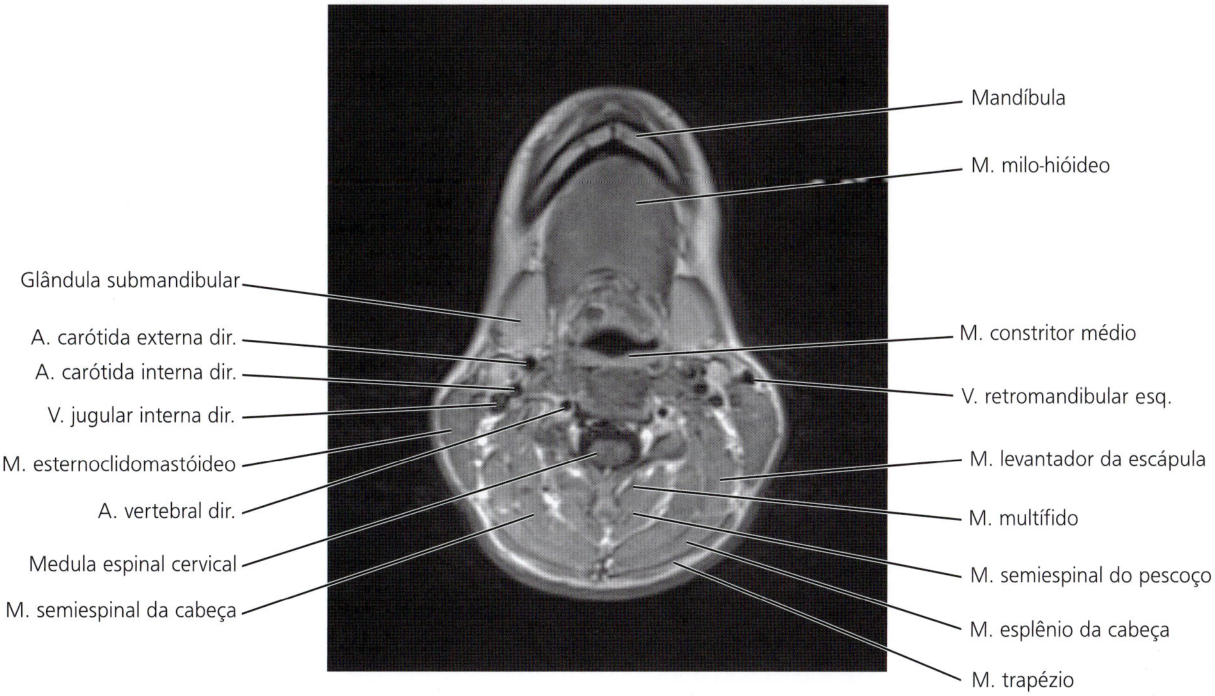
Mandíbula
M. milo-hióideo
Glândula submandibular
A. carótida externa dir.
A. carótida interna dir.
V. jugular interna dir.
M. esternoclidomastóideo
A. vertebral dir.
Medula espinal cervical
M. semiespinal da cabeça
M. constritor médio
V. retromandibular esq.
M. levantador da escápula
M. multífido
M. semiespinal do pescoço
M. esplênio da cabeça
M. trapézio

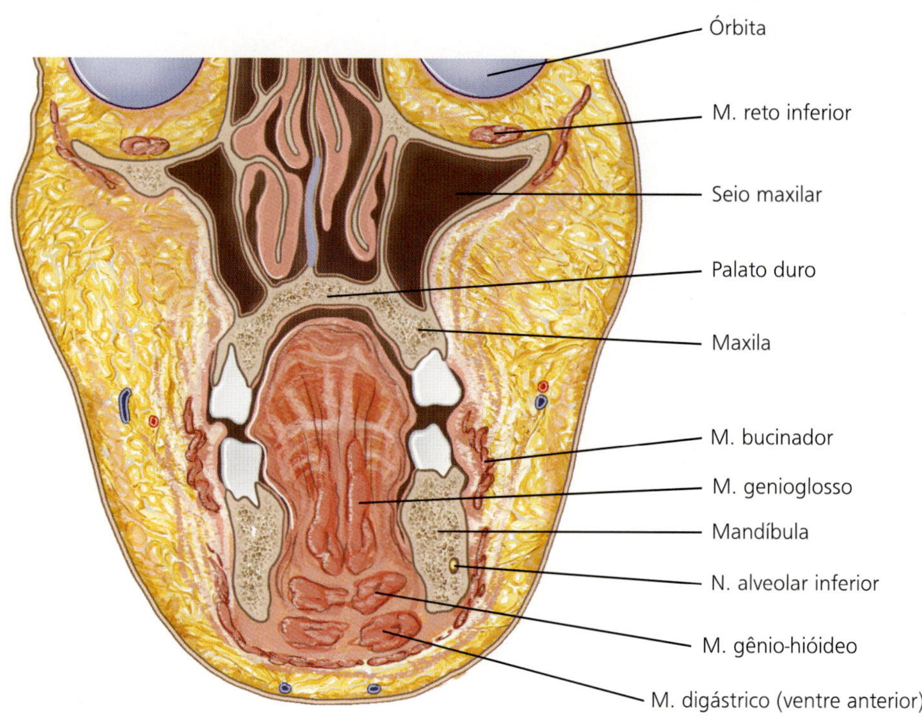
Órbita
M. reto inferior
Seio maxilar
Palato duro
Maxila
M. bucinador
M. genioglosso
Mandíbula
N. alveolar inferior
M. gênio-hióideo
M. digástrico (ventre anterior)

CONSIDERAÇÕES SOBRE TÉCNICA DE IMAGEM

Notar o realce conspícuo pelo meio de contraste das superfícies mucosas das vias nasais na imagem de RM inferior pós-contraste ponderada em T1, em Coronal 1.

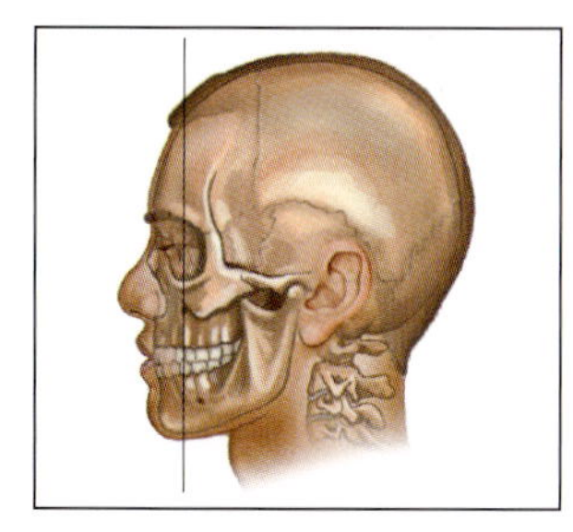

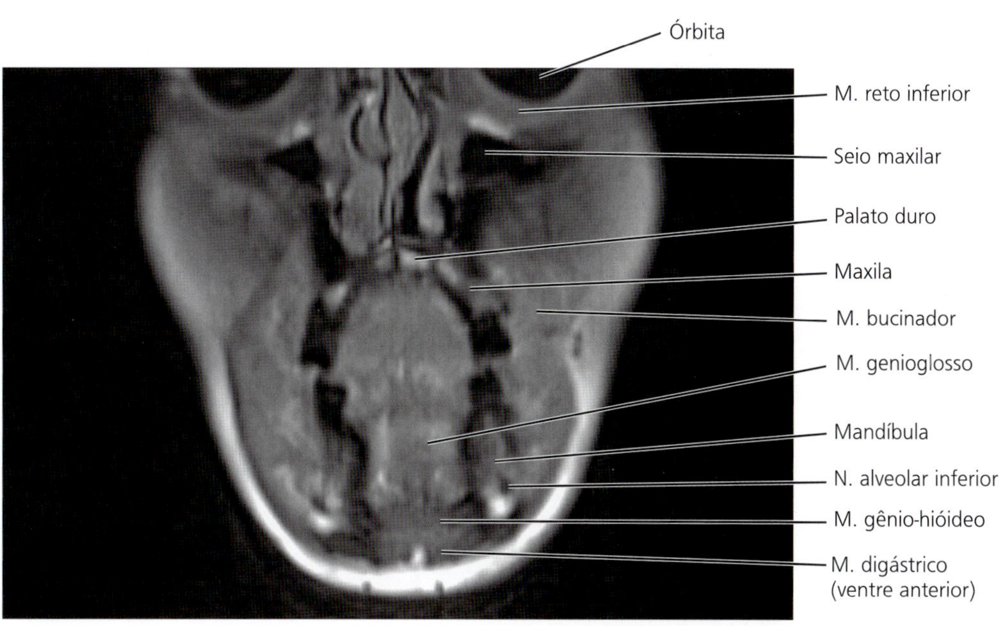
Órbita
M. reto inferior
Seio maxilar
Palato duro
Maxila
M. bucinador
M. genioglosso
Mandíbula
N. alveolar inferior
M. gênio-hióideo
M. digástrico
(ventre anterior)

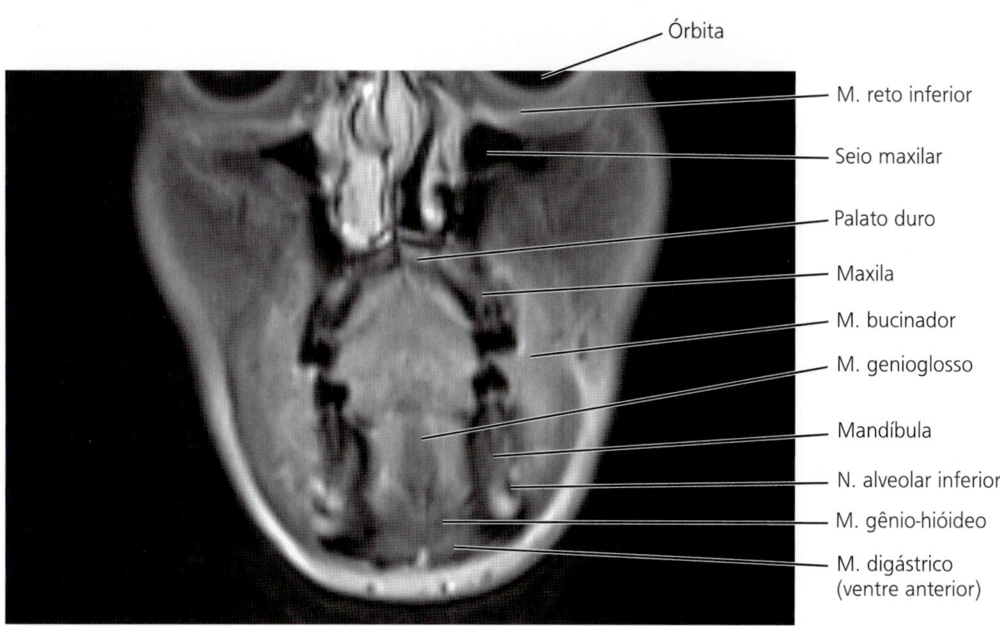
Órbita
M. reto inferior
Seio maxilar
Palato duro
Maxila
M. bucinador
M. genioglosso
Mandíbula
N. alveolar inferior
M. gênio-hióideo
M. digástrico
(ventre anterior)

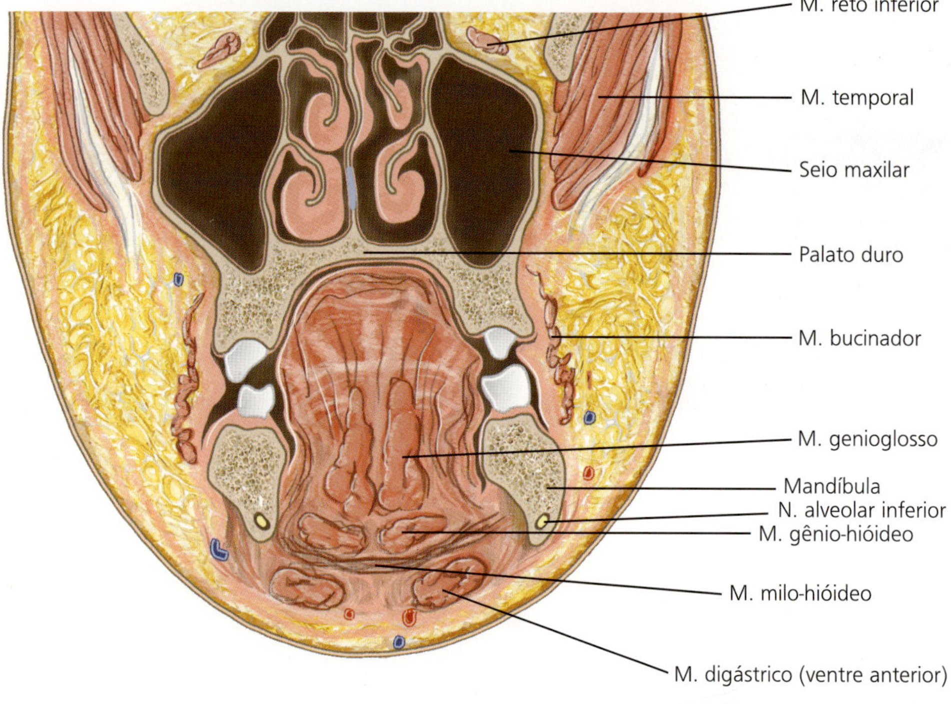
M. reto inferior
M. temporal
Seio maxilar
Palato duro
M. bucinador
M. genioglosso
Mandíbula
N. alveolar inferior
M. gênio-hióideo
M. milo-hióideo
M. digástrico (ventre anterior)

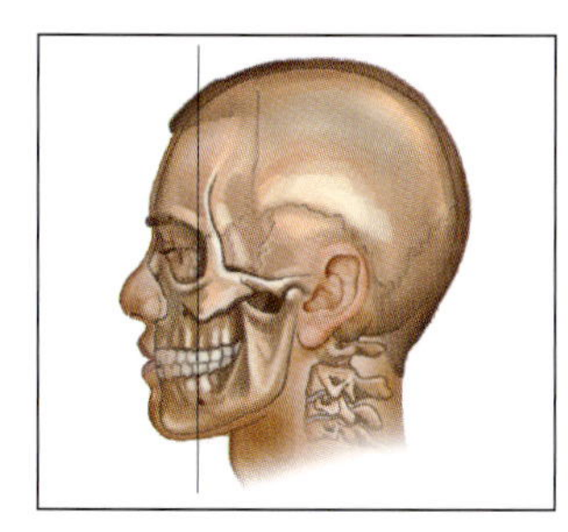

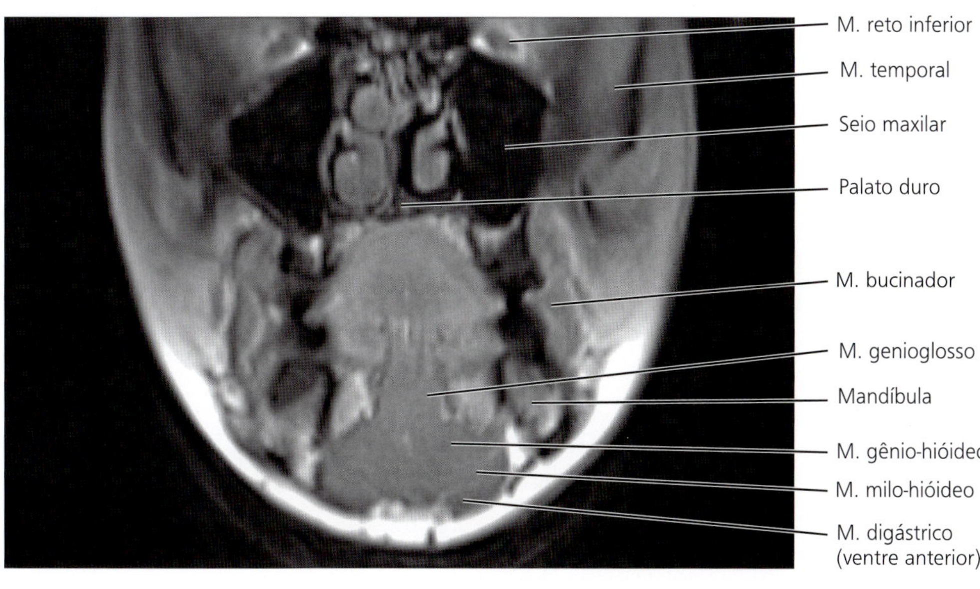
M. reto inferior
M. temporal
Seio maxilar
Palato duro
M. bucinador
M. genioglosso
Mandíbula
M. gênio-hióideo
M. milo-hióideo
M. digástrico (ventre anterior)

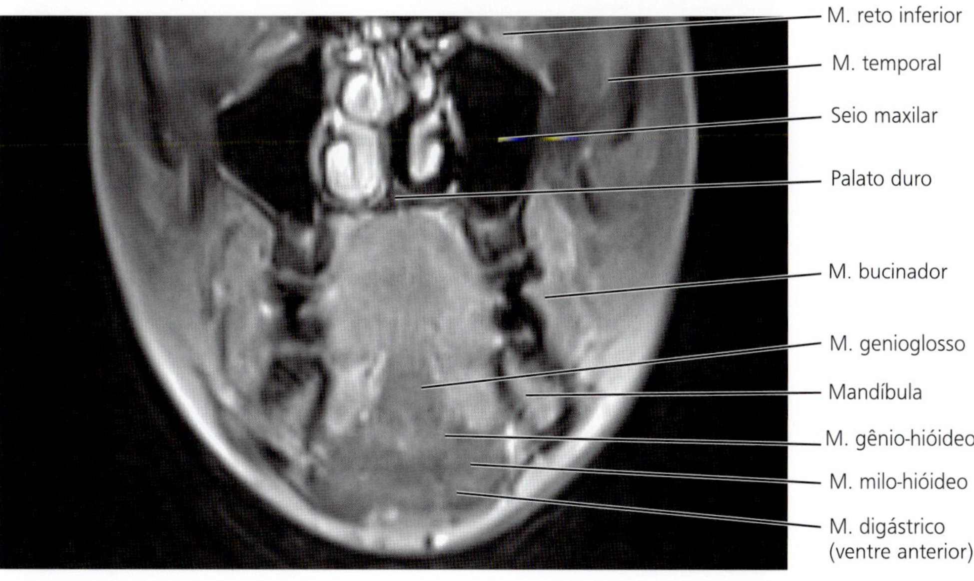
M. reto inferior
M. temporal
Seio maxilar
Palato duro
M. bucinador
M. genioglosso
Mandíbula
M. gênio-hióideo
M. milo-hióideo
M. digástrico (ventre anterior)

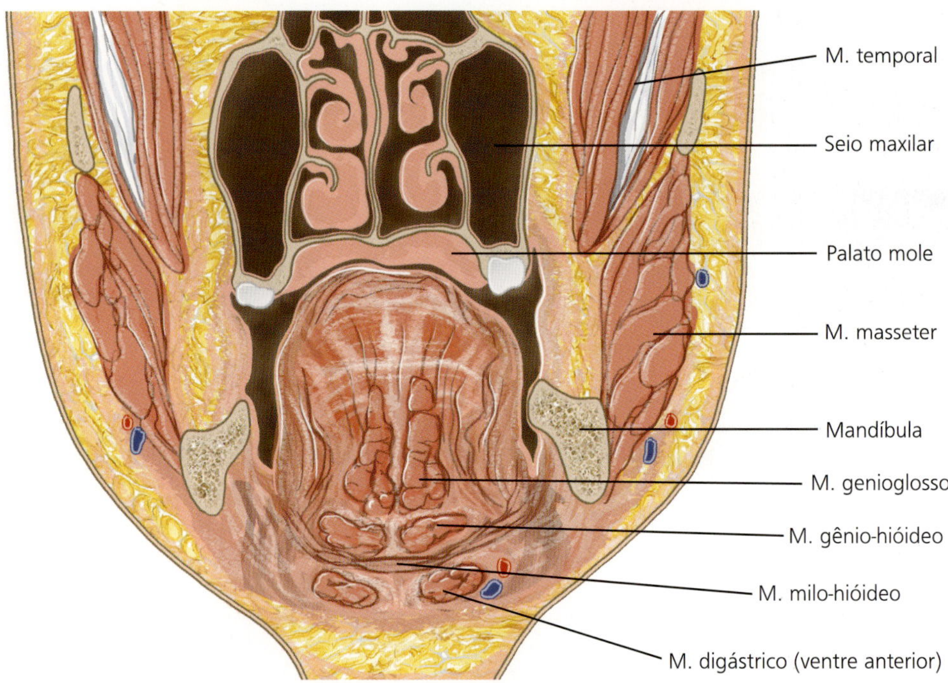
M. temporal
Seio maxilar
Palato mole
M. masseter
Mandíbula
M. genioglosso
M. gênio-hióideo
M. milo-hióideo
M. digástrico (ventre anterior)

CONSIDERAÇÕES DIAGNÓSTICAS

Imagem coronal é frequentemente o melhor plano de IRM para avaliar uma lesão da língua estendendo-se adentro do soalho da boca. O soalho da boca é suportado pelo músculo milo-hioideo (do grego *mylai,* "dentes molares"), que corre da mandíbula ao osso hioide.

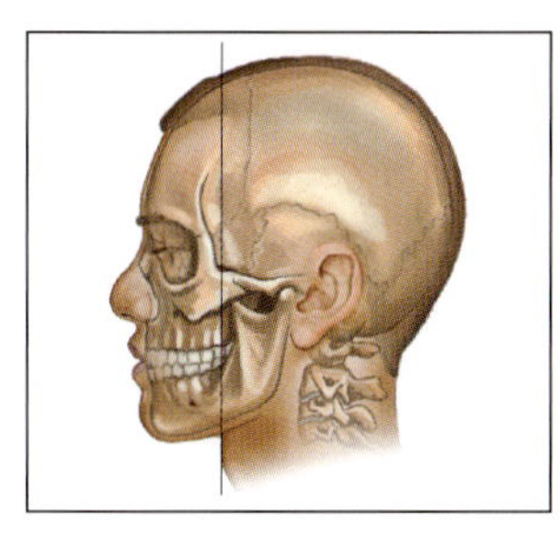

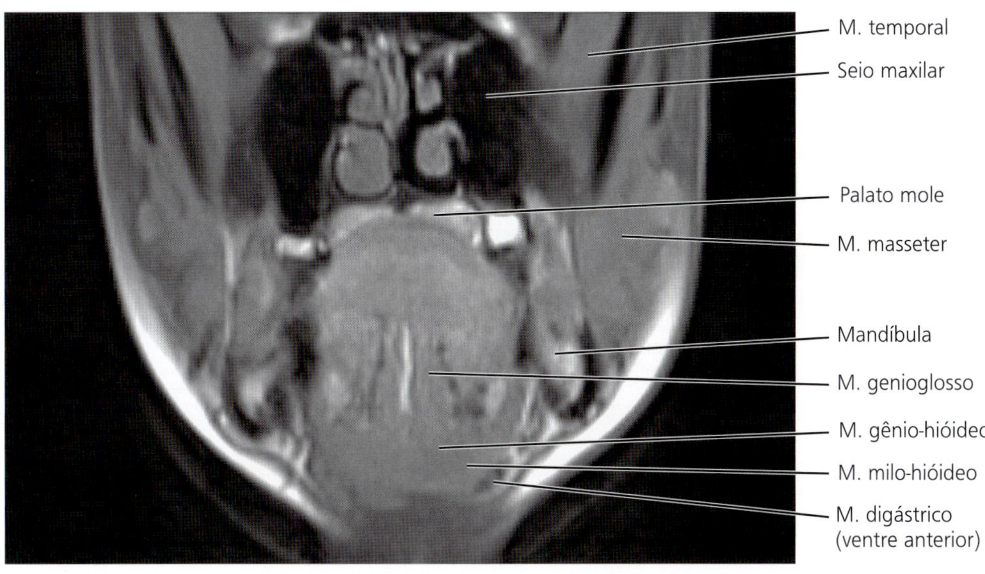
M. temporal
Seio maxilar
Palato mole
M. masseter
Mandíbula
M. genioglosso
M. gênio-hióideo
M. milo-hióideo
M. digástrico (ventre anterior)

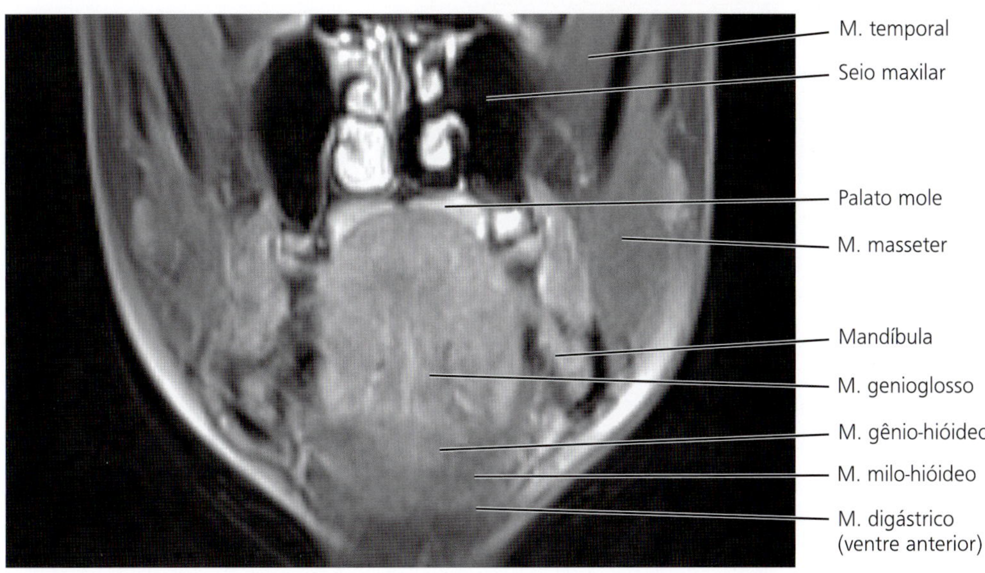
M. temporal
Seio maxilar
Palato mole
M. masseter
Mandíbula
M. genioglosso
M. gênio-hióideo
M. milo-hióideo
M. digástrico (ventre anterior)

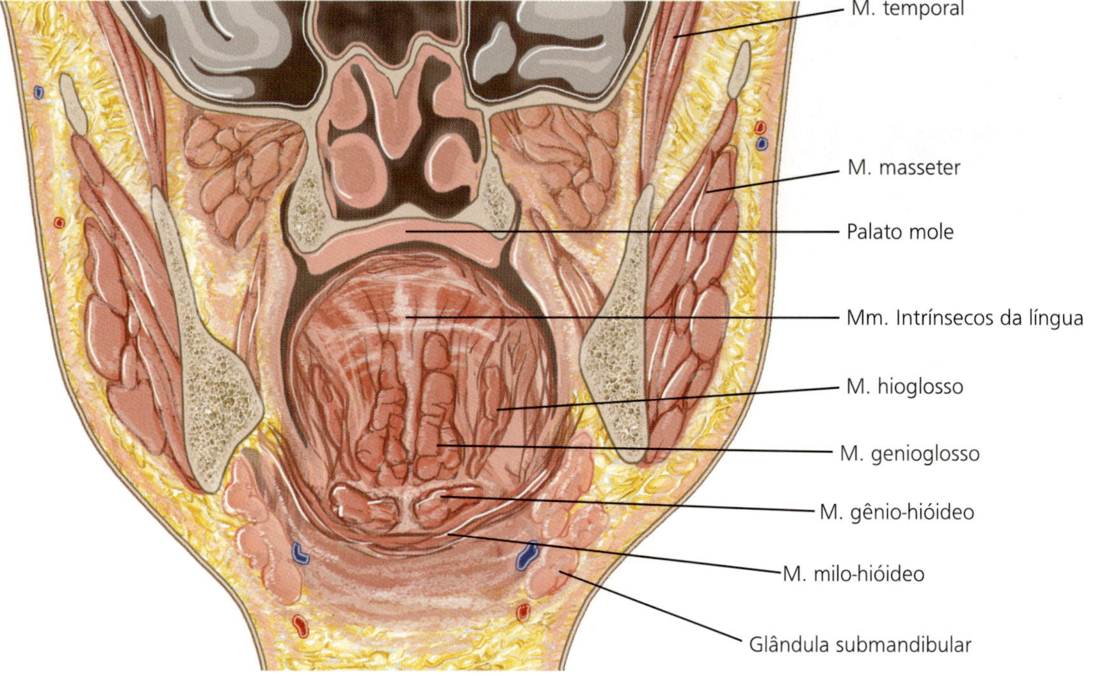
M. temporal
M. masseter
Palato mole
Mm. Intrínsecos da língua
M. hioglosso
M. genioglosso
M. gênio-hióideo
M. milo-hióideo
Glândula submandibular

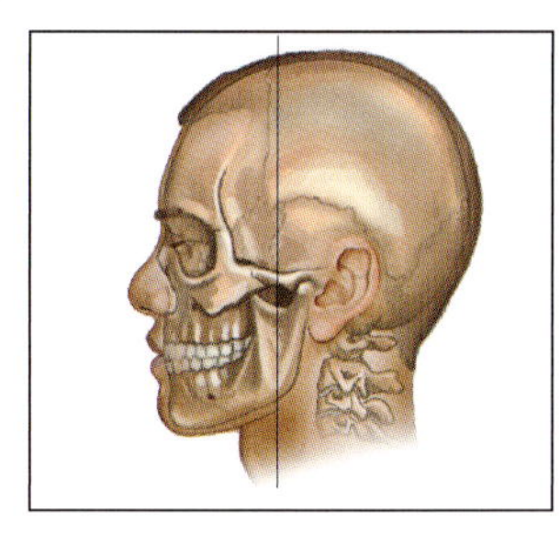

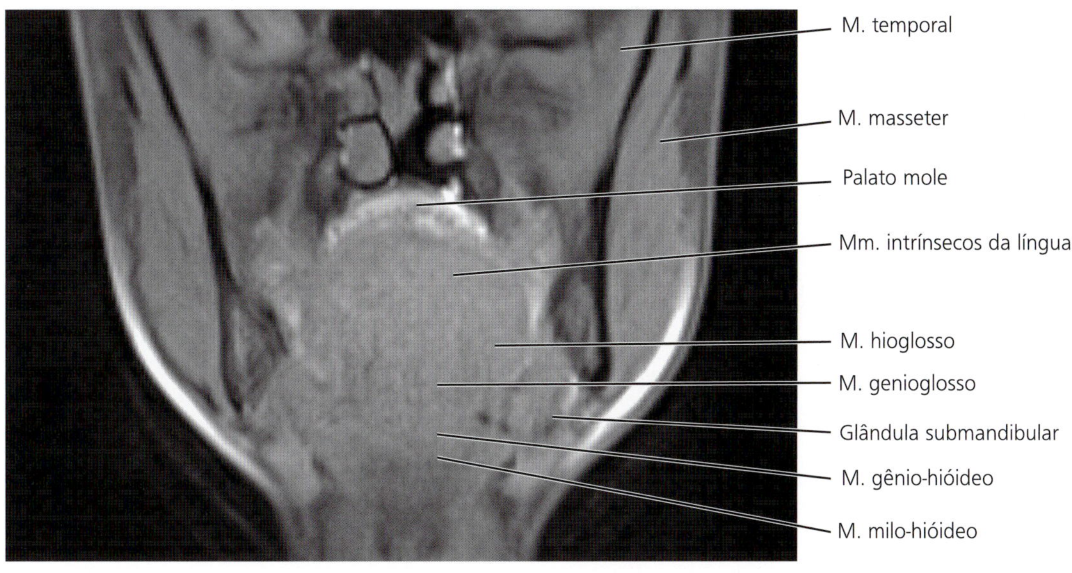
M. temporal
M. masseter
Palato mole
Mm. intrínsecos da língua
M. hioglosso
M. genioglosso
Glândula submandibular
M. gênio-hióideo
M. milo-hióideo

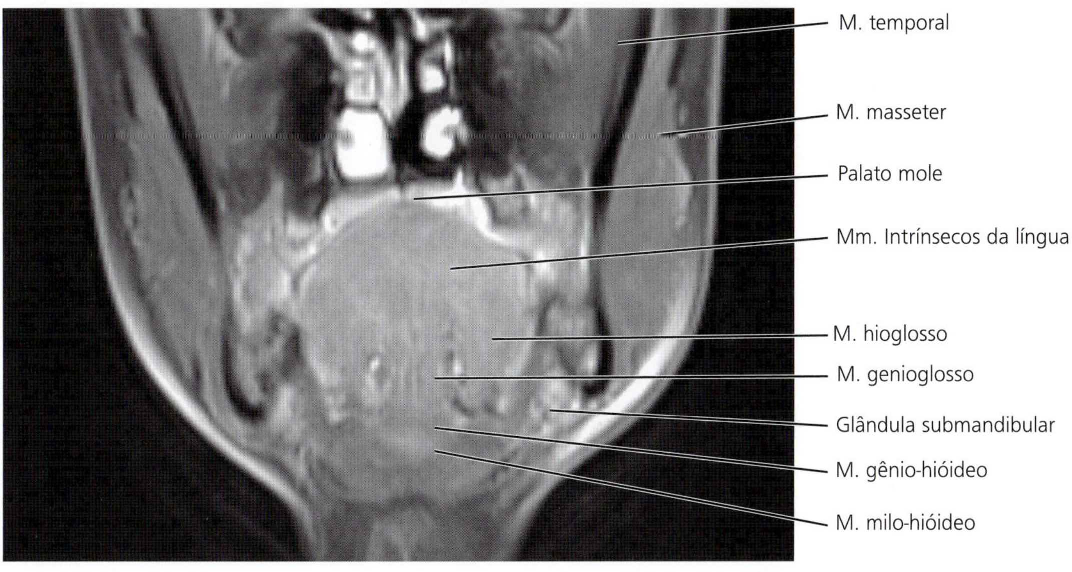
M. temporal
M. masseter
Palato mole
Mm. Intrínsecos da língua
M. hioglosso
M. genioglosso
Glândula submandibular
M. gênio-hióideo
M. milo-hióideo

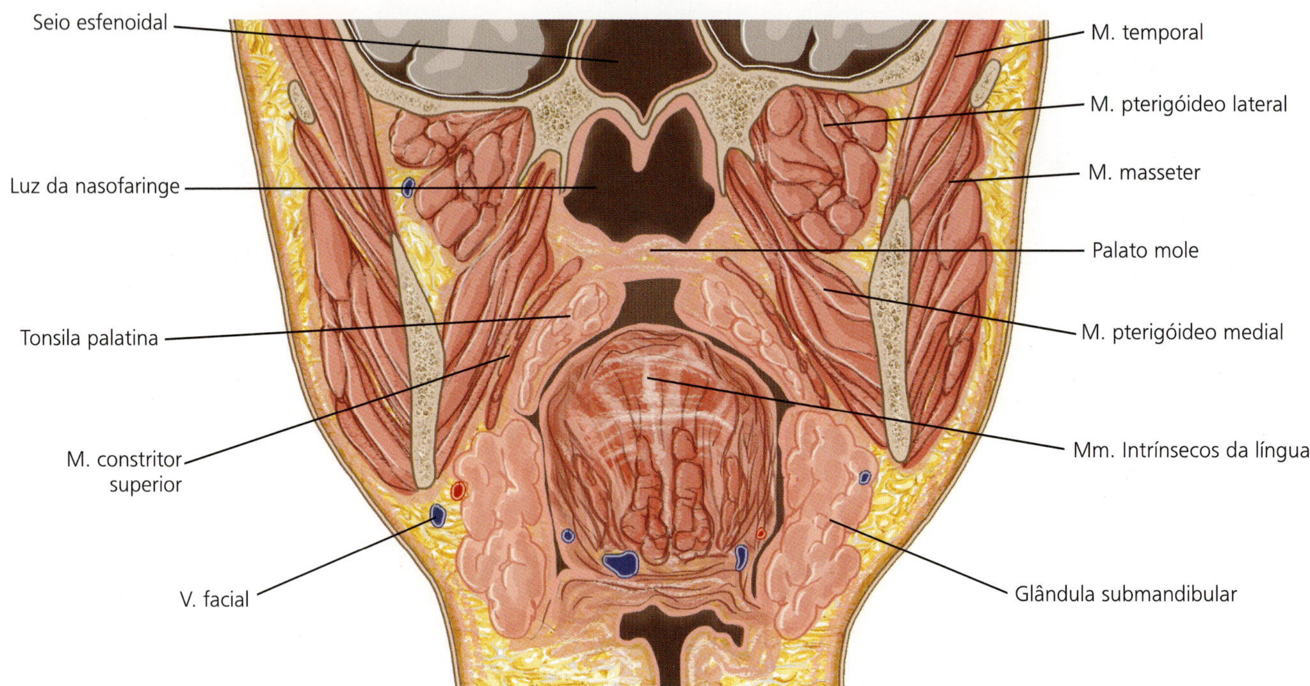
Seio esfenoidal
Luz da nasofaringe
Tonsila palatina
M. constritor superior
V. facial
M. temporal
M. pterigóideo lateral
M. masseter
Palato mole
M. pterigóideo medial
Mm. Intrínsecos da língua
Glândula submandibular

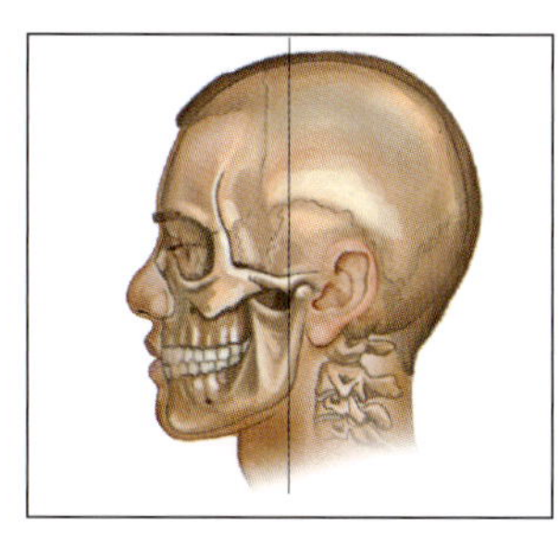

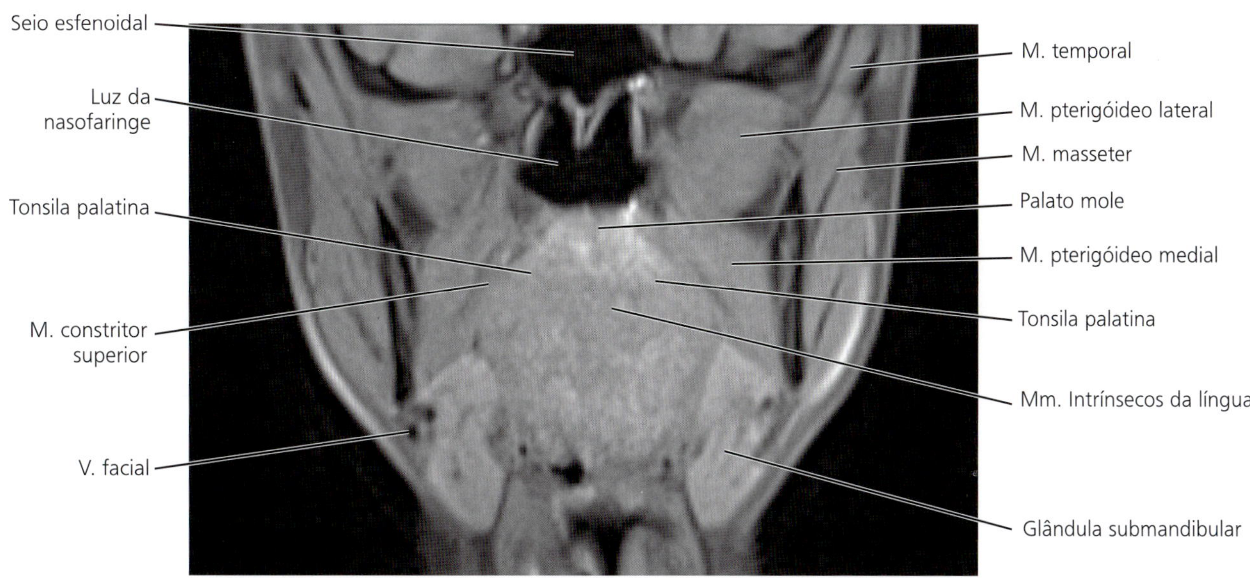
Seio esfenoidal
Luz da nasofaringe
Tonsila palatina
M. constritor superior
V. facial
M. temporal
M. pterigóideo lateral
M. masseter
Palato mole
M. pterigóideo medial
Tonsila palatina
Mm. Intrínsecos da língua
Glândula submandibular

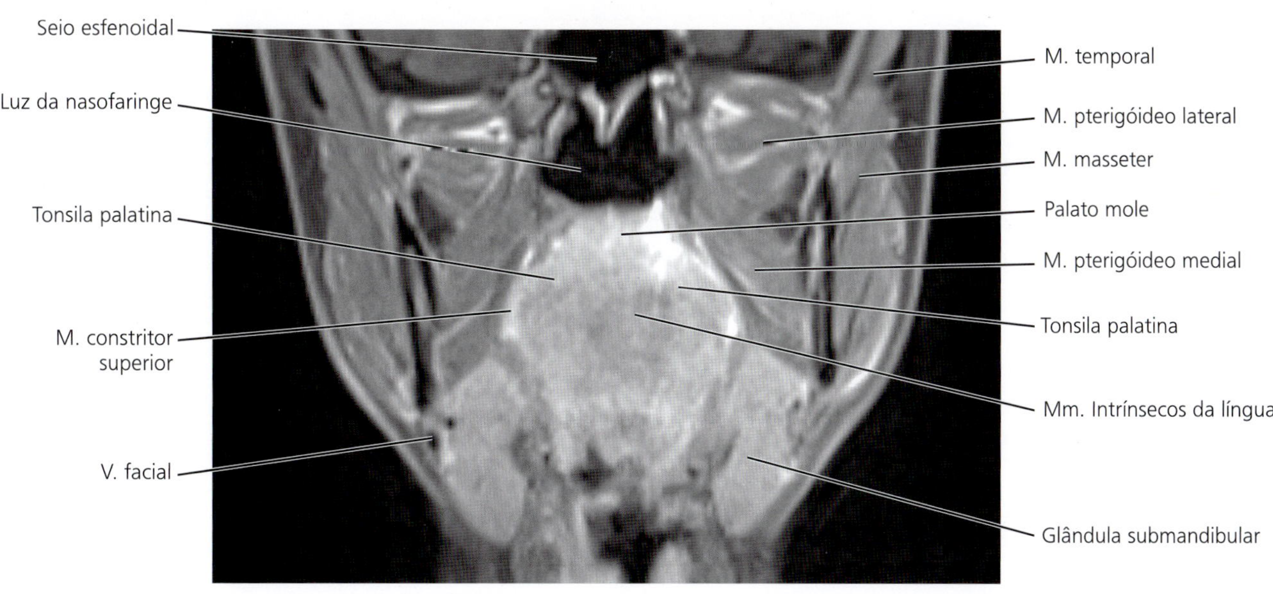
Seio esfenoidal
Luz da nasofaringe
Tonsila palatina
M. constritor superior
V. facial
M. temporal
M. pterigóideo lateral
M. masseter
Palato mole
M. pterigóideo medial
Tonsila palatina
Mm. Intrínsecos da língua
Glândula submandibular

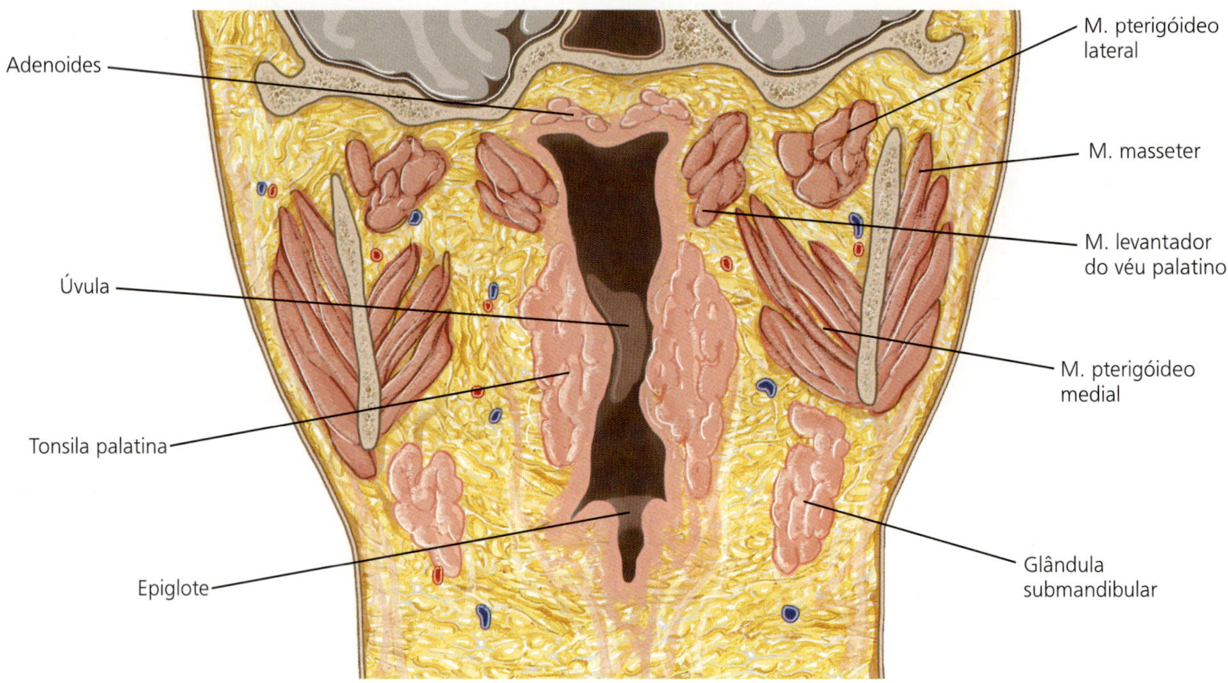
Adenoides
Úvula
Tonsila palatina
Epiglote
M. pterigóideo lateral
M. masseter
M. levantador do véu palatino
M. pterigóideo medial
Glândula submandibular

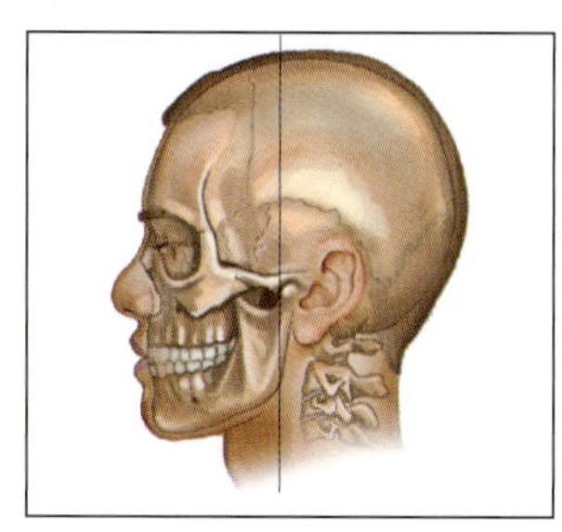

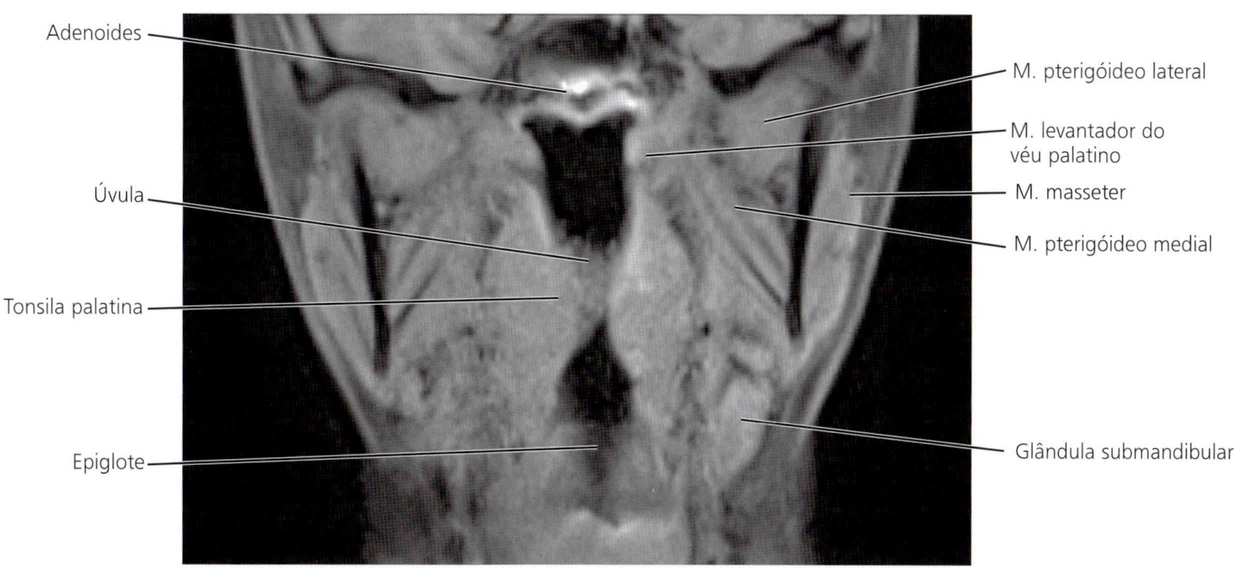
Adenoides
Úvula
Tonsila palatina
Epiglote
M. pterigóideo lateral
M. levantador do véu palatino
M. masseter
M. pterigóideo medial
Glândula submandibular

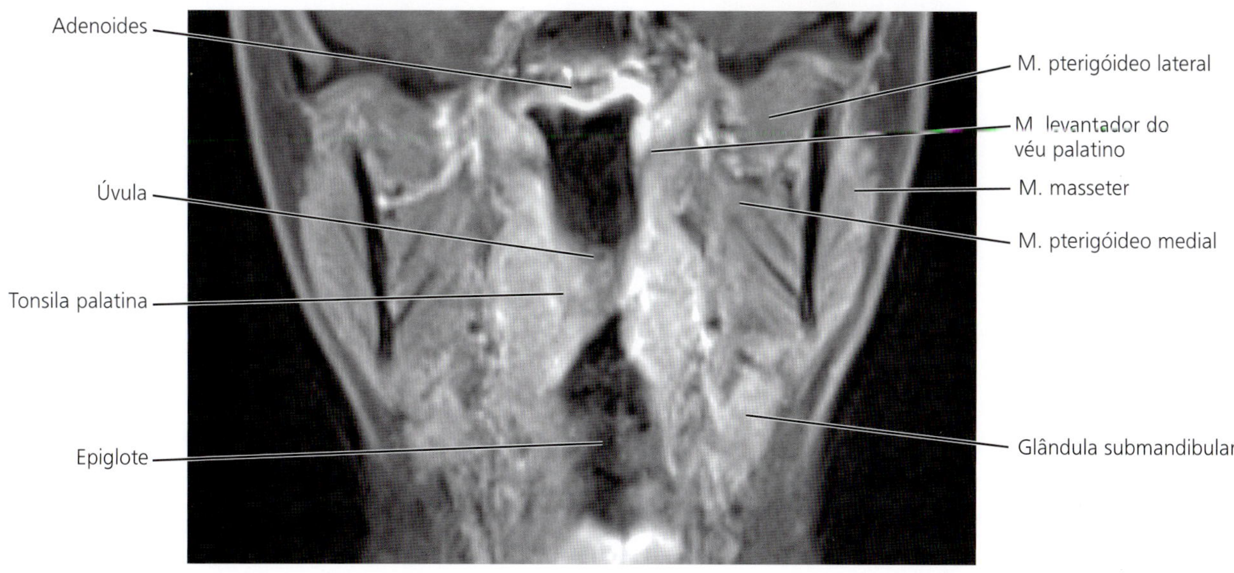
Adenoides
Úvula
Tonsila palatina
Epiglote
M. pterigóideo lateral
M. levantador do véu palatino
M. masseter
M. pterigóideo medial
Glândula submandibular

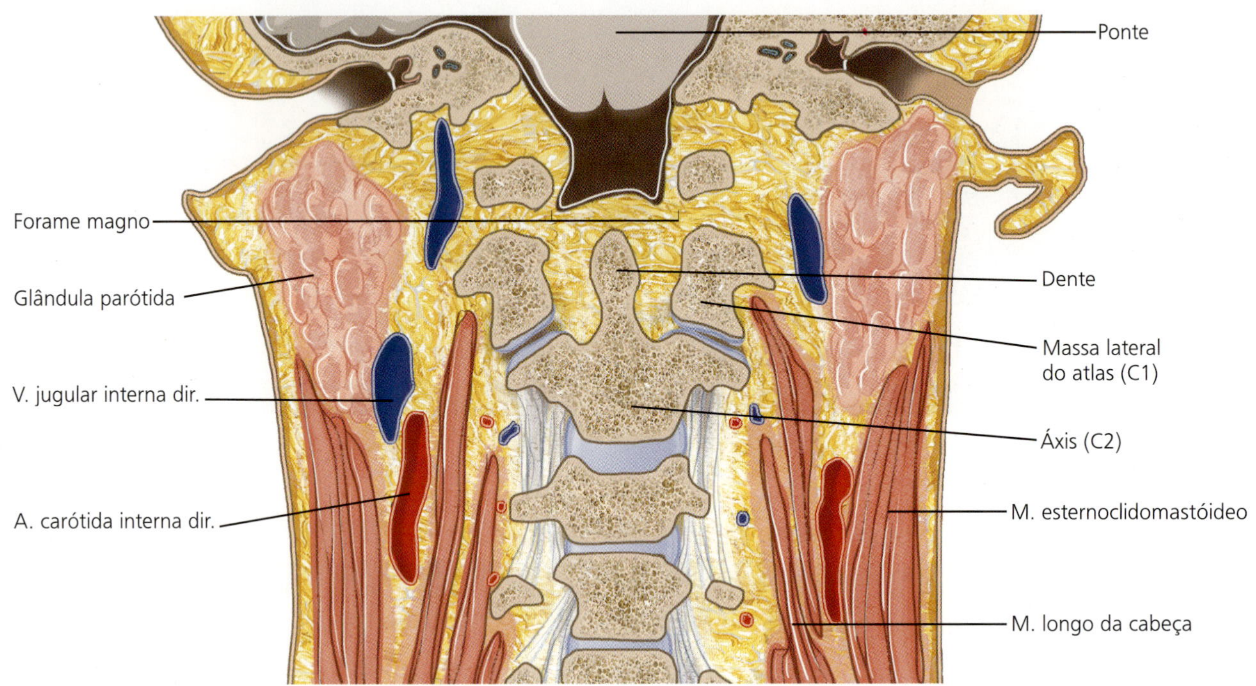
Ponte
Forame magno
Dente
Glândula parótida
Massa lateral
do atlas (C1)
V. jugular interna dir.
Áxis (C2)
A. carótida interna dir.
M. esternoclidomastóideo
M. longo da cabeça

CONSIDERAÇÕES DIAGNÓSTICAS

Embora imagem axial seja o plano convencionalmente usado para medir o eixo longo dos linfonodos do pescoço, o plano coronal é frequentemente usado para visualizar a extensão craniocaudal inteira das cadeias linfonodais jugulares e acessórias espinais.

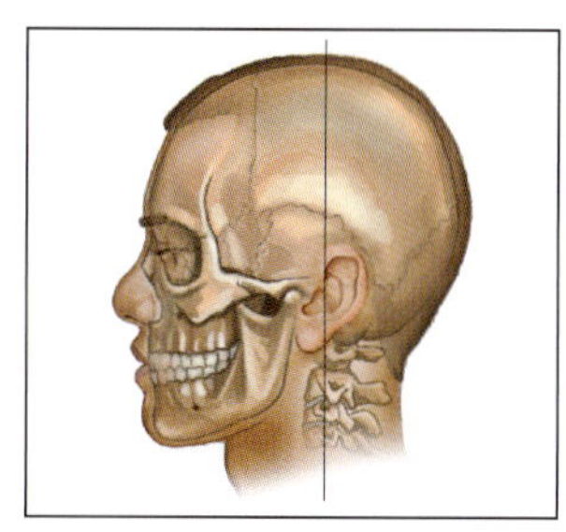

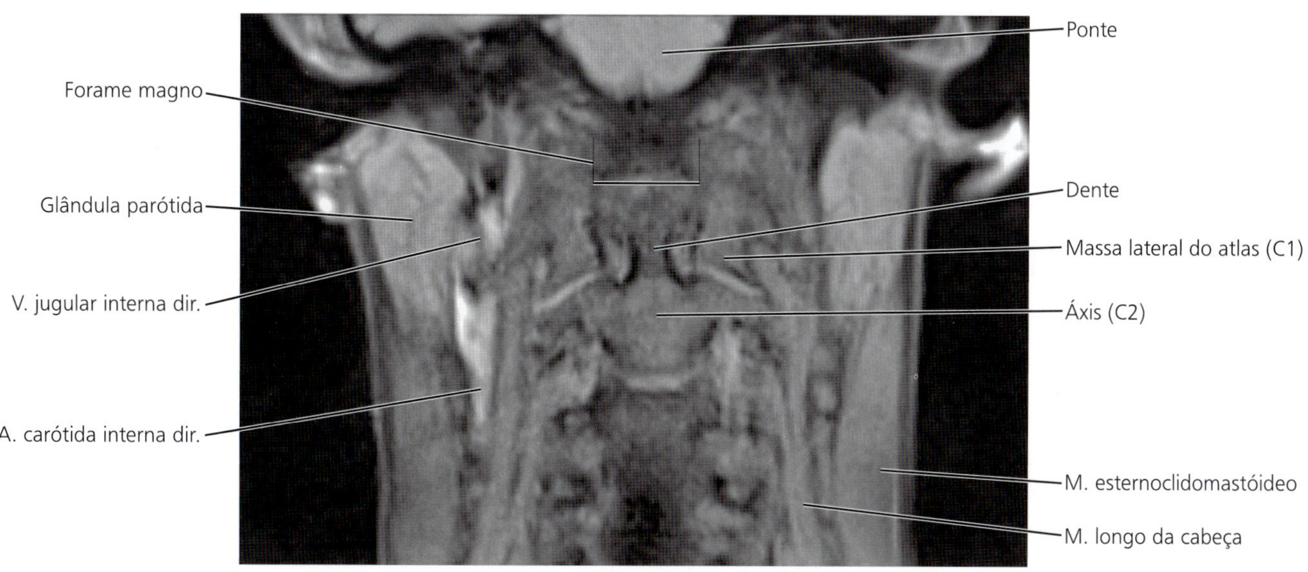

Ponte
Forame magno
Glândula parótida
Dente
Massa lateral do atlas (C1)
V. jugular interna dir.
Áxis (C2)
A. carótida interna dir.
M. esternoclidomastóideo
M. longo da cabeça

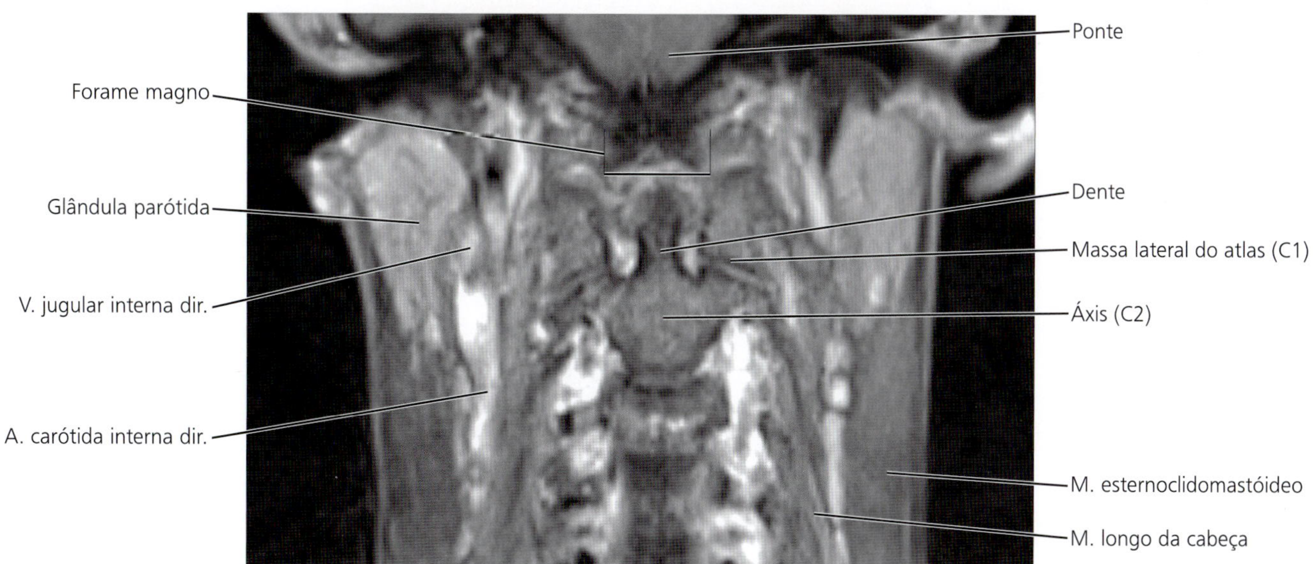

Ponte
Forame magno
Glândula parótida
Dente
Massa lateral do atlas (C1)
V. jugular interna dir.
Áxis (C2)
A. carótida interna dir.
M. esternoclidomastóideo
M. longo da cabeça

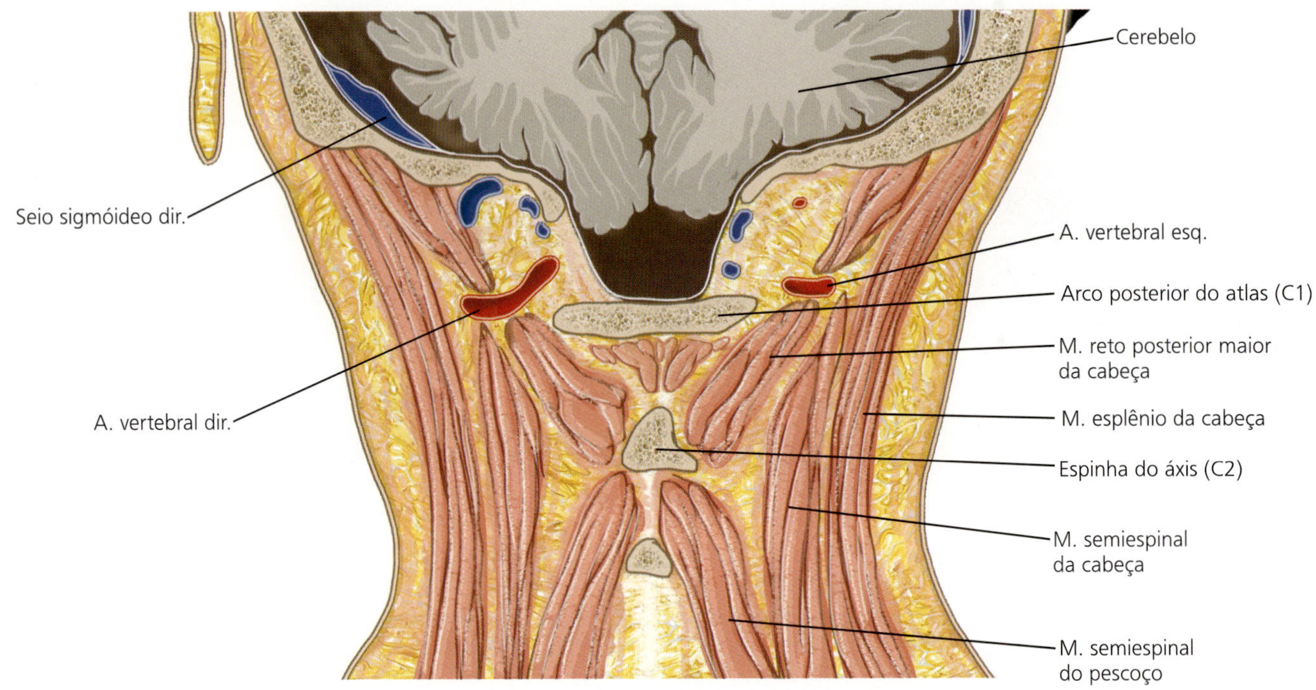
Cerebelo
Seio sigmóideo dir.
A. vertebral esq.
Arco posterior do atlas (C1)
M. reto posterior maior da cabeça
A. vertebral dir.
M. esplênio da cabeça
Espinha do áxis (C2)
M. semiespinal da cabeça
M. semiespinal do pescoço

CONSIDERAÇÕES DIAGNÓSTICAS

Tumores podem-se originar de músculo, como liomiossarcoma, mas são relativamente raros. Músculos são muitas vezes uma fonte de dor, mas isto é geralmente benigno. Osso, no entanto, particularmente medula óssea de corpo vertebral, é um alvo comum de metástases.

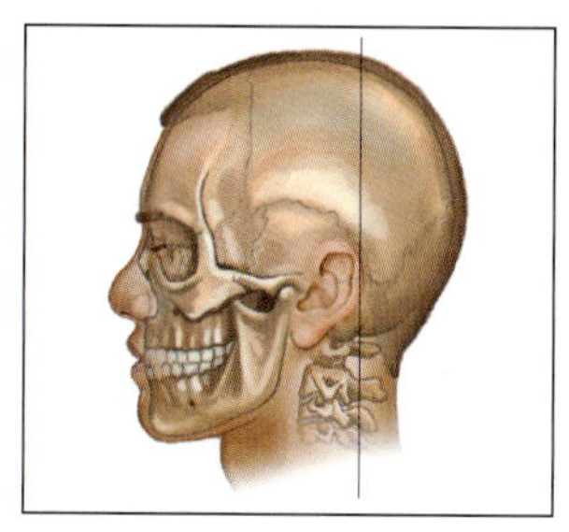

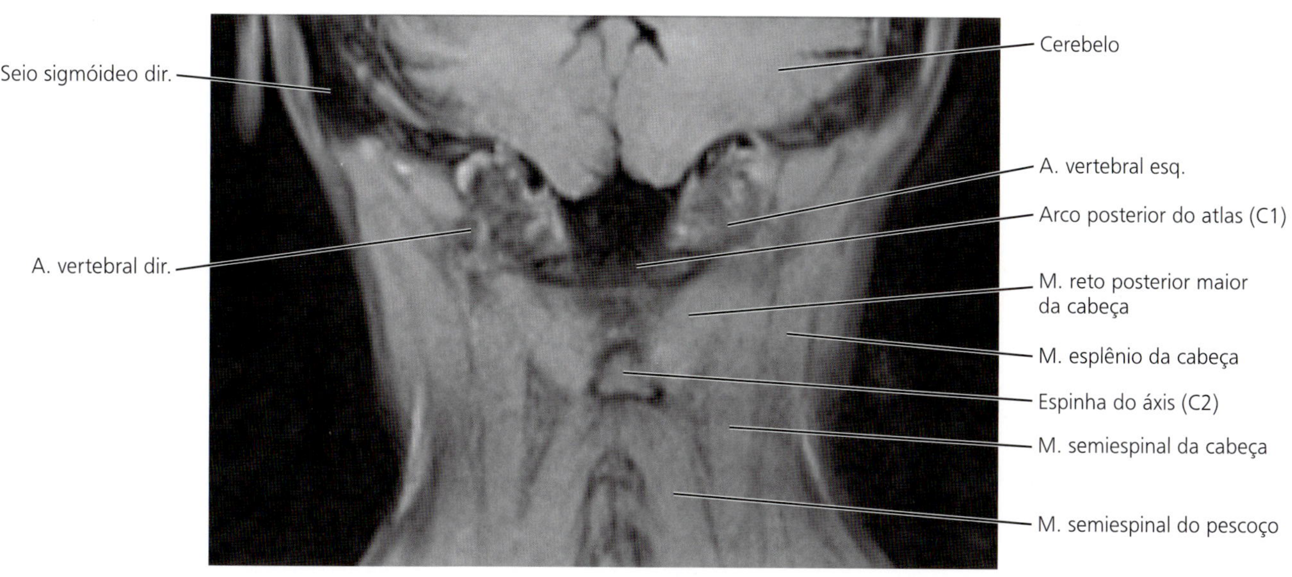
Seio sigmóideo dir.
A. vertebral dir.
Cerebelo
A. vertebral esq.
Arco posterior do atlas (C1)
M. reto posterior maior da cabeça
M. esplênio da cabeça
Espinha do áxis (C2)
M. semiespinal da cabeça
M. semiespinal do pescoço

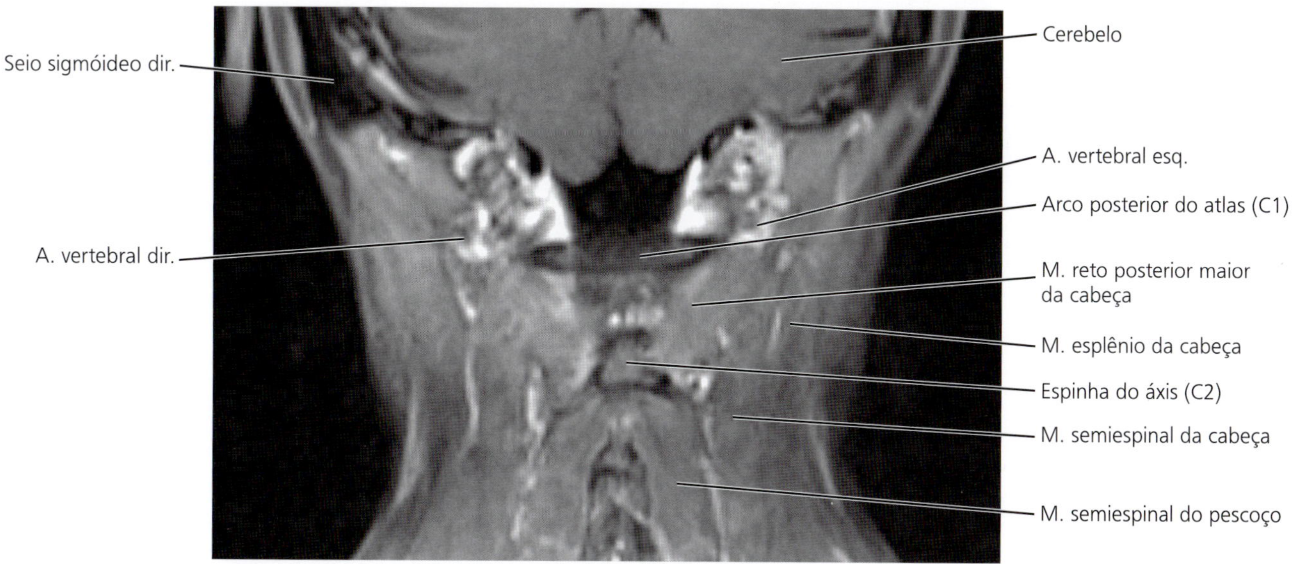
Seio sigmóideo dir.
A. vertebral dir.
Cerebelo
A. vertebral esq.
Arco posterior do atlas (C1)
M. reto posterior maior da cabeça
M. esplênio da cabeça
Espinha do áxis (C2)
M. semiespinal da cabeça
M. semiespinal do pescoço

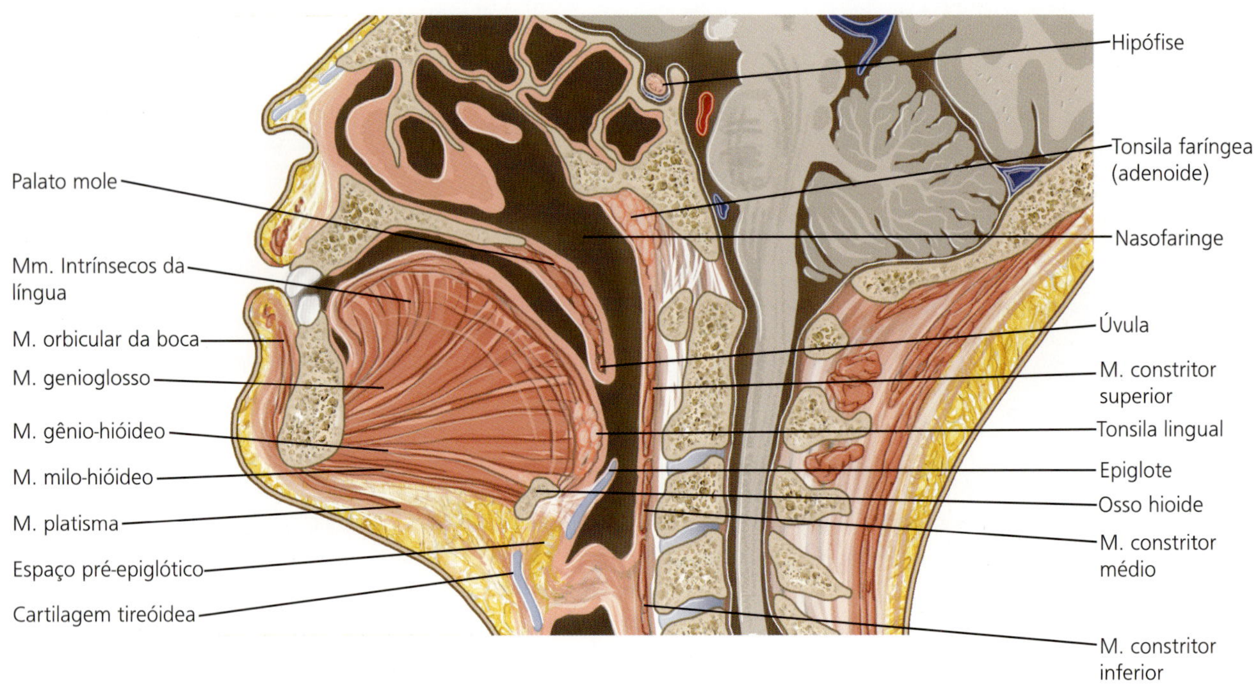
Hipófise
Tonsila faríngea (adenoide)
Nasofaringe
Úvula
M. constritor superior
Tonsila lingual
Epiglote
Osso hioide
M. constritor médio
M. constritor inferior
Palato mole
Mm. Intrínsecos da língua
M. orbicular da boca
M. genioglosso
M. gênio-hióideo
M. milo-hióideo
M. platisma
Espaço pré-epiglótico
Cartilagem tireóidea

ANATOMIA NORMAL

Observar que a imagem de RM mediana em Sagital 1 está alinha sobre a faringe, a qual consiste na orofaringe, nasofaringe e hipofaringe (nariz está ligeiramente fora da linha mediana). A luz da faringe é a via comum dos tratos respiratório e digestivo. O ar entra no nariz, passa inferior e anteriormente para dentro da traqueia, cruzando sobre o caminho do alimento que entra na boca, o qual, então, passa inferior e posteriormente para dentro do esôfago. A localização anterior da traqueia possibilita acesso percutâneo seguro através da membrana cricotireóidea em pacientes com obstrução da via aérea superior ao nível ou acima do nível das cordas vocais.

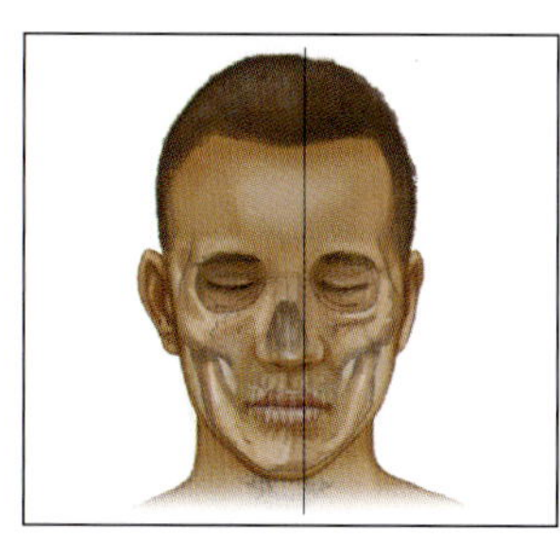

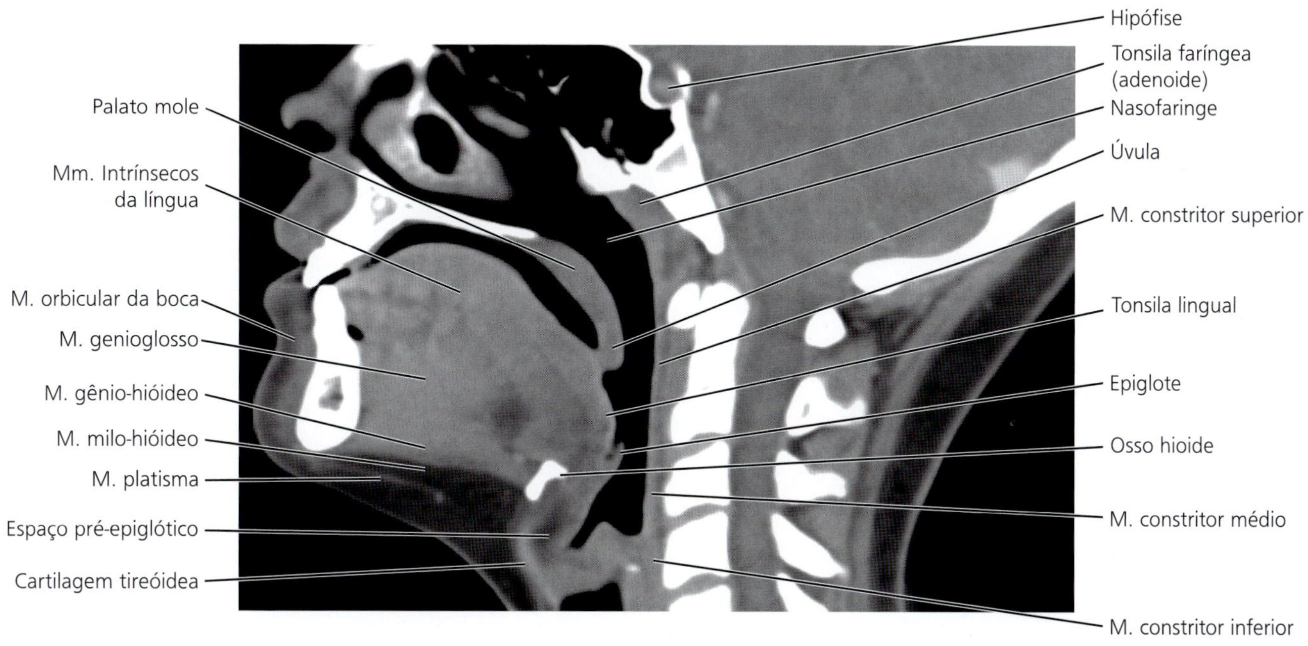
Palato mole
Mm. Intrínsecos da língua
M. orbicular da boca
M. genioglosso
M. gênio-hióideo
M. milo-hióideo
M. platisma
Espaço pré-epiglótico
Cartilagem tireóidea
Hipófise
Tonsila faríngea (adenoide)
Nasofaringe
Úvula
M. constritor superior
Tonsila lingual
Epiglote
Osso hioide
M. constritor médio
M. constritor inferior

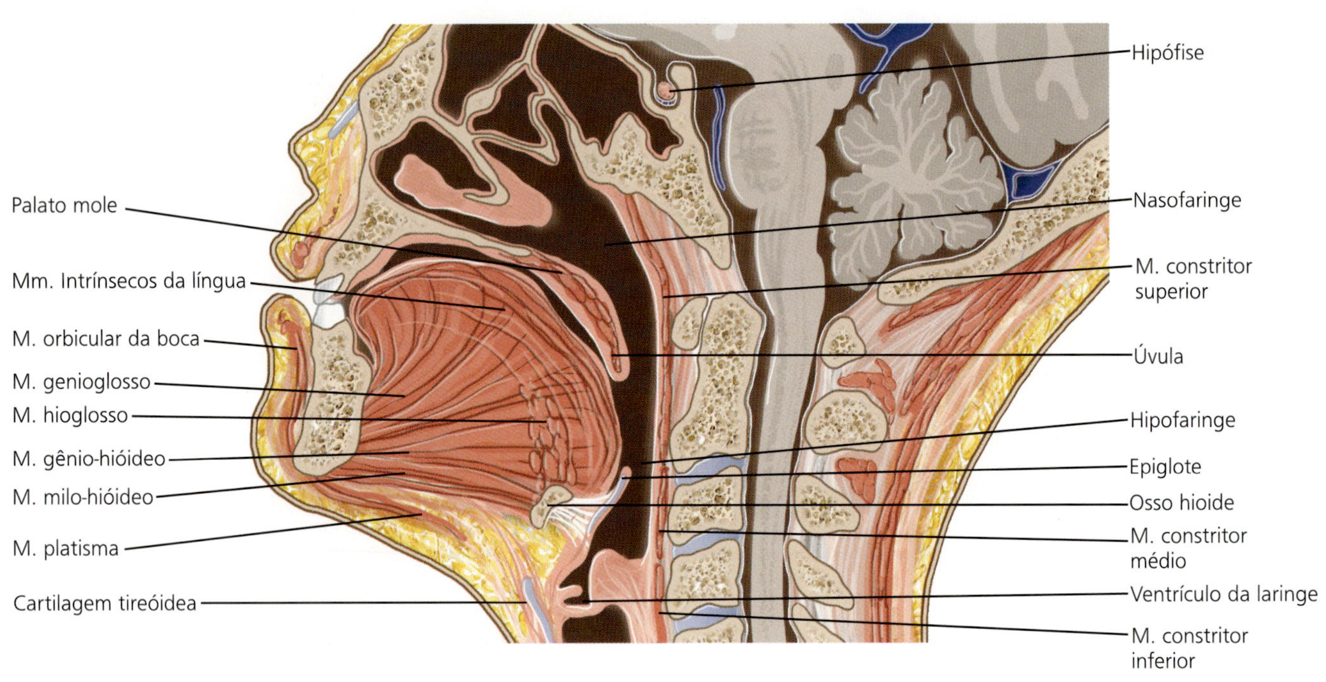
Palato mole
Mm. Intrínsecos da língua
M. orbicular da boca
M. genioglosso
M. hioglosso
M. gênio-hióideo
M. milo-hióideo
M. platisma
Cartilagem tireóidea
Hipófise
Nasofaringe
M. constritor superior
Úvula
Hipofaringe
Epiglote
Osso hioide
M. constritor médio
Ventrículo da laringe
M. constritor inferior

CONSIDERAÇÕES DIAGNÓSTICAS

Imagem sagital pode ser o melhor plano para avaliar invasão por carcinoma nasofaríngeo para dentro do clivus ou metástase incidental em corpos vertebrais.

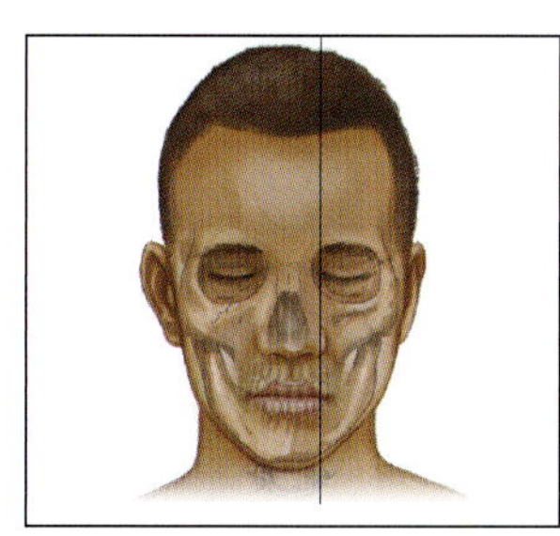

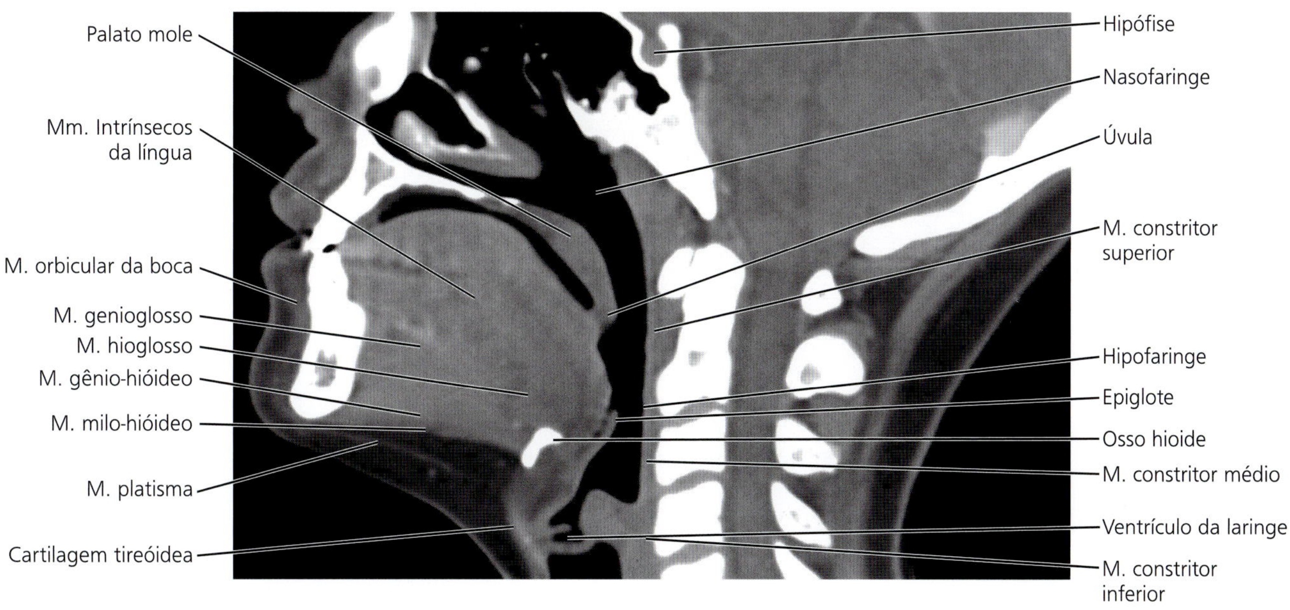
Palato mole
Mm. Intrínsecos da língua
M. orbicular da boca
M. genioglosso
M. hioglosso
M. gênio-hióideo
M. milo-hióideo
M. platisma
Cartilagem tireóidea
Hipófise
Nasofaringe
Úvula
M. constritor superior
Hipofaringe
Epiglote
Osso hioide
M. constritor médio
Ventrículo da laringe
M. constritor inferior

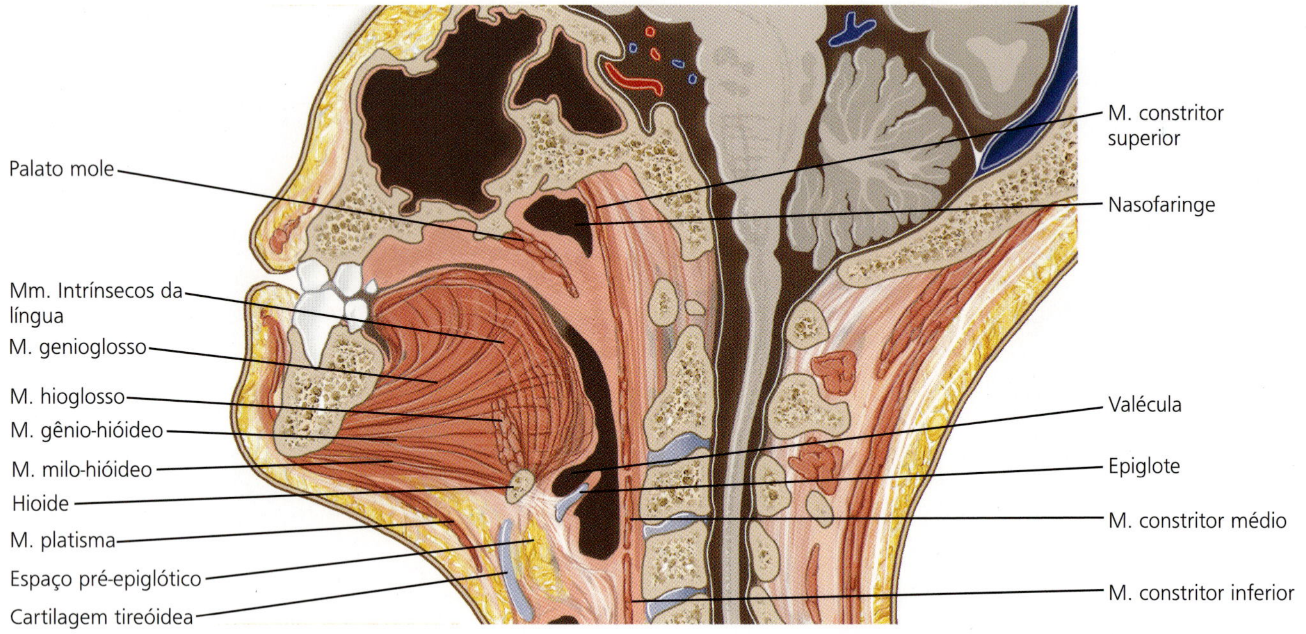
Palato mole
Mm. Intrínsecos da língua
M. genioglosso
M. hioglosso
M. gênio-hióideo
M. milo-hióideo
Hioide
M. platisma
Espaço pré-epiglótico
Cartilagem tireóidea
M. constritor superior
Nasofaringe
Valécula
Epiglote
M. constritor médio
M. constritor inferior

PROCESSO PATOLÓGICO

Observar a delgadeza da epiglote. Espessamento marcado da epiglote pode resultar de infecção viral (supraglotite, epiglotite) em crianças. O sinal de "impressão digital" na radiografia lateral identifica espessamento da epiglote, o que pode levar à obstrução que ameaça a vida. Com o advento da vacina de *Haemophilus influenzae* tipo B, a incidência de supraglotite diminuiu grandemente. Atualmente, a razão mais comum de espessamento epiglótico são alterações pós-radioterapia em pacientes adultos.

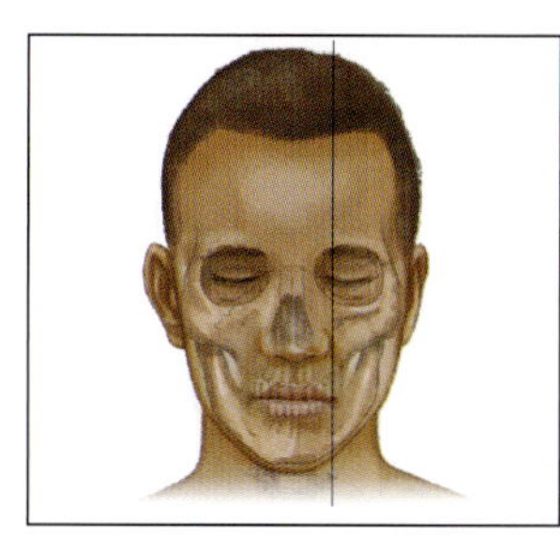

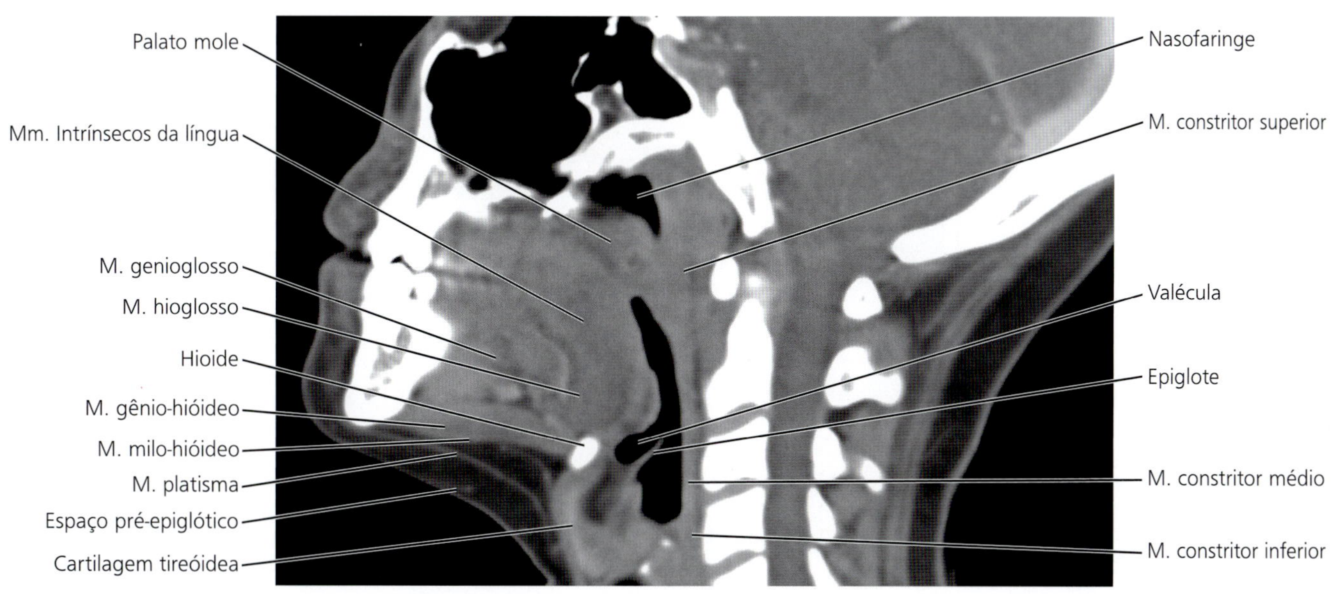
Palato mole
Mm. Intrínsecos da língua
M. genioglosso
M. hioglosso
Hioide
M. gênio-hióideo
M. milo-hióideo
M. platisma
Espaço pré-epiglótico
Cartilagem tireóidea
Nasofaringe
M. constritor superior
Valécula
Epiglote
M. constritor médio
M. constritor inferior

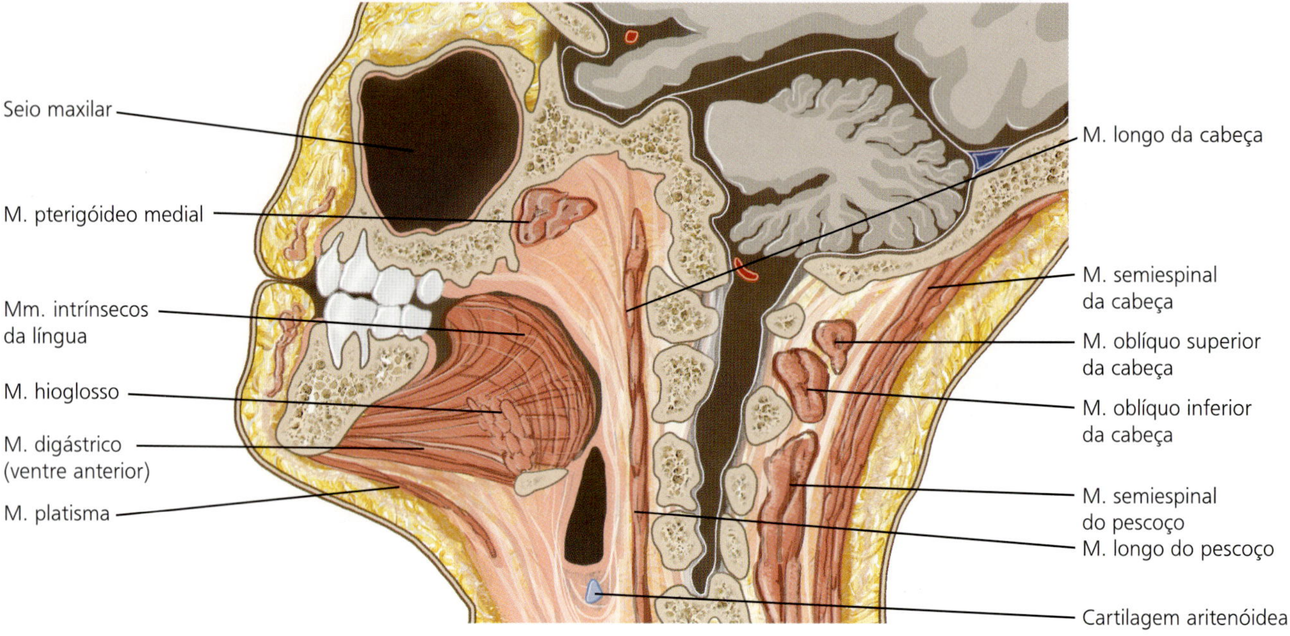
Seio maxilar
M. pterigóideo medial
Mm. intrínsecos da língua
M. hioglosso
M. digástrico (ventre anterior)
M. platisma
M. longo da cabeça
M. semiespinal da cabeça
M. oblíquo superior da cabeça
M. oblíquo inferior da cabeça
M. semiespinal do pescoço
M. longo do pescoço
Cartilagem aritenóidea

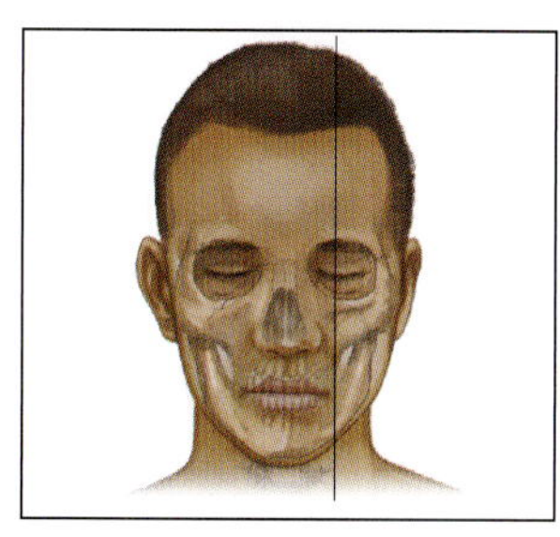

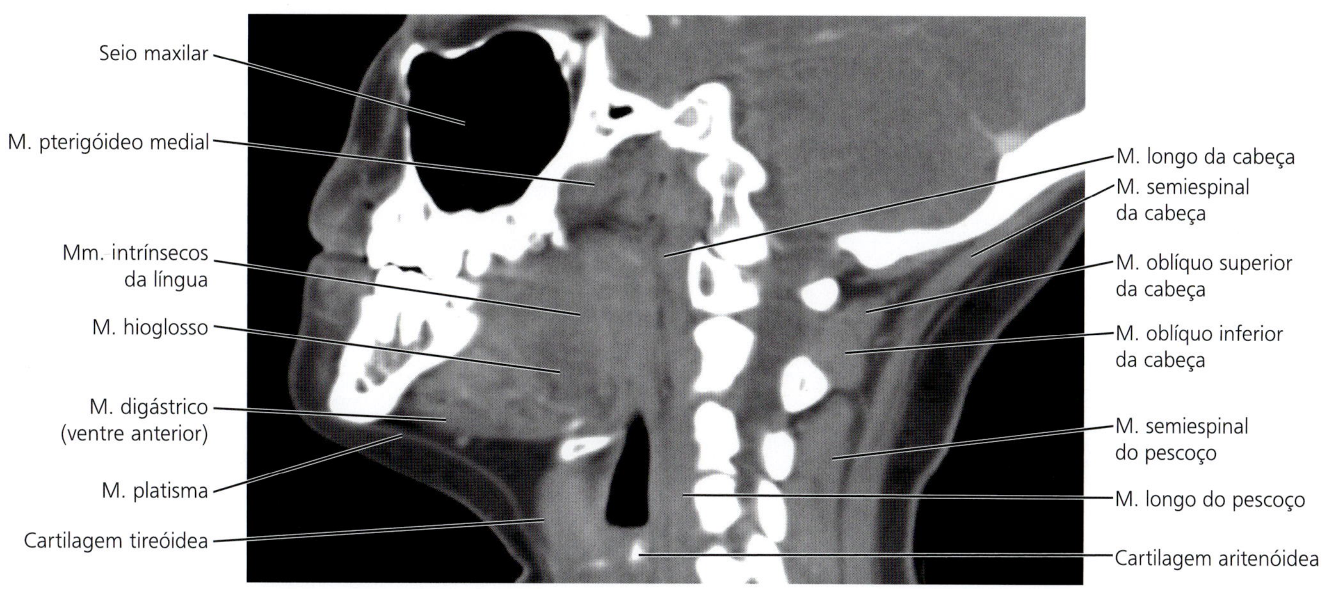
Seio maxilar
M. pterigóideo medial
Mm. intrínsecos da língua
M. hioglosso
M. digástrico (ventre anterior)
M. platisma
Cartilagem tireóidea
M. longo da cabeça
M. semiespinal da cabeça
M. oblíquo superior da cabeça
M. oblíquo inferior da cabeça
M. semiespinal do pescoço
M. longo do pescoço
Cartilagem aritenóidea

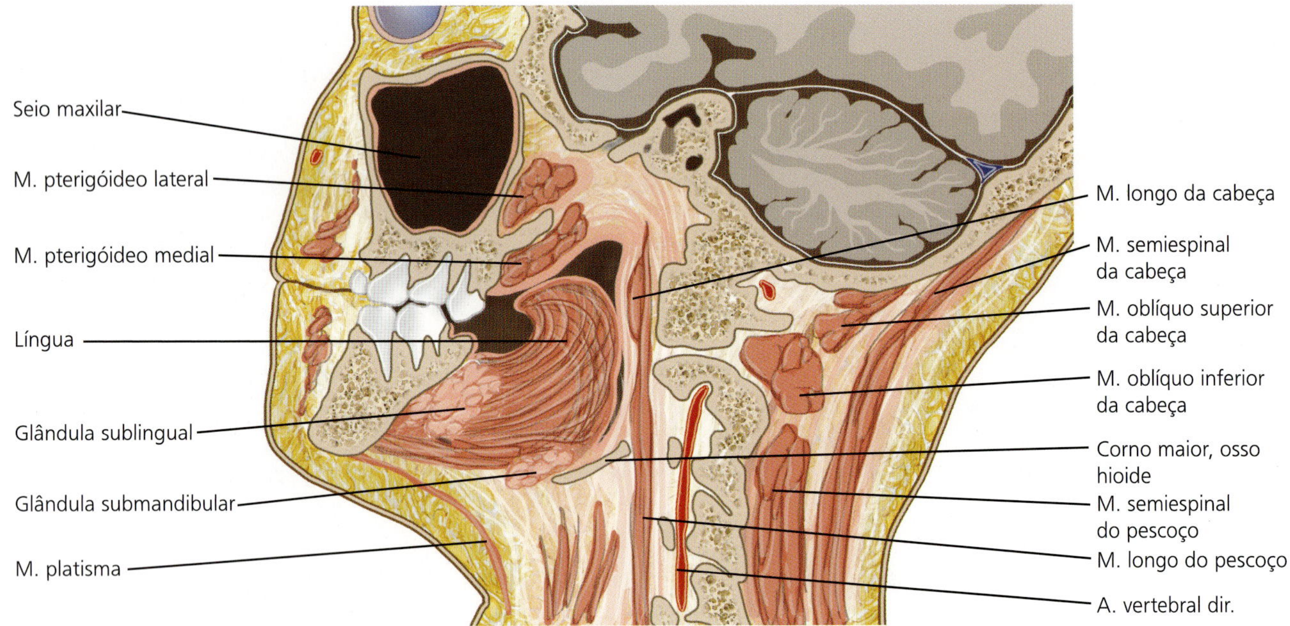
Seio maxilar
M. pterigóideo lateral
M. pterigóideo medial
Língua
Glândula sublingual
Glândula submandibular
M. platisma
M. longo da cabeça
M. semiespinal da cabeça
M. oblíquo superior da cabeça
M. oblíquo inferior da cabeça
Corno maior, osso hioide
M. semiespinal do pescoço
M. longo do pescoço
A. vertebral dir.

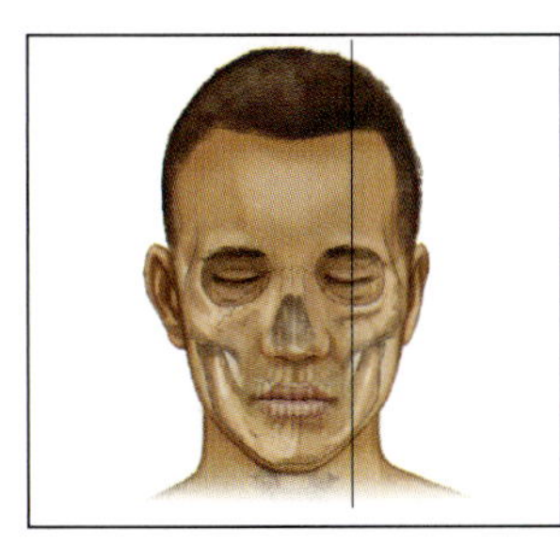

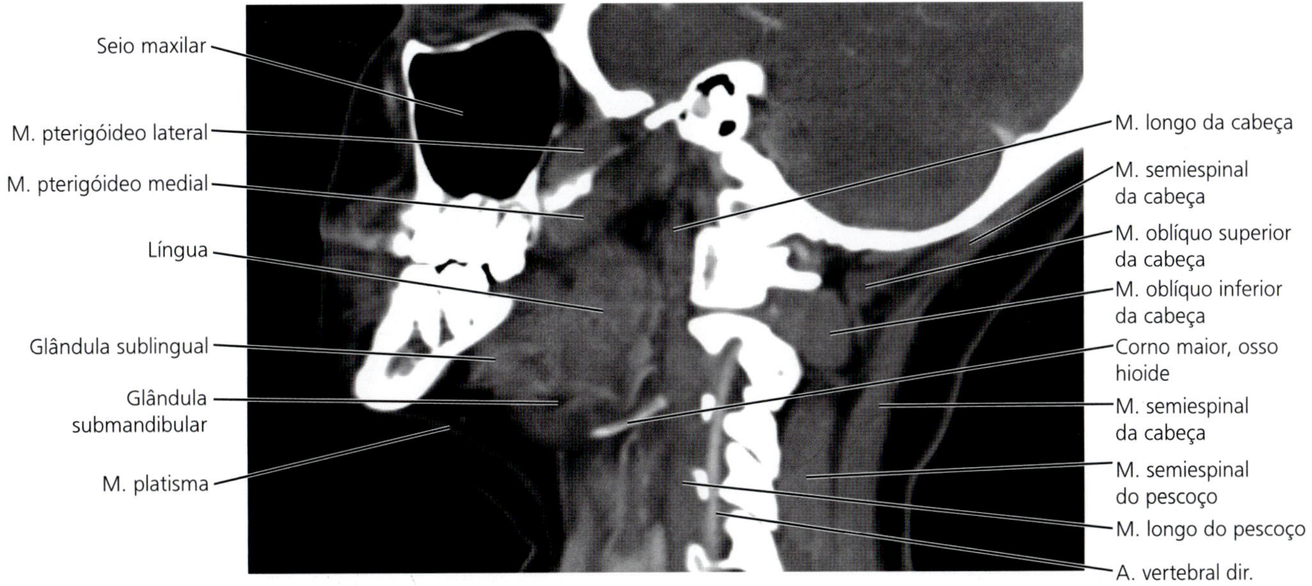
Seio maxilar
M. pterigóideo lateral
M. pterigóideo medial
Língua
Glândula sublingual
Glândula submandibular
M. platisma
M. longo da cabeça
M. semiespinal da cabeça
M. oblíquo superior da cabeça
M. oblíquo inferior da cabeça
Corno maior, osso hioide
M. semiespinal da cabeça
M. semiespinal do pescoço
M. longo do pescoço
A. vertebral dir.

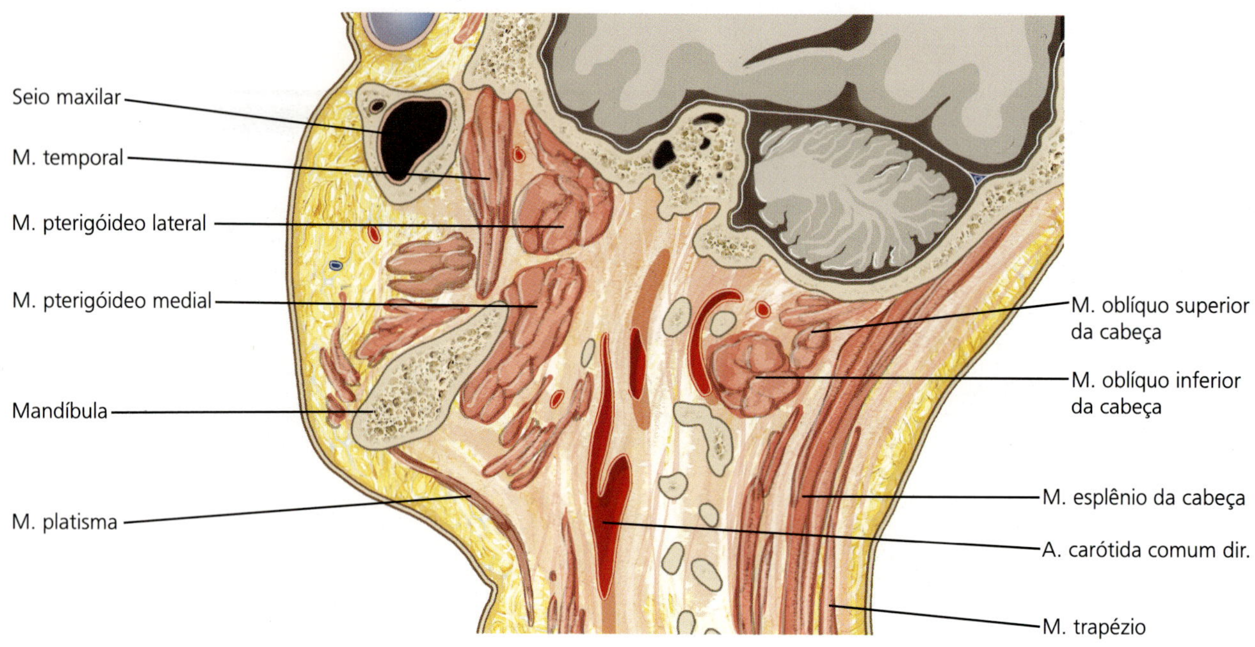
Seio maxilar
M. temporal
M. pterigóideo lateral
M. pterigóideo medial
Mandíbula
M. platisma
M. oblíquo superior da cabeça
M. oblíquo inferior da cabeça
M. esplênio da cabeça
A. carótida comum dir.
M. trapézio

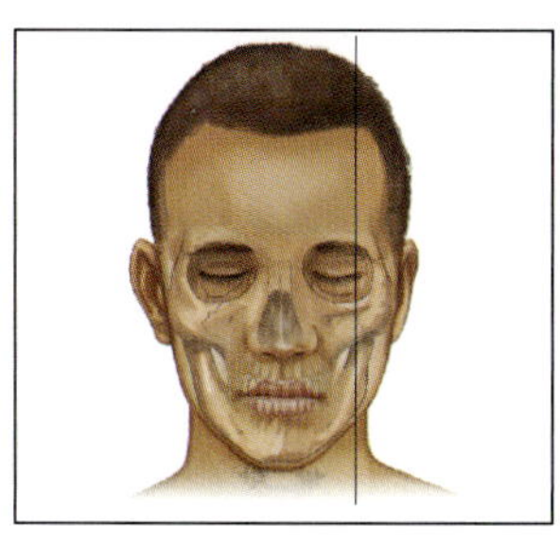

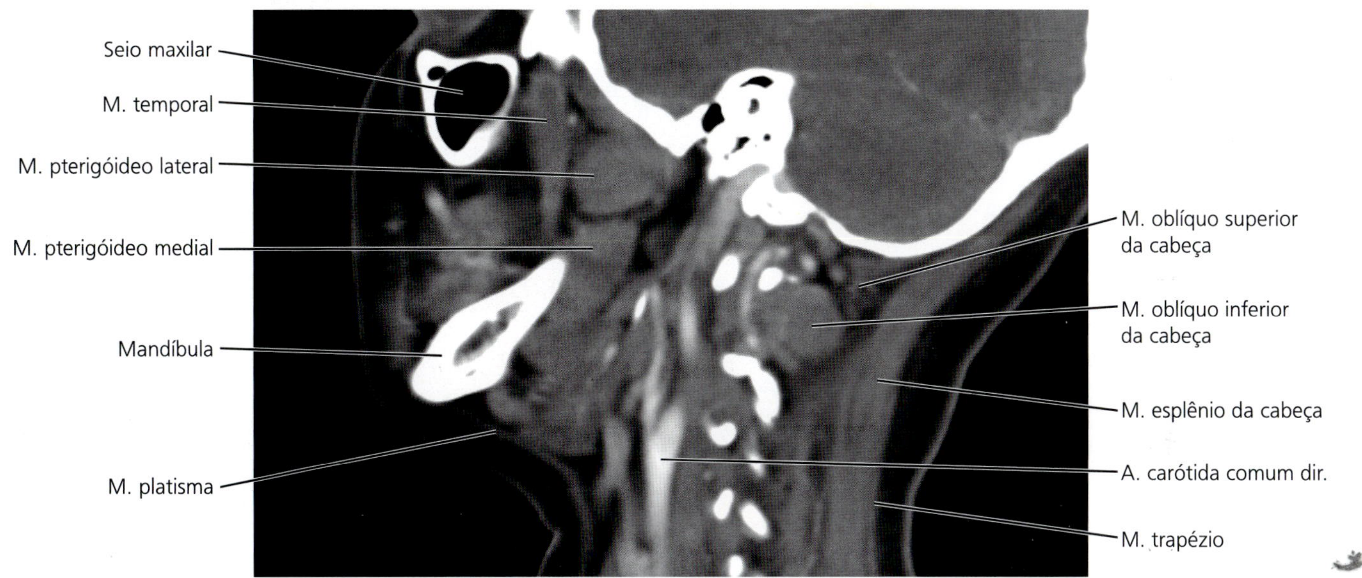
Seio maxilar
M. temporal
M. pterigóideo lateral
M. pterigóideo medial
Mandíbula
M. platisma
M. oblíquo superior da cabeça
M. oblíquo inferior da cabeça
M. esplênio da cabeça
A. carótida comum dir.
M. trapézio

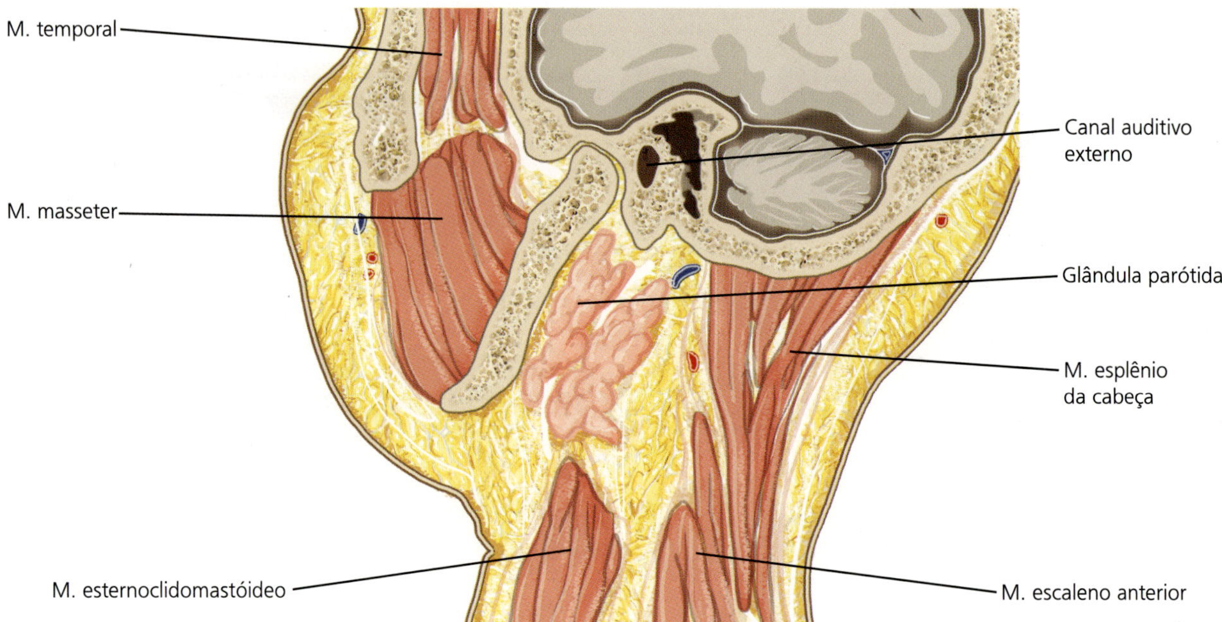
M. temporal
M. masseter
M. esternoclidomastóideo
Canal auditivo externo
Glândula parótida
M. esplênio da cabeça
M. escaleno anterior

CONSIDERAÇÕES DIAGNÓSTICAS

As imagens de CT sagital fora da linha mediana são tipicamente de limitada utilidade diagnóstica dada a falta de simetria como nas imagens axiais. Certas estruturas, no entanto, como a junção occipitocervical e as articulações das facetas podem ser mais bem avaliadas no plano sagital.

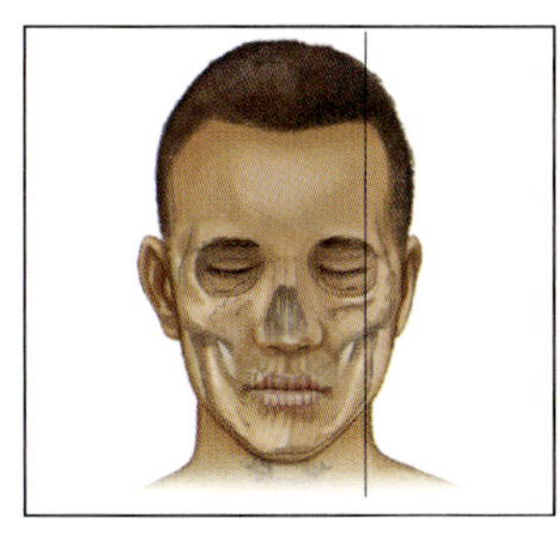

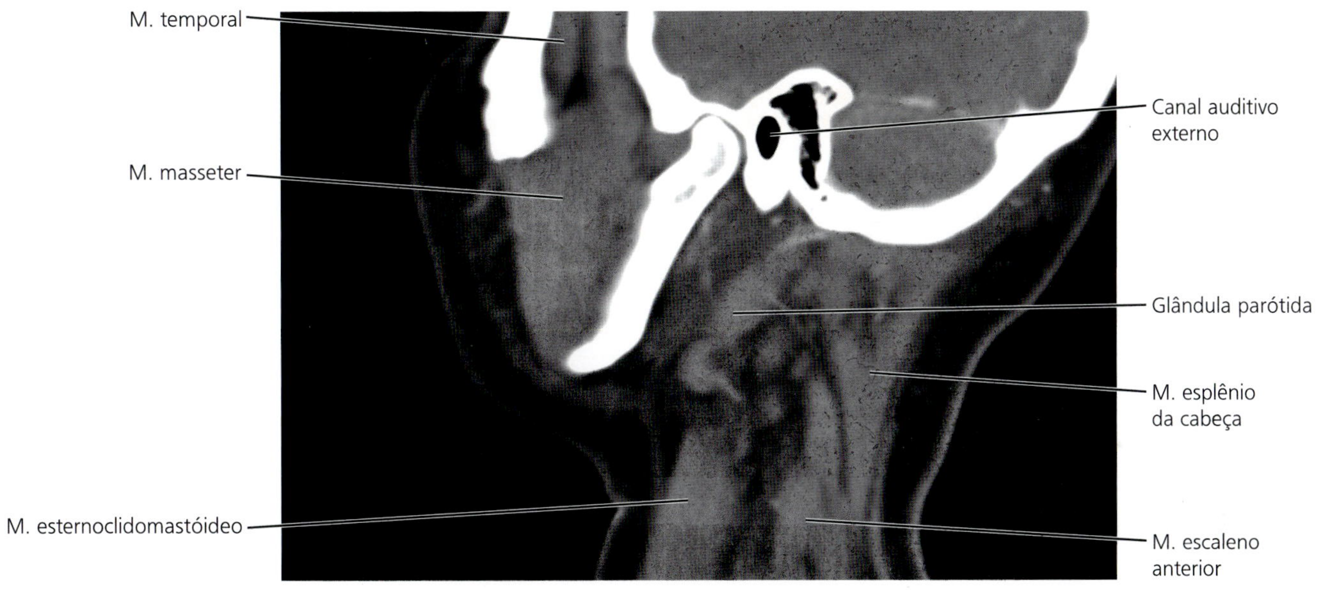
M. temporal
M. masseter
M. esternoclidomastóideo
Canal auditivo externo
Glândula parótida
M. esplênio da cabeça
M. escaleno anterior

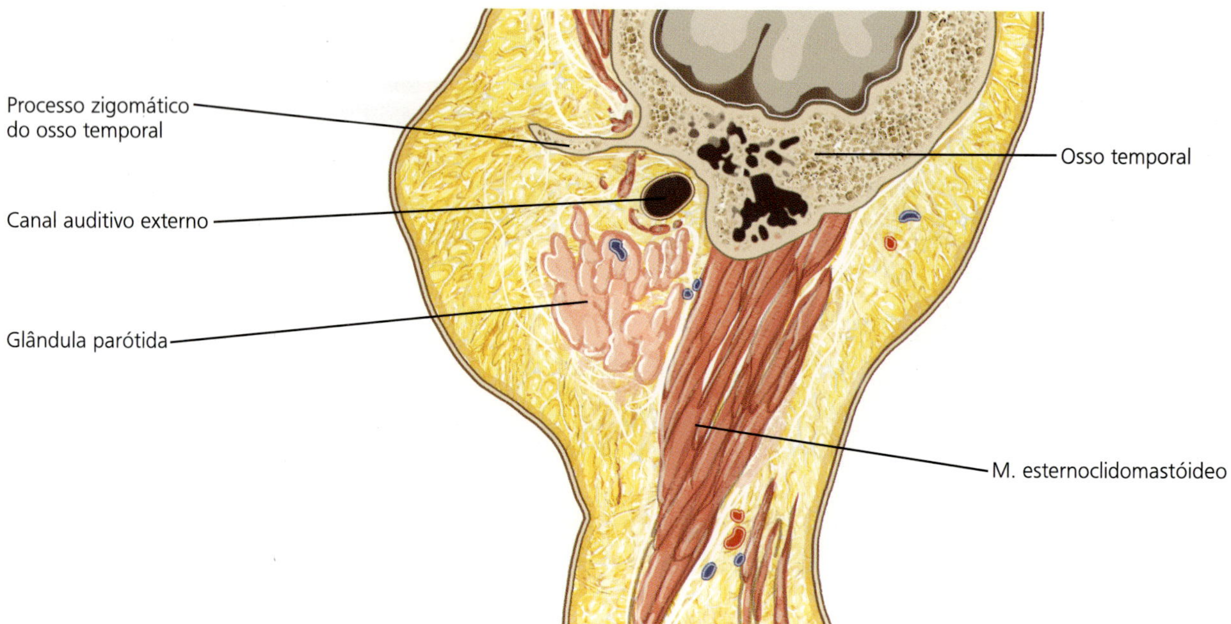
Processo zigomático do osso temporal
Osso temporal
Canal auditivo externo
Glândula parótida
M. esternoclidomastóideo

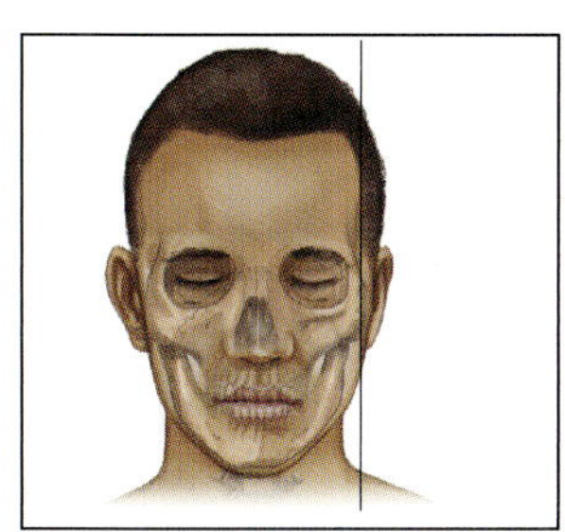

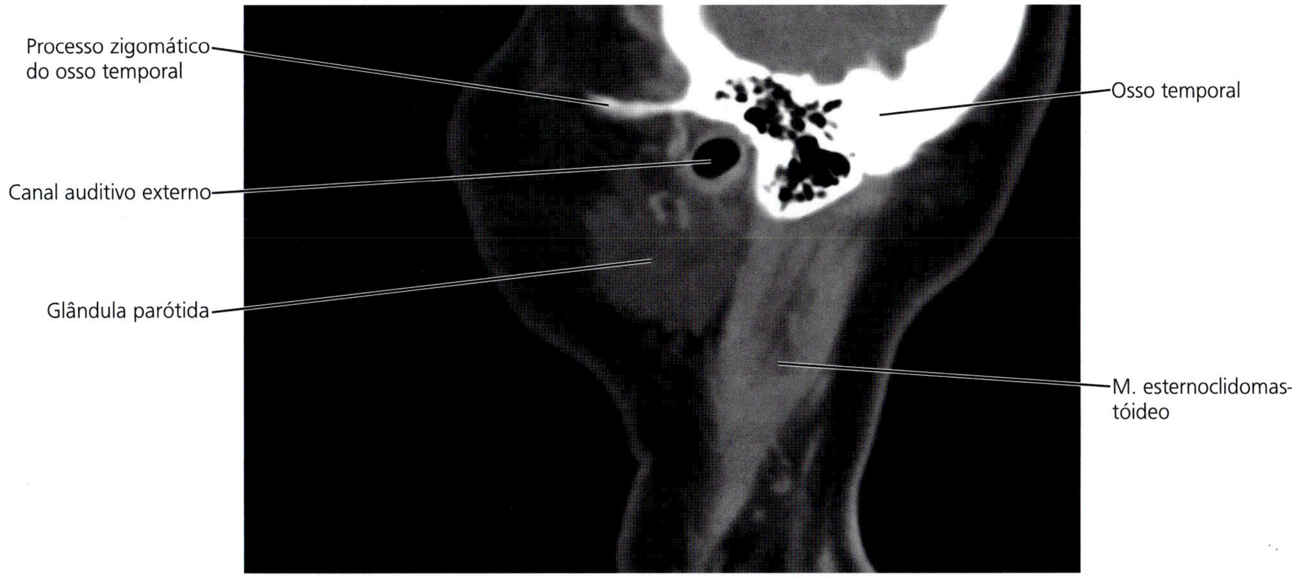
Processo zigomático do osso temporal
Osso temporal
Canal auditivo externo
Glândula parótida
M. esternoclidomastóideo

Capítulo 14 HIPOFARINGE, LARINGE E PESCOÇO INFRA-HIÓIDEO

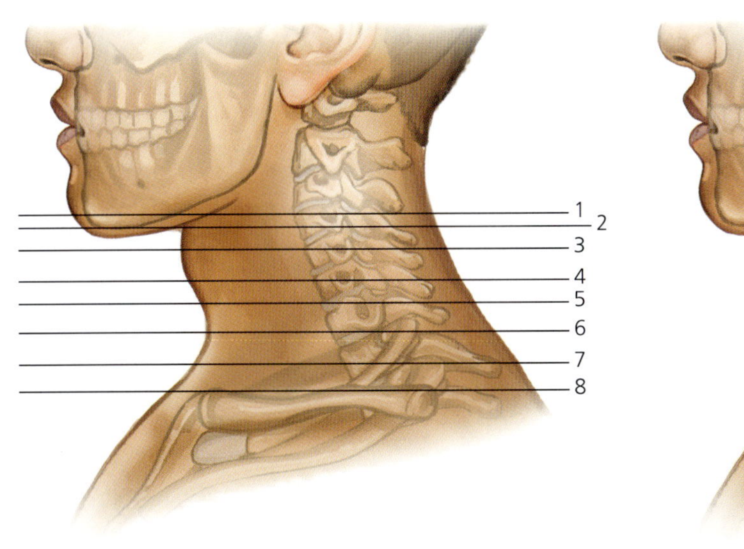

1
2
3
4
5
6
7
8

AXIAL 472

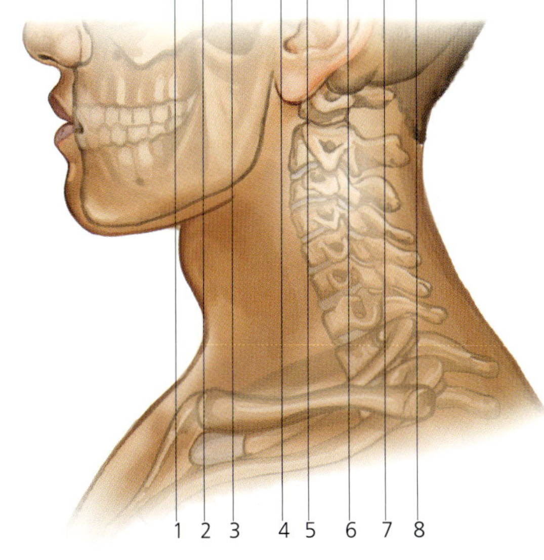

1 2 3 4 5 6 7 8

CORONAL 488

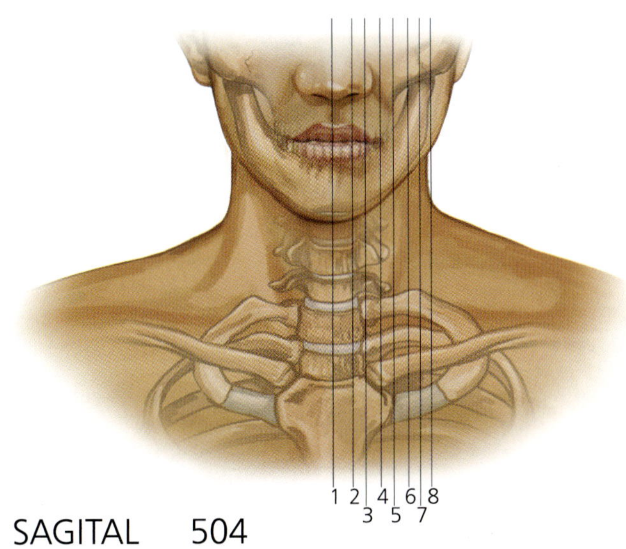

1 2 4 6 8
3 5 7

SAGITAL 504

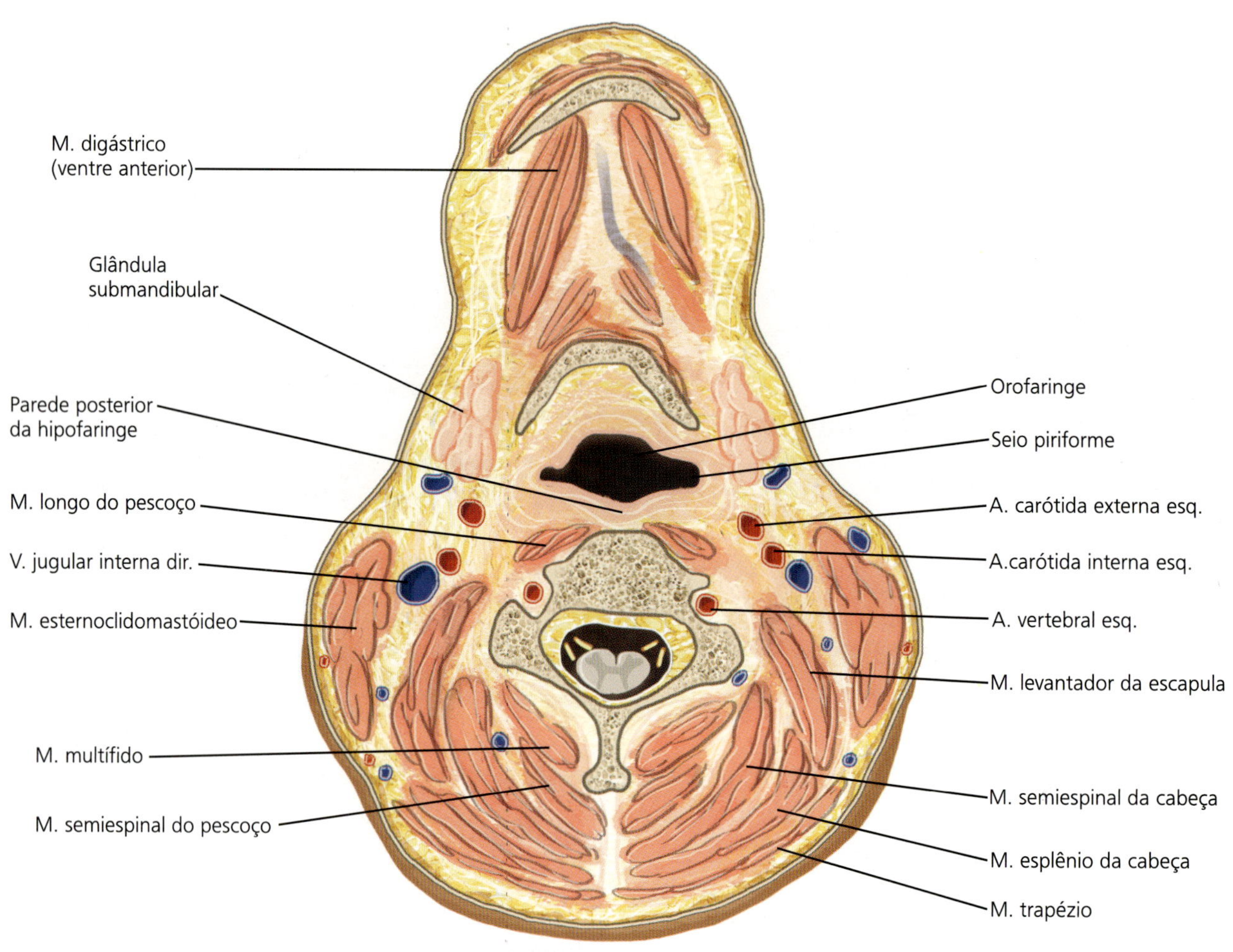
M. digástrico (ventre anterior)
Glândula submandibular
Parede posterior da hipofaringe
M. longo do pescoço
V. jugular interna dir.
M. esternoclidomastóideo
M. multífido
M. semiespinal do pescoço
Orofaringe
Seio piriforme
A. carótida externa esq.
A.carótida interna esq.
A. vertebral esq.
M. levantador da escapula
M. semiespinal da cabeça
M. esplênio da cabeça
M. trapézio

CONSIDERAÇÕES DIAGNÓSTICAS

Axial 1 na página seguinte mostra uma sequência ponderada em T2 (imagem superior) e uma imagem ponderada em T1 (inferior). Notar que o liquor em torno da medula espinal é brilhante em imagem de ressonância magnética ponderada em T2 e cinza-escuro na IRM ponderada em T1. Geralmente a estrutura mais brilhante em imagem ponderada em T1 é a gordura. Observar que a gordura está um pouco brilhante na imagem ponderada em T2 porque a maioria das IRMs em T2 são agora efetuadas com técnicas de *fast spin-echo* ou "turbo" *spin-echo* que usam múltiplos pulsos de radiofrequência (RF) por tempo de eco e fazem o sinal parecer mais semelhante a sinal de água.

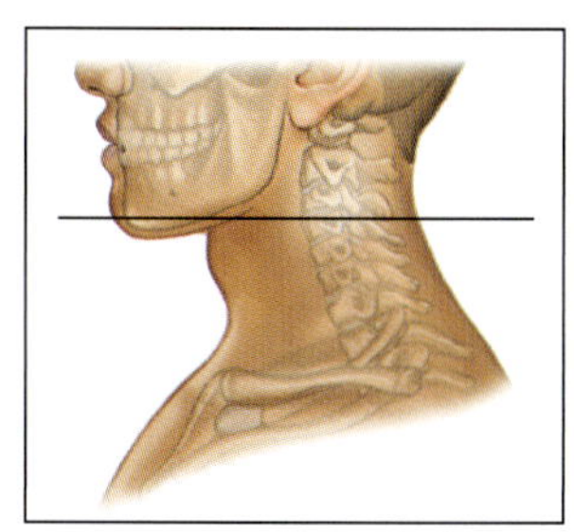

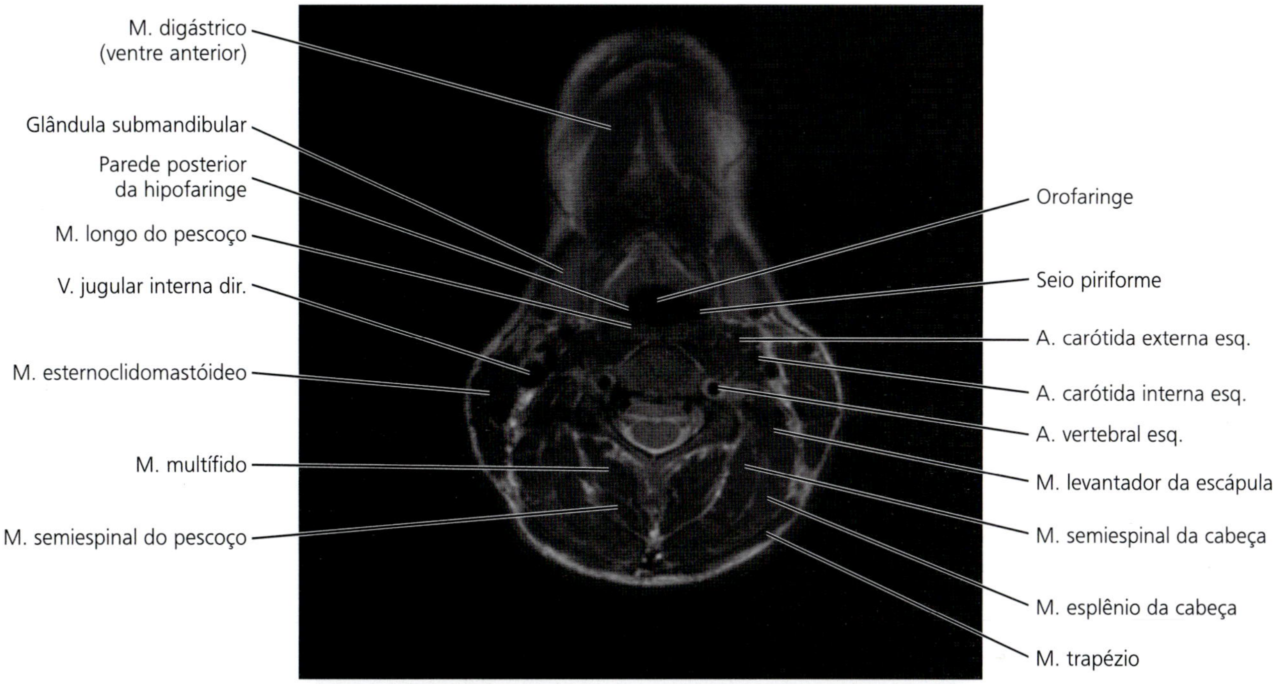

M. digástrico (ventre anterior)
Glândula submandibular
Parede posterior da hipofaringe
M. longo do pescoço
V. jugular interna dir.
M. esternocleidomastóideo
M. multífido
M. semiespinal do pescoço
Orofaringe
Seio piriforme
A. carótida externa esq.
A. carótida interna esq.
A. vertebral esq.
M. levantador da escápula
M. semiespinal da cabeça
M. esplênio da cabeça
M. trapézio

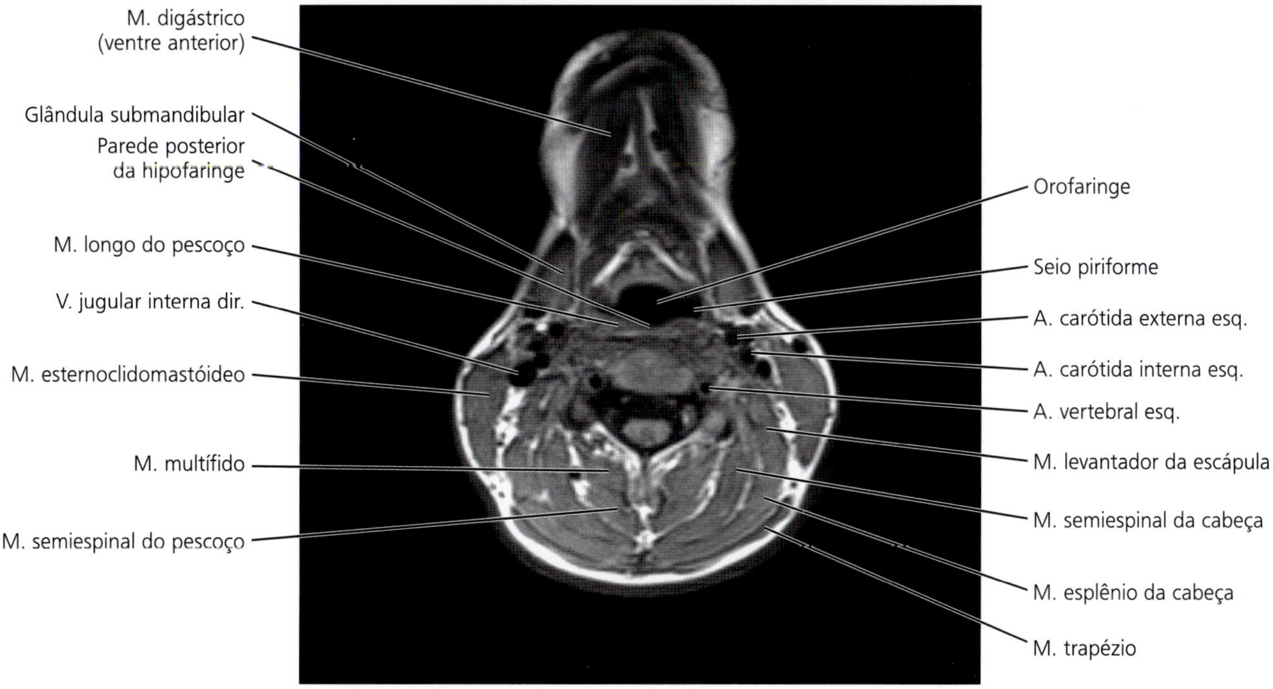

M. digástrico (ventre anterior)
Glândula submandibular
Parede posterior da hipofaringe
M. longo do pescoço
V. jugular interna dir.
M. esternocleidomastóideo
M. multífido
M. semiespinal do pescoço
Orofaringe
Seio piriforme
A. carótida externa esq.
A. carótida interna esq.
A. vertebral esq.
M. levantador da escápula
M. semiespinal da cabeça
M. esplênio da cabeça
M. trapézio

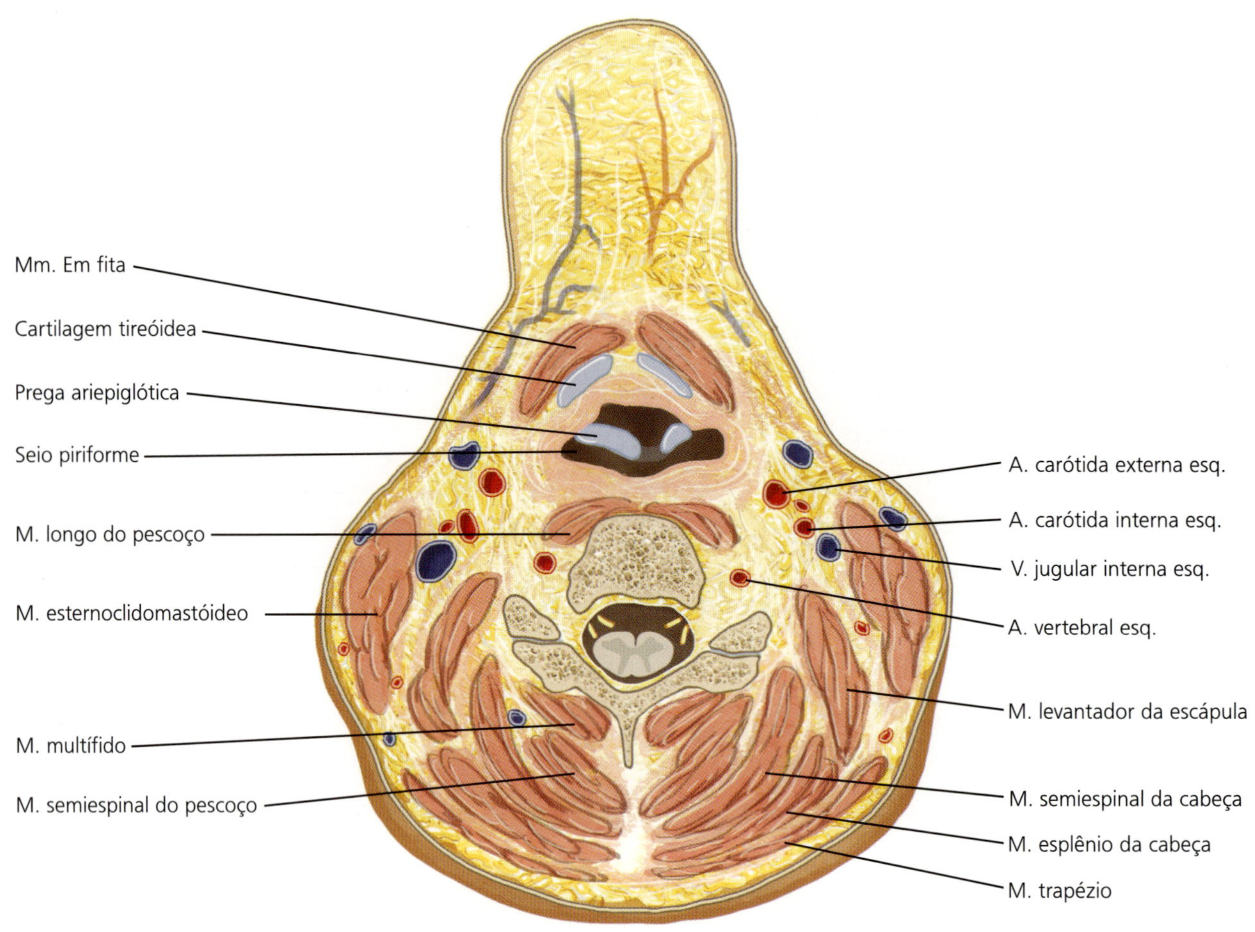
Mm. Em fita
Cartilagem tireóidea
Prega ariepiglótica
Seio piriforme
M. longo do pescoço
M. esternoclidomastóideo
M. multífido
M. semiespinal do pescoço
A. carótida externa esq.
A. carótida interna esq.
V. jugular interna esq.
A. vertebral esq.
M. levantador da escápula
M. semiespinal da cabeça
M. esplênio da cabeça
M. trapézio

CONSIDERAÇÕES DIAGNÓSTICAS

O estudo por imagem do pescoço pode ser difícil porque muitas estruturas críticas estão comprimidas em um espaço relativamente pequeno. Uma opção de avaliação diagnóstica para IRM e CT do pescoço é estudar as estruturas de centrais para periféricas, começando com a *via aérea*. Obstrução iminente da via aérea deve ser reconhecida precocemente na avaliação do pescoço. A via aérea é, muitas vezes, a primeira estrutura a ser exposta a agentes carcinogênicos e vírus. Um carcinoma de células escamosas hipofaríngeo primário pode aparecer primeiro como uma leve assimetria nas superfícies mucosas da hipofaringe.

A estrutura seguinte a avaliar é o local usual de disseminação maligna, os *linfonodos*, os quais geralmente acompanham as estruturas venosas. A maior estrutura venosa no pescoço é a veia jugular interna, e, assim, a cadeia linfonodal jugular tipicamente contém os maiores linfonodos. O maior linfonodo situa-se no topo desta cadeia, o linfonodo jugulodigástrico, o qual serve como um ponto comum de drenagem linfática da cabeça.

Em seguida, as glândulas especializadas da cabeça e pescoço podem ser avaliadas, incluindo as glândulas parótida, submandibular e tireóide. Finalmente, as estruturas são avaliadas na margem de um estudo do pescoço, como o cérebro acima, a coluna e o topo dos pulmões, e estruturas comuns a muitas partes do corpo (p. ex., vasos, ossos, músculos, tecido subcutâneo, contornos da pele).

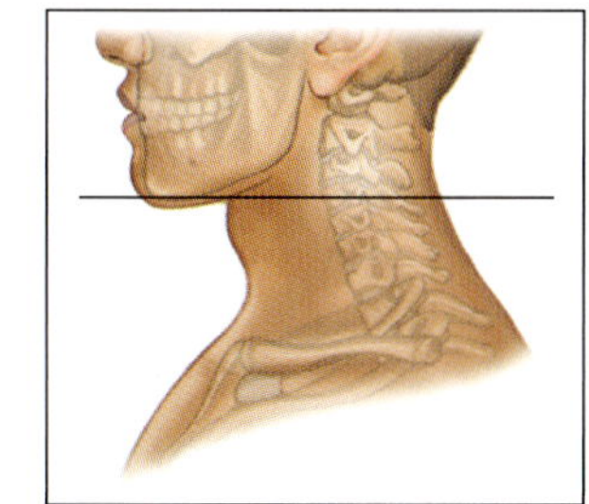

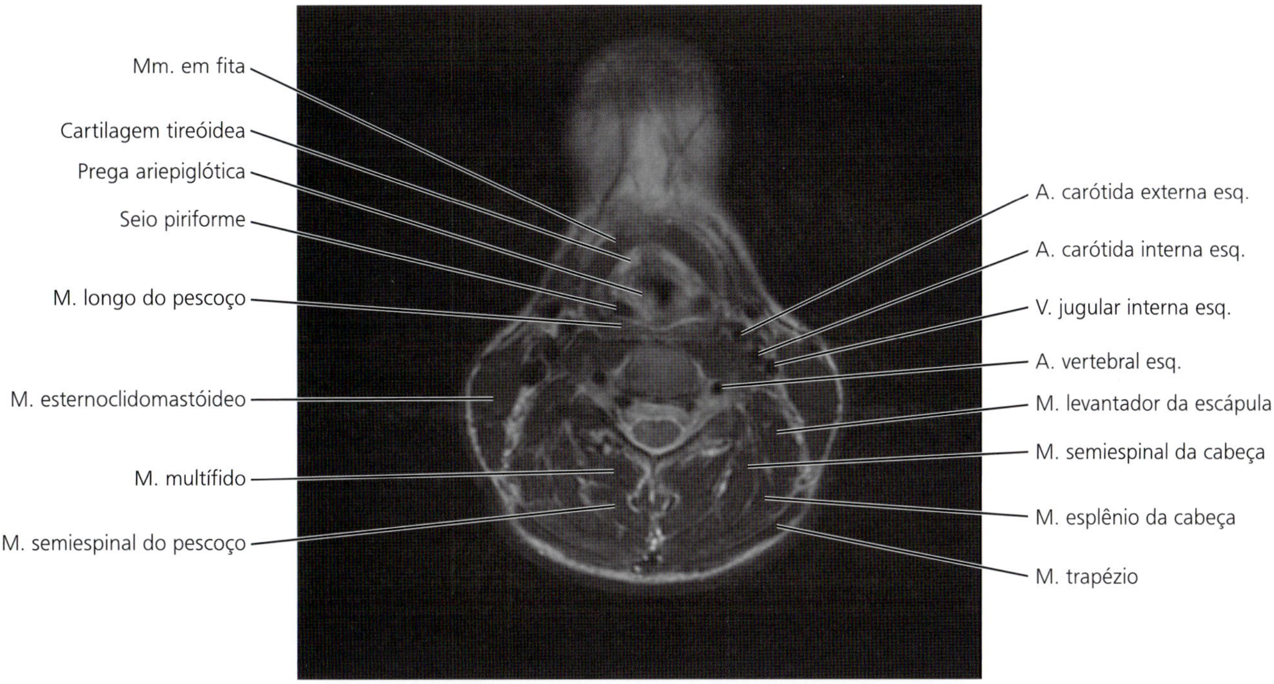

Mm. em fita
Cartilagem tireóidea
Prega ariepiglótica
Seio piriforme
M. longo do pescoço
M. esternoclidomastóideo
M. multífido
M. semiespinal do pescoço

A. carótida externa esq.
A. carótida interna esq.
V. jugular interna esq.
A. vertebral esq.
M. levantador da escápula
M. semiespinal da cabeça
M. esplênio da cabeça
M. trapézio

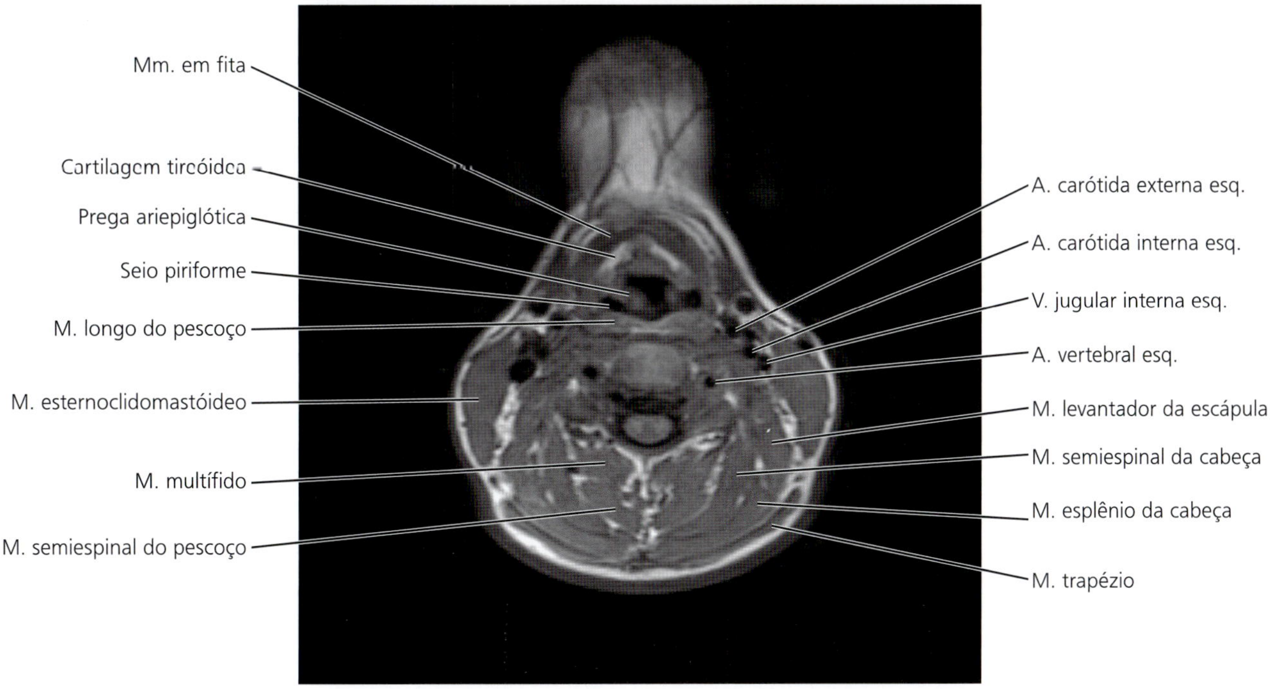

Mm. em fita
Cartilagem tireóidea
Prega ariepiglótica
Seio piriforme
M. longo do pescoço
M. esternoclidomastóideo
M. multífido
M. semiespinal do pescoço

A. carótida externa esq.
A. carótida interna esq.
V. jugular interna esq.
A. vertebral esq.
M. levantador da escápula
M. semiespinal da cabeça
M. esplênio da cabeça
M. trapézio

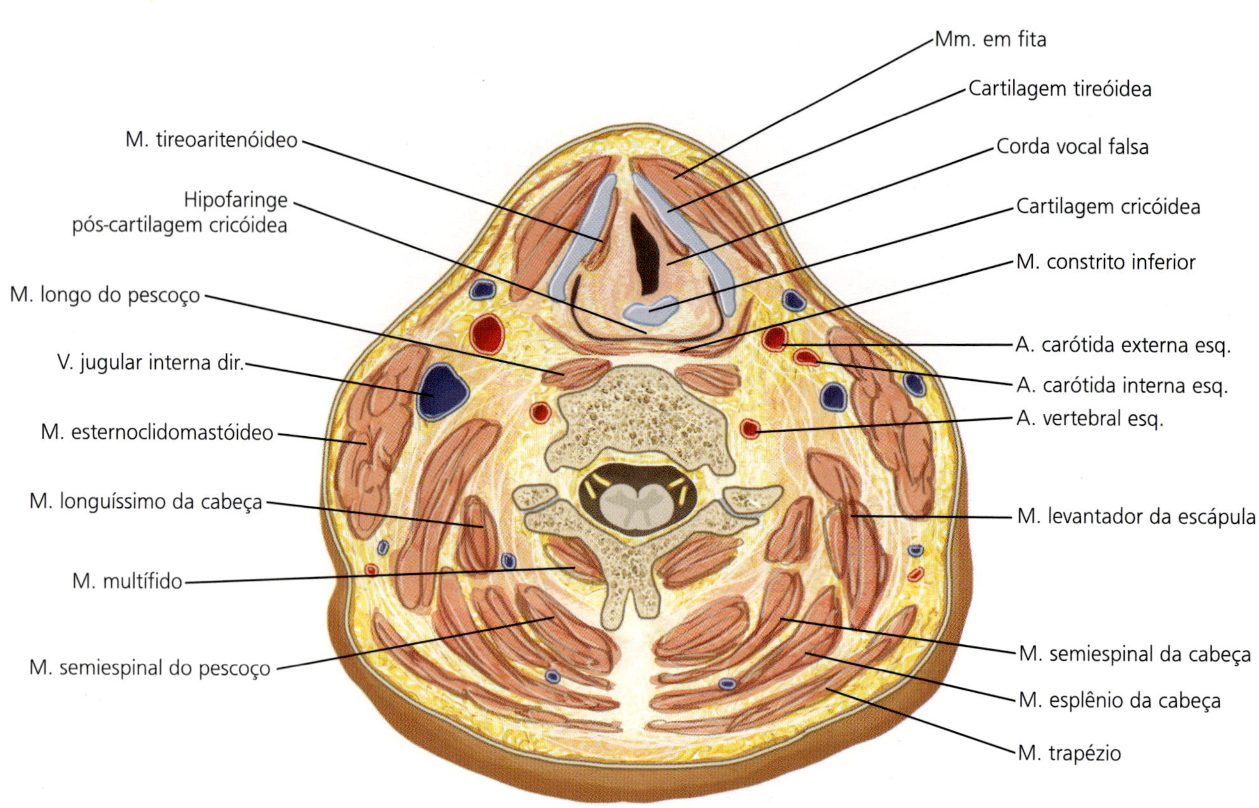
Mm. em fita
Cartilagem tireóidea
M. tireoaritenóideo
Corda vocal falsa
Hipofaringe
pós-cartilagem cricóidea
Cartilagem cricóidea
M. constrito inferior
M. longo do pescoço
A. carótida externa esq.
V. jugular interna dir.
A. carótida interna esq.
A. vertebral esq.
M. esternoclidomastóideo
M. longuíssimo da cabeça
M. levantador da escápula
M. multífido
M. semiespinal da cabeça
M. semiespinal do pescoço
M. esplênio da cabeça
M. trapézio

CONSIDERAÇÃO PATOLÓGICA

Notar o desvio medial da corda vocal direita com um foco de sinal escuro profundo à superfície da mucosa. Este achado sugere injeção prévia de Teflon em paralisia de corda vocal, para ajudar a trazer a corda vocal para fazer contato com a corda com movimento normal.

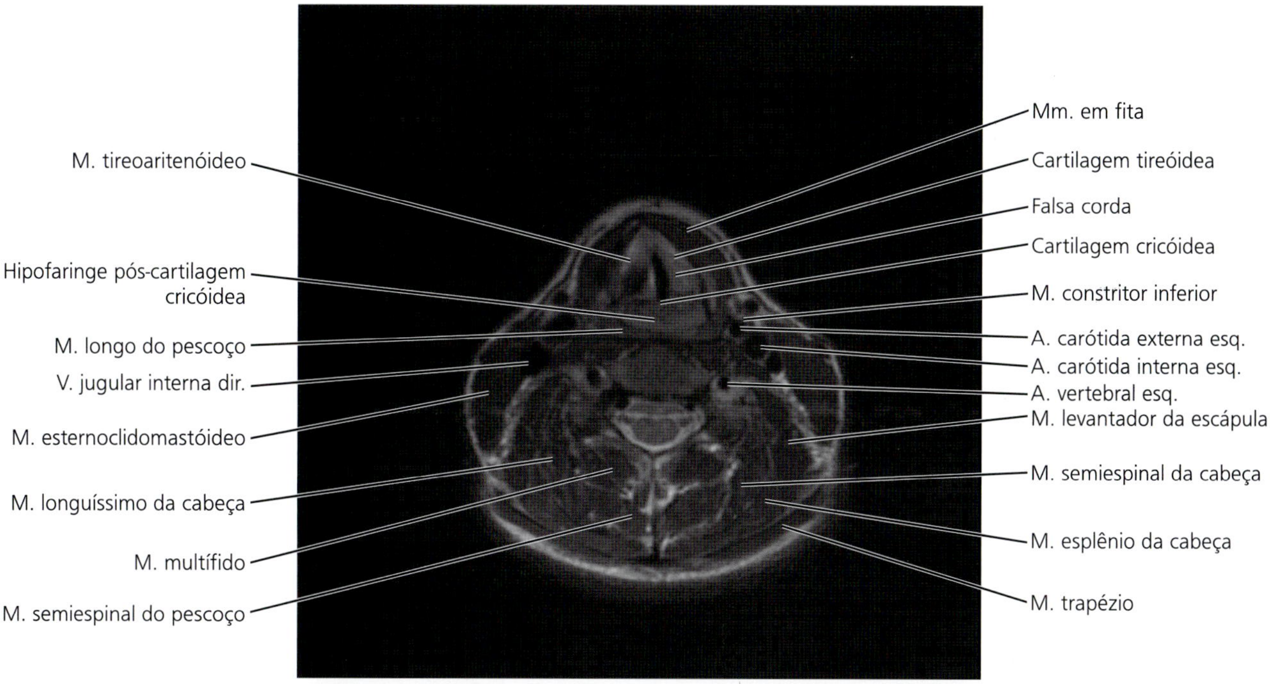

HIPOFARINGE, LARINGE E PESCOÇO INFRA-HIÓIDEO AXIAL 3

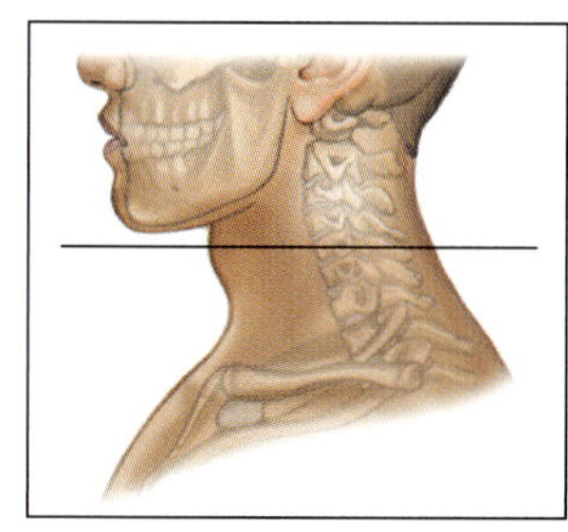

M. tireoaritenóideo
Hipofaringe pós-cartilagem cricóidea
M. longo do pescoço
V. jugular interna dir.
M. esternoclidomastóideo
M. longuíssimo da cabeça
M. multífido
M. semiespinal do pescoço
Mm. em fita
Cartilagem tireóidea
Falsa corda
Cartilagem cricóidea
M. constritor inferior
A. carótida externa esq.
A. carótida interna esq.
A. vertebral esq.
M. levantador da escápula
M. semiespinal da cabeça
M. esplênio da cabeça
M. trapézio

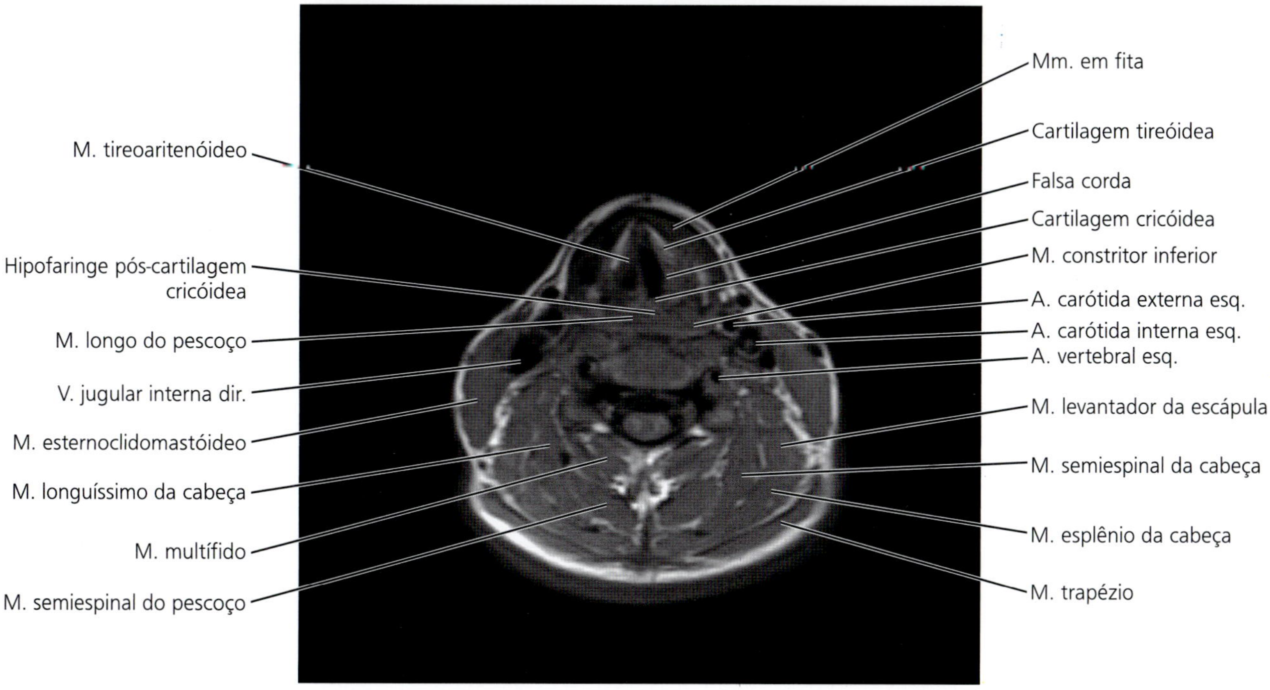

M. tireoaritenóideo
Hipofaringe pós-cartilagem cricóidea
M. longo do pescoço
V. jugular interna dir.
M. esternoclidomastóideo
M. longuíssimo da cabeça
M. multífido
M. semiespinal do pescoço
Mm. em fita
Cartilagem tireóidea
Falsa corda
Cartilagem cricóidea
M. constritor inferior
A. carótida externa esq.
A. carótida interna esq.
A. vertebral esq.
M. levantador da escápula
M. semiespinal da cabeça
M. esplênio da cabeça
M. trapézio

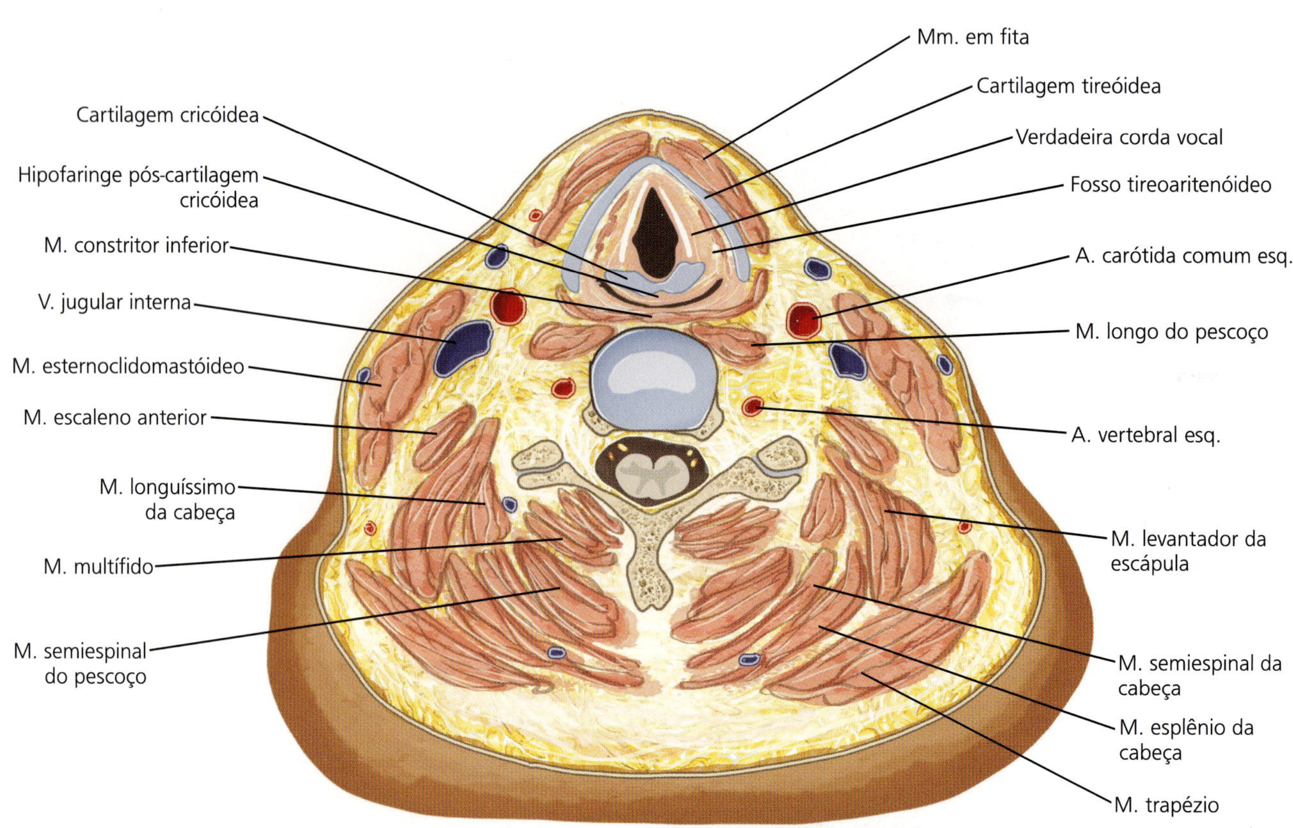
Mm. em fita
Cartilagem tireóidea
Verdadeira corda vocal
Fosso tireoaritenóideo
A. carótida comum esq.
M. longo do pescoço
A. vertebral esq.
M. levantador da escápula
M. semiespinal da cabeça
M. esplênio da cabeça
M. trapézio
Cartilagem cricóidea
Hipofaringe pós-cartilagem cricóidea
M. constritor inferior
V. jugular interna
M. esternoclidomastóideo
M. escaleno anterior
M. longuíssimo da cabeça
M. multífido
M. semiespinal do pescoço

CONSIDERAÇÕES SOBRE TÉCNICA DE IMAGEM

As cordas vocais deve ser simétricas. O desvio medial de uma das cordas vocais sugerem paralisia, e o neurorradiologista deve olhar com cuidado para uma lesão ou gânglio linfático aumentado ao longo do curso dos nervos laríngeos recorrentes.

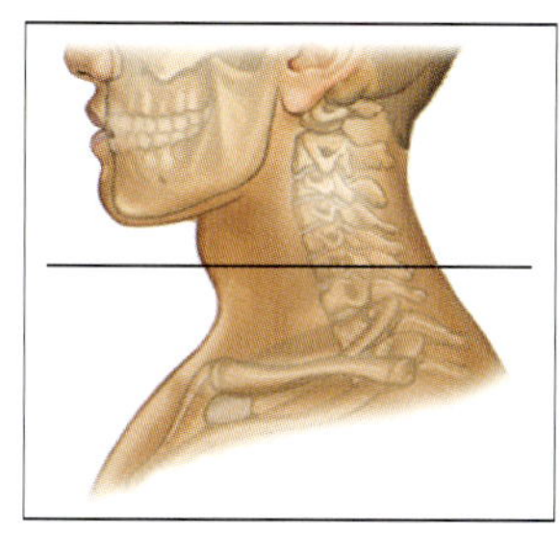

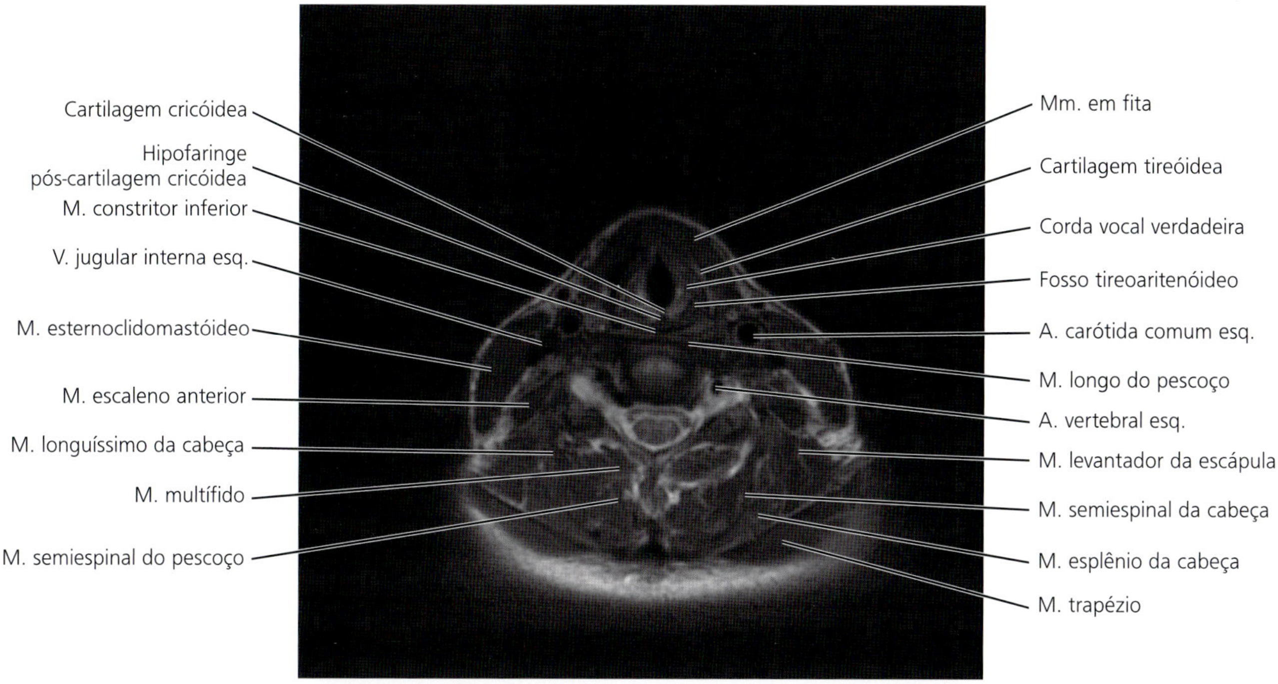

Cartilagem cricóidea
Hipofaringe pós-cartilagem cricóidea
M. constritor inferior
V. jugular interna esq.
M. esternoclidomastóideo
M. escaleno anterior
M. longuíssimo da cabeça
M. multífido
M. semiespinal do pescoço

Mm. em fita
Cartilagem tireóidea
Corda vocal verdadeira
Fosso tireoaritenóideo
A. carótida comum esq.
M. longo do pescoço
A. vertebral esq.
M. levantador da escápula
M. semiespinal da cabeça
M. esplênio da cabeça
M. trapézio

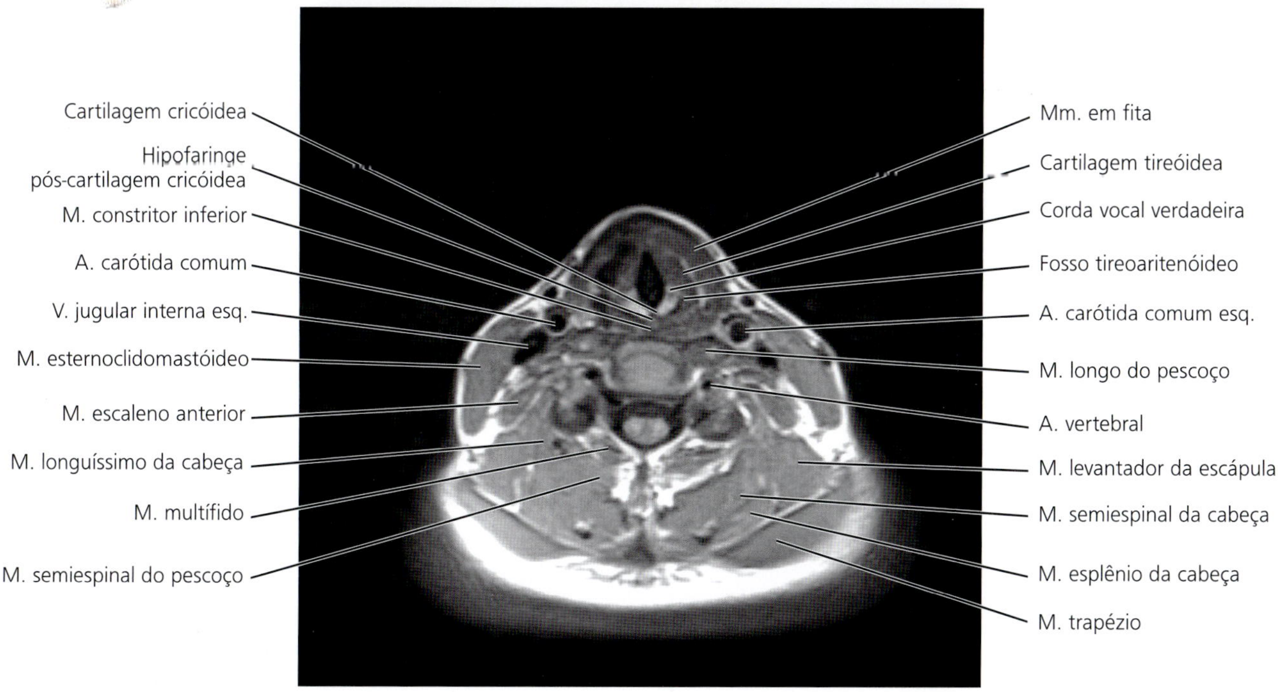

Cartilagem cricóidea
Hipofaringe pós-cartilagem cricóidea
M. constritor inferior
A. carótida comum
V. jugular interna esq.
M. esternoclidomastóideo
M. escaleno anterior
M. longuíssimo da cabeça
M. multífido
M. semiespinal do pescoço

Mm. em fita
Cartilagem tireóidea
Corda vocal verdadeira
Fosso tireoaritenóideo
A. carótida comum esq.
M. longo do pescoço
A. vertebral
M. levantador da escápula
M. semiespinal da cabeça
M. esplênio da cabeça
M. trapézio

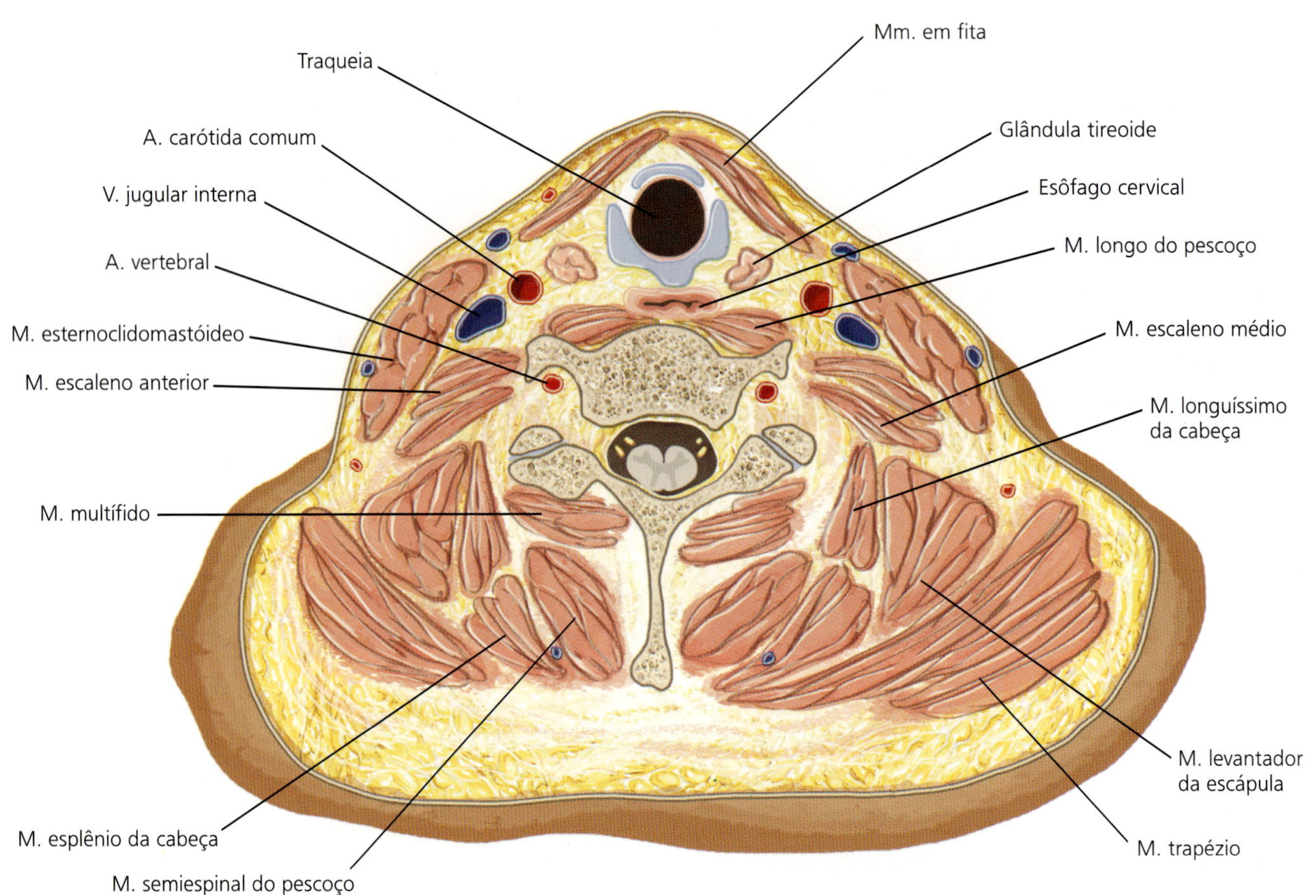
Traqueia
Mm. em fita
A. carótida comum
Glândula tireoide
V. jugular interna
Esôfago cervical
A. vertebral
M. longo do pescoço
M. esternoclidomastóideo
M. escaleno médio
M. escaleno anterior
M. longuíssimo da cabeça
M. multífido
M. levantador da escápula
M. esplênio da cabeça
M. trapézio
M. semiespinal do pescoço

PROCESSO PATOLÓGICO

O espaço membranoso na linha mediana entre a cartilagem tireóidea caudalmente e o anel cricóideo caudalmente é o local para cricotireotomia de emergência (traqueotomia cricóidea). Punção da membrana cricotireóidea com um angiocateter permite acesso de ar em casos de obstrução ao nível das cordas vocais ou mais alta. Os espaços subcutâneos na linha mediana são relativamente avasculares.

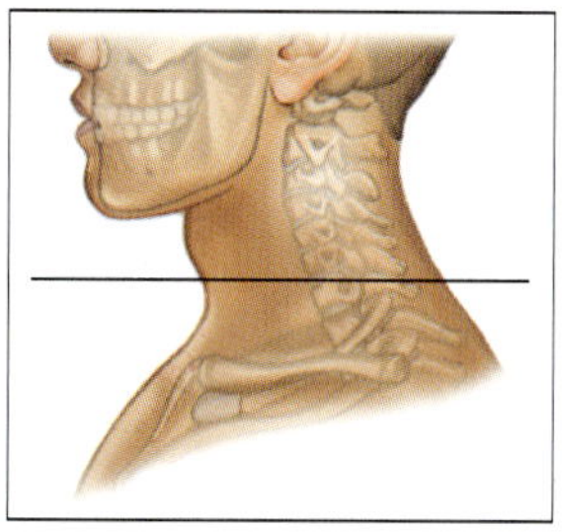

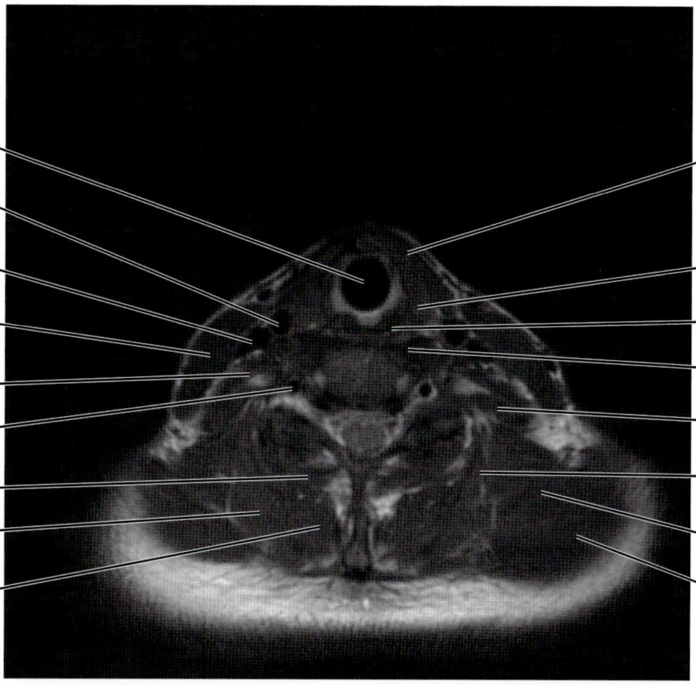
Traqueia
A. carótida comum dir.
V. jugular interna dir.
M. esternoclidomastóideo
M. escaleno anterior
A. vertebral dir.
M. multífido
M. esplênio da cabeça
M. semiespinal do pescoço
Mm. em fita
Glândula tireoide
Esôfago cervical
M. longo do pescoço
M. escaleno médio
M. longuíssimo da cabeça
M. levantador da escápula
M. trapézio

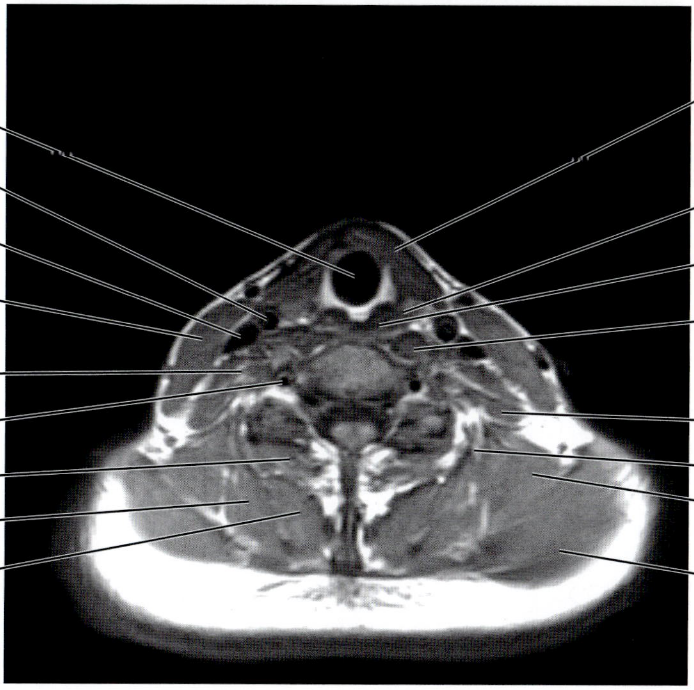
Traqueia
A. carótida comum dir.
V. jugular interna dir.
M. esternoclidomastóideo
M. escaleno anterior
A. vertebral dir.
M. multífido
M. esplênio da cabeça
M. semiespinal do pescoço
Mm. em fita
Glândula tireoide
Esôfago cervical
M. longo do pescoço
M. escaleno médio
M. longuíssimo da cabeça
M. levantador da escápula
M. trapézio

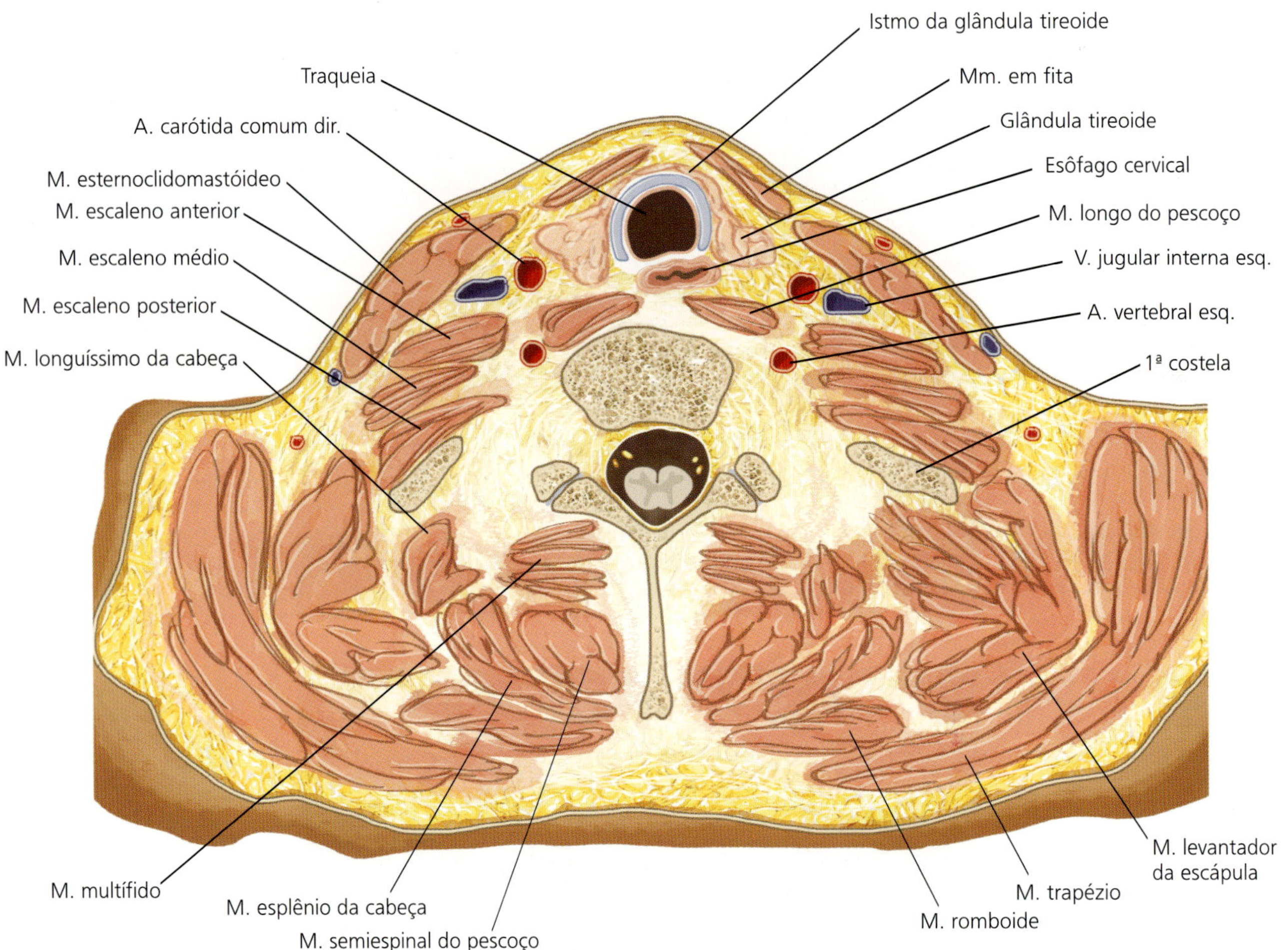
Istmo da glândula tireoide
Traqueia
Mm. em fita
A. carótida comum dir.
Glândula tireoide
Esôfago cervical
M. esternoclidomastóideo
M. escaleno anterior
M. longo do pescoço
M. escaleno médio
V. jugular interna esq.
M. escaleno posterior
A. vertebral esq.
M. longuíssimo da cabeça
1ª costela
M. levantador da escápula
M. multífido
M. trapézio
M. esplênio da cabeça
M. romboide
M. semiespinal do pescoço

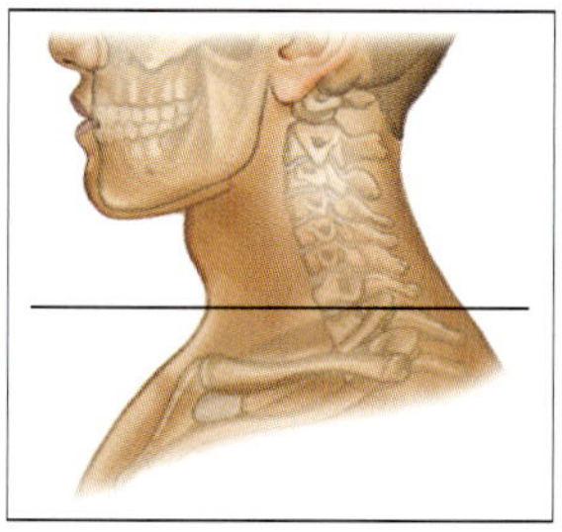

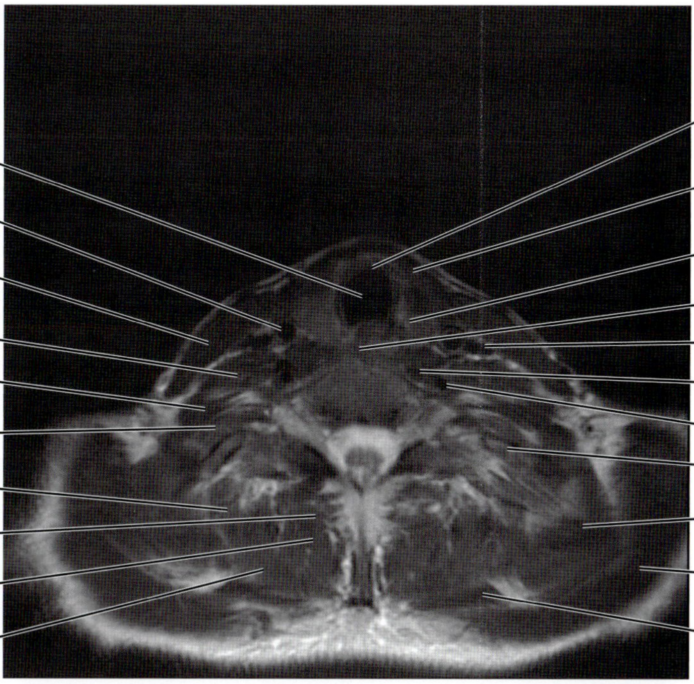
Traqueia
A. carótida comum dir.
M. esternoclidomastóideo
M. escaleno anterior
M. escaleno médio
M. escaleno posterior
M. longuíssimo da cabeça
M. multífido
M. semiespinal do pescoço
M. esplênio da cabeça
Istmo da glândula tireoide
Mm. em fita
Glândula tireoide
Esôfago cervical
V. jugular interna esq.
M. longo do pescoço
A. vertebral esq.
1ª costela
M. levantador da escápula
M. trapézio
M. romboide

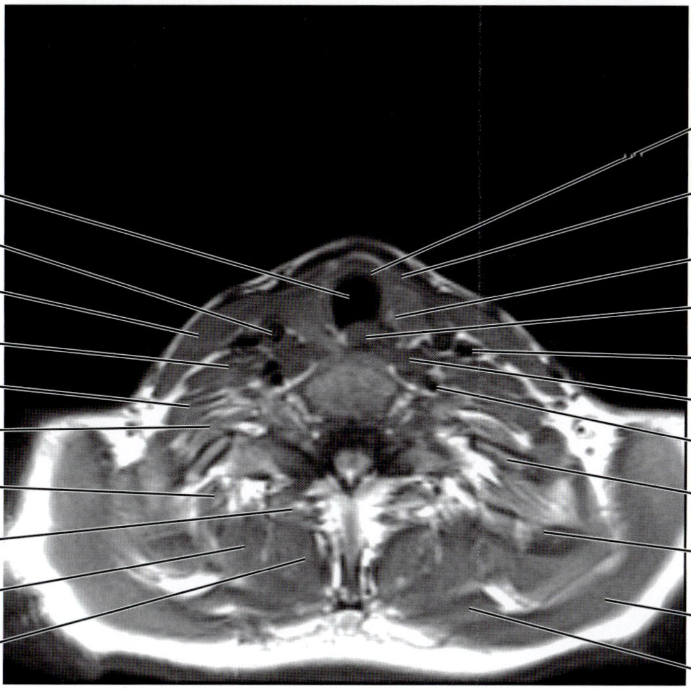
Traqueia
A. carótida comum
M. esternoclidomastóideo
M. escaleno anterior
M. escaleno médio
M. escaleno posterior
M. longuíssimo da cabeça
M. multífido
M. esplênio da cabeça
M. semiespinal do pescoço
Istmo da glândula tireoide
Mm. em fita
Glândula tireoide
Esôfago cervical
V. jugular interna esq.
M. longo do pescoço
A. vertebral esq.
1ª costela
M. levantador da escápula
M. trapézio
M. romboide

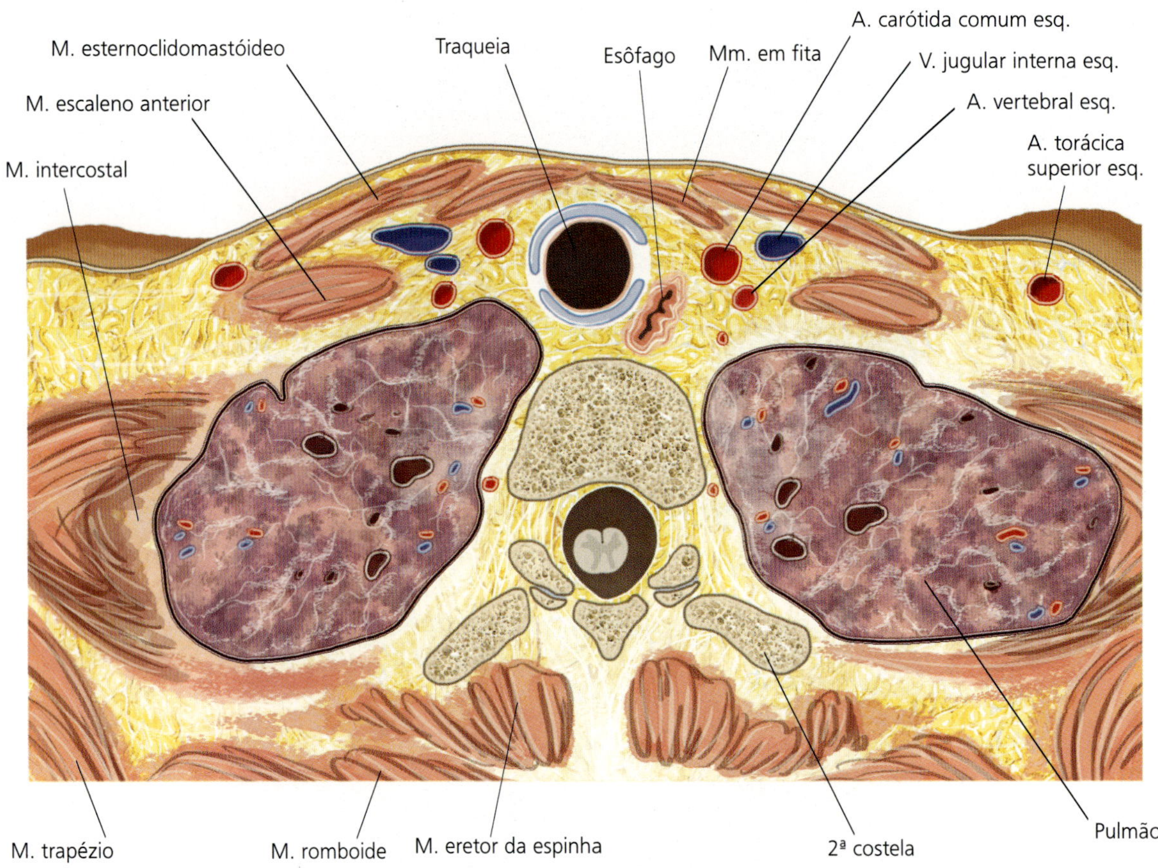
A. carótida comum esq.
M. esternoclidomastóideo
Traqueia
Esôfago
Mm. em fita
V. jugular interna esq.
M. escaleno anterior
A. vertebral esq.
A. torácica superior esq.
M. intercostal
M. trapézio
M. romboide
M. eretor da espinha
2ª costela
Pulmão

ANATOMIA NORMAL

A traqueia abaixo do anel cricóideo ósseo possui material cartilaginoso firme ao longo dos lados laterais e anterior, mas uma parte membranosa mais mole que, muitas vezes, é reta (ou côncava) ao longo da parede posterior.

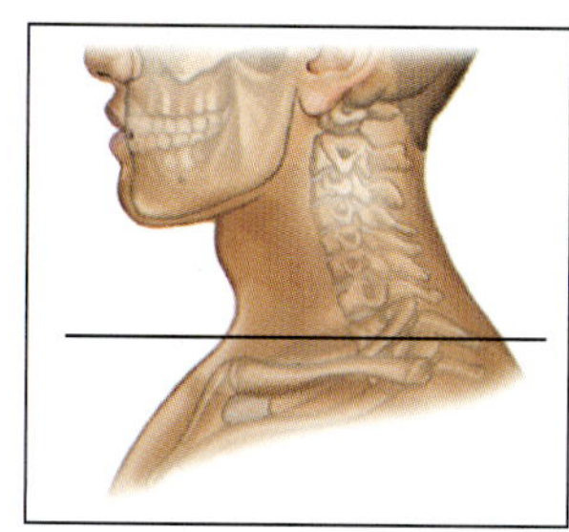

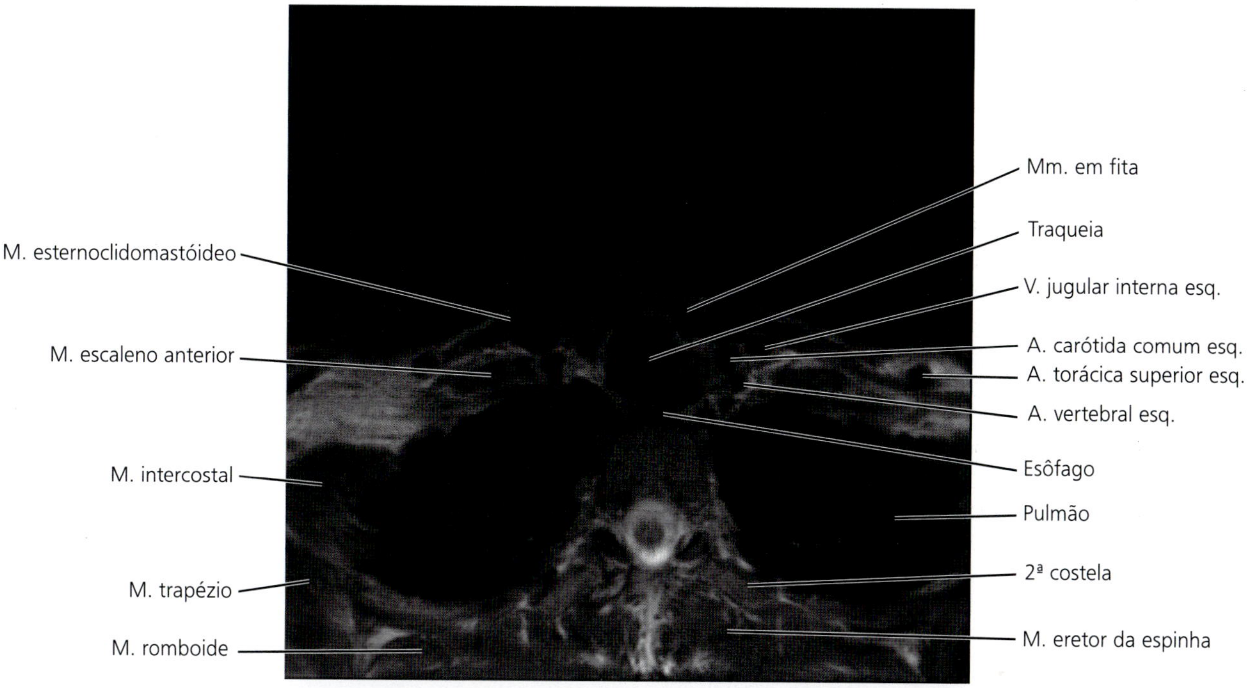

M. esternoclidomastóideo
M. escaleno anterior
M. intercostal
M. trapézio
M. romboide
Mm. em fita
Traqueia
V. jugular interna esq.
A. carótida comum esq.
A. torácica superior esq.
A. vertebral esq.
Esôfago
Pulmão
2ª costela
M. eretor da espinha

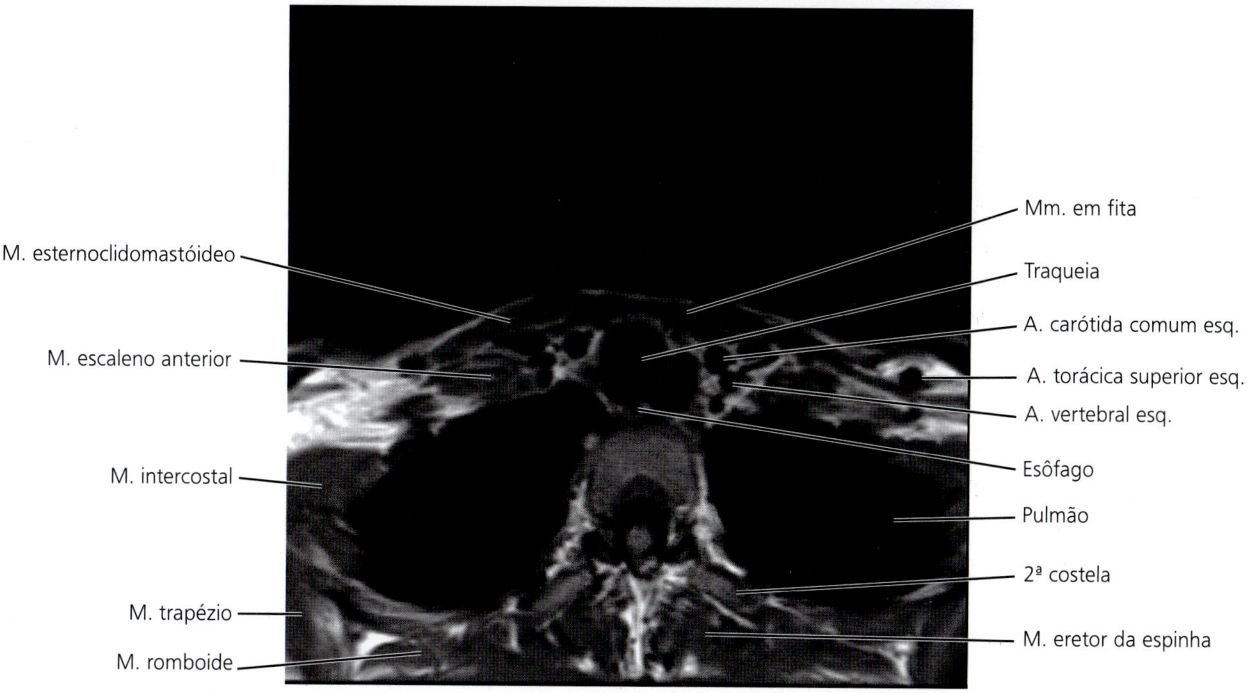

M. esternoclidomastóideo
M. escaleno anterior
M. intercostal
M. trapézio
M. romboide
Mm. em fita
Traqueia
A. carótida comum esq.
A. torácica superior esq.
A. vertebral esq.
Esôfago
Pulmão
2ª costela
M. eretor da espinha

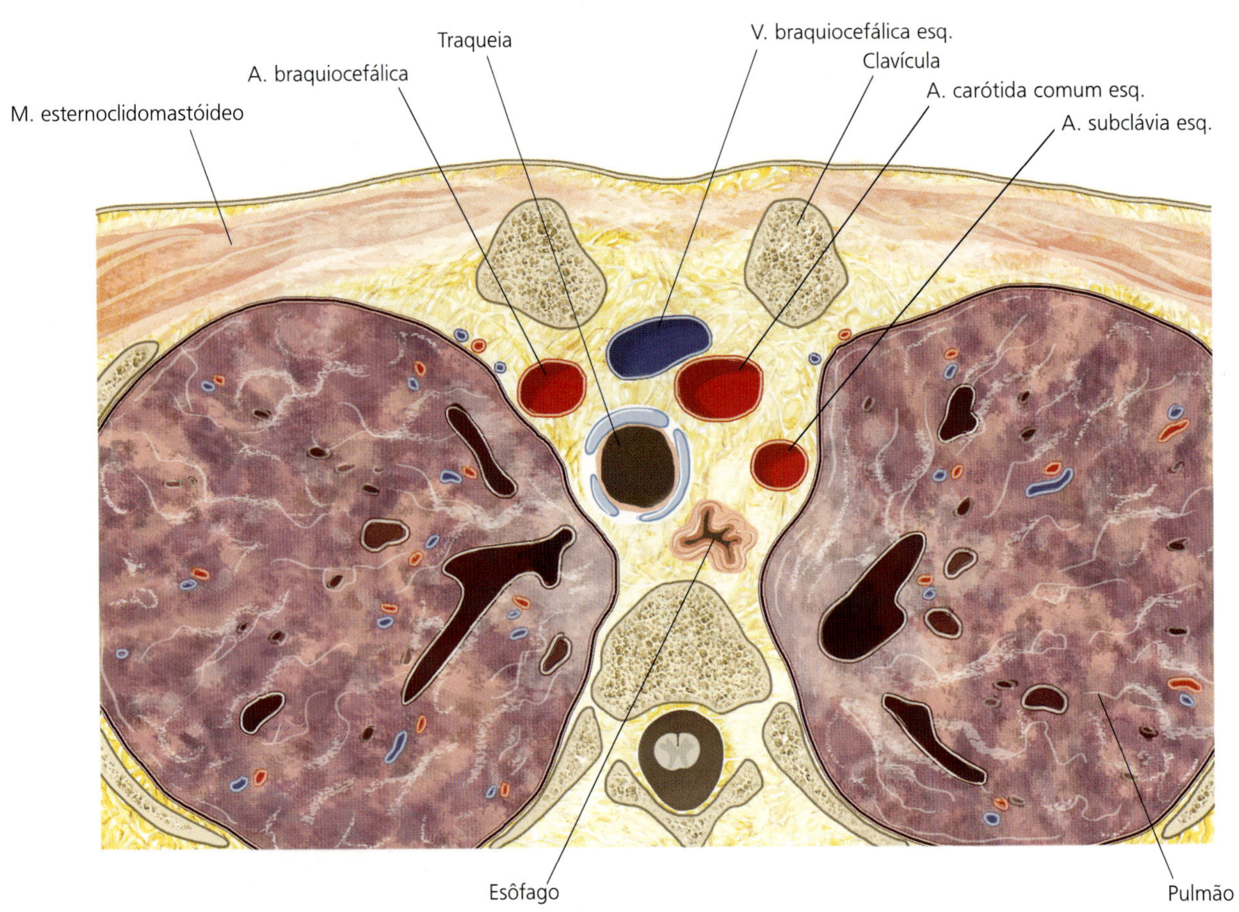
Traqueia
V. braquiocefálica esq.
Clavícula
A. braquiocefálica
A. carótida comum esq.
M. esternoclidomastóideo
A. subclávia esq.
Esôfago
Pulmão

CONSIDERAÇÃO CIRÚRGICA

A veia inominada (braquiocefálica) esquerda passa imediatamente posterior à incisura supraesternal. Ela drena sangue venoso da veia jugular interna esquerda e a veia subclávia esquerda, cruza a linha mediana, e se junta à veia inominada direita para formar a veia cava superior. Na esternotomia mediana, quando a injúria compromete a veia inominada esquerda, o controle pode ser obtido enganchando-se um dedo profundo à incisura supraesternal e puxando para cima.

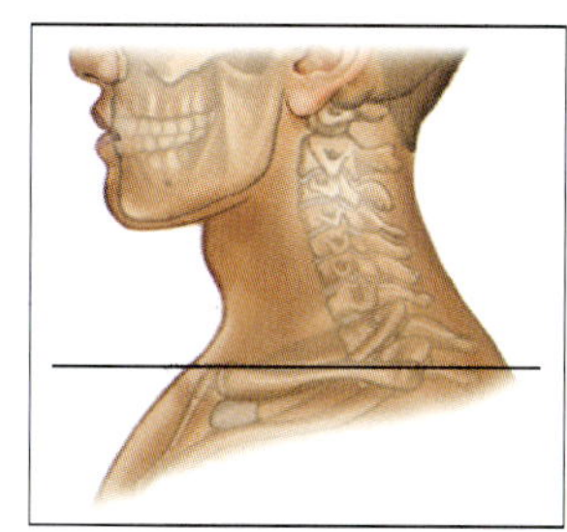

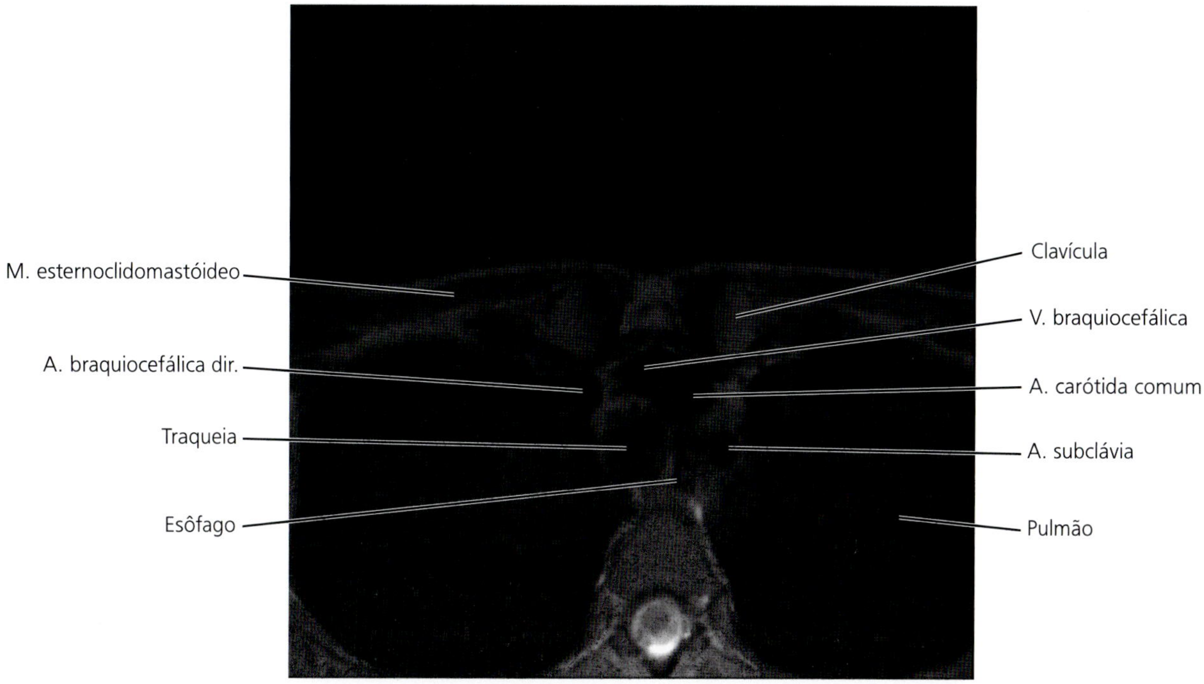

M. esternoclidomastóideo
A. braquiocefálica dir.
Traqueia
Esôfago

Clavícula
V. braquiocefálica
A. carótida comum
A. subclávia
Pulmão

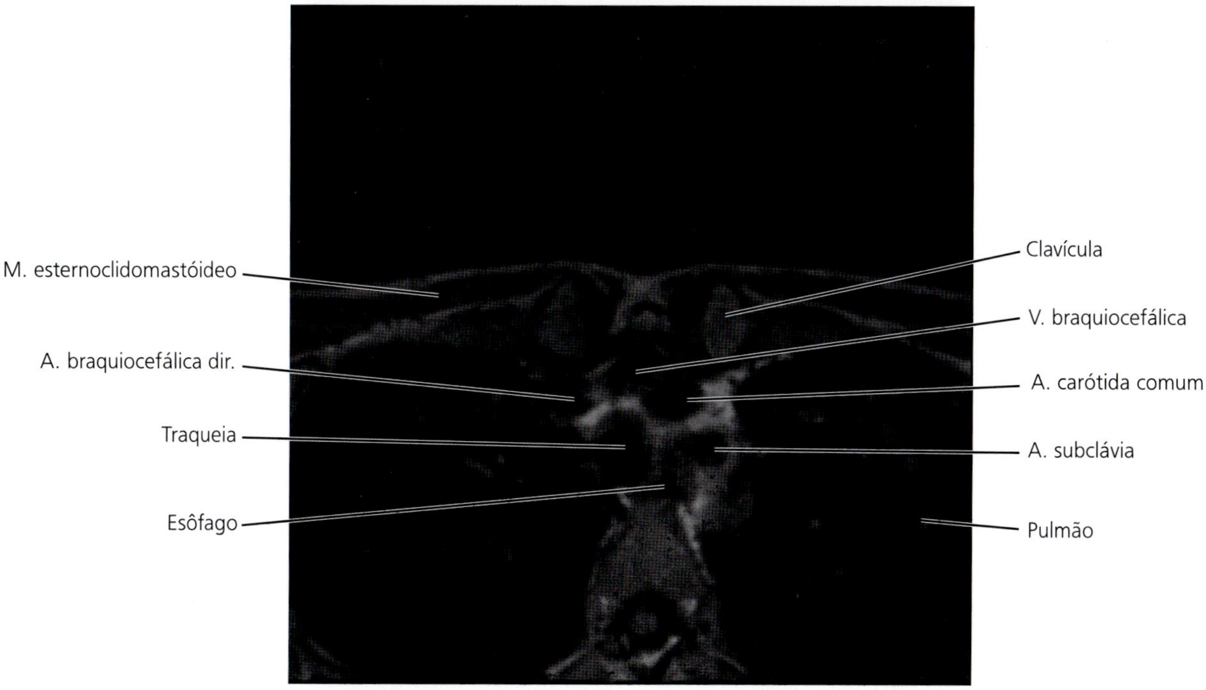

M. esternoclidomastóideo
A. braquiocefálica dir.
Traqueia
Esôfago

Clavícula
V. braquiocefálica
A. carótida comum
A. subclávia
Pulmão

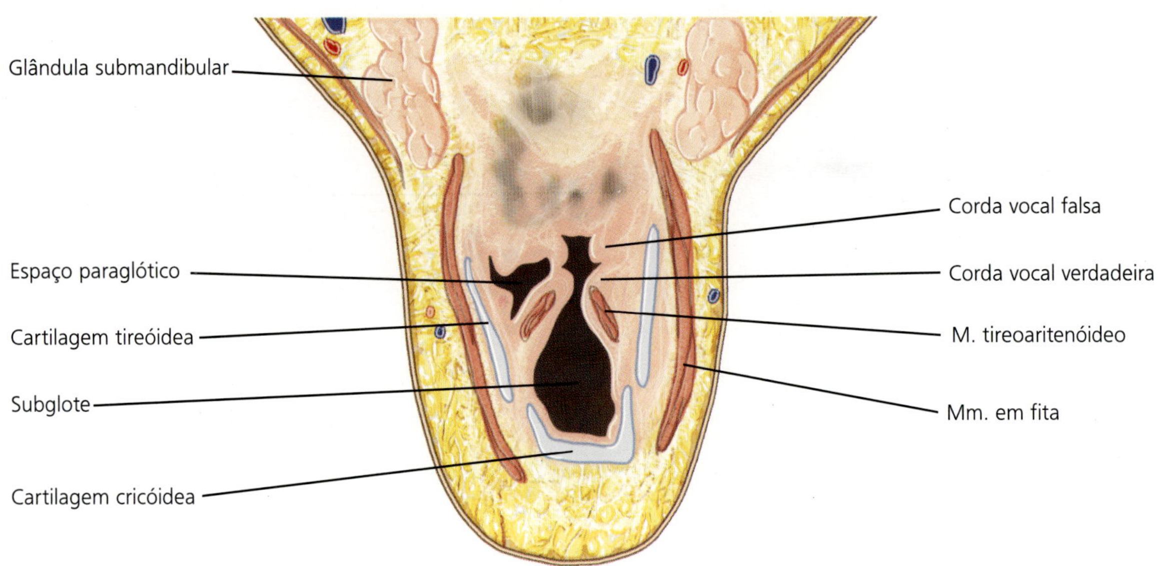
Glândula submandibular
Corda vocal falsa
Espaço paraglótico
Corda vocal verdadeira
Cartilagem tireóidea
M. tireoaritenóideo
Subglote
Mm. em fita
Cartilagem cricóidea

CONSIDERAÇÕES SOBRE TÉCNICA DE IMAGEM

Imagem coronal é usada menos frequentemente que imagem axial quando se está avaliando o pescoço. Entretanto, a capacidade de ver a extensão craniocaudal da cadeia linfonodal jugular no pescoço anterior e a cadeia linfonodal acessória espinal no pescoço posterior frequentemente torna os linfonodos aumentados mais conspícuos em imagens de RM coronais.

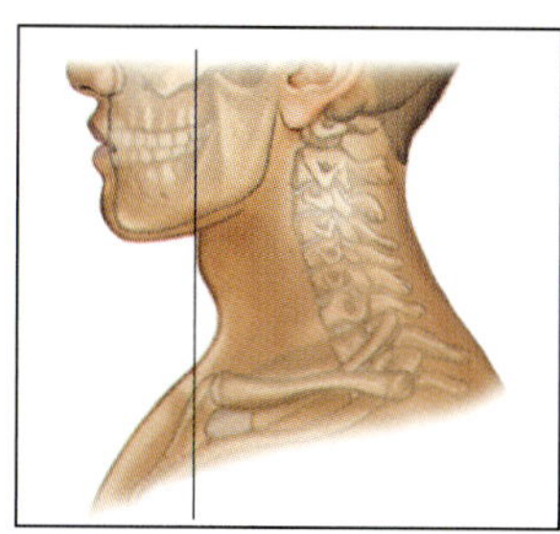

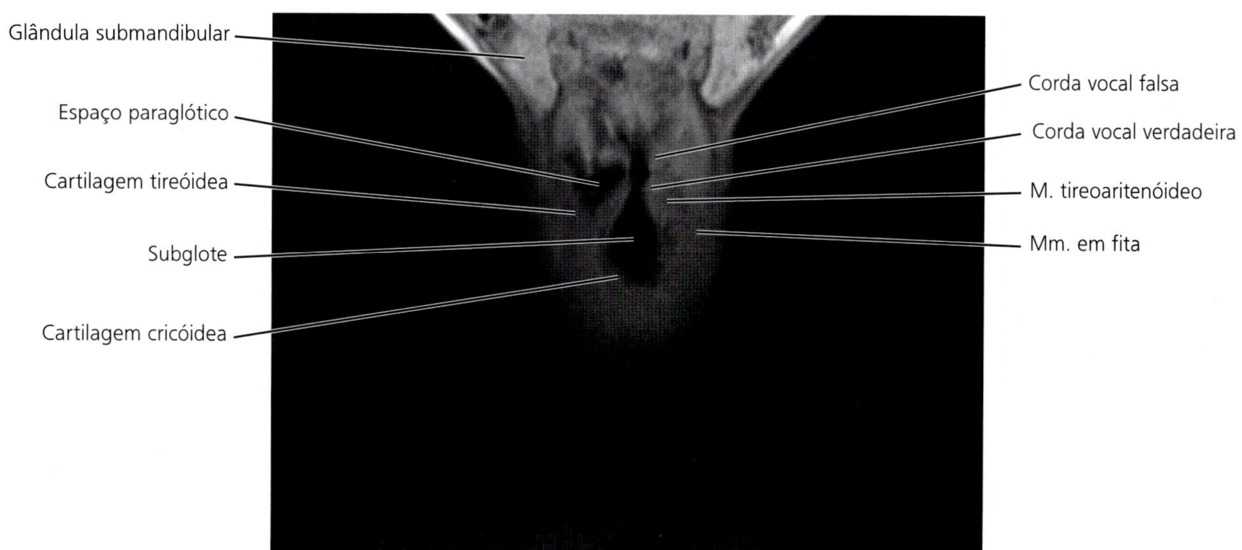
Glândula submandibular
Espaço paraglótico
Cartilagem tireóidea
Subglote
Cartilagem cricóidea
Corda vocal falsa
Corda vocal verdadeira
M. tireoaritenóideo
Mm. em fita

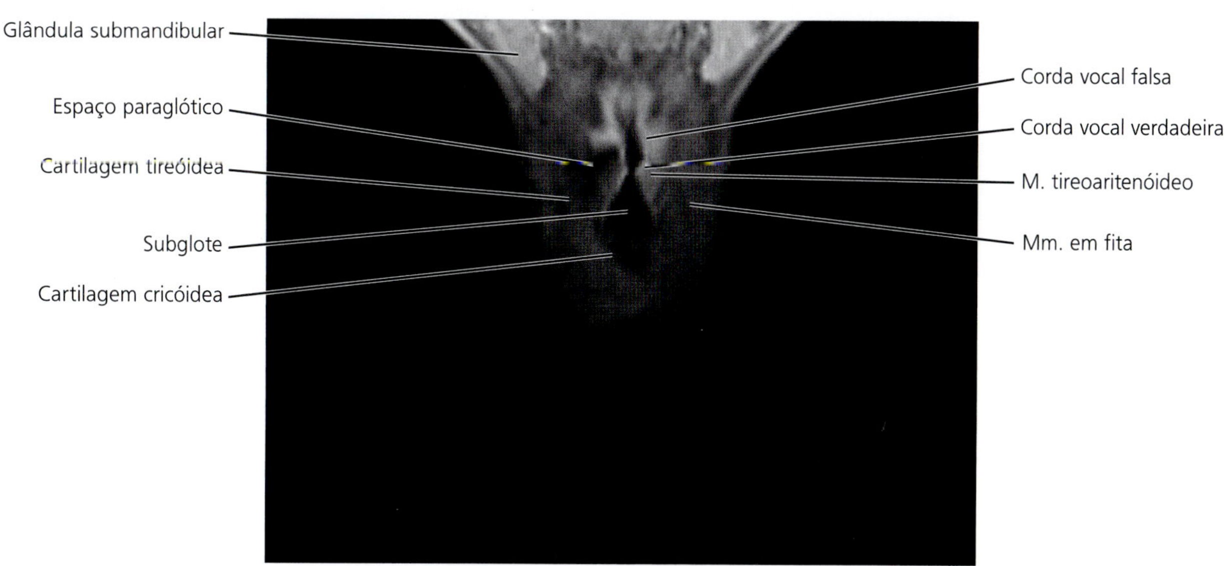
Glândula submandibular
Espaço paraglótico
Cartilagem tireóidea
Subglote
Cartilagem cricóidea
Corda vocal falsa
Corda vocal verdadeira
M. tireoaritenóideo
Mm. em fita

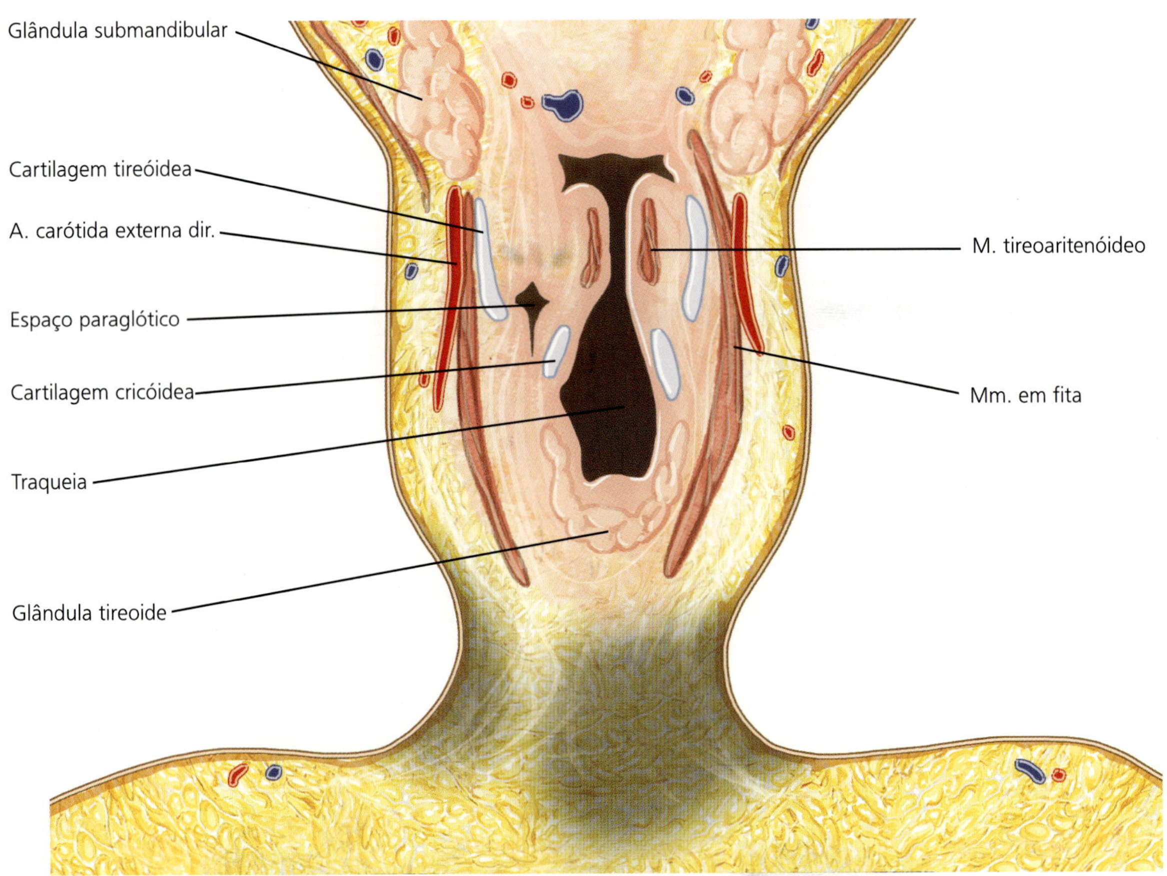
Glândula submandibular
Cartilagem tireóidea
A. carótida externa dir.
Espaço paraglótico
Cartilagem cricóidea
Traqueia
Glândula tireoide
M. tireoaritenóideo
Mm. em fita

PROCESSO PATOLÓGICO

Notar o foco escuro assimétrico associado à corda vocal direita, sugestivo de injeção prévia de Teflon para paralisia da corda vocal.

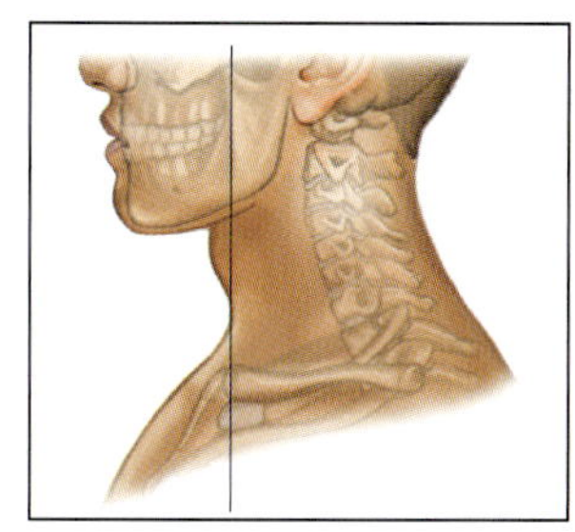

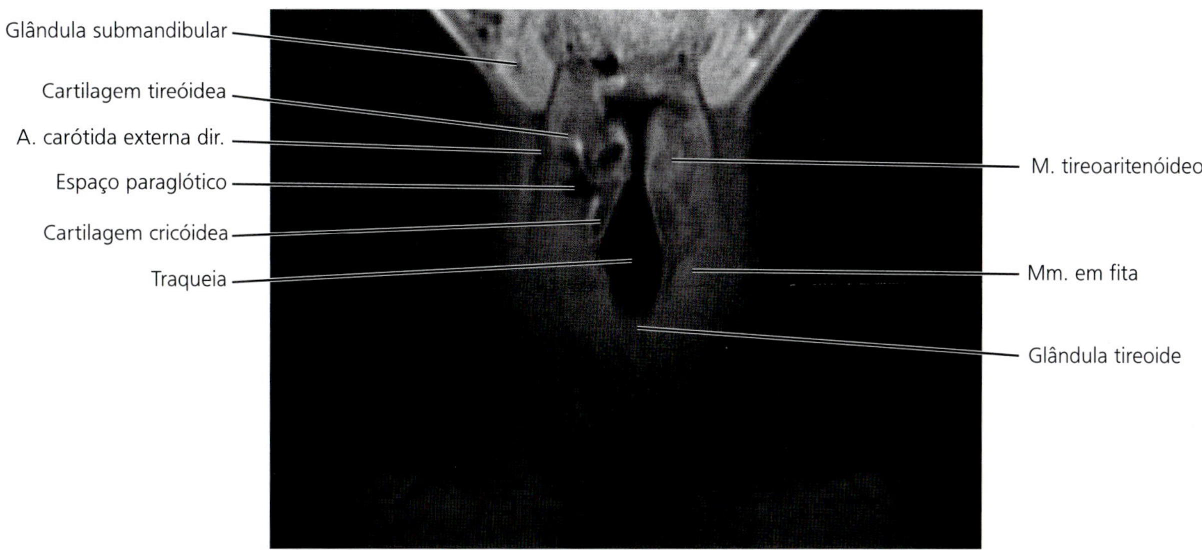
Glândula submandibular
Cartilagem tireóidea
A. carótida externa dir.
Espaço paraglótico
Cartilagem cricóidea
Traqueia
M. tireoaritenóideo
Mm. em fita
Glândula tireoide

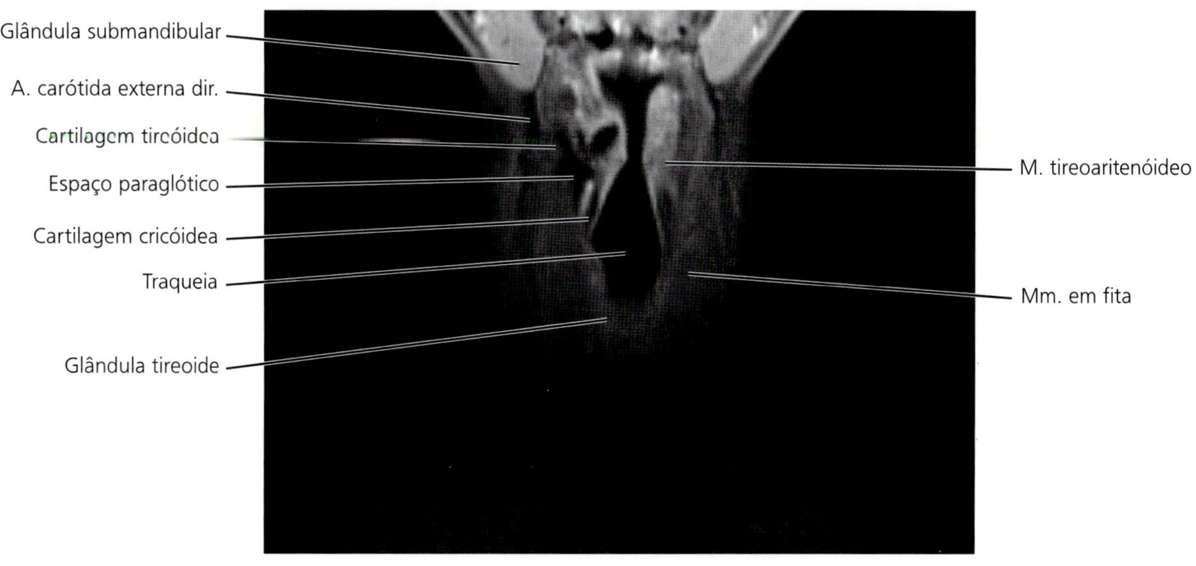
Glândula submandibular
A. carótida externa dir.
Cartilagem tireóidea
Espaço paraglótico
Cartilagem cricóidea
Traqueia
Glândula tireoide
M. tireoaritenóideo
Mm. em fita

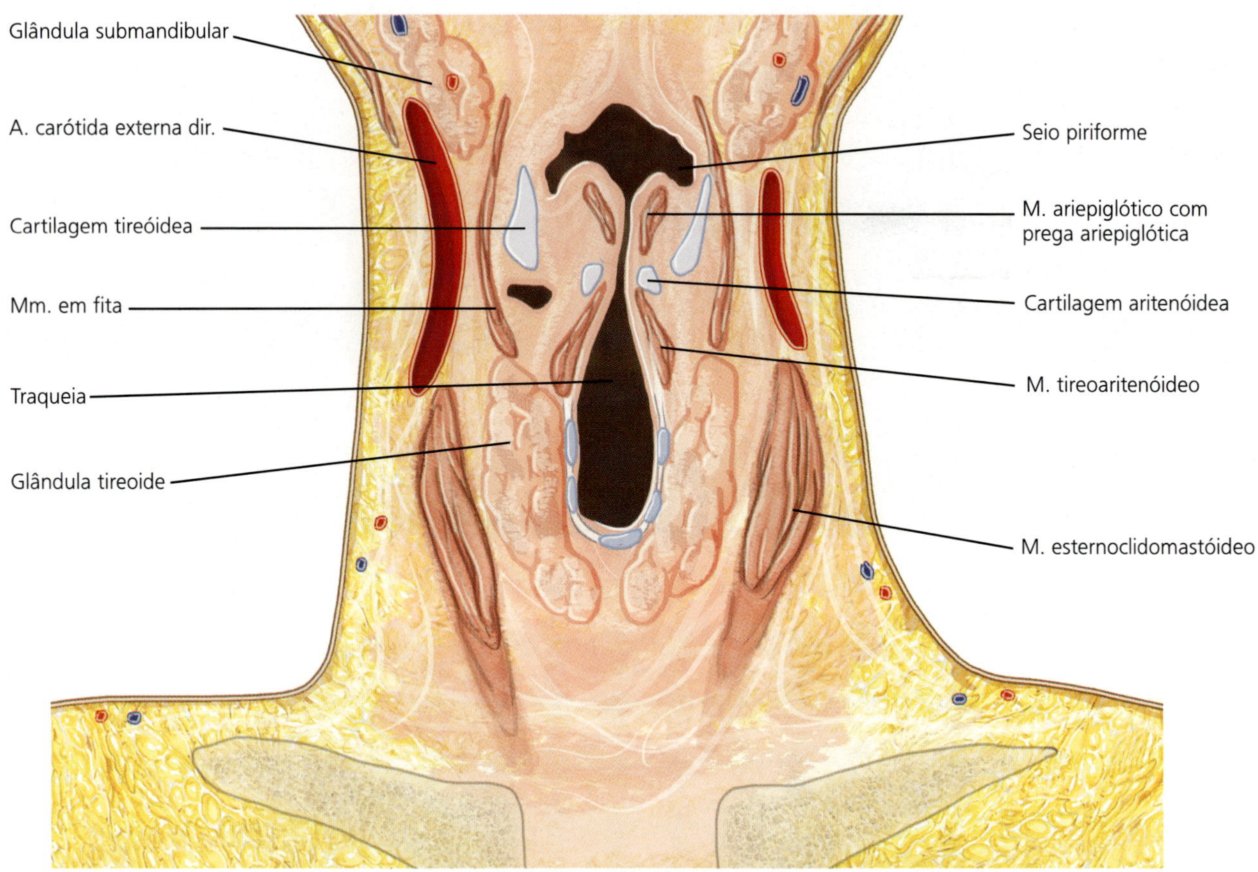
Glândula submandibular
A. carótida externa dir.
Cartilagem tireóidea
Mm. em fita
Traqueia
Glândula tireoide
Seio piriforme
M. ariepiglótico com prega ariepiglótica
Cartilagem aritenóidea
M. tireoaritenóideo
M. esternoclidomastóideo

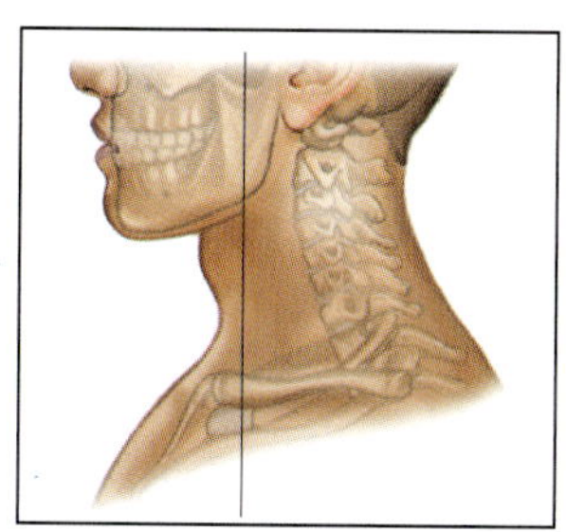

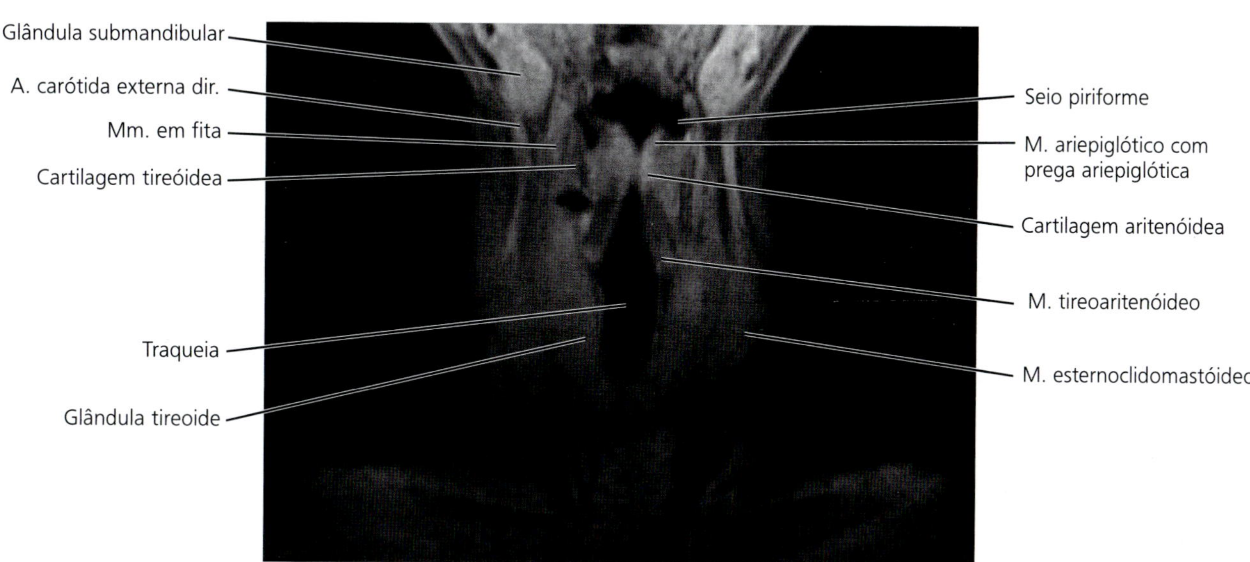
Glândula submandibular
A. carótida externa dir.
Mm. em fita
Cartilagem tireóidea
Traqueia
Glândula tireoide
Seio piriforme
M. ariepiglótico com prega ariepiglótica
Cartilagem aritenóidea
M. tireoaritenóideo
M. esternoclidomastóideo

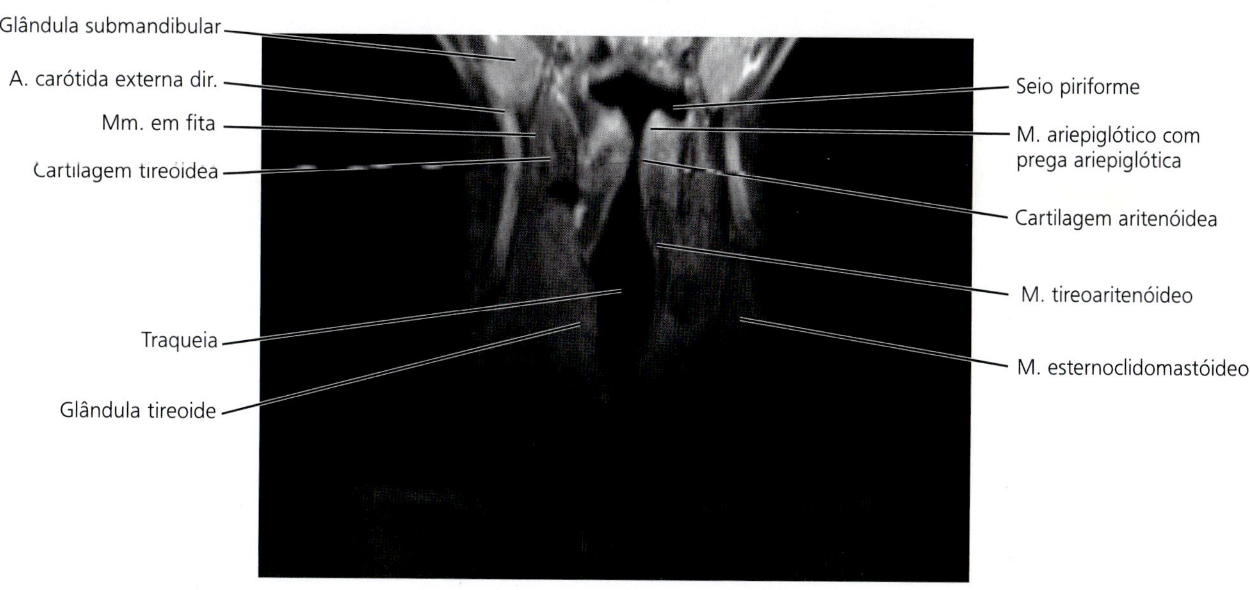
Glândula submandibular
A. carótida externa dir.
Mm. em fita
Cartilagem tireóidea
Traqueia
Glândula tireoide
Seio piriforme
M. ariepiglótico com prega ariepiglótica
Cartilagem aritenóidea
M. tireoaritenóideo
M. esternoclidomastóideo

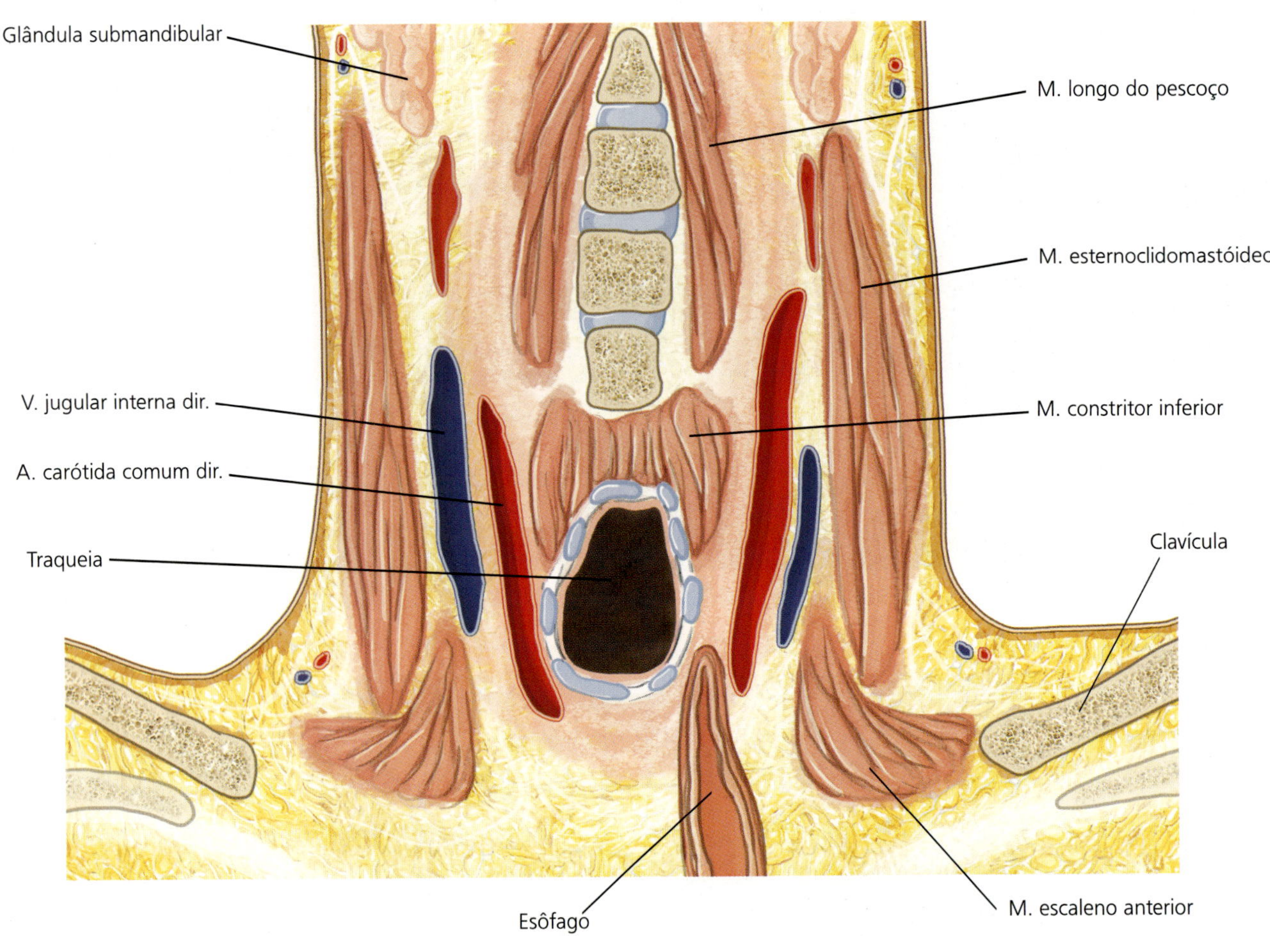
Glândula submandibular
M. longo do pescoço
M. esternoclidomastóideo
V. jugular interna dir.
M. constritor inferior
A. carótida comum dir.
Clavícula
Traqueia
Esôfago
M. escaleno anterior

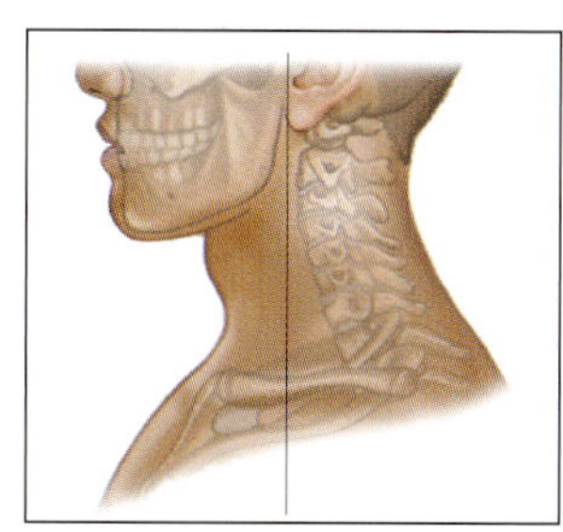

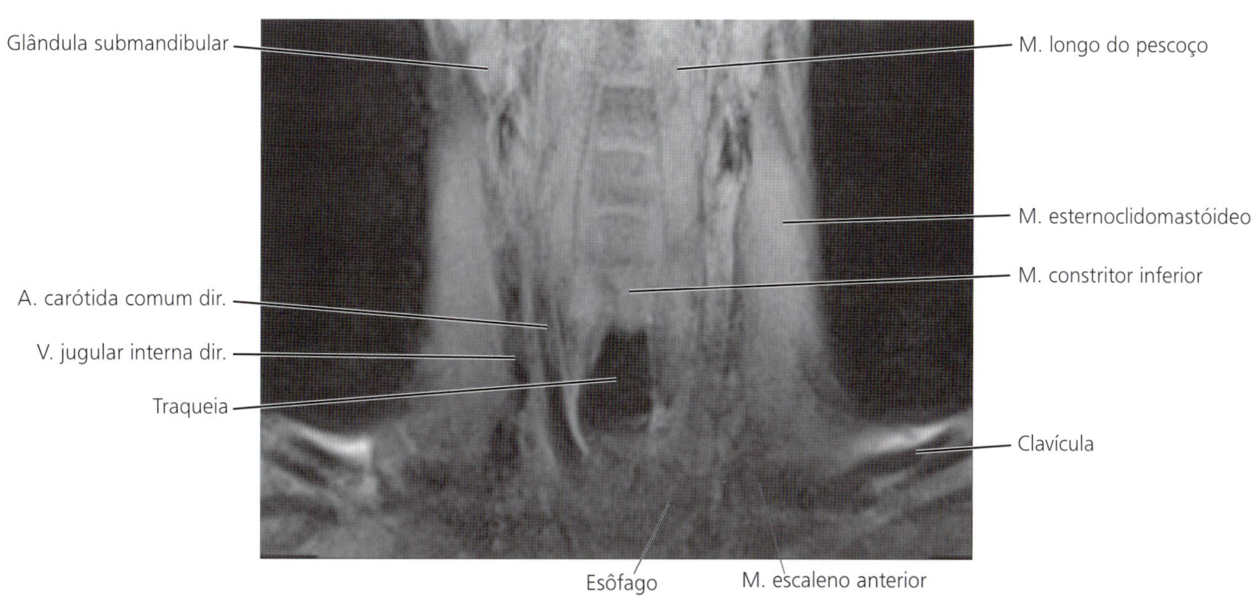
Glândula submandibular
M. longo do pescoço
M. esternoclidomastóideo
M. constritor inferior
A. carótida comum dir.
V. jugular interna dir.
Traqueia
Clavícula
Esôfago
M. escaleno anterior

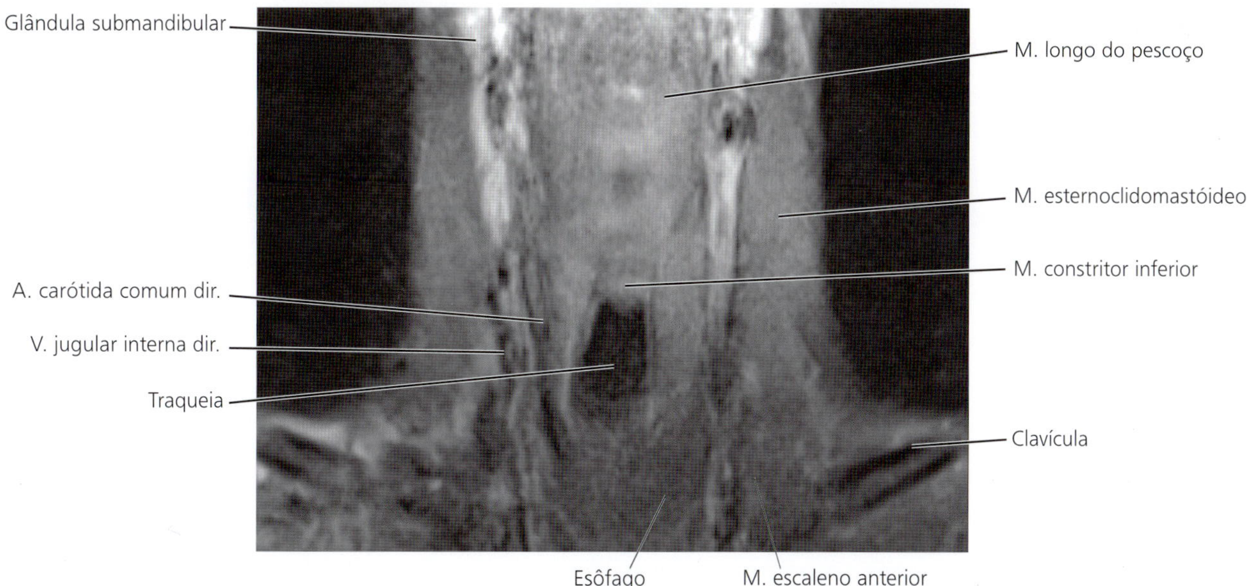
Glândula submandibular
M. longo do pescoço
M. esternoclidomastóideo
M. constritor inferior
A. carótida comum dir.
V. jugular interna dir.
Traqueia
Clavícula
Esôfago
M. escaleno anterior

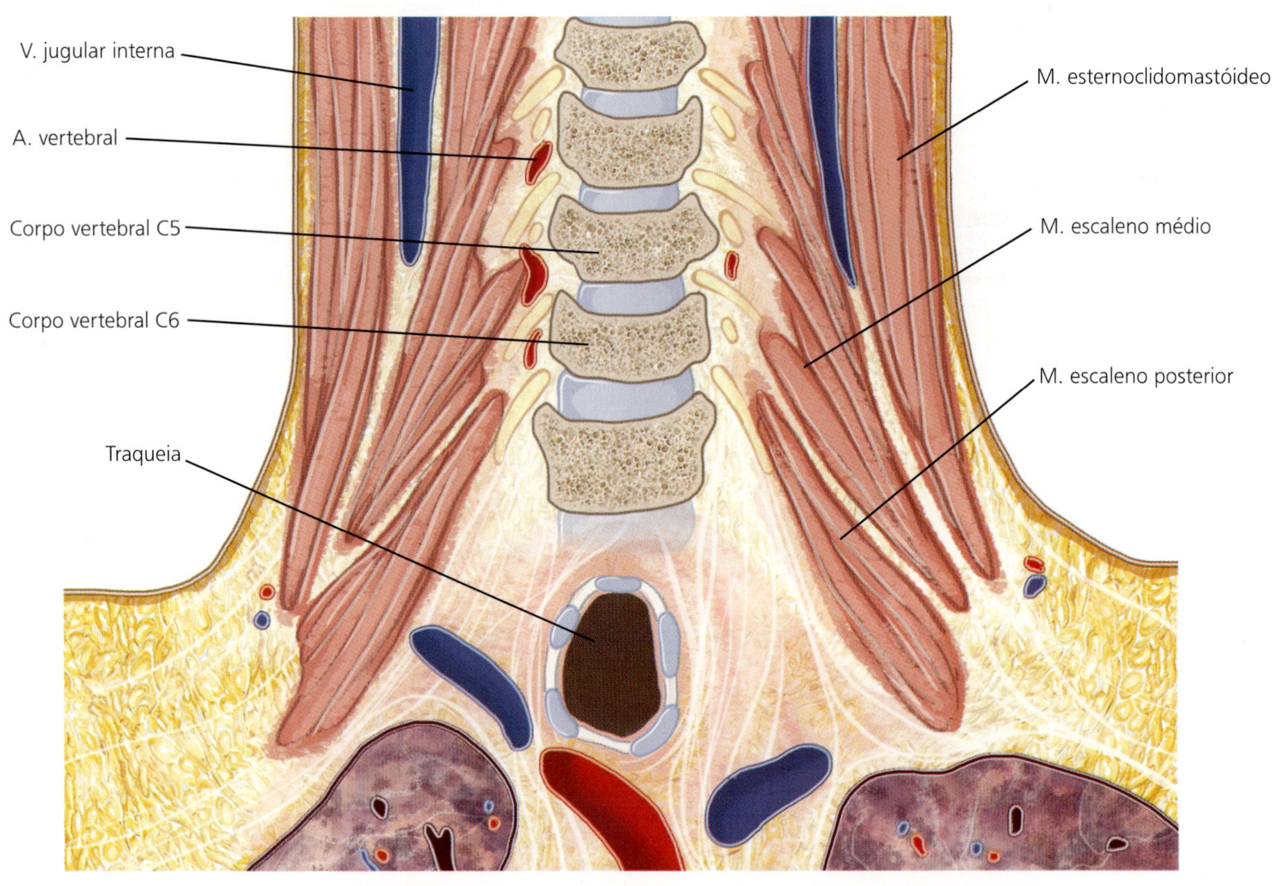
V. jugular interna
A. vertebral
Corpo vertebral C5
Corpo vertebral C6
Traqueia
M. esternoclidomastóideo
M. escaleno médio
M. escaleno posterior

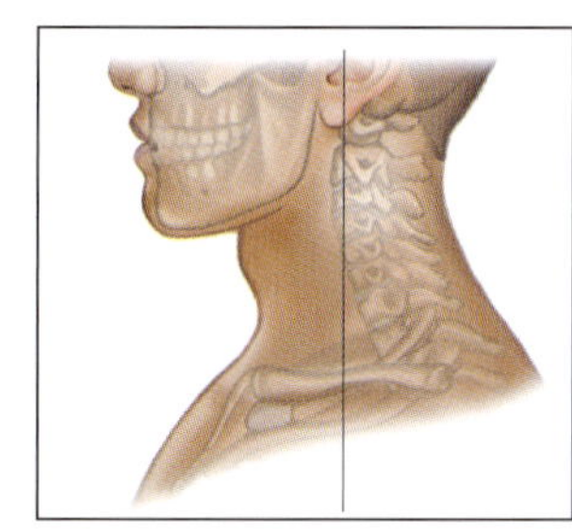

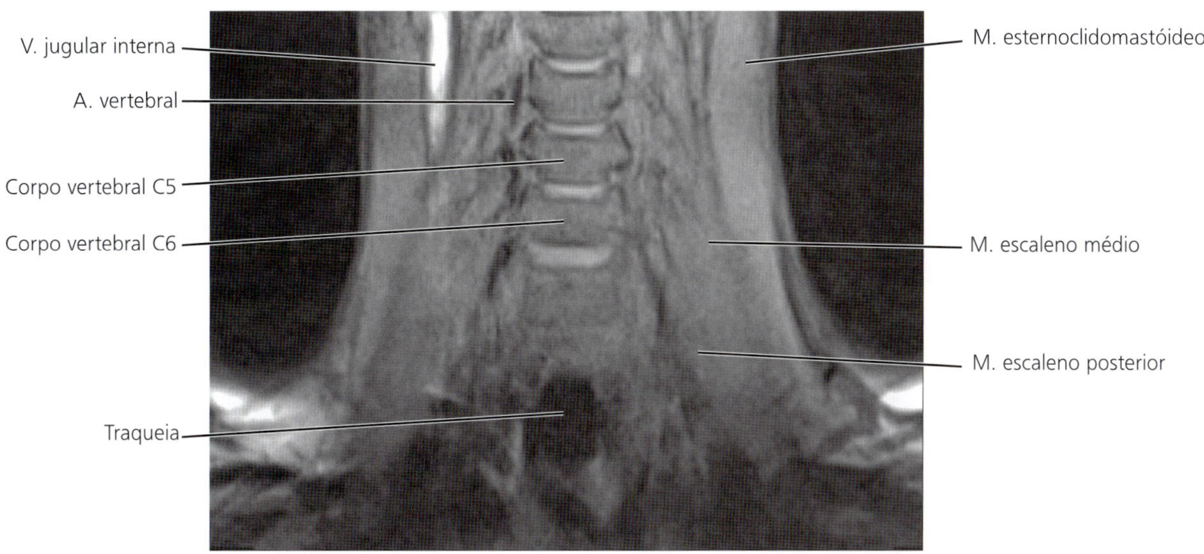
V. jugular interna
A. vertebral
Corpo vertebral C5
Corpo vertebral C6
Traqueia
M. esternoclidomastóideo
M. escaleno médio
M. escaleno posterior

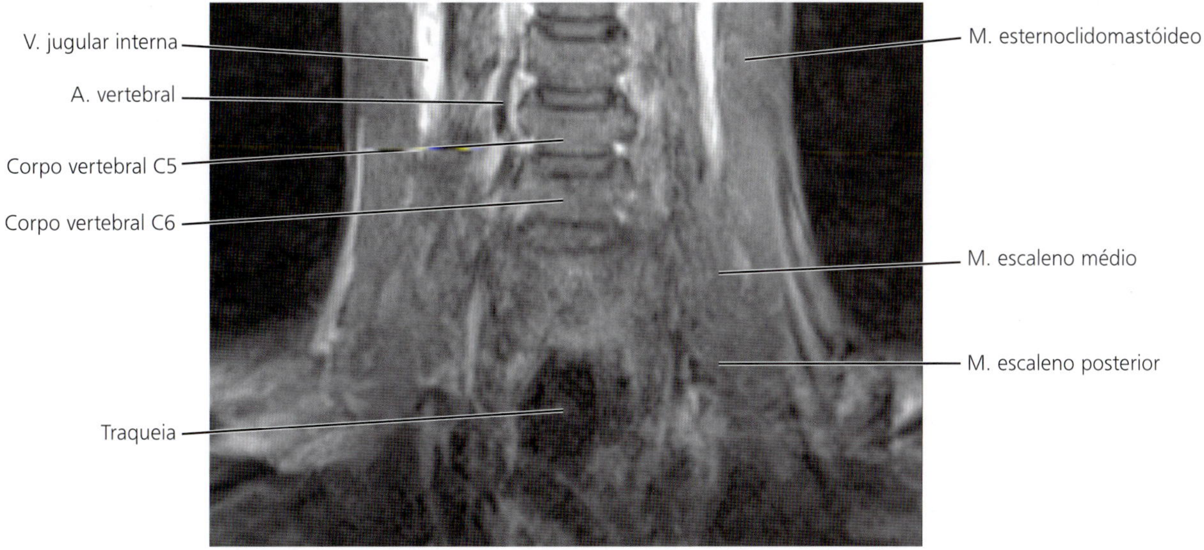
V. jugular interna
A. vertebral
Corpo vertebral C5
Corpo vertebral C6
Traqueia
M. esternoclidomastóideo
M. escaleno médio
M. escaleno posterior

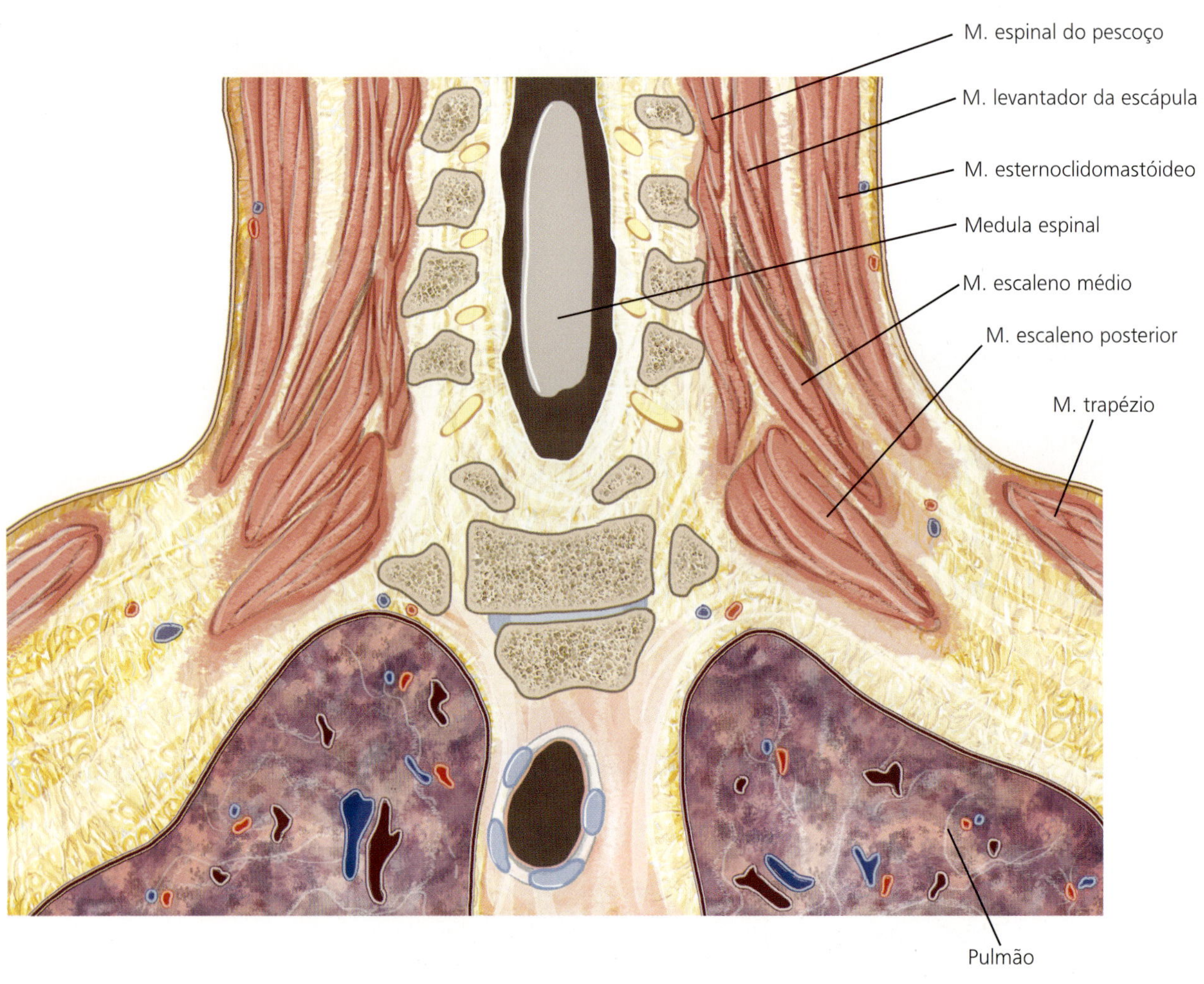
M. espinal do pescoço
M. levantador da escápula
M. esternoclidomastóideo
Medula espinal
M. escaleno médio
M. escaleno posterior
M. trapézio
Pulmão

ANATOMIA NORMAL

Na imagem Coronal 6, raízes nervosas cervicais são vistas saindo para formar o plexo braquial. Este plexo é formado nas vértebras cervicais C5, C6, C7 e C8 e a primeira vértebra torácica ou dorsal (D1). Notar que C8 é o único nervo sem uma vértebra correspondente, assim ele sai através do forame C7-D1. Nervos acima deste nível saem acima da vértebra correspondente (p. ex., C7 sai do canal espinal através do forame C6-C7), e nervos abaixo deste nível saem abaixo da vértebra correspondente (p. ex., D1 sai através do forame D1-D2).

PROCESSO PATOLÓGICO

Linfonodos metastáticos no pescoço tipicamente são anteriores à coluna vertebral e não invadem o plexo braquial, exceto em doença florida. Mais frequentemente, um tumor no topo do pulmão pode comprometer o plexo braquial, conhecido como *tumor de Pancoast* (tumor do sulco pulmonar).

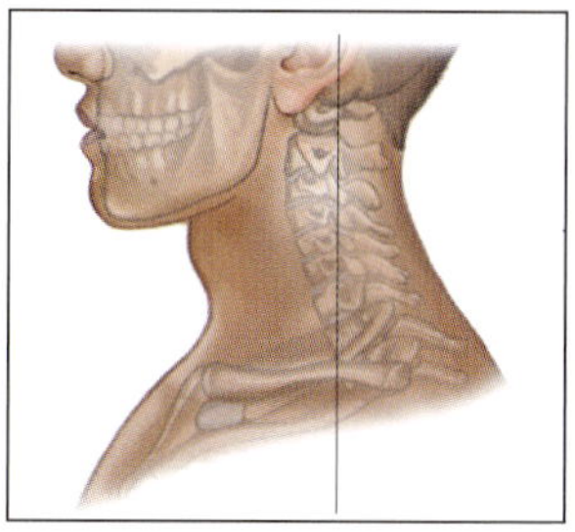

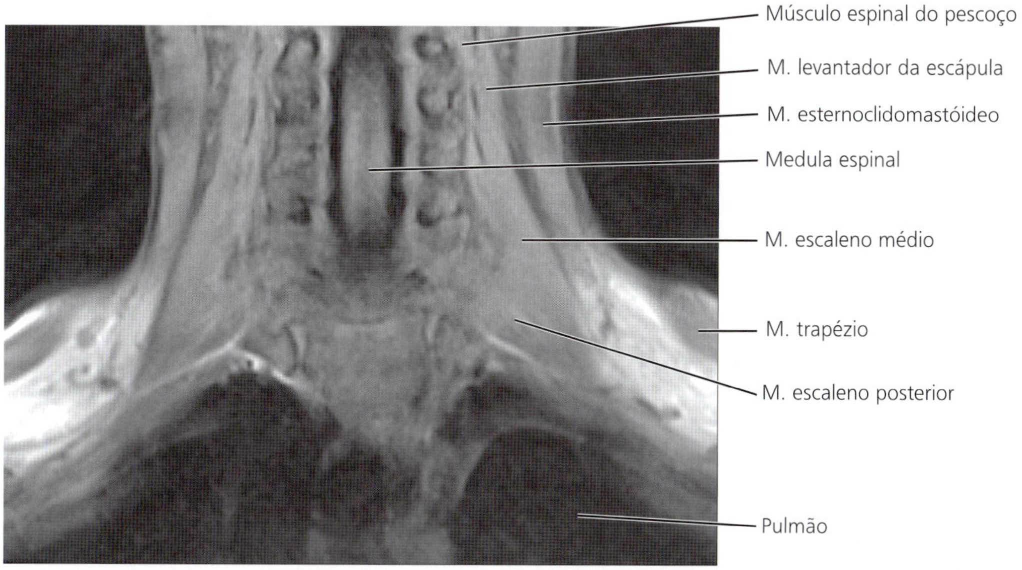
Músculo espinal do pescoço
M. levantador da escápula
M. esternoclidomastóideo
Medula espinal
M. escaleno médio
M. trapézio
M. escaleno posterior
Pulmão

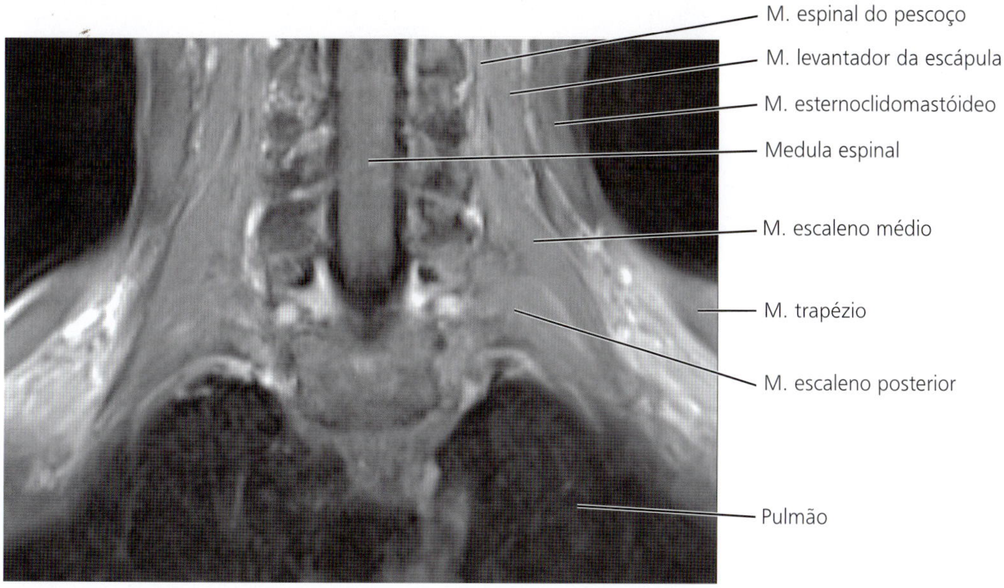
M. espinal do pescoço
M. levantador da escápula
M. esternoclidomastóideo
Medula espinal
M. escaleno médio
M. trapézio
M. escaleno posterior
Pulmão

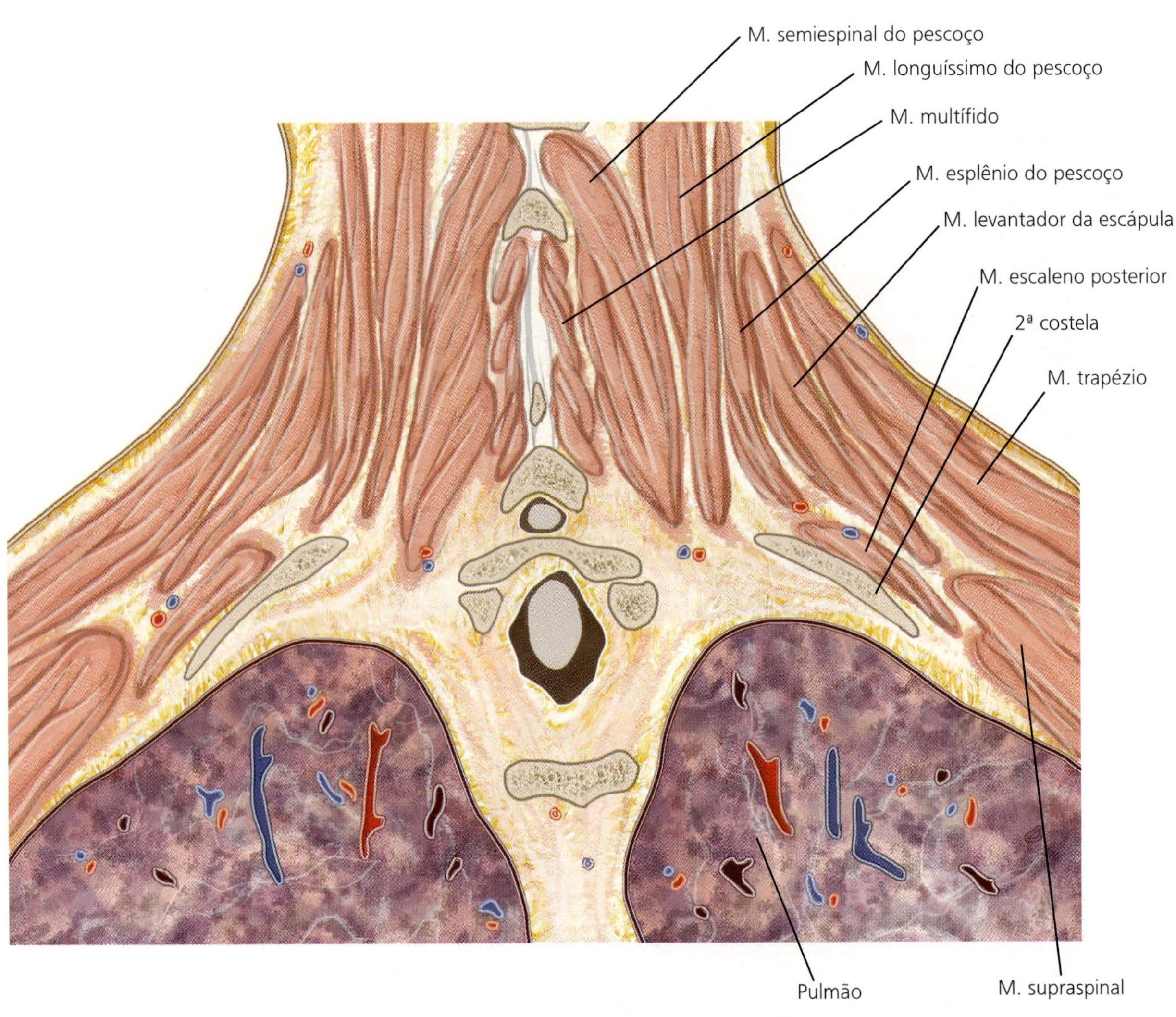
M. semiespinal do pescoço
M. longuíssimo do pescoço
M. multífido
M. esplênio do pescoço
M. levantador da escápula
M. escaleno posterior
2ª costela
M. trapézio
Pulmão
M. supraspinal

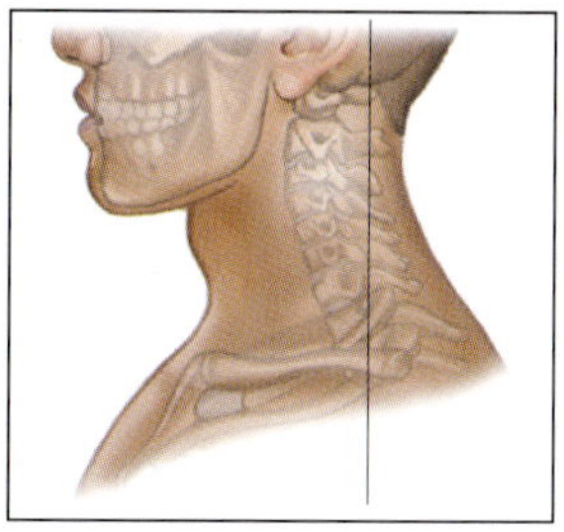

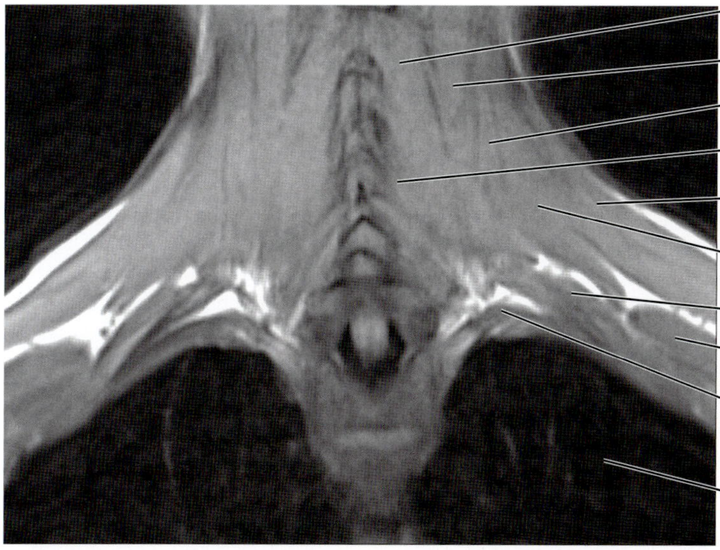
M. semiespinal do pescoço
M. longuíssimo do pescoço
M. esplênio do pescoço
M. Multífido
M. trapézio
M. levantador da escápula
M. escaleno posterior
M. supraspinal
2ª costela
Pulmão

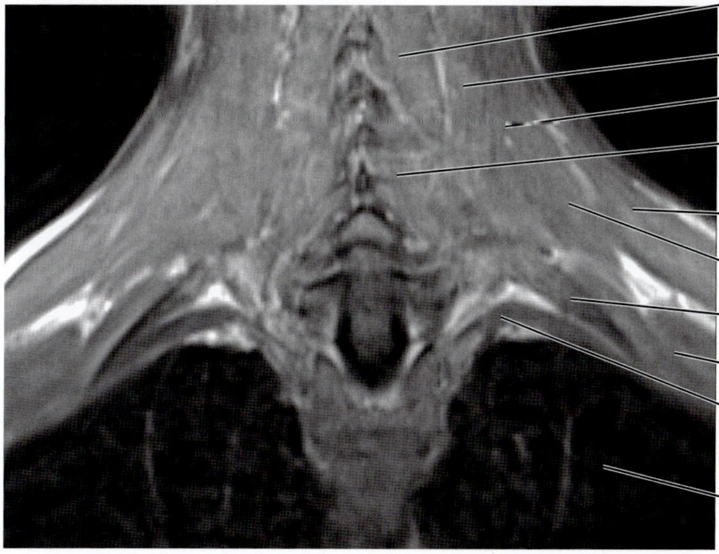
M. semiespinal do pescoço
M. longuíssimo do pescoço
M. esplênio do pescoço
M. multífido
M. trapézio
M. levantador da escápula
M. escaleno posterior
M. supraspinal
2ª costela
Pulmão

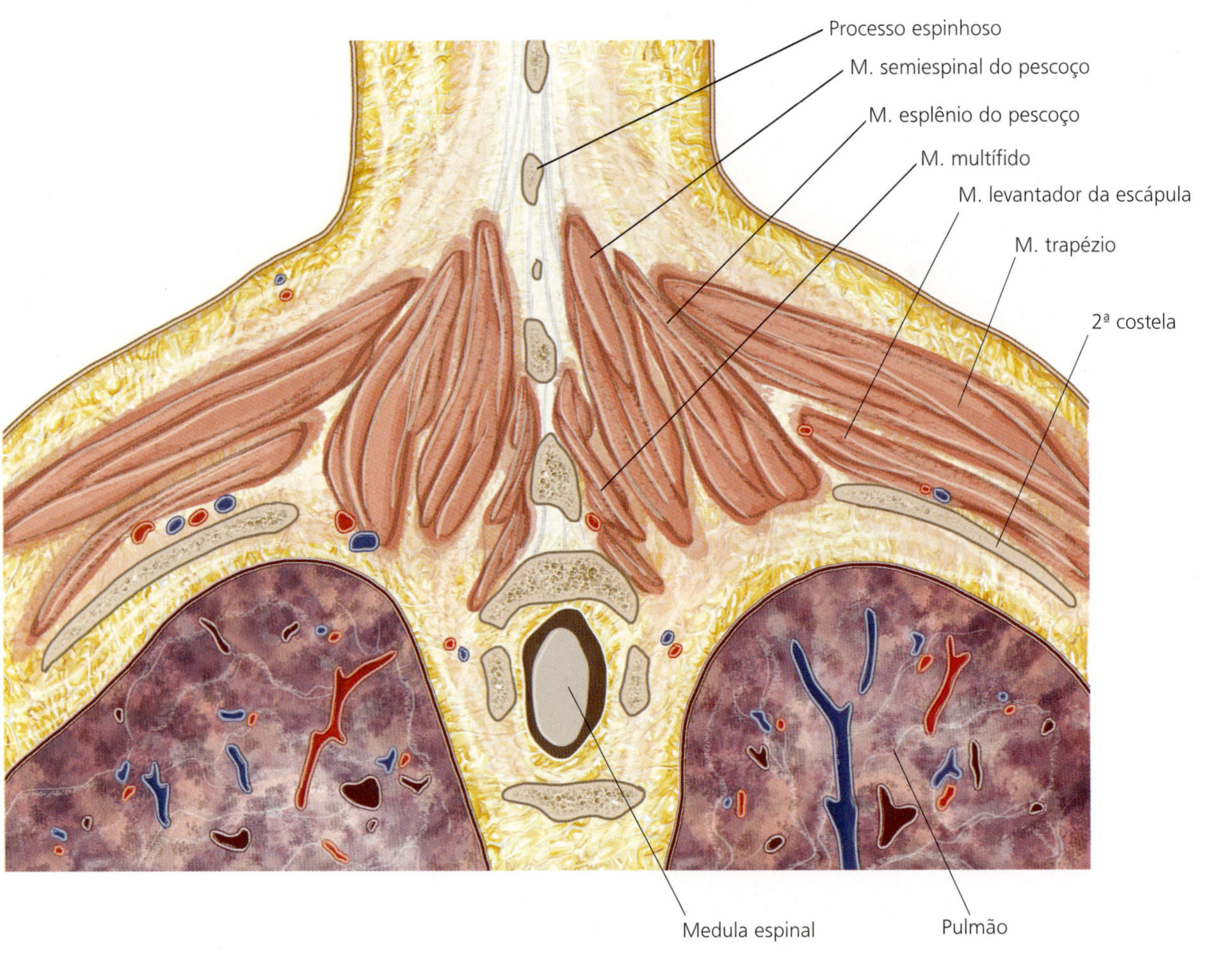
Processo espinhoso
M. semiespinal do pescoço
M. esplênio do pescoço
M. multífido
M. levantador da escápula
M. trapézio
2ª costela
Medula espinal
Pulmão

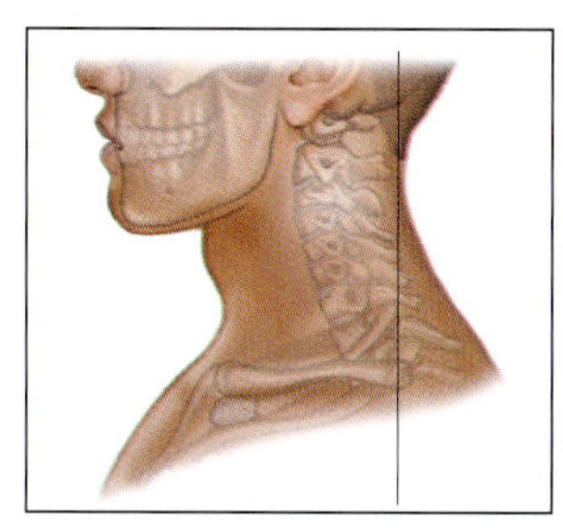

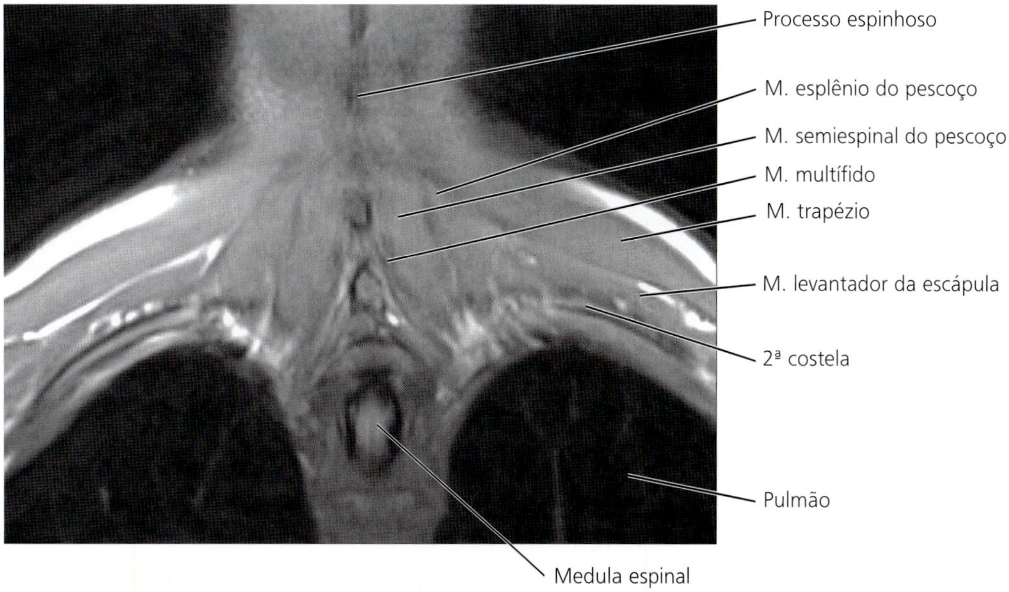

Processo espinhoso
M. esplênio do pescoço
M. semiespinal do pescoço
M. multífido
M. trapézio
M. levantador da escápula
2ª costela
Pulmão
Medula espinal

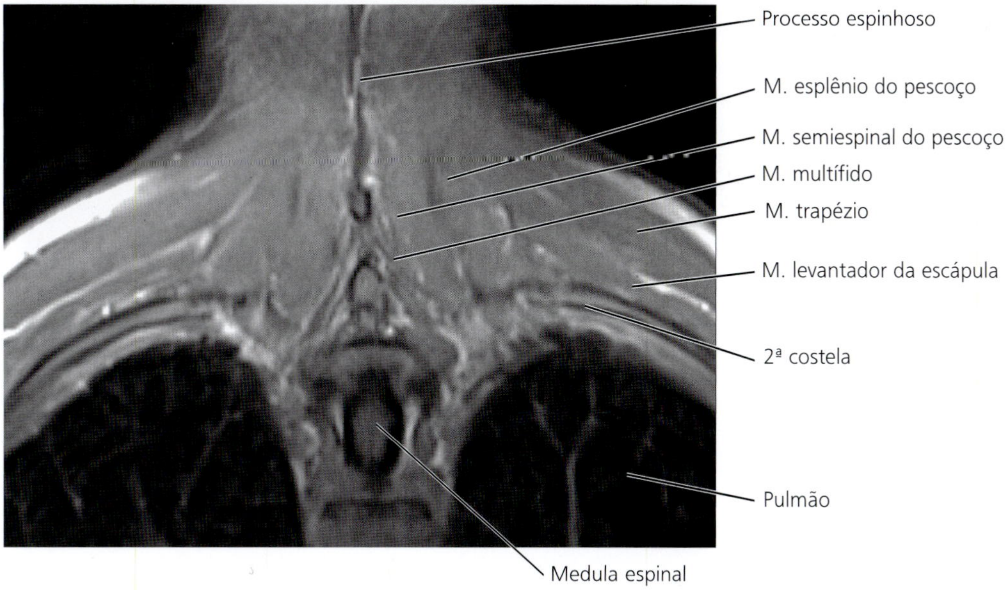

Processo espinhoso
M. esplênio do pescoço
M. semiespinal do pescoço
M. multífido
M. trapézio
M. levantador da escápula
2ª costela
Pulmão
Medula espinal

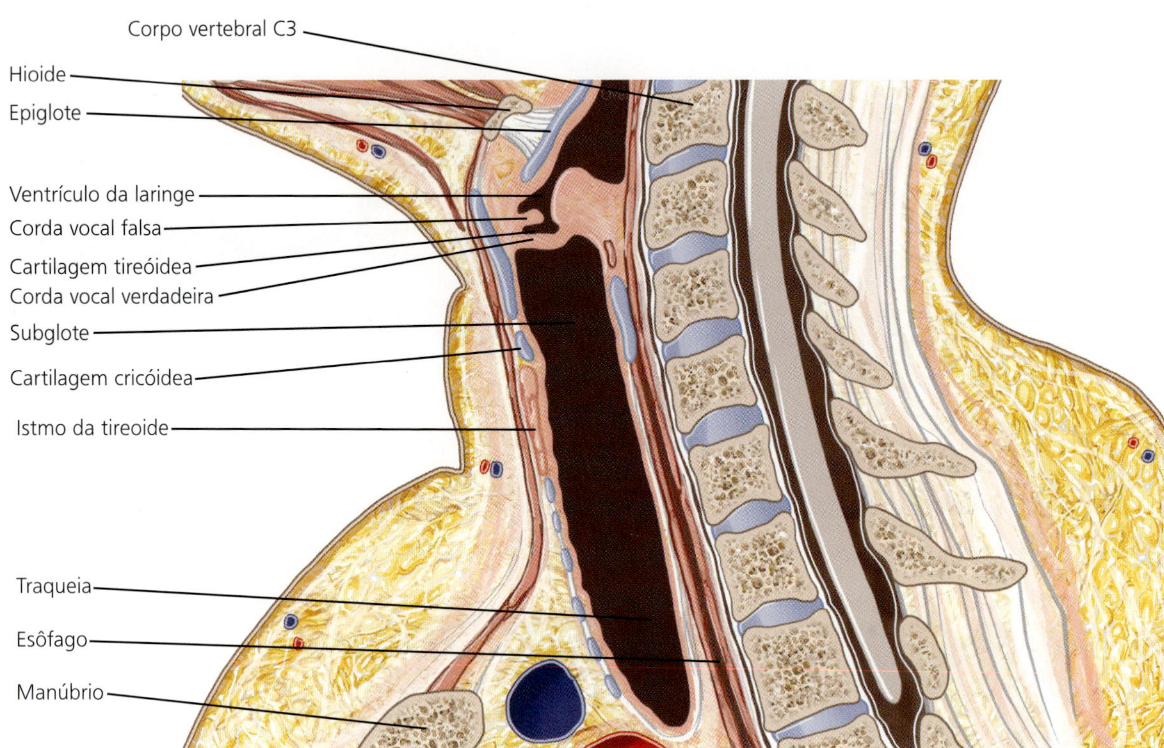
Corpo vertebral C3
Hioide
Epiglote
Ventrículo da laringe
Corda vocal falsa
Cartilagem tireóidea
Corda vocal verdadeira
Subglote
Cartilagem cricóidea
Istmo da tireoide
Traqueia
Esôfago
Manúbrio

CONSIDERAÇÕES SOBRE TÉCNICA DE IMAGEM

Embora o plano Sagital 1 seja idealmente uma imagem mediana, a maioria dos pacientes mostrará uma leve curvatura causada por posicionamento ou cifose. Esta imagem sagital é bastante bem centrada sobre a hipofaringe e a traqueia superior, embora a traqueia inferior seja vista curvando-se fora do plano da imagem, como estão os processos espinhosos cervicais inferiores e torácicos superiores.

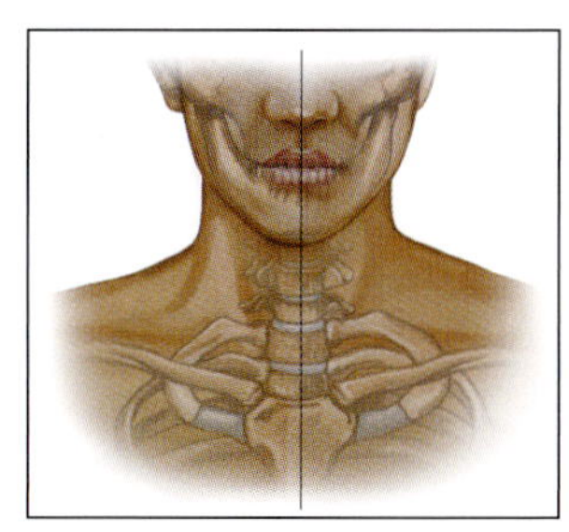

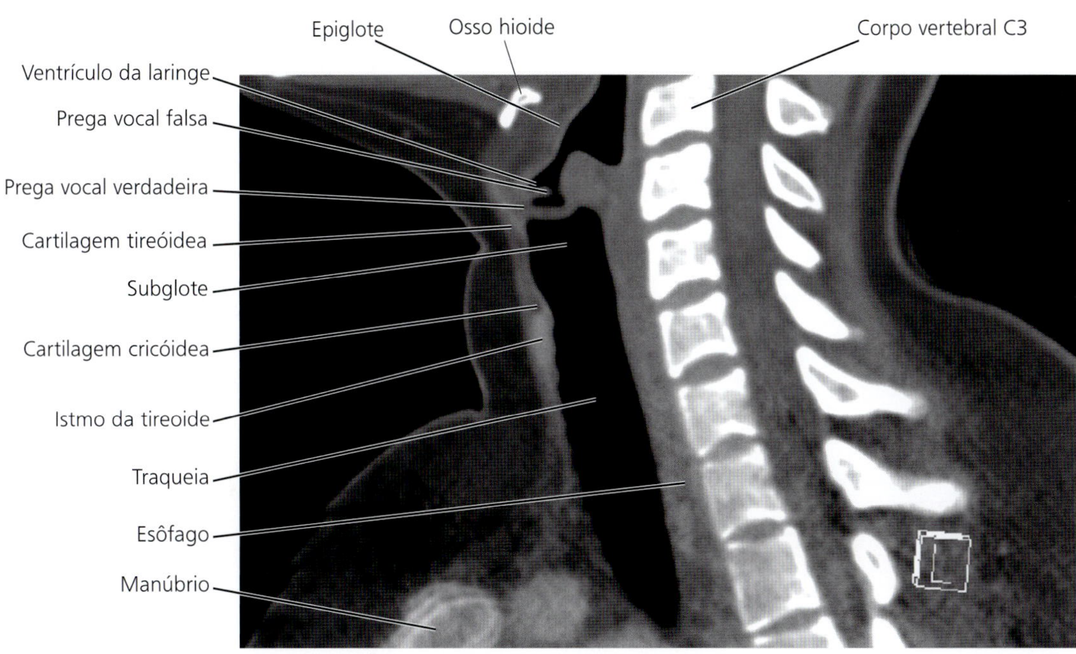
Epiglote
Osso hioide
Corpo vertebral C3
Ventrículo da laringe
Prega vocal falsa
Prega vocal verdadeira
Cartilagem tireóidea
Subglote
Cartilagem cricóidea
Istmo da tireoide
Traqueia
Esôfago
Manúbrio

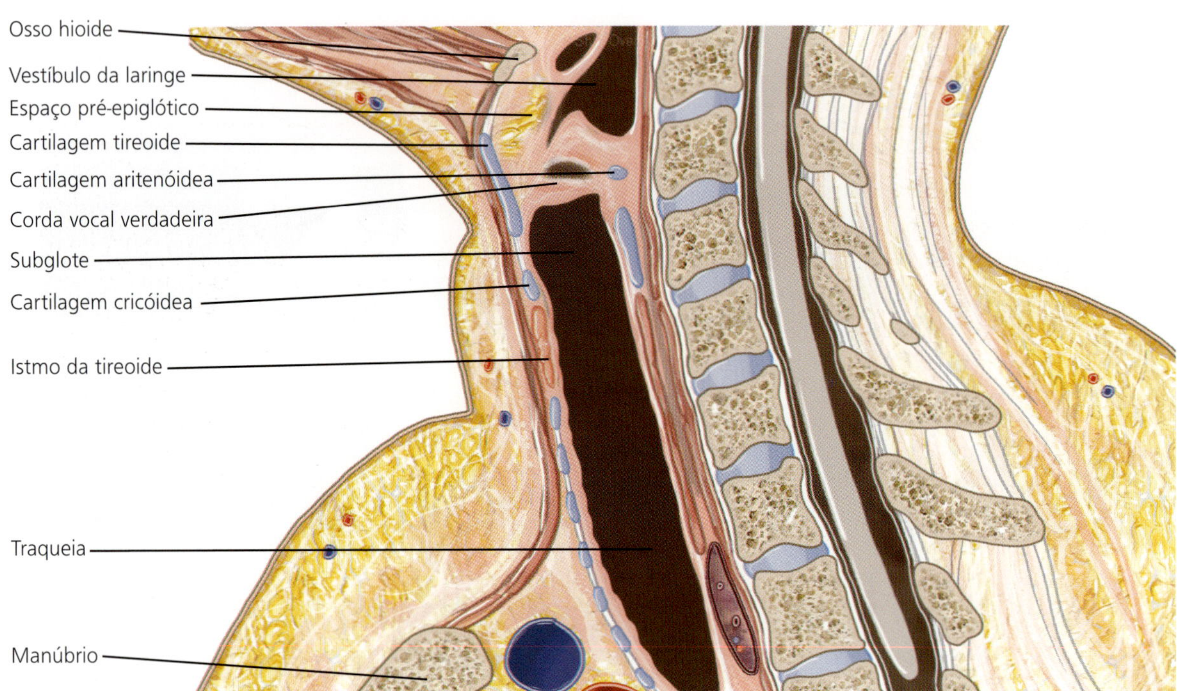
Osso hioide
Vestíbulo da laringe
Espaço pré-epiglótico
Cartilagem tireoide
Cartilagem aritenóidea
Corda vocal verdadeira
Subglote
Cartilagem cricóidea
Istmo da tireoide
Traqueia
Manúbrio

ANTOMIA NORMAL

Geralmente a vértebra com o processo espinhoso mais palpável é C7. Este paciente tem tecido subcutâneo que não permite a palpação da extremidade do processo espinhoso de C7. Entretanto, note-se quanto mais longe posteriormente o processo de C7 se estende em comparação com a extremidade de C3, C4, C5 ou C6. A maneira mais precisa de rotular níveis espinais é contando a partir de C1. O hioide é anterior a C3.

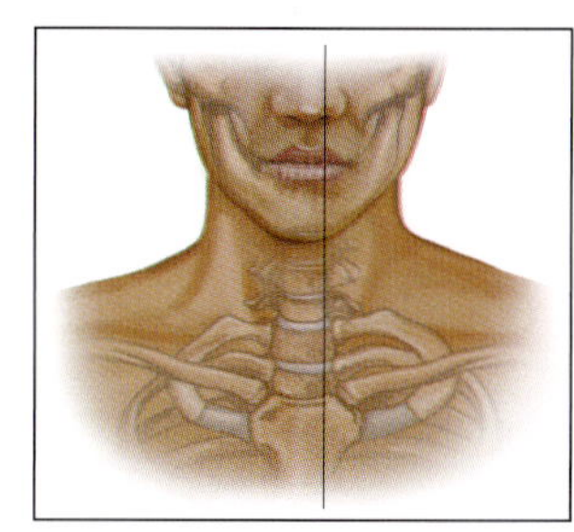

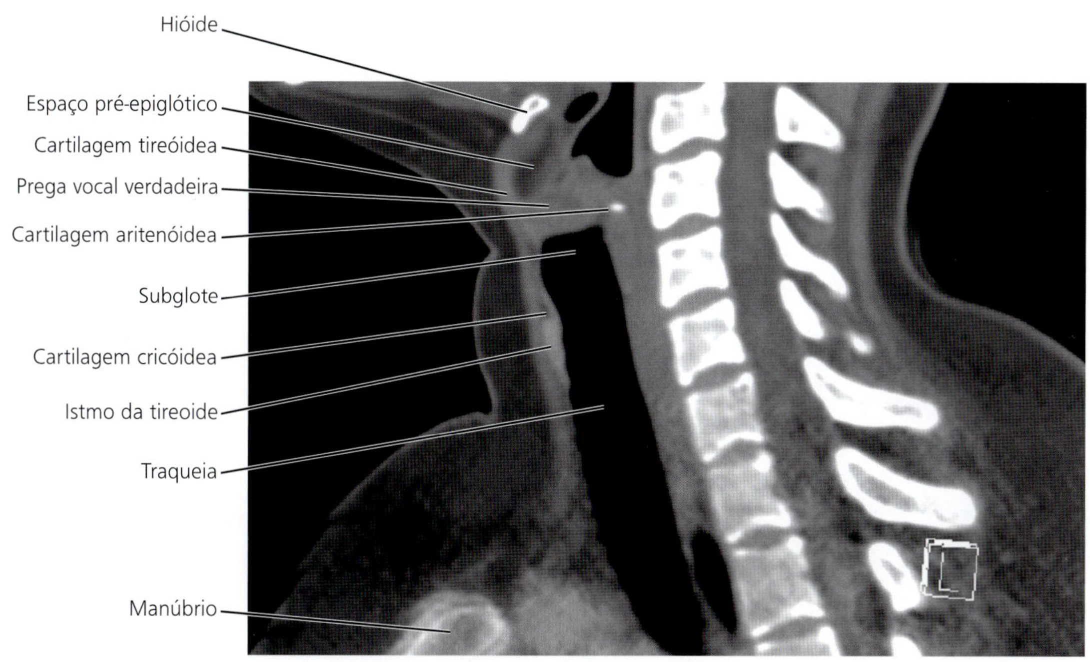
Hióide
Espaço pré-epiglótico
Cartilagem tireóidea
Prega vocal verdadeira
Cartilagem aritenóidea
Subglote
Cartilagem cricóidea
Istmo da tireoide
Traqueia
Manúbrio

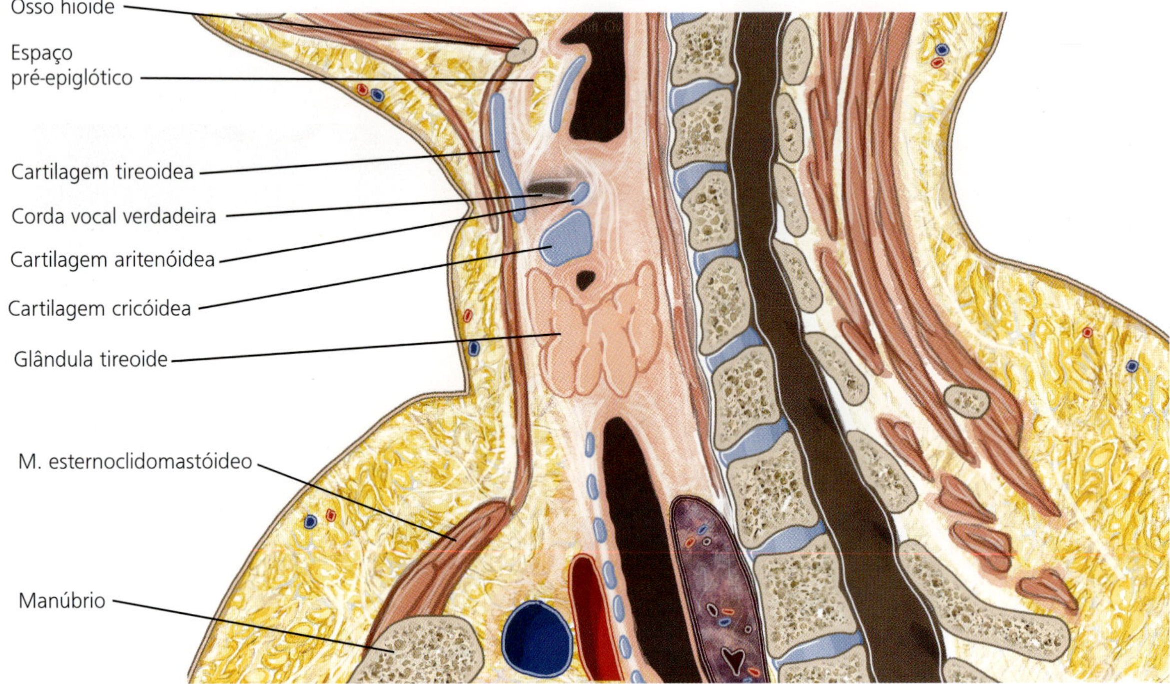
Osso hioide
Espaço pré-epiglótico
Cartilagem tireoidea
Corda vocal verdadeira
Cartilagem aritenóidea
Cartilagem cricóidea
Glândula tireoide
M. esternoclidomastóideo
Manúbrio

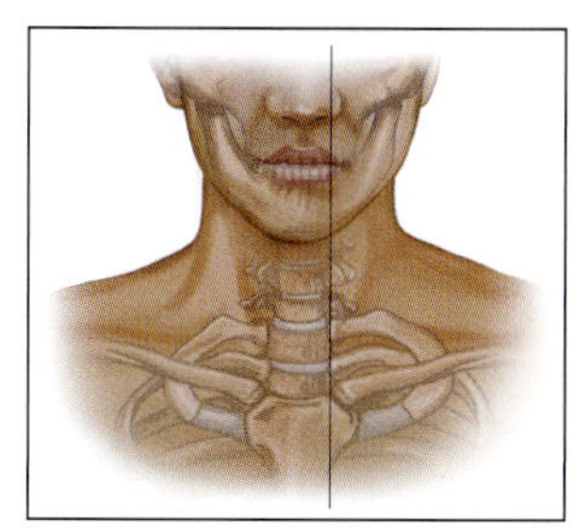

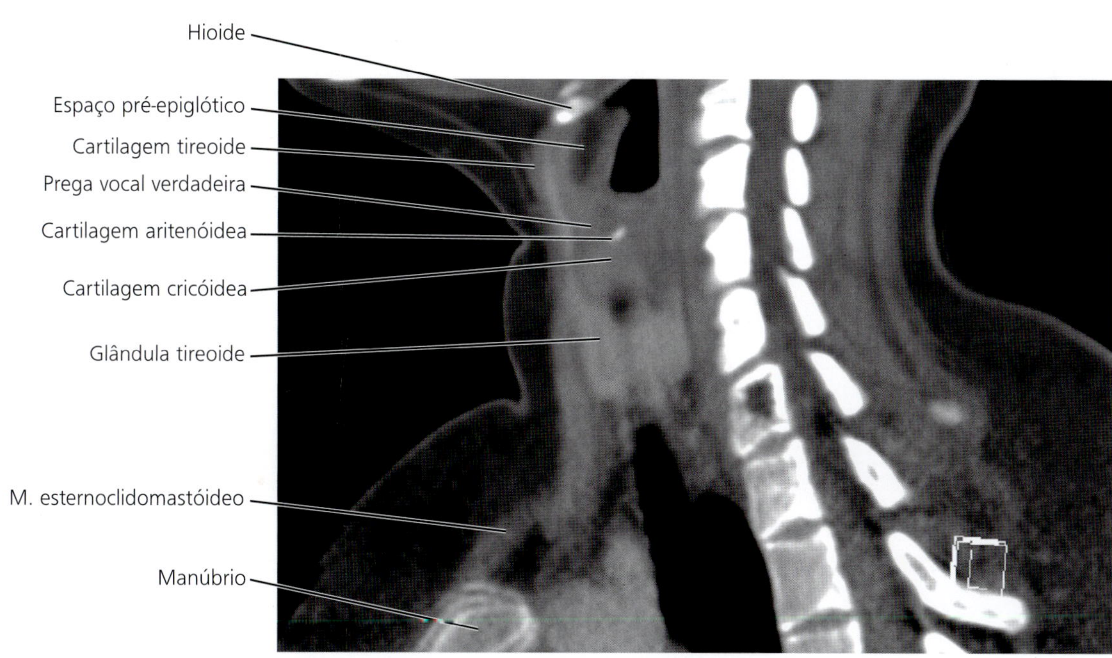
Hioide
Espaço pré-epiglótico
Cartilagem tireoide
Prega vocal verdadeira
Cartilagem aritenóidea
Cartilagem cricóidea
Glândula tireoide
M. esternoclidomastóideo
Manúbrio

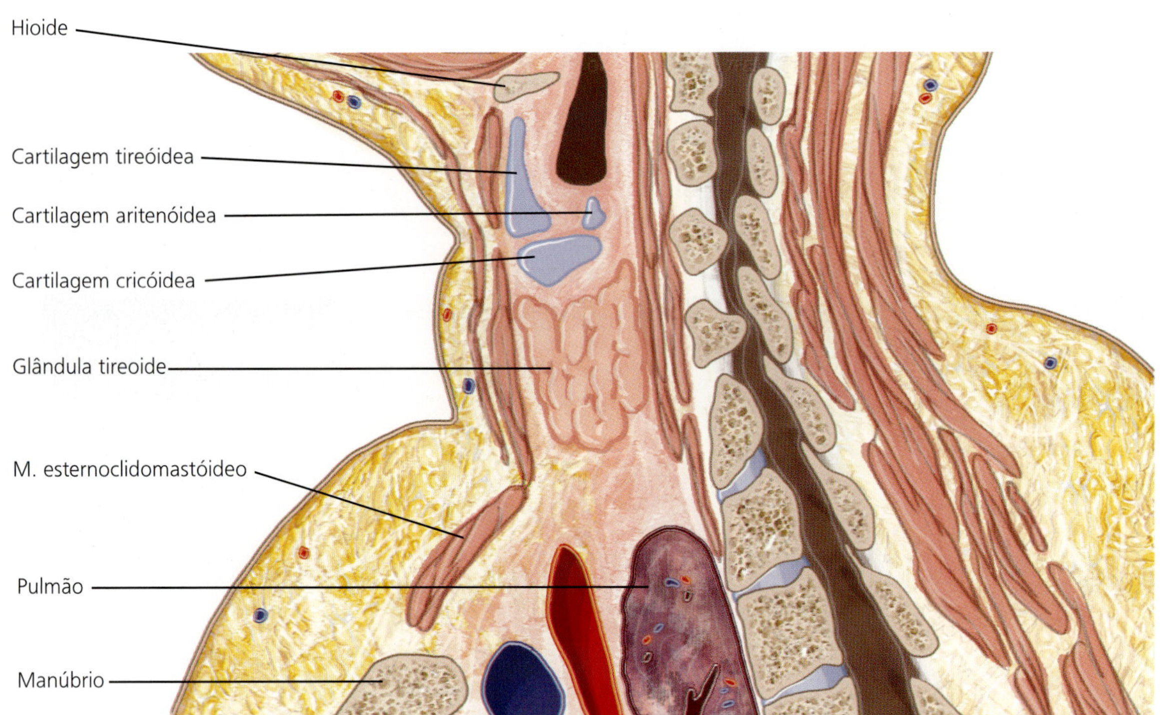
Hioide
Cartilagem tireóidea
Cartilagem aritenóidea
Cartilagem cricóidea
Glândula tireoide
M. esternoclidomastóideo
Pulmão
Manúbrio

ANATOMIA NORMAL

Os forames neurais cervicais raramente se alinham em um único plano como acontece no imageamento lombar, onde as estruturas anatômicas como os forames e pedículos são muito maiores. Na imagem Sagital 4, os forames neurais superiores podem ser vistos, mas não os forames inferiores, por causa da curvatura da coluna cervical pelo posicionamento ou escoliose. Assim, a avaliação de estenose de forames cervicais é, muitas vezes feita em imagens axiais, nas quais há simetria para comparação.

CONSIDERAÇÕES DIAGNÓSTICAS

Embora a medição de linfonodos cervicais seja feita em imagem axial por convenção, o plano sagital, muitas vezes, pode aumentar a conspicuidade de um linfonodo aumentado, porque as cadeias linfáticas jugular interna e acessória espinal podem ser vistas ao longo de todo o seu comprimento.

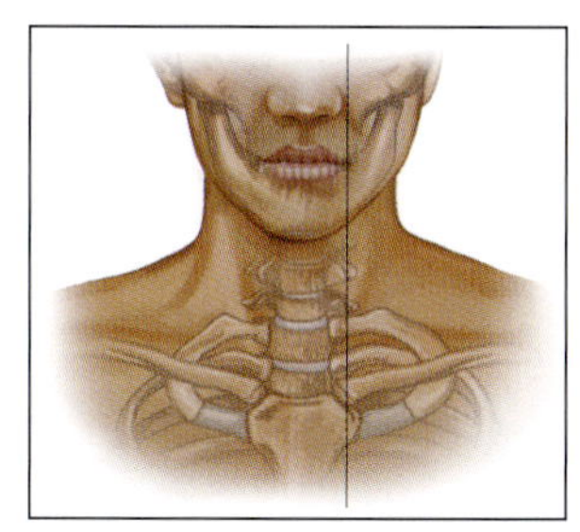

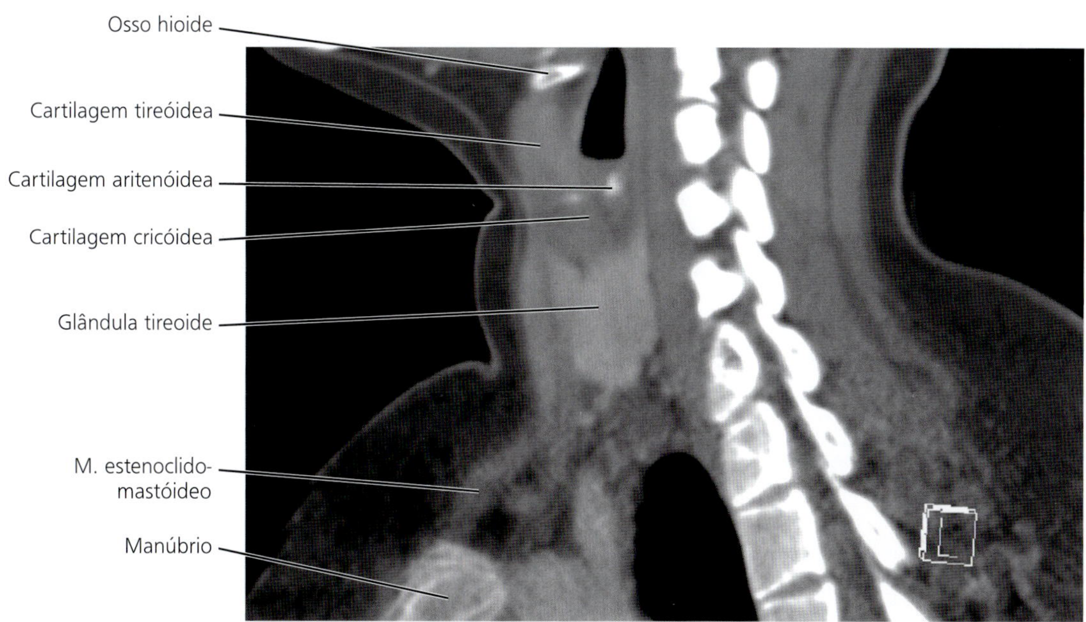
Osso hioide
Cartilagem tireóidea
Cartilagem aritenóidea
Cartilagem cricóidea
Glândula tireoide
M. estenoclido-mastóideo
Manúbrio

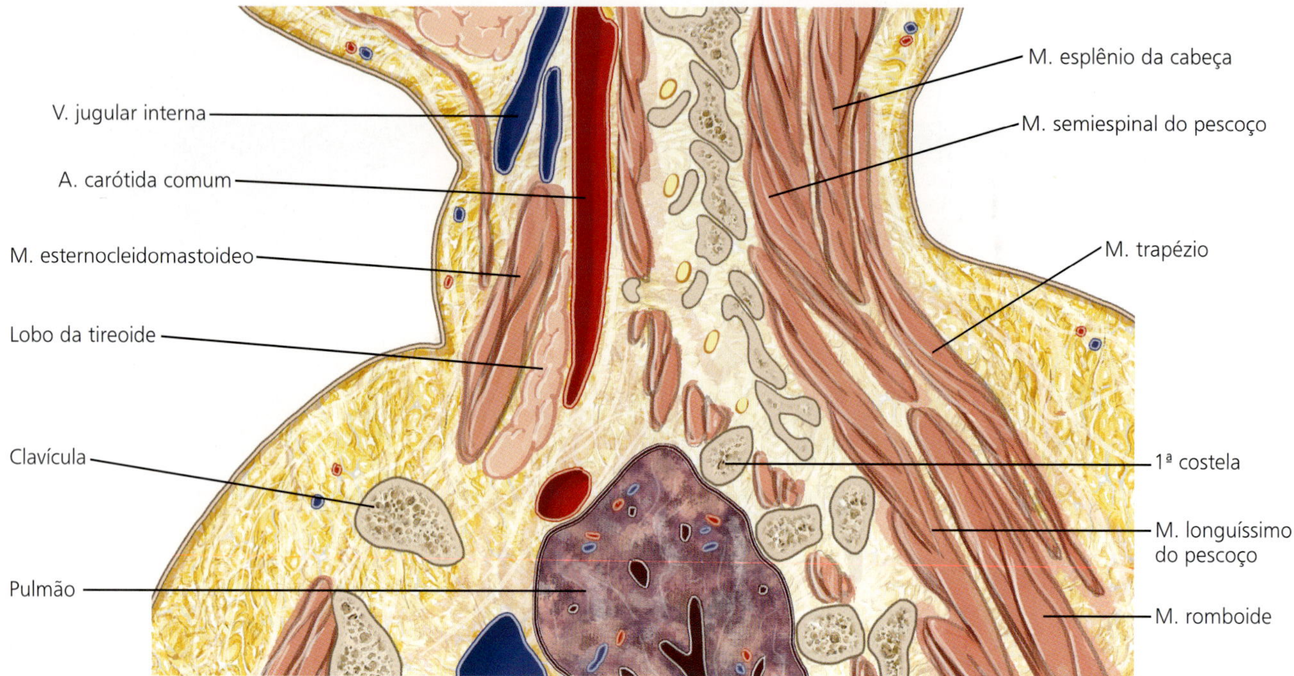
V. jugular interna
A. carótida comum
M. esternocleidomastoideo
Lobo da tireoide
Clavícula
Pulmão
M. esplênio da cabeça
M. semiespinal do pescoço
M. trapézio
1ª costela
M. longuíssimo do pescoço
M. romboide

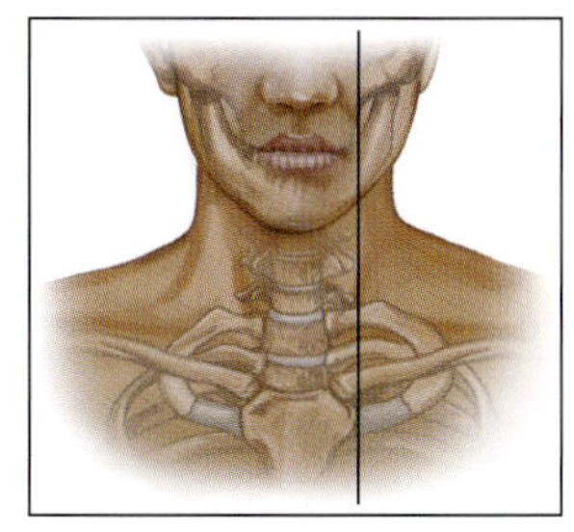

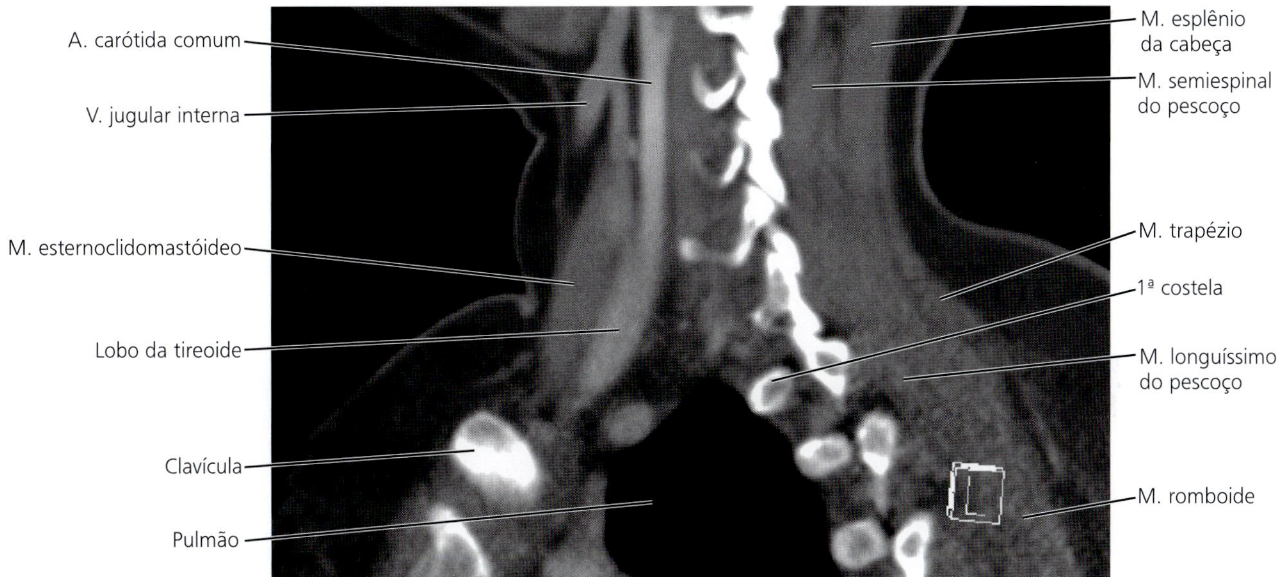
A. carótida comum
V. jugular interna
M. esternoclidomastóideo
Lobo da tireoide
Clavícula
Pulmão
M. esplênio da cabeça
M. semiespinal do pescoço
M. trapézio
1ª costela
M. longuíssimo do pescoço
M. romboide

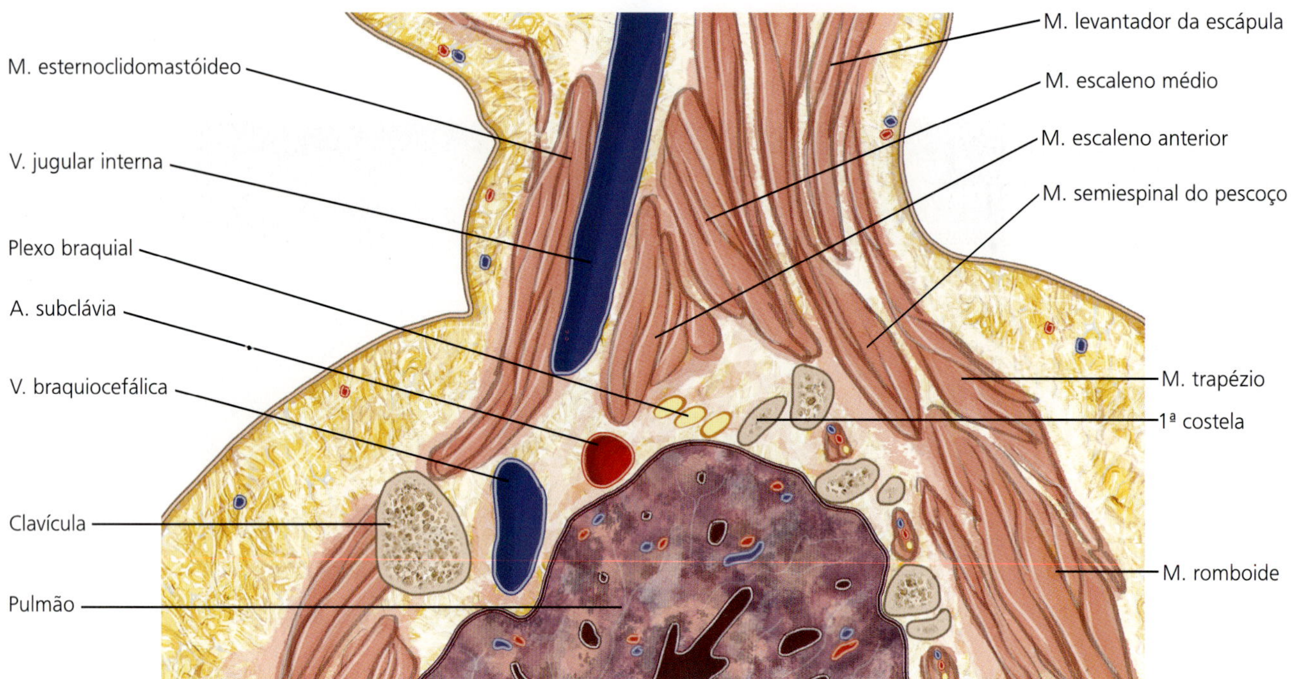
M. esternoclidomastóideo
V. jugular interna
Plexo braquial
A. subclávia
V. braquiocefálica
Clavícula
Pulmão
M. levantador da escápula
M. escaleno médio
M. escaleno anterior
M. semiespinal do pescoço
M. trapézio
1ª costela
M. romboide

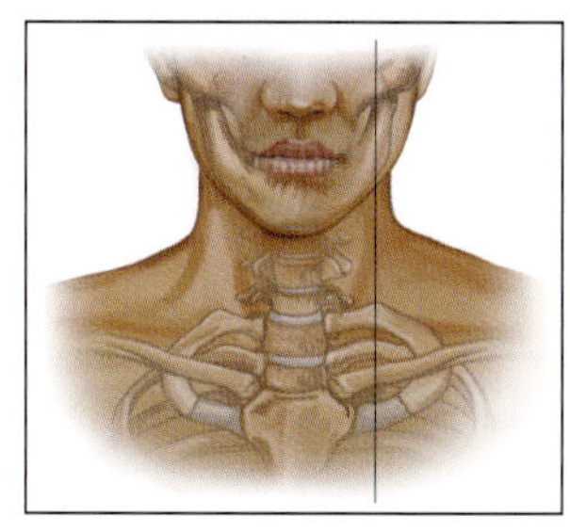

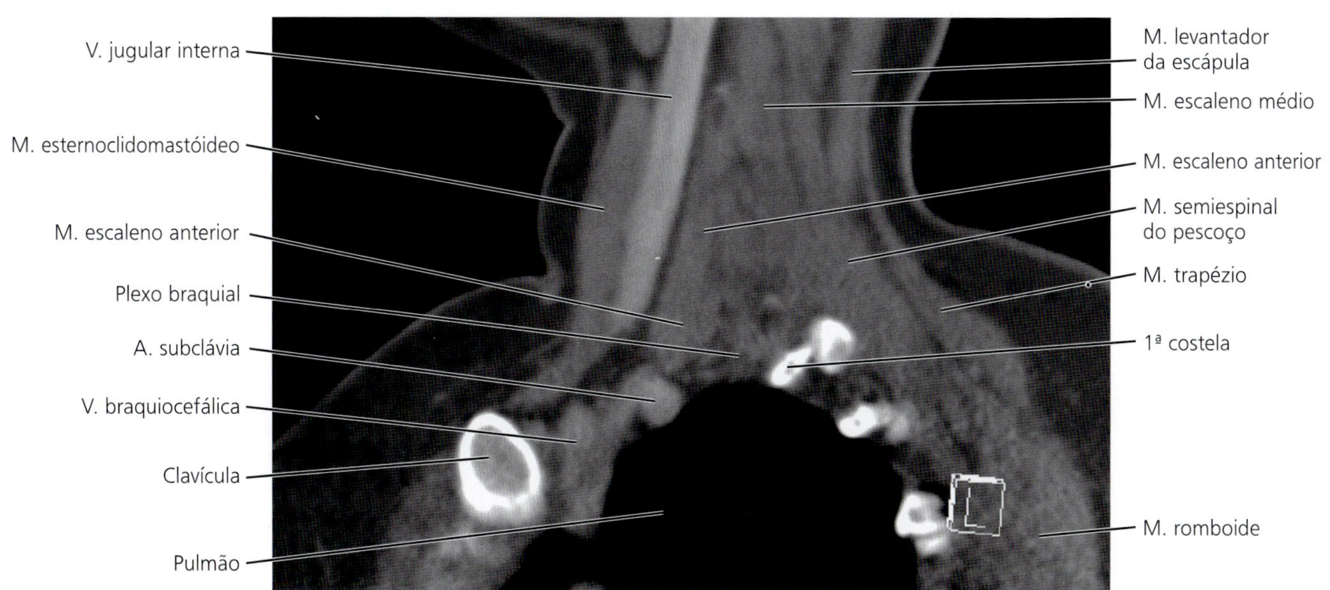
V. jugular interna
M. esternoclidomastóideo
M. escaleno anterior
Plexo braquial
A. subclávia
V. braquiocefálica
Clavícula
Pulmão
M. levantador da escápula
M. escaleno médio
M. escaleno anterior
M. semiespinal do pescoço
M. trapézio
1ª costela
M. romboide

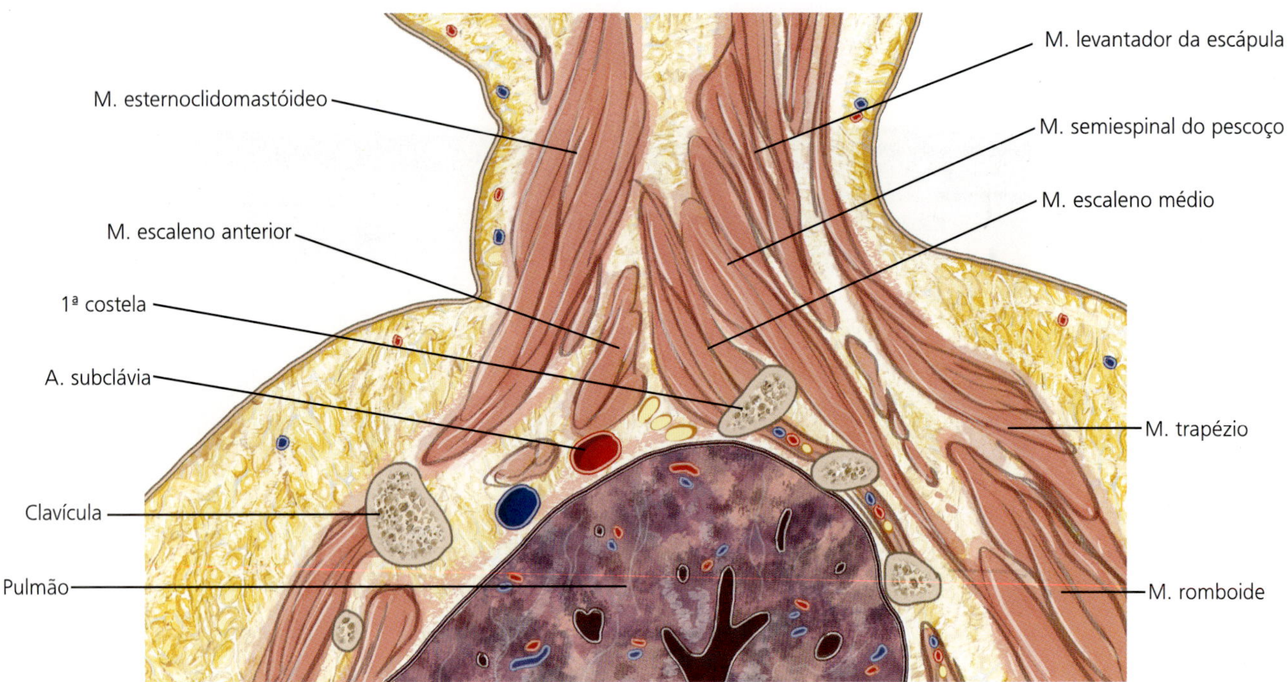
M. levantador da escápula
M. esternoclidomastóideo
M. semiespinal do pescoço
M. escaleno médio
M. escaleno anterior
1ª costela
A. subclávia
M. trapézio
Clavícula
Pulmão
M. romboide

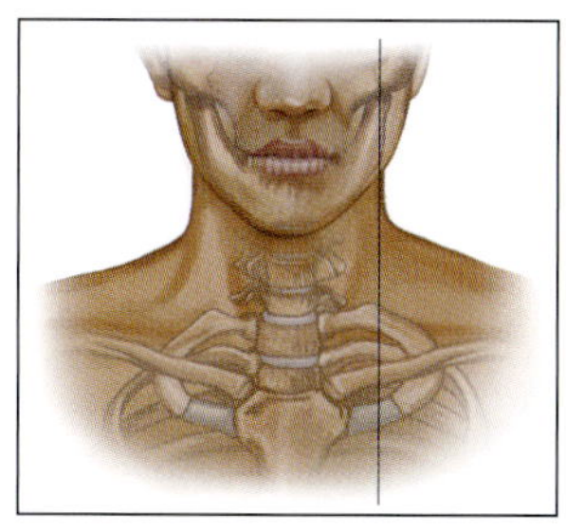

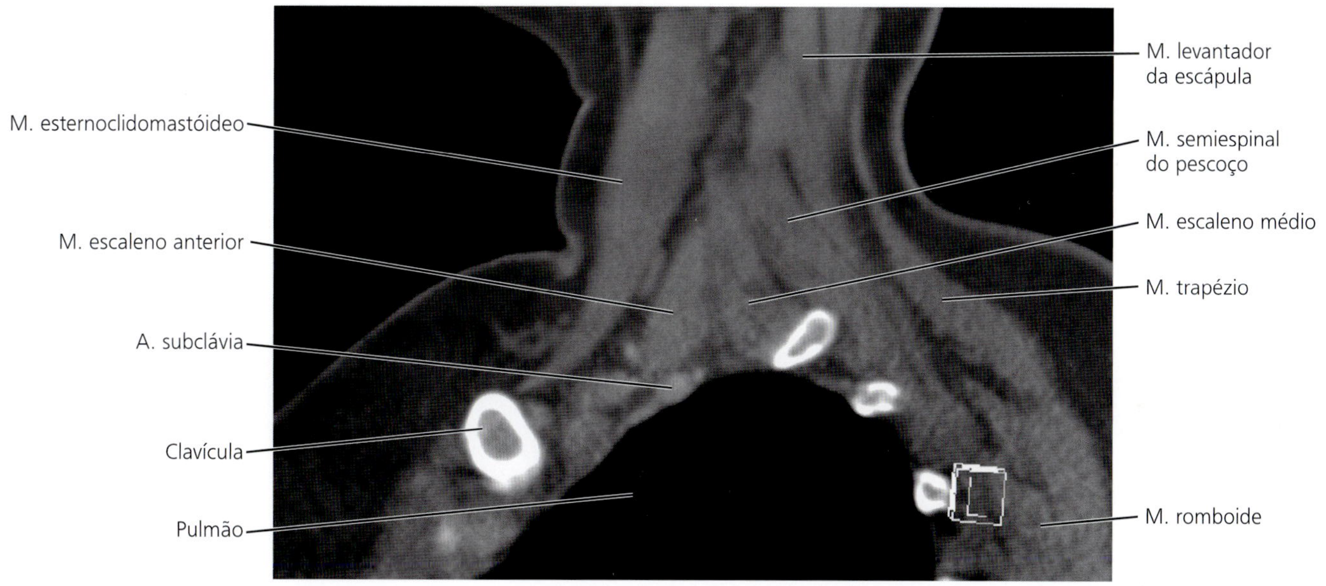
M. esternoclidomastóideo
M. escaleno anterior
A. subclávia
Clavícula
Pulmão
M. levantador da escápula
M. semiespinal do pescoço
M. escaleno médio
M. trapézio
M. romboide

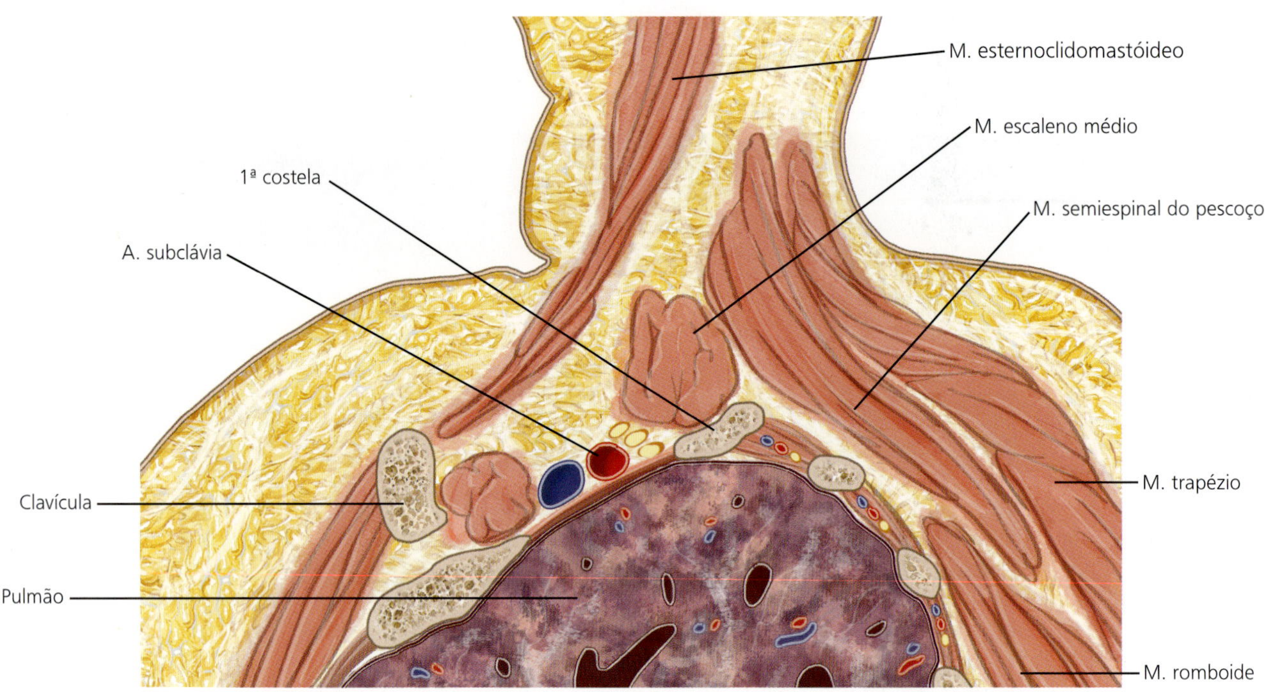
M. esternoclidomastóideo
M. escaleno médio
1ª costela
M. semiespinal do pescoço
A. subclávia
Clavícula
M. trapézio
Pulmão
M. romboide

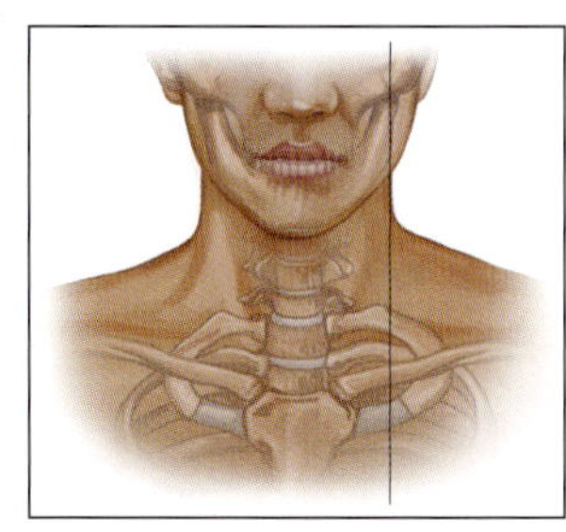

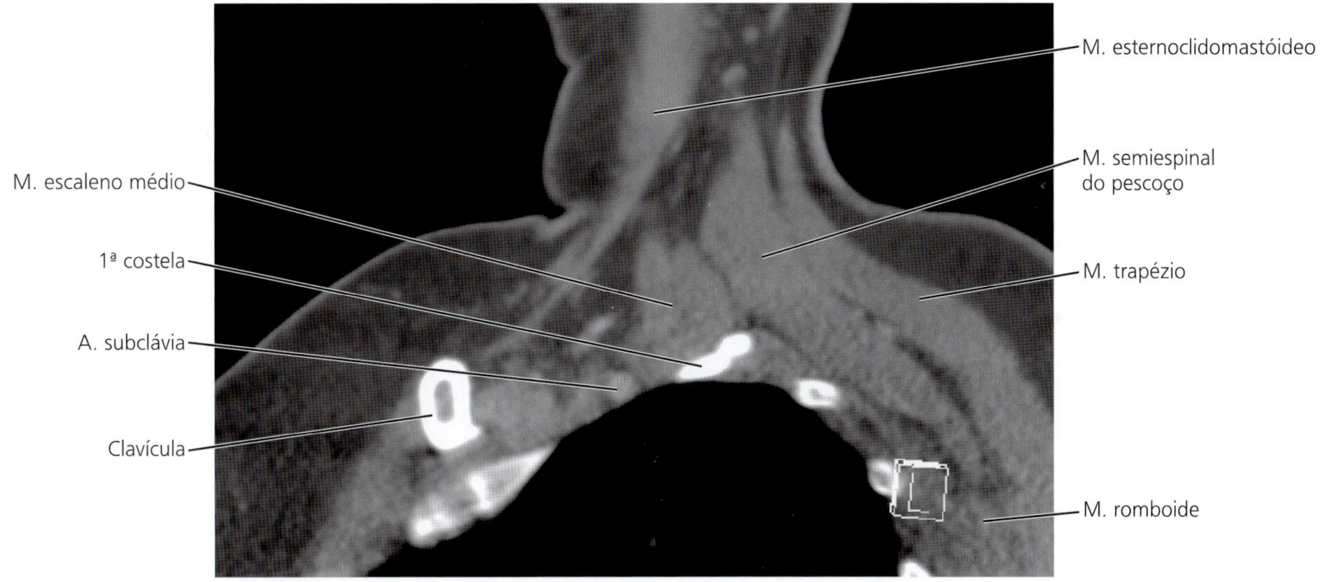
M. esternoclidomastóideo
M. semiespinal do pescoço
M. trapézio
M. romboide
M. escaleno médio
1ª costela
A. subclávia
Clavícula

PARTE 3 COLUNA VERTEBRAL

CAPÍTULO 15 VISÃO GERAL DA COLUNA VERTEBRAL 523

CAPÍTULO 16 COLUNA VERTEBRAL 535

Capítulo 15 VISÃO GERAL DA COLUNA VERTEBRAL

COLUNA VERTEBRAL 524

VÉRTEBRAS CERVICAIS: C1 (ATLAS) E C2 (ÁXIS) 525

VÉRTEBRAS CERVICAIS: C3, C4 E C7 526

LIGAMENTOS CRANIOCERVICAIS EXTERNOS 527

LIGAMENTOS CRANIOCERVICAIS INTERNOS 528

VÉRTEBRAS TORÁCICAS OU DORSAIS 529

VÉRTEBRAS LOMBARES 530

LIGAMENTOS VERTEBRAIS: REGIÃO LOMBOSSACRAL 531

LIGAMENTOS VERTEBRAIS: REGIÃO LOMBAR 532

REGIÃO LOMBAR: CORTE TRANSVERSAL 533

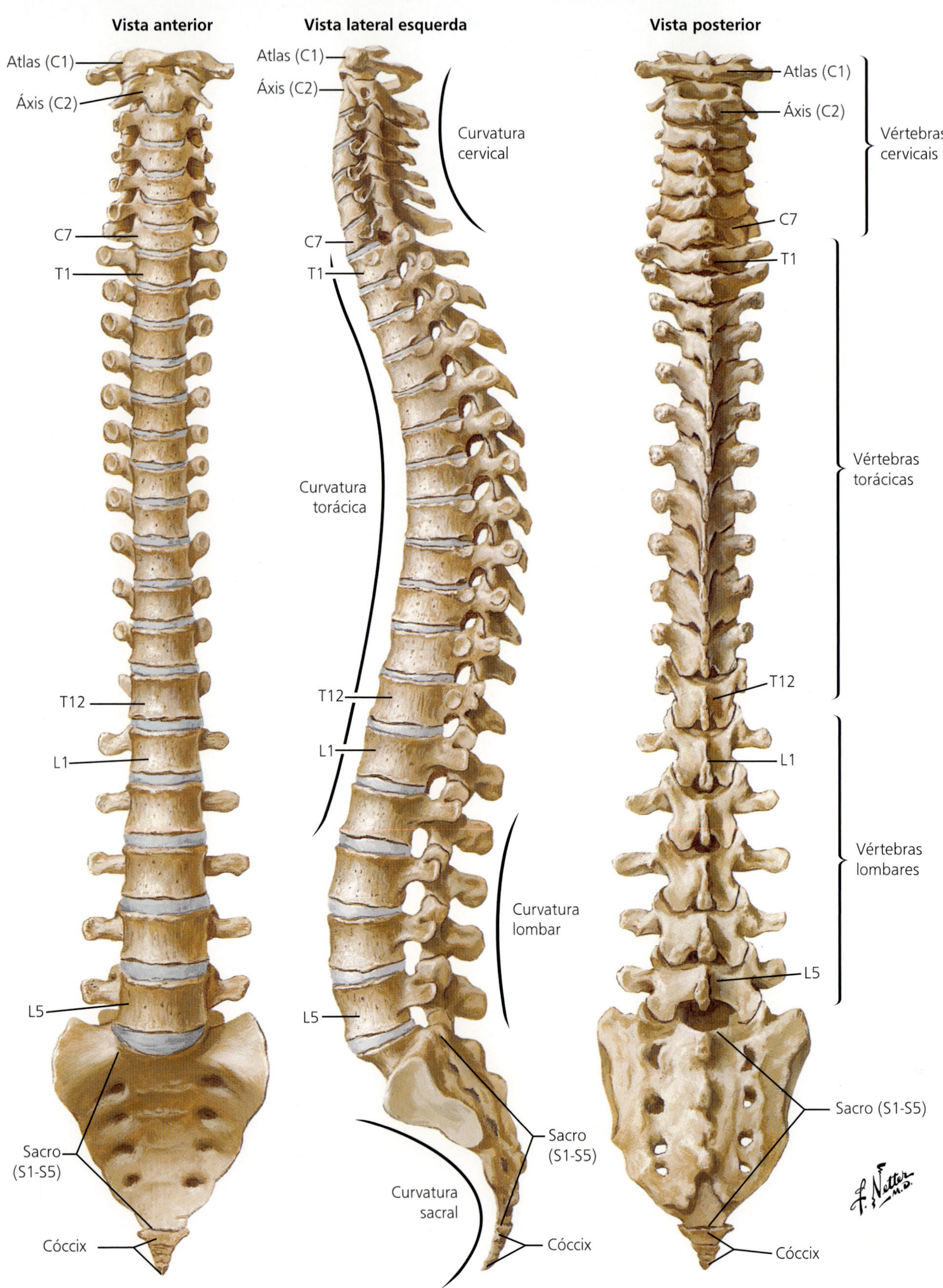
Vista anterior
Atlas (C1)
Áxis (C2)
C7
T1
T12
L1
L5
Sacro (S1-S5)
Cóccix
Vista lateral esquerda
Atlas (C1)
Áxis (C2)
Curvatura cervical
C7
T1
Curvatura torácica
T12
L1
Curvatura lombar
L5
Sacro (S1-S5)
Curvatura sacral
Cóccix
Vista posterior
Atlas (C1)
Áxis (C2)
Vértebras cervicais
C7
T1
Vértebras torácicas
T12
L1
Vértebras lombares
L5
Sacro (S1-S5)
Cóccix

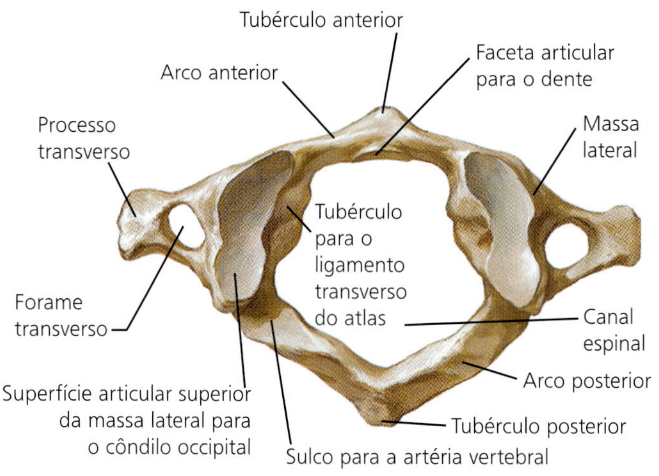
Tubérculo anterior
Arco anterior
Faceta articular para o dente
Processo transverso
Massa lateral
Tubérculo para o ligamento transverso do atlas
Forame transverso
Canal espinal
Arco posterior
Superfície articular superior da massa lateral para o côndilo occipital
Tubérculo posterior
Sulco para a artéria vertebral

Atlas (C1): vista superior

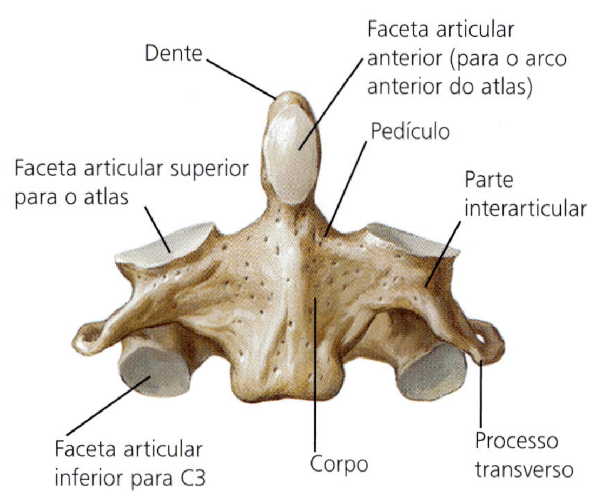
Dente
Faceta articular anterior (para o arco anterior do atlas)
Pedículo
Faceta articular superior para o atlas
Parte interarticular
Faceta articular inferior para C3
Corpo
Processo transverso

Áxis (C2): vista anterior

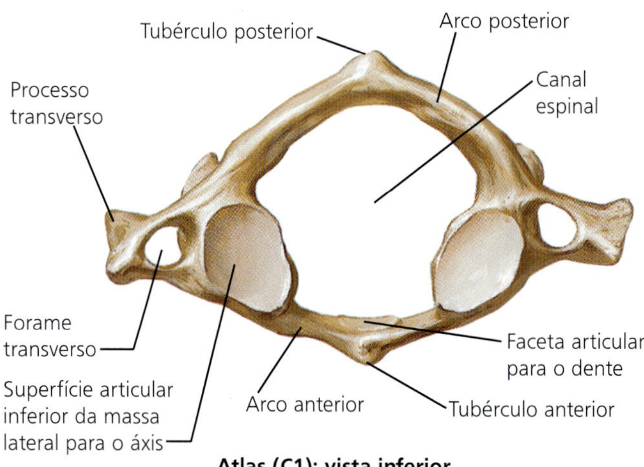
Tubérculo posterior
Arco posterior
Canal espinal
Processo transverso
Forame transverso
Faceta articular para o dente
Superfície articular inferior da massa lateral para o áxis
Arco anterior
Tubérculo anterior

Atlas (C1): vista inferior

Dente
Faceta articular posterior (para o ligamento transverso do atlas)
Faceta articular superior para o atlas
Processo transverso
Parte interarticular
Processo articular inferior
Processo espinhoso

Áxis (C2): vista posterossuperior

Dente
Atlas (C1)
Superfície articular superior para o côndilo occipital
Áxis (C2)
Faceta articular posterior (para o ligamento transverso do atlas)
C3
C4

Vértebras cervicais superiores montadas: vista posterossuperior

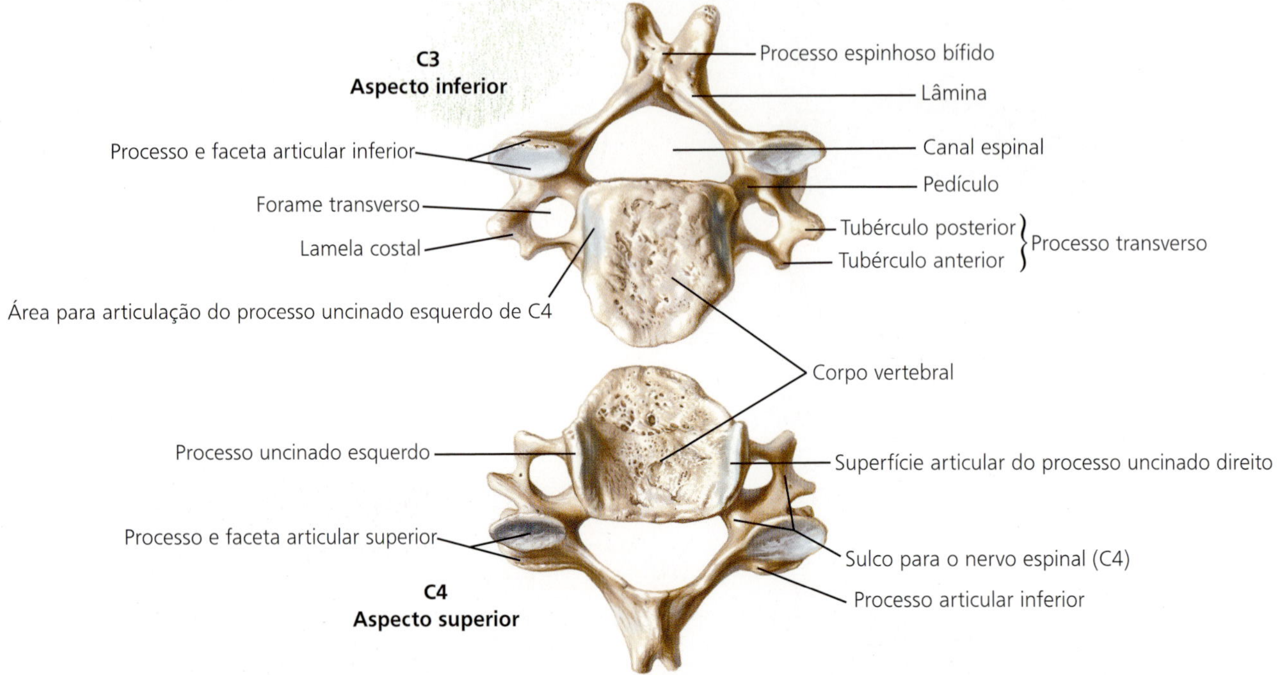
Aspecto inferior de C3 e aspecto superior de C4 mostrando os locais das facetas e articulações uncovertebrais
C3
Aspecto inferior
Processo espinhoso bífido
Lâmina
Processo e faceta articular inferior
Canal espinal
Pedículo
Forame transverso
Lamela costal
Tubérculo posterior
Tubérculo anterior
Processo transverso
Área para articulação do processo uncinado esquerdo de C4
Corpo vertebral
Processo uncinado esquerdo
Superfície articular do processo uncinado direito
Processo e faceta articular superior
Sulco para o nervo espinal (C4)
Processo articular inferior
C4
Aspecto superior

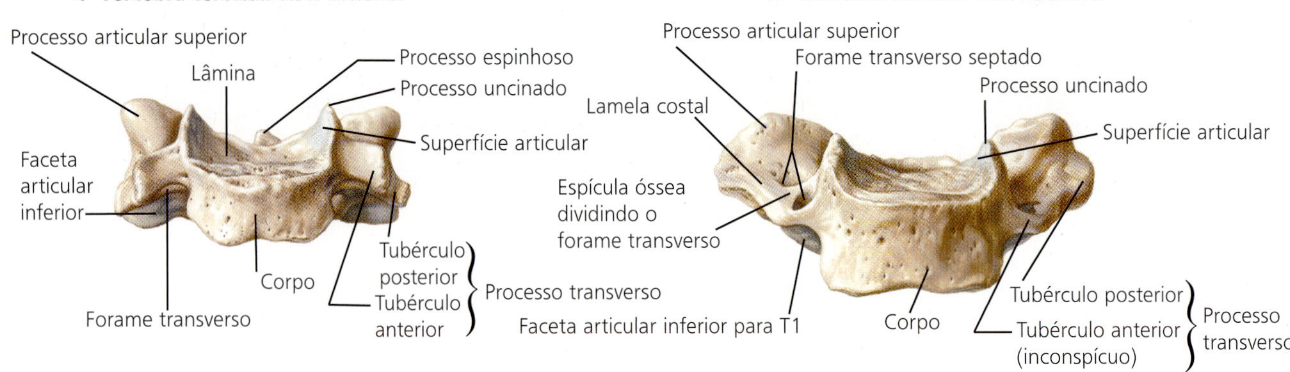
4ª vértebra cervical: vista anterior
Processo articular superior
Lâmina
Processo espinhoso
Processo uncinado
Superfície articular
Faceta articular inferior
Corpo
Forame transverso
Tubérculo posterior
Tubérculo anterior
Processo transverso
7ª vértebra cervical: vista anterior
Processo articular superior
Forame transverso septado
Processo uncinado
Lamela costal
Superfície articular
Espícula óssea dividindo o forame transverso
Faceta articular inferior para T1
Corpo
Tubérculo posterior
Tubérculo anterior (inconspícuo)
Processo transverso

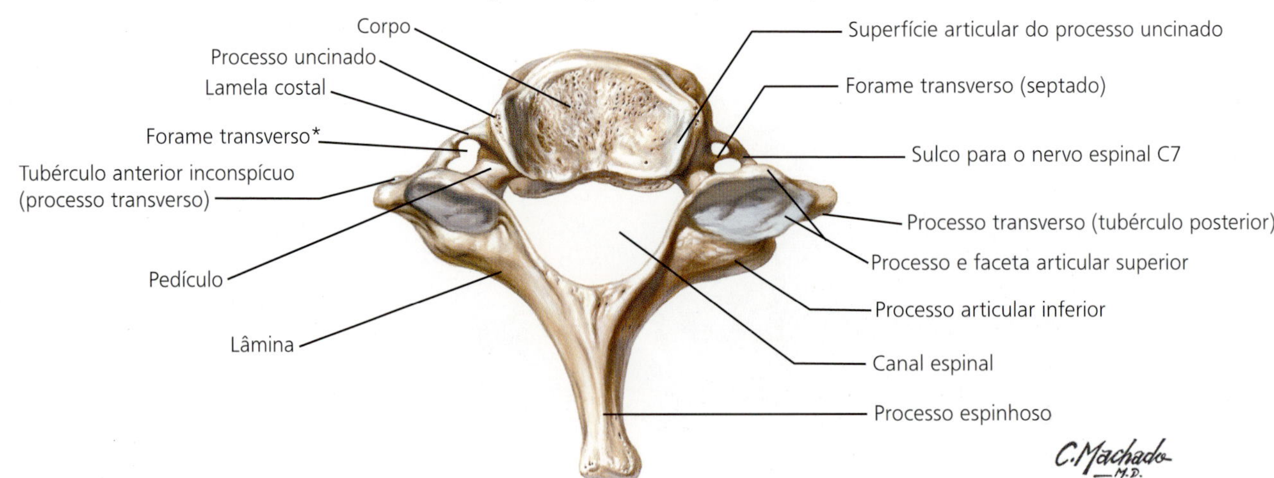
7ª vértebra cervical (vértebra proeminente): vista superior
Corpo
Processo uncinado
Lamela costal
Forame transverso*
Tubérculo anterior inconspícuo (processo transverso)
Pedículo
Lâmina
Superfície articular do processo uncinado
Forame transverso (septado)
Sulco para o nervo espinal C7
Processo transverso (tubérculo posterior)
Processo e faceta articular superior
Processo articular inferior
Canal espinal
Processo espinhoso
C. Machado M.D.

**Os forames transversos de C7 transmitem veias vertebrais, mas geralmente não a artéria vertebral, e são assimétricos neste espécime.*

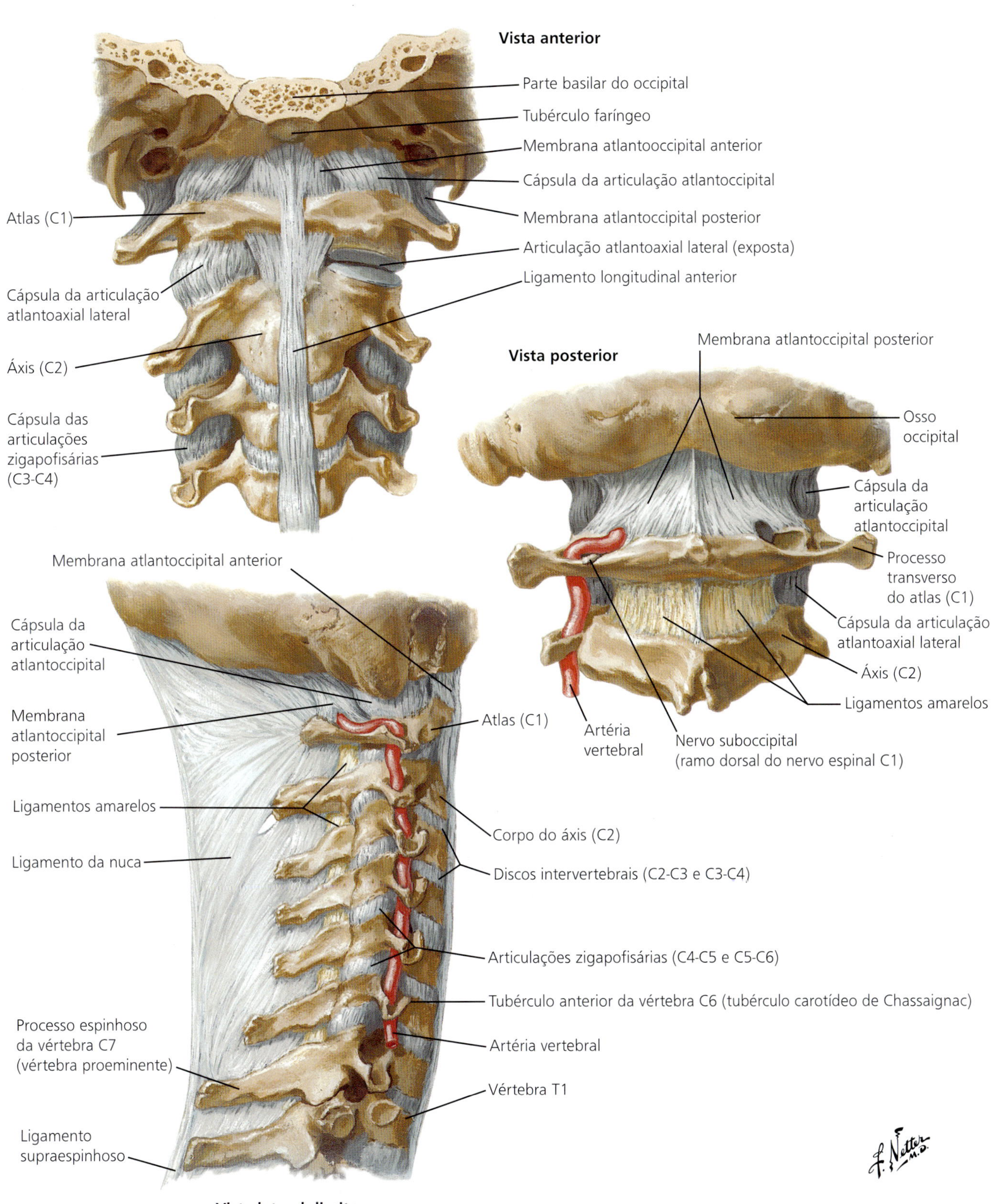
Vista anterior
Parte basilar do occipital
Tubérculo faríngeo
Membrana atlantooccipital anterior
Cápsula da articulação atlantoccipital
Membrana atlantoccipital posterior
Atlas (C1)
Articulação atlantoaxial lateral (exposta)
Ligamento longitudinal anterior
Cápsula da articulação atlantoaxial lateral
Áxis (C2)
Cápsula das articulações zigapofisárias (C3-C4)
Vista posterior
Membrana atlantoccipital posterior
Osso occipital
Cápsula da articulação atlantoccipital
Processo transverso do atlas (C1)
Cápsula da articulação atlantoaxial lateral
Áxis (C2)
Ligamentos amarelos
Artéria vertebral
Nervo suboccipital (ramo dorsal do nervo espinal C1)
Membrana atlantoccipital anterior
Cápsula da articulação atlantoccipital
Membrana atlantoccipital posterior
Atlas (C1)
Ligamentos amarelos
Corpo do áxis (C2)
Ligamento da nuca
Discos intervertebrais (C2-C3 e C3-C4)
Articulações zigapofisárias (C4-C5 e C5-C6)
Tubérculo anterior da vértebra C6 (tubérculo carotídeo de Chassaignac)
Artéria vertebral
Processo espinhoso da vértebra C7 (vértebra proeminente)
Vértebra T1
Ligamento supraespinhoso
Vista lateral direita

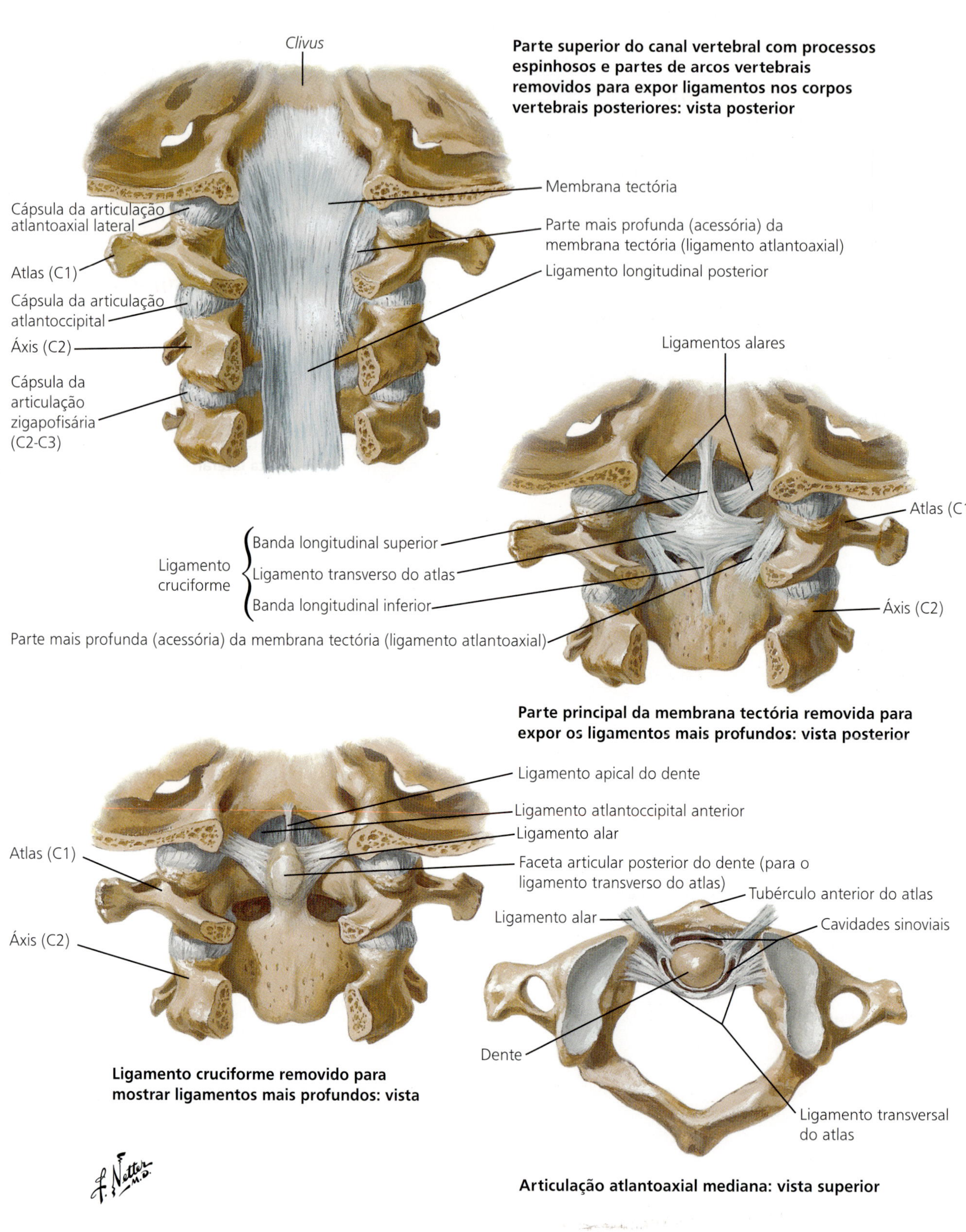
Clivus
Parte superior do canal vertebral com processos espinhosos e partes de arcos vertebrais removidos para expor ligamentos nos corpos vertebrais posteriores: vista posterior
Membrana tectória
Cápsula da articulação atlantoaxial lateral
Parte mais profunda (acessória) da membrana tectória (ligamento atlantoaxial)
Atlas (C1)
Ligamento longitudinal posterior
Cápsula da articulação atlantoccipital
Áxis (C2)
Cápsula da articulação zigapofisária (C2-C3)
Ligamentos alares
Atlas (C1)
Ligamento cruciforme
Banda longitudinal superior
Ligamento transverso do atlas
Banda longitudinal inferior
Áxis (C2)
Parte mais profunda (acessória) da membrana tectória (ligamento atlantoaxial)
Parte principal da membrana tectória removida para expor os ligamentos mais profundos: vista posterior
Ligamento apical do dente
Ligamento atlantoccipital anterior
Ligamento alar
Atlas (C1)
Faceta articular posterior do dente (para o ligamento transverso do atlas)
Tubérculo anterior do atlas
Ligamento alar
Cavidades sinoviais
Áxis (C2)
Dente
Ligamento cruciforme removido para mostrar ligamentos mais profundos: vista
Ligamento transversal do atlas
F. Netter M.D.
Articulação atlantoaxial mediana: vista superior

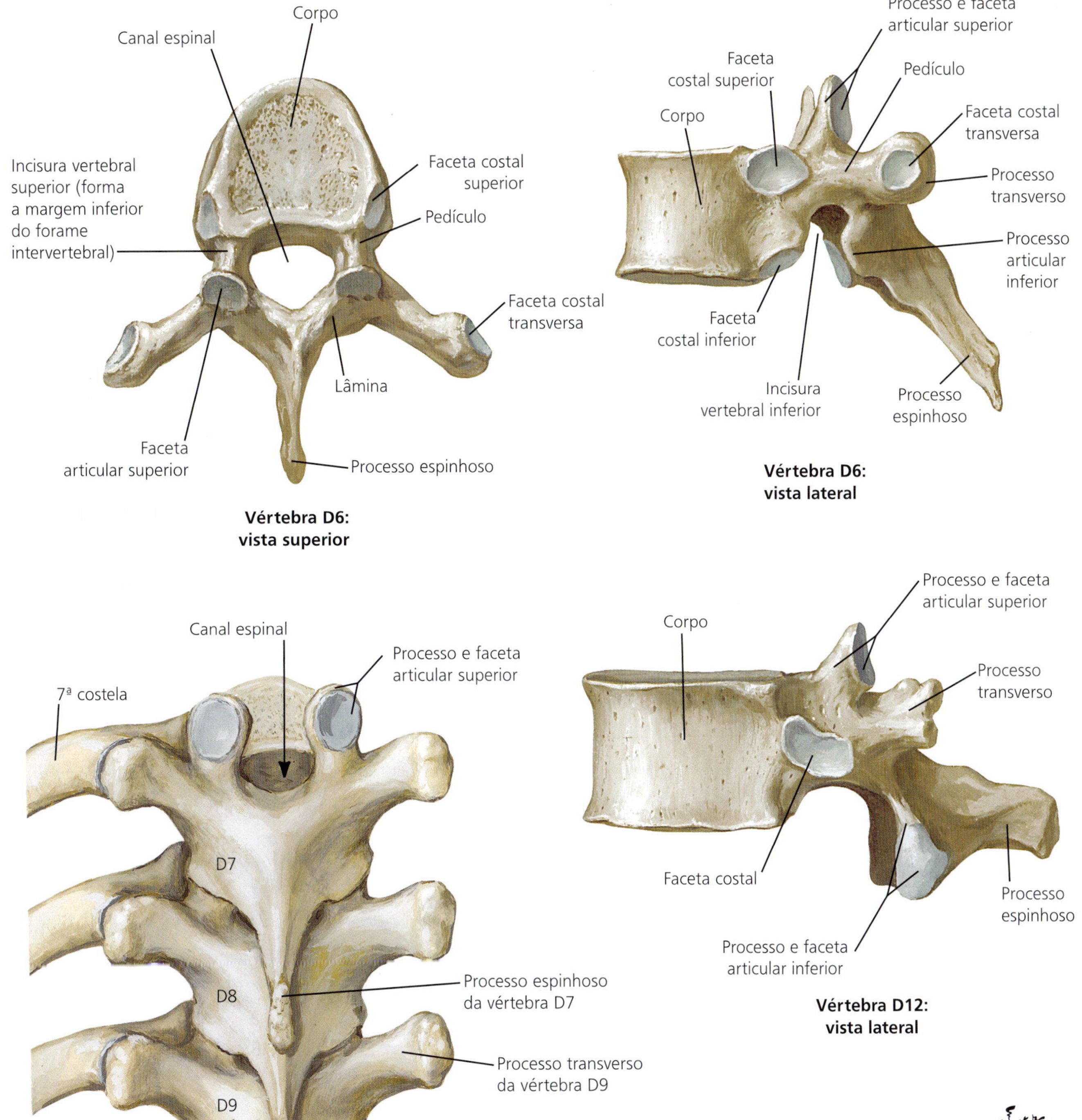
Corpo
Canal espinal
Incisura vertebral superior (forma a margem inferior do forame intervertebral)
Faceta costal superior
Pedículo
Faceta costal transversa
Lâmina
Faceta articular superior
Processo espinhoso
Processo e faceta articular superior
Faceta costal superior
Pedículo
Corpo
Faceta costal transversa
Processo transverso
Processo articular inferior
Faceta costal inferior
Incisura vertebral inferior
Processo espinhoso
Canal espinal
Processo e faceta articular superior
7ª costela
D7
D8
D9
Processo espinhoso da vértebra D7
Processo transverso da vértebra D9
Lâmina
Processo articular inferior (D9)
Processo espinhoso (D9)
Corpo
Processo e faceta articular superior
Processo transverso
Faceta costal
Processo espinhoso
Processo e faceta articular inferior
F. Netter M.D.

Vértebra D6: vista superior

Vértebra D6: vista lateral

Vértebras* D7, D8 e D9: vista posterior

Vértebra D12: vista lateral

*N. do T.: Por convenção, as vértebras torácicas ou dorsais serão chamadas por D e não por T, para evitar possível confusão com as sequências T1 e T2 da RM. Por exemplo, D1, D2... até D12.

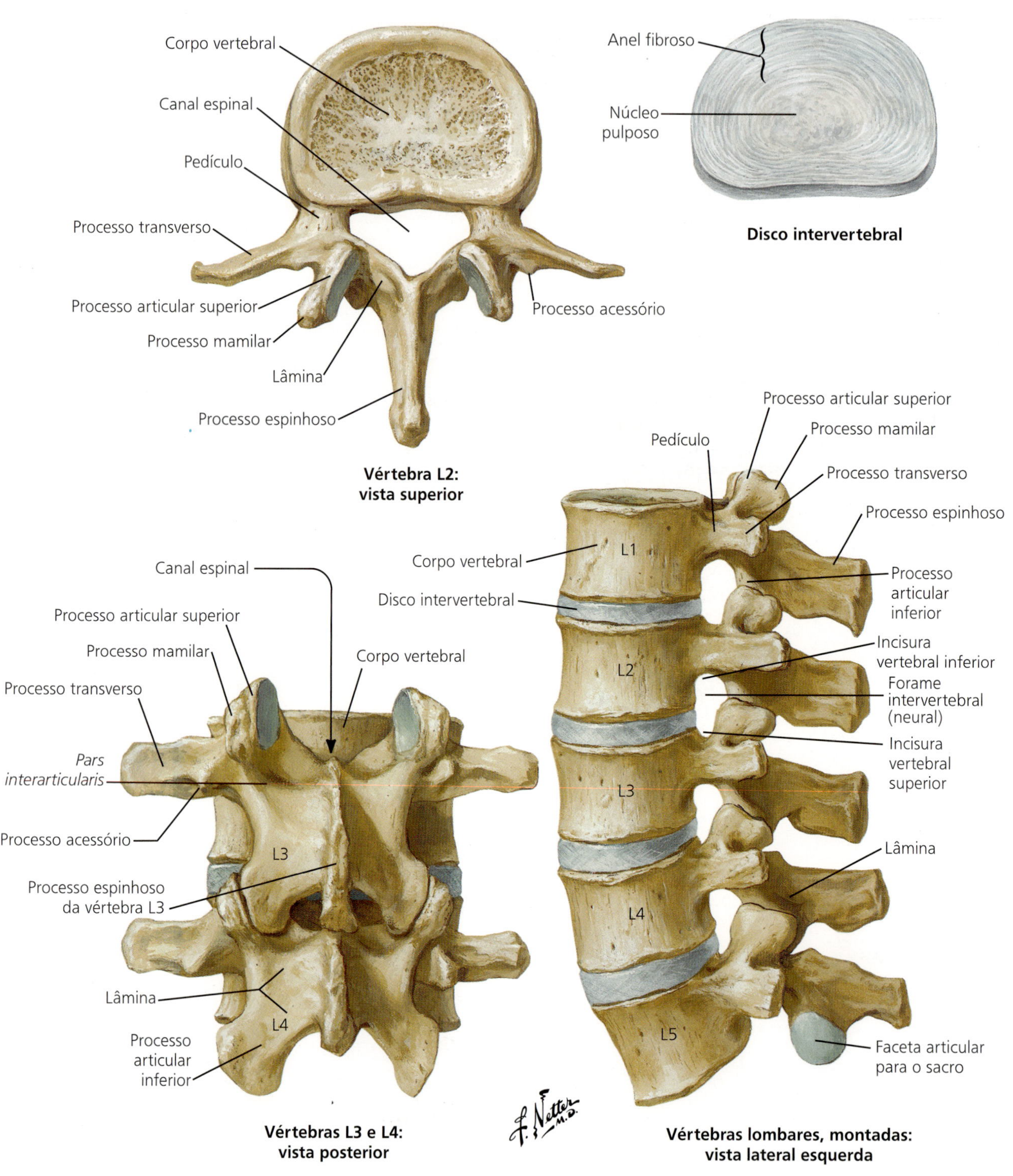
Corpo vertebral
Canal espinal
Pedículo
Processo transverso
Processo articular superior
Processo mamilar
Lâmina
Processo espinhoso
Processo acessório
Anel fibroso
Núcleo pulposo
Processo articular superior
Processo mamilar
Processo transverso
Processo espinhoso
Pedículo
Corpo vertebral
Disco intervertebral
Processo articular inferior
Incisura vertebral inferior
Forame intervertebral (neural)
Incisura vertebral superior
Lâmina
Faceta articular para o sacro
L1
L2
L3
L4
L5
Canal espinal
Processo articular superior
Processo mamilar
Processo transverso
Corpo vertebral
Pars interarticularis
Processo acessório
Processo espinhoso da vértebra L3
L3
Lâmina
L4
Processo articular inferior

Vértebra L2: vista superior

Disco intervertebral

Vértebras L3 e L4: vista posterior

Vértebras lombares, montadas: vista lateral esquerda

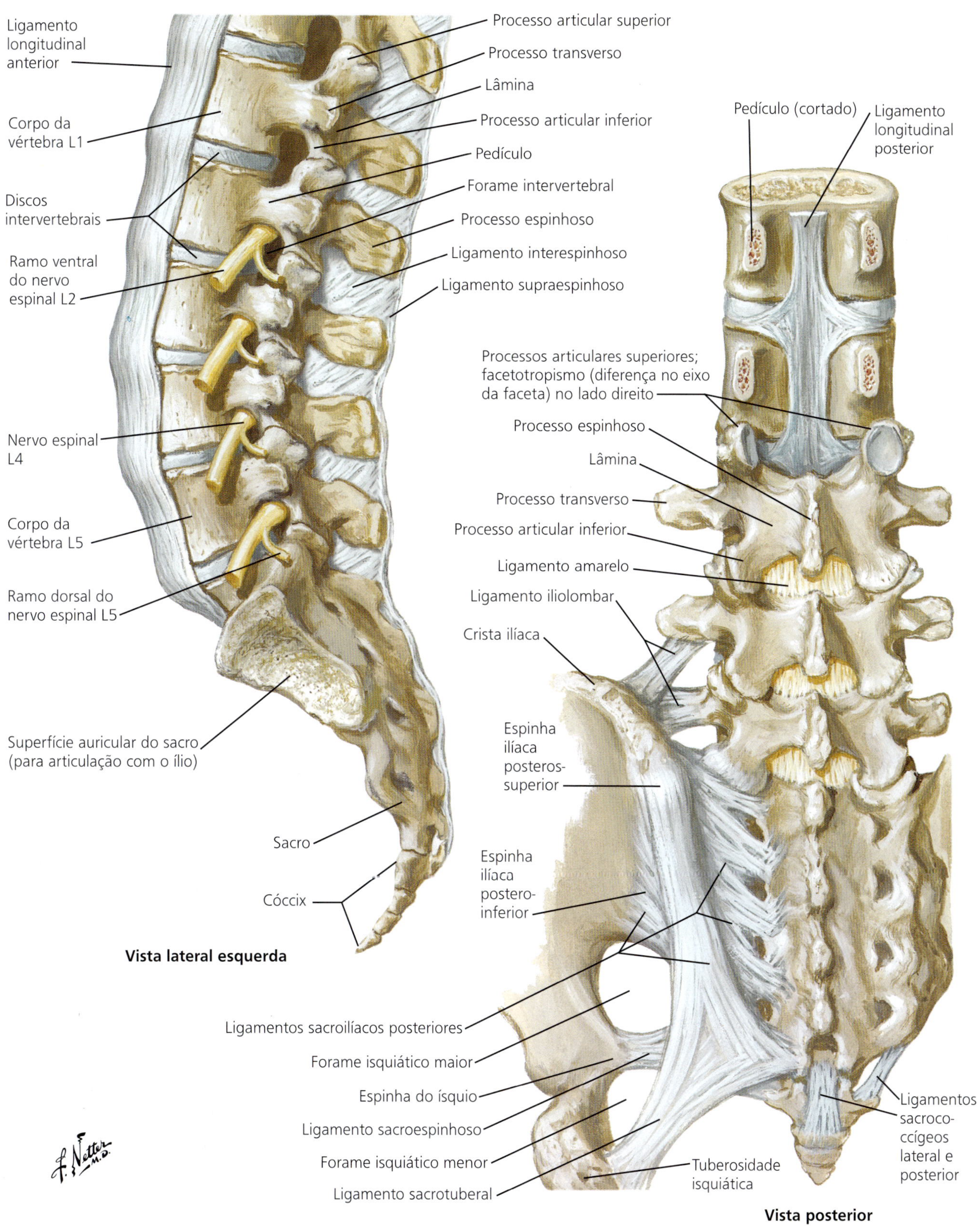
Ligamento longitudinal anterior
Corpo da vértebra L1
Discos intervertebrais
Ramo ventral do nervo espinal L2
Nervo espinal L4
Corpo da vértebra L5
Ramo dorsal do nervo espinal L5
Superfície auricular do sacro (para articulação com o ílio)
Sacro
Cóccix
Processo articular superior
Processo transverso
Lâmina
Processo articular inferior
Pedículo
Forame intervertebral
Processo espinhoso
Ligamento interespinhoso
Ligamento supraespinhoso
Pedículo (cortado)
Ligamento longitudinal posterior
Processos articulares superiores; facetotropismo (diferença no eixo da faceta) no lado direito
Processo espinhoso
Lâmina
Processo transverso
Processo articular inferior
Ligamento amarelo
Ligamento iliolombar
Crista ilíaca
Espinha ilíaca posterossuperior
Espinha ilíaca posteroinferior
Ligamentos sacroilíacos posteriores
Forame isquiático maior
Espinha do ísquio
Ligamento sacroespinhoso
Forame isquiático menor
Ligamento sacrotuberal
Tuberosidade isquiática
Ligamentos sacrococcígeos lateral e posterior
F. Netter M.D.

Vista lateral esquerda

Vista posterior

Vista lateral esquerda
(parcialmente seccionada no plano mediano)

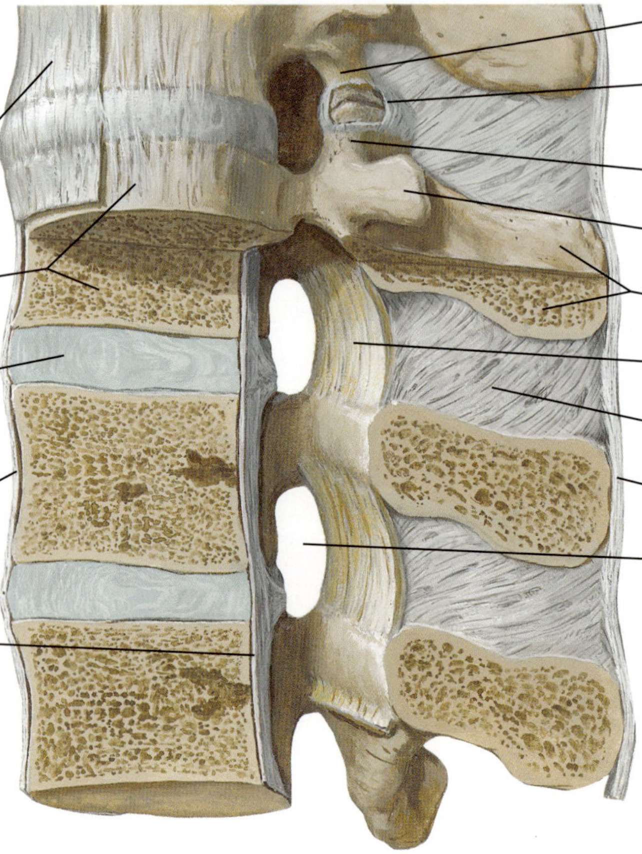
Ligamento longitudinal anterior
Corpo vertebral lombar
Disco intervertebral
Ligamento longitudinal anterior
Ligamento longitudinal posterior
Processo articular inferior
Cápsula da articulação zigapofisárias (*aberta parcialmente*)
Processo articular superior
Processo transverso
Processo espinhoso
Ligamento amarelo
Ligamento interespinhoso
Ligamento supraespinhoso
Forame intervertebral

Segmentos vertebrais anteriores: vista posterior
(*Pedículos seccionados*)

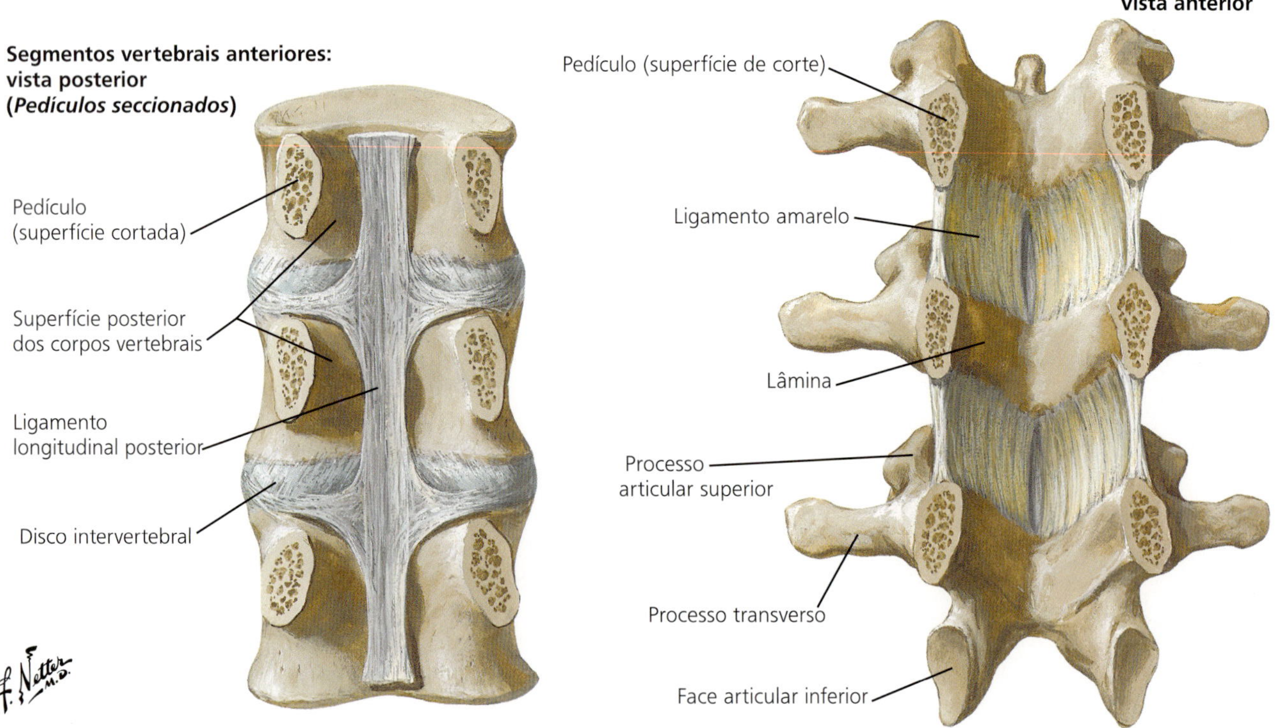

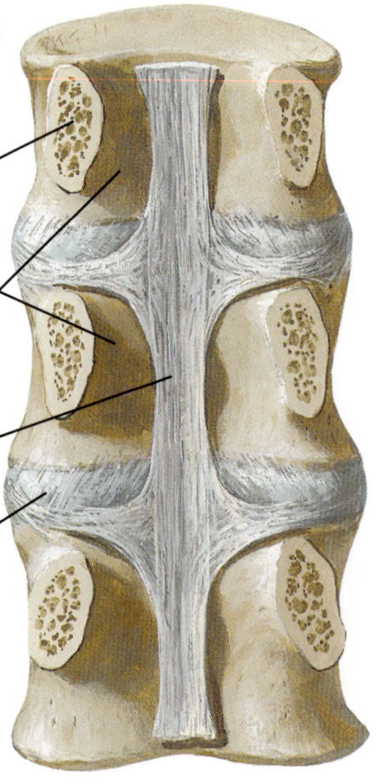
Pedículo (superfície cortada)
Superfície posterior dos corpos vertebrais
Ligamento longitudinal posterior
Disco intervertebral

Segmentos vertebrais posteriores: vista anterior

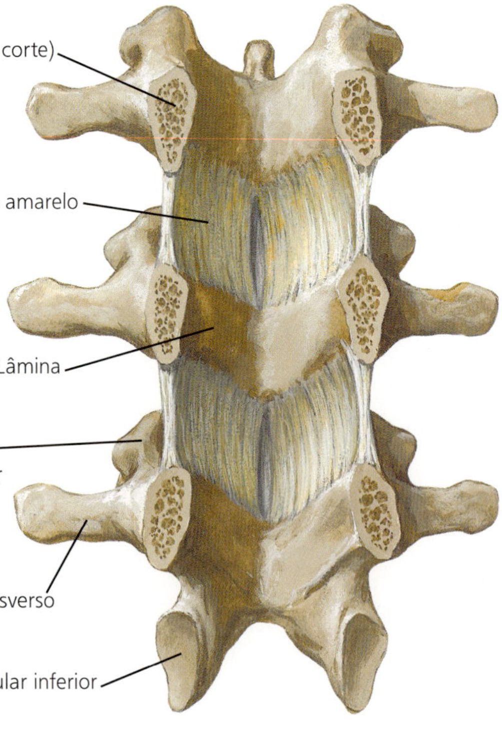
Pedículo (superfície de corte)
Ligamento amarelo
Lâmina
Processo articular superior
Processo transverso
Face articular inferior

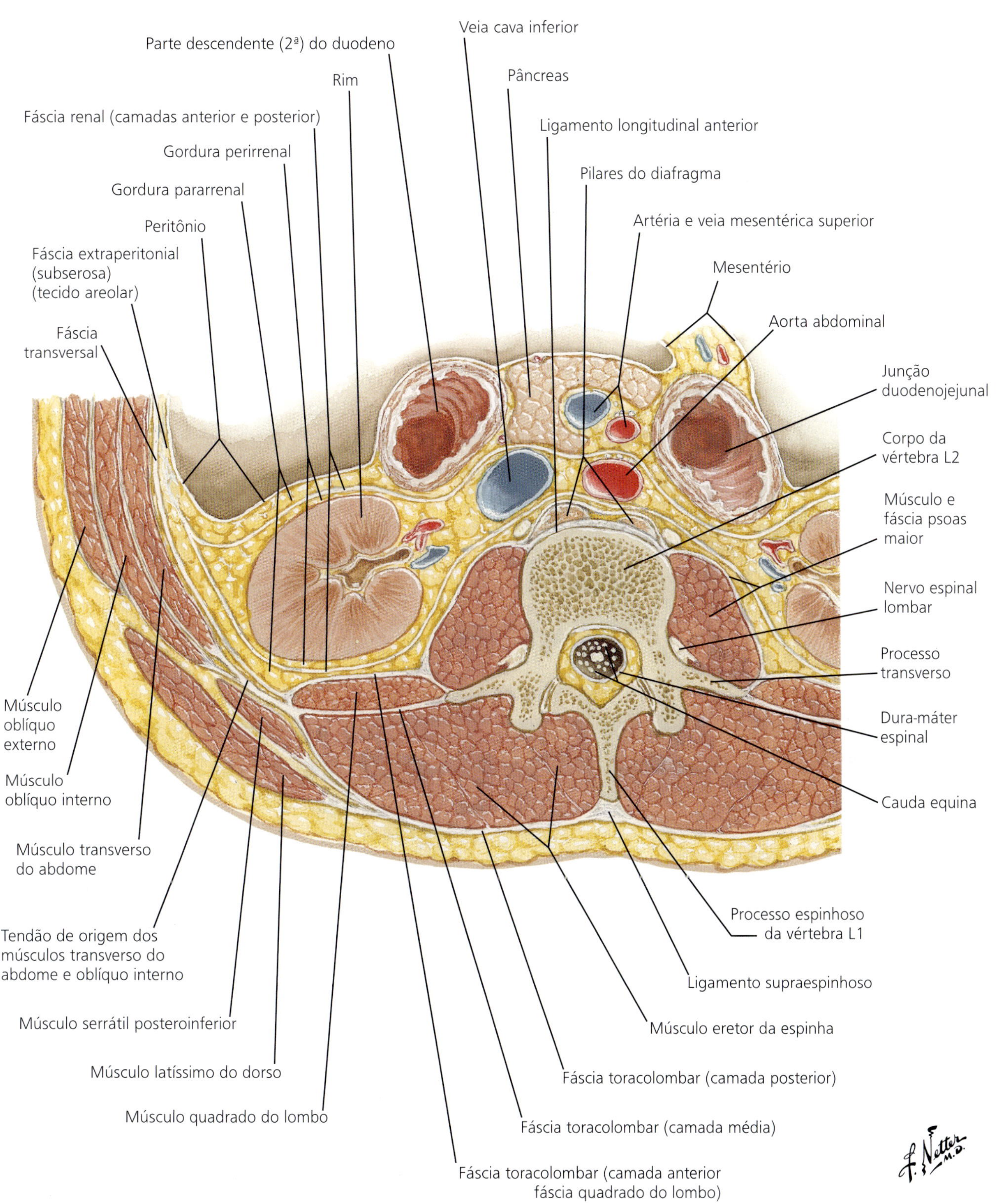
Parte descendente (2ª) do duodeno
Rim
Fáscia renal (camadas anterior e posterior)
Gordura perirrenal
Gordura pararrenal
Peritônio
Fáscia extraperitonial
(subserosa)
(tecido areolar)
Fáscia
transversal
Veia cava inferior
Pâncreas
Ligamento longitudinal anterior
Pilares do diafragma
Artéria e veia mesentérica superior
Mesentério
Aorta abdominal
Junção
duodenojejunal
Corpo da
vértebra L2
Músculo e
fáscia psoas
maior
Nervo espinal
lombar
Processo
transverso
Dura-máter
espinal
Cauda equina
Músculo
oblíquo
externo
Músculo
oblíquo interno
Músculo transverso
do abdome
Tendão de origem dos
músculos transverso do
abdome e oblíquo interno
Músculo serrátil posteroinferior
Músculo latíssimo do dorso
Músculo quadrado do lombo
Processo espinhoso
da vértebra L1
Ligamento supraespinhoso
Músculo eretor da espinha
Fáscia toracolombar (camada posterior)
Fáscia toracolombar (camada média)
Fáscia toracolombar (camada anterior
fáscia quadrado do lombo)
F. Netter M.D.

Capítulo 16 COLUNA VERTEBRAL

COLUNA CERVICAL

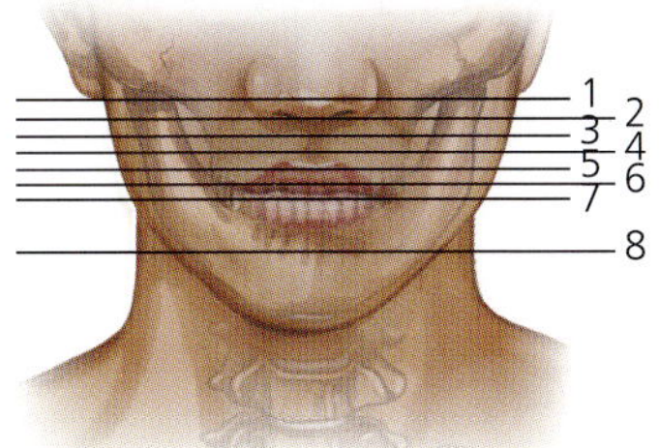
1
2
3
4
5
6
7
8

AXIAL 536

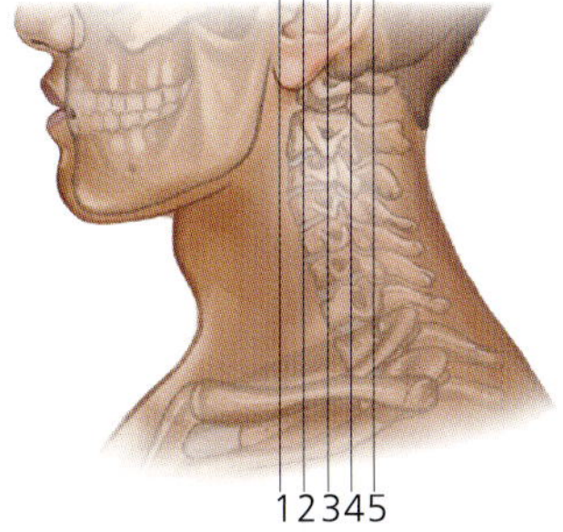
12345

CORONAL 552

5 3 1
4 2

SAGITAL 562

COLUNA TORÁCICA

1
2
3

AXIAL 572

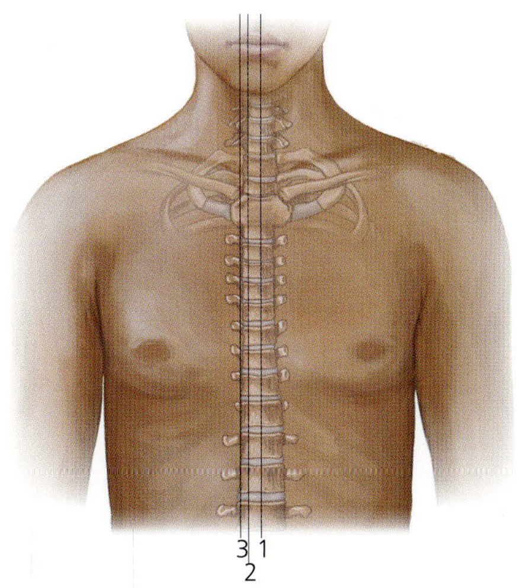
3 1
2

SAGITAL 578

COLUNA LOMBOSSACRAL

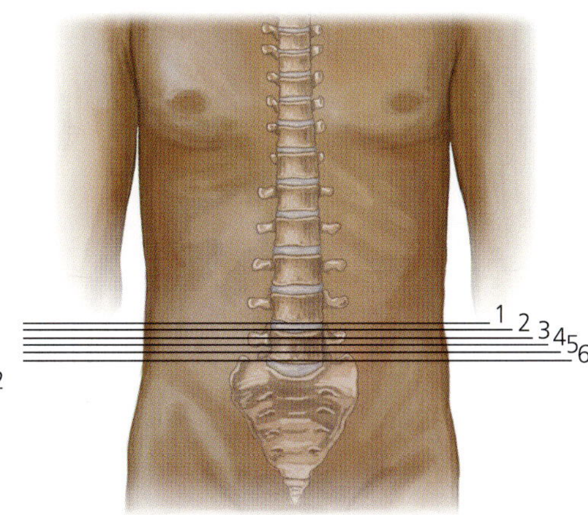
1
2
3
4
5
6

AXIAL 584

5 3 1
4 2

SAGITAL 596

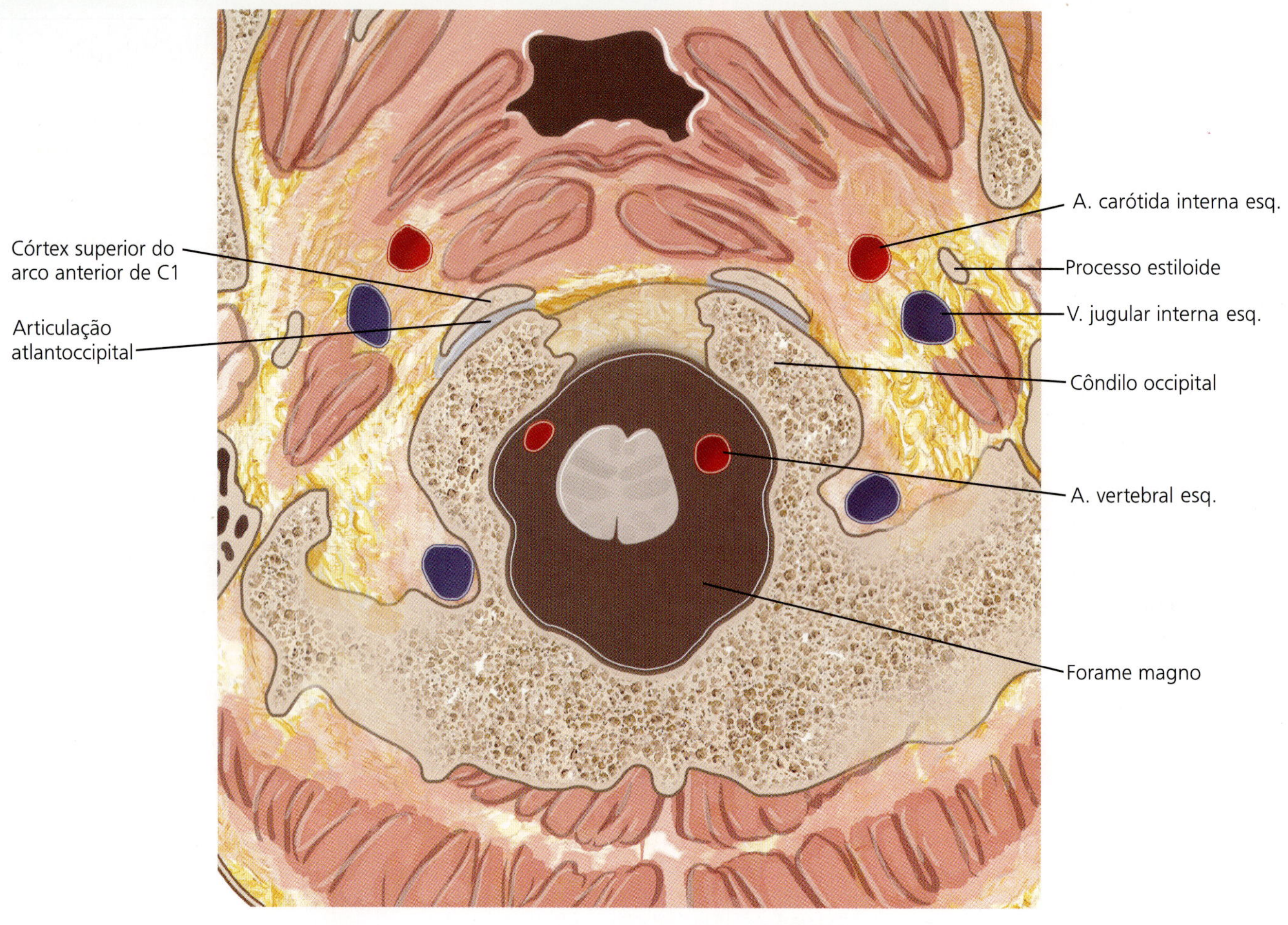
Córtex superior do arco anterior de C1
Articulação atlantoccipital
A. carótida interna esq.
Processo estiloide
V. jugular interna esq.
Côndilo occipital
A. vertebral esq.
Forame magno

PROCESSO PATOLÓGICO

Observar nestas imagens que a nasofaringe é vista frequentemente no estudo por imagem da coluna cervical. O neurorradiologista deve sempre verificar quanto à simetria da abertura da tuba de Eustáquio e da fossa de Rosenmüller imediatamente anteriores ao músculo longo da cabeça para assegurar que nenhuma lesão nasofaríngea está presente (ver Capítulo 13).

CONSIDERAÇÕES SOBRE TÉCNICA DE IMAGEM

Estudo espinal por imagem pode ser assustador no início, devido à complexa anatomia tridimensional (3D) das vértebras e os significados críticos da lesão da coluna vertebral. Isto é particularmente verdadeiro levando-se em conta as várias características do sinal em imagem de ressonância magnética (IRM) e o artefato de movimento a partir da pulsação de vasos e da respiração. Um bom princípio é que a tomografia computadorizada (CT) e a IRM são complementares. Em geral, CT delineia melhor a arquitetura dos ossos densos, cujo córtex não fornece muito sinal de RM, e IRM é melhor para fornecer contraste aos tecidos moles, como a medula espinal. Embora CT (imagem de cima) fosse melhor para mostrar uma fratura sutil do forame da artéria vertebral, IRM (imagem de baixo) seria melhor para delinear hematoma na parede da artéria vertebral por dissecção.

Outro bom princípio para aprender anatomia espinal é que quanto mais baixo o nível na coluna, maiores são as vértebras e mais fácil é compreender a anatomia. Assim, muitas vezes, é melhor começar com a coluna lombar, aprendendo princípios diagnósticos e intervenção dirigida por imagem, e trabalhar pela coluna acima à medida que aumentar a familiaridade com a anatomia espinal.

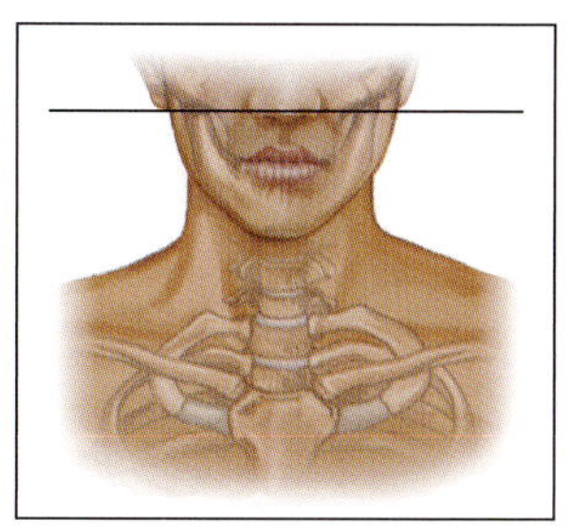

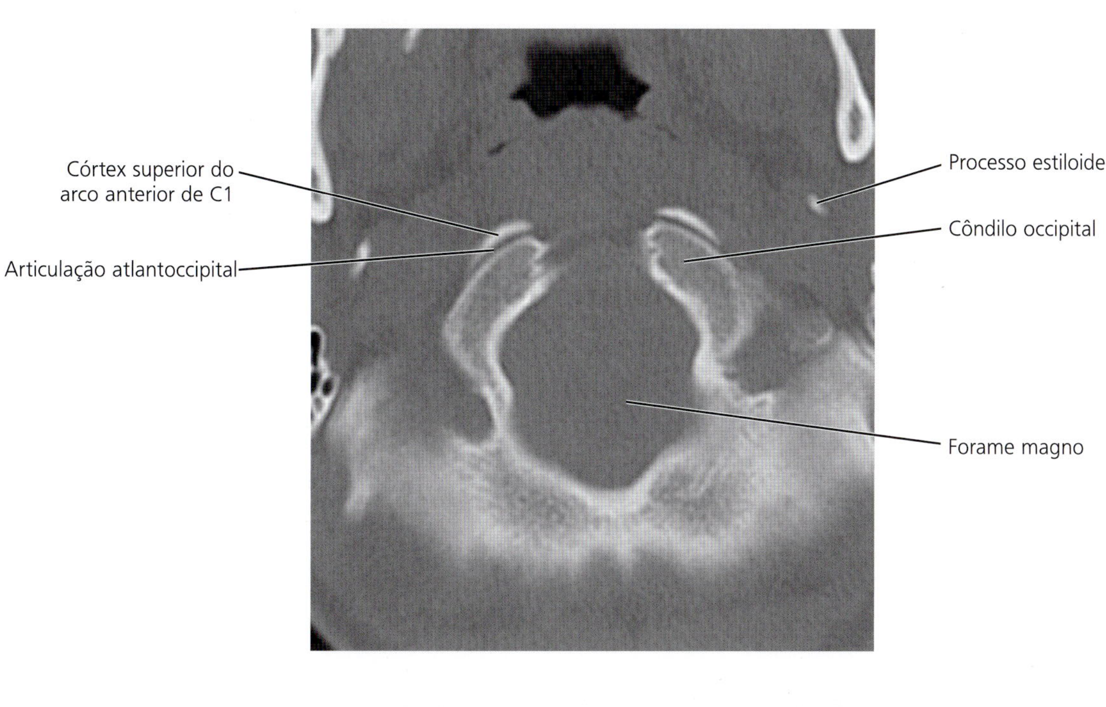
Córtex superior do
arco anterior de C1
Articulação atlantoccipital
Processo estiloide
Côndilo occipital
Forame magno

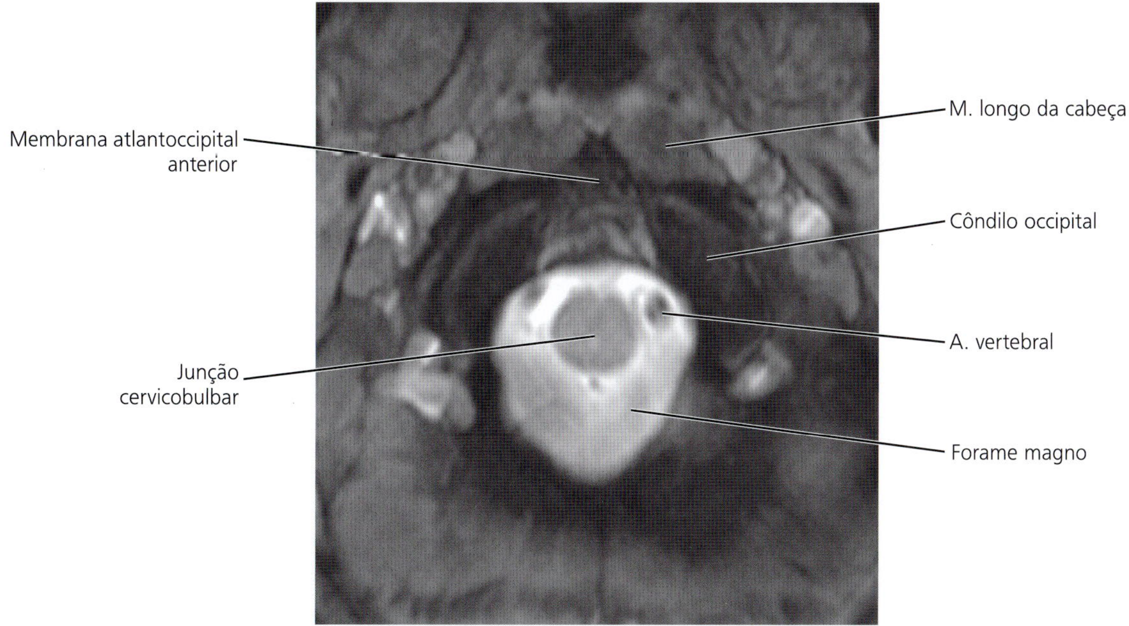
Membrana atlantoccipital
anterior
Junção
cervicobulbar
M. longo da cabeça
Côndilo occipital
A. vertebral
Forame magno

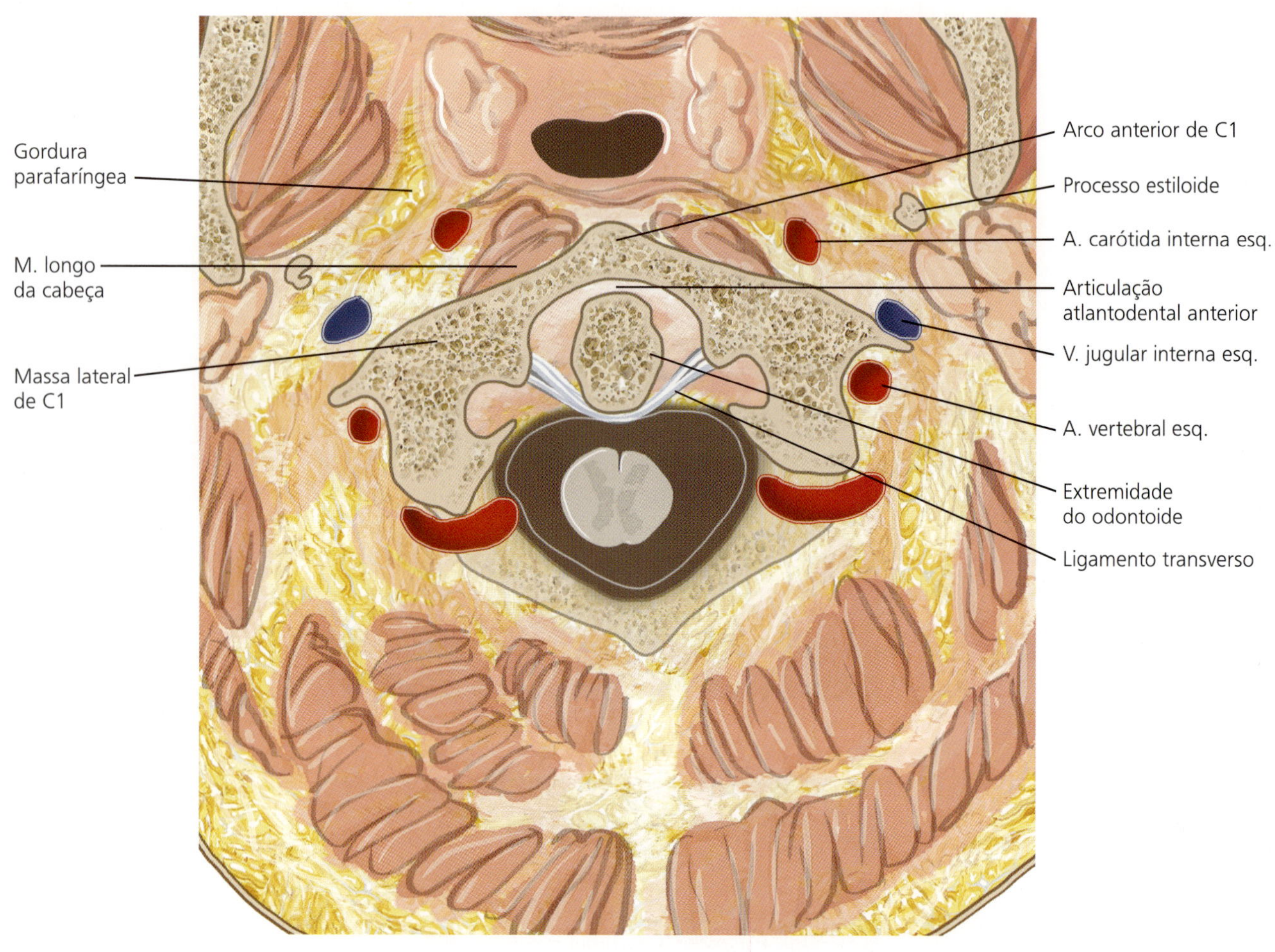
Gordura parafaríngea
M. longo da cabeça
Massa lateral de C1
Arco anterior de C1
Processo estiloide
A. carótida interna esq.
Articulação atlantodental anterior
V. jugular interna esq.
A. vertebral esq.
Extremidade do odontoide
Ligamento transverso

CONSIDERAÇÕES DIAGNÓSTICAS

O *espaço pré-dental,* ou distância entre o aspecto anterior do dente e a margem posterior do arco anterior de C1 (atlas), deve medir 3 mm ou menos no paciente adulto. Alargamento deste espaço ou assimetria do tecido mole lateral ao odontoide eleva a preocupação com lesão do ligamento cruciforme. O melhor teste em imagem são sequências em flexão e extensão voluntárias em radiografias cervicais laterais para checar alteração na medida do espaço pré-dental. Entretanto, no paciente que tem dor limitando movimento, ou no paciente inconsciente, CR ou IRM podem fornecer sinais secundários, como fratura de C1 ou C2 (áxis), hemorragia ao longo da dura, e edema dentro dos tecidos moles.

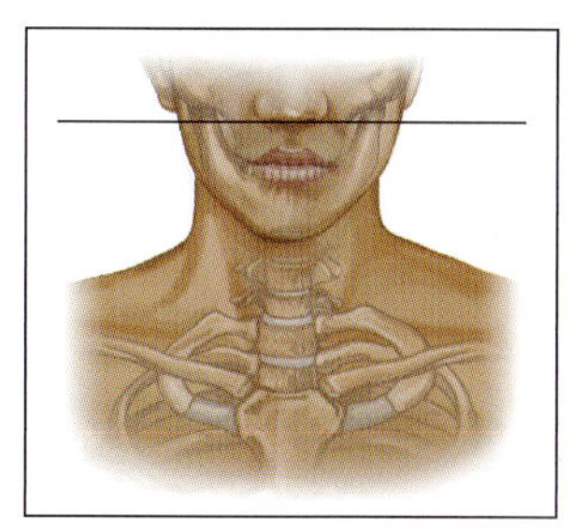

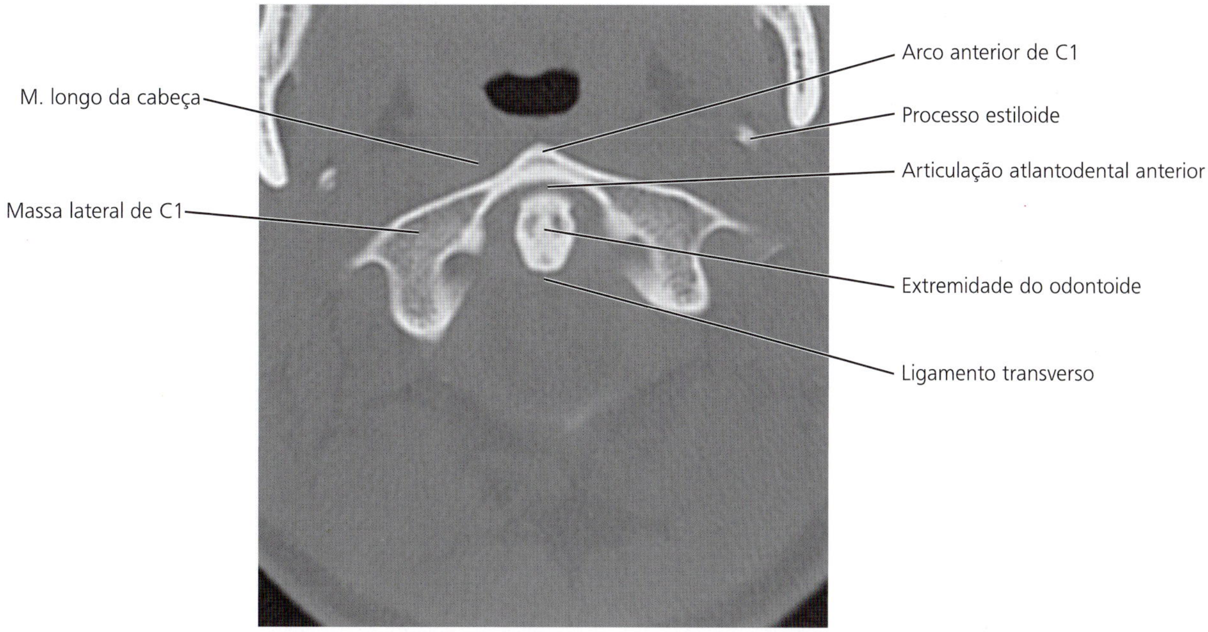

M. longo da cabeça
Massa lateral de C1
Arco anterior de C1
Processo estiloide
Articulação atlantodental anterior
Extremidade do odontoide
Ligamento transverso

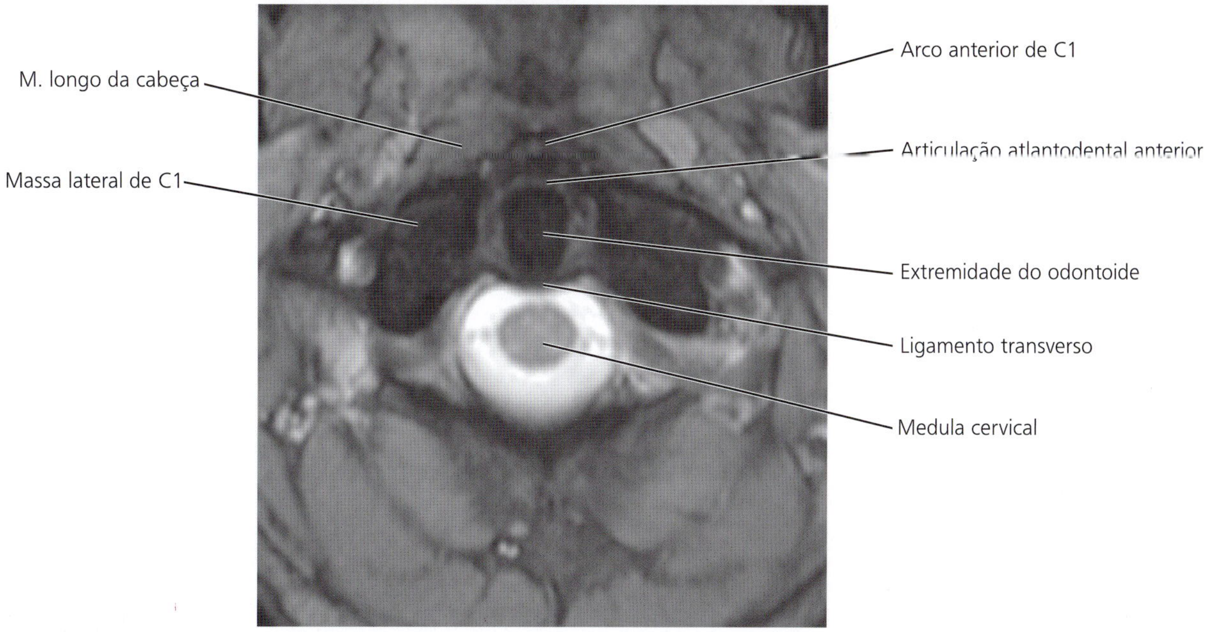

M. longo da cabeça
Massa lateral de C1
Arco anterior de C1
Articulação atlantodental anterior
Extremidade do odontoide
Ligamento transverso
Medula cervical

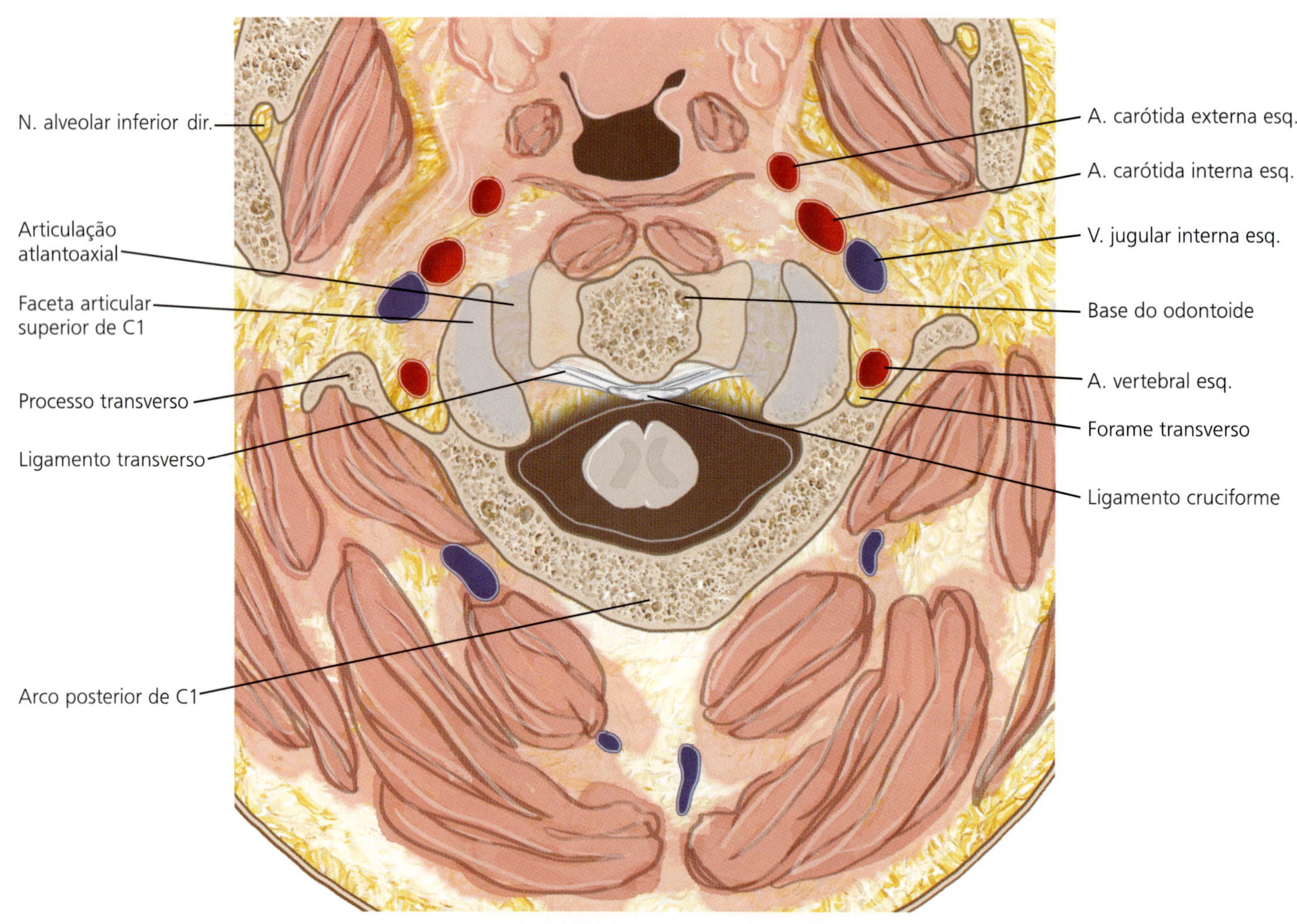
N. alveolar inferior dir.
Articulação atlantoaxial
Faceta articular superior de C1
Processo transverso
Ligamento transverso
Arco posterior de C1
A. carótida externa esq.
A. carótida interna esq.
V. jugular interna esq.
Base do odontoide
A. vertebral esq.
Forame transverso
Ligamento cruciforme

PROCESSO PATOLÓGICO

Um pouco contraintuitivamente, uma fratura através da base maior do processo odontoide é menos séria que uma fratura mais superiormente perto da extremidade. O melhor suprimento sanguíneo mais proximal na base odontóidea permite melhor consolidação e menor probabilidade de necrose avascular.

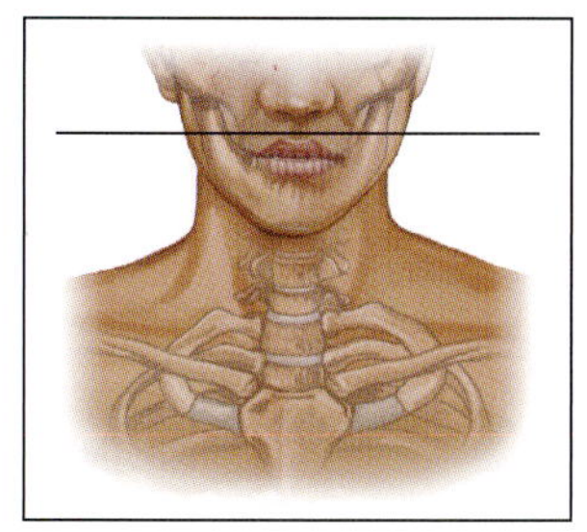

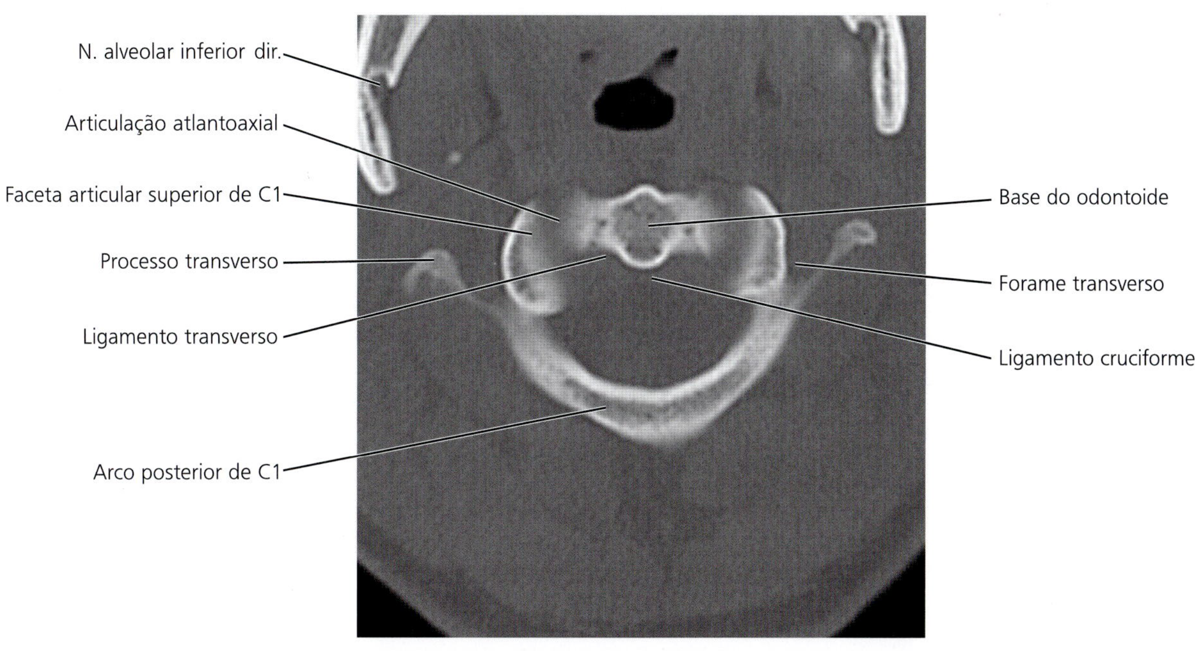
N. alveolar inferior dir.
Articulação atlantoaxial
Faceta articular superior de C1
Processo transverso
Ligamento transverso
Arco posterior de C1
Base do odontoide
Forame transverso
Ligamento cruciforme

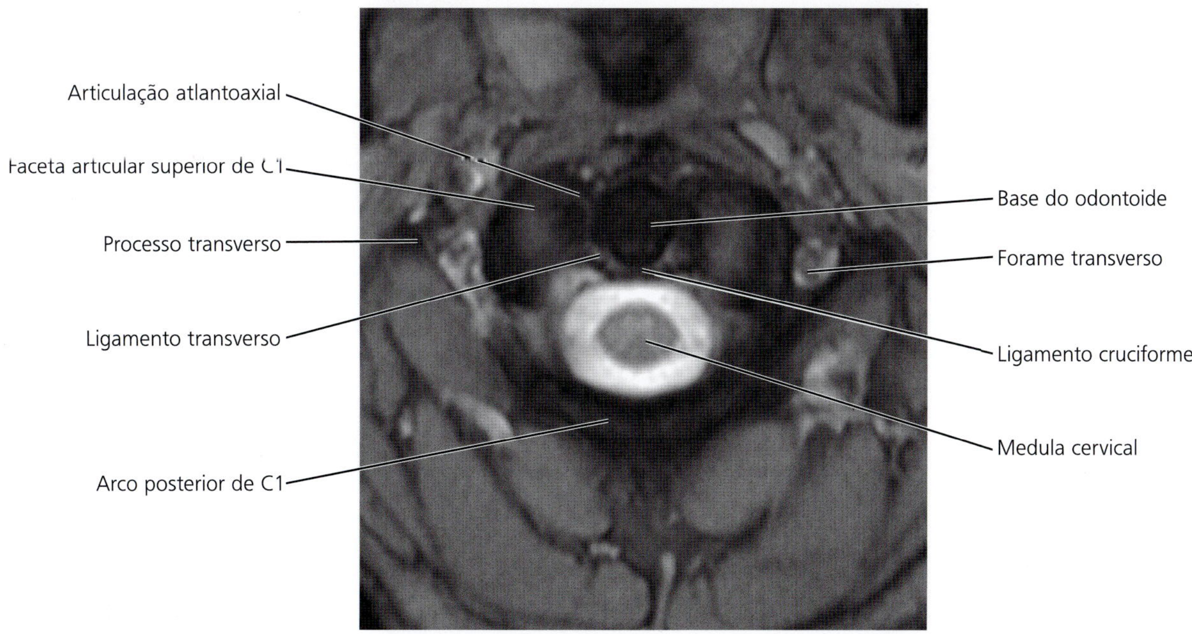
Articulação atlantoaxial
Faceta articular superior de C1
Processo transverso
Ligamento transverso
Arco posterior de C1
Base do odontoide
Forame transverso
Ligamento cruciforme
Medula cervical

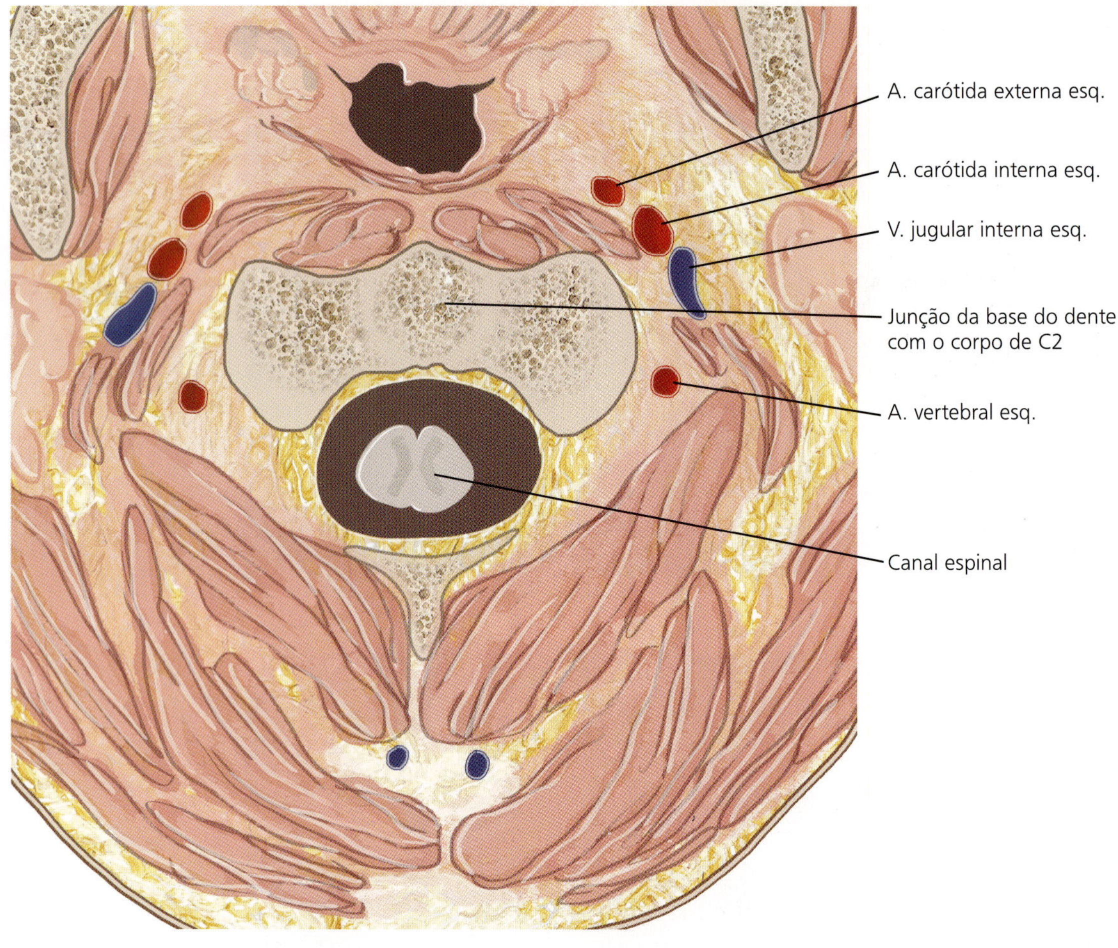
A. carótida externa esq.
A. carótida interna esq.
V. jugular interna esq.
Junção da base do dente com o corpo de C2
A. vertebral esq.
Canal espinal

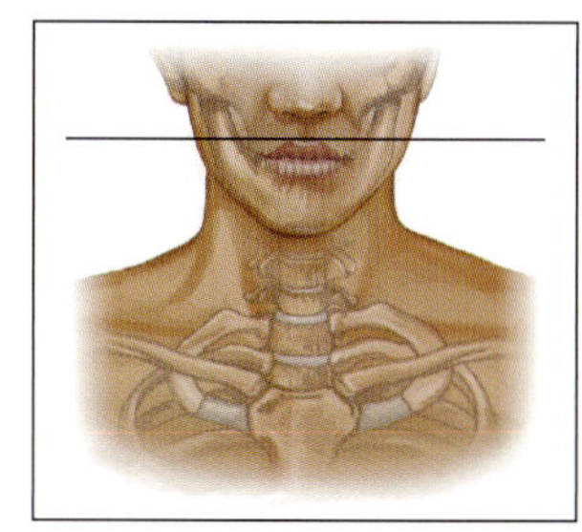

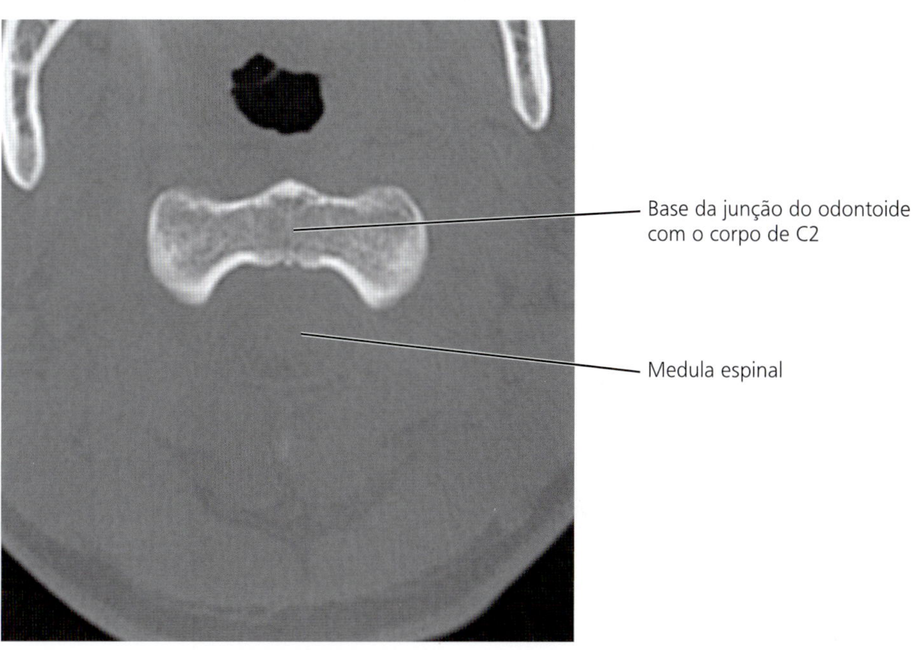
Base da junção do odontoide com o corpo de C2
Medula espinal

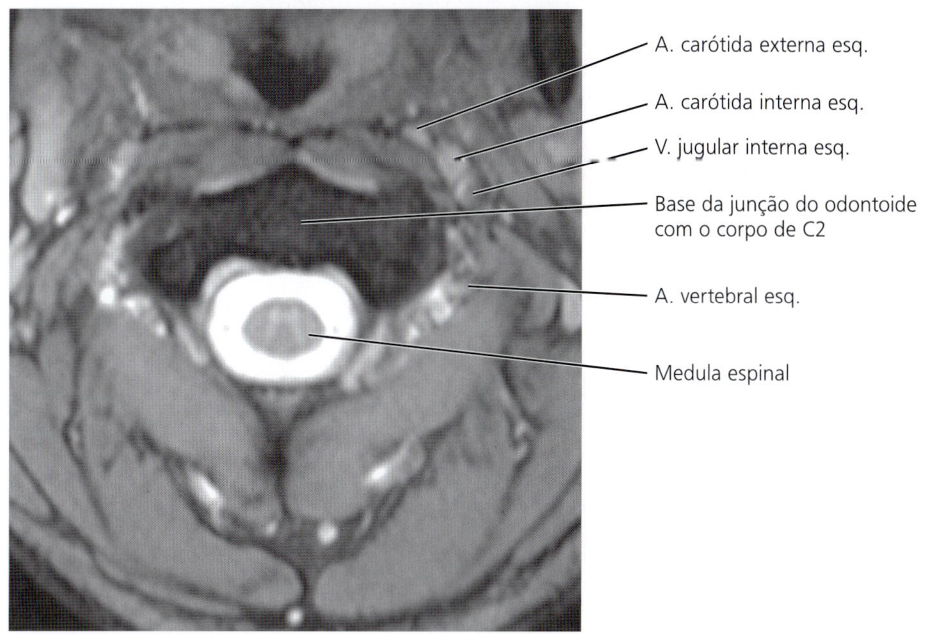
A. carótida externa esq.
A. carótida interna esq.
V. jugular interna esq.
Base da junção do odontoide com o corpo de C2
A. vertebral esq.
Medula espinal

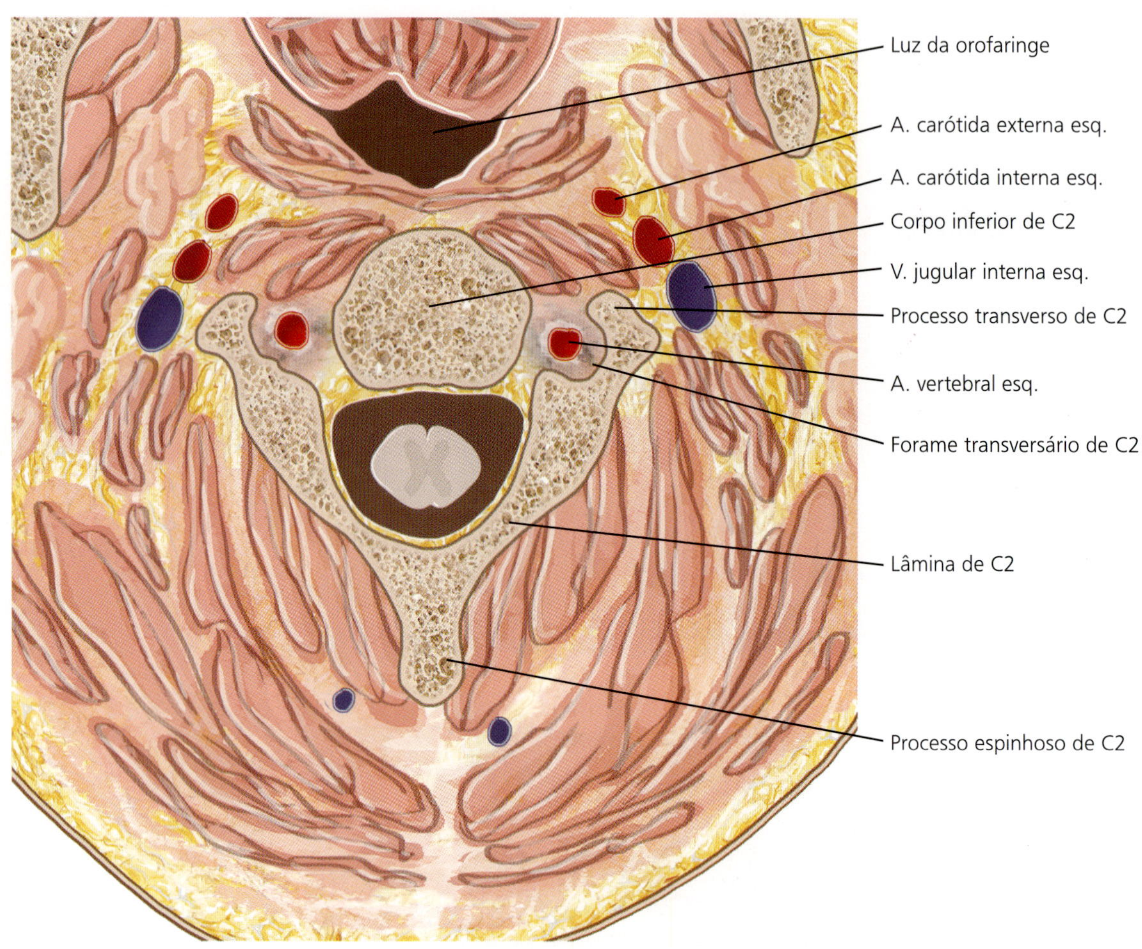
Luz da orofaringe
A. carótida externa esq.
A. carótida interna esq.
Corpo inferior de C2
V. jugular interna esq.
Processo transverso de C2
A. vertebral esq.
Forame transversário de C2
Lâmina de C2
Processo espinhoso de C2

CONSIDERAÇÕES SOBRE TÉCNICA DE IMAGEM

As imagens de RM (inferior) são imagens 3D de gradiente T2* axiais. As vantagens sobre sequências de *spin-echo* são a resolução espacial mais alta e a capacidade de reformatar em qualquer plano. O movimento, no entanto, tende a fazer todas as imagens da sequência se tornarem borradas.

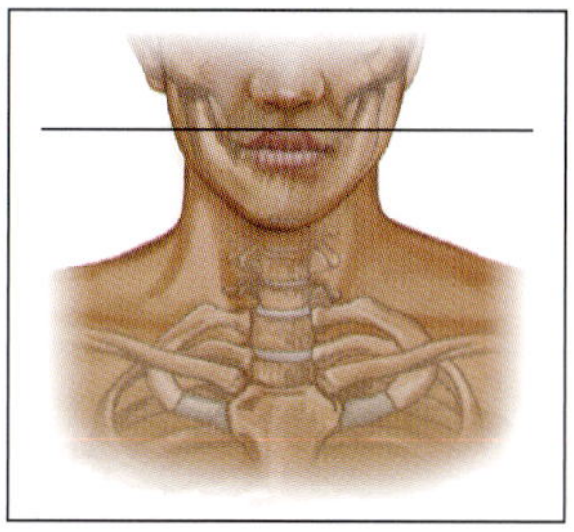

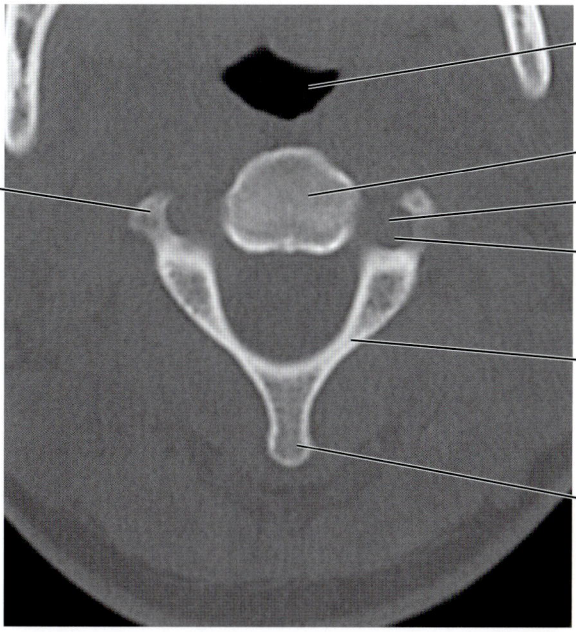
Luz orofaríngea
Corpo inferior de C2
Processo transverso de C2
A. vertebral esq.
Forame transversário de C2
Lâmina de C2
Processo espinhoso de C2

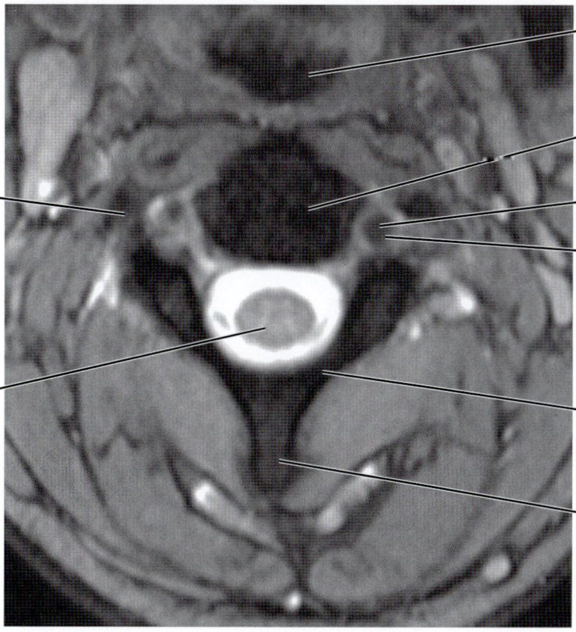
Luz orofaríngea
Corpo inferior de C2
Processo transverso de C2
A. vertebral esq.
Forame transversário de C2
Medula cervical
Lâmina de C2
Processo espinhoso de C2

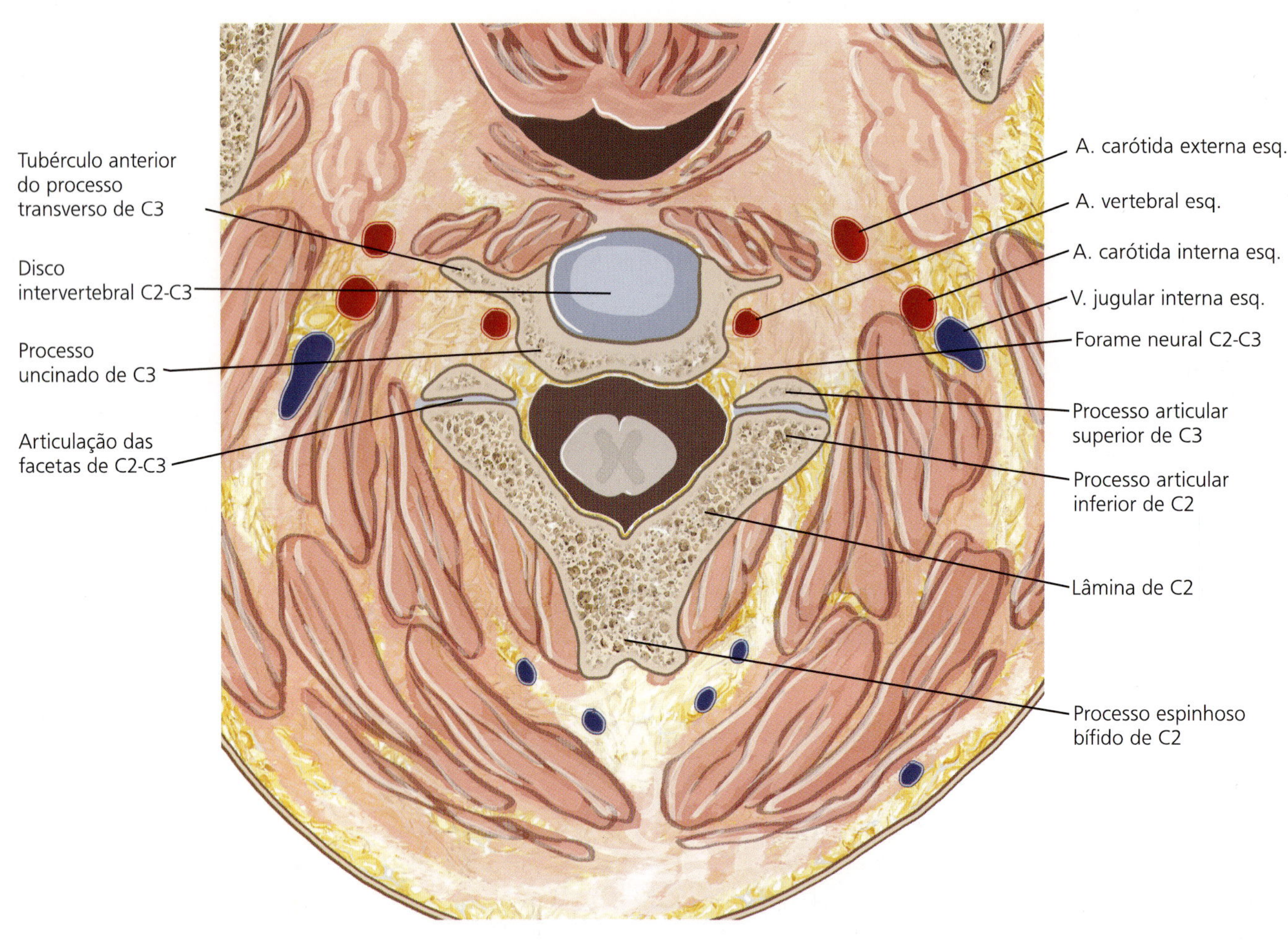
Tubérculo anterior do processo transverso de C3
Disco intervertebral C2-C3
Processo uncinado de C3
Articulação das facetas de C2-C3
A. carótida externa esq.
A. vertebral esq.
A. carótida interna esq.
V. jugular interna esq.
Forame neural C2-C3
Processo articular superior de C3
Processo articular inferior de C2
Lâmina de C2
Processo espinhoso bífido de C2

PROCESSO PATOLÓGICO

Osteófitos uncovertebrais nos aspectos posterolaterais do corpo vertebral podem causar estreitamento dos forames e impacto nas raízes nervosas que estão saindo. Alguns osteófitos podem ser confluentes com um complexo disco-osteófito de base larga através de todo o aspecto posterior do corpo vertebral que pode comprimir cronicamente a medula espinal.

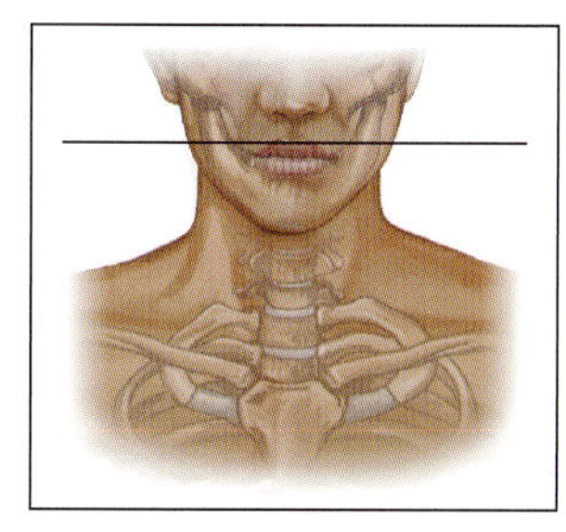

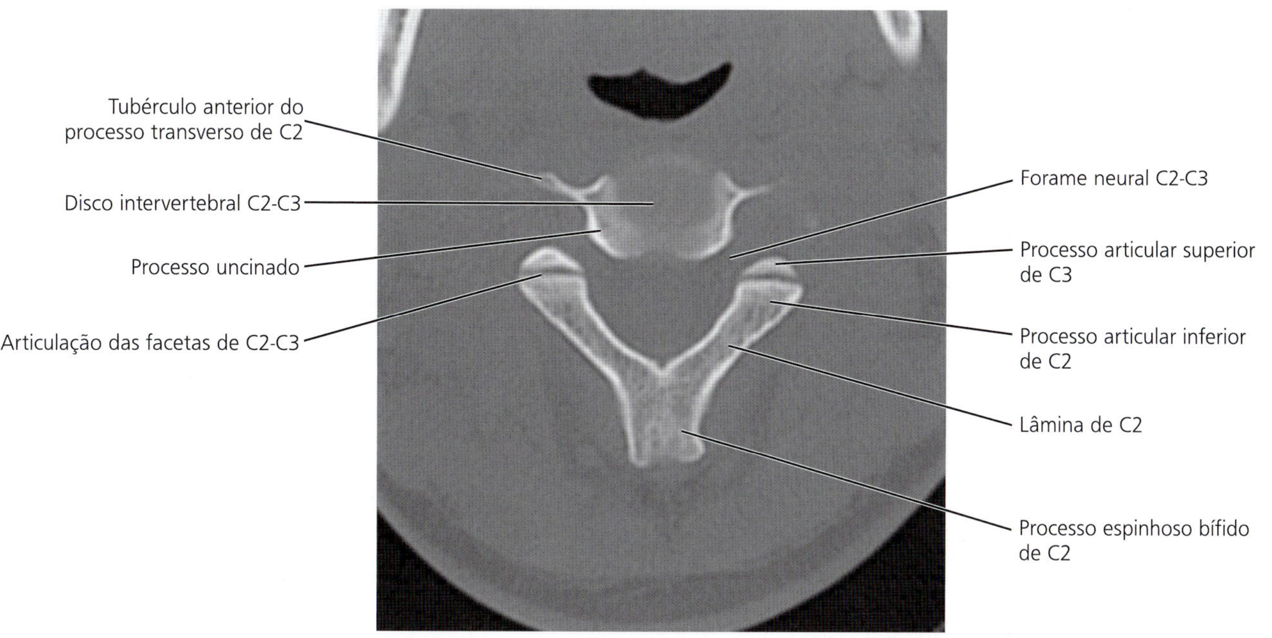
Tubérculo anterior do processo transverso de C2
Disco intervertebral C2-C3
Processo uncinado
Articulação das facetas de C2-C3
Forame neural C2-C3
Processo articular superior de C3
Processo articular inferior de C2
Lâmina de C2
Processo espinhoso bífido de C2

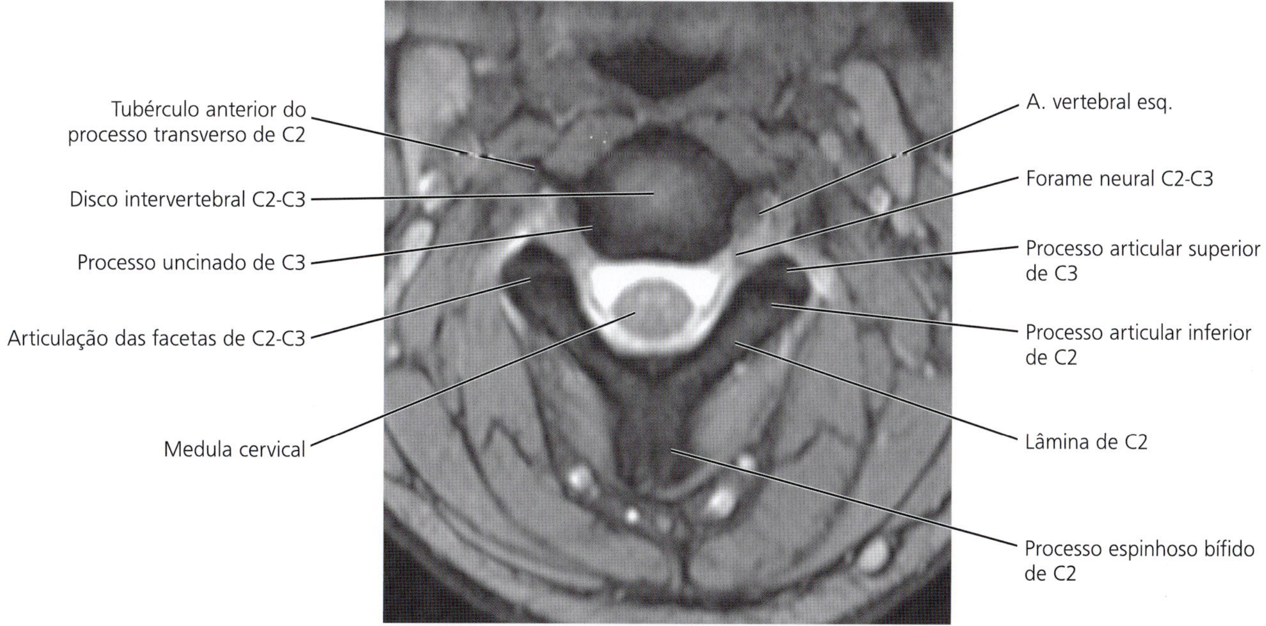
Tubérculo anterior do processo transverso de C2
Disco intervertebral C2-C3
Processo uncinado de C3
Articulação das facetas de C2-C3
Medula cervical
A. vertebral esq.
Forame neural C2-C3
Processo articular superior de C3
Processo articular inferior de C2
Lâmina de C2
Processo espinhoso bífido de C2

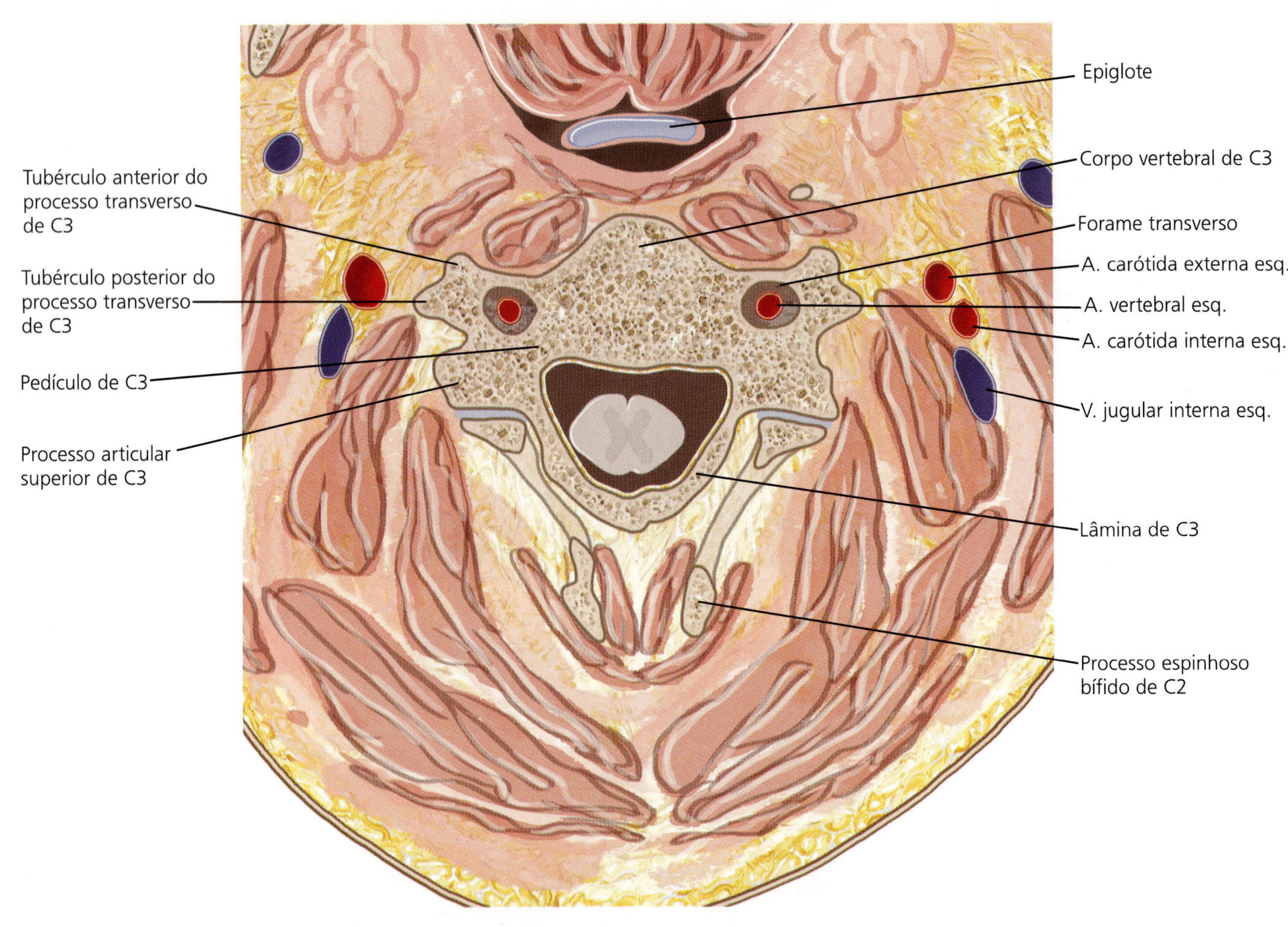
Epiglote
Corpo vertebral de C3
Forame transverso
A. carótida externa esq.
A. vertebral esq.
A. carótida interna esq.
V. jugular interna esq.
Lâmina de C3
Processo espinhoso bífido de C2
Tubérculo anterior do processo transverso de C3
Tubérculo posterior do processo transverso de C3
Pedículo de C3
Processo articular superior de C3

CONSIDERAÇÕES DIAGNÓSTICAS

Notar que os forames ósseos para a artéria vertebral, também chamados forames transversos, são simétricos neste paciente (Cervical Axial 7). Uma procura cuidadosa de linhas de fratura através destes forames no contexto de trauma ajudará a revelar dissecção de artéria vertebral. Angiografia (CTA ou ARM) das artérias cervicais, muitas vezes, mostra alguma assimetria nas luzes. Se existir assimetria correspondente nos forames ósseos, a causa provavelmente é um lado congenitamente hipoplásico, em vez de uma dissecção.

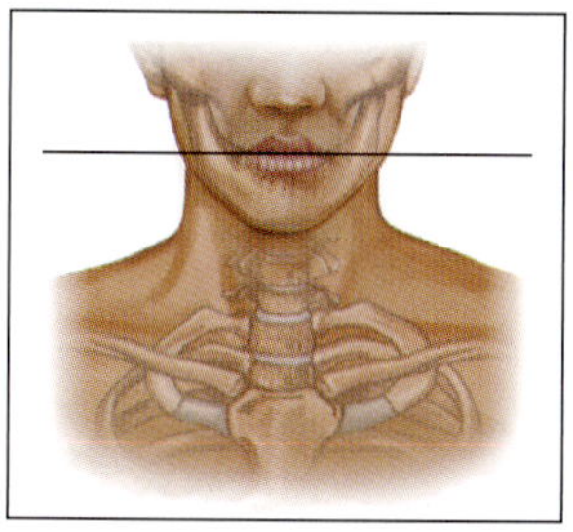

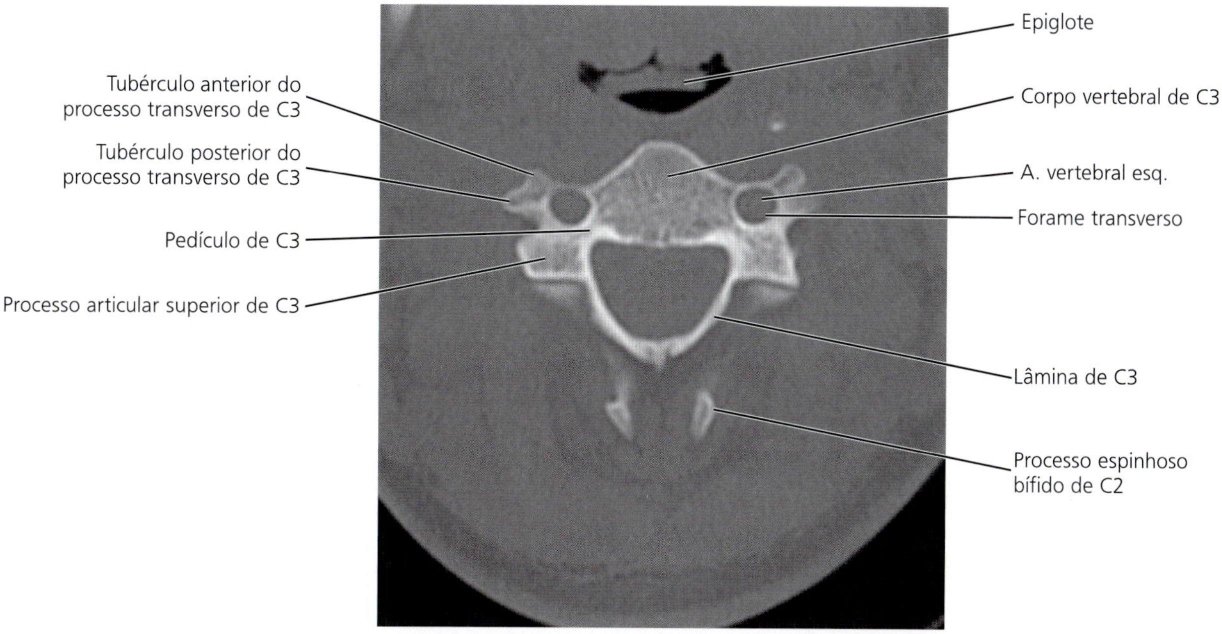
Epiglote
Tubérculo anterior do processo transverso de C3
Corpo vertebral de C3
Tubérculo posterior do processo transverso de C3
A. vertebral esq.
Forame transverso
Pedículo de C3
Processo articular superior de C3
Lâmina de C3
Processo espinhoso bífido de C2

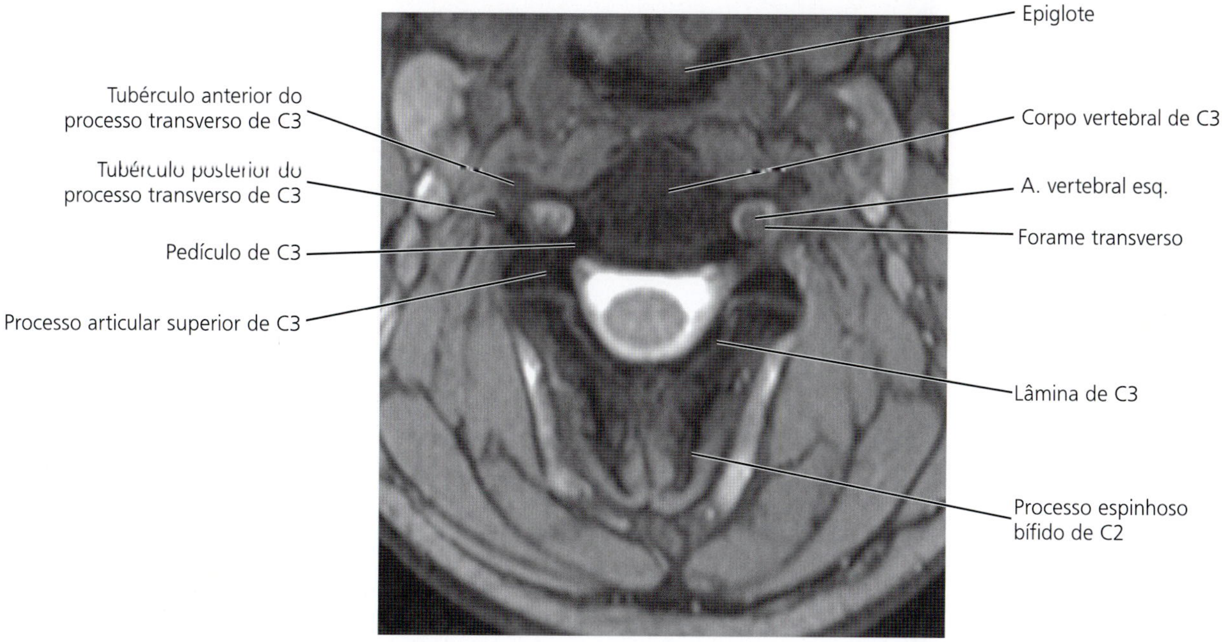
Epiglote
Tubérculo anterior do processo transverso de C3
Corpo vertebral de C3
Tubérculo posterior do processo transverso de C3
A. vertebral esq.
Forame transverso
Pedículo de C3
Processo articular superior de C3
Lâmina de C3
Processo espinhoso bífido de C2

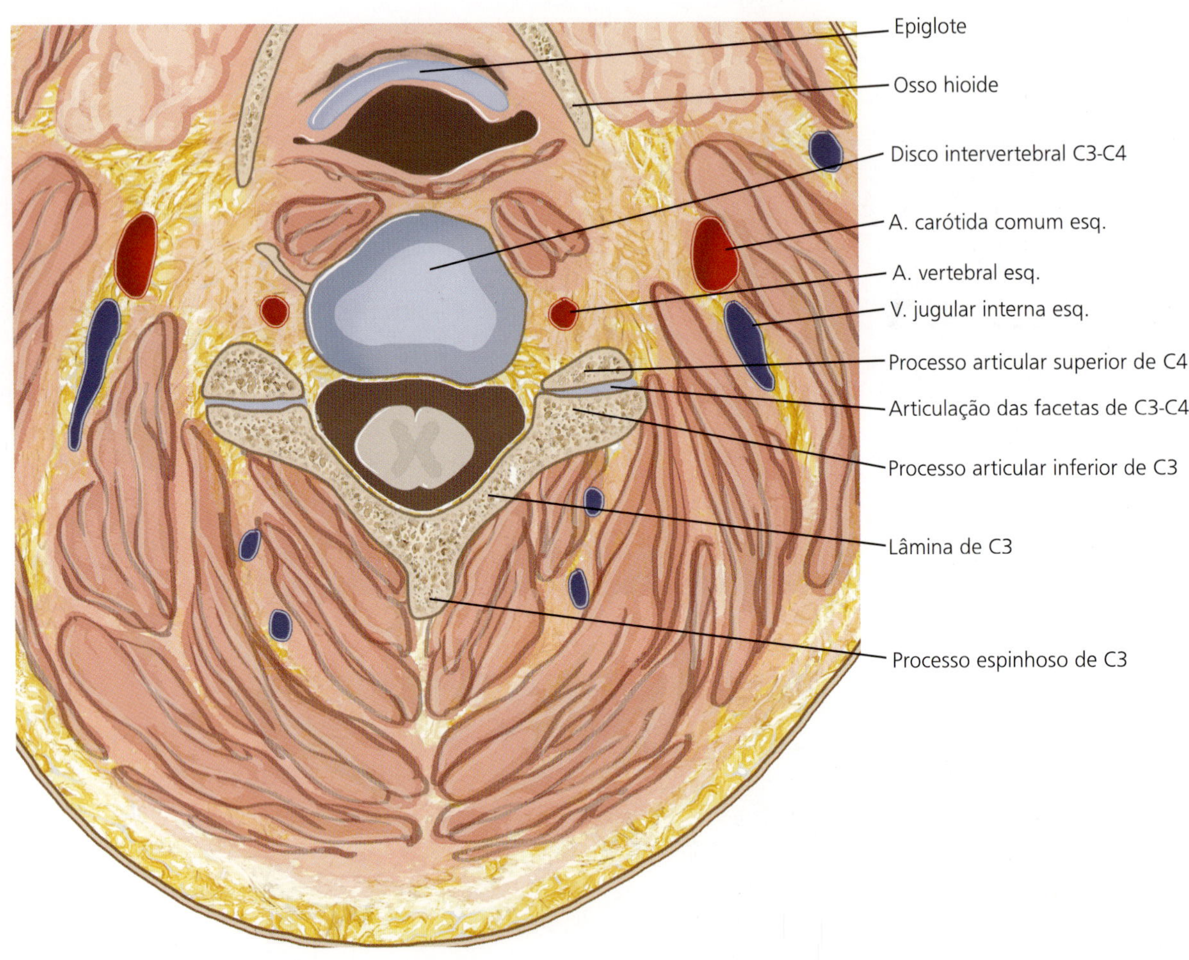
Epiglote
Osso hioide
Disco intervertebral C3-C4
A. carótida comum esq.
A. vertebral esq.
V. jugular interna esq.
Processo articular superior de C4
Articulação das facetas de C3-C4
Processo articular inferior de C3
Lâmina de C3
Processo espinhoso de C3

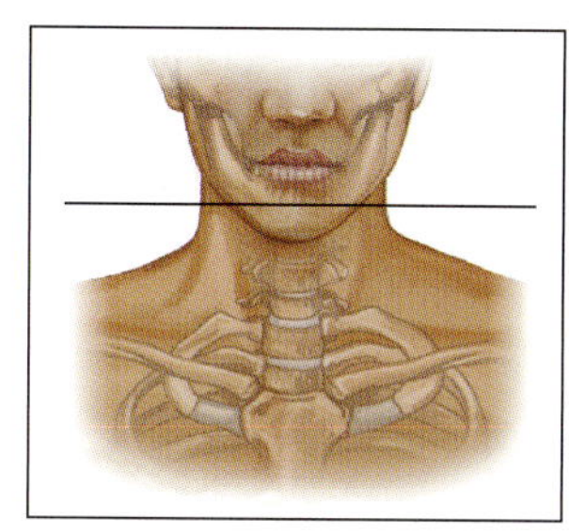

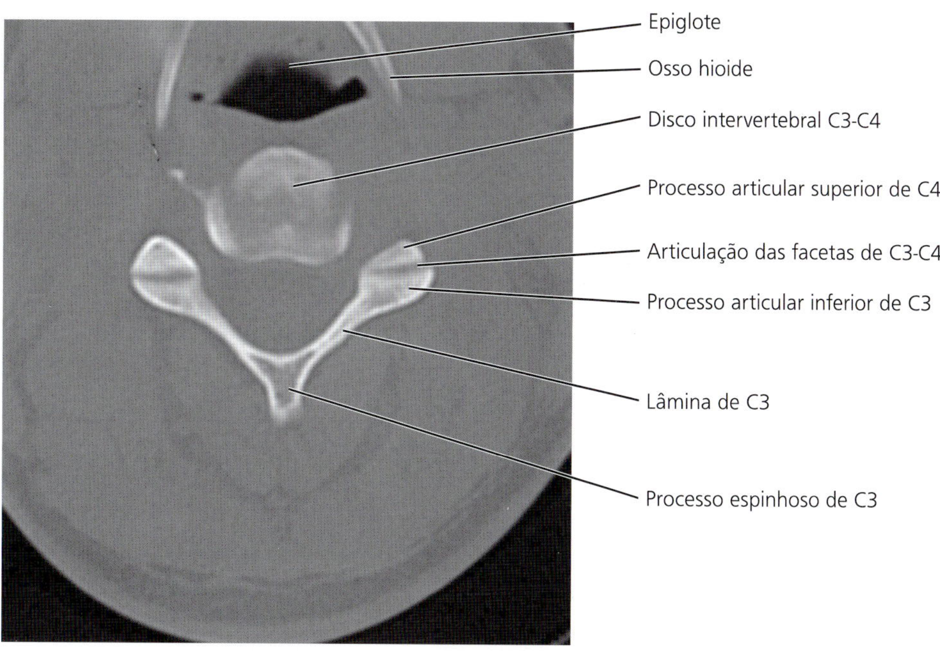

Epiglote
Osso hioide
Disco intervertebral C3-C4
Processo articular superior de C4
Articulação das facetas de C3-C4
Processo articular inferior de C3
Lâmina de C3
Processo espinhoso de C3

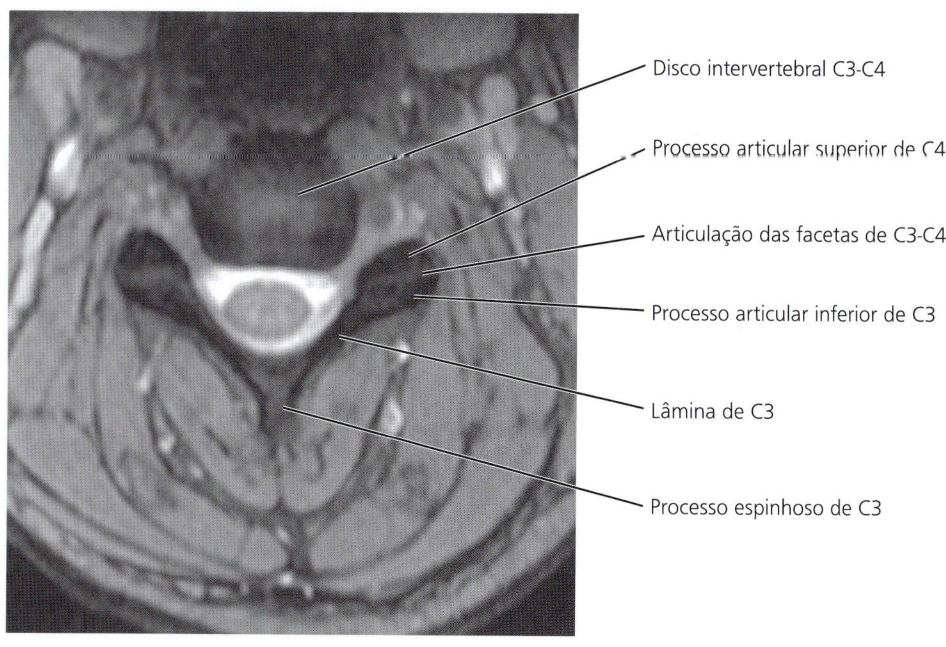

Disco intervertebral C3-C4
Processo articular superior de C4
Articulação das facetas de C3-C4
Processo articular inferior de C3
Lâmina de C3
Processo espinhoso de C3

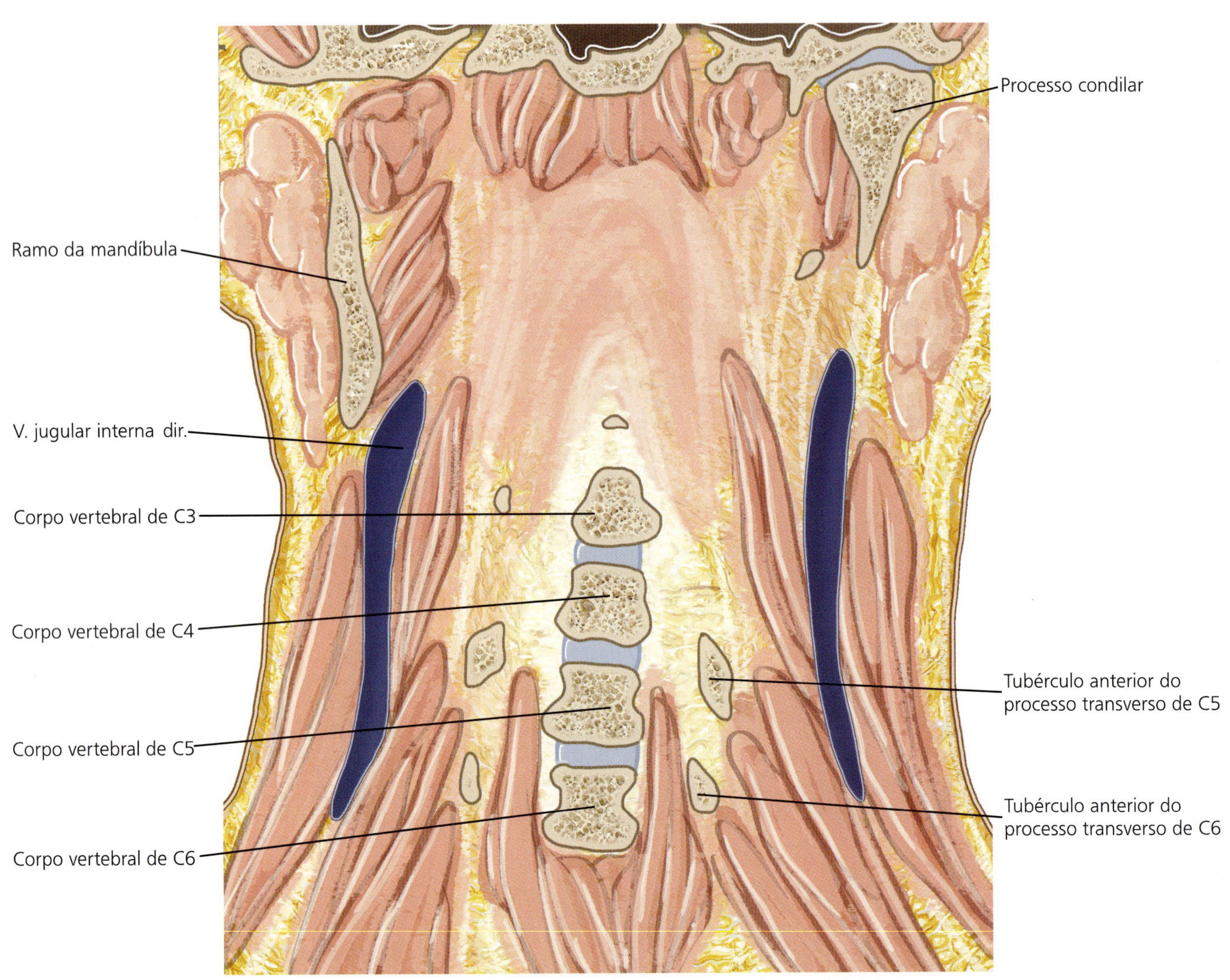
Processo condilar
Ramo da mandíbula
V. jugular interna dir.
Corpo vertebral de C3
Corpo vertebral de C4
Tubérculo anterior do processo transverso de C5
Corpo vertebral de C5
Tubérculo anterior do processo transverso de C6
Corpo vertebral de C6

CONSIDERAÇÕES SOBRE TÉCNICA DE IMAGEM

As articulações temporomandibulares (TMJs) podem, muitas vezes, ser vistas na imagem coronal da coluna cervical. Em Coluna Cervical Coronal 1, há leve rotação de posicionamento tal que a TMJ esquerda do paciente no lado direito da imagem é ligeiramente mais anterior e mais bem vista que a TMJ direita.

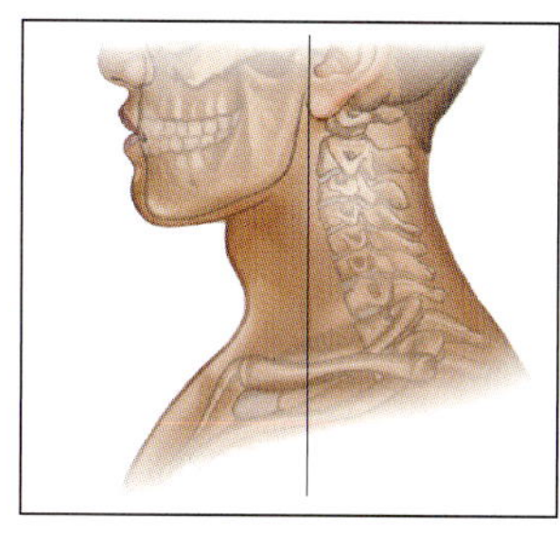

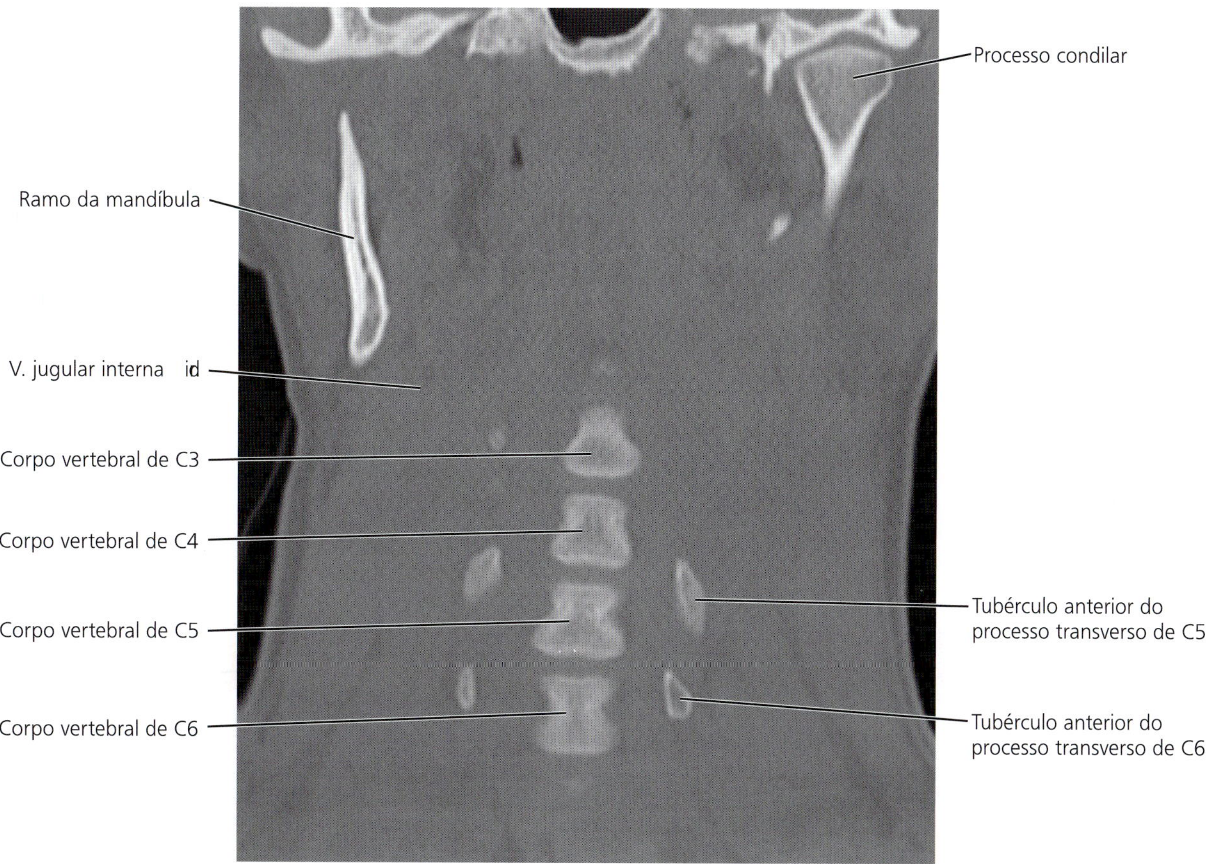
Processo condilar
Ramo da mandíbula
V. jugular interna id
Corpo vertebral de C3
Corpo vertebral de C4
Corpo vertebral de C5
Corpo vertebral de C6
Tubérculo anterior do processo transverso de C5
Tubérculo anterior do processo transverso de C6

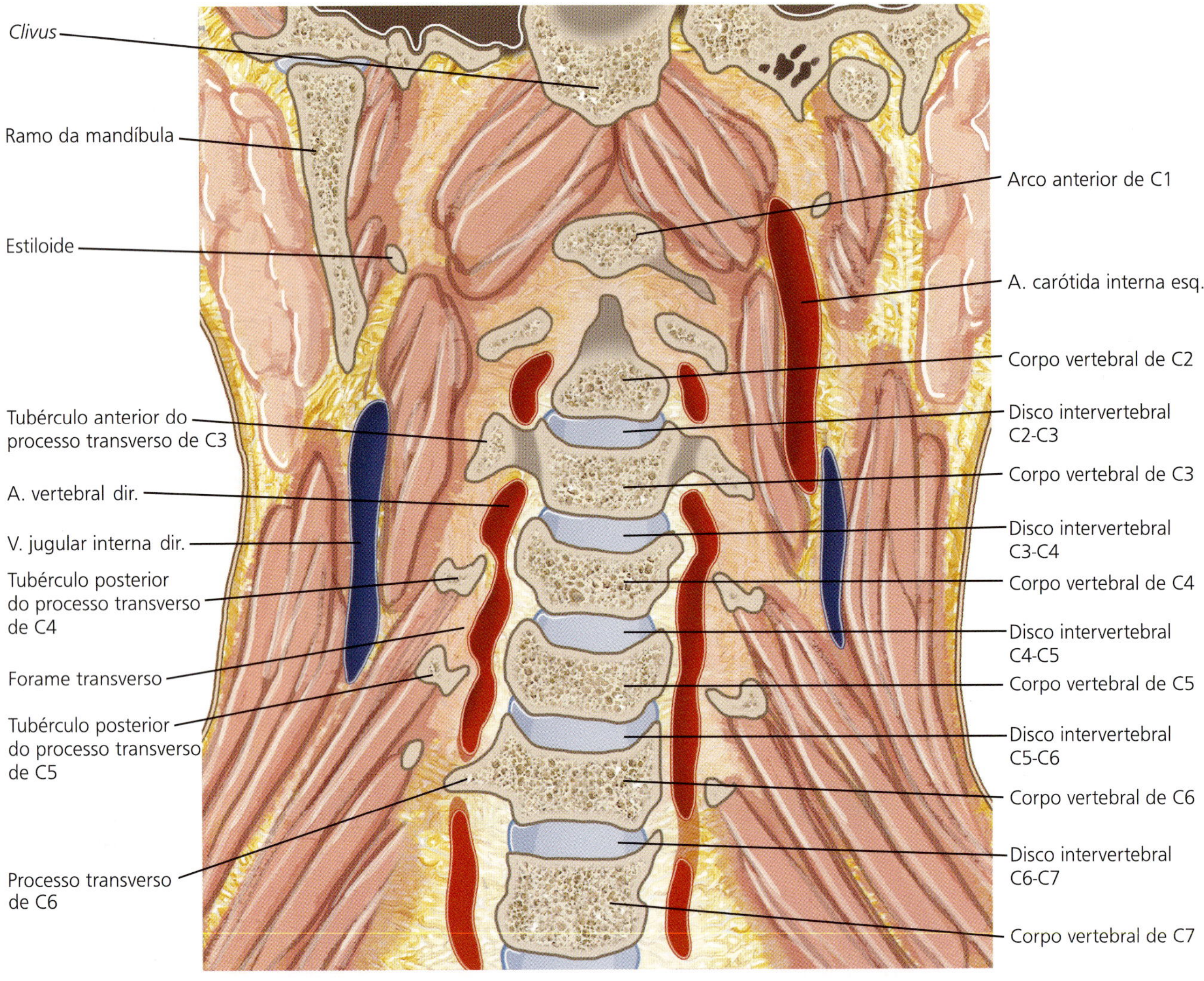
Clivus
Ramo da mandíbula
Estiloide
Tubérculo anterior do processo transverso de C3
A. vertebral dir.
V. jugular interna dir.
Tubérculo posterior do processo transverso de C4
Forame transverso
Tubérculo posterior do processo transverso de C5
Processo transverso de C6
Arco anterior de C1
A. carótida interna esq.
Corpo vertebral de C2
Disco intervertebral C2-C3
Corpo vertebral de C3
Disco intervertebral C3-C4
Corpo vertebral de C4
Disco intervertebral C4-C5
Corpo vertebral de C5
Disco intervertebral C5-C6
Corpo vertebral de C6
Disco intervertebral C6-C7
Corpo vertebral de C7

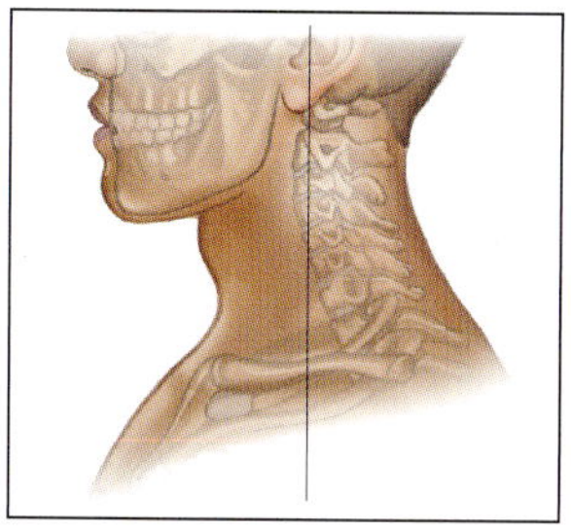

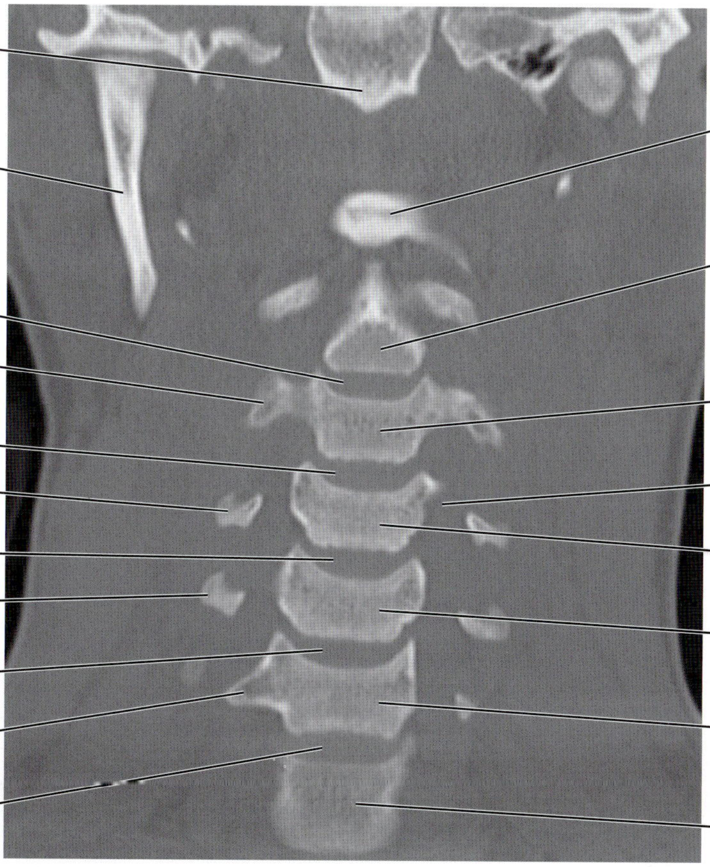
Clivus
Ramo da mandíbula
Disco intervertebral C2-C3
Tubérculo anterior do processo transverso de C3
Disco intervertebral C3-C4
Tubérculo posterior do processo transverso de C4
Disco intervertebral C4-C5
Tubérculo posterior do processo transverso de C5
Disco intervertebral C5-C6
Processo transverso de C6
Disco intervertebral C6-C7
Arco anterior de C1
Corpo vertebral de C2
Corpo vertebral de C3
A. vertebral
Corpo vertebral de C4
Corpo vertebral de C5
Corpo vertebral de C6
Corpo vertebral de C7

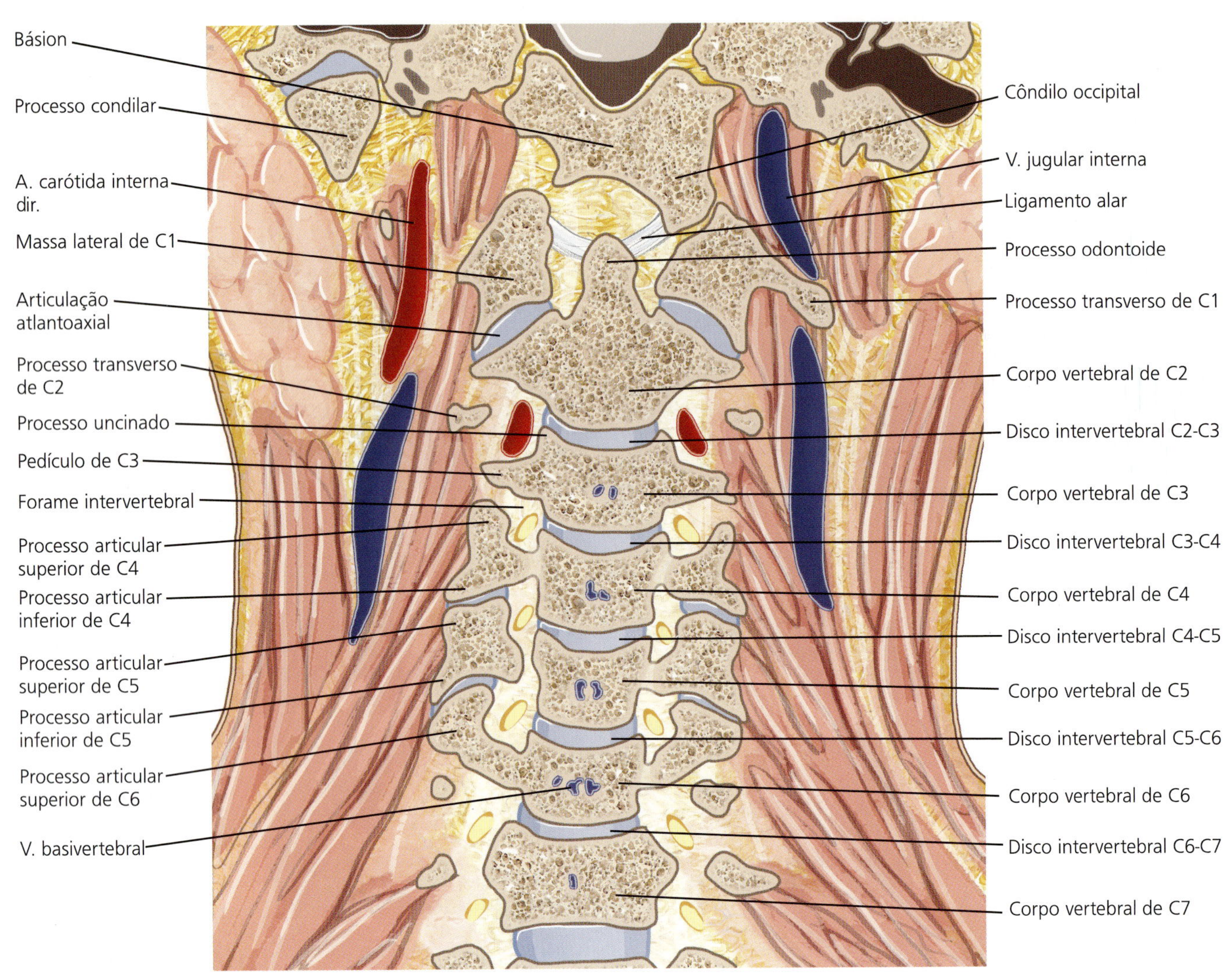
Básion
Processo condilar
A. carótida interna dir.
Massa lateral de C1
Articulação atlantoaxial
Processo transverso de C2
Processo uncinado
Pedículo de C3
Forame intervertebral
Processo articular superior de C4
Processo articular inferior de C4
Processo articular superior de C5
Processo articular inferior de C5
Processo articular superior de C6
V. basivertebral
Côndilo occipital
V. jugular interna
Ligamento alar
Processo odontoide
Processo transverso de C1
Corpo vertebral de C2
Disco intervertebral C2-C3
Corpo vertebral de C3
Disco intervertebral C3-C4
Corpo vertebral de C4
Disco intervertebral C4-C5
Corpo vertebral de C5
Disco intervertebral C5-C6
Corpo vertebral de C6
Disco intervertebral C6-C7
Corpo vertebral de C7

CONSIDERAÇÕES DIAGNÓSTICAS

A imagem coronal é um bom plano para avaliar quanto ao posicionamento assimétrico do processo odontoide. Notar que em Coluna Cervical Coronal 3, há ligeiramente mais espaço no lado direito do odontoide do paciente (lado esquerdo da imagem), embora isto seja provavelmente causado por leve rotação do pescoço do paciente ou talvez leve variação normal em vez de trauma neste paciente. As margens das articulações atlantoaxiais mostradas estão bem alinhadas.

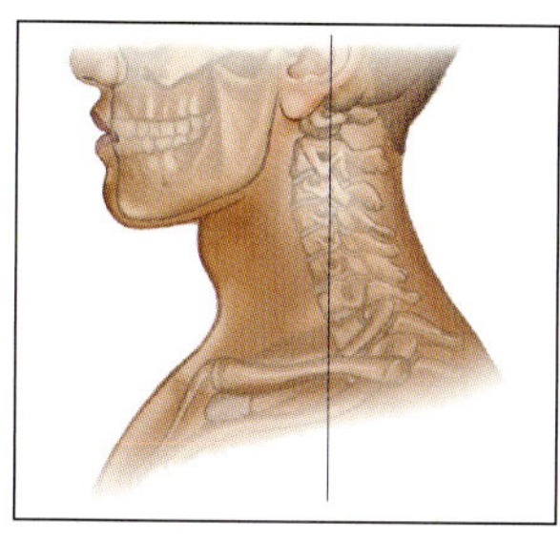

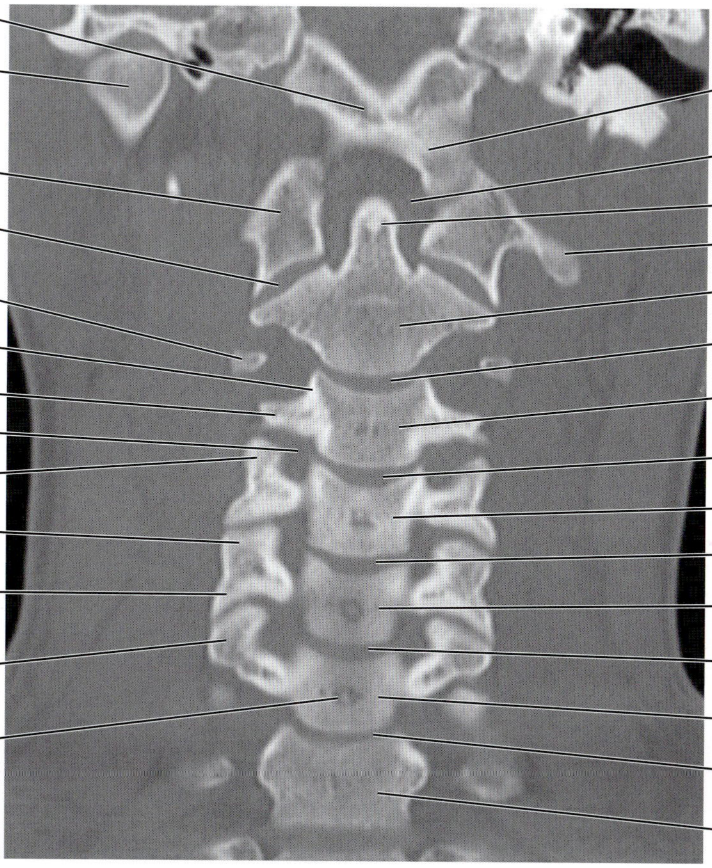

Básion
Processo condilar
Massa lateral de C1
Articulação atlantoaxial
Processo transverso de C2
Processo uncinado
Pedículo de C3
Forame intervertebral
Processo articular superior C4
Processo articular superior de C5
Processo articular inferior de C5
Processo articular inferior de C6
V. basivertebral

Côndilo occipital
Ligamento alar
Processo odontoide
Processo transverso de C1
Corpo vertebral de C2
Disco intervertebral C2-C3
Corpo vertebral de C3
Disco intervertebral C3-C4
Corpo vertebral de C4
Disco intervertebral C4-C5
Corpo vertebral de C5
Disco intervertebral C5-C6
Corpo vertebral de C6
Disco intervertebral C6 C7
Corpo vertebral de C7

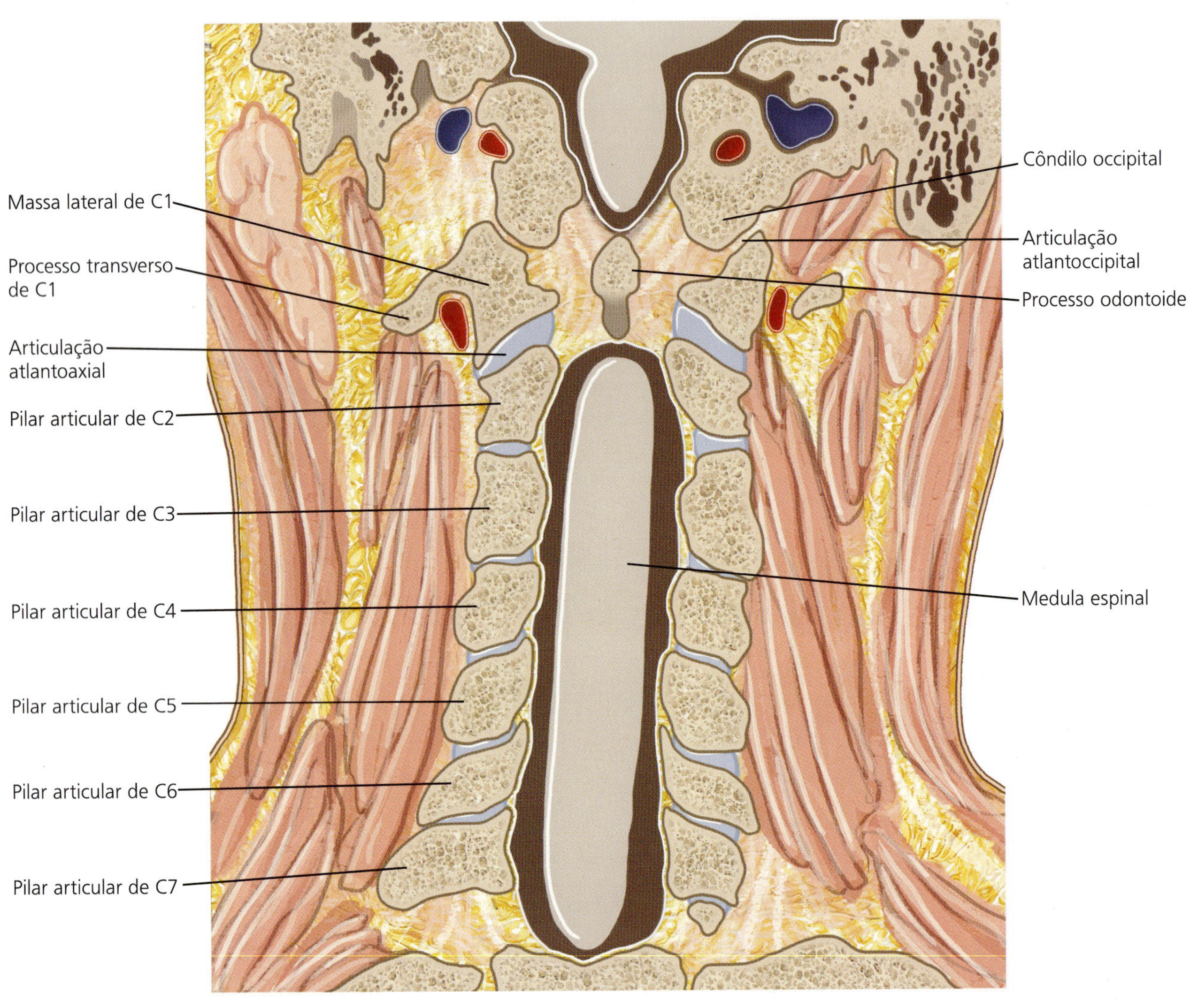
Massa lateral de C1
Processo transverso de C1
Articulação atlantoaxial
Pilar articular de C2
Pilar articular de C3
Pilar articular de C4
Pilar articular de C5
Pilar articular de C6
Pilar articular de C7
Côndilo occipital
Articulação atlantoccipital
Processo odontoide
Medula espinal

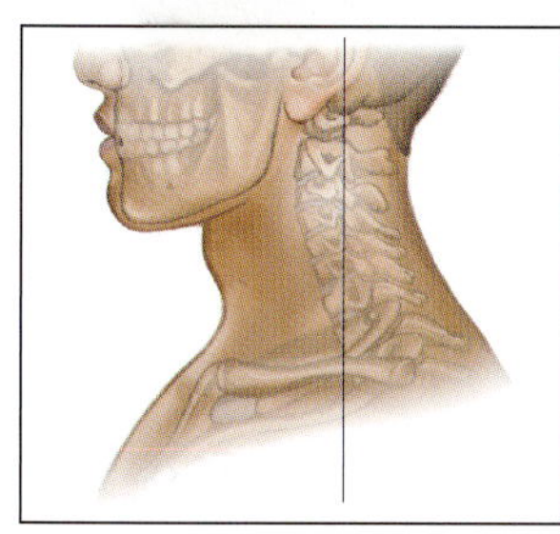

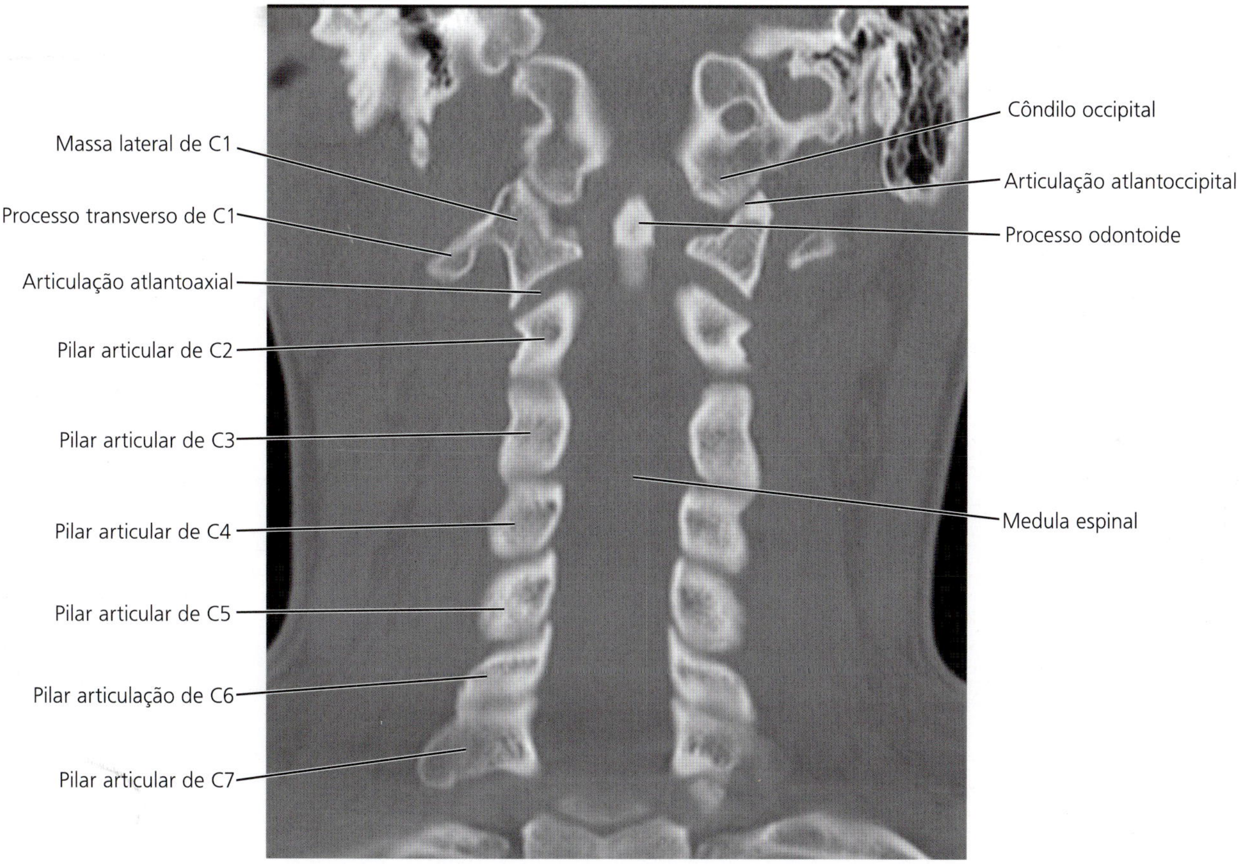

Massa lateral de C1

Processo transverso de C1

Articulação atlantoaxial

Pilar articular de C2

Pilar articular de C3

Pilar articular de C4

Pilar articular de C5

Pilar articulação de C6

Pilar articular de C7

Côndilo occipital

Articulação atlantoccipital

Processo odontoide

Medula espinal

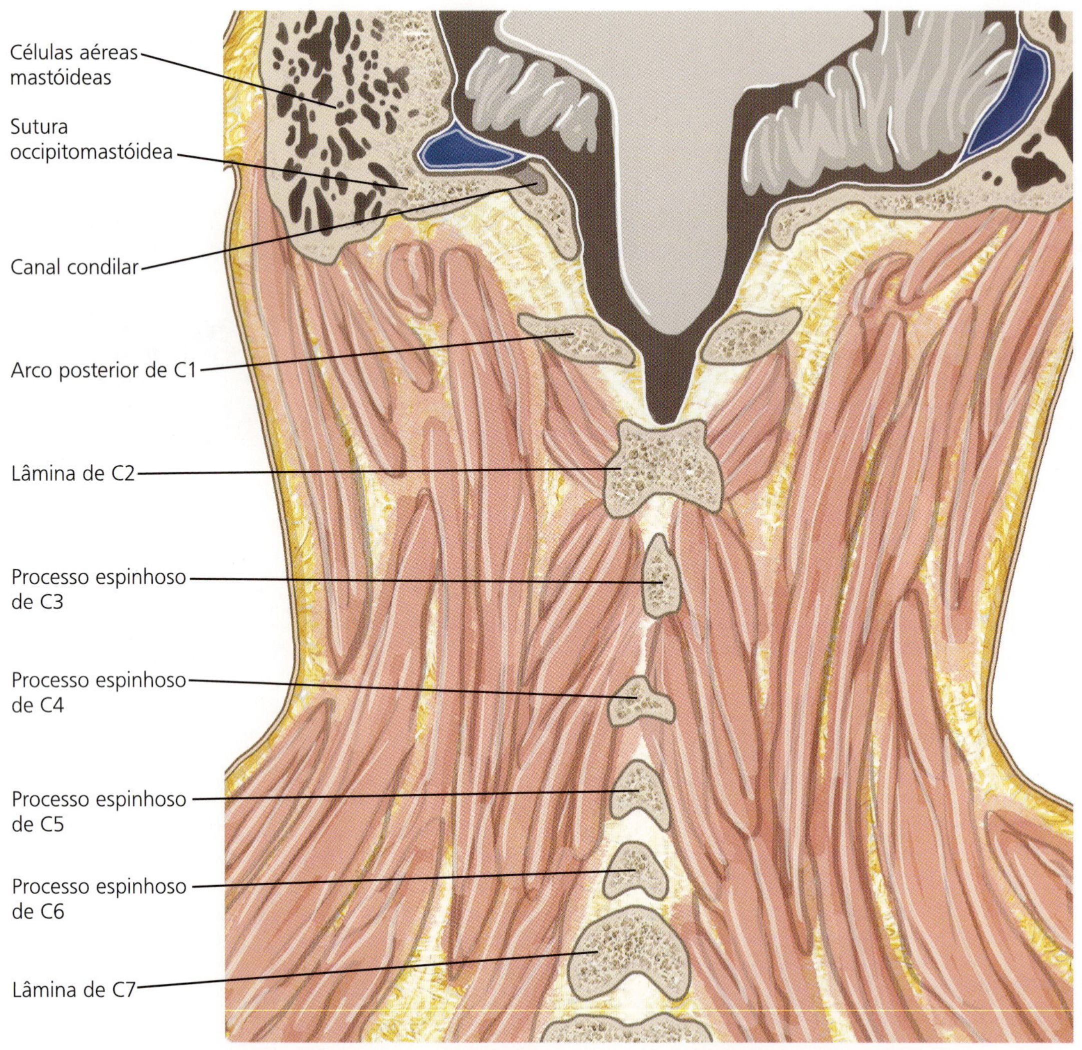
Células aéreas mastóideas
Sutura occipitomastóidea
Canal condilar
Arco posterior de C1
Lâmina de C2
Processo espinhoso de C3
Processo espinhoso de C4
Processo espinhoso de C5
Processo espinhoso de C6
Lâmina de C7

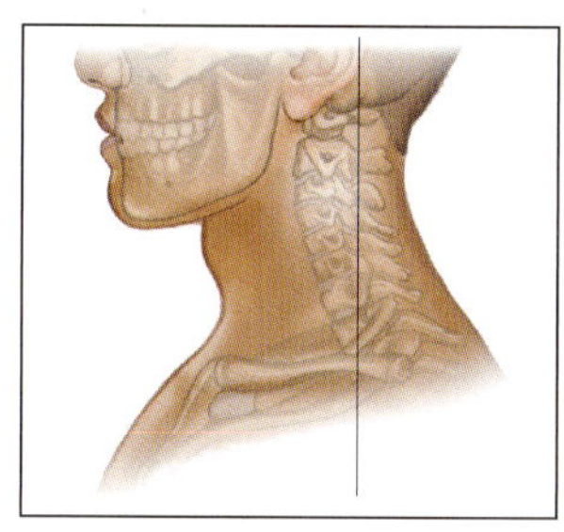

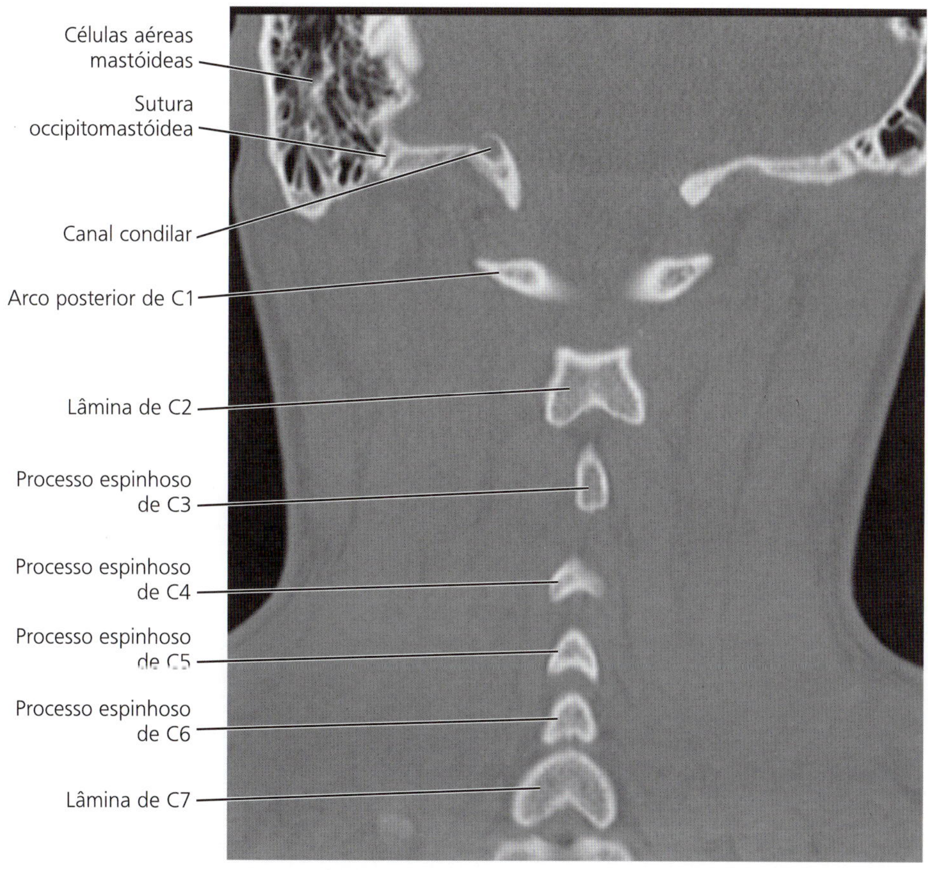
Células aéreas mastóideas
Sutura occipitomastóidea
Canal condilar
Arco posterior de C1
Lâmina de C2
Processo espinhoso de C3
Processo espinhoso de C4
Processo espinhoso de C5
Processo espinhoso de C6
Lâmina de C7

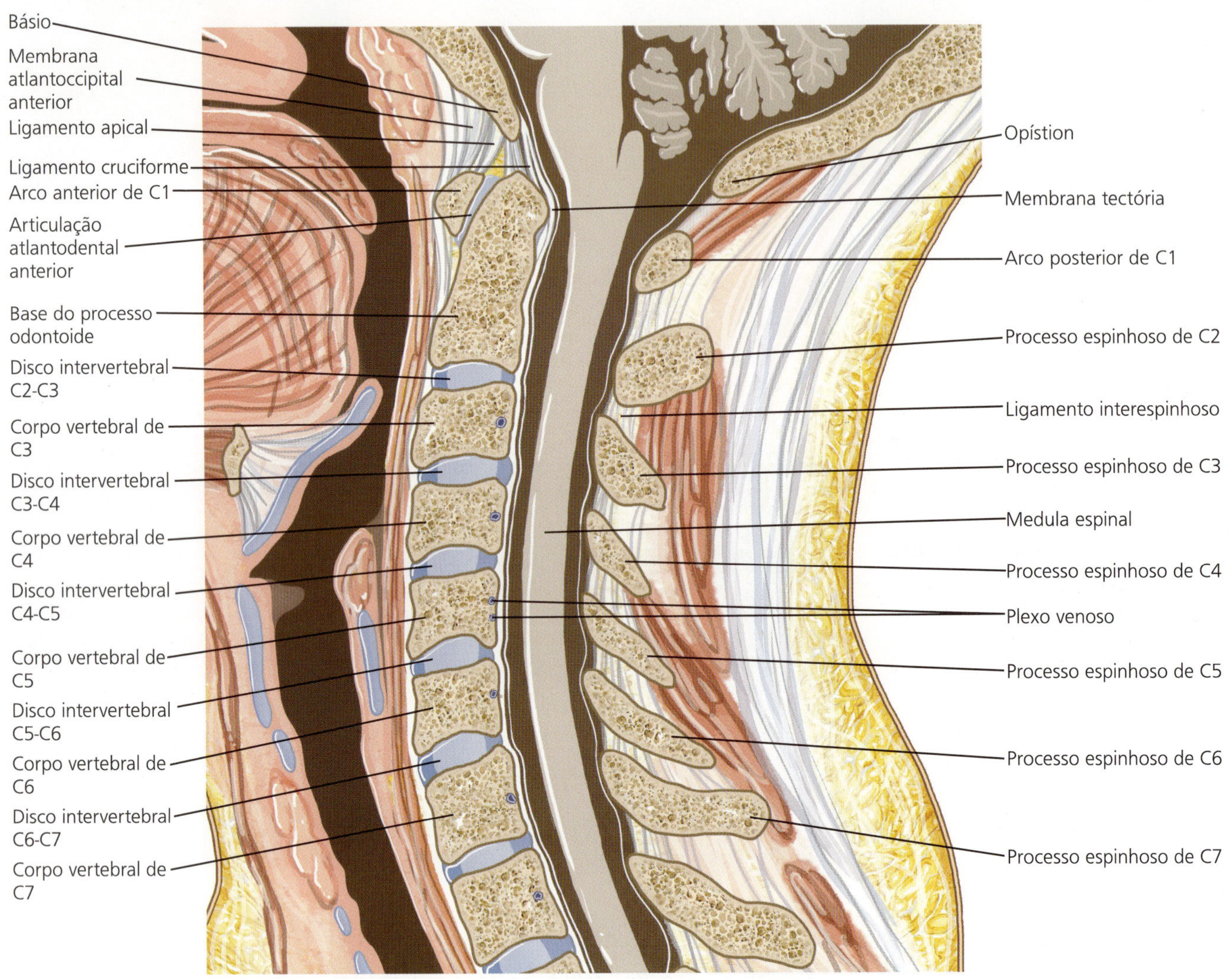
Básio
Membrana atlantoccipital anterior
Ligamento apical
Ligamento cruciforme
Arco anterior de C1
Articulação atlantodental anterior
Base do processo odontoide
Disco intervertebral C2-C3
Corpo vertebral de C3
Disco intervertebral C3-C4
Corpo vertebral de C4
Disco intervertebral C4-C5
Corpo vertebral de C5
Disco intervertebral C5-C6
Corpo vertebral de C6
Disco intervertebral C6-C7
Corpo vertebral de C7
Opístion
Membrana tectória
Arco posterior de C1
Processo espinhoso de C2
Ligamento interespinhoso
Processo espinhoso de C3
Medula espinal
Processo espinhoso de C4
Plexo venoso
Processo espinhoso de C5
Processo espinhoso de C6
Processo espinhoso de C7

CONSIDERAÇÕES SOBRE TÉCNICA DE IMAGEM

A imagem cervical sagital mediana pode ser alegada a imagem mais importante no estudo por imagem da coluna vertebral. Lesão da medula acima de C3 pode levar à perda respiratória e morte. Os diafragmas são inervados por C3, C4 e C5 ("C3, 4 e 5 mantêm o diafragma vivo"), e lesão abaixo deste nível pode levar à tetraplegia.

O processo espinhoso mais palpável é o de C7. Lembrar que há oito nervos cervicais, de modo que na região cervical, uma raiz nervosa sai imediatamente acima do corpo vertebral seu correspondente (p. ex., a raiz nervosa C7 sai pelo forame neural C6-C7). Na região torácica, onde há tipicamente 12 corpos vertebrais, e na região lombar, onde há tipicamente cinco corpos vertebrais lombares e cinco raízes nervosas saindo, a raiz nervosa sai imediatamente abaixo do corpo vertebral correspondente (p. ex., a raiz nervosa L5 sai pelo forame neural L5-S1). Existe considerável variação, no entanto, como um primeiro corpo vertebral sacral (S1) lombarizado ou uma costela acessória, assim, em qualquer análise por imagem espinal, o examinador deve declarar a numeração dos níveis usados. O melhor método é contar para baixo a partir de C1.

Observar a vista clara da luz do trato aerodigestivo, que deve sempre ser avaliado. Estreitamento da luz por edema do tecido mole pré-vertebral pode indicar lesão da coluna cervical. Acima de C4, o tecido mole pré-vertebral deve ter não mais que um terço da distância da medida anteroposterior do corpo vertebral. A nasofaringe é um pouco volumosa neste caso por causa do tecido adenóideo normalmente proeminente neste paciente relativamente jovem, com pouca doença discal degenerativa cervical.

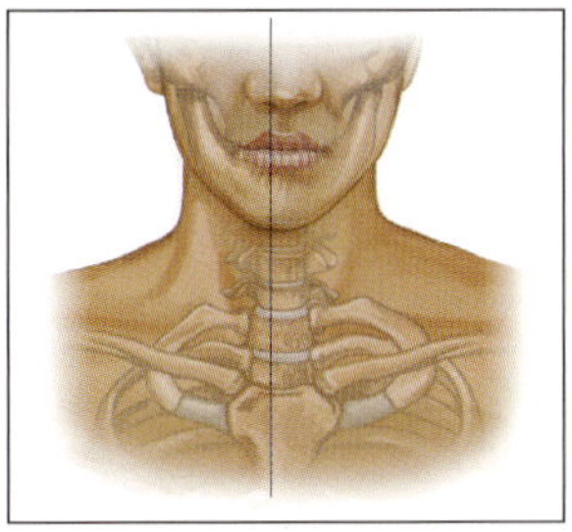

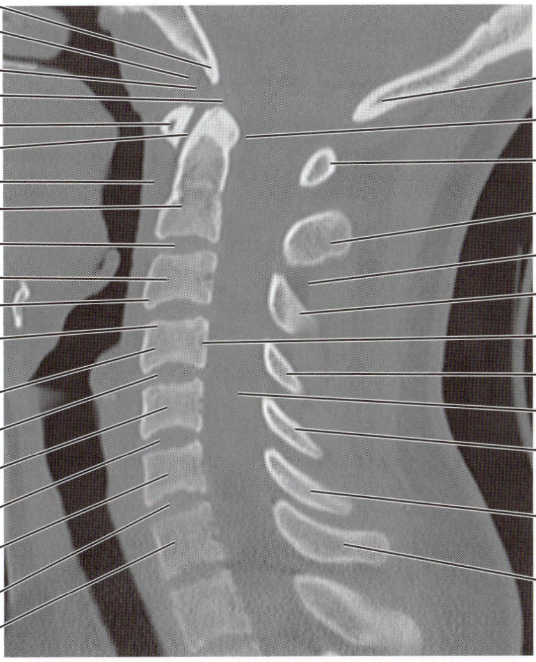
Básio
Membrana atlantoccipital anterior
Ligamento apical
Ligamento cruciforme
Arco anterior de C1
Articulação atlantodental anterior
M. longo da cabeça
Base do processo odontoide
Disco intervertebral C2-C3
Corpo vertebral de C3
Platô vertebral inferior de C3
Platô vertebral superior de C4
Corpo vertebral de C4
Disco intervertebral C4-C5
Corpo vertebral de C5
Disco intervertebral C5-C6
Corpo vertebral de C6
Disco intervertebral C6-C7
Corpo vertebral de C7
Opístion
Membrana tectória
Arco posterior de C1
Processo espinhoso de C2
Ligamento interespinhoso
Processo espinhoso de C3
Plexo venoso
Processo espinhoso de C4
Medula espinal
Processo espinhoso de C5
Processo espinhoso de C6
Processo espinhoso de C7

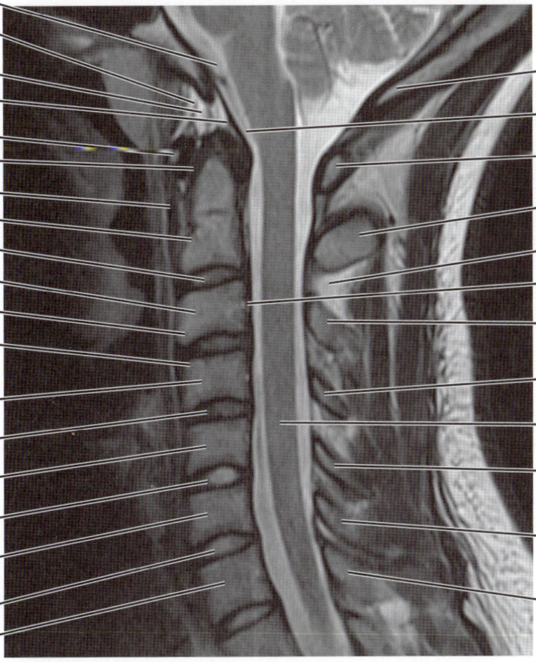
Básio
Membrana atlantoccipital anterior
Ligamento apical
Ligamento cruciforme
Arco anterior de C1
Articulação atlantodental anterior
M. longo da cabeça
Base do processo odontoide
Disco intervertebral C2-C3
Corpo vertebral de C3
Platô vertebral inferior de C3
Platô vertebral superior de C4
Corpo vertebral de C4
Disco intervertebral C4-C5
Corpo vertebral de C5
Disco intervertebral C5-C6
Corpo vertebral de C6
Disco intervertebral C6-C7
Corpo vertebral de C7
Opístion
Membrana tectória
Arco posterior de C1
Processo espinhoso de C2
Ligamento interespinhoso
Plexo venoso
Processo espinhoso de C3
Processo espinhoso de C4
Medula espinal
Processo espinhoso de C5
Processo espinhoso de C6
Processo espinhoso de C7

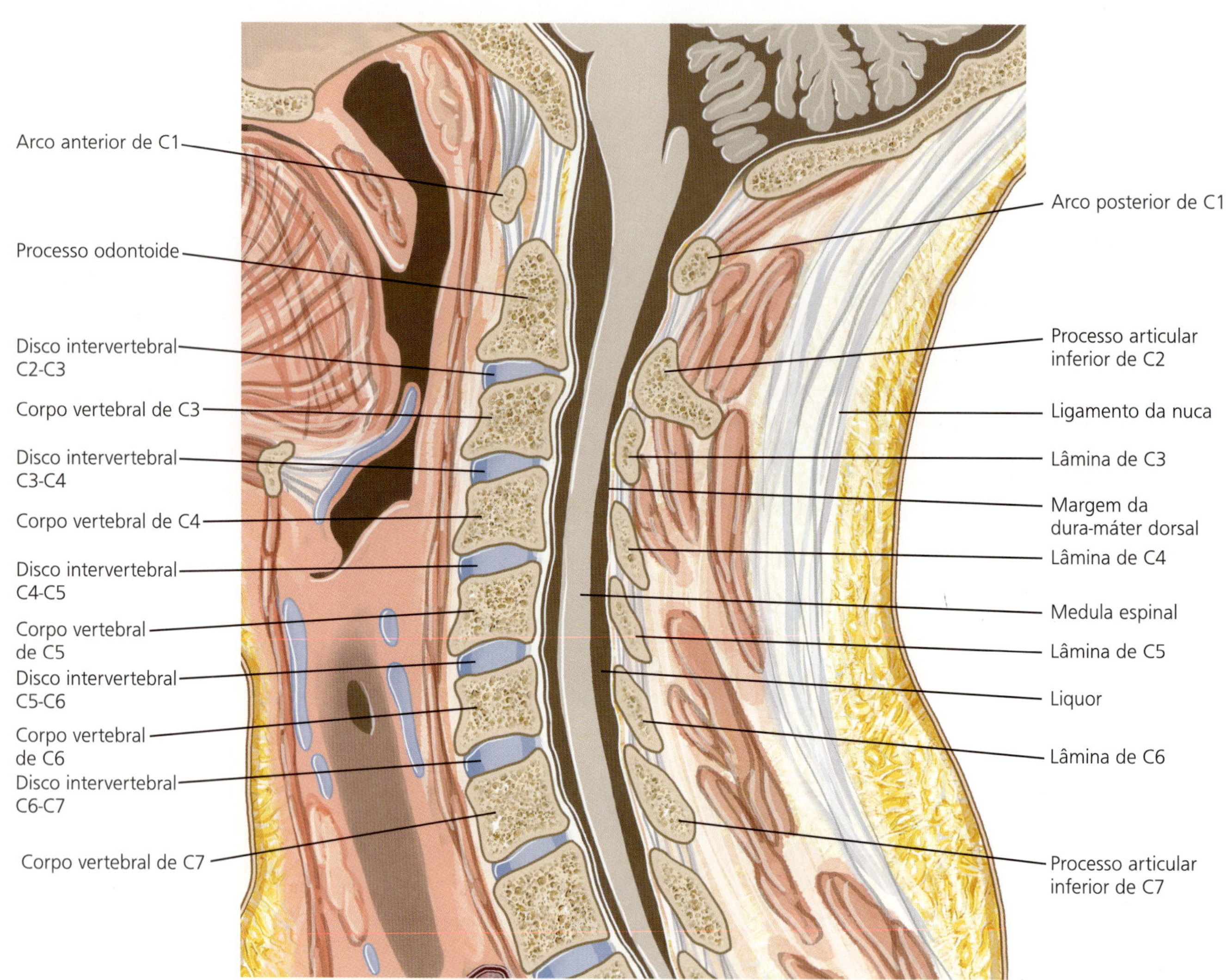
Arco anterior de C1
Processo odontoide
Disco intervertebral C2-C3
Corpo vertebral de C3
Disco intervertebral C3-C4
Corpo vertebral de C4
Disco intervertebral C4-C5
Corpo vertebral de C5
Disco intervertebral C5-C6
Corpo vertebral de C6
Disco intervertebral C6-C7
Corpo vertebral de C7
Arco posterior de C1
Processo articular inferior de C2
Ligamento da nuca
Lâmina de C3
Margem da dura-máter dorsal
Lâmina de C4
Medula espinal
Lâmina de C5
Liquor
Lâmina de C6
Processo articular inferior de C7

ANATOMIA NORMAL

Notar a leve formação de osteófitos dos platôs vertebrais da articulação uncovertebral na margem posterolateral do espaço discal C2-C3.

Embora geralmente não presente ao nível do forame magno, as tonsilas cerebelares, se vistas, não devem salientar-se mais que 5 mm abaixo deste forame, mais bem avaliado em imagens sagitais. Tonsilas salientando-se mais de 5 mm indicam uma malformação de Chiari ou, mais seriamente, efeito de massa intracraniana, fazendo as tonsilas cerebelares se herniarem para baixo.

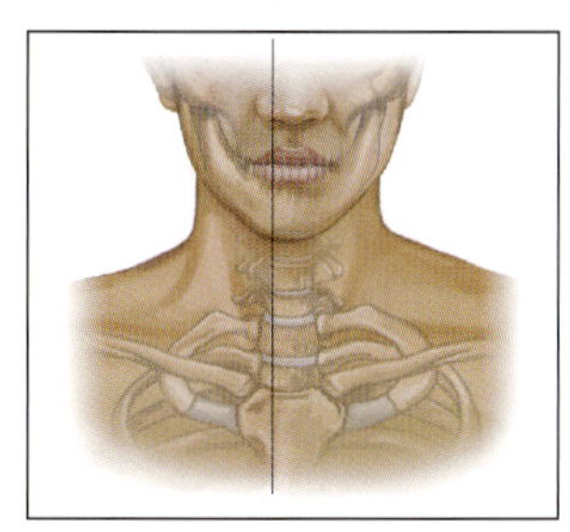

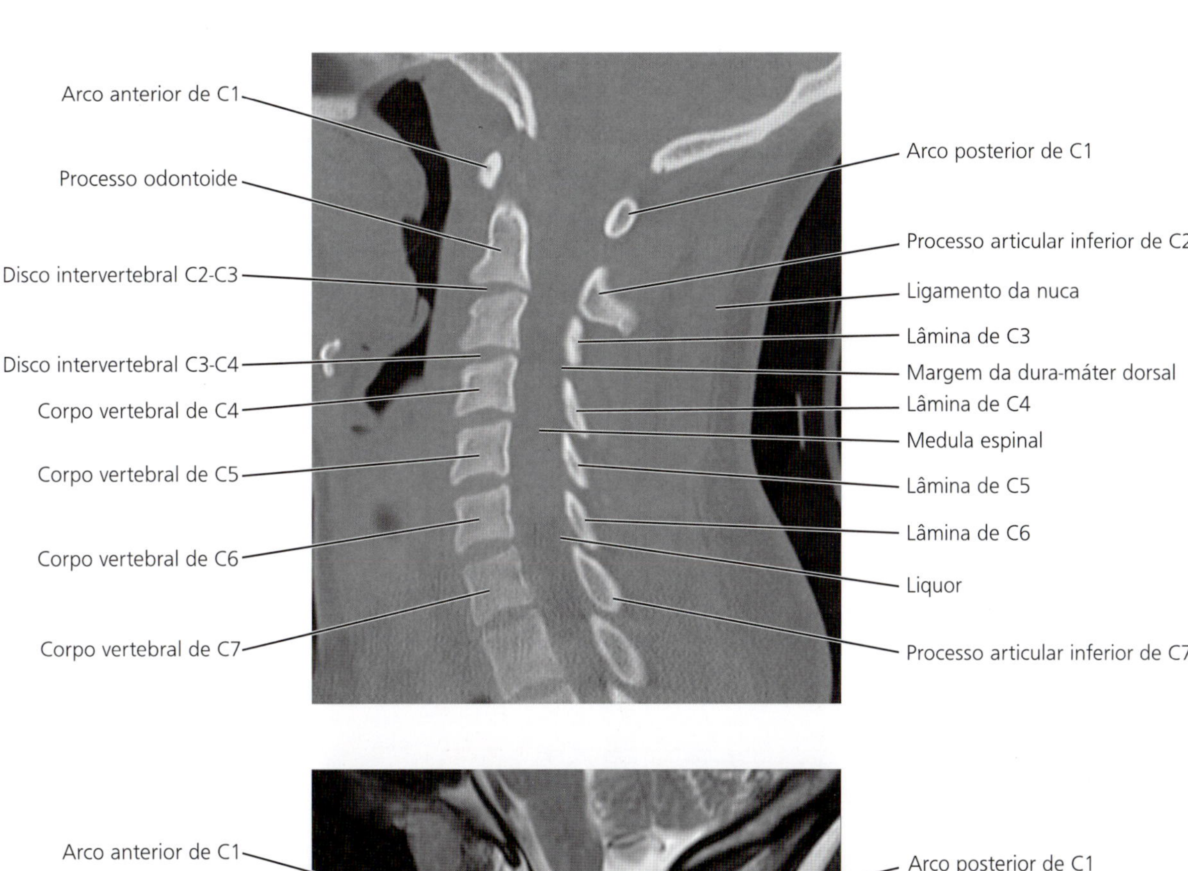
Arco anterior de C1
Processo odontoide
Disco intervertebral C2-C3
Disco intervertebral C3-C4
Corpo vertebral de C4
Corpo vertebral de C5
Corpo vertebral de C6
Corpo vertebral de C7
Arco posterior de C1
Processo articular inferior de C2
Ligamento da nuca
Lâmina de C3
Margem da dura-máter dorsal
Lâmina de C4
Medula espinal
Lâmina de C5
Lâmina de C6
Liquor
Processo articular inferior de C7

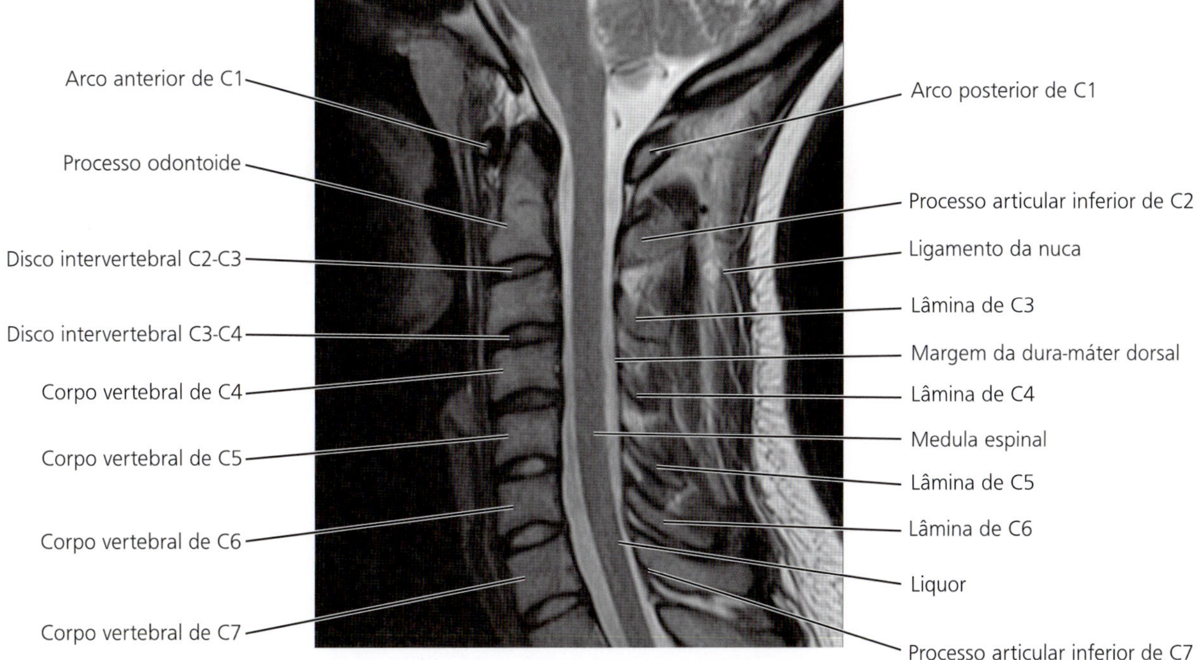
Arco anterior de C1
Processo odontoide
Disco intervertebral C2-C3
Disco intervertebral C3-C4
Corpo vertebral de C4
Corpo vertebral de C5
Corpo vertebral de C6
Corpo vertebral de C7
Arco posterior de C1
Processo articular inferior de C2
Ligamento da nuca
Lâmina de C3
Margem da dura-máter dorsal
Lâmina de C4
Medula espinal
Lâmina de C5
Lâmina de C6
Liquor
Processo articular inferior de C7

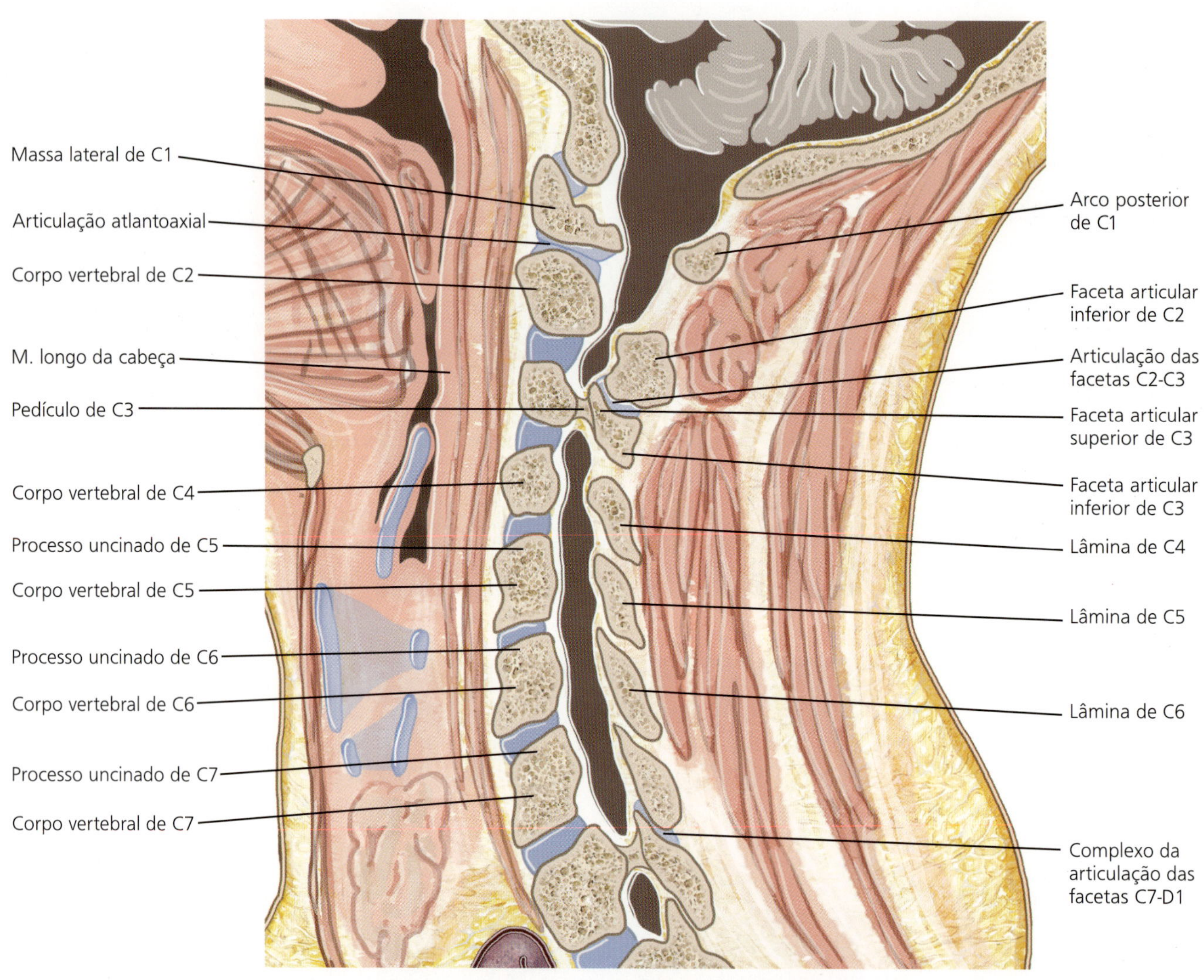
Massa lateral de C1
Articulação atlantoaxial
Corpo vertebral de C2
M. longo da cabeça
Pedículo de C3
Corpo vertebral de C4
Processo uncinado de C5
Corpo vertebral de C5
Processo uncinado de C6
Corpo vertebral de C6
Processo uncinado de C7
Corpo vertebral de C7
Arco posterior de C1
Faceta articular inferior de C2
Articulação das facetas C2-C3
Faceta articular superior de C3
Faceta articular inferior de C3
Lâmina de C4
Lâmina de C5
Lâmina de C6
Complexo da articulação das facetas C7-D1

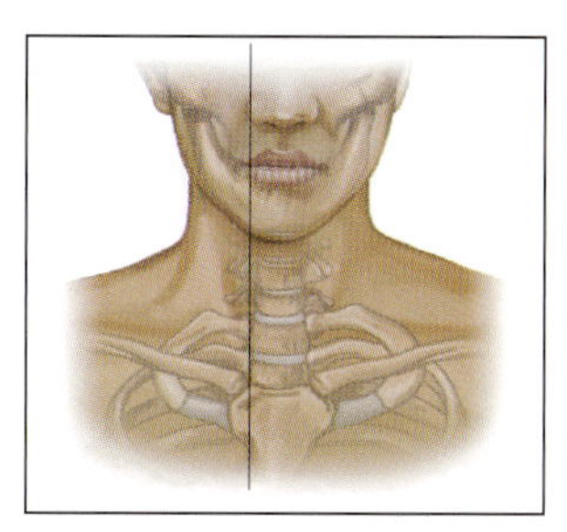

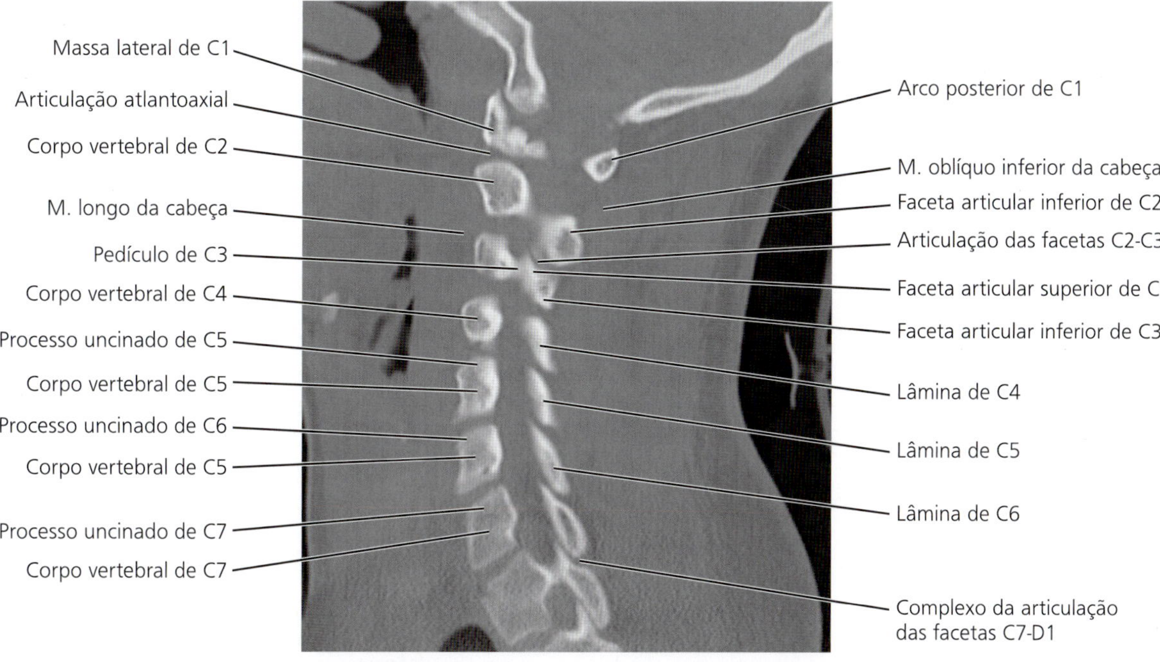
Massa lateral de C1
Articulação atlantoaxial
Corpo vertebral de C2
M. longo da cabeça
Pedículo de C3
Corpo vertebral de C4
Processo uncinado de C5
Corpo vertebral de C5
Processo uncinado de C6
Corpo vertebral de C5
Processo uncinado de C7
Corpo vertebral de C7
Arco posterior de C1
M. oblíquo inferior da cabeça
Faceta articular inferior de C2
Articulação das facetas C2-C3
Faceta articular superior de C3
Faceta articular inferior de C3
Lâmina de C4
Lâmina de C5
Lâmina de C6
Complexo da articulação das facetas C7-D1

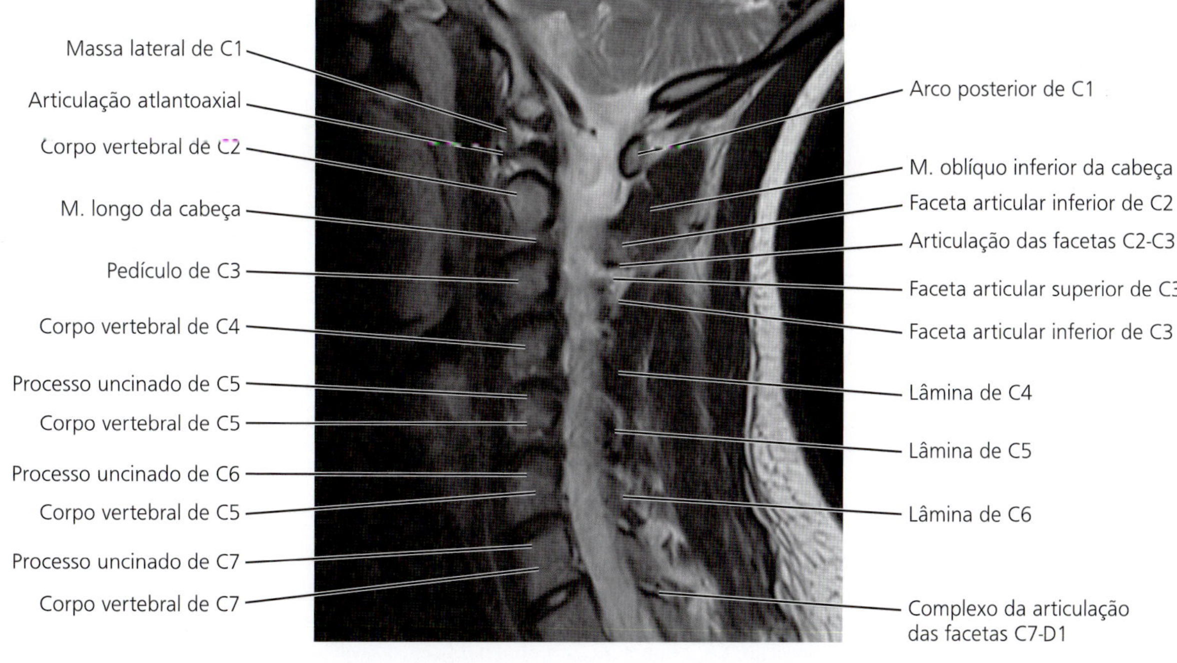
Massa lateral de C1
Articulação atlantoaxial
Corpo vertebral de C2
M. longo da cabeça
Pedículo de C3
Corpo vertebral de C4
Processo uncinado de C5
Corpo vertebral de C5
Processo uncinado de C6
Corpo vertebral de C5
Processo uncinado de C7
Corpo vertebral de C7
Arco posterior de C1
M. oblíquo inferior da cabeça
Faceta articular inferior de C2
Articulação das facetas C2-C3
Faceta articular superior de C3
Faceta articular inferior de C3
Lâmina de C4
Lâmina de C5
Lâmina de C6
Complexo da articulação das facetas C7-D1

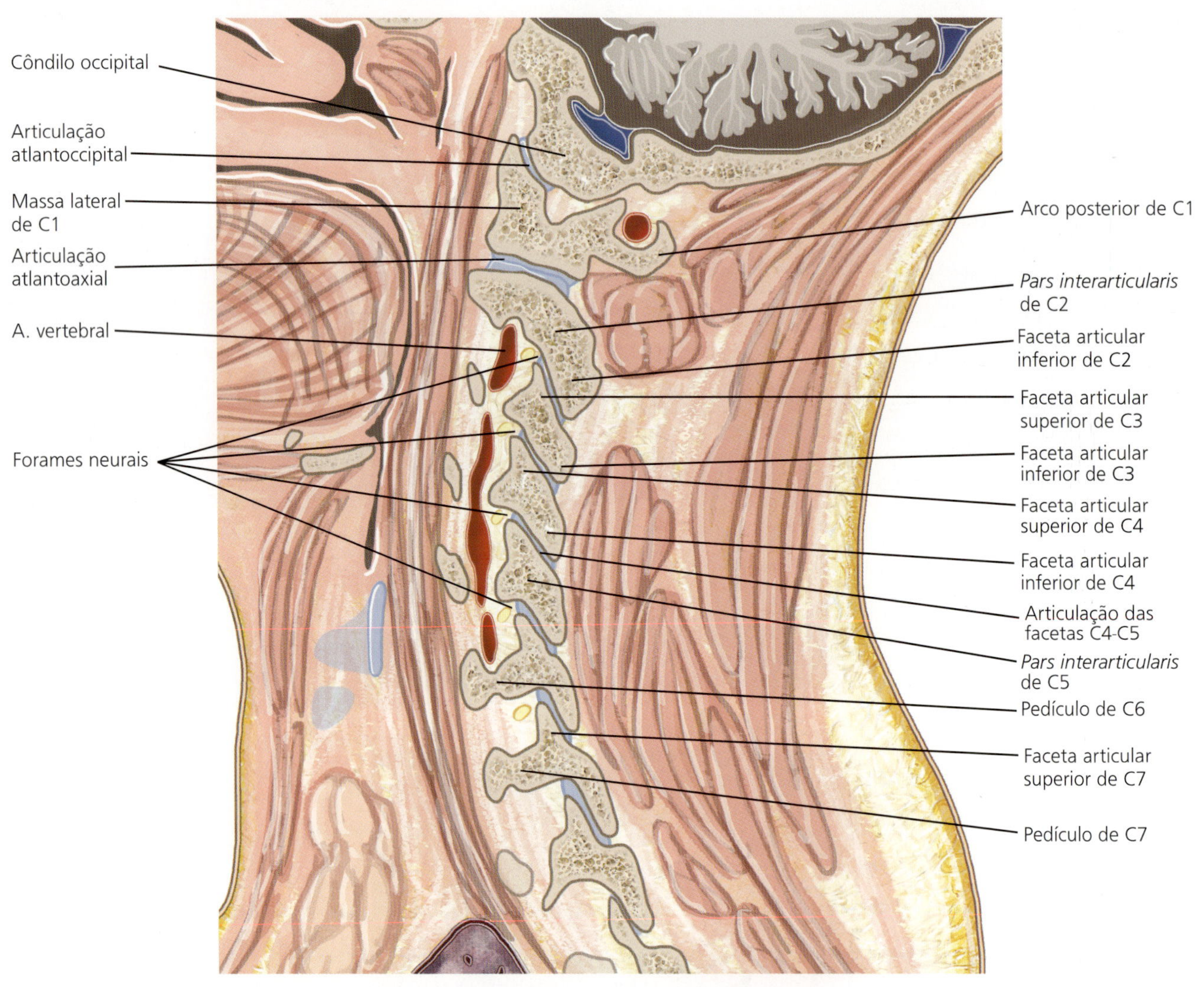
Côndilo occipital
Articulação atlantoccipital
Massa lateral de C1
Articulação atlantoaxial
A. vertebral
Forames neurais
Arco posterior de C1
Pars interarticularis de C2
Faceta articular inferior de C2
Faceta articular superior de C3
Faceta articular inferior de C3
Faceta articular superior de C4
Faceta articular inferior de C4
Articulação das facetas C4-C5
Pars interarticularis de C5
Pedículo de C6
Faceta articular superior de C7
Pedículo de C7

ANATOMIA NORMAL

As imagens de CT (em cima) e RM (embaixo) parassagitais em Coluna Cervical Sagital 4 demonstram a relação normal do côndilo occipital e o arco do atlas (C1), bem como a articulação atlantoaxial e articulações das facetas cervicais. Os forames são um pouco difíceis de avaliar nestas imagens, em comparação com o estudo lombar, por causa da natureza menor das vértebras cervicais e forames das artérias vertebrais que causam confusão. Estreitamento dos forames cervicais é, por essa razão, mais bem visto em imagem axial.

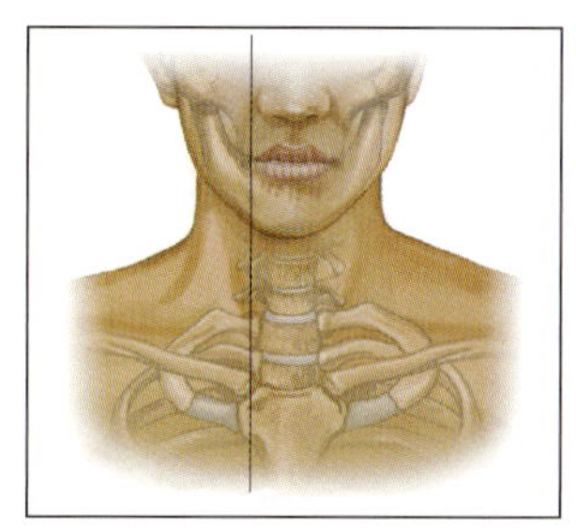

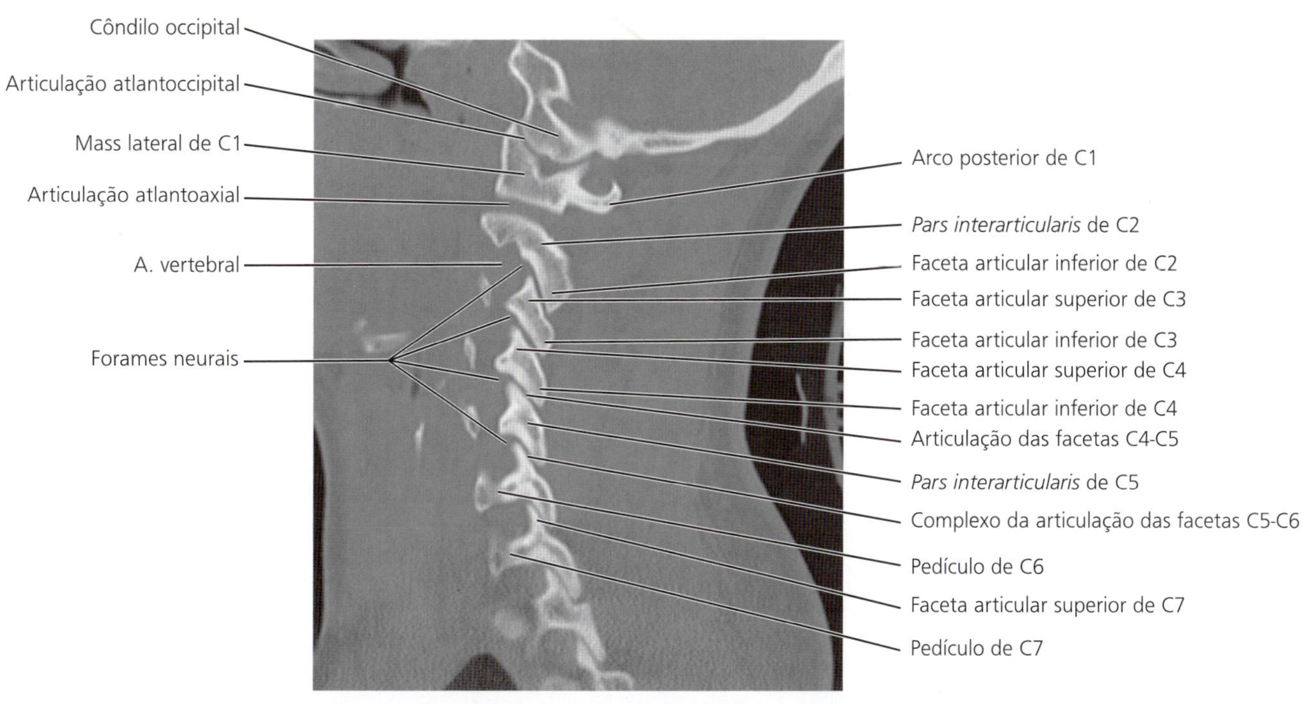
Côndilo occipital
Articulação atlantoccipital
Mass lateral de C1
Articulação atlantoaxial
A. vertebral
Forames neurais
Arco posterior de C1
Pars interarticularis de C2
Faceta articular inferior de C2
Faceta articular superior de C3
Faceta articular inferior de C3
Faceta articular superior de C4
Faceta articular inferior de C4
Articulação das facetas C4-C5
Pars interarticularis de C5
Complexo da articulação das facetas C5-C6
Pedículo de C6
Faceta articular superior de C7
Pedículo de C7

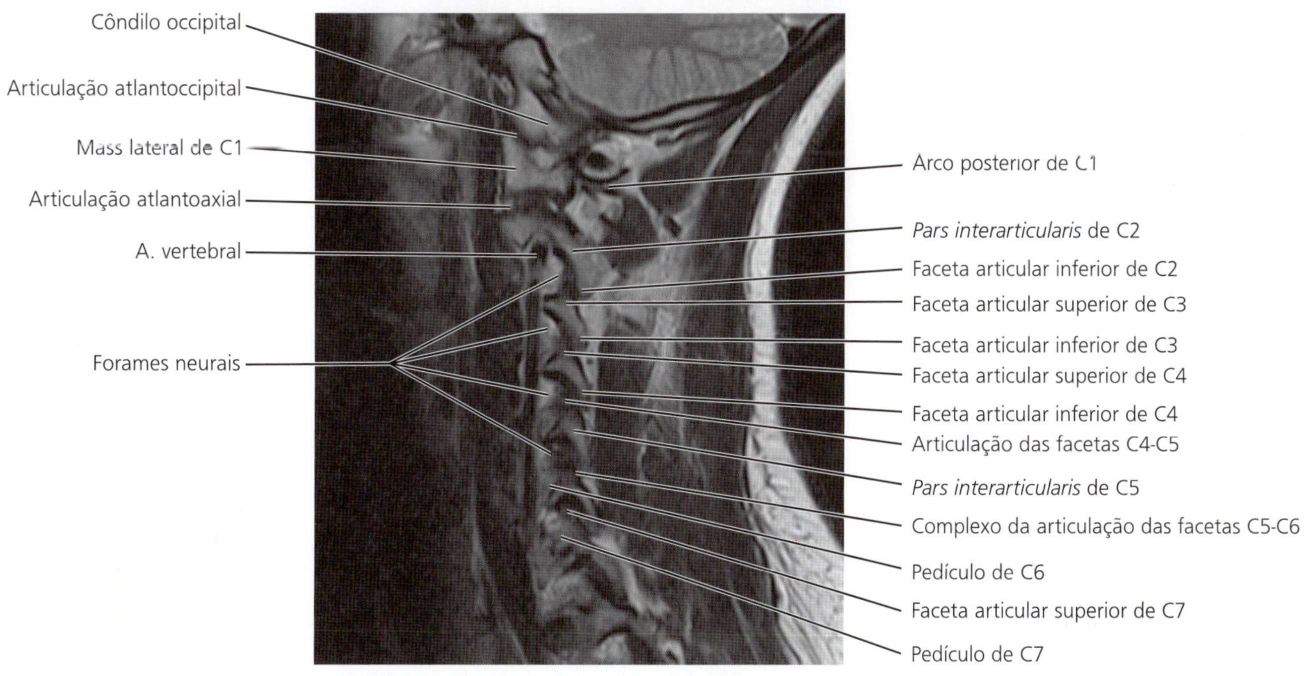
Côndilo occipital
Articulação atlantoccipital
Mass lateral de C1
Articulação atlantoaxial
A. vertebral
Forames neurais
Arco posterior de C1
Pars interarticularis de C2
Faceta articular inferior de C2
Faceta articular superior de C3
Faceta articular inferior de C3
Faceta articular superior de C4
Faceta articular inferior de C4
Articulação das facetas C4-C5
Pars interarticularis de C5
Complexo da articulação das facetas C5-C6
Pedículo de C6
Faceta articular superior de C7
Pedículo de C7

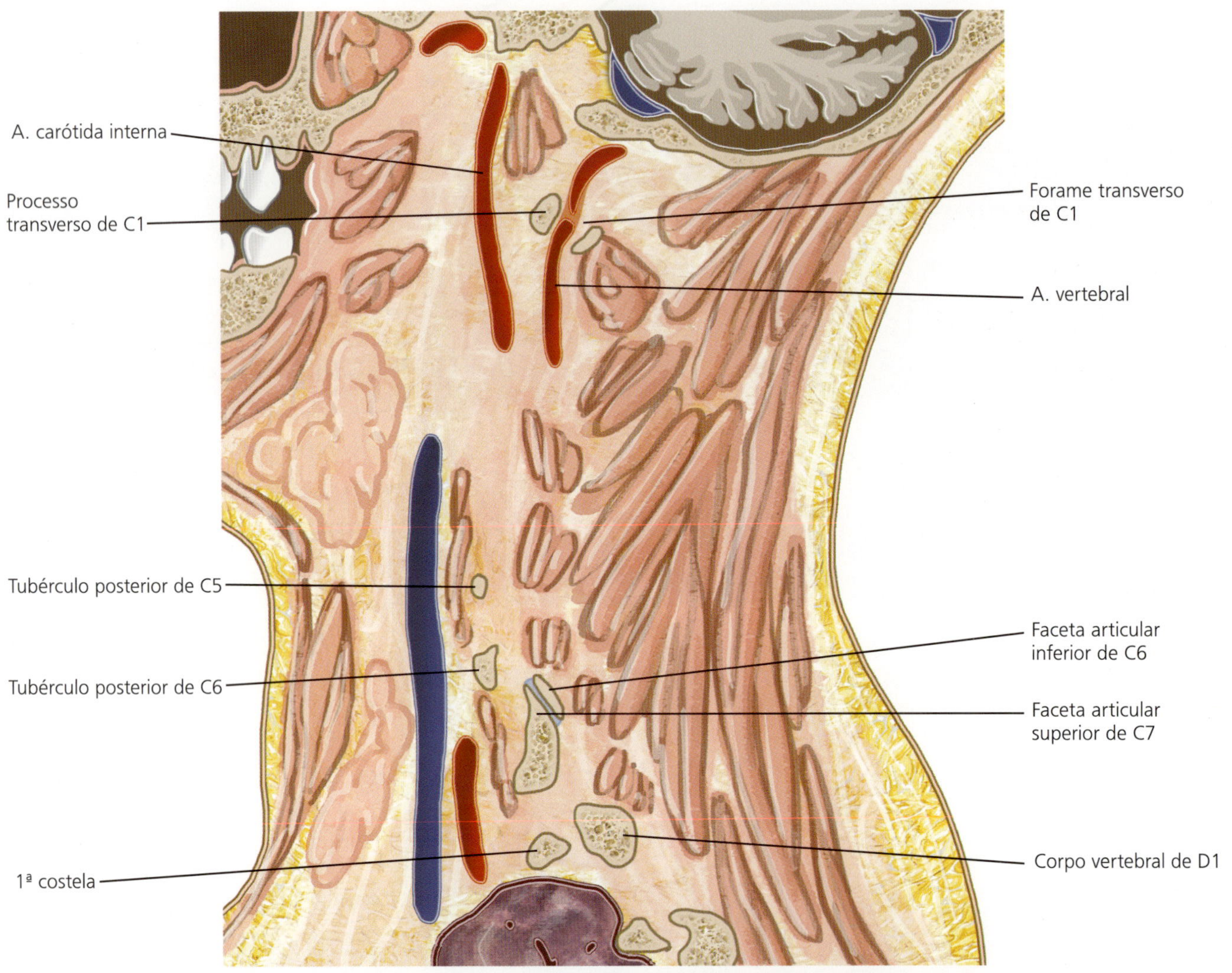
A. carótida interna
Processo transversо de C1
Forame transverso de C1
A. vertebral
Tubérculo posterior de C5
Faceta articular inferior de C6
Tubérculo posterior de C6
Faceta articular superior de C7
1ª costela
Corpo vertebral de D1

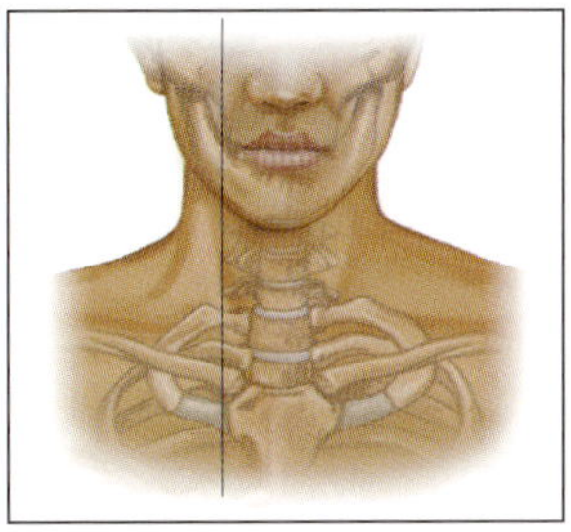

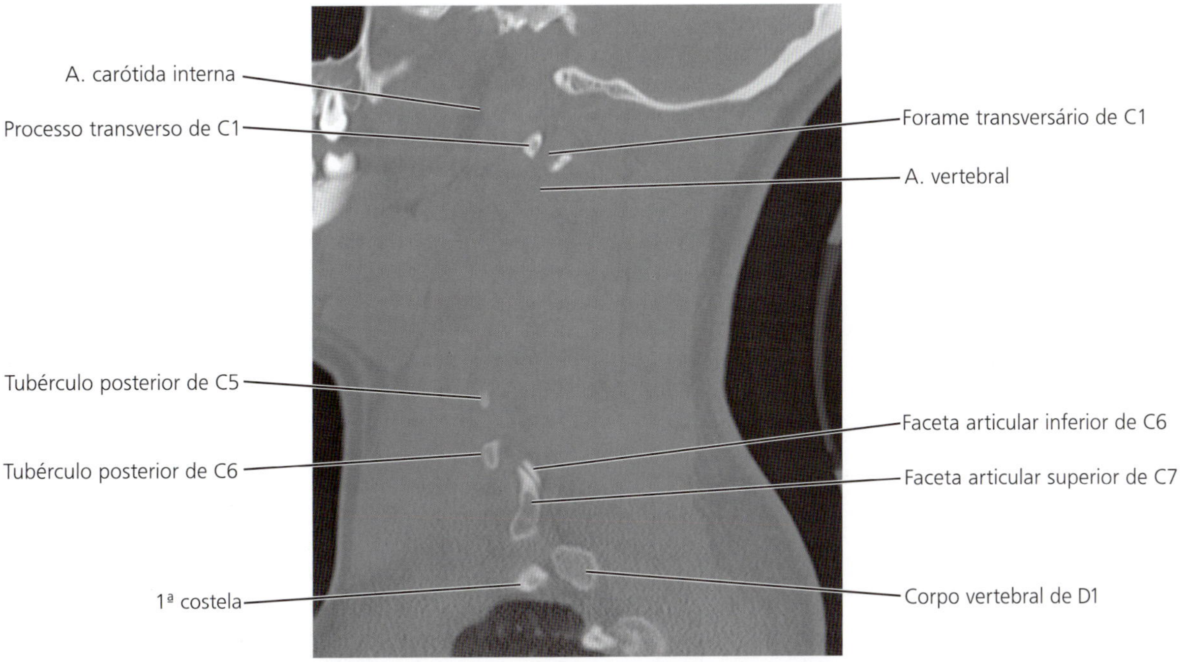
A. carótida interna
Processo transverso de C1
Forame transversário de C1
A. vertebral
Tubérculo posterior de C5
Tubérculo posterior de C6
Faceta articular inferior de C6
Faceta articular superior de C7
1ª costela
Corpo vertebral de D1

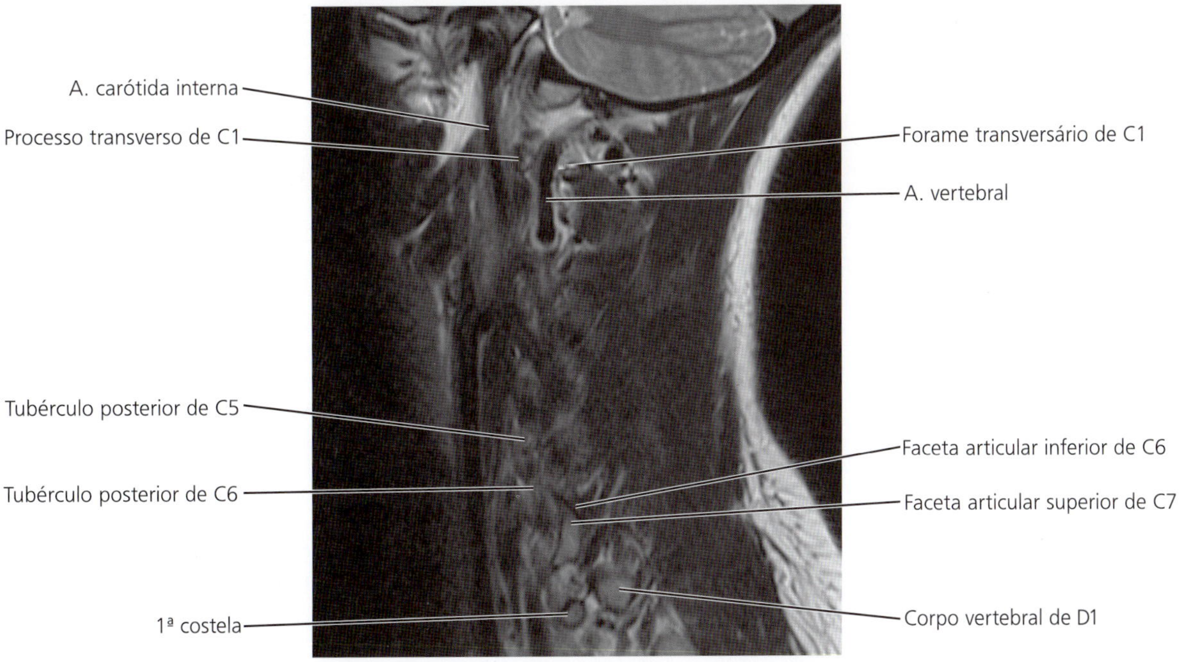
A. carótida interna
Processo transverso de C1
Forame transversário de C1
A. vertebral
Tubérculo posterior de C5
Tubérculo posterior de C6
Faceta articular inferior de C6
Faceta articular superior de C7
1ª costela
Corpo vertebral de D1

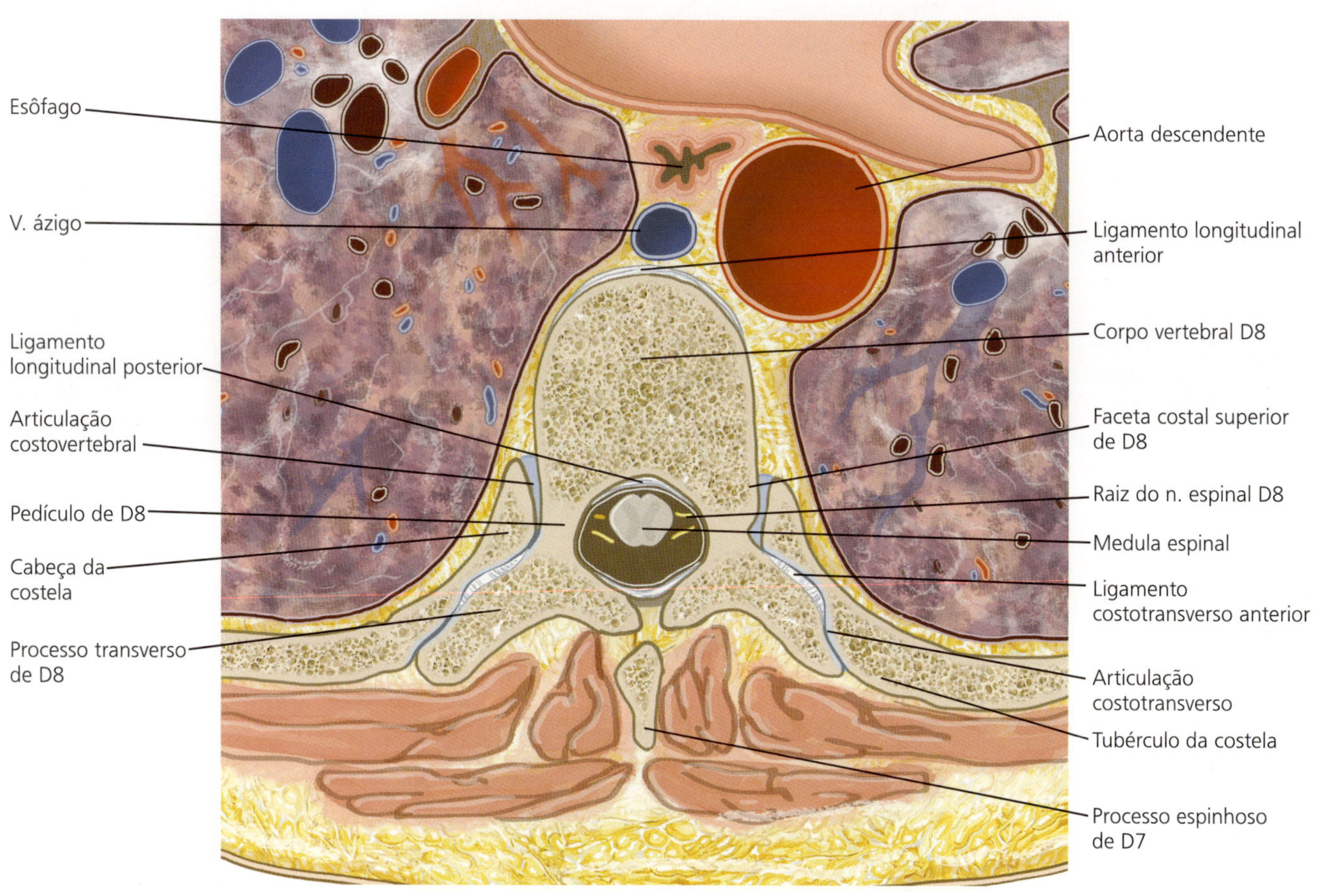

Esôfago
V. ázigo
Ligamento longitudinal posterior
Articulação costovertebral
Pedículo de D8
Cabeça da costela
Processo transverso de D8
Aorta descendente
Ligamento longitudinal anterior
Corpo vertebral D8
Faceta costal superior de D8
Raiz do n. espinal D8
Medula espinal
Ligamento costotransverso anterior
Articulação costotransverso
Tubérculo da costela
Processo espinhoso de D7

CONSIDERAÇÕES SOBRE TÉCNICA DE IMAGEM

Observar que a imagem de RM Coluna Torácica Axial 1 (embaixo) é uma sequência ponderada para T2 (brilho do CSF) com a técnica agora de rotina "turbo" ou *fast spin-echo* (gordura é brilhante). As vértebras torácicas são maiores e requerem menos resolução espacial que na região cervical. Diferentemente da região cervical da terceira (C3) até a sétima (C7) vértebras cervicais, não há articulações uncovertebrais na região torácica, mas em lugar disso junções costovertebrais.

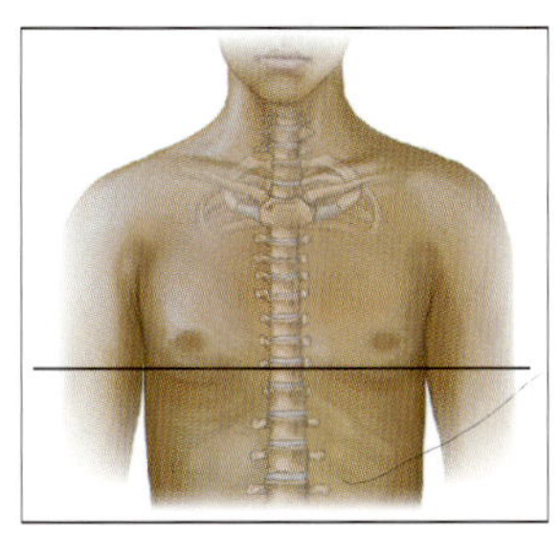

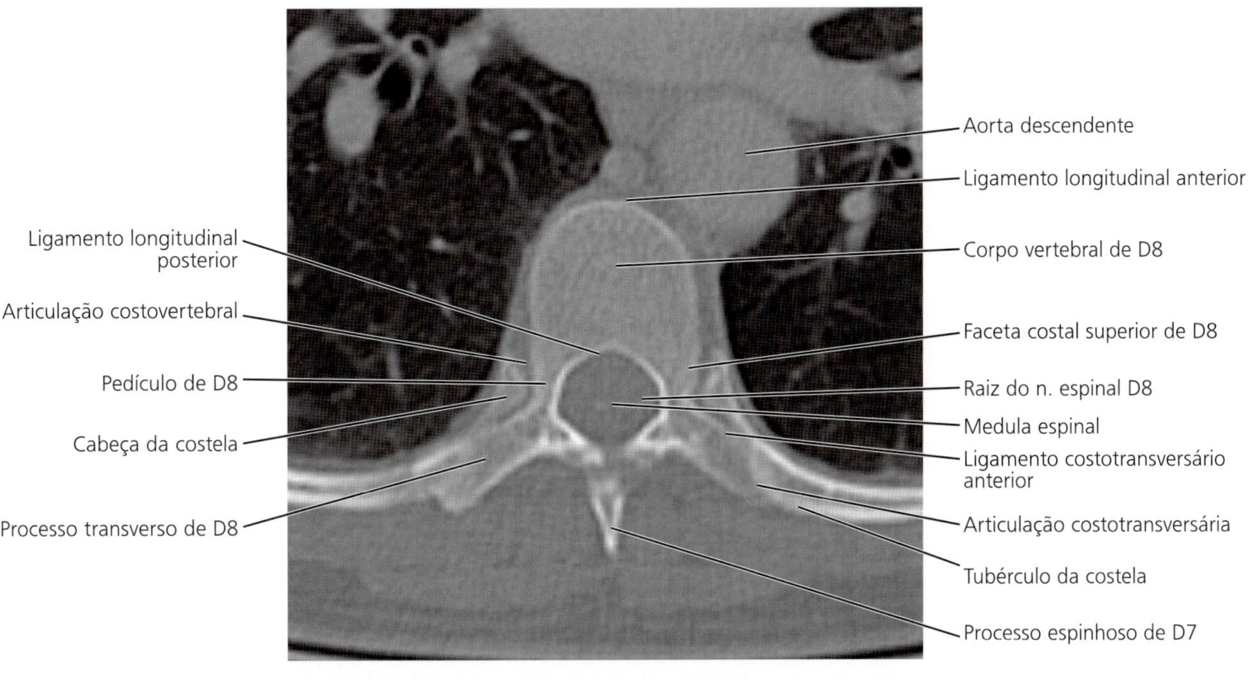
Aorta descendente
Ligamento longitudinal anterior
Ligamento longitudinal posterior
Corpo vertebral de D8
Articulação costovertebral
Faceta costal superior de D8
Pedículo de D8
Raiz do n. espinal D8
Medula espinal
Cabeça da costela
Ligamento costotransversário anterior
Processo transverso de D8
Articulação costotransversária
Tubérculo da costela
Processo espinhoso de D7

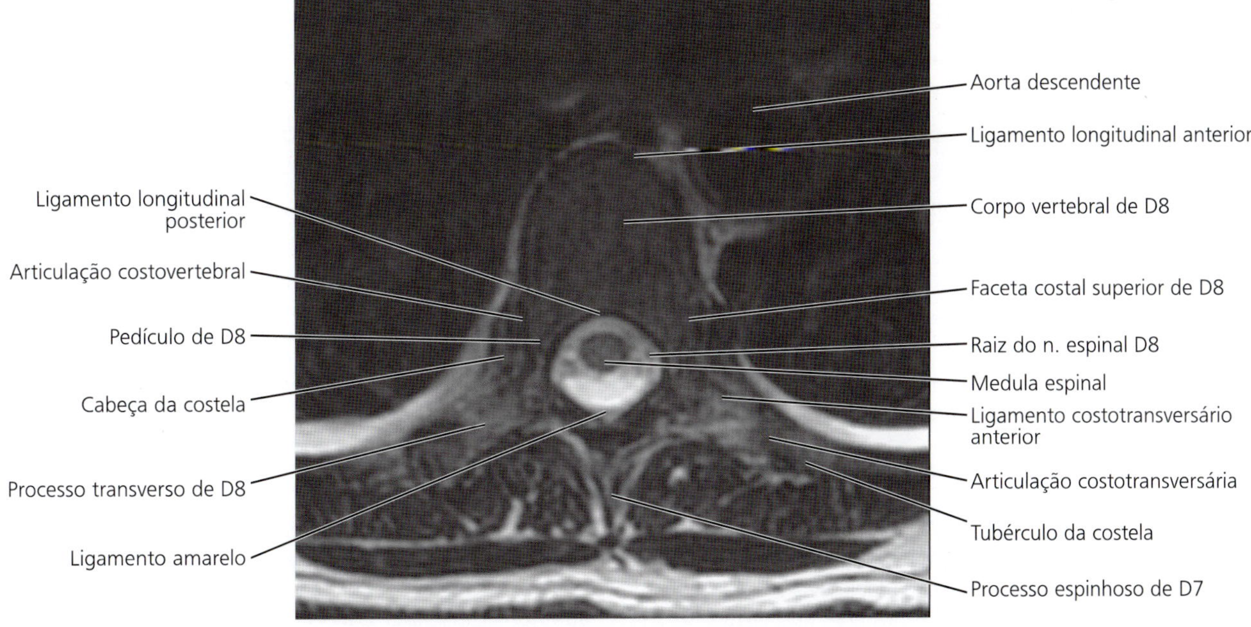
Aorta descendente
Ligamento longitudinal anterior
Ligamento longitudinal posterior
Corpo vertebral de D8
Articulação costovertebral
Faceta costal superior de D8
Pedículo de D8
Raiz do n. espinal D8
Medula espinal
Cabeça da costela
Ligamento costotransversário anterior
Processo transverso de D8
Articulação costotransversária
Tubérculo da costela
Ligamento amarelo
Processo espinhoso de D7

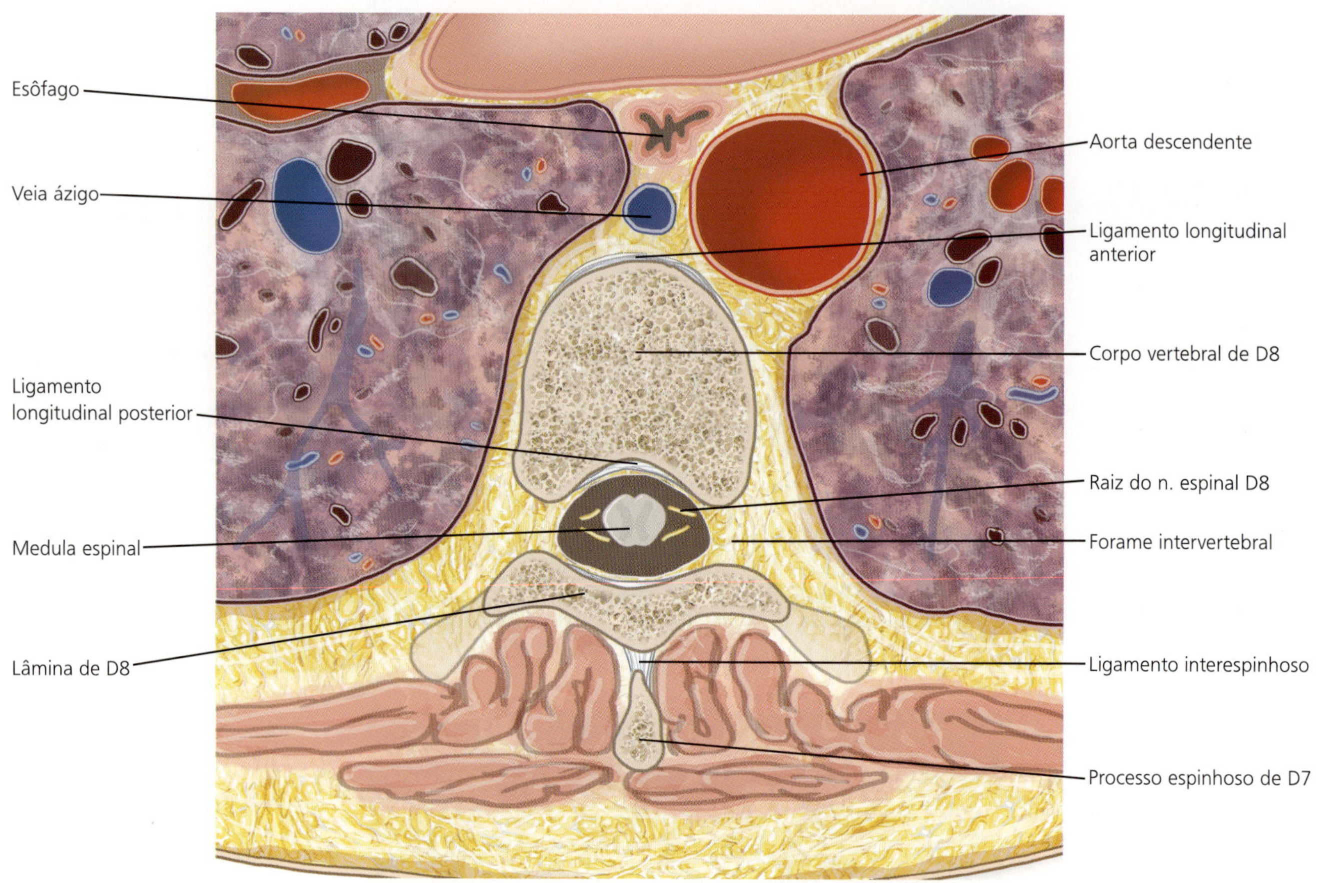
Esôfago
Veia ázigo
Ligamento longitudinal posterior
Medula espinal
Lâmina de D8
Aorta descendente
Ligamento longitudinal anterior
Corpo vertebral de D8
Raiz do n. espinal D8
Forame intervertebral
Ligamento interespinhoso
Processo espinhoso de D7

ANATOMIA NORMAL

A artéria espinal de Adamkiewicz, o principal suprimento sanguíneo para as partes torácica e lombar da medula espinal, tipicamente se origina da artéria intercostal D10 esquerda e entra no forame neural D10-D11 antes de fazer uma volta em forma de alfinete de segurança na superfície anterior da medula. Em dois terços dos casos, a artéria se originará do mesmo lado que a aorta descendente, e como uma variação se origina vários níveis acima ou abaixo de D10 em uma distribuição em curva com forma de sino.

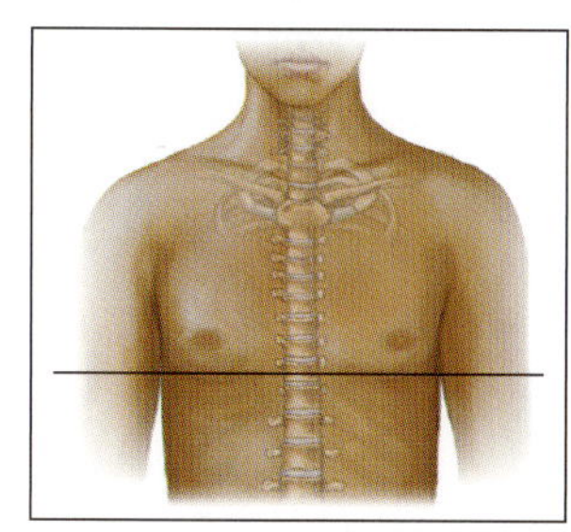

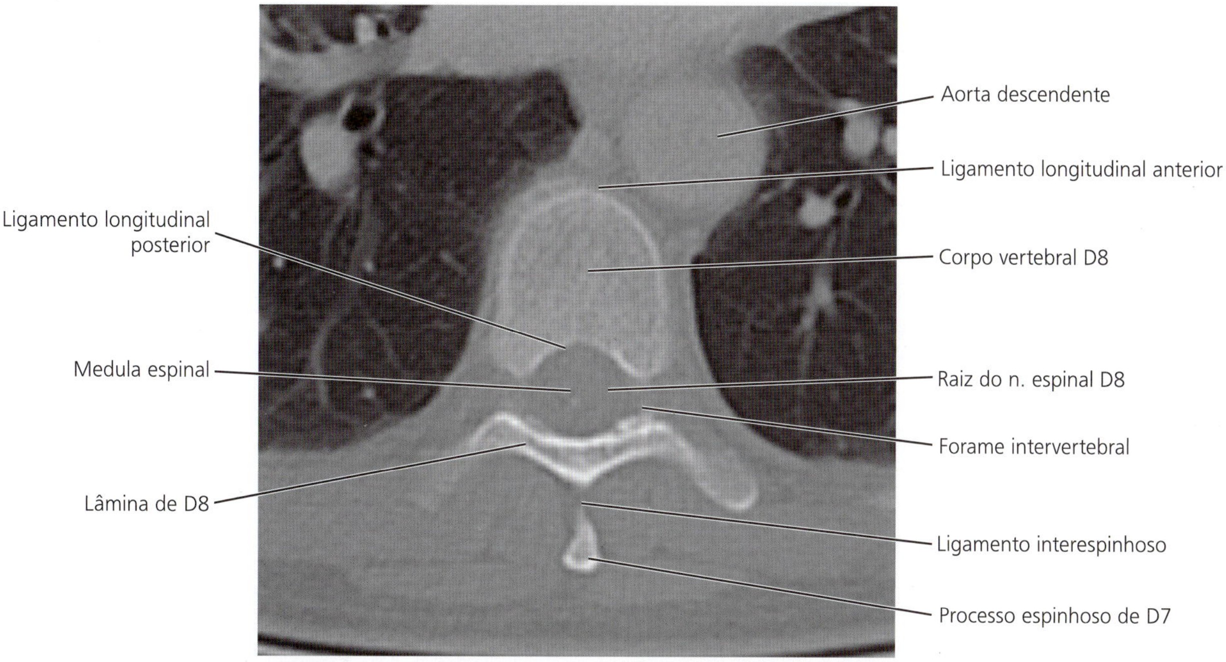

Aorta descendente
Ligamento longitudinal anterior
Ligamento longitudinal posterior
Corpo vertebral D8
Medula espinal
Raiz do n. espinal D8
Forame intervertebral
Lâmina de D8
Ligamento interespinhoso
Processo espinhoso de D7

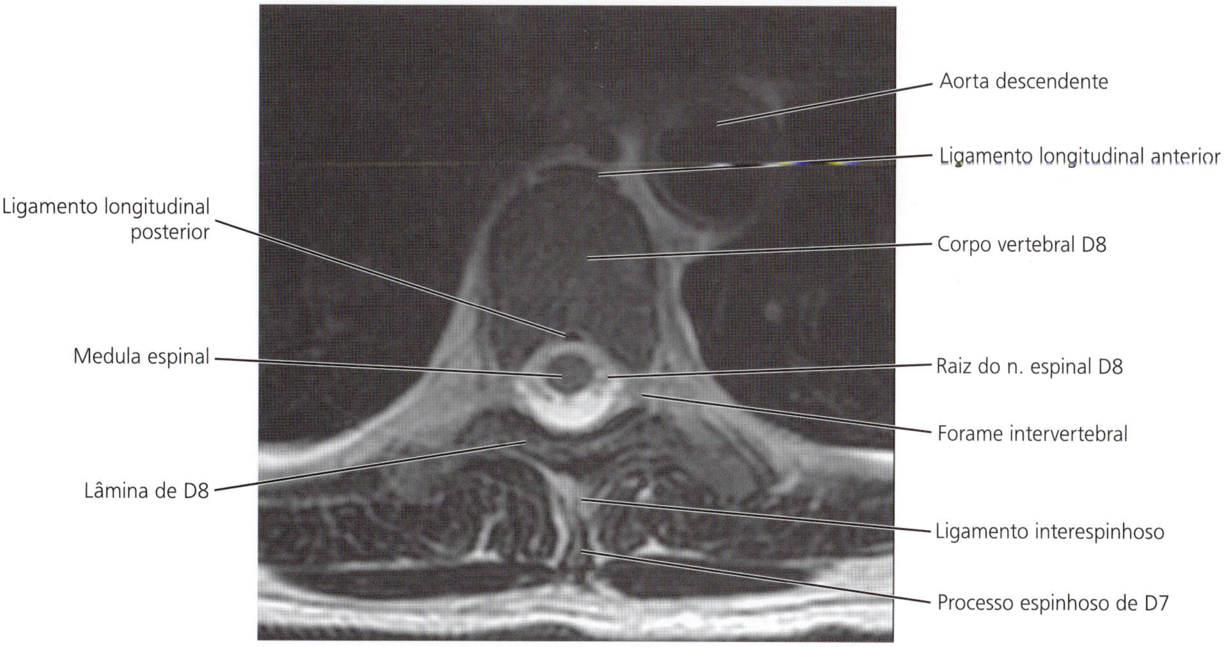

Aorta descendente
Ligamento longitudinal anterior
Ligamento longitudinal posterior
Corpo vertebral D8
Medula espinal
Raiz do n. espinal D8
Forame intervertebral
Lâmina de D8
Ligamento interespinhoso
Processo espinhoso de D7

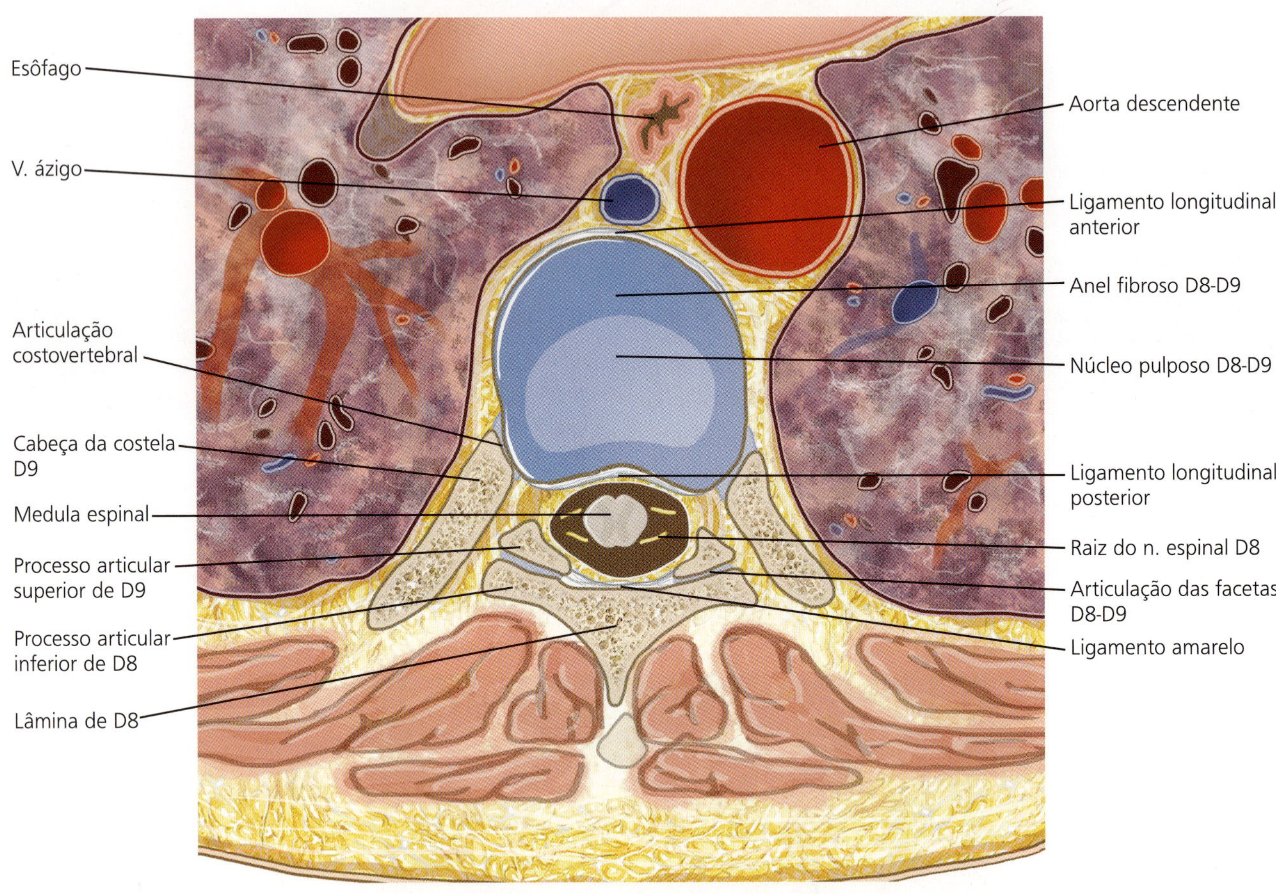
Esôfago
V. ázigo
Articulação costovertebral
Cabeça da costela D9
Medula espinal
Processo articular superior de D9
Processo articular inferior de D8
Lâmina de D8
Aorta descendente
Ligamento longitudinal anterior
Anel fibroso D8-D9
Núcleo pulposo D8-D9
Ligamento longitudinal posterior
Raiz do n. espinal D8
Articulação das facetas D8-D9
Ligamento amarelo

ANATOMIA NORMAL

Observar que a articulação facetária, que é composta do processo articular superior da vértebra abaixo, é anterior ao processo articular inferior da vértebra acima.

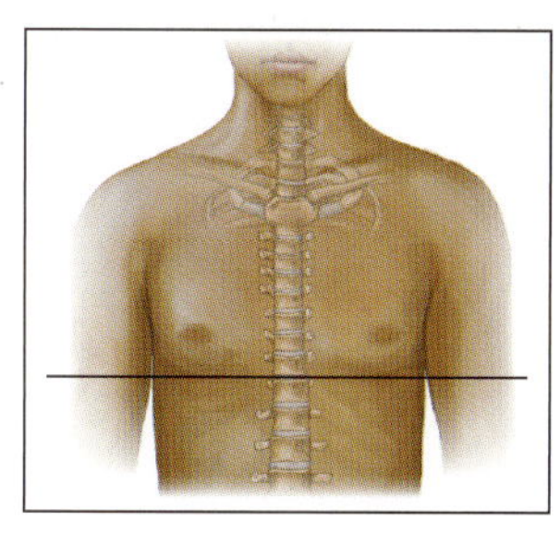

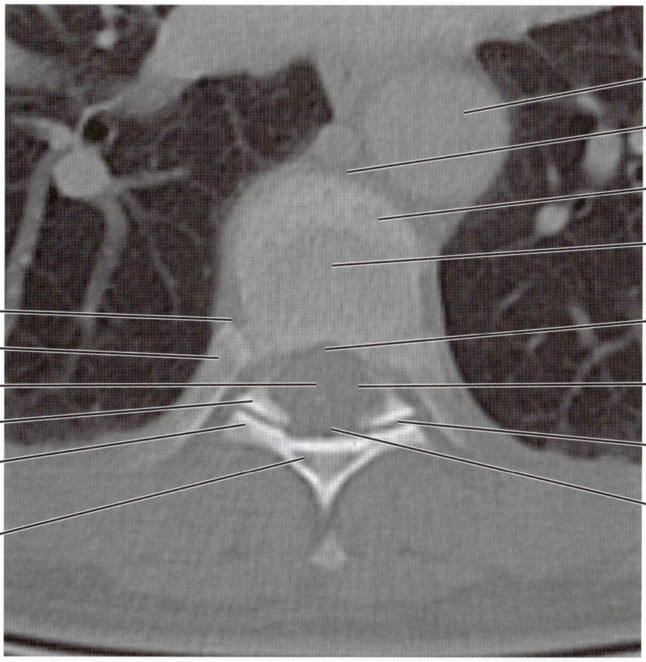

Aorta descendente
Ligamento longitudinal anterior
Anel fibroso D8-D9
Núcleo pulposo D8-D9
Articulação costovertebral
Ligamento longitudinal posterior
Cabeça da costela D9
Medula espinal
Raiz do n. espinal D8
Processo articular superior de D9
Articulação das facetas D8-D9
Processo articular inferior de D9
Ligamento amarelo
Lâmina de D8

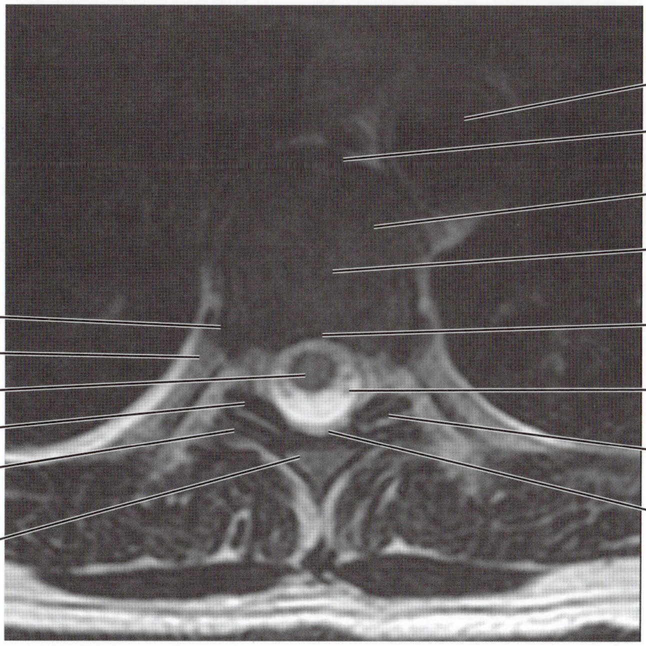

Aorta descendente
Ligamento longitudinal anterior
Anel fibroso D8-D9
Núcleo pulposo D8-D9
Articulação costovertebral
Ligamento longitudinal posterior
Cabeça da costela D9
Medula espinal
Raiz do n. espinal D8
Processo articular superior de D9
Articulação das facetas D8-D9
Processo articular inferior de D9
Ligamento amarelo
Lâmina de D8

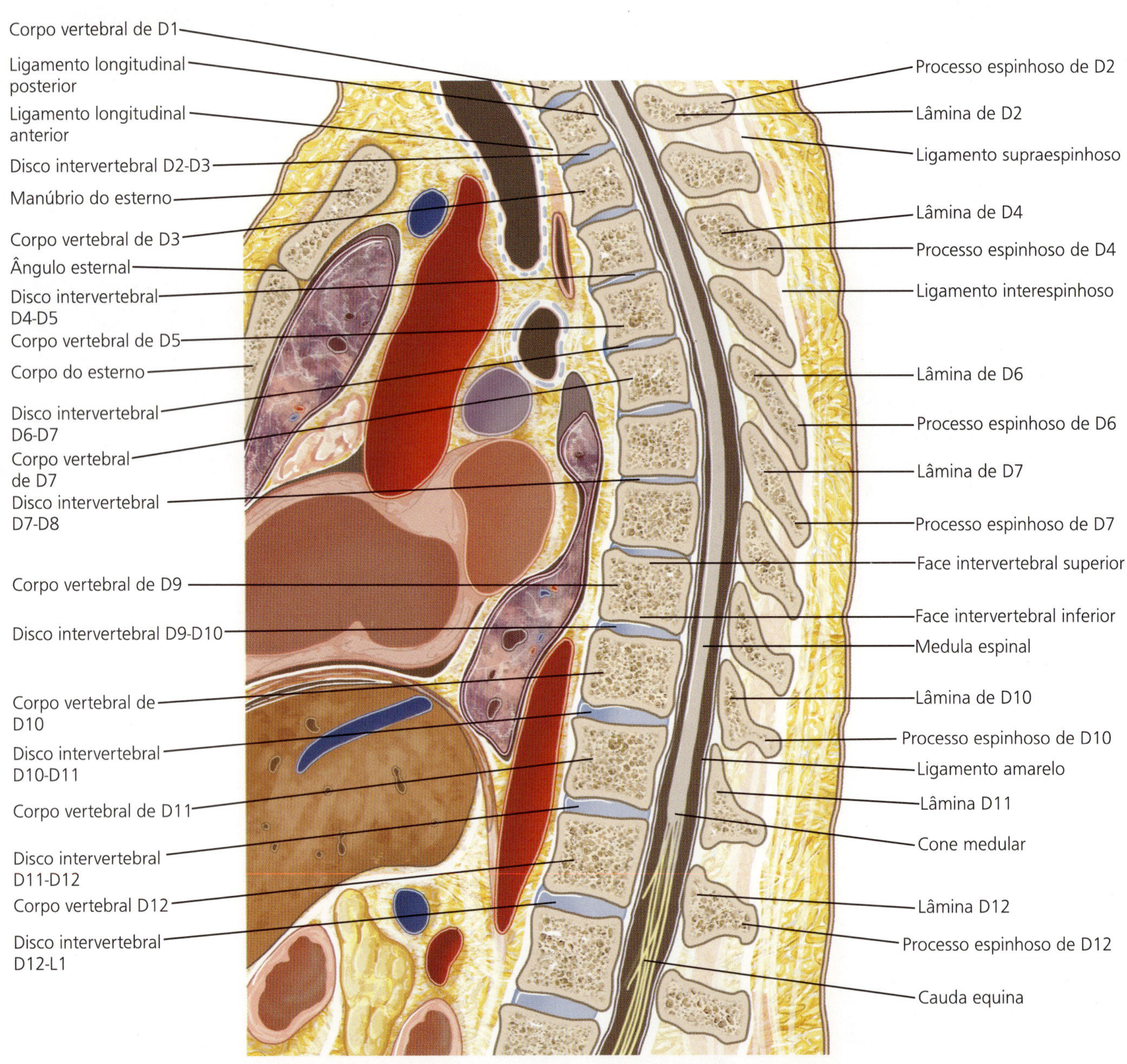

Corpo vertebral de D1
Ligamento longitudinal posterior
Ligamento longitudinal anterior
Disco intervertebral D2-D3
Manúbrio do esterno
Corpo vertebral de D3
Ângulo esternal
Disco intervertebral D4-D5
Corpo vertebral de D5
Corpo do esterno
Disco intervertebral D6-D7
Corpo vertebral de D7
Disco intervertebral D7-D8
Corpo vertebral de D9
Disco intervertebral D9-D10
Corpo vertebral de D10
Disco intervertebral D10-D11
Corpo vertebral de D11
Disco intervertebral D11-D12
Corpo vertebral D12
Disco intervertebral D12-L1
Processo espinhoso de D2
Lâmina de D2
Ligamento supraespinhoso
Lâmina de D4
Processo espinhoso de D4
Ligamento interespinhoso
Lâmina de D6
Processo espinhoso de D6
Lâmina de D7
Processo espinhoso de D7
Face intervertebral superior
Face intervertebral inferior
Medula espinal
Lâmina de D10
Processo espinhoso de D10
Ligamento amarelo
Lâmina D11
Cone medular
Lâmina D12
Processo espinhoso de D12
Cauda equina

ANATOMIA NORMAL

Há uma expansão normal de anterior a posterior da medula espinal próximo do cone, do mesmo modo que há uma expansão normal da medula cervical onde se originam as raízes nervosas do plexo braquial. Isto não deve ser confundido com expansão a partir de uma lesão intramedular.

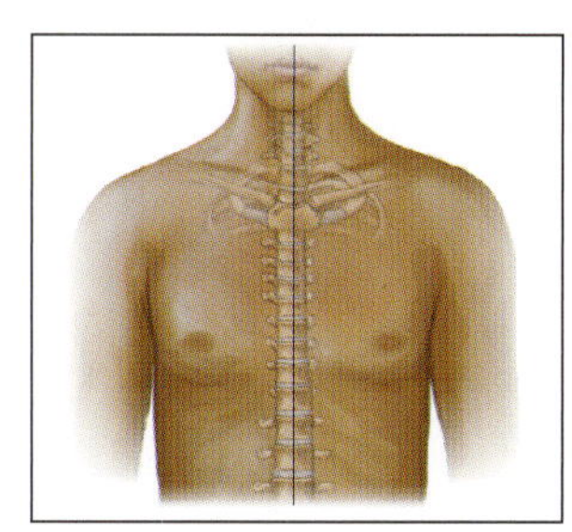

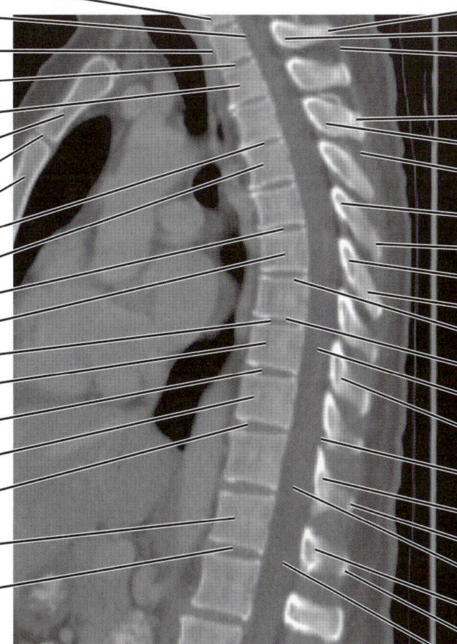
Corpo vertebral de D1
Ligamento longitudinal posterior
Ligamento longitudinal anterior
Disco intervertebral D2-D3
Corpo vertebral de D3
Manúbrio do esterno
Ângulo esternal
Corpo do esterno
Disco intervertebral D4-D5
Corpo vertebral de D5
Disco intervertebral D6-D7
Corpo vertebral de D7
Disco intervertebral D8-D9
Corpo vertebral de D9
Disco intervertebral D9-D10
Corpo vertebral de D10
Disco intervertebral D10-D11
Corpo vertebral de D12
Disco intervertebral D12-L1
Processo espinhoso de D2
Lâmina de D2
Ligamento supraespinhoso
Processo espinhoso de D4
Lâmina de D4
Ligamento interespinhoso
Lâmina de D6
Processo espinhoso de D6
Lâmina de D7
Processo espinhoso de D7
Platô vertebral superior
Face intervertebral inferior
Medula espinal
Lâmina de D9
Ligamento amarelo
Lâmina de D11
Processo espinhoso de D11
Cone medular
Lâmina de D12
Processo espinhoso de D12
Cauda equina

Ligamento longitudinal posterior
Ligamento longitudinal anterior
Corpo vertebral de D1
Disco intervertebral D2-D3
Corpo vertebral de D3
Manúbrio do esterno
Ângulo esternal
Disco intervertebral D4-D5
Corpo vertebral de D5
Corpo do esterno
Disco intervertebral D6-D7
Corpo vertebral de D7
Disco intervertebral D8-D9
Corpo vertebral de D9
Disco intervertebral D9-D10
Corpo vertebral de D10
Disco intervertebral D10-D11
Corpo vertebral de D12
Disco intervertebral D12-L1
Processo espinhoso de D1
Lâmina D1
Ligamento supraespinhoso
Processo espinhoso de D2
Lâmina de D2
Processo espinhoso de D4
Lâmina de D4
Ligamento interespinhoso
Lâmina de D6
Processo espinhoso de D6
Lâmina de D7
Processo espinhoso de D7
Platô vertebral superior
Platô vertebral inferior
Medula espinal
Lâmina de D9
Ligamento amarelo
Lâmina de D11
Processo espinhoso de D11
Cone medular
Lâmina de D12
Processo espinhoso de D12
Cauda equina

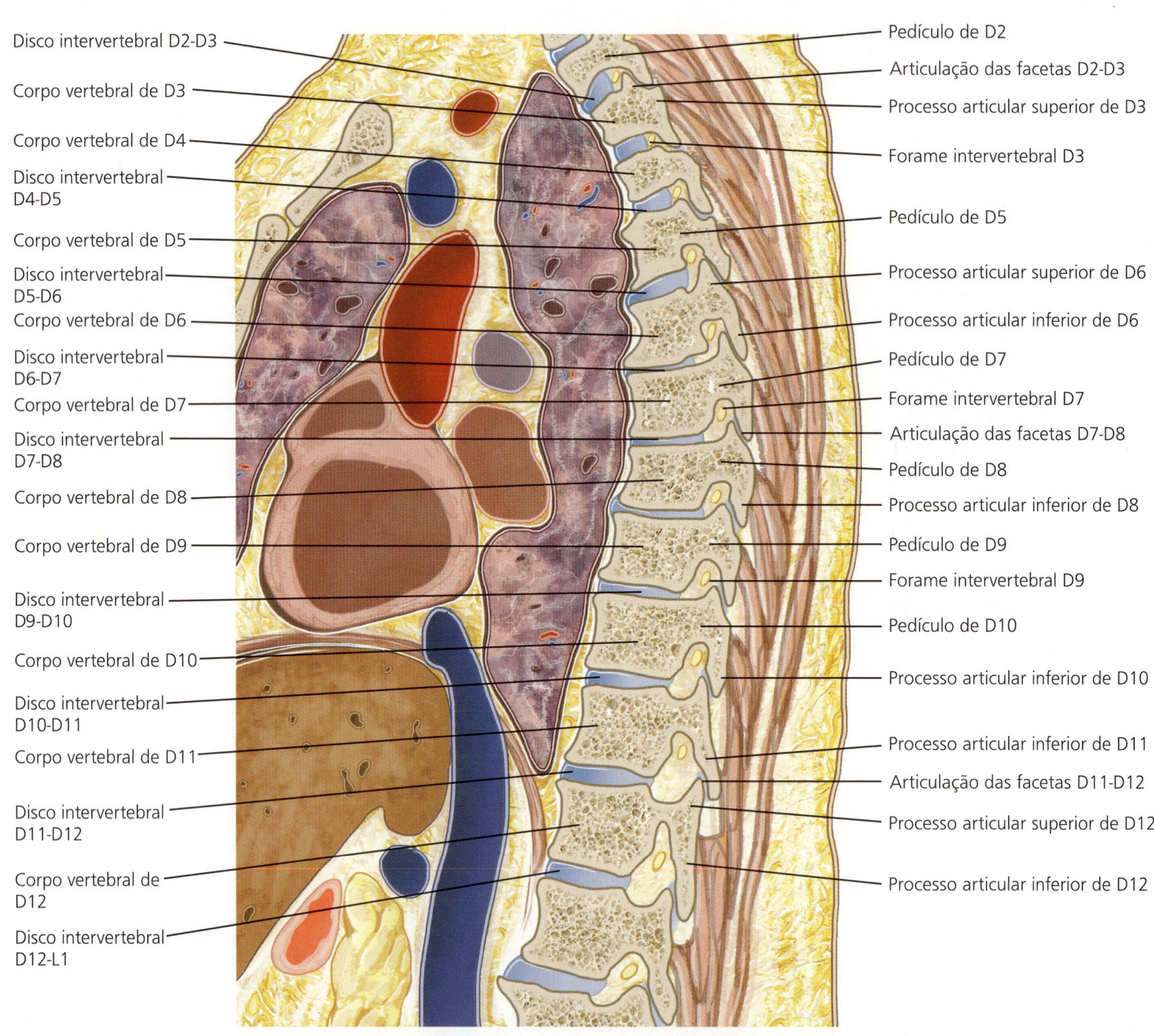
Disco intervertebral D2-D3
Corpo vertebral de D3
Corpo vertebral de D4
Disco intervertebral D4-D5
Corpo vertebral de D5
Disco intervertebral D5-D6
Corpo vertebral de D6
Disco intervertebral D6-D7
Corpo vertebral de D7
Disco intervertebral D7-D8
Corpo vertebral de D8
Corpo vertebral de D9
Disco intervertebral D9-D10
Corpo vertebral de D10
Disco intervertebral D10-D11
Corpo vertebral de D11
Disco intervertebral D11-D12
Corpo vertebral de D12
Disco intervertebral D12-L1
Pedículo de D2
Articulação das facetas D2-D3
Processo articular superior de D3
Forame intervertebral D3
Pedículo de D5
Processo articular superior de D6
Processo articular inferior de D6
Pedículo de D7
Forame intervertebral D7
Articulação das facetas D7-D8
Pedículo de D8
Processo articular inferior de D8
Pedículo de D9
Forame intervertebral D9
Pedículo de D10
Processo articular inferior de D10
Processo articular inferior de D11
Articulação das facetas D11-D12
Processo articular superior de D12
Processo articular inferior de D12

ANATOMIA NORMAL

Notar que a anatomia vertebral torácica é maior que a anatomia vertebral cervical, tornando os forames muito mais fáceis de apreciar em imagem parassagital, juntamente com a ausência de forames vertebrais que causem confusão.

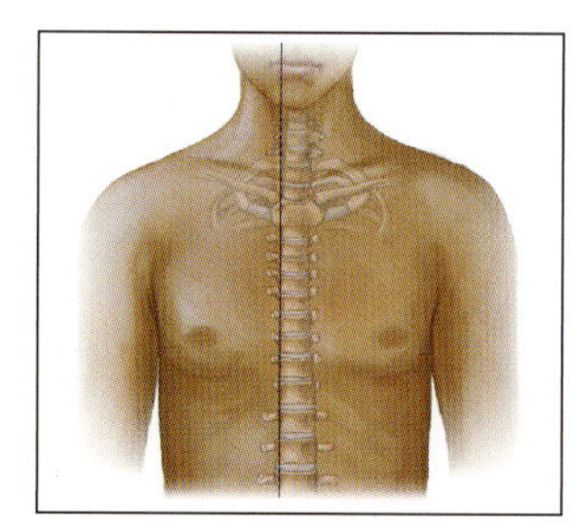

Disco intervertebral D2-D3
Corpo vertebral de D3
Corpo vertebral de D4
Disco intervertebral D4-D5
Disco intervertebral D5-D6
Corpo vertebral de D6
Disco intervertebral D7-D8
Corpo vertebral de D8
Disco intervertebral D8-D9
Disco intervertebral D9-D10
Disco intervertebral D10-D11
Corpo vertebral de D11
Disco intervertebral D11-D12
Corpo vertebral de D12
Disco intervertebral D12-L1

Pedículo de D2
Articulação das facetas D2-D3
Processo articular superior de D3
Forame intervertebral D3
Pedículo de D5
Processo articular superior de D6
Processo articular inferior de D6
Pedículo de D7
Articulação das facetas D7-D8
Pedículo de D8
Processo articular inferior de D8
Pedículo de D9
Forame intervertebral D9
Pedículo de D10
Processo articular inferior de D10
Processo articular inferior de D11
Articulação das facetas D11-D12
Processo articular superior de D12
Processo articular inferior de D12

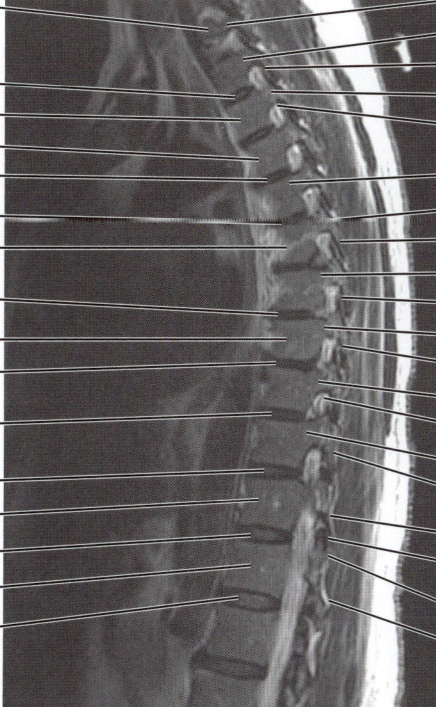
Corpo vertebral de D1
Disco intervertebral D2-D3
Corpo vertebral de D3
Corpo vertebral de D4
Disco intervertebral D4-D5
Disco intervertebral D5-D6
Corpo vertebral de D6
Disco intervertebral D7-D8
Corpo vertebral de D8
Disco intervertebral D8-D9
Disco intervertebral D9-D10
Disco intervertebral D10-D11
Corpo vertebral de D11
Disco intervertebral D11-D12
Corpo vertebral de D12
Disco intervertebral D12-L1
Pedículo de D1
Pedículo de D2
Articulação das facetas D2-D3
Processo articular superior de D3
Forame intervertebral D3
Pedículo de D5
Processo articular superior de D6
Processo articular inferior de D6
Pedículo de D7
Articulação das facetas D7-D8
Pedículo de D8
Processo articular inferior de D8
Pedículo de D9
Forame intervertebral D9
Pedículo de D10
Processo articular inferior de D10
Processo articular inferior de D11
Articulação das facetas D11-T12
Processo articular superior de D12
Processo articular inferior de D12

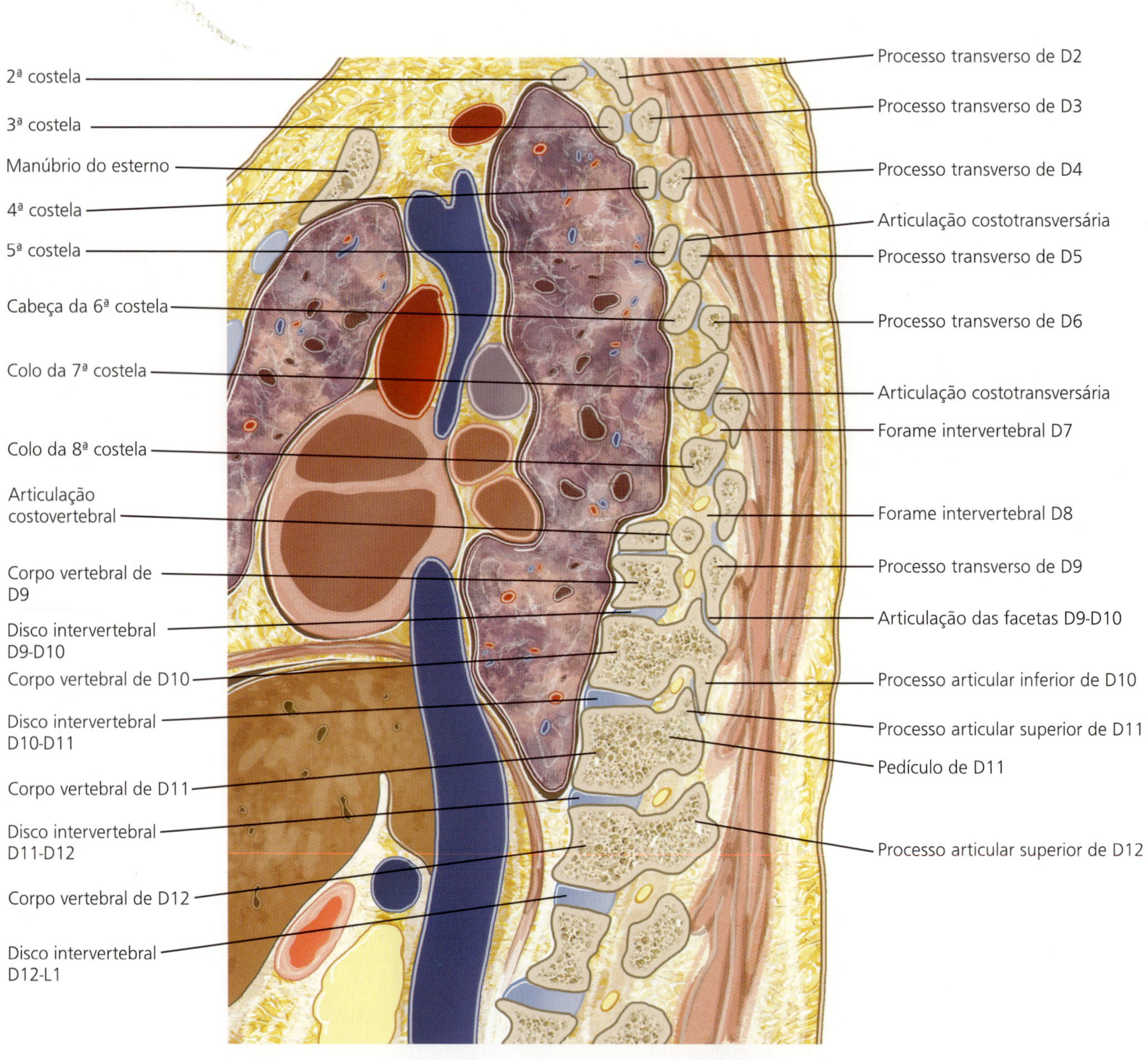
2ª costela
3ª costela
Manúbrio do esterno
4ª costela
5ª costela
Cabeça da 6ª costela
Colo da 7ª costela
Colo da 8ª costela
Articulação costovertebral
Corpo vertebral de D9
Disco intervertebral D9-D10
Corpo vertebral de D10
Disco intervertebral D10-D11
Corpo vertebral de D11
Disco intervertebral D11-D12
Corpo vertebral de D12
Disco intervertebral D12-L1
Processo transverso de D2
Processo transverso de D3
Processo transverso de D4
Articulação costotransversária
Processo transverso de D5
Processo transverso de D6
Articulação costotransversária
Forame intervertebral D7
Forame intervertebral D8
Processo transverso de D9
Articulação das facetas D9-D10
Processo articular inferior de D10
Processo articular superior de D11
Pedículo de D11
Processo articular superior de D12

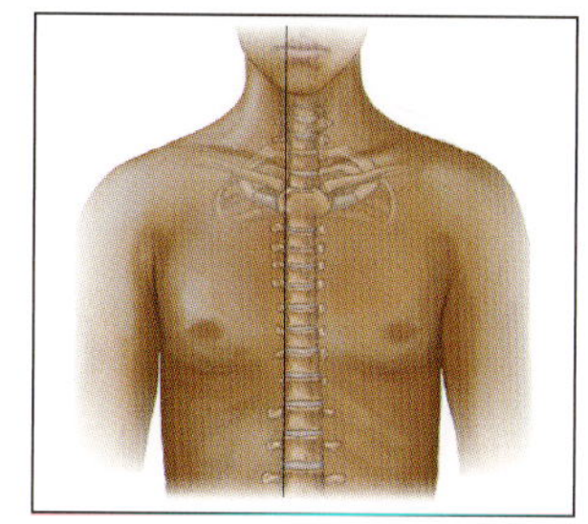

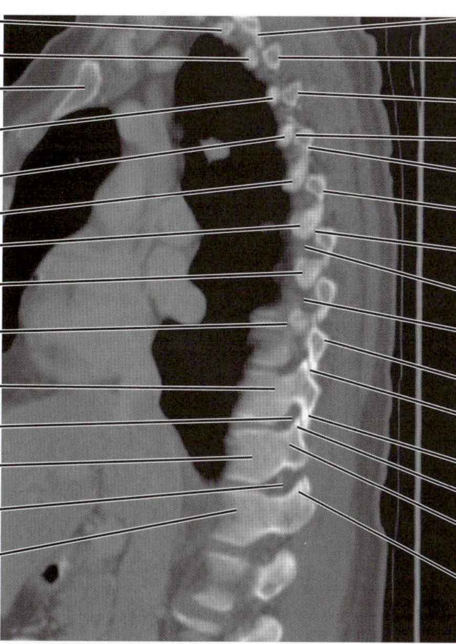
2ª costela
3ª costela
Manúbrio do esterno
4ª costela
5ª costela
Cabeça da 6ª costela
Colo da 7ª costela
Colo da 8ª costela
Articulação costovertebral
Corpo vertebral de D10
Forame intervertebral D10
Corpo vertebral de D11
Forame intervertebral D11
Corpo vertebral de D12
Processo transverso de D2
Processo transverso de D3
Processo transverso de D4
Articulação costotransversária
Processo transverso de D5
Processo transverso de D6
Articulação costotransversária
Forame intervertebral D7
Forame intervertebral D8
Processo transverso de D9
Articulação das facetas D9-D10
Processo articular inferior de D10
Processo articular superior de D11
Pedículo de D11
Processo articular superior de D12

2ª costela
3ª costela
Manúbrio do esterno
4ª costela
5ª costela
Cabeça da 6ª costela
Colo da 7ª costela
Colo da 8ª costela
Articulação costovertebral
Corpo vertebral de D10
Forame intervertebral D10
Corpo vertebral de D11
Forame intervertebral D11
Corpo vertebral de D12
Processo transverso de D2
Processo transverso de D3
Processo transverso de D4
Articulação costotransversária
Processo transverso de D5
Processo transverso de D6
Articulação costotransversária
Forame intervertebral D7
Forame intervertebral D8
Processo transverso de D9
Articulação das facetas D9-D10
Processo articular inferior de D10
Processo articular superior de D11
Pedículo de D11
Processo articular superior de D12

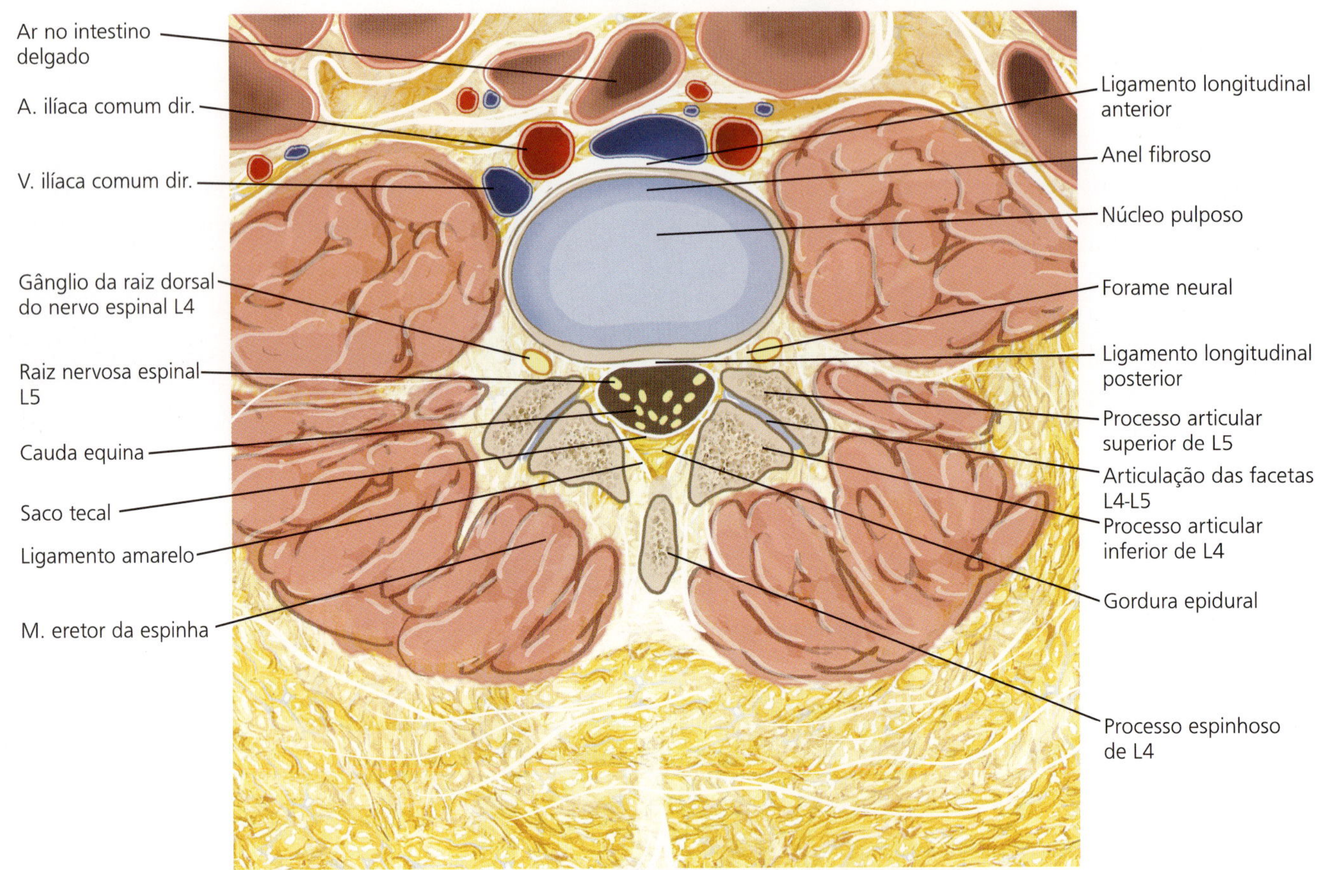
Ar no intestino delgado
A. ilíaca comum dir.
V. ilíaca comum dir.
Gânglio da raiz dorsal do nervo espinal L4
Raiz nervosa espinal L5
Cauda equina
Saco tecal
Ligamento amarelo
M. eretor da espinha
Ligamento longitudinal anterior
Anel fibroso
Núcleo pulposo
Forame neural
Ligamento longitudinal posterior
Processo articular superior de L5
Articulação das facetas L4-L5
Processo articular inferior de L4
Gordura epidural
Processo espinhoso de L4

ANATOMIA NORMAL

É mais fácil ver o triângulo da gordura epidural posterior na imagem de CT (em cima) do que na sequência turbo de RM ponderada em T2 (embaixo), na qual líquido e gordura são brilhantes. Gordura tem uma densidade de cerca de 10 a –50 unidades Hounsfield (HU), a escala usada para medir densidade em CT, e aparece cinza-escuro, enquanto o ligamento amarelo direito e esquerdo adjacentes lateralmente e o canal espinal anteriormente são de densidade de tecido mole, medindo cerca de +40 HU.

Esta gordura epidural é um alvo importante para injeção de esteroide em pacientes com doença degenerativa lombar e para injeção de medicação anestésica em pacientes grávidas durante o trabalho de parto e no parto.

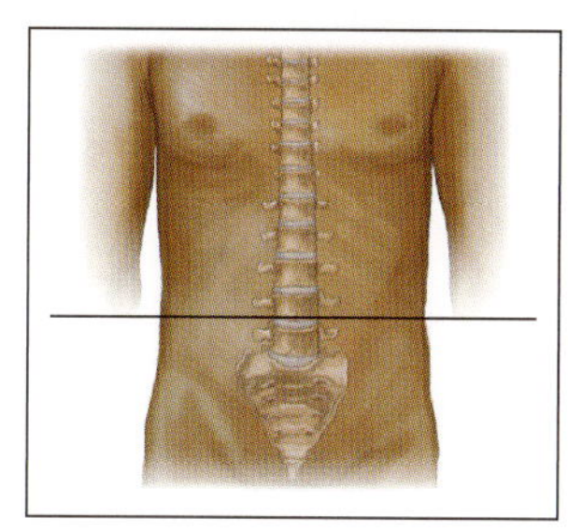

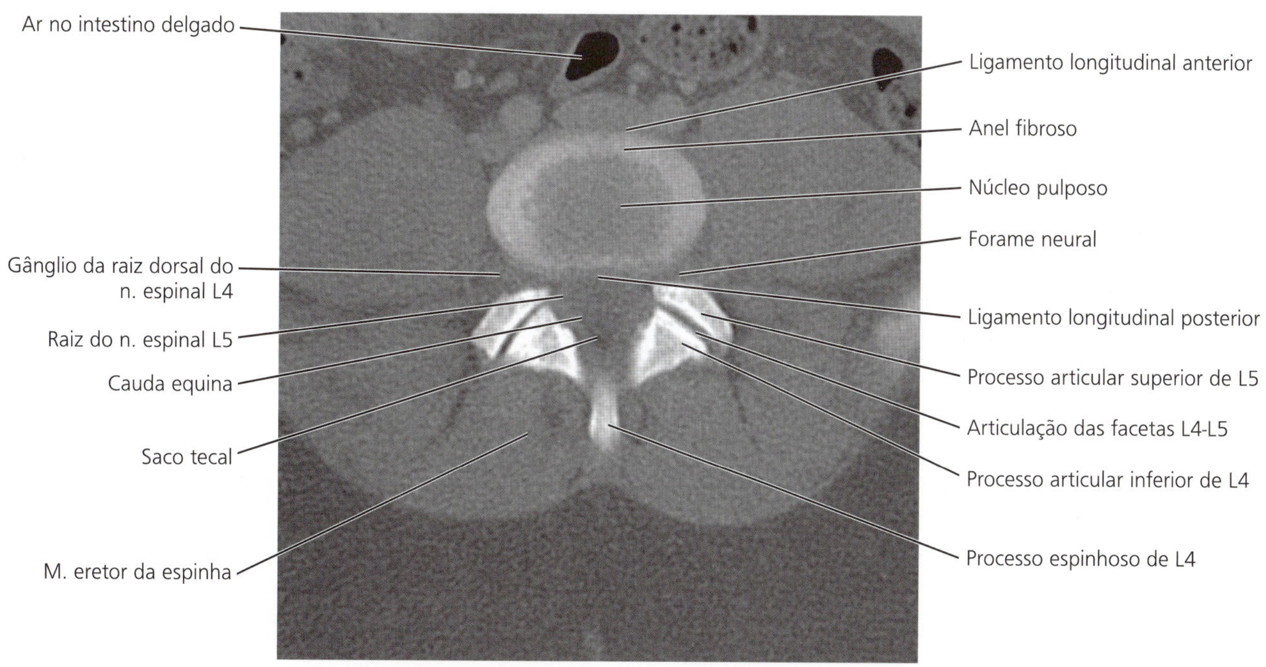
Ar no intestino delgado
Gânglio da raiz dorsal do n. espinal L4
Raiz do n. espinal L5
Cauda equina
Saco tecal
M. eretor da espinha
Ligamento longitudinal anterior
Anel fibroso
Núcleo pulposo
Forame neural
Ligamento longitudinal posterior
Processo articular superior de L5
Articulação das facetas L4-L5
Processo articular inferior de L4
Processo espinhoso de L4

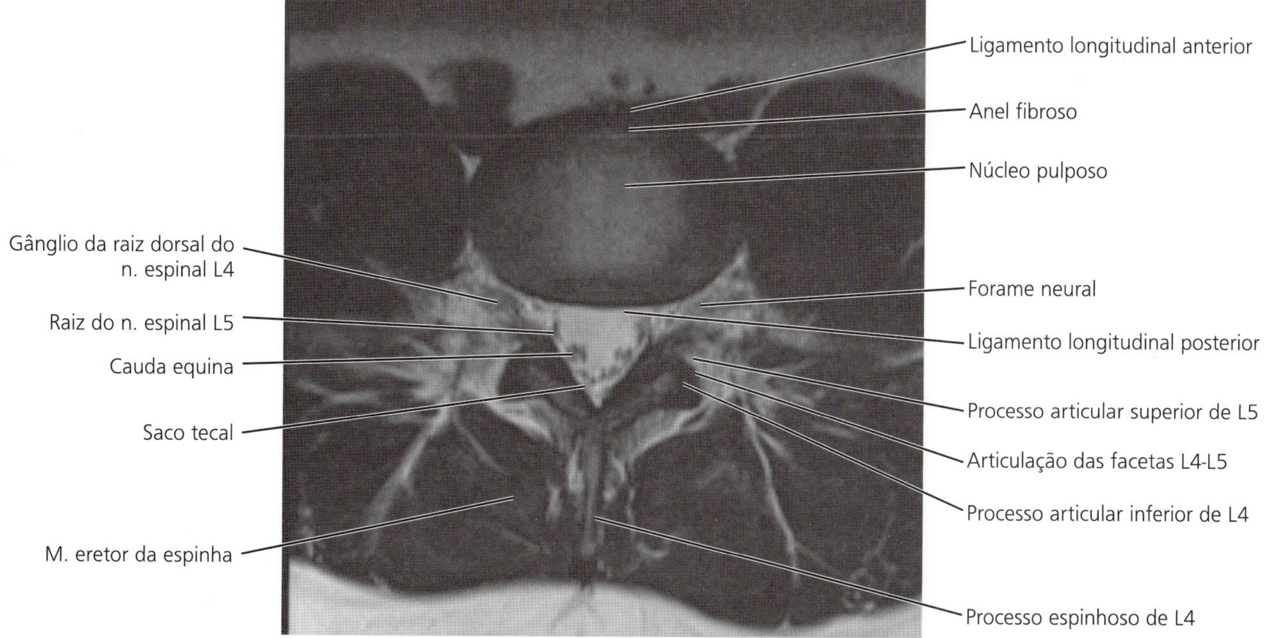
Gânglio da raiz dorsal do n. espinal L4
Raiz do n. espinal L5
Cauda equina
Saco tecal
M. eretor da espinha
Ligamento longitudinal anterior
Anel fibroso
Núcleo pulposo
Forame neural
Ligamento longitudinal posterior
Processo articular superior de L5
Articulação das facetas L4-L5
Processo articular inferior de L4
Processo espinhoso de L4

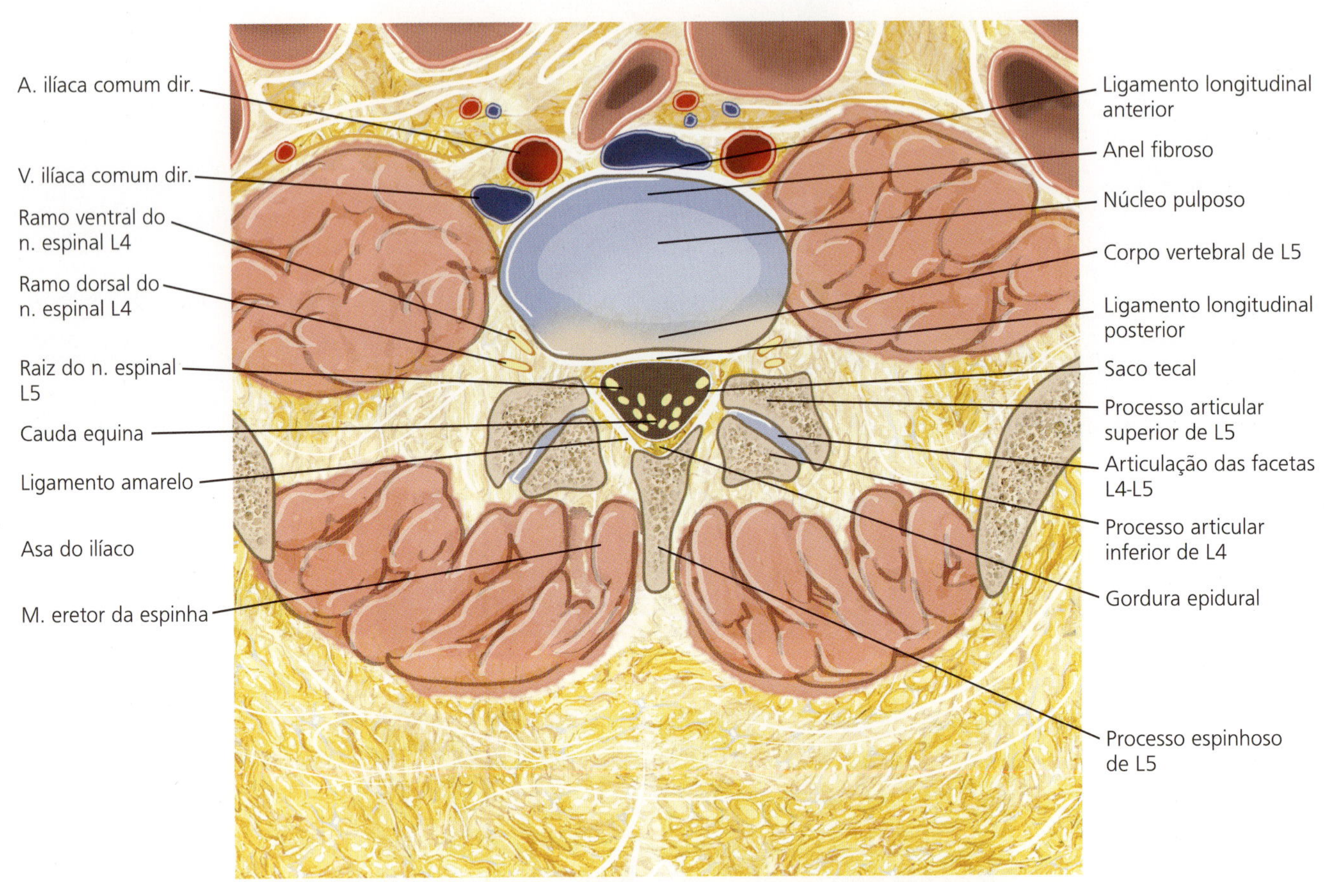
A. ilíaca comum dir.
V. ilíaca comum dir.
Ramo ventral do n. espinal L4
Ramo dorsal do n. espinal L4
Raiz do n. espinal L5
Cauda equina
Ligamento amarelo
Asa do ilíaco
M. eretor da espinha
Ligamento longitudinal anterior
Anel fibroso
Núcleo pulposo
Corpo vertebral de L5
Ligamento longitudinal posterior
Saco tecal
Processo articular superior de L5
Articulação das facetas L4-L5
Processo articular inferior de L4
Gordura epidural
Processo espinhoso de L5

PROCESSO PATOLÓGICO

Abaixo da pars da segunda vértebra lombar (L2), o cone dá origem a múltiplos nervos chamados *cauda equina* (latim, "cauda de cavalo"). Uma hérnia discal relativamente grande na região lombar pode não resultar em sintomas neurais importantes porque estes nervos da cauda equina podem-se mover fora do caminho, diferentemente da medula na região torácica e cervical. No aspecto lateral do canal espinal, no entanto, mesmo uma pequena protrusão discal pode causar compressão dos nervos se houver hipertrofia do ligamento amarelo que estreita ainda mais o recesso lateral, vindo posteriormente. Com este estreitamento do recesso lateral, o nervo L5 que vem descendo e que ainda não saiu do canal espinal sofreria compressão, por uma hérnia discal lateral de L4-5, e não a raiz nervosa L4 saindo pelo forame neural.

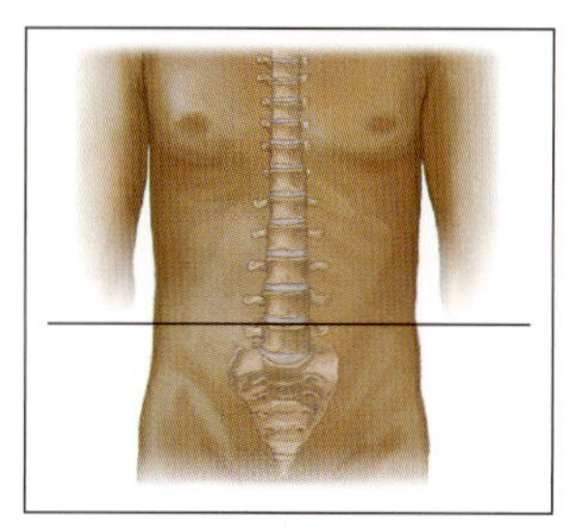

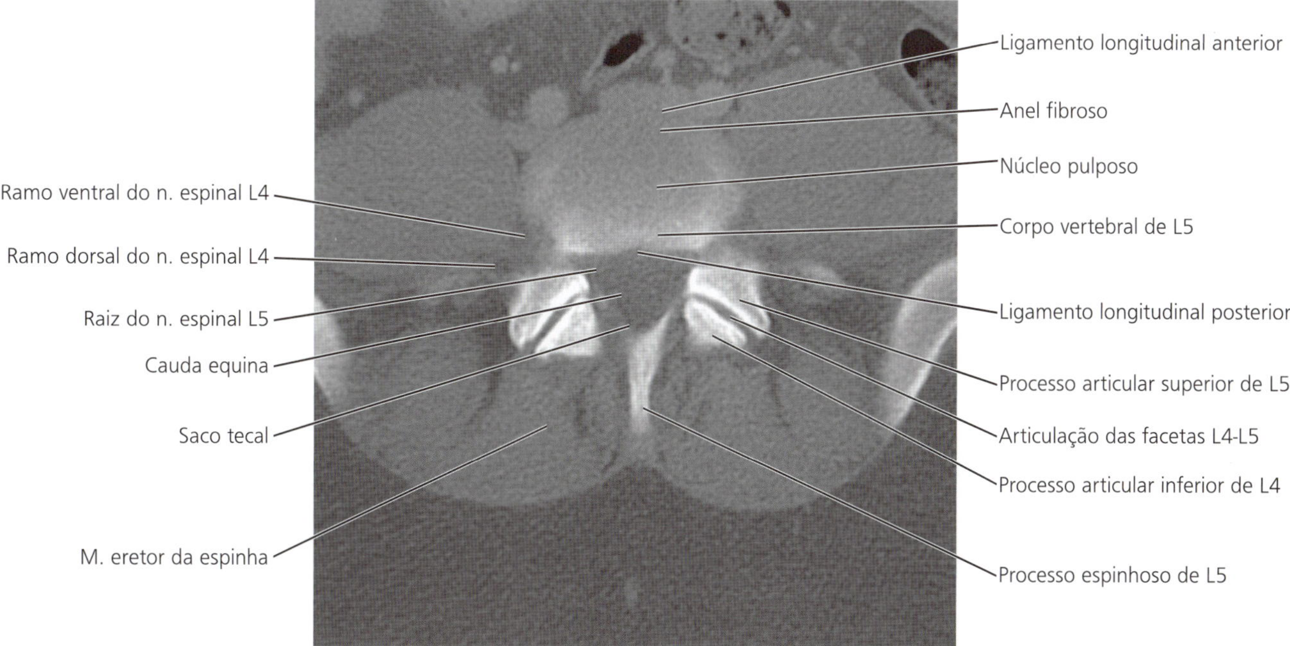
Ligamento longitudinal anterior
Anel fibroso
Núcleo pulposo
Ramo ventral do n. espinal L4
Corpo vertebral de L5
Ramo dorsal do n. espinal L4
Raiz do n. espinal L5
Ligamento longitudinal posterior
Cauda equina
Processo articular superior de L5
Saco tecal
Articulação das facetas L4-L5
Processo articular inferior de L4
M. eretor da espinha
Processo espinhoso de L5

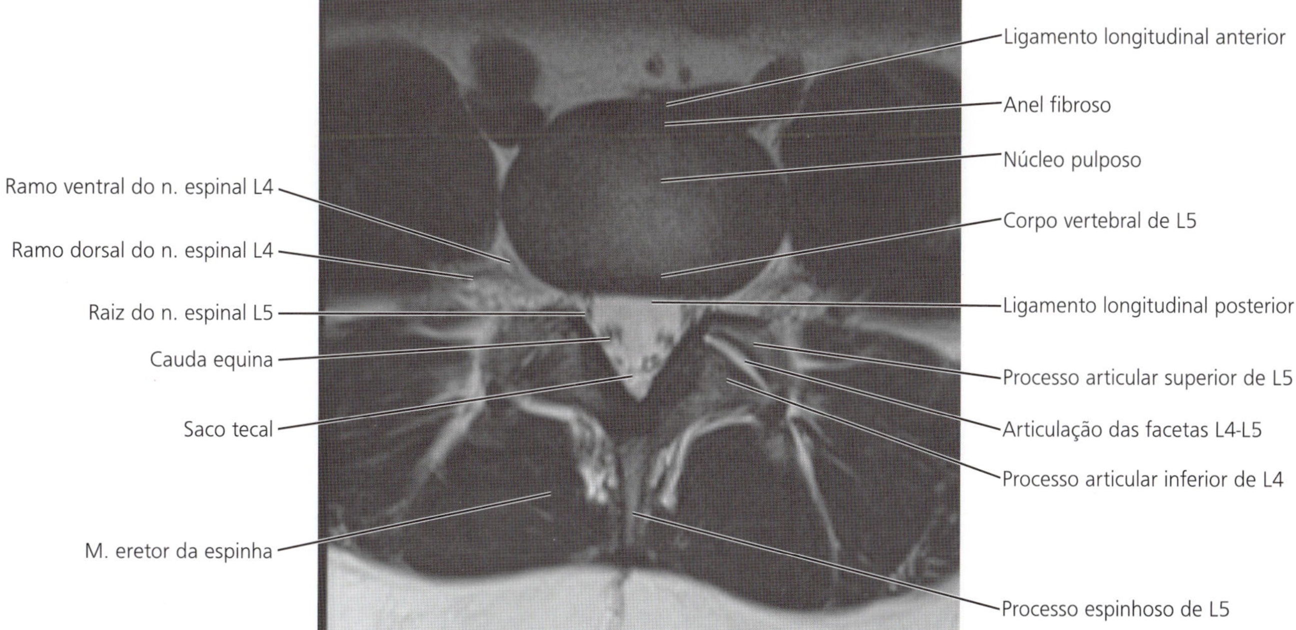
Ligamento longitudinal anterior
Anel fibroso
Núcleo pulposo
Ramo ventral do n. espinal L4
Corpo vertebral de L5
Ramo dorsal do n. espinal L4
Raiz do n. espinal L5
Ligamento longitudinal posterior
Cauda equina
Processo articular superior de L5
Saco tecal
Articulação das facetas L4-L5
Processo articular inferior de L4
M. eretor da espinha
Processo espinhoso de L5

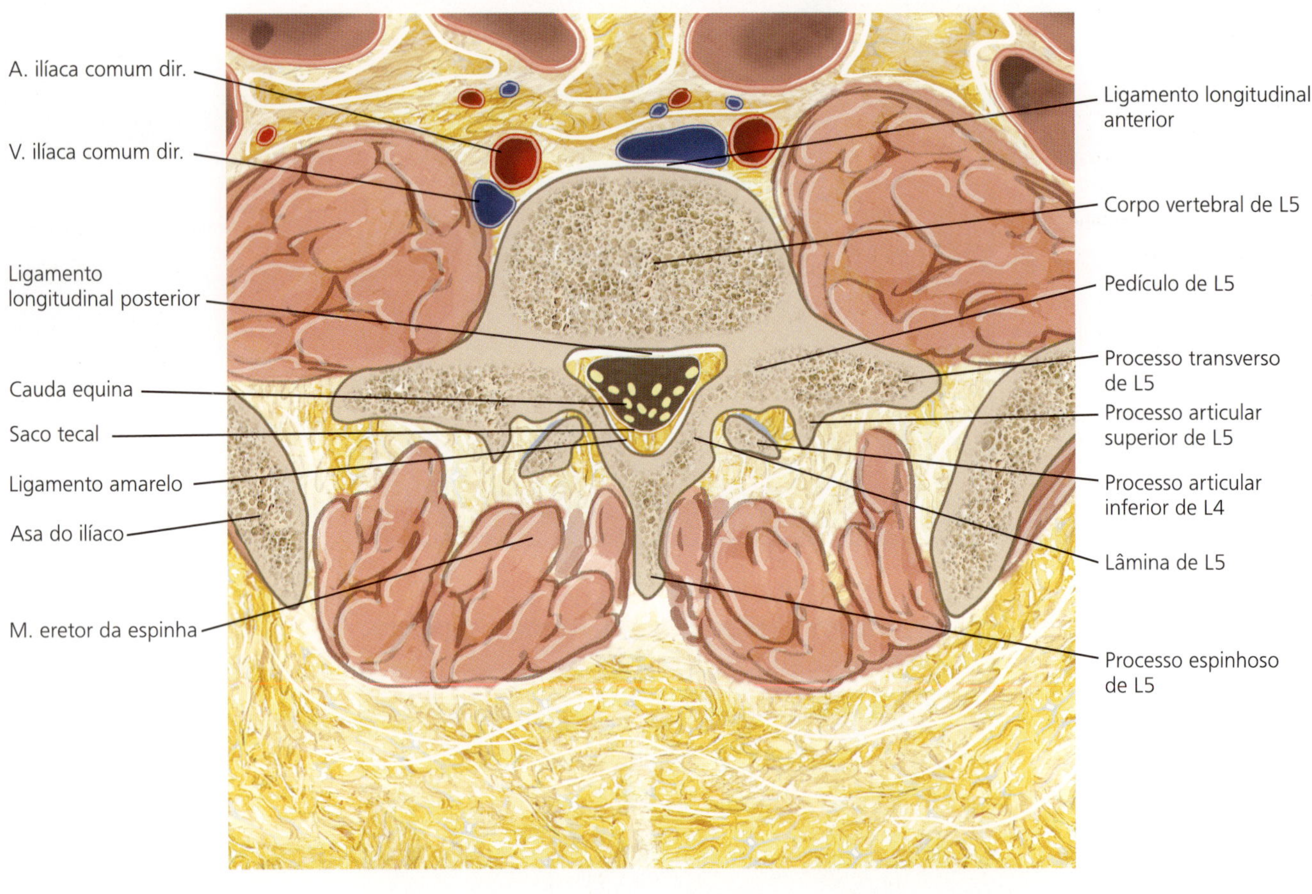
A. ilíaca comum dir.
V. ilíaca comum dir.
Ligamento longitudinal posterior
Cauda equina
Saco tecal
Ligamento amarelo
Asa do ilíaco
M. eretor da espinha
Ligamento longitudinal anterior
Corpo vertebral de L5
Pedículo de L5
Processo transverso de L5
Processo articular superior de L5
Processo articular inferior de L4
Lâmina de L5
Processo espinhoso de L5

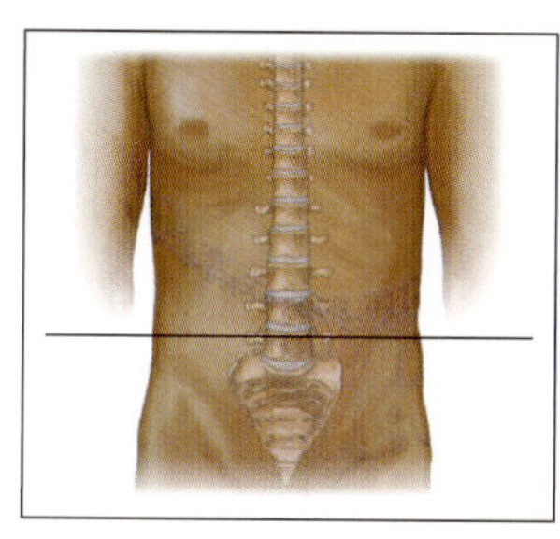

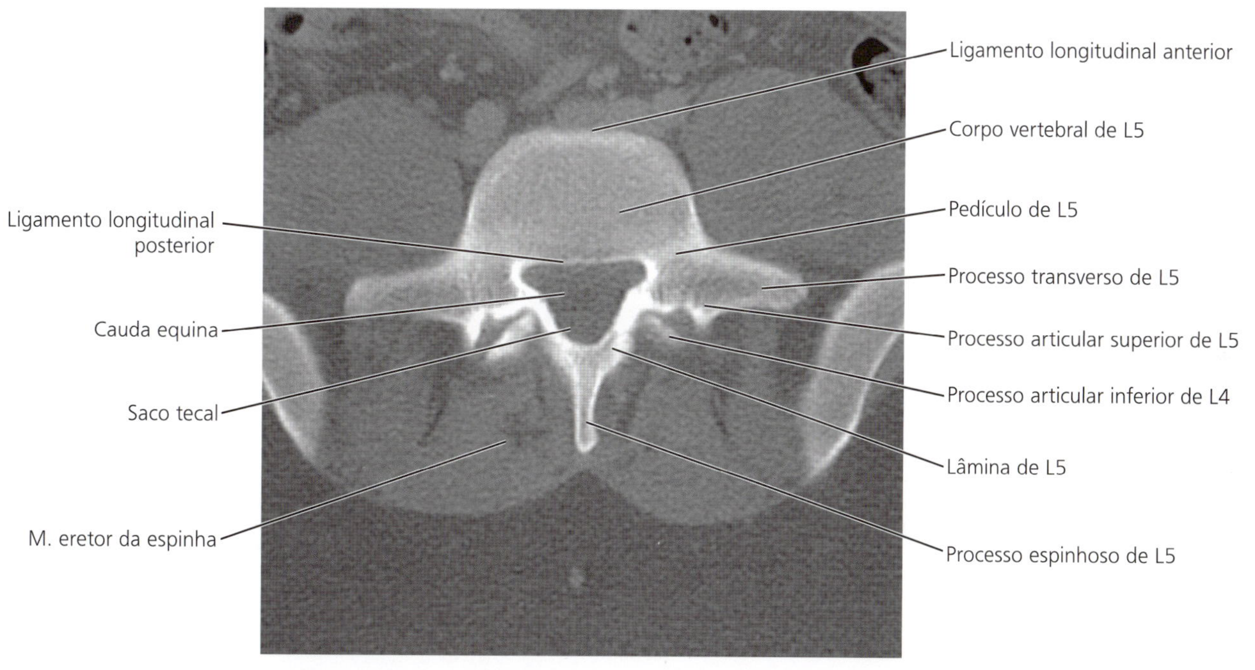
Ligamento longitudinal anterior
Corpo vertebral de L5
Pedículo de L5
Processo transverso de L5
Processo articular superior de L5
Processo articular inferior de L4
Lâmina de L5
Processo espinhoso de L5
Ligamento longitudinal posterior
Cauda equina
Saco tecal
M. eretor da espinha

Ligamento longitudinal anterior
Corpo vertebral de L5
Pedículo de L5
Processo transverso de L5
Processo articular superior de L5
Processo articular inferior de L4
Lâmina de L5
Processo espinhoso de L5
Ligamento longitudinal posterior
Cauda equina
Saco tecal
M. eretor da espinha

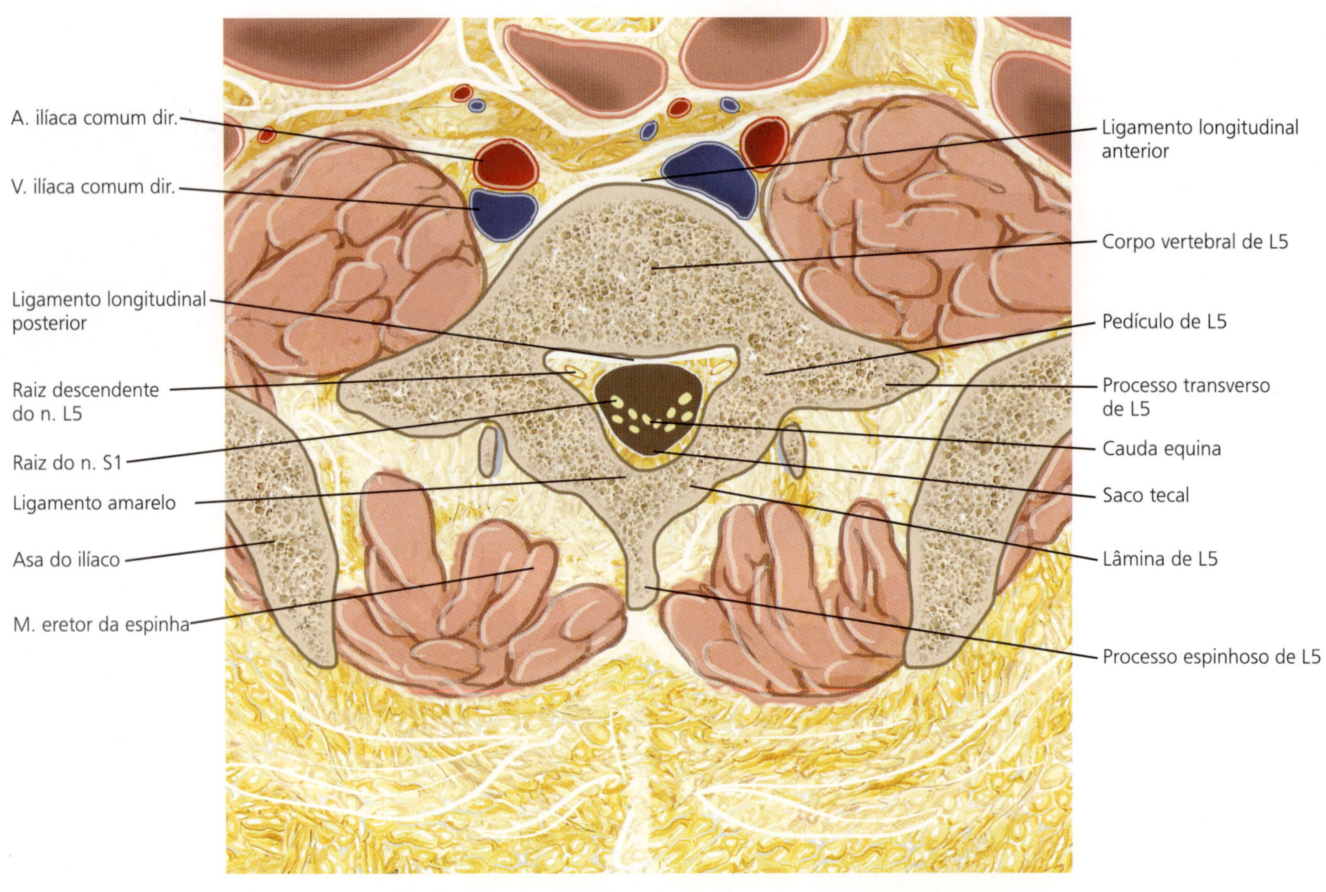
A. ilíaca comum dir.
V. ilíaca comum dir.
Ligamento longitudinal posterior
Raiz descendente do n. L5
Raiz do n. S1
Ligamento amarelo
Asa do ilíaco
M. eretor da espinha
Ligamento longitudinal anterior
Corpo vertebral de L5
Pedículo de L5
Processo transverso de L5
Cauda equina
Saco tecal
Lâmina de L5
Processo espinhoso de L5

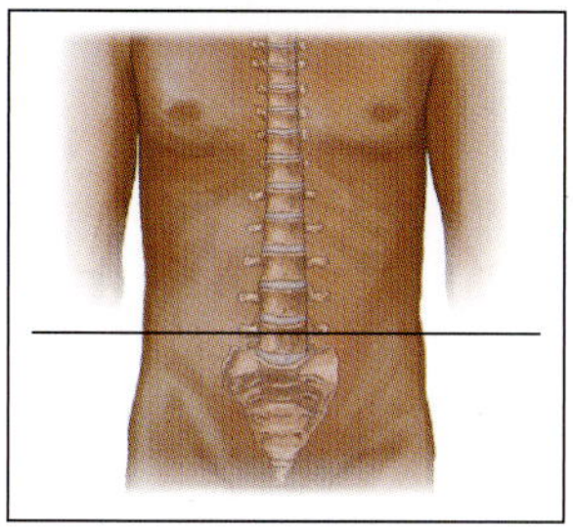

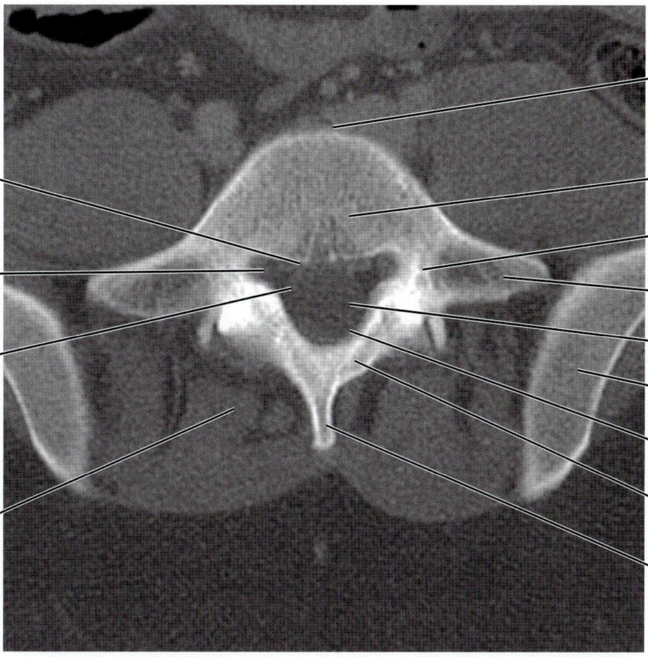
Ligamento longitudinal anterior
Ligamento longitudinal posterior
Corpo vertebral de L5
Pedículo de L5
Raiz nervosa descendente de L5
Processo transverso de L5
Cauda equina
Raiz nervosa S1
Asa ilíaca
Saco tecal
Lâmina de L5
M. eretor da espinha
Processo espinhoso de L5

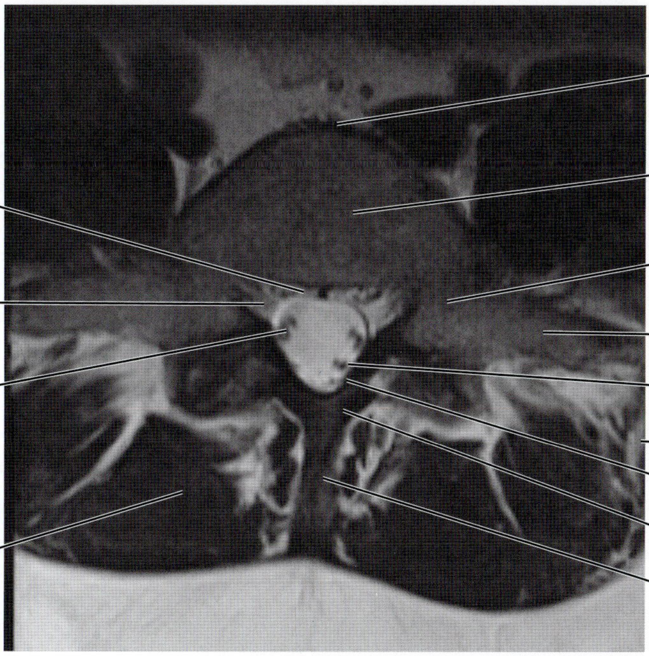
Ligamento longitudinal anterior
Corpo vertebral de L5
Ligamento longitudinal posterior
Pedículo de L5
Raiz nervosa descendente de L5
Processo transverso de L5
Cauda equina
Raiz nervosa S1
Asa ilíaca
Saco tecal
Lâmina de L5
M. eretor da espinha
Processo espinhoso de L5

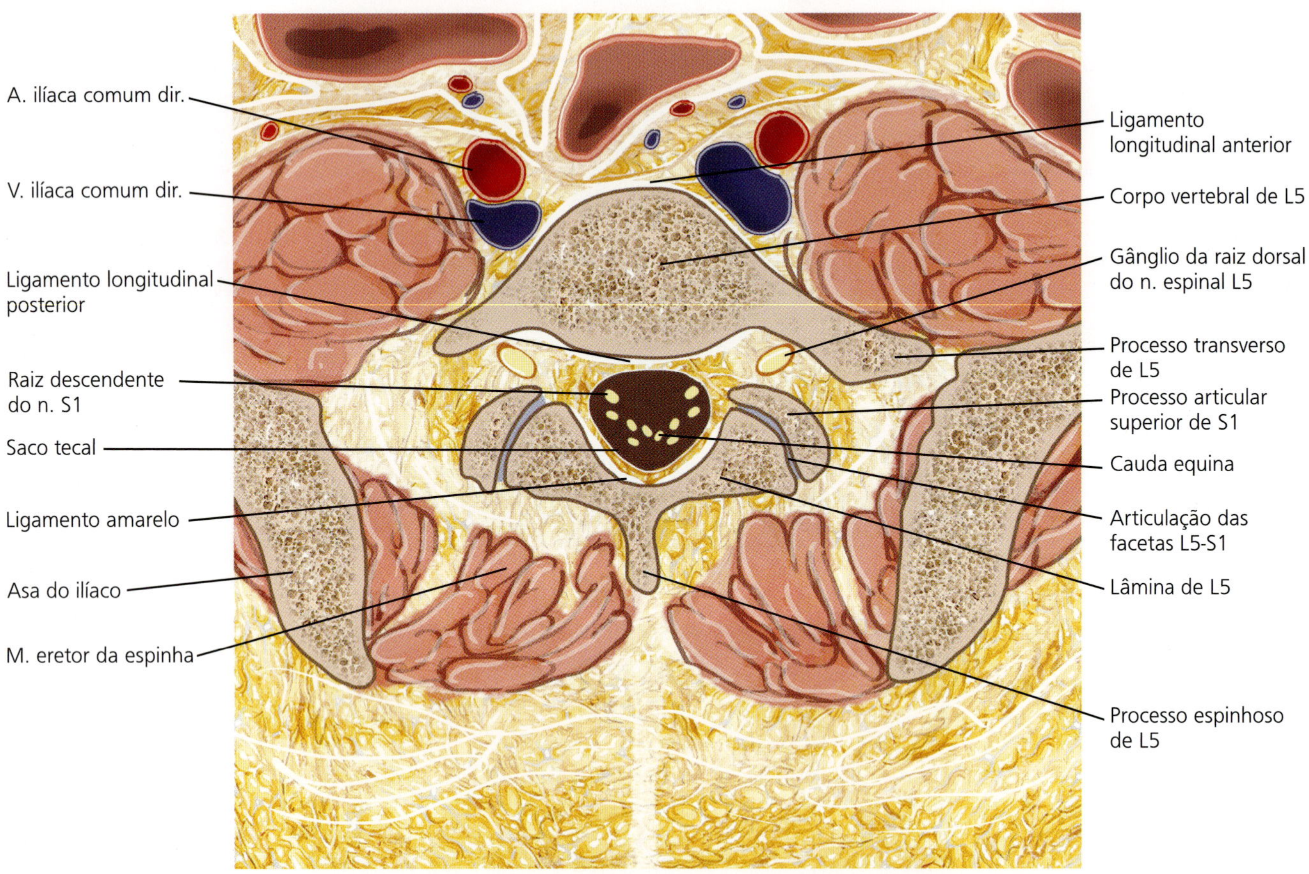
A. ilíaca comum dir.
V. ilíaca comum dir.
Ligamento longitudinal posterior
Raiz descendente do n. S1
Saco tecal
Ligamento amarelo
Asa do ilíaco
M. eretor da espinha
Ligamento longitudinal anterior
Corpo vertebral de L5
Gânglio da raiz dorsal do n. espinal L5
Processo transverso de L5
Processo articular superior de S1
Cauda equina
Articulação das facetas L5-S1
Lâmina de L5
Processo espinhoso de L5

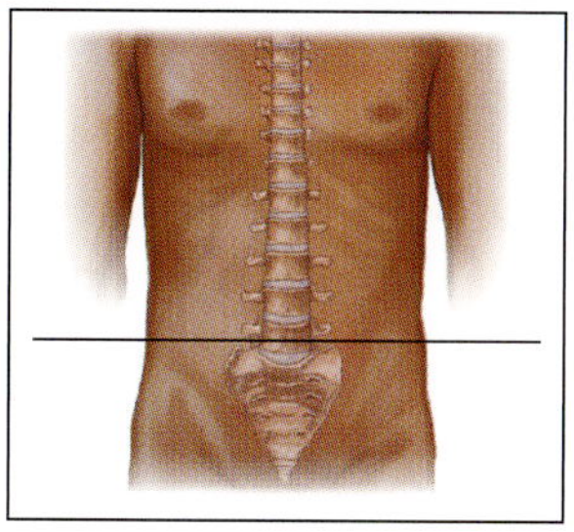

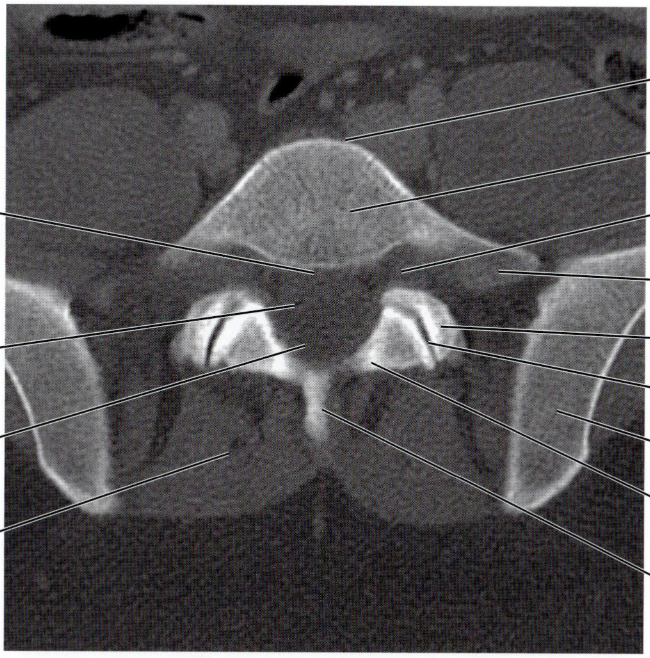
Ligamento longitudinal anterior
Corpo vertebral de L5
Gânglio da raiz dorsal do n. espinal L5
Processo transverso de L5
Processo articular superior de S1
Articulação das facetas L5-S1
Asa do ilíaco
Lâmina de L5
Processo espinhoso de L5
Ligamento longitudinal posterior
Raiz descendente do n. S1
Saco tecal
M. eretor da espinha

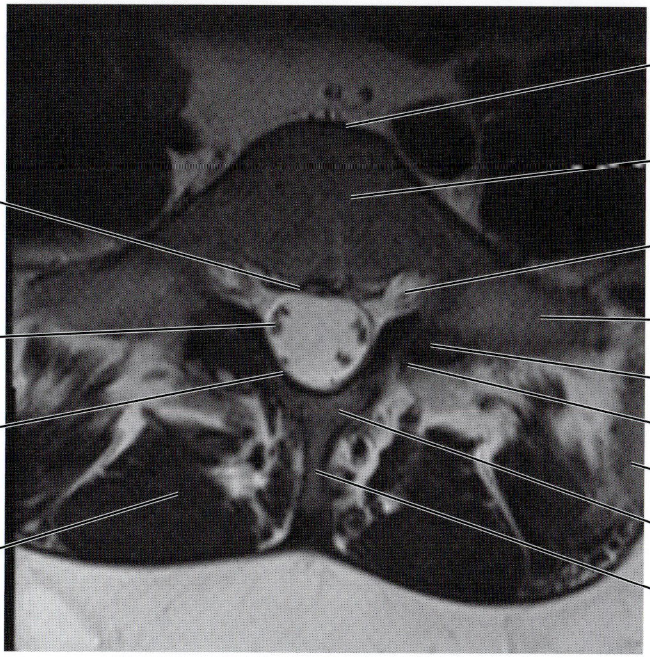
Ligamento longitudinal anterior
Corpo vertebral de L5
Gânglio da raiz dorsal do n. espinal L5
Processo transverso de L5
Processo articular superior de S1
Articulação das facetas L5-S1
Asa do ilíaco
Lâmina de L5
Processo espinhoso de L5
Ligamento longitudinal posterior
Raiz descendente do n. S1
Saco tecal
M. eretor da espinha

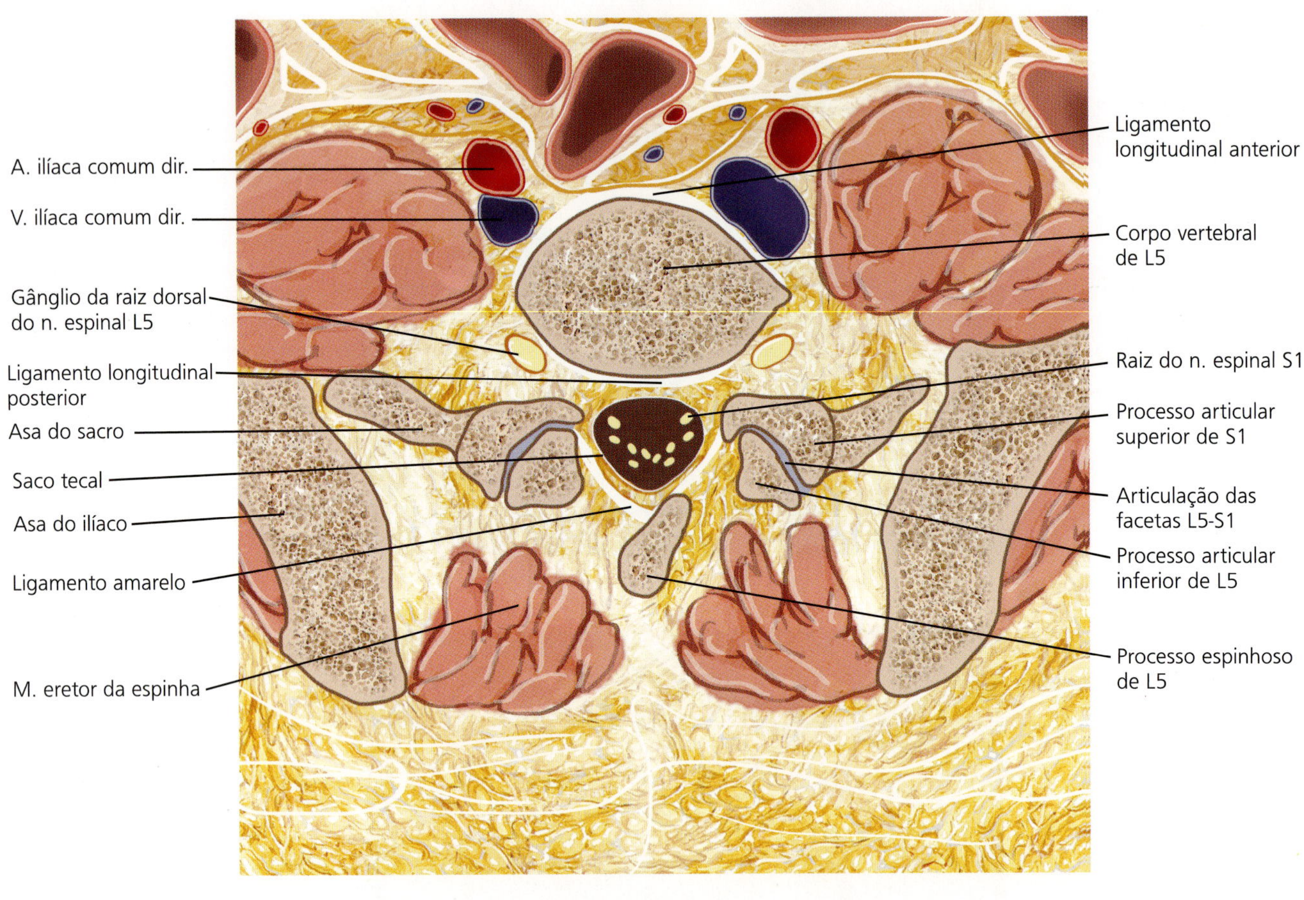
A. ilíaca comum dir.
V. ilíaca comum dir.
Gânglio da raiz dorsal do n. espinal L5
Ligamento longitudinal posterior
Asa do sacro
Saco tecal
Asa do ilíaco
Ligamento amarelo
M. eretor da espinha
Ligamento longitudinal anterior
Corpo vertebral de L5
Raiz do n. espinal S1
Processo articular superior de S1
Articulação das facetas L5-S1
Processo articular inferior de L5
Processo espinhoso de L5

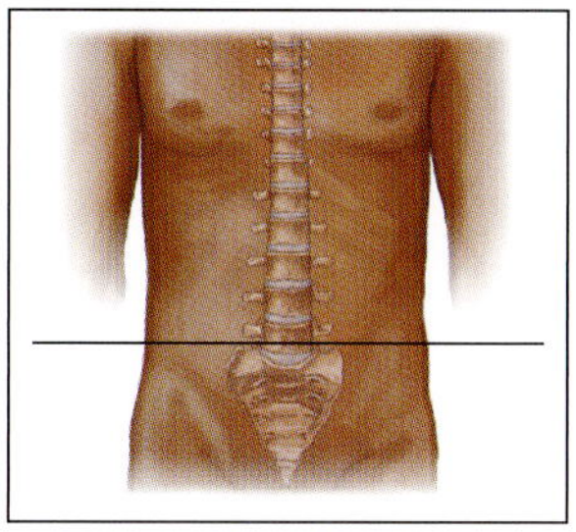

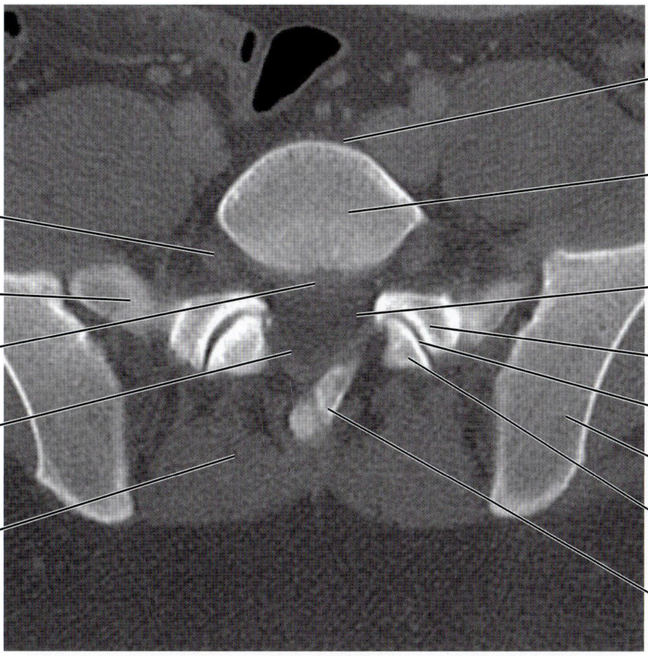
Ligamento longitudinal anterior
Corpo vertebral de L5
Gânglio da raiz dorsal do n. espinal L5
Asa do sacro
Raiz do n. espinal de S1
Ligamento longitudinal posterior
Processo articular superior S1
Saco tecal
Articulação das facetas L5-S1
Asa do ilíaco
M. eretor da espinha
Processo articular inferior de L5
Processo espinhoso de L5

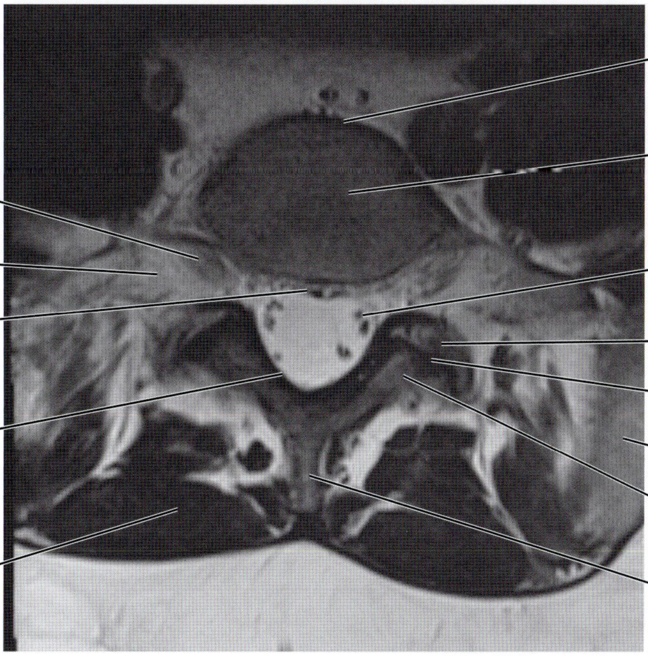
Ligamento longitudinal anterior
Corpo vertebral de L5
Gânglio da raiz dorsal do n. espinal L5
Asa do sacro
Raiz do n. espinal S1
Ligamento longitudinal posterior
Processo articular superior de S1
Articulação das facetas L5-S1
Saco tecal
Asa do ilíaco
Processo articular inferior de L5
M. eretor da espinha
Processo espinhoso de L5

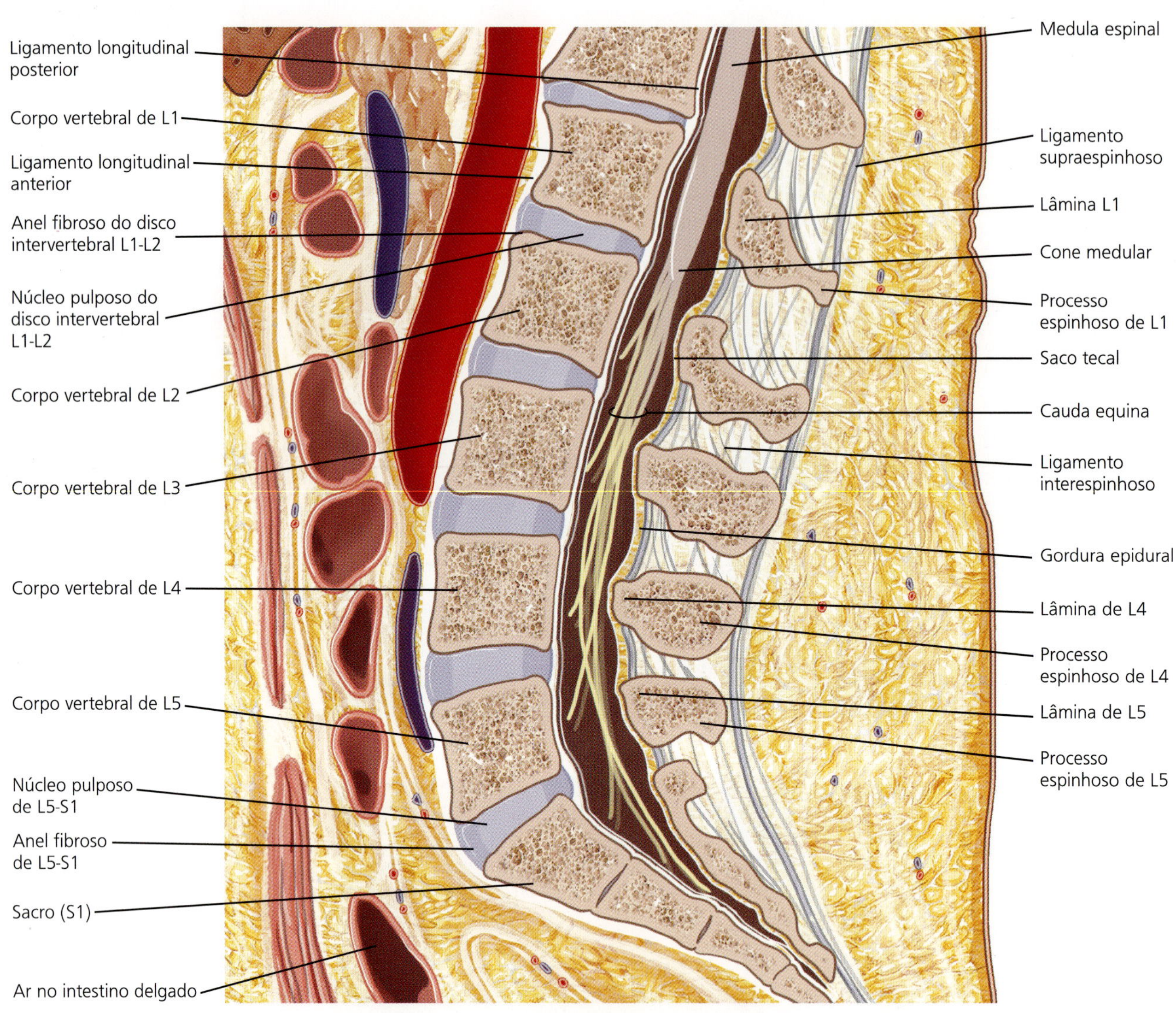
Ligamento longitudinal posterior
Corpo vertebral de L1
Ligamento longitudinal anterior
Anel fibroso do disco intervertebral L1-L2
Núcleo pulposo do disco intervertebral L1-L2
Corpo vertebral de L2
Corpo vertebral de L3
Corpo vertebral de L4
Corpo vertebral de L5
Núcleo pulposo de L5-S1
Anel fibroso de L5-S1
Sacro (S1)
Ar no intestino delgado
Medula espinal
Ligamento supraespinhoso
Lâmina L1
Cone medular
Processo espinhoso de L1
Saco tecal
Cauda equina
Ligamento interespinhoso
Gordura epidural
Lâmina de L4
Processo espinhoso de L4
Lâmina de L5
Processo espinhoso de L5

ANATOMIA NORMAL

O cone da medula espinal está tipicamente ao nível ou acima da pars de L2. Uma localização mais baixa pode ser vista com uma medula presa e espinha bífida.

Notar que discos intervertebrais normais, sadios, são bem hidratados, aparecendo como sinal brilhante de T2, embora não tão brilhante quanto o liquor.

CONSIDERAÇÕES SOBRE TÉCNICA DE IMAGEM

Lembrar que na imagem ponderada em T2 com "turbo" ou *fast spin-echo*, diferentemente da imagem ponderada em T2 não turbo, a gordura também é brilhante.

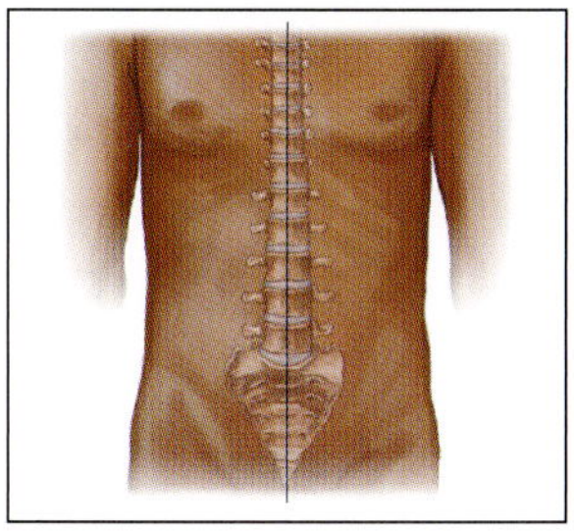

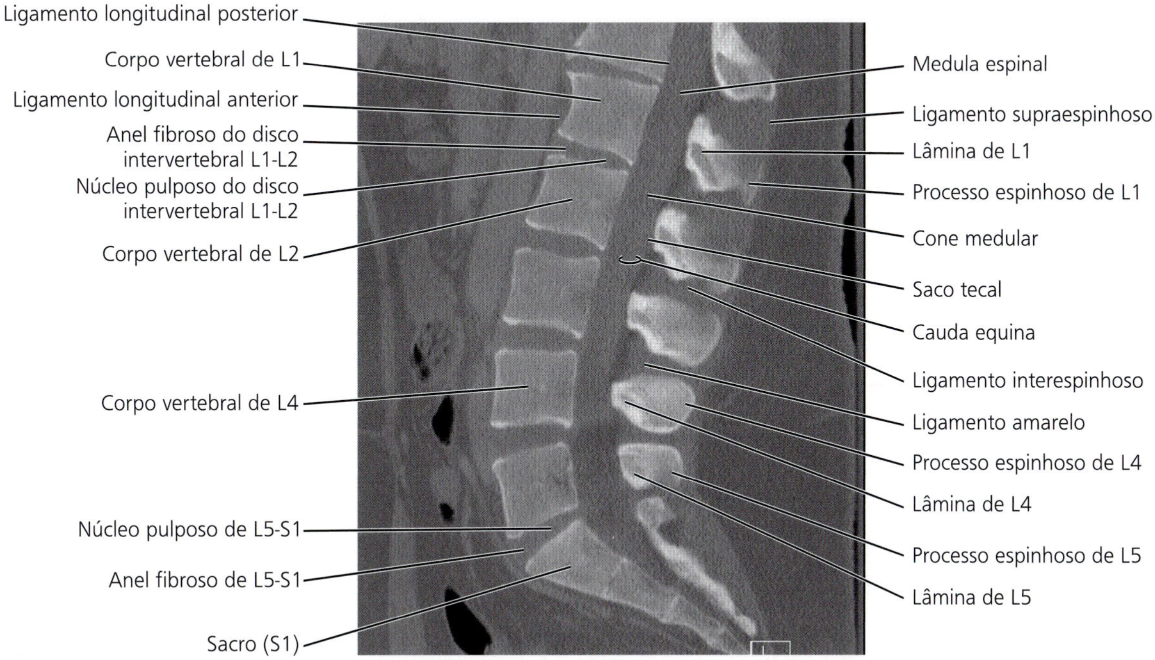
Ligamento longitudinal posterior
Corpo vertebral de L1
Ligamento longitudinal anterior
Anel fibroso do disco intervertebral L1-L2
Núcleo pulposo do disco intervertebral L1-L2
Corpo vertebral de L2
Corpo vertebral de L4
Núcleo pulposo de L5-S1
Anel fibroso de L5-S1
Sacro (S1)
Medula espinal
Ligamento supraespinhoso
Lâmina de L1
Processo espinhoso de L1
Cone medular
Saco tecal
Cauda equina
Ligamento interespinhoso
Ligamento amarelo
Processo espinhoso de L4
Lâmina de L4
Processo espinhoso de L5
Lâmina de L5

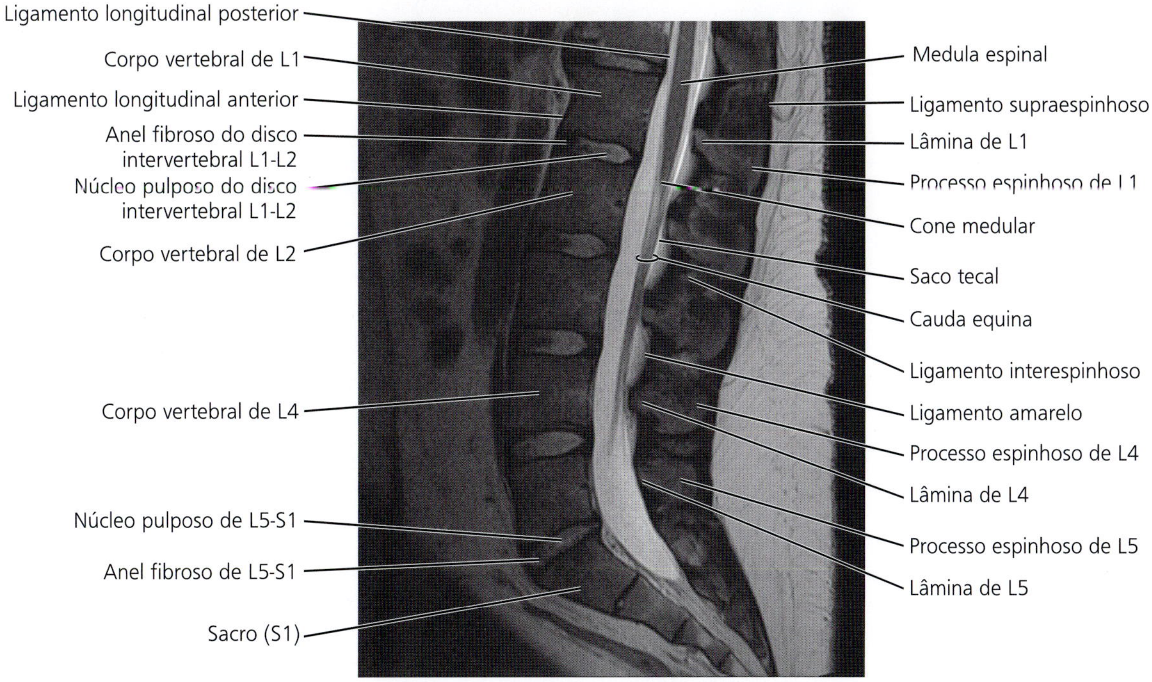
Ligamento longitudinal posterior
Corpo vertebral de L1
Ligamento longitudinal anterior
Anel fibroso do disco intervertebral L1-L2
Núcleo pulposo do disco intervertebral L1-L2
Corpo vertebral de L2
Corpo vertebral de L4
Núcleo pulposo de L5-S1
Anel fibroso de L5-S1
Sacro (S1)
Medula espinal
Ligamento supraespinhoso
Lâmina de L1
Processo espinhoso de L1
Cone medular
Saco tecal
Cauda equina
Ligamento interespinhoso
Ligamento amarelo
Processo espinhoso de L4
Lâmina de L4
Processo espinhoso de L5
Lâmina de L5

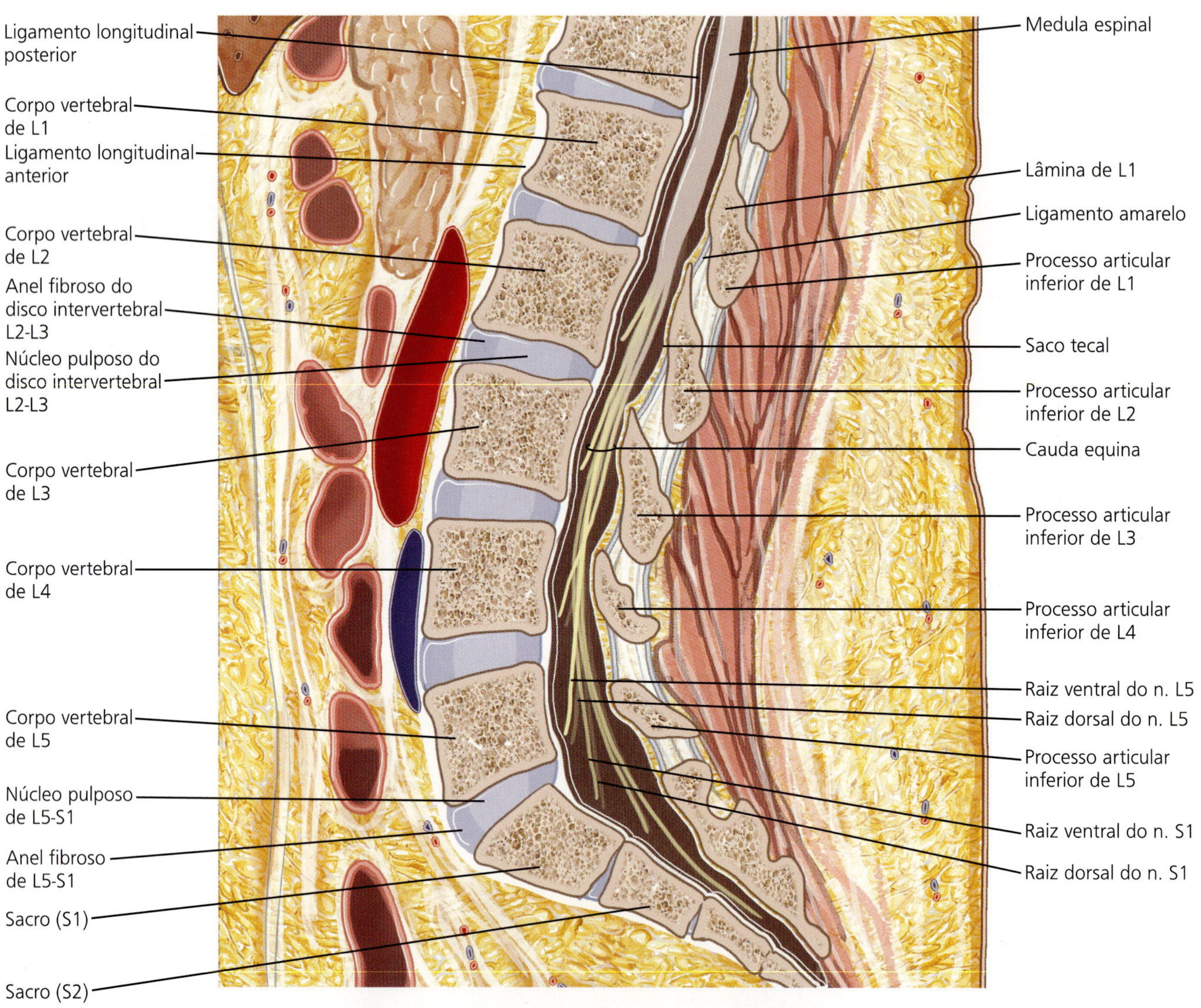
Ligamento longitudinal posterior
Corpo vertebral de L1
Ligamento longitudinal anterior
Corpo vertebral de L2
Anel fibroso do disco intervertebral L2-L3
Núcleo pulposo do disco intervertebral L2-L3
Corpo vertebral de L3
Corpo vertebral de L4
Corpo vertebral de L5
Núcleo pulposo de L5-S1
Anel fibroso de L5-S1
Sacro (S1)
Sacro (S2)
Medula espinal
Lâmina de L1
Ligamento amarelo
Processo articular inferior de L1
Saco tecal
Processo articular inferior de L2
Cauda equina
Processo articular inferior de L3
Processo articular inferior de L4
Raiz ventral do n. L5
Raiz dorsal do n. L5
Processo articular inferior de L5
Raiz ventral do n. S1
Raiz dorsal do n. S1

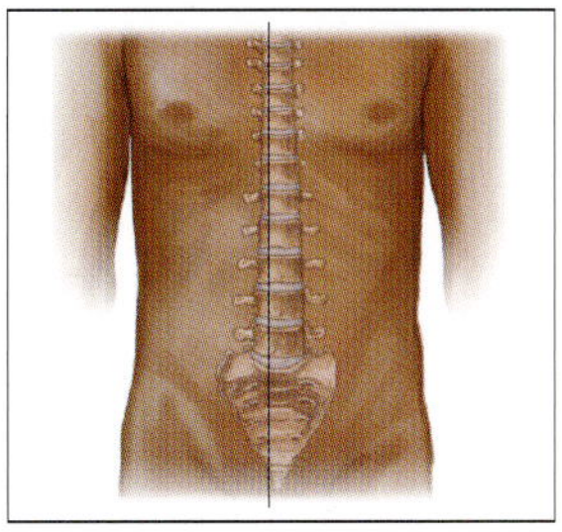

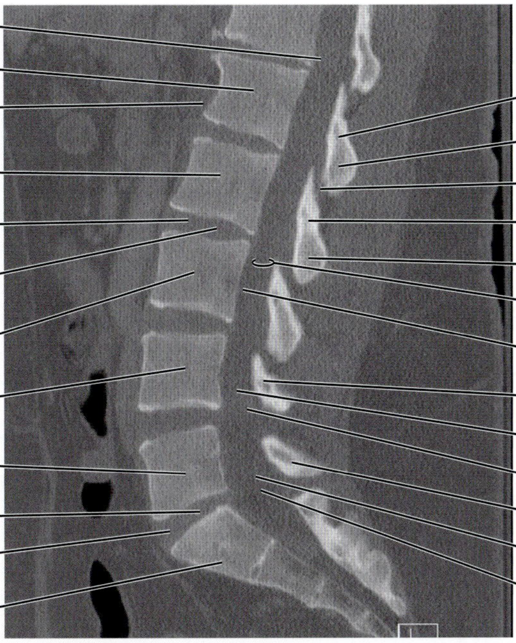
Ligamento longitudinal posterior
Corpo vertebral de L1
Ligamento longitudinal anterior
Corpo vertebral de L2
Anel fibroso do disco intervertebral L2-L3
Núcleo pulposo do disco intervertebral L2-L3
Corpo vertebral de L3
Corpo vertebral de L4
Corpo vertebral de L5
Núcleo pulposo de L5-S1
Anel fibroso de L5-S1
Sacro (S1)
Lâmina de L1
Processo articular inferior de L1
Ligamento amarelo
Lâmina de L2
Processo articular inferior de L2
Cauda equina
Saco tecal
Processo articular inferior de L4
Raiz ventral do n. L5
Raiz dorsal do n. L5
Processo articular inferior de L5
Raiz ventral do n. S1
Raiz dorsal do n. S1

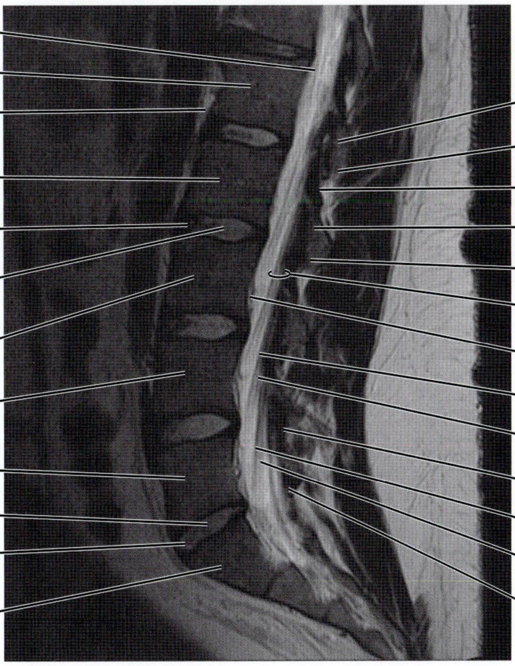
Ligamento longitudinal posterior
Corpo vertebral de L1
Ligamento longitudinal anterior
Corpo vertebral de L2
Anel fibroso do disco intervertebral L2-L3
Núcleo pulposo do disco intervertebral L2-L3
Corpo vertebral de L3
Corpo vertebral de L4
Corpo vertebral de L5
Núcleo pulposo de L5-S1
Anel fibroso de L5-S1
Sacro (S1)
Lâmina de L1
Processo articular inferior de L1
Ligamento amarelo
Lâmina de L2
Processo articular inferior de L2
Cauda equina
Saco tecal
Raiz ventral do n. L5
Raiz dorsal do n. L5
Processo articular inferior de L4
Raiz ventral do n. S1
Raiz dorsal do n. S1
Processo articular inferior de L5

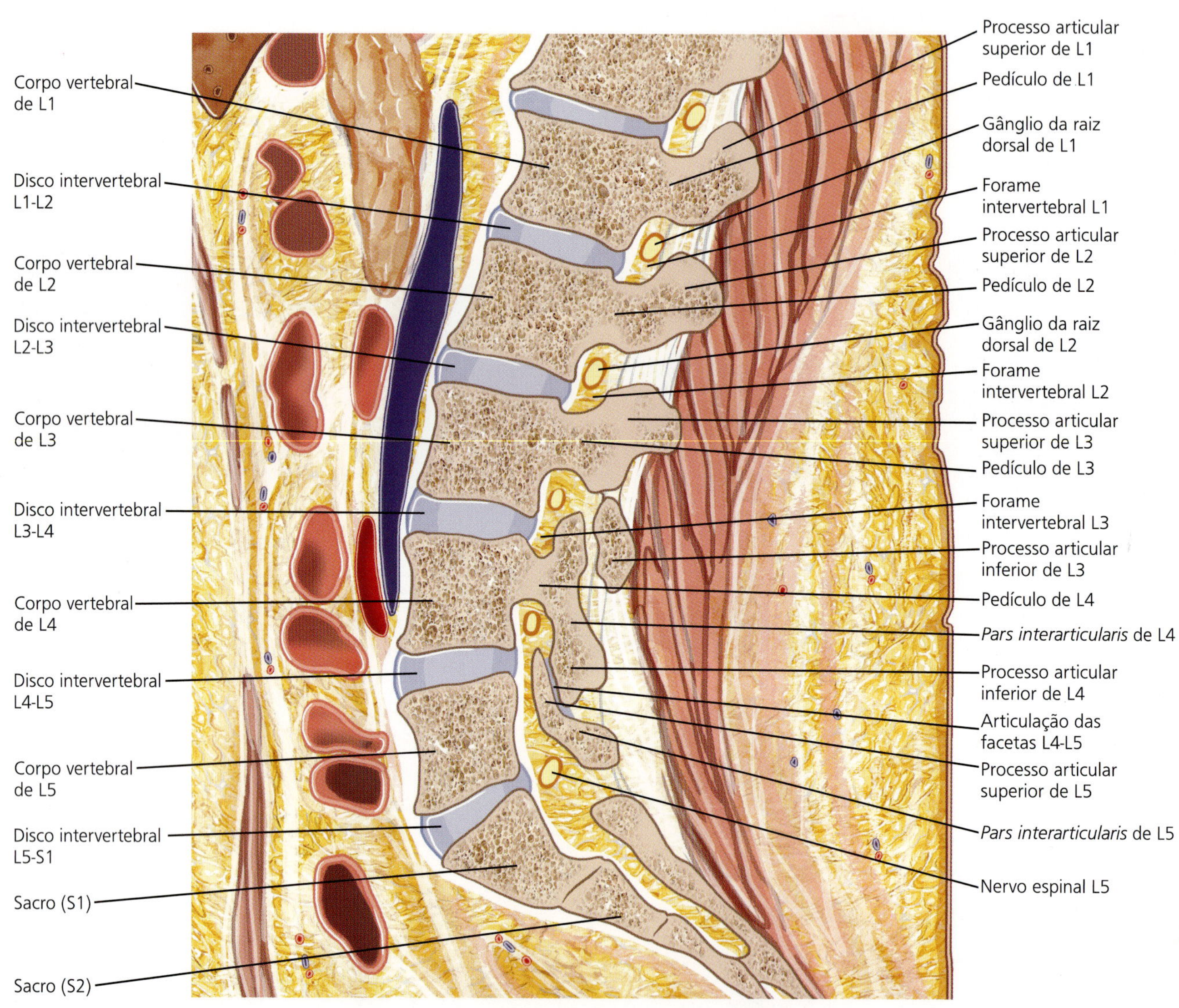
Corpo vertebral de L1
Disco intervertebral L1-L2
Corpo vertebral de L2
Disco intervertebral L2-L3
Corpo vertebral de L3
Disco intervertebral L3-L4
Corpo vertebral de L4
Disco intervertebral L4-L5
Corpo vertebral de L5
Disco intervertebral L5-S1
Sacro (S1)
Sacro (S2)
Processo articular superior de L1
Pedículo de L1
Gânglio da raiz dorsal de L1
Forame intervertebral L1
Processo articular superior de L2
Pedículo de L2
Gânglio da raiz dorsal de L2
Forame intervertebral L2
Processo articular superior de L3
Pedículo de L3
Forame intervertebral L3
Processo articular inferior de L3
Pedículo de L4
Pars interarticularis de L4
Processo articular inferior de L4
Articulação das facetas L4-L5
Processo articular superior de L5
Pars interarticularis de L5
Nervo espinal L5

ANATOMIA NORMAL

Notar como os forames neurais são mais bem vistos na região lombar do que na região torácica ou cervical em virtude do maior tamanho e ausência de forames da artéria vertebral causando confusão. Os forames lombares tipicamente têm forma de buraco de fechadura na imagem parassagital, com a raiz nervosa no aspecto superior maior do forame.

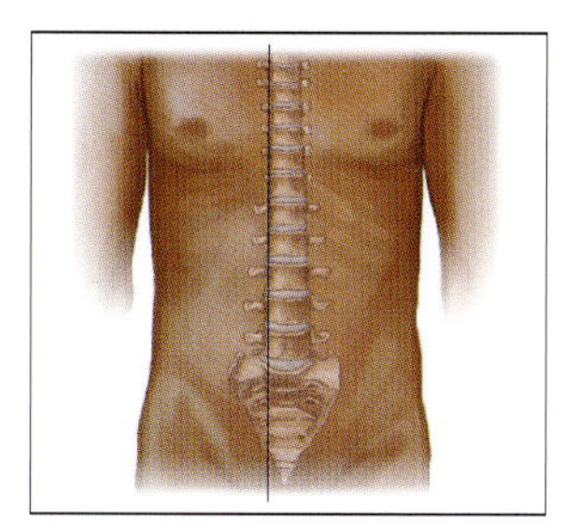

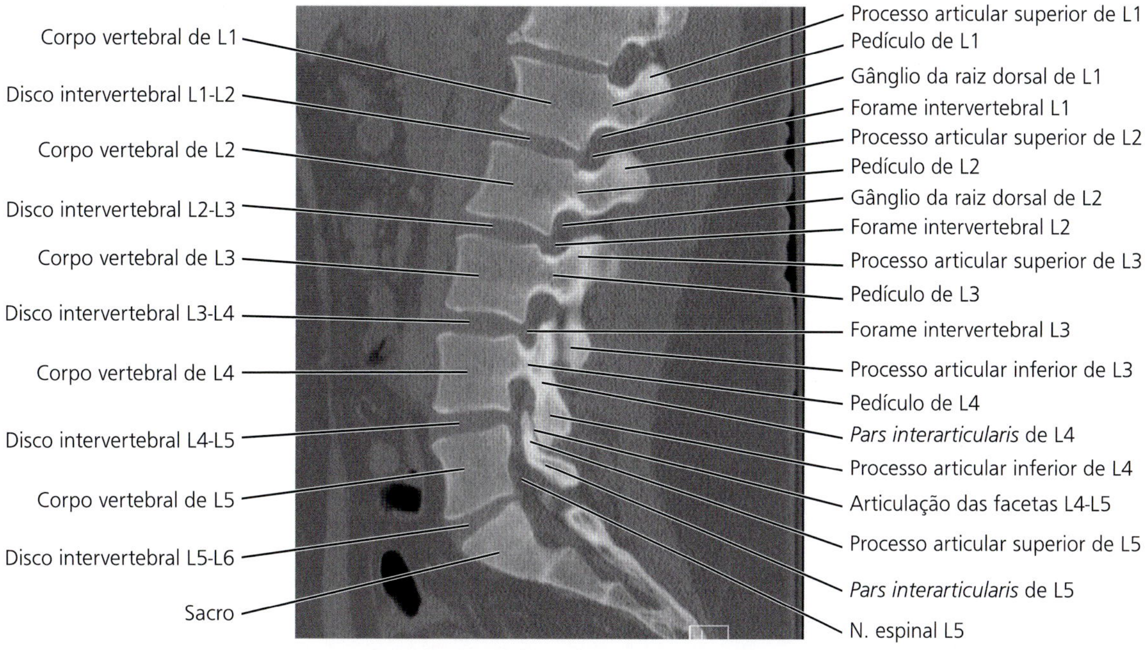
Corpo vertebral de L1
Disco intervertebral L1-L2
Corpo vertebral de L2
Disco intervertebral L2-L3
Corpo vertebral de L3
Disco intervertebral L3-L4
Corpo vertebral de L4
Disco intervertebral L4-L5
Corpo vertebral de L5
Disco intervertebral L5-L6
Sacro
Processo articular superior de L1
Pedículo de L1
Gânglio da raiz dorsal de L1
Forame intervertebral L1
Processo articular superior de L2
Pedículo de L2
Gânglio da raiz dorsal de L2
Forame intervertebral L2
Processo articular superior de L3
Pedículo de L3
Forame intervertebral L3
Processo articular inferior de L3
Pedículo de L4
Pars interarticularis de L4
Processo articular inferior de L4
Articulação das facetas L4-L5
Processo articular superior de L5
Pars interarticularis de L5
N. espinal L5

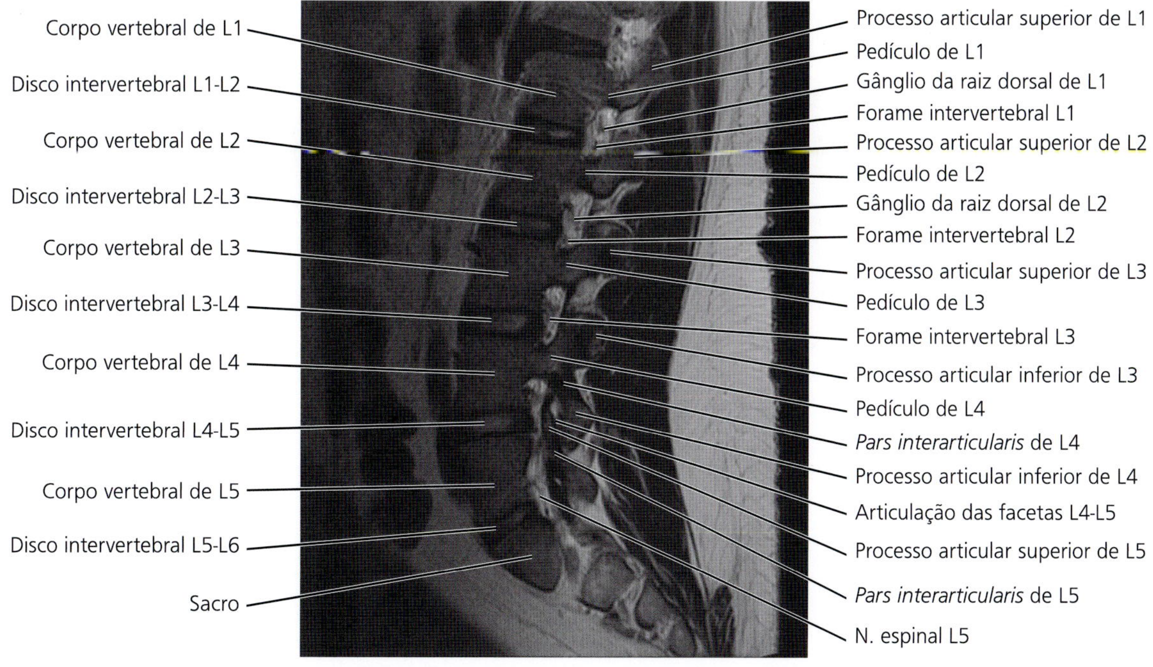
Corpo vertebral de L1
Disco intervertebral L1-L2
Corpo vertebral de L2
Disco intervertebral L2-L3
Corpo vertebral de L3
Disco intervertebral L3-L4
Corpo vertebral de L4
Disco intervertebral L4-L5
Corpo vertebral de L5
Disco intervertebral L5-L6
Sacro
Processo articular superior de L1
Pedículo de L1
Gânglio da raiz dorsal de L1
Forame intervertebral L1
Processo articular superior de L2
Pedículo de L2
Gânglio da raiz dorsal de L2
Forame intervertebral L2
Processo articular superior de L3
Pedículo de L3
Forame intervertebral L3
Processo articular inferior de L3
Pedículo de L4
Pars interarticularis de L4
Processo articular inferior de L4
Articulação das facetas L4-L5
Processo articular superior de L5
Pars interarticularis de L5
N. espinal L5

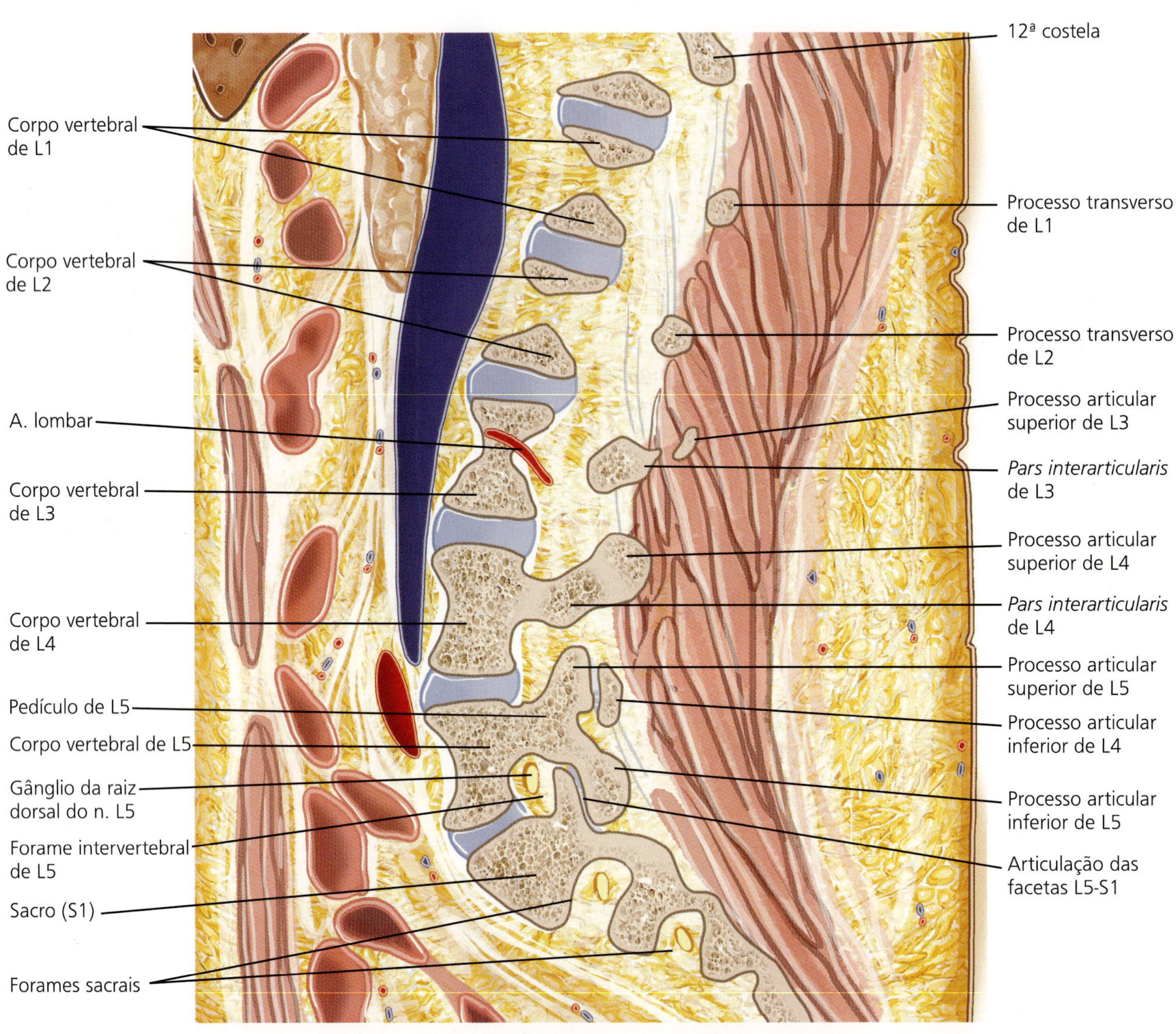
12ª costela
Corpo vertebral de L1
Processo transverso de L1
Corpo vertebral de L2
Processo transverso de L2
Processo articular superior de L3
A. lombar
Pars interarticularis de L3
Corpo vertebral de L3
Processo articular superior de L4
Pars interarticularis de L4
Corpo vertebral de L4
Processo articular superior de L5
Pedículo de L5
Processo articular inferior de L4
Corpo vertebral de L5
Gânglio da raiz dorsal do n. L5
Processo articular inferior de L5
Forame intervertebral de L5
Articulação das facetas L5-S1
Sacro (S1)
Forames sacrais

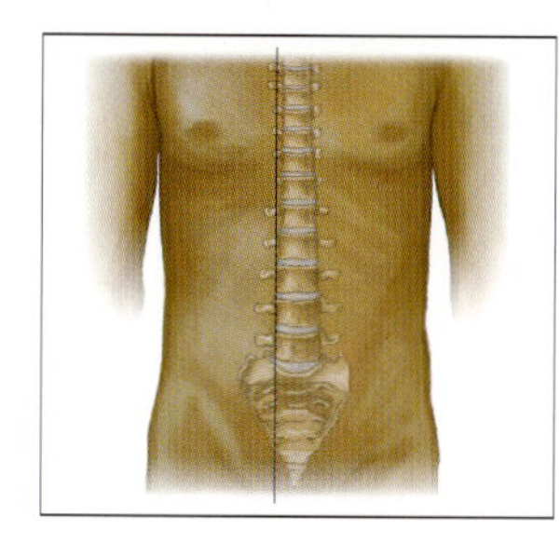

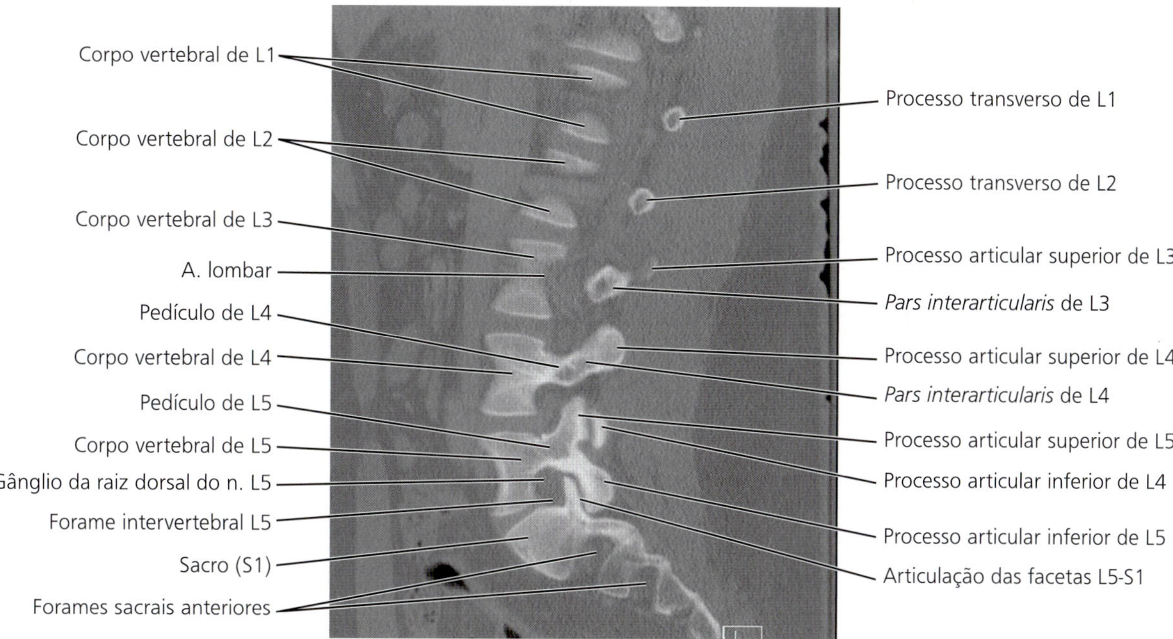
Corpo vertebral de L1
Corpo vertebral de L2
Corpo vertebral de L3
A. lombar
Pedículo de L4
Corpo vertebral de L4
Pedículo de L5
Corpo vertebral de L5
Gânglio da raiz dorsal do n. L5
Forame intervertebral L5
Sacro (S1)
Forames sacrais anteriores
Processo transverso de L1
Processo transverso de L2
Processo articular superior de L3
Pars interarticularis de L3
Processo articular superior de L4
Pars interarticularis de L4
Processo articular superior de L5
Processo articular inferior de L4
Processo articular inferior de L5
Articulação das facetas L5-S1

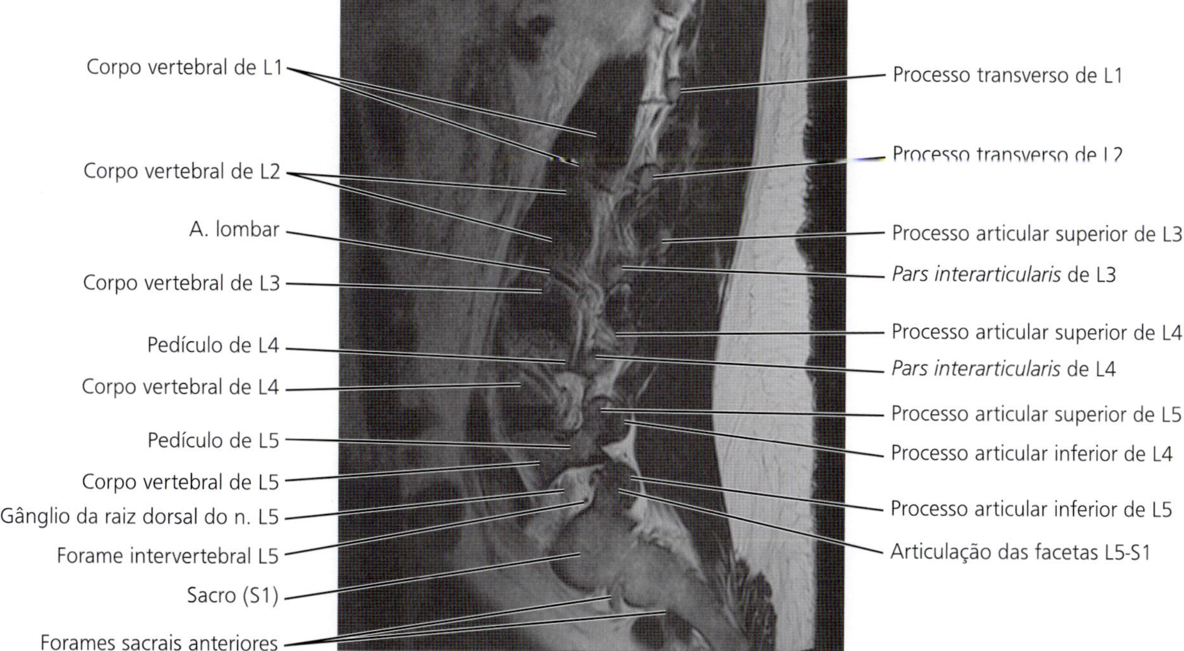
Corpo vertebral de L1
Corpo vertebral de L2
A. lombar
Corpo vertebral de L3
Pedículo de L4
Corpo vertebral de L4
Pedículo de L5
Corpo vertebral de L5
Gânglio da raiz dorsal do n. L5
Forame intervertebral L5
Sacro (S1)
Forames sacrais anteriores
Processo transverso de L1
Processo transverso de L2
Processo articular superior de L3
Pars interarticularis de L3
Processo articular superior de L4
Pars interarticularis de L4
Processo articular superior de L5
Processo articular inferior de L4
Processo articular inferior de L5
Articulação das facetas L5-S1

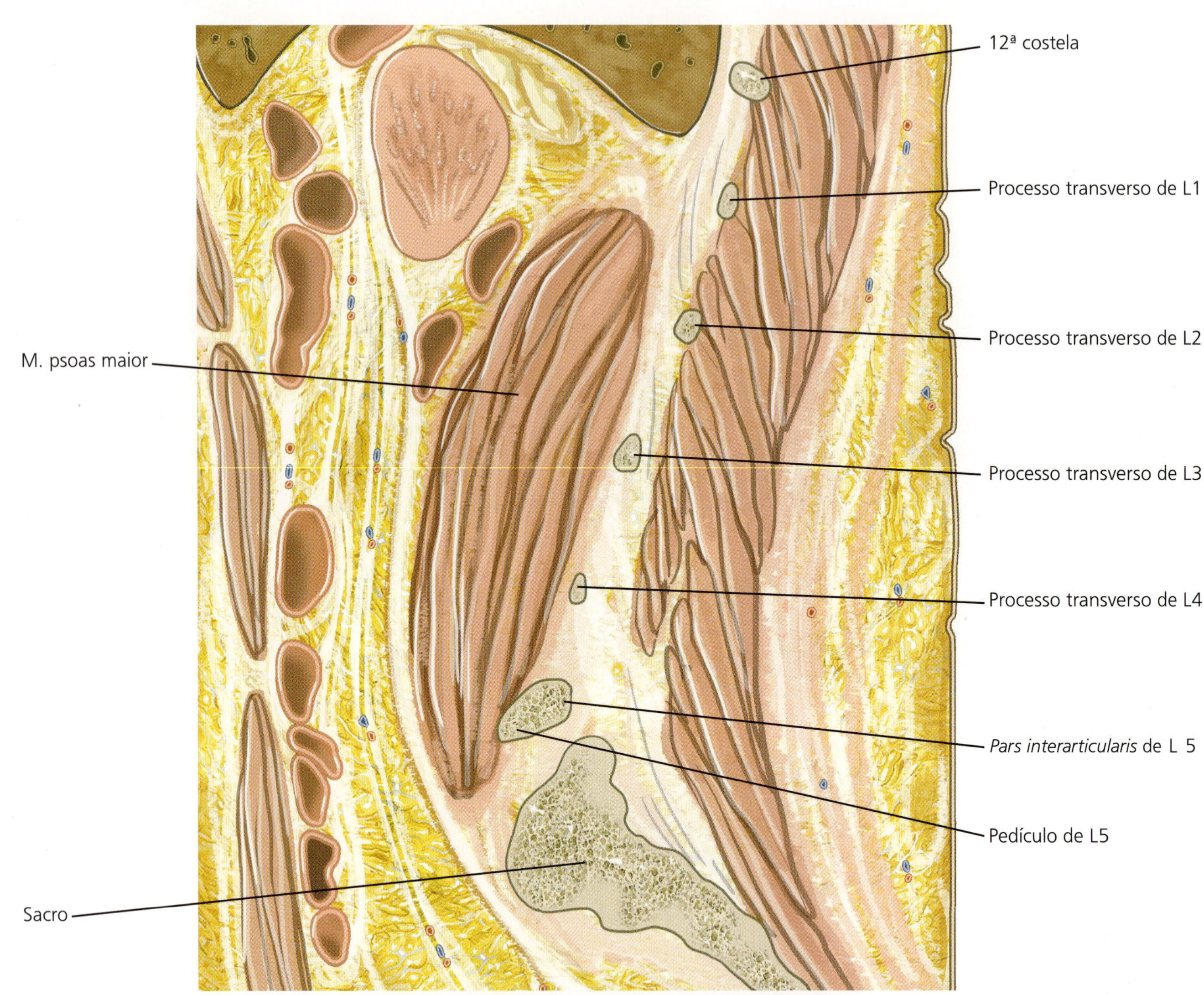
12ª costela
Processo transverso de L1
Processo transverso de L2
M. psoas maior
Processo transverso de L3
Processo transverso de L4
Pars interarticularis de L 5
Pedículo de L5
Sacro

ANATOMIA NORMAL

Coluna Lombossacral Sagital 5 mostra os cinco processos transversos lombares padrão, embora variantes possam incluir uma costela faltando ou acessória ou um segmento vertebral S1 lombarizado. Cuidado deve sempre ser tomado para declarar o número de níveis usado ao descrever patologia na coluna vertebral. O melhor método é contar para baixo a partir de C1 (atlas), mas, na ausência de imagem da coluna total, deve ser usado um marco anatômico identificável.

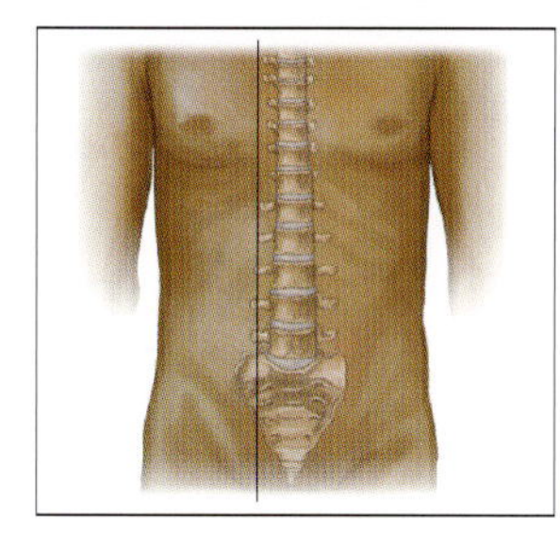

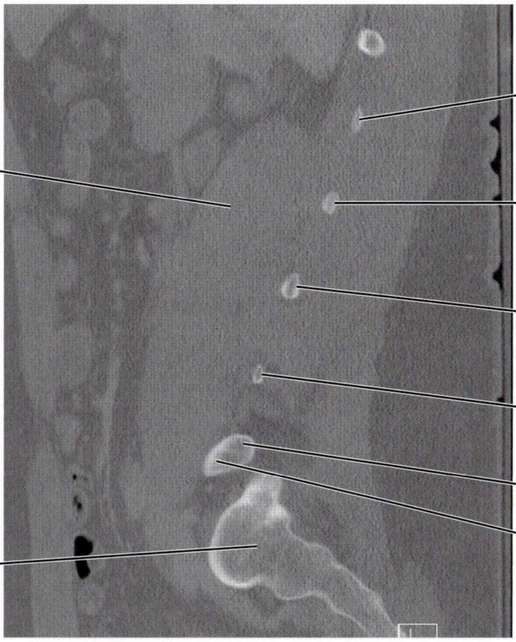

M. psoas maior
Processo transverso de L1
Processo transverso de L2
Processo transverso de L3
Processo transverso de L4
Pars interarticularis de L5
Pedículo de L5
Sacro

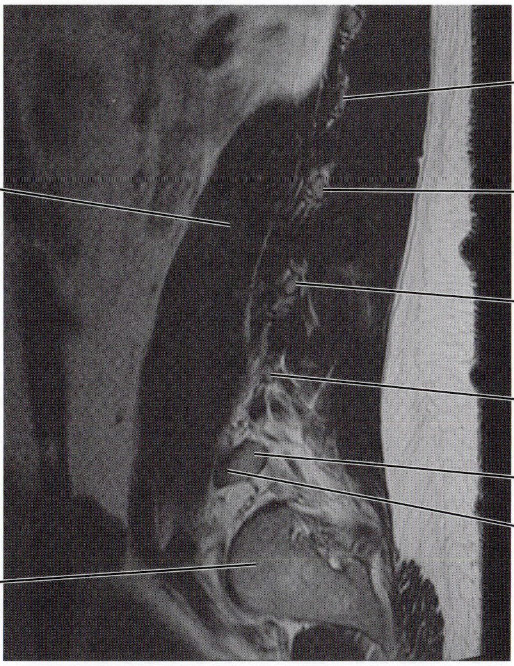

M. psoas maior
Processo transverso de L1
Processo transverso de L2
Processo transverso de L3
Processo transverso de L4
Pars interarticularis de L5
Pedículo de L5
Sacro

Índice Remissivo

Entradas acompanhadas por **f** em itálico indicam figuras.

1ª costela, 482f, 483f, 512f-516f, 518f, 519f, 570f, 571f
2ª costela, 484f, 485f, 500f-503f, 582f, 583f
3ª costela, 582f, 583f
4ª costela, 582f, 583f
5ª costela, 582f, 583f
6ª costela
cabeça da, 582f, 583f
7ª costela, 529f
colo da, 582f, 583f
8ª costela
colo da, 582f, 583f
12ª costela, 602f, 604f

A

Abdome, 268
músculo do, 533f
transverso, 533f
tendão de origem do, 533f
Abertura
da tuba auditiva, 60f, 61f, 332f, 333f, 394f, 395f, 422f, 423f, 424
de Eustáquio, 60f, 332f, 333f
massa obstruindo a, 424
faríngea, 314f
da tuba, 314f
auditiva, 314f
de Eustáquio, 314f
faringotimpânica, 314f
lateral, 8f
esquerda, 8f
mediana, 8f, 11f
nasal, 319f
Abóbada
intracraniana, 274
e CSF, 274
Acidente
vascular, 120, 252, 402
encefálico, 120, 252, 402
paralisia hemifacial simulando, 120
Adamkiewicz
artéria de, 574
espinal, 574
Adenoide(s), 394f, 395f, 448f, 449f, 454f, 455f
Adenoma(s)
hipofisários, 182, 298, 324
considerações diagnósticas, 298
remover, 324
pleomórfico, 60
Aderência
intertalâmica, 4f, 8f, 10f, 11f, 142f, 143f, 292f, 293f
terceiro ventrículo e, 8f
obstrução por, 292
ao fluxo liquórico, 292
Ádito, 314f
do antro, 402f, 403f
Administração
de contraste, 422
de gadolínio, 422
Agente(s)
carcinogênicos, 474
exposição a, 474
das vias aéreas, 474
AICA (Artéria Cerebelar Inferior Anterior), 9f
Alça
do seio sigmóideo, 401f, 410f, 411f
Amígdala, 78f, 79f, 172f, 173f
núcleo da base, 157f
processo patológico, 162
Amon
corno de, 154f, 155f, 160-167f, 170
segmentos do, 160
Ampola(s), 318f
Anatomia
3D, 536
das vértebras, 536
neurovascular, 13, 14
intracraniana, 13, 14
vertebral, 580
cervical, 580
torácica, 580
Anel
cricóideo, 480, 484
ósseo, 484
fibroso, 530f, 576f, 577f, 584f-587f, 596f-599f
D8-D9, 576f, 577f
de L5-S1, 596f-599f
do disco intervertebral, 530f, 596f-599f
tendíneo, 370
comum, 370
de Zinn, 370
Aneurisma(s), 82, 202
cerebral, 44
da artéria, 370
comunicante, 370
posterior, 370
extradurais, 376
intracavernosos, 376
intradurais, 376
ruptura de, 280
do polígono de Willis, 280
Angiocateter, 480
Ângulo
cerebelopontino, 252, 282f, 283f
anterior, 252
liquor no, 252
da boca, 390f, 391f, 432f-435f
músculo do, 390f, 391f, 432f-435f
abaixador, 390f, 391f, 432f-435f
esternal, 578f, 579f
mastóideo, 312f
Antro(s)
ádito do, 402f, 403f
mastóideo, 400f-404f, 416f-419f
maxilares, 322
seio maxilar, 240f, 241f
Aorta, 14f
abdominal, 533f
descendente, 572f-577f, 574
Ápice
do cúneo, 5f
paredes do, 196
ósseas, 196
petroso, 404
Aponeurose
faríngea, 315f
Apoplexia
hipofisária, 304
Aqueduto
cerebral, 4f, 5f, 8f, 11f, 40f-47f, 86f-89f, 98f-101f, 152f-155f, 164f, 165f, 168f, 169f, 202f-207f, 218, 234f, 235f, 278f-281f, 284, 292f, 293f, 382f, 383f
de Sylvius, 4f, 8f, 11f, 84f-89f, 98f-101f, 144f, 145f, 218, 292
vestibular, 402f-405f, 404
aumentado, 404
Ar
no intestino, 584f, 586f
delgado, 584f, 586f
Aranzi, 170
Arco
anterior, 98f-105f, 314f, 525f, 536f-539f, 538, 554f, 555f, 562f-565f
de C1, 98f-105f, 525f, 536f-541f, 554f, 555f, 562f-565f
córtex superior do, 536f, 537f
do atlas, 314f, 525f, 538
vértebra C1, 314f
atlas, 98f-105f, 102, 568
posterior, 98f-105f, 102, 452f, 453f, 525f, 540f, 541f, 560f-565f
C1, 452f, 453f
de C1, 98f-105f, 102, 452f, 453f, 525f, 540f, 541f, 560f-565f, 568, 569f
do atlas, 452f, 453f, 525f
posterior, 452f, 453f
zigomático, 64f, 65f, 310f, 356f, 357f, 392
remoção do, 310f
fossa infratemporal exposta pela, 310f
Área
subcalosa, 4f
parolfatória, 4f
vestibular, 11f
Artéria(s)
acústica, 9f
interna, 9f
alveolar, 316f
inferior, 66f, 67f, 316
canal para, 67f
direito, 66f
ramo da, 316f
mental, 316f
milo-hióideo, 316f
superior, 316f
posterior, 316f
angular, 316f
auricular, 316f
posterior, 316f
basilar, 7f, 9f, 13f, 14f, 48f-55f, 50, 80f-83f, 82, 98f, 99f, 154f-159f, 190f, 191f, 200f-207f, 214f-221f, 224f-227f, 236f, 237f, 240f, 241f, 246f-255f, 278f, 279f, 282f, 283f, 304f, 305f, 356f-363f, 382f-385f, 396f, 397f
direita, 258f, 259f
extremidade, 80f-83f, 82
na cisterna pré-pontina, 98f, 99f
origem da, 82f, 83f
vazio de *flow void* na, 50
perda do, 50
braquiocefálica, 486f, 487f
bucal, 316f
calosa, 376f, 377f
calosomarginal, 7f, 159f-163f
carótida comum, 14f, 316f, 464f, 465f, 478f-487f, 494f, 495f, 512f, 513f
direita, 14f, 464f, 465f, 482f, 483f, 494f, 495f, 550
esquerda, 14f, 478f, 479f, 484f-487f, 550f
carótida externa, 14f, 74f, 76f-83f, 90f, 91f, 94f, 316f, 430f-437f, 472f-477f, 490f-493f, 540f, 542f-544f, 546f-548f
direita, 14f, 74f, 90f, 91f, 430f-437f, 490f-493f
esquerda, 76f-78f, 80f-83f, 472f-477f, 540f, 542f-544f, 546f-548f
ramo da, 76f-78f
ramo da, 79f, 94f
segmento cervical, 79f
carótida interna, 6f, 7f, 9f, 13f, 14f, 46f-61f, 68f-83f, 105f-117f, 140f, 141f, 177f, 198f-205f, 202, 208f-213f, 224f-229f, 236f, 237f, 256f-263f, 268, 270f, 271f, 278f-287f, 296f-303f, 312f, 313f, 316f, 356f-363f, 376, 378f, 379f, 382f-389f, 396f, 397f, 400f-407f, 422f-437f, 424, 450f, 451f, 472f-477f, 536f, 538f, 540f, 542f-544f, 546f-548f, 554f, 556f, 570f, 571f
cavernosa, 7f, 13f, 14f, 140f, 141f, 296f-303f
direita, 14f, 68f, 70f, 72f, 74f, 76f-81f, 105f, 110f-115f, 208f-213f, 224f-227f, 240f, 241f, 248, 258f, 259f, 270f, 271f, 284f, 285f, 382f, 383f, 386f, 387f, 430f-437f, 450f, 451f, 556f
externa, 72f, 73f
ramo da, 72f, 73f
parte cavernosa, 72f
parte supraclinóidea, 72f
porção supraclinóidea, 70f, 71f
segmento cavernoso, 70f, 71f, 105f
segmento cervical distal, 78f-81f

segmento petroso, 76f-81f, 110f-115f
joelho anterior do, 114f, 115f
supraclinóidea, 382f, 383f
volta aberrante na, 76f, 77f
esquerda, 14f, 69f, 71f, 74f, 76f-83f, 228f, 229f, 256f, 257f, 356f-361f, 378f, 379f, 384f, 385f, 396f, 397f, 422f-429f, 424, 472f-477f, 538f, 540f, 542f-544f, 546f-548f, 554f
parte supraclinóidea, 71f
porção cavernosa, 69f
segmento, 76f, 79f-81f, 356f-361f, 384f, 385f, 396f, 397f
cavernoso, 378f, 379f
cervical, 76f-81f
distal, 80f, 81f
petroso, 76f, 79f-81f, 384f, 385f, 396f, 397f
pré-cavernoso, 356f-361f
supraclinóideo, 378f, 379f
externa, 72f, 73f
parte terminal, 75f
petrosa, 7f, 13f, 14f
porção, 73f, 74f
cavernosa, 73f
supraclinóidea, 73f-75f
terminal, 74f
pré-cavernosa, 109f
segmento, 13f, 48f-51f, 54f-57f, 61f, 77f, 106f-108f, 116f, 117f, 376, 406f
cavernoso, 48f, 49f, 106f, 107f, 198f, 199f, 278f, 279f
cervical distal, 60f, 61f, 76f, 77f
paraclinóideo, 376
petroso, 13f, 54f, 55f, 57f, 116f, 117f, 406f
horizontal, 54f, 55f
vertical, 57f, 116f, 117f
pré-cavernoso, 50f, 51f, 106f-108f
sulco da, 312f
carotídeo, 312f
supraclinóidea, 177f, 200f, 202f-205f, 280f, 281f, 298f-301f
esquerda, 200f, 202f-205f
carótida supraclinóidea, 154f, 155f, 176f
interna, 155f
centrais, 9f
anterolaterais, 9f
cerebelar, 9f, 80f, 82, 142f, 143f, 158f, 159f, 202, 203f, 214f,-217f, 246f-249f, 254f, 255f, 288f, 289f
anterior, 246f, 247f
inferior, 82, 214f-217f, 248f, 249f, 254f, 255f
anterior, 82, 214f, 215f, 248f, 249f, 254f, 255f
posterior, 82, 216f, 217f
posterior, 80f, 83f, 158f, 202f, 203f
direita, 80f
superior, 9f, 80f-83f, 82, 142f, 143f, 158f, 159f, 202, 203f, 216f, 217f, 288f, 289f
direita, 80f, 81f, 83f
esquerda, 216f, 217f
cerebral, 7f, 13f, 14f, 38, 66f-75f, 82, 126f-139f, 142f, 143f, 152f-167f, 202, 200f, 201f, 204f-207f, 214f-219f, 234f, 235f, 246f-249f, 280f, 281f, 288f, 289f, 296f, 298f-305f, 364f-367f, 376f-379f, 382f, 383f
anterior, 9f, 13f, 14f, 66f-75f, 126f-139f, 152f, 153f, 156f-158f, 200f, 201f, 296f, 298f-305f, 366f, 367f, 376f-379f
esquerda, 68f, 69f, 200f, 201f, 376f-379f
segmento A1, 200f, 201f
ramos da, 13f, 66f-73f, 136f-139f
A1, 13f
A2, 13f
pericaloso, 68f-73f, 136f-139f
segmento A1, 74f, 75f
média, 7f, 9f, 13f, 14f, 38, 71f-75f, 140, 152f-161f, 163f, 200f, 201f, 234f, 235f, 288f, 289f, 298f-301f, 364f-367f, 376f-379f, 382f, 383f
braço da, 298f, 299f
esquerda, 200f, 201f, 364f-367f, 376f, 377f, 379f, 382f, 383f
ramos da, 364f-367f
segmento M1, 200f, 201f
infarto no território da, 140
parte M2, 72f, 73f
ramos da, 7f, 13f, 70f, 154f, 155f
A2, 7f
M1, 13f, 154f, 155f
M2, 7f, 13f
M3, 13f, 156f-161f, 163f
segmento M1, 74f, 75f
posterior, 9f, 13f, 82, 142f, 143f, 152f, 153f, 159f-167f, 202, 200f, 201f, 204f-207f, 214f-219f, 246f-249f, 280f, 281f, 288f, 289f, 304f, 305f
direita, 82f, 200f, 201f, 206f, 207f, 214f, 215f, 218f, 219f
esquerda, 204f, 205f, 216f, 217f
proximais, 82
segmento, 142f, 143f, 160f, 161f, 163f, 167f
P2, 142f, 143f, 160f, 161f, 163f
P4, 166f, 167
cervical, 316f, 548
angiografia das, 548
ascendente, 316f
comunicante, 6f, 9f, 154f, 155f, 202, 370
anterior, 9f, 155f
posterior, 6f, 9f, 154f, 202, 370
aneurisma da, 370
corióidea, 9f
anterior, 9f
coroide, 9f
anterior, 9f
lateral, 9f
posterior, 9f
medial, 9f
posterior, 9f
cricotireóidea, 316f
das regiões, 316
faríngeas, 316
orais, 316
do cérebro, 9
vistas inferiores, 9
esfenopalatina, 316f
espinal, 9f, 574
anterior, 9f
de Adamkiewicz, 574
posterior, 9f
estriada, 9f
medial, 9f
distal, 9f
facial, 14f, 313f, 316f
transversa, 316f
cortada, 316f
faríngea, 14f, 316f
ascendente, 14f, 316f
frontobasal, 9f
lateral, 9f
medial, 9f
ilíaca, 584f, 586f, 588f, 590f, 592f, 594f
comum, 584f, 586f, 588f, 590f, 592f, 594f
direita, 584f, 586f, 588f, 590f, 592f, 594f
infraorbital, 316f
intercostal, 574
D10, 574
esquerda, 574
labial, 316f
inferior, 316f
superior, 316f
labiríntica, 9f
laríngea, 316f
superior, 316f
lenticuloestriadas, 9f
lingual, 14f, 316f
lombar, 602f, 603f
massetérica, 316f
maxilar, 14f, 316f
interna, 14f
meníngea, 6f, 316f, 384f, 385f, 408f, 409f
média, 6f, 316f, 384f, 385f, 408f, 409f
no forame espinhoso, 384f, 385f, 408f, 409f
mesentérica, 533f
superior, 533f
nasal, 316f
dorsal, 316f
occipital, 14f, 311f, 316f
ramo esternoclidomastóideo, 316f
sulco para, 311f
occipital, 311f
oftálmica, 192f, 193f, 196f, 197f, 316f, 362f-375f
direita, 364f-367f
esquerda, 368f-375f
ramo da, 368f-373f
supraorbitária, 316f
supratroclear, 316f
orbitofrontal, 9f
palatina, 316f
ascendente, 316f
descendente, 316f
pontinas, 9f
pré-frontal, 9f
recorrente, 9f
de Heubner, 9f
subclávia, 14f, 316f, 486f, 487f, 514f-519f
esquerda, 14f, 486f, 487f
submentual, 316f
supra-hióidea, 316f
temporal, 310f, 313f, 316f
profunda, 310f, 316f
sulco da, 310f
superficial, 313f, 316f
tentorial, 6f
timpânica, 316f
anterior, 316f
tireóidea, 14f, 316f
inferior, 316f
superior, 14f, 316f
tonsilar, 316f
torácica, 484f, 485f
superior, 484f, 485f
esquerda, 484f, 485f
vertebral, 7f, 9f, 13f, 14f, 58f-61f, 60, 80f-87f, 82, 104f, 105f-108f, 110f-115f, 190f, 191f, 214f-217f, 228f, 229f, 250f, 251f, 266f-271f, 284f, 285f, 288f, 289f, 386f, 387f, 424f-437f, 452f-453f, 462f, 463f, 472f-485f, 496f, 497f, 525f, 527f, 536, 538f, 540f, 542f-550f, 548, 554f, 555f, 568f-571f
anatomia normal, 82
confluência das, 82f, 83f
origem da artéria basilar, 82f, 83f
direita, 14f, 80f-87f, 104f, 105f, 108f, 110f-115f, 190f, 191f, 268f-271f, 426f-437f, 452f-453f, 462f, 463f, 480f, 481f, 554f
V3, 86f, 87f
V4, 86f
dissecção de, 548
esquerda, 190f, 191f, 214f-217f, 228f, 229f, 14f, 82f, 84f, 86f, 87f, 386f, 387f, 452f-453f, 472f-479f, 482f-485f, 536f, 538f, 540f, 542f-550f
V3, 86f, 87f
V4, 86f
forame da, 536, 537f
forames para, 548
ósseos, 548
fratura do, 536
parede da, 536
hematoma por dissecção na, 536
segmento da, 60f, 61f, 270
intracraniano, 270
V4 proximal, 60f, 61f
sulco para a, 525f
atlas, 525f
C1, 525f
V3, 82f, 84f, 85f
V4, 87f
Articulação(ões)
atlantoaxial, 527f, 528f, 540f, 541f, 556f-559f, 566f-569f
lateral, 527f, 528f
cápsula da, 527f, 528f
exposta, 527f
margens das, 556
mediana, 528f
atlantoccipital, 108f-111f, 110, 536f, 537f, 558f, 559f, 568f, 569f, 527f, 528f
cápsula da, 527f, 528f
atlantodental, 538f, 539f, 562f, 563f
anterior, 538f, 539f, 562f, 563f
costotransversária, 582f, 583f
costotransverso, 572f, 573f
costovertebral, 572f, 573f, 576f, 577f, 582f, 583f
das facetas, 466, 546f, 547f, 550f, 551f, 566f-569f, 576f, 577f, 580f-587f, 592f-595f, 600f-603f
do processo uncinado esquerdo, 526f
de C4, 526f
área para, 526f
facetária, 576
uncovertebral, 564, 572
platôs vertebrais das, 564
osteófitos, 564
zigapofisárias, 527f, 528f, 532f
C2-C3, 528f
C3-C4, 527f
C5-C6, 527f
cápsula da, 527f, 528f, 532f
aberta parcialmente, 532f
Asa
ala, 311f
do esfenoide, 309f, 310f, 312f, 324f-329f, 346f-353f, 382f, 383f
maior, 309f, 310f, 324f-329f, 346f-353f, 382f, 383f
menor, 309f, 312f
do ilíaco, 586f, 588f, 590f, 592f-595f
do nariz, 384f, 385f
músculo da, 384f, 385f
levantador, 384f, 385f

do sacro, 592f-595f
ilíaca, 591f
Astérion, 310f
Atlas, 86f-89f
arco de, 98f-105f, 102, 525f
anterior, 98f-105f, 525f
posterior, 98f-105f, 102, 525f
C1, 304f, 305f, 314f, 428, 450f-453f, 524f, 527f, 528f
canal espinal, 525f
convexidades, 18f, 19f
corpo de, 108f, 109f
faceta articular, 525f
para o dente, 525f
forame transverso, 525f
massa lateral de, 78f-85f, 525f
superfície articular superior da
para o áxis, 525f
para o côndilo occipital, 525f
processo transverso, 525f
sulco para a artéria vertebral, 525f
tubérculo, 525f, 528f
anterior, 525f, 528f
para o ligamento transverso, 525f
posterior, 525f
vértebra C1
arco do, 314f, 452f-453f
anterior do, 314f
posterior, 452f-453f
massa do, 450f, 451f
lateral, 450f, 451f
vista, 525
inferior, 525
superior, 525
Átrio, 274f, 275f, 276
do ventrículo lateral, 36f-41f, 92f-95f, 108f-115f, 150f-153f, 166f, 167f, 170f, 171f
esquerdo, 93f-95f
contendo plexo coroide, 95f
Atrofia
dos músculos, 270, 384
ipsolaterais, 270, 384
da língua, 270
Audição
via da, 400
Áxis, 86f-88f
C2, 314f, 430f, 431f, 450f-453f, 524f, 527f, 528f
dente do, 314f
ligamento apical do, 314f
espinha do, 452f, 453f
corpo de, 74f, 76f-85f, 525f, 527f
dente de, 78f-85f, 98-104f, 525f
processo odontoide do, 84f
faceta articular, 525f
anterior, 525f
para o arco anterior do atlas, 525f
inferior, 525f
para C3, 525f
posterior, 525f
para o ligamento transverso do atlas, 525f
superior, 525f
para o atlas, 525f
frouxidão do, 84f
parte interarticular, 525f
pedículo, 525f
processo, 525f
articular inferior, 525f
espinhoso, 525f
transverso, 525f
vista, 525
anterior, 525
posterossuperior, 525

B

Bainha
carotídea, 268
de mielina, 144
dural, 180, 186
meningioma da, 186
óptica, 176f-181f, 186f-189f, 192f-199f
Banda
do ligamento cruciforme, 528f
longitudinal, 528f
inferior, 528f
superior, 528f
Base
da junção, 543f
do odontoide, 543f
com corpo de C2, 543f
do crânio, 264, 311, 312, 319, 320, 324, 410, 430
aspecto externo, 311
acidentes anatômicos, 312
centro da, 324
orifícios, 312
ossos, 312
do dente, 542f
junção da, 542f
com corpo de C2, 542f
do estribo, 318f, 400, 406
na janela oval, 318f
vestibular, 318f
do odontoide, 540f, 541f
do processo, 562f, 563f
odontoide, 562f, 563f
núcleos da, 10, 125-145
axial, 126-135
anatomia normal, 126, 128, 134
considerações diagnósticas, 132
coronal, 136-145
anatomia normal, 128, 134, 136
considerações, 140, 144
diagnósticas, 140
sobre técnica de imagem, 144
cortes horizontais, 10
através do cérebro, 10
organização dos, 10f
processo patológico, 430
tálamo e, 125-145
Basiesfenoide, 74f-79f
Básion, 556f, 557f, 562f, 563f
Batson
plexo de, 7f
Bigorna, 318f, 400, 406f, 407f, 414f, 415f
Boca
músculo da, 390f, 391f, 424f, 425f, 428f, 429f, 432f-435f, 454f-457f
abaixador, 390f, 391f, 432f-435f
do ângulo, 390f, 391f, 432f-435f
orbicular, 390f, 391f, 424f, 425f, 428f, 429f, 432f-435f, 454f-457f
soalho da, 442
teto da, 62f-65f
mucosa sobre o, 62f-65f
Bolha
etmoidal, 340f, 341f
Braço
da artéria cerebral, 298f, 299f
média, 298f, 299f
da cápsula interna, 34f-39f, 132f-135f, 141f-143f, 150f, 151f, 158f, 160f-163f, 274f, 275f, 296f-303f
anterior, 34f-36f, 38f, 39f, 132f, 133f, 135f, 141f, 150f, 274f, 275f, 296f-303f
posterior, 34f-39f, 132f-135f, 142f, 143f, 150f, 151f, 158f, 160f-163f, 274f, 275f
da ponte, 52f, 53f, 106f, 107f
Bulbo, 4f, 11f, 56f-59f, 168f, 169f, 238f, 239f, 268f, 269f, 292f, 293f, 422f-425f
jugular, 7f, 13f, 284f, 285f
direito, 284f, 285f
na *pars vascularis*, 284f, 285f
medula oblonga, 304f, 305f, 313f
olfatório, 5f, 48f, 49f, 64f, 65f, 176f, 177f
medula oblonga, 258f, 259f
Burns
espaço de, 314f

C

C1 (Primeira Vértebra Cervical), 90f, 91f
arco do, 525f, 536f-541f, 554f, 555f, 560f-565f, 568f, 569f
anterior, 525f, 536f-541f, 554f, 555f, 562f-565f
córtex superior do, 536f, 537f
posterior, 525f, 540f, 541f, 560f-565f, 568f, 569f
atlas, 78f-89f, 98f-102f, 102, 108f, 109f, 304f, 305f, 314f, 428, 450f-453f, 524f, 527f, 528f
arco de, 98f-105f, 102, 314f, 452f-453f
anterior, 98f-105f, 314f
posterior, 98f-105f, 102, 452f-453f
corpo de, 108f, 109f
massas de, 78f-85f, 450f, 451f
laterais, 78f-85f, 450f, 451f
canal espinal, 525f
faceta, 525f, 540f, 541f
articular, 525f, 540f, 541f
para o dente, 525f
superior, 540f, 541f
forame de, 525f, 570f, 571f
transverso, 525f, 570f, 571f
massa lateral, 525f, 538f, 539f, 556f-559f, 566f-569f
superfície articular superior da, 525f
para o áxis, 525f
para o côndilo occipital, 525f
processo de, 525f, 556f-559f, 570f, 571f
transverso, 525f 556f-559f, 570f, 571f
sulco para a artéria vertebral, 525f
tubérculo, 525f
anterior, 525f
para o ligamento transverso, 525f
posterior, 525f
vista, 525
inferior, 525
superior, 525
C2 (Segunda Vértebra Cervical), 90f, 91f
áxis, 74f, 76f-88f, 98-105f, 314f, 430f, 431f, 450f-453f, 524f, 527f528f
corpo do, 74f, 76f-85f, 527f
dente de, 78f-85f, 98-105f, 314f
espinha do, 452f-453f
corpo de, 542f-545f, 554f-557f, 566f, 567f
inferior, 525f, 544f, 545f
junção com, 542f, 543f
da base do dente, 542f
do odontoide, 543f
vertebral, 554f-557f, 566f, 567f
dente, 304f, 305f, 525f
processo odontoide, 304f, 305f
faceta articular de, 525f, 566f-569f
anterior, 525f
para o arco anterior do atlas, 525f
inferior, 525f, 566f-569f
para C3, 525f
posterior, 525f
para o ligamento transverso do atlas, 525f
superior, 525f
para o atlas, 525f
forame de, 544f, 545f
transversário, 544f, 545f
lâmina de, 544f-547f, 560f, 561f
pars interarticularis de, 568f, 569f
parte interarticular, 525f
pedículo, 525f
pilar articular de, 558f, 559f
processo de, 84f, 525f, 544f-547f, 556f, 557f, 562f-565f
articular, 525f, 546f, 547f, 564f, 565f
inferior, 525f 546f, 547f, 564f, 565f
espinhoso, 525f, 544f547f, 562f, 563f
bífido, 546f, 547f
odontoide da
frouxidão do, 84f
transverso, 525f, 544f, 545f, 547f, 556f, 557f
tubérculo anterior do, 547f
vista, 525
anterior, 525
posterossuperior, 525
C2-C3
disco intervertebral, 546f, 547f, 554f-557f, 562f-565f
facetas de, 546f, 547f, 566f, 567f
articulação das, 546f, 547f, 566f, 567f
forame neural, 546f, 547f
C3 (Terceira Vértebra Cervical), 525f
aspecto inferior, 526f
área para articulação, 526f
do processo uncinado esquerdo, 526f
de C4, 526f
canal espinal, 526f
corpo vertebral, 526f
faceta, 526f
articular inferior, 526f
forame transverso, 526f
lamela costal, 526f
lâmina, 526f
pedículo, 526f
processo, 526f
articular inferior, 526f
espinhoso bífido, 526f
transverso, 526f
tubérculo, 526f
anterior, 526f
posterior, 526f
corpo vertebral de, 548f, 549f, 552f-557f, 562f-564f
faceta articular de, 566f-569f
inferior, 566f-569f
superior, 566f-569f
lâmina de, 548f, 549f, 564f, 565f
pedículo de, 548f, 549f, 556f, 557f, 566f, 567f
pilar articular de, 558f, 559f
platô vertebral de, 563f
inferior, 563f
processo de, 546f-555f, 560f-563f
articular, 546f-551f
superior, 546f-549f
inferior, 550f, 551f

espinhoso, 548f-551f, 560f-563f
bífido, 548f, 549f
transverso, 546f-549f, 554f, 555f
tubérculo do, 546f, 549f, 554f, 555f
anterior, 546f, 549f, 554f, 555f
posterior, 548f, 549f
uncinado, 546f, 547f
C3-C4
disco intervertebral, 550f, 551f, 554f-557f, 562f-565f
facetas de, 550f, 551f
articulação de, 550f, 551f
C4 (Quarta Vértebra Cervical), 525f
aspecto superior, 526f
corpo vertebral, 526f
faceta articular, 526f
superior, 526f
processo articular, 526f
inferior, 526f
superior, 526f
processo uncinado, 526f
esquerdo, 526f
sulco, 526f
para o nervo espinal, 526f
superfície articular, 526f
do processo uncinado direito, 526f
corpo vertebral de, 552f-557f, 562f-567f
faceta articular de, 568f, 569f
inferior, 568f, 569f
superior, 568f, 569f
lâmina, 564f-567f
pilar articular de, 558f, 559f
platô vertebral de, 563f
superior, 563f
processo de, 526f, 550f, 551f, 554f-557f, 560f-563f
articular, 550f, 551f, 556f, 557f
inferior, 556f, 557f
superior, 550f, 551f, 556f, 557f
espinhoso, 560f-563f
transverso, 554f, 555f
tubérculo do, 554f, 555f
posterior, 554f, 555f
uncinado esquerdo, 526f
área para articulação do, 526f
vista anterior, 526f
corpo, 526f
faceta articular, 526f
inferior, 526f
forame transverso, 526f
lâmina, 526f
processo, 526f
articular superior, 526f
espinhoso, 526f
transverso, 526f
uncinado, 526f
superfície articular, 526f
tubérculo, 526f
anterior, 526f
posterior, 526f
C4-C5
disco intervertebral, 554f-557f, 562f-564f
facetas, 568f, 569f
articulação das, 568f, 569f
C5 (Quinta Vértebra Cervical)
corpo vertebral de, 552f-557f, 562f-567f
lâmina, 564f-567f
pars interarticularis de, 568f, 569f
pilar articular de, 558f, 559f
processo de, 552f-557f, 560f-563f, 566f, 567f
articular, 556f, 557f
inferior, 556f, 557f
superior, 556f, 557f
espinhoso, 560f-563f
transverso, 552f-555f
tubérculo do, 552f-555f
anterior, 552f, 553f
posterior, 554f, 555f
uncinado, 566f, 567f
tubérculo de, 570f, 571f
posterior, 570f, 571f
C5-C6
disco intervertebral, 554f-557f, 562f-564f
facetas, 569f
articulação das, 569f
complexo da, 569f
C6 (Sexta Vértebra Cervical)
corpo vertebral de, 552f-557f, 560f-567f
faceta articular de, 570f, 571f
inferior, 570f, 571f
lâmina, 564f-567f
pedículo de, 568f, 569f
processo de, 552f-555f, 560f-563f, 566f, 567f
articular, 556f, 557f
superior, 556f, 557f
espinhoso, 560f-563f
transverso, 552f-555f
tubérculo do, 552f, 553f
anterior, 552f, 553f
uncinado, 566f, 567f
tubérculo da, 527f, 570f, 571f
anterior, 527f
posterior, 570f, 571f
C6-C7
articulação de, 558f, 559f
pilar, 558f, 559f
disco intervertebral, 554f-557f, 562f-564f
C7 (Sétima Vértebra Cervical), 524f
arco de, 566f, 567f
posterior, 566f, 567f
corpo vertebral de, 554f-557f, 562f-567f
faceta articular de, 568f-571f
superior, 568f-571f
lâmina de, 560f, 561f
pedículo de, 568f, 569f
pilar articular de, 558f, 559f
processo de, 562f-567f
articular, 564f, 565f
inferior, 564f, 565f
espinhoso, 562f, 563f
uncinado, 566f, 567f
vista anterior, 526f
corpo, 526f
espícula óssea, 526f
dividindo o forame transverso, 526f
faceta articular inferior, 526f
para T1, 526f
forame transverso, 526f
septado, 526f
lamela costal, 526f
processo, 526f
articular superior, 526f
transverso, 526f
uncinado, 526f
superfície articular, 526f
tubérculo, 526f
anterior, 526f
inconspícuo, 526f
posterior, 526f
vista superior, 526f
canal espinal, 526f
corpo, 526f
faceta articular, 526f
superior, 526f
forame transverso, 526f
septado, 526f
lamela costal, 526f
lâmina, 526f
pedículo, 526f
processo articular, 526f
inferior, 526f
superior, 526f
processo, 526f
espinhoso, 526f
transverso, 526f
uncinado, 526f
sulco, 526f
para o nervo espinal, 526f
superfície articular, 526f
do processo uncinado, 526f
tubérculo, 526f
anterior inconspícuo, 526f
C7-T1
facetas de, 566f, 567f
articulação das, 566f, 567f
complexo das, 566f, 567f
Cabeça
condilar, 56f, 57f
mandibular, 56f, 57f
dentro da fossa glenoide, 56f, 57f
da costela, 572f, 573f, 576f, 577f, 582f, 583f
6ª, 582f, 583f
D9, 576f, 577f
do hipocampo, 84f, 85f
crenulações da, 84f, 85f
do martelo, 404f, 405f, 406
do processo condilar, 310f
dor de, 118
drenagem da, 474
linfática, 474
e pescoço, 307-519
cavidade oral, 421-470
axial, 422-437
coronal, 438-453
sagital, 454-470
faringe, 421-470
axial, 422-437
coronal, 438-453
sagital, 454-470
hipofaringe, 471-519
axial, 472-487
coronal, 488-503
sagital, 504-519
infra-hióideo, 471-519
axial, 472-487
coronal, 488-503
sagital, 504-519
laringe, 471-519
axial, 472-487
coronal, 488-503
sagital, 504-519
mandíbula, 381-398
axial, 382-389
coronal, 390-398
músculos da mastigação, 381-398
axial, 382-389
coronal, 390-398
órbitas, 355-380
axial, 356-367
coronal, 368-380
osso temporal, 399-420
axial, 400-411
cóclea, 399-420
coronal, 412-420
orelha média, 399-420
sistema vestibular, 399-420
seios paranasais, 321-354
axial, 322-337
coronal, 338-354
supra-hióideo, 421-470
axial, 422-437
coronal, 438-453
sagital, 454-470
visão geral, 308-320
artérias, 316
base do crânio, 311, 312, 319, 320
crânio, 309, 310, 319, 320
faringe, 314
linfonodos, 317
meninges, 319, 320
músculos da faringe, 315
nariz, 313
seios paranasais, 313
vasos linfáticos, 317
via da recepção sonora, 318
músculo da, 58f, 60, 61f, 74f, 76f, 77f, 92f-97f, 228f, 229f, 386f, 387f, 396f, 397f, 422f-437f, 424, 450f-453f, 460f-467f, 472f-483f, 512f, 513f, 536, 537f-539f, 563f, 566f, 567f
esplênio, 96f, 97f, 426f-437f, 452f-453f, 464f-467f, 472f-483f, 512f, 513f
longo, 58f, 60, 61f, 74f, 76f, 77f, 228f, 229f, 386f, 387f, 396f, 397f, 422f-427f, 424, 430f, 432f-435f, 450f, 451f, 460f-463f, 536, 537f-539f, 563f, 566f, 567f
longuíssimo, 476-483f
oblíquo, 430f-435f, 460f-465f, 567f
inferior, 430f-435f, 460f-465f, 567f
superior, 460f-465f
reto, 428f, 429f
posterior, 92f-95f, 428f-431f, 452f-453f
maior, 92f-95f, 430f, 431f, 452f-453f
menor, 92f-93f
semiespinal, 92f-97f, 426f, 427f, 430f-437f, 452f-453f, 460f-463f, 472f-479f
profunda, 60f, 61f
do músculo temporal, 60f, 61f
Cadeia(s)
de linfonodo, 317f
extensão das, 450
craniocaudal, 450
acessórias espinais, 450
linfonodais jugulares, 450
linfáticas, 510
acessória, 510
espinal, 510
jugular, 510
interna, 510
linfonodal, 474, 488
acessória, 488
espinal, 488
jugular, 474, 488
extensão craniocaudal da, 488
Calcar
avis, 152f, 153f
Calota
espaço da, 117f
diploico, 117f
tábua da, 117f
externa, 117f
Calvária
tábua da, 116f
externa, 116f
interna, 116f

Camada
da fáscia cervical, 314*f*
profunda, 314*f*
superficial, 314*f*
de revestimento, 314*f*
Câmara
anterior, 180f-181*f*, 360f-363*f*
Caminho
do nervo, 200*f*, 201*f*
oculomotor, 200*f*, 201*f*
CN III, 200*f*, 201*f*
troclear, 218f-221*f*
CN IV, 218f-221*f*
Campo
visual, 182, 198
defeitos na metade do, 182
lateral, 182
temporal, 182
direito, 198
déficit de, 198
Canal(is)
alveolar, 232, 334*f*, 335*f*, 390
inferior, 334*f*, 335*f*, 390
na mandíbula, 232
auditivos, 52, 84f-87*f*, 252-256, 260f-263*f*, 384*f*, 385*f*, 400, 400f-405*f*, 408f-411*f*, 414*f*, 415*f*, 466f-469*f*
externo, 84f-87*f*, 384*f*, 385*f*, 400, 408f-411*f*, 414*f*, 415*f*, 466f-469*f*
interno, 52, 84*f*, 85*f*, 252-256, 260f-263*f*, 400f-405*f*, 414*f*, 415*f*
anatomia normal, 52
quadrante anteroinferior do, 254
segmento petroso do, 256
carotídeo, 238*f*, 239, 250*f*, 251*f*, 311*f*, 319*f*, 328*f*, 329*f*, 408*f*, 409*f*
abertura externa, 311*f*
central, 8*f*, 11*f*
da medula espinal, 8*f*, 11*f*
coclear, 254*f*
condilar, 311*f*, 560*f*, 561*f*
de Dorello, 246, 248
do nervo hipoglosso, 58*f*, 311*f*
gordura no, 58*f*
espinal, 274, 525*f*, 526*f*, 529*f*, 530*f*, 542*f*, 584, 586
aspecto lateral do, 586
de C1, 525*f*
de C3, 526*f*
de C7, 526*f*
de L2, 530*f*
de L3, 530*f*
de T6, 529*f*
de T7, 529*f*
de T8, 529*f*
de T9, 529*f*
do atlas, 525*f*
e CSF, 274
hipoglosso, 270, 414*f*, 415*f*
incisivo, 314*f*
infraorbital, 332*f*, 333*f*, 342f-345*f*, 390*f*, 391*f*
labirínticos, 116*f*, 117*f*
mandibular, 116*f*, 117*f*
nervo alveolar no, 116*f*, 117*f*
inferior, 116*f*, 117*f*
nasolacrimal, 358f-361*f*
nervoso, 410
óptico, 309*f*, 348*f*, 349*f*, 376*f*, 377*f*
com nervo óptico, 376*f*, 377*f*
ósseos, 252
para artéria alveolar, 67*f*
inferior, 67*f*
para nervo alveolar, 67*f*
inferior, 67*f*
pterigóideo, 352*f*, 353*f*
semicirculares, 52*f*, 53*f*, 252, 254, 282, 283*f*, 318*f*, 400, 400f-407*f*, 404, 414f-419*f*, 416
anatomia normal, 52
horizontal, 282*f*, 283*f*, 414f-419*f*
aspecto posterior, 418*f*, 419*f*
lateral, 318*f*, 401*f*, 404f-405*f*, 414f-417*f*
proeminência do, 318*f*
líquido no, 282
posterior, 400f-403*f*, 406*f*, 407*f*, 416f-419*f*
superior, 400*f*, 401*f*, 404, 414f-417*f*, 416
tegme do, 416
teto ósseo do, 416
vidiano, 296*f*, 297*f*, 329*f*, 352*f*, 353*f*, 376*f*, 377*f*, 392*f*, 393*f*, 408*f*, 409*f*
nervo vidiano no, 376*f*, 377*f*
Canalículo
mastóideo, 311*f*
timpânico, 311*f*
Canino, 388*f*, 389*f*, 428f-430*f*
Cápsula(s)
da articulação, 527*f*, 528*f*, 532*f*
atlantoaxial, 527*f*, 528*f*
lateral, 527*f*, 528*f*
atlantoccipital, 527*f*, 528*f*
zigapofisárias, 527*f*, 528*f*, 532*f*
aberta parcialmente, 532*f*
C2-C3, 528*f*
C3-C4, 527*f*
externa, 36f-39*f*, 74*f*, 76*f*, 78*f*, 132f-141*f*, 140, 156f-163*f*
extrema, 10*f*, 74f-79*f*, 132f-135*f*, 136, 140*f*, 141*f*, 163*f*
interna, 8*f*, 10*f*, 32, 34f-39*f*, 68f-87*f*, 126, 132f-143*f*, 140, 150*f*, 151*f*, 156f-158*f*, 160f-163*f*, 172*f*, 173*f*, 274*f*, 275*f*, 296f-303*f*
braço da, 34f-39*f*, 132f-135*f*, 141f-143*f*, 150*f*, 151*f*, 158*f*, 160f-163*f*, 274*f*, 275*f*, 296f-303*f*
anterior, 34f-36*f*, 38*f*, 39*f*, 132*f*, 133*f*, 135*f*, 141*f*, 150*f*, 151*f*, 274*f*, 275*f*, 296f-303*f*
posterior, 34f-39*f*, 132f-135*f*, 142*f*, 143*f*, 150*f*, 151*f*, 158*f*, 160f-163*f*, 274*f*, 275*f*
fendas para a, 10*f*
joelho, 10*f*, 38*f*, 39*f*, 132f-135*f*, 150*f*, 151*f*, 156*f*, 157*f*
parte retrolenticular da, 10*f*
ramo, 10*f*, 37*f*, 134*f*, 139*f*, 140*f*, 222*f*, 223*f*
anterior, 10*f*, 37*f*, 134*f*, 139*f*, 140*f*
posterior, 10*f*, 37*f*, 222*f*, 223*f*
Carcinoma
de células escamosas, 232, 390, 474
ao longo da crista alveolar, 232
dos dentes, 232
da mandíbula, 390
hipofaríngeo, 474
primário, 474
nasofaríngeo, 60, 424, 456
disseminação de, 424
maligna, 424
invasão por, 456
do *clivus*, 456
sinal de, 60
Carótida
externa, 75*f*
direita, 75*f*
interna, 75*f*
esquerda, 75*f*
Cartilagem
alar, 313*f*
maior, 313*f*
aritenóidea, 460*f*, 461*f*, 492*f*, 493*f*, 506f-511*f*
articular, 74*f*
da TMJ, 74*f*
fossa glenoide com, 74*f*
auricular, 313*f*
cricóidea, 314*f*, 476f-479*f*, 488f-491*f*, 504f-511*f*
da tuba auditiva, 313*f*
do septo nasal, 313*f*
tireóidea, 314*f*, 315*f*, 454f-461*f*, 474f-479*f*, 480, 488f-493*f*, 504f-511*f*
corno superior da, 315*f*
lâmina da, 315*f*
margem posterior da, 315*f*
Catarata, 360
Cauda
equina, 533*f*, 578*f*, 579*f*, 584f-592*f*, 596f-599*f*
Caudado, 242*f*, 243*f*
Cavernosa, 14*f*
Cavidade
da orelha média, 400, 408
nasal, 176, 328f-335*f*, 338f-343*f*
anterossuperior, 176
mucosa olfatória na, 176
superior, 176
lâmina cribriforme na, 176
forames olfatórios na, 176
oral, 314*f*, 421-469
axial, 422-437
coronal, 438-453
sagital, 454-469
tumores, 452
timpânica, 318*f*
Cavo
de Meckel, 52, 58, 72, 74f-77*f*, 224f-227*f*, 236*f*, 237*f*, 244*f*, 245*f*, 296*f*, 297*f*, 330, 390, 401*f*
anatomia normal, 52, 72
CSF no, 52
banhado em CSF, 244
contendo o gânglio, 74f-76*f*
de Gasser, 74f-76*f*
trigeminal, 75*f*, 77*f*
gânglio trigeminal no, 244
CCF (Fístula Carotídeo-Cavernosa), 364
pós-traumática, 188, 368
Cefaleia, 116
Célula(s)
aéreas, 48f-55*f*, 57f-59*f*, 313*f*, 322, 324*f*, 325*f*, 328, 342, 346*f*, 347*f*, 410, 410*f*, 411*f*, 424, 560*f*, 561*f*
etmoidais, 48f-53*f*, 176*f*, 322, 324*f*, 325*f*, 328, 342, 346*f*, 347*f*
anteriores, 48f-53*f*, 324*f*, 325*f*
osso fino entre a órbita e as, 328
posteriores, 52*f*, 53*f*, 346*f*, 347*f*
mastóideas, 51f-55*f*, 57f-59*f*, 313*f*, 410, 410*f*, 411*f*, 424, 560*f*, 561*f*
aspecto inferior das, 410
líquido nas, 424
escamosas, 232, 390
carcinoma de, 232, 390
ao longo da crista alveolar dos dentes, 232
da mandíbula, 390
etmoidal, 51*f*, 53f-55*f*, 62f-65*f*, 326f-320*f*, 342f-345*f*
anterior, 51*f*, 53f-55*f*, 326f-329*f*, 342*f*, 343*f*
posterior, 53*f*, 326f-329*f*, 342*f*, 343*f*
mastóideas, 51*f*, 56*f*, 84f-87*f*, 116*f*, 117*f*
Centro
semioval, 22f-29*f*, 32, 108f-111*f*, 114*f*, 115*f*, 126, 138f-140*f*, 142f-145*f*
Cerebelo, 4*f*, 11, 44*f*, 45*f*, 98*f*, 100f-104*f*, 128, 290*f*, 291*f*, 422f-425*f*, 452f-453*f*
corpo do, 224*f*, 225*f*
medular, 224*f*, 225*f*
fissura do, 88f-91*f*
horizontal, 88*f*, 89*f*
inter-hemisférica, 88f-91*f*
flóculo do, 54*f*, 55*f*
foice do, 7*f*
lobo do, 144*f*, 145*f*
posterior, 144*f*, 145*f*
nódulo do, 50f-55*f*
núcleo do, 11*f*
dentado, 11*f*
pedúnculo do, 145*f*
posterior, 145*f*
tentório do, 4*f*, 6*f*, 7*f*, 88f-95*f*, 104f-121*f*, 164*f*, 165*f*, 167*f*, 220*f*, 221*f*
meningioma, 108
metástases durais, 108
seio reto no, 4*f*
tonsila do, 11*f*
verme do, 11*f*, 40f-43*f*
cúlmen, 11*f*
declive, 11*f*
folha, 11*f*
língula, 11*f*
lóbulo central, 11*f*
nódulo, 11*f*
pirâmide, 11*f*
túber, 11*f*
úvula, 11*f*
véu do, 11*f*
cúlmen, 11*f*
declive, 11*f*
folha, 11*f*
língula, 11*f*
lóbulo central, 11*f*
nódulo, 11*f*
pirâmide, 11*f*
túber, 11*f*
úvula, 11*f*
Cérebro, 1-305, 368
axial, 16-61
anatomia normal, 16, 24, 32, 34, 38, 42, 44, 52
considerações, 16, 46, 50, 60
diagnósticas, 16, 46, 50
sobre técnica de imagem, 60
foice do, 18f-51*f*
processo patológico, 36, 44, 58
cisternas, 273-294
CN, 175-272
coronal, 62-97
anatomia normal, 62, 72, 74, 76, 78, 82, 90, 94
considerações diagnósticas, 84, 86, 96
foice do, 62f-95*f*, 97*f*
corte do, 4, 8*f*
coronal, 8*f*
vista posterior, 8*f*
sagital, 4
in situ, 4
foice do, 6*f*, 7*f*, 126f-131*f*, 166*f*, 167*f*, 274*f*, 275*f*, 290*f*, 291*f*
cortada, 6*f*
lobo do, 382
temporal, 382
núcleos da base, 125-146

polo do, 5*f*
frontal, 5*f*
occipital, 5*f*
temporal, 5*f*
sagital, 98-123
anatomia normal, 102, 120
considerações, 102, 108, 110, 116, 118, 122
diagnósticas, 102, 108, 110, 116, 118, 122
sobre técnica de imagem, 122
sela túrcica, 295-305
sistema límbico, 147-174
superfície do, 126
tálamo, 125-146
tronco cerebral, 175-272
ventrículos do, 8, 273-294
phantom, 8
vista lateral, 8
vermis do, 278*f*, 279*f*
visão geral, 2-14
anatomia neurovascular, 13, 14
intracraniana, 13, 14
artérias do, 9
vistas inferiores, 9
cerebelo, 11
núcleos, 10, 12
da base, 10
dos nervos cranianos, 12
no tronco cerebral, 12
quarto ventrículo, 11
seios venosos, 6, 7
durais, 6, 7
vistas do, 3-5
laterais, 3
mediais, 4
inferior, 5
Cervical
transversa, 317*f*
Chassaignac
tubérculo de, 527*f*
Chiari
malformação de, 564
Cifose, 504
Cíngulo
córtex do, 66f-89*f*, 78
giro do, 64*f*, 65*f*, 126f-129*f*, 132*f*, 133*f*, 136f-145*f*, 150f-153*f*, 156f-159*f*, 290*f*, 291*f*
anterior, 64*f*
istmo do, 152*f*, 153*f*
substância branca, 102f-105*f*
trato de, 102f-105*f*
sulco do, 104*f*, 105*f*, 136*f*, 137*f*, 139f-143*f*
Círculo
arterial, 9*f*
cerebral, 9*f*
de Willis, 9*f*, 14*f*, 202
Cirurgia
sinusal, 340, 344
endoscópica, 340, 344
funcional, 340
Cisterna(s)
ambiente, 44, 45*f*, 154*f*, 155*f*, 164*f*, 165*f*, 278f-281*f*
avaliação das, 286
cerebelomedular, 284*f*, 285*f*, 288*f*, 289*f*, 292*f*, 293*f*
da base, 44
da lâmina, 40f-45*f*, 44, 92*f*, 93*f*, 152*f*, 153*f*
quadrigêmea, 40f-45*f*, 44, 92*f*, 93*f*, 152, 153*f*
lâmina tectal, 152*f*
da veia cerebral, 276*f*, 277*f*
magna, 276*f*, 277*f*
de Sylvius, 44, 154*f*, 280*f*, 281*f*
do CSF, 273-293
axial, 274-285
anatomia normal, 274, 276, 282, 284
considerações sobre técnica de imagem, 276
processo patológico, 274, 278, 280
coronal, 286-291
considerações diagnósticas, 286
sagital, 292, 293
considerações diagnósticas, 292
do *velum interpositum*, 142*f*, 143*f*, 151*f*
interpeduncular, 42, 43f-45*f*, 44, 84*f*, 85*f*, 98f-101*f*, 142*f*, 143*f*, 154*f*, 155*f*, 160*f*, 161*f*, 202f-205*f*, 278f-281*f*, 292*f*, 293*f*
magna, 60*f*, 61*f*, 88f-95*f*, 94, 98*f*, 100*f*, 101*f*, 270*f*, 271*f*
anatomia normal, 94
pericalosa, 142*f*, 143*f*
perimesencefálica, 154*f*, 160f-163*f*
pré-crural, 44*f*, 45*f*, 155*f*
pré-medular, 226*f*, 227*f*, 242*f*, 243*f*, 246*f*, 247*f*, 256*f*, 257*f*, 264*f*, 265*f*
pré-pontina, 52, 98f-103*f*, 168*f*, 169*f*, 282*f*, 283*f*, 288*f*, 289*f*, 292*f*, 293*f*, 304*f*, 305*f*
anatomia normal, 52
artéria basilar na, 98*f*, 99*f*
quadrigêmea, 154*f*, 155*f*, 164*f*, 165*f*, 168*f*, 169*f*
quadrigeminal, 278f-281*f*, 290f-293*f*, 304*f*, 305*f*
supraquiasmática, 286*f*, 287*f*, 302*f*, 303*f*
suprasselar, 44, 70f-72*f*, 140*f*, 141*f*, 154f-156*f*, 157*f*, 182, 280*f*, 281*f*, 292*f*, 293*f*, 300*f*, 301*f*, 304*f*, 305*f*
sylviana, 155*f*
Cisto(s)
aracnóideos, 94
coloide, 274
obstrução por, 274
do CSF, 274
incidental, 206, 218
na ponte, 206, 218
pineal, 36*f*, 37*f*
Claustro, 10*f*, 36f-39*f*, 74f-83*f*, 110*f*, 111*f*, 132f-141*f*, 156f-163*f*, 222*f*, 223*f*
Clava, 292*f*, 293*f*
Clavícula, 486*f*, 487*f*, 494*f*, 495*f*, 512f-519*f*
Clinoide
anterior, 138*f*, 139*f*
posterior, 154*f*, 155*f*
Clivo
processo patológico, 304
Clivus, 44f-51*f*, 98f-103*f*, 238*f*, 239*f*, 302*f*, 303*f*, 312*f*, 384*f*, 385*f*, 528*f*, 554*f*, 555*f*
anatomia normal, 102
do osso occipital, 250*f*, 251*f*
invasão do, 456
por carcinoma, 456
nasofaríngeo, 456
CN (Nervo Craniano), 175-271
I, 176-179, 186f-189*f*, 192*f*, 194f-197*f*, 344
anatomia normal, 176
axial, 176, 177
considerações, 178
sobre técnica de imagem, 178
coronal, 178, 179
oftálmico, 176-179, 186f-189*f*, 192*f*, 194f-197*f*
olfatórios, 344
tumor nos, 178
centrado, 178
V1, 6*f*
II, 5*f*, 6*f*, 46f-51*f*, 64f-73*f*, 102*f*, 103*f*, 108f-113*f*, 138*f*, 139*f*, 176f-179*f*, 180-199, 208f-211*f*, 278*f*, 279*f*, 324*f*, 325*f*, 362*f*, 363*f*, 368f-375*f*, 378*f*, 379*f*, 382*f*, 383*f*, 390*f*, 391*f*
axial, 180-185
canal óptico com, 376*f*, 377*f*
contralateral, 184
mediais, 184
nasais, 184
coronal, 186-197
cortado, 5*f*
e sistema nervoso, 180
central, 180
entrando no quiasma, 73*f*
esquerdo, 64f-68*f*, 70f-72*f*
entrando no quiasma, 72*f*
parte intracanalicular, 66*f*, 67*f*
glioma dos, 186
III, 6*f*, 12*f*, 138*f*, 139*f*, 154*f*, 155*f*, 200-217, 218f-219*f*, 244*f*, 245*f*, 286*f*, 300f-303*f*, 370, 378*f*, 379*f*
anatomia normal, 208
axial, 200-207
caminho do, 200*f*, 201*f*
coronal, 208-217
ipsolateral, 184
oculomotor, 6*f*, 12*f*, 138*f*, 139*f*, 154*f*, 155*f*, 200-217, 244*f*, 245*f*, 286*f*, 300f-303*f*, 370, 378*f*, 379*f*
paralisia do, 202
segmento do, 202
cisternal, 202
óptico, 5*f*, 6*f*, 46f-51*f*, 64f-73*f*, 102*f*, 103*f*, 108f-113*f*, 138*f*, 139*f*, 176f-179*f*, 180-199, 208f-211*f*, 278*f*, 279*f*, 324*f*, 325*f*, 362*f*, 363*f*, 368f-375*f*, 378*f*, 379*f*, 382*f*, 383*f*, 390*f*, 391*f*
pré-quiasmático, 208f-211*f*, 296*f*, 297*f*, 378*f*, 379*f*
sagital, 198, 199
VIII, 6*f*
IV, 6*f*, 11*f*, 12*f*, 208-213, 218*f*, 219*f*, 222*f*, 223*f*, 244*f*, 245*f*, 300f-303*f*, 370
axial, 218-221
caminho do, 218f-221*f*
CN IV, 6*f*, 11*f*, 12*f*, 208-213, 218*f*, 219*f*, 222*f*, 223*f*, 244*f*, 245*f*, 300f-303*f*, 370
coronal, 222, 223
troclear, 6*f*, 11*f*, 12*f*, 208f-213*f*, 218-223, 244*f*, 245*f*, 300f-303*f*, 370
IX, 6*f*, 12*f*, 238*f*, 239*f*, 264-271, 284*f*, 285*f*, 313*f*, 316*f*
fibras que suprem o, 266
glossofaríngeo, 6*f*, 12*f*, 238*f*, 239*f*, 264-271, 313*f*, 316*f*
axial, 264-271
na *pars* nervosa, 284*f*, 285*f*
V, 12*f*, 84*f*, 85*f*, 224-245, 286*f*, 287*f*, 300f-303*f*, 326*f*, 327*f*, 348*f*, 349*f*, 378*f*, 379*f*, 382
axial, 224-241
coronal, 244, 245
divisão, 228f-233*f*, 240*f*, 241*f*, 244*f*, 245*f*, 300f-303*f*, 326*f*, 327*f*, 348*f*, 349*f*, 378*f*, 379*f*
mandibular, 228f-233*f*
maxilar, 240*f*, 241*f*, 244*f*, 245*f*, 300f-303*f*, 326*f*, 327*f*, 348*f*, 349*f*
forame redondo, 326*f*, 327*f*, 348*f*, 349*f*
V2, 326*f*, 327*f*, 348*f*, 349*f*
oftálmica, 244*f*, 245*f*, 300f-303*f*, 378*f*, 379*f*
V1, 378*f*, 379*f*
e gânglio, 12*f*
entrada da raiz, 226*f*, 227*f*, 236*f*, 237*f*
núcleo do, 12*f*, 234f-239*f*
espinal do, 12*f*, 238*f*, 239*f*
trato espinal e, 12*f*
mesencefálico, 12*f*, 234f-237*f*
motor, 12*f*, 236*f*, 237*f*
sensitivo principal, 12*f*, 236*f*, 237*f*
ramos do, 224, 228, 232, 382, 384, 390
mandibular, 224, 228, 232, 382
maxilar, 224
oftálmico, 224
V3, 384, 390
desnervação do, 384
sagital, 242, 243
segmento cisternal, 84*f*, 85*f*, 222*f*, 223*f*, 224*f*, 225*f*, 242*f*, 243*f*
trigêmeo, 12*f*, 84*f*, 85*f*, 224-245, 286*f*, 287*f*, 300f-303*f*, 326*f*, 327*f*, 348*f*, 349*f*, 378*f*, 379*f*
V1, 138*f*, 139*f*
VI, 6*f*, 208f-213*f*, 246-263, 282*f*, 283*f*, 300f-303*f*, 370
abducente, 6*f*, 208f-213*f*, 246-263, 282*f*, 283*f*, 300f-303*f*, 370
axial, 246-259
sagital, 260-263
segmento cisternal do, 246
trato do, 250*f*, 251*f*
VII, 6*f*, 12*f*, 82*f*, 83*f*, 120*f*, 121*f*, 222*f*, 223*f*, 246-263, 282*f*, 283*f*, 313*f*, 318*f*, 400, 401f-409*f*, 414f-417*f*
axial, 246-259
cortado, 318*f*
direito, 83*f*
e gânglio geniculado, 12*f*
facial, 6*f*, 12*f*, 82*f*, 83*f*, 120*f*, 121*f*, 222*f*, 223*f*, 246-263, 266, 282*f*, 283*f*, 313*f*, 318*f*, 400, 401f-409*f*, 410, 414f-417*f*
fibras que suprem o, 266
lesão do, 120, 402
no forame estilomastóideo, 120*f*, 121*f*
pressão sobre o, 254
sintomas de, 254
sagital, 260-263
segmento do, 120, 402, 402f-409*f*, 414f-417*f*
labiríntico, 402, 402*f*, 403*f*
forma de leque do, 402
mastóideo, 120, 406f-409*f*, 410, 416*f*, 417*f*
timpânico, 404*f*, 405*f*, 414*f*, 415*f*
trato do, 250*f*, 251*f*
VII/VIII, 52*f*, 86*f*, 87*f*
complexo dos, 52*f*
esquerdo, 86*f*, 87*f*
complexo dos, 86*f*, 87*f*
sagital, 242, 243
VIII, 252*f*, 253*f*, 260f-263*f*
axial, 246-259
coclear, 260f-263*f*
inferior, 240*f*, 241*f*, 254f-257*f*, 260f-263*f*
pressão sobre o, 254
sintomas de, 254

provê equilíbrio, 400
ramos do, 254, 260
coclear, 254, 260
vestibular, 254, 260
sagital, 260-263
segmento, 252*f*, 253*f*
cisternal, 252*f*, 253*f*
intracanalicular, 252*f*, 253*f*
superior, 246*f*, 252*f*, 253*f*, 256*f*, 260f-263*f*
vestibular, 240*f*, 241*f*, 246*f*, 252f-257*f*, 260f-263*f*, 318*f*
vestibulococlear, 6*f*, 12*f*, 222*f*, 223*f*, 246-263, 282*f*, 283*f*, 318*f*
X, 6*f*, 12*f*, 238*f*, 239*f*, 264-271, 313*f*, 316*f*
axial, 264-271
fibras que suprem o, 266
núcleo do, 12*f*
dorsal, 12*f*
vago, 6*f*, 12*f*, 238*f*, 239*f*, 264-271, 313*f*, 316*f*
XI, 6*f*, 12*f*, 264-271, 313*f*, 317*f*
acessório, 6*f*, 12*f*, 264-271, 313*f*, 317*f*
axial, 264-271
espinal, 268
XII, 6*f*, 264-271, 313*f*, 316*f*
canal do, 58*f*
gordura no, 58*f*
hipoglosso, 6*f*, 11*f*, 12*f*, 58*f*, 264-271, 313*f*, 316*f*
axial, 264-271
lesão do, 270
núcleo do, 12*f*
trígono do, 11*f*
Coágulo(s), 118
venosos, 116
Coana(s), 311*f*, 315*f*
nasais, 60*f*, 61*f*, 332f-335*f*
posteriores, 60*f*, 332f-335*f*
Cóccix, 524*f*, 531*f*
Cóclea, 53*f*, 240*f*, 241*f*, 282*f*, 283*f*, 288*f*, 289*f*, 400
anatomia normal, 52
direita, 256
volta da, 256
basal, 256
ducto coclear, 318*f*
contendo órgão espiral, 318*f*
de Corti, 318*f*
esquerda, 256, 258, 259*f*
volta da, 256, 258, 259*f*
apical, 256
basal, 258, 259*f*
medial, 256
extremidade da, 404
helicotrema, 318*f*
rampa, 318*f*
do tímpano, 318*f*
do vestíbulo, 318*f*
volta da, 254*f*, 255*f*, 402f-407*f*, 404, 406, 412*f*, 413*f*
apical, 402f-405*f*, 404, 412*f*, 413*f*
basal, 404, 406*f*, 407*f*, 412*f*, 413*f*
média, 254*f*, 255*f*, 402f-405*f*, 404, 413*f*
Colículo
facial, 11*f*, 250*f*, 251*f*, 252
inferior, 4*f*, 11*f*, 42f-45*f*, 90*f*, 91*f*, 98f-103*f*, 155*f*, 166f-169*f*, 202f-205*f*, 234*f*, 235*f*, 278f-281*f*, 292*f*, 293*f*
superior, 4*f*, 5*f*, 11*f*, 12*f*, 40*f*, 41*f*, 90*f*, 91*f*, 98f-103*f*, 144*f*, 145*f*, 152f-154*f*, 168*f*, 169*f*, 200, 292*f*, 293*f*
dos corpos quadrigêmeos, 5*f*
Colo
da costela, 582*f*, 583*f*
7ª, 582*f*, 583*f*
8ª, 582*f*, 583*f*
da mandíbula, 230*f*, 231*f*, 313*f*, 332*f*, 333*f*
Coluna
cervical, 110, 562
lesão da, 562
superior, 110
do fórnice, 4*f*, 10*f*, 38*f*, 39*f*, 42*f*, 43*f*, 85*f*
lombar, 536
intervenção dirigida por imagem, 536
princípios diagnósticos, 536
Coluna Vertebral, 498, 521-605
cervical, 536-571
axial, 536-551
considerações, 536, 538, 544, 548
diagnósticas, 538, 548
sobre técnica de imagem, 536, 544
processo patológico, 536, 540, 546
coronal, 552-561
considerações, 552, 556
diagnósticas, 556
sobre técnica de imagem, 552
sagital, 562-571
anatomia normal, 564, 568
considerações sobre técnica de imagem, 562
lesão da, 536
lombossacral, 584-605
axial, 584-595
anatomia normal, 584
processo patológico, 586
sagital, 596-605
anatomia normal, 596, 600, 604
considerações sobre técnica de imagem, 596
torácica, 572-583
axial, 572-577
anatomia normal, 574, 576
considerações sobre técnica de imagem, 572
sagital, 578-583
anatomia normal, 578, 580
visão geral da, 523-533
ligamentos craniocervicais, 527, 528
externos 527
internos, 528
ligamentos vertebrais, 531, 532
região lombar, 532
região lombossacral, 531
região lombar, 533
corte transversal, 533
vértebras, 529, 530
lombares, 530
torácicas, 529
vértebras cervicais, 525, 526
atlas, 525
áxis, 525
de C1, 525
de C2, 525
de C3, 526
de C4, 526
de C7, 526
Com. P, 13*f*
Comissura
anterior, 4*f*, 11*f*, 38f-41, 98*f*, 99*f*, 133f-135*f*
habenular, 4*f*, 11*f*
posterior, 4*f*, 11*f*
Compartimento(s)
anterior, 53*f*
e posterior, 53*f*
cristalino separando, 53*f*
do olho, 50f-55*f*, 114f-117*f*
anterior, 50f-55*f*, 114f-117*f*
posterior, 50f-55*f*, 114f-117*f*
contendo humor vítreo, 53*f*
Complexo
da articulação, 566f-569*f*
das facetas, 566f-569*f*
C5-C6, 569*f*
C7-T1, 566*f*, 567*f*
da bainha, 186
do nervo óptico, 186
dos nervos, 52*f*, 53*f*, 86*f*, 87*f*
VII/VIII, 52*f*, 53*f*, 86*f*, 87*f*
esquerdo, 86*f*, 87*f*
músculo superior, 62f-65*f*, 196*f*, 197*f*, 390*f*, 391*f*
levantador, 62f-65*f*, 196*f*, 197*f*, 390*f*, 391*f*
da pálpebra, 62f-65*f*, 196*f*, 197*f*, 390*f*, 391*f*
reto, 62f-65*f*, 196*f*, 197*f*, 390*f*, 391*f*
osteomeatal, 342
Concha
bolhosa, 330*f*, 331*f*, 342*f*
inferior, 340f-342*f*, 344f-349*f*
média, 58*f*, 59*f*, 342*f*, 343*f*, 344f-347*f*
nasal, 309*f*, 313*f*, 319*f*
inferior, 309*f*, 313*f*, 319*f*
média, 309*f*
superior, 346*f*, 347*f*
Côndilo, 312*f*
da mandíbula, 118*f*, 316f-319*f*, 378*f*, 379*f*, 386*f*, 387*f*, 396, 410*f*, 411*f*
occipital, 60*f*, 61*f*, 80*f*, 82f-87*f*, 108*f*, 109f311*f*, 319*f*, 536, 537*f*, 556f-559*f*, 568*f*, 569*f*
mandibular, 119f-121*f*
Cone
medular, 578*f*, 579*f*, 596*f*, 597*f*
Confluência
das artérias vertebrais, 82*f*, 83*f*
origem da artéria basilar, 82*f*, 83*f*
dos seios, 6*f*, 7*f*, 96*f*, 97*f*
tórcula de Herófilo, 96*f*, 97*f*
Convexidade(s)
altas, 18*f*, 19*f*
Convulsão, 162
Corda(s)
vocal, 476f-479*f*, 478, 480, 488*f*, 489*f*, 490, 504f-506*f*, 508*f*
desvio da, 476, 478
medial, 476, 478
direita, 490
falsa, 476*f*, 477*f*, 488*f*, 489*f*, 504*f*, 505*f*
obstrução ao nível das, 480
paralisia da, 476, 478, 490, 490
injeção de Teflon em, 476, 490
verdadeira, 478*f*, 479*f*, 488*f*, 489*f*, 504f-506*f*, 508*f*
Córnea, 360f-363*f*
Corneto
inferior, 62f-65*f*, 332f-335*f*, 343*f*, 384*f*, 385*f*
médio, 58f-65*f*, 102f-107*f*, 330*f*, 331*f*
superior, 102f-105*f*, 188*f*, 189*f*
Corno
anterior, 8*f*, 286*f*, 287*f*
do ventrículo lateral, 286*f*, 287*f*
de Amon, 154, 155*f*, 160, 161f-167*f*, 170
arquitetura do, 154
segmentos do, 160
frontal, 8*f*, 32f-39*f*, 66f-83*f*, 130*f*, 131*f*, 148*f*, 149*f*, 274*f*, 275*f*, 296f-303*f*
ventrículo lateral, 8*f*, 32f-39*f*, 66f-83*f*, 130*f*, 131*f*, 148*f*, 149*f*, 274*f*, 275*f*, 296f-303*f*
esquerdo, 8*f*, 72*f*, 74*f*, 76*f*, 78*f*, 81*f*, 82*f*
maior, 315*f*, 462*f*, 463*f*
extremidade do, 315*f*
hioide, 315*f*
osso hioide, 462*f*, 463*f*
occipital, 8*f*, 10*f*
posterior, 10*f*
ventrículo lateral, 8*f*, 10*f*
esquerdo, 8*f*
posterior, 8*f*, 32f-35*f*, 42*f*, 43*f*
do ventrículo lateral, 32f-35*f*, 42*f*, 43*f*
superior, 315*f*
da cartilagem tireóidea, 315*f*
temporal, 8*f*, 44f-47*f*, 46, 79*f*, 80*f*, 85*f*, 108f-117*f*, 154*f*, 155*f*, 166*f*, 167*f*, 206*f*, 207*f*, 278f-281*f*, 288*f*, 289*f*, 362*f*
dilatação dos, 278
do ventrículo, 8*f*, 44f-47*f*, 79*f*, 80*f*, 85*f*, 108f-117*f*, 154*f*, 155*f*, 166*f*, 16, 206*f*, 207*f*, 278f-281*f*, 288*f*, 289*f*, 362*f*
lateral, 8*f*, 44f-47*f*, 79*f*, 80*f*, 85*f*, 108f-117*f*, 154*f*, 155*f*, 166*f*, 167*f*, 278f-281*f*, 288*f*, 289, 362*f*
direito, 79*f*, 80*f*
inferior, 8*f*
Cornu
ammonis, 170
Coroa
radiada, 30f-33*f*, 108*f*, 109*f*, 112*f*, 113*f*, 126, 127*f*, 137f-139*f*, 148*f*, 149*f*, 159*f*
anatomia normal, 32
Coroide, 358f-363*f*
Corpo(s), 4*f*
adiposo, 56*f*, 57*f*, 60*f*
trigeminal, 56*f*, 57*f*, 60*f*
transmitindo V3, 56*f*, 57*f*
amigdaloide, 10*f*
inter-relação do, 10*f*
áxis, 525*f*, 527*f*
caloso, 4*f*, 5*f*, 8*f*, 10*f*, 11*f*, 32f-37*f*, 66f-93*f*, 78, 90, 98f-107*f*, 126f-131*f*, 136f-145*f*, 148f-151*f*, 156f-169*f*, 242*f*, 243*f*, 274*f*, 275*f*, 290f-293f@INDI1 =, 296f-305*f*
anatomia normal, 78
corpo do, 68f-84*f*, 86*f*, 87*f*, 98f-105*f*, 136*f*, 137*f*, 148*f*, 149*f*, 156f-165*f*, 168*f*, 169*f*, 292*f*, 293*f*, 296f-305*f*
do ventrículo lateral, 274*f*, 275*f*
esplênio do, 4*f*, 5*f*, 10*f*, 11*f*, 32f-37*f*, 88f-93*f*, 90, 98f-105*f*, 126f-131*f*, 148f-151*f*, 166f-169*f*, 274*f*, 275*f*, 290*f*, 291*f*, 304*f*, 305*f*
anatomia normal, 90
joelho do, 4*f*, 5*f*, 32f-37*f*, 66*f*, 67*f*, 98f-107*f*, 126f-131*f*, 168*f*, 169*f*, 274*f*, 275*f*, 304*f*, 305*f*
rostro do, 4*f*, 136*f*, 137*f*, 168*f*, 169*f*, 302f-305*f*
sulco do, 4*f*
tronco do, 4*f*
ciliar, 358f-363*f*
da língua, 314*f*
da mandíbula, 309*f*, 310*f*
da vértebra, 531*f*, 533*f*
L1, 531*f*
L2, 533*f*
L5, 531*f*

de C1, 108*f*, 109*f*
atlas, 108*f*, 109*f*
de C2, 74*f*, 76f-85*f*, 525*f*, 527*f*, 542f-545*f*
áxis, 74*f*, 76f-85*f*
inferior, 544*f*, 545*f*
junção com, 542*f*, 543*f*
da base do dente, 542*f*
do odontoide, 543*f*
de T6, 529*f*
de T12, 529*f*
do cerebelo, 224*f*, 225*f*
medular, 224*f*, 225*f*
do esfenoide, 328*f*, 329*f*
do esterno, 578*f*, 579*f*
do fórnice, 8*f*, 11*f*, 80f-84*f*, 86*f*, 87*f*, 148*f*, 149*f*, 160f-163*f*
do hipocampo, 114*f*, 115*f*, 145*f*, 170*f*, 171*f*
do osso esfenoide, 312*f*
do ventrículo lateral, 126f-129*f*, 156f-165*f*, 242*f*, 243*f*, 274*f*, 275*f*, 304*f*, 305*f*
estriado, 108*f*, 109*f*
geniculado, 5*f*, 9*f*, 10*f*, 11*f*, 12*f*
lateral, 5*f*, 9*f*, 10*f*, 11*f*, 12*f*
medial, 5*f*, 9*f*, 10*f*, 11*f*
mamilar, 4*f*, 5*f*, 8*f*, 42, 43*f*, 82*f*, 83*f*, 98f-101*f*, 140*f*, 141*f*, 152*f*, 153*f*, 158*f*, 159*f*, 168*f*, 169*f*, 184*f*, 185*f*, 234*f*, 235*f*, 304*f*, 305*f*, 364*f*, 365*f*
quadrigêmeos, 5*f*
colículo superior dos, 5*f*
vertebral, 452, 456, 496*f*, 497*f*, 504*f*, 505*f*, 526*f*, 530*f*, 533*f*, 532*f*, 548*f*, 549*f*, 554f-557*f*, 562, 562f-567*f*, 570f-575*f*, 578f-583*f*, 586f-603*f*
lombar, 532*f*
medula óssea de, 452
metástases na, 452
metástases em, 456
S1, 562
lombarizado, 562
superfície dos, 532*f*
posterior, 532*f*
vítreo, 358f-363*f*
Corpus
medullare cerebelli, 238*f*, 239*f*, 246f-259*f*, 266f-269*f*
Corte(s)
coronal, 6
através do seio cavernoso, 6
vista posterior, 6
do cérebro, 4, 8*f*, 10*f*
coronal, 8*f*
vista posterior, 8*f*
horizontais, 10*f*
através do, 10*f*
sagital, 4
in situ, 4
sagital, 7*f*
Córtex
do cíngulo, 66f-89*f*
insular, 34f-38*f*, 38, 76f-87*f*, 129*f*, 136*f*, 140
motor, 128
sensitivo, 24
superior, 536*f*, 537*f*
do arco anterior, 536*f*, 537*f*
de C1, 536*f*, 537*f*
Costela
acessória, 562
cabeça da, 572*f*, 573*f*, 576*f*, 577*f*
6ª, 582*f*, 583*f*
D9, 576*f*, 577*f*
colo da, 582*f*, 583*f*
7ª, 582*f*, 583*f*
8ª, 582*f*, 583*f*
tubérculo da, 572*f*, 573*f*
Crânio, 319, 320
aspecto, 309, 310
anterior, 309
lateral, 310
base do, 264, 311, 312, 319, 320, 324, 410, 430
acidentes anatômicos, 312
aspecto externo, 311
centro da, 324
orifícios, 312
ossos, 312
processo patológico, 430
fossa do, 108, 138*f*, 139*f*, 312*f*
anterior, 312*f*
média, 108, 138*f*, 139*f*, 312*f*
soalho da, 108, 138*f*, 139*f*
posterior, 312*f*
ponto de inserção no, 62
anterior, 62
da foice, 62
reformatação 3D do, 319*f*, 320*f*
vista de, 319*f*, 320*f*
do interior, 320*f*
inferolateral, 320*f*
superior, 320*f*
frontal, 319*f*
inferior, 319*f*
lateral, 319*f*
posterior, 320*f*
seccionado, 6
horizontalmente, 6
vista superior, 6
Crenulação(ões)
da cabeça, 84*f*, 85*f*
do hipocampo, 84*f*, 85*f*
Cricotireotomia
de emergência, 480
Crista
alveolar, 232
dos dentes, 232
carcinoma ao longo da, 232
de células escamosas, 232
do galo, 62
frontal, 312*f*
galli, 48*f*, 49*f*, 62, 63*f*, 312*f*, 324*f*, 325*f*, 340f-345*f*
anatomia normal, 62
do etmoide, 324*f*, 325*f*, 340f-345*f*
ilíaca, 531*f*
infratemporal, 310*f*
occipital, 311*f*, 312*f*, 319*f*
externa, 311*f*, 319*f*
interna, 312*f*
óssea, 264
espinha jugular, 264
petrosa, 86*f*
do osso temporal, 86*f*
supramastóidea, 310*f*
Cristalino, 51*f*, 53*f*, 114f-117*f*, 176f-181*f*, 182, 360f-363*f*
lens, 50*f*, 52*f*
separando compartimentos, 53*f*
anterior e posterior, 53*f*
Crosta
petrosa, 87*f*
do osso temporal, 87*f*
CSF (Líquido Cefalorraquidiano), 368
aparência normal do, 274
na MR, 274
brilho do, 572
cavo de Meckel banhado em, 244
cisternas do, 273-293
axial, 274-285
anatomia normal, 274, 276, 282, 284
processo patológico, 274, 278, 280
considerações sobre técnica de imagem, 276
coronal, 286-291
considerações diagnósticas, 286
sagital, 292, 293
considerações diagnósticas, 292
drenagem do, 274
em torno do tronco cerebral, 60
fluxo do, 36
obstrução do, 36
no cavo de Meckel, 52
anatomia normal, 52
obstrução do, 274
edema cerebral por, 274
morte por, 274
súbita, 274
ventrículos do, 273-293
axial, 274-285
anatomia normal, 274, 276, 282, 284
considerações sobre técnica de imagem, 276
processo patológico, 274, 278, 280
coronal, 286-291
considerações diagnósticas, 286
sagital, 292-293
considerações diagnósticas, 292
Cúlmen, 292*f*, 293*f*
verme do cerebelo, 11*f*
Cúneo, 4*f*
ápice do, 5*f*
Curvatura
cervical, 524*f*
atlas, 524*f*
áxis, 524*f*
C1, 524*f*
C2, 524*f*
torácica, 524*f*
T1, 524*f*
T12, 524*f*
lombar, 524*f*
L1, 524*f*
L5, 524*f*
sacral, 524*f*
cóccix, 524*f*
S1-S5, 524*f*

D

D1
corpo vertebral de, 570*f*, 571*f*, 578f-581*f*
lâmina de, 579*f*
pedículo, 581*f*
processo de, 579*f*
espinhoso, 579*f*
D2
lâmina de, 578*f*, 579*f*
pedículo, 580*f*, 581*f*
processo de, 578*f*, 579*f*, 582*f*, 583*f*
espinhoso, 578*f*, 579*f*
transverso, 582*f*, 583*f*
D2-D3
disco intervertebral, 578f-581*f*
facetas, 580*f*, 581*f*
articulação das, 580*f*, 581*f*
D3
corpo vertebral de, 578f-581*f*
forame intervertebral, 580*f*, 581*f*
processo de, 580f-583*f*
articular, 580*f*, 581*f*
superior, 580*f*, 581*f*
transverso, 582*f*, 583*f*
D4
corpo vertebral de, 580*f*, 581*f*
lâmina de, 578*f*, 579*f*
processo de, 578*f*, 579*f*, 582*f*, 583*f*
espinhoso, 578*f*, 579*f*
transverso, 582*f*, 583*f*
D4-D5
disco intervertebral, 578f-581*f*
D5
corpo vertebral de, 578f-580*f*
pedículo, 580*f*, 581*f*
processo de, 582*f*, 583*f*
transverso, 582*f*, 583*f*
D5-D6
disco intervertebral, 580*f*, 581*f*
D6
corpo vertebral de, 580*f*, 581*f*
lâmina de, 578*f*, 579*f*
processo de, 578f-583*f*
articular, 580*f*, 581*f*
inferior, 580*f*, 581*f*
superior, 580*f*, 581*f*
espinhoso, 578*f*, 579*f*
transverso, 582*f*, 583*f*
D6-D7
disco intervertebral, 578f-580*f*
D7
corpo vertebral de, 578f-580*f*
forame intervertebral, 580*f*, 582*f*, 583*f*
lâmina de, 578*f*, 579*f*
pedículo, 580*f*, 581*f*
processo de, 574*f*, 575*f*, 578*f*, 579*f*
espinhoso, 574*f*, 575*f*, 578*f*, 579*f*
D7-D8
corpo vertebral de, 578*f*
disco intervertebral, 578f-580*f*
facetas, 580*f*, 581*f*
articulação das, 580*f*, 581*f*
D8
corpo vertebral de, 574*f*, 575*f*, 580*f*, 581*f*
forame intervertebral, 582*f*, 583*f*
lâmina de, 574f-577*f*
nervo espinal, 574f-577*f*
raiz do, 574f-577*f*
pedículo de, 572*f*, 573*f*, 580*f*, 581*f*
processo de, 572*f*, 573*f*, 576*f*, 577*f*, 580*f*, 581*f*
articular, 576*f*, 577*f*, 580*f*, 581*f*
inferior, 576*f*, 577*f*, 580*f*, 581*f*
transverso, 572*f*, 573*f*
D8-D9
anel fibroso, 576*f*, 577*f*
disco intervertebral, 579*f*
facetas, 576*f*, 577*f*
articulação das, 576*f*, 577*f*
núcleo pulposo, 576*f*, 577*f*
D9
cabeça da costela, 576*f*, 577*f*
corpo vertebral de, 578f-580*f*, 582*f*
forame intervertebral, 580*f*, 581*f*
lâmina de, 579*f*
pedículo, 580*f*, 581*f*
processo, 576*f*, 577*f*, 582*f*, 583*f*
articular, 576*f*, 577*f*
superior, 576*f*, 577*f*
transverso, 582*f*, 583*f*
D9-D10
disco intervertebral, 578f-582*f*
facetas, 582*f*, 583*f*
articulação das, 582*f*, 583*f*

D10
  corpo vertebral de, 578f-580f, 582f, 583f
  forame intervertebral, 583f
  lâmina de, 578f
  pedículo, 580f, 581f
  processo de, 578f, 580f-583f
    articular, 580f-583f
      inferior, 580f-583f
    espinhoso, 578f
D10-D11
  disco intervertebral, 578f-582f
D11
  corpo vertebral de, 578f, 580f-583f
  forame intervertebral, 583f
  lâmina de, 578f, 579f
  pedículo, 582f, 583f
  processo de, 579f, 582f, 583f
    articular, 582f, 583f
      superior, 582f, 583f
    espinhoso, 579f
D11-D12
  disco intervertebral, 578f-582f
  facetas, 580f, 581f
    articulação das, 580f, 581f
D12
  corpo vertebral de, 578f-583f
  lâmina de, 578f, 579f
  processo de, 578f-581f
    articular, 580f, 581f
      inferior, 580f, 581f
      superior, 580f-583f
    espinhoso, 578f, 579f
D12-L1
  disco intervertebral, 578f-582f
Declive, 292f, 293f
  anterior, 356f, 357f
    da fossa média, 356f, 357f
      do crânio, 356f, 357f
  verme do cerebelo, 11f
Decussação
  das pirâmides, 11f
  lemnisco medial, 284f, 285f
Defeito
  de enchimento, 116
    dos seios venosos, 116
      durais, 116
Deiscência
  do canal semicircular, 416
Dente(s), 450f, 451f, 528f
  áxis, 525f
  de atlas, 538
  de C1, 538
  de C2, 78f-85f, 98-104f, 428f, 429f, 525f
  do áxis, 78f-85f, 98-104f, 314f
    ligamento do, 314f
      apical, 314f
      vértebra C2, 314f
    processo odontoide do, 84f
      frouxidão do, 84f
  do siso, 388f, 389f
  faceta articular do, 528f
    posterior, 528f
      ligamento transverso do atlas, 528f
  maxilares, 98f, 100f, 102f, 104f-109f
    raízes dos, 108
      alveolares, 108
  molares, 442
  processo odontoide, 304f, 305f
    C2, 304f, 305f
  visualização dos, 428
Desnervação
  do ramo, 384
    do nervo trigêmeo, 384
    V3, 384
Desvio
  da língua, 270
  medial, 476
    da corda vocal, 476
Diafragma
  pilares do, 533f
Dilatação
  dos cornos, 278
    temporais, 278
  ex-vácuo, 46
    dos ventrículos, 46
Diplopia
  com paralisia, 370
    unilateral, 370
      do CN III, 370
Disco
  articular, 396
  intervertebrais, 527f, 530f-532f, 546f, 547f, 550f, 551f, 554f-557f, 562f-565f, 578f-581f, 596f-601f
    anel fibroso, 530f
    normais, 596
      sadios, 596
    núcleo pulposo, 530f
Dissecção
  de artéria, 548
    vertebral, 548
  hematoma por, 536
    na parede, 536
      da artéria vertebral, 536
Disseminação
  da malignidade, 430
    a partir da base do crânio, 430
      para o recesso pericárdico, 430
  maligna, 424
    de carcinoma, 424
      nasofaríngeo, 424
Divisão
  do CN V, 330
    nervo maxilar, 330
      V2, 330
  mandibular, 228f-233f
    nervo trigêmeo, 228f-233f
      CN V, 228f-233f
      do nervo alveolar inferior, 228f, 229f
      no forame oval, 230f, 231f
    V3, 228f-233f
  maxilar, 208f-213f, 240f, 241f, 244f, 245f, 300f-303f, 326f, 327f, 348f, 349f
    nervo trigêmeo, 208f, 209f, 210f-213f, 240f, 241f, 244f, 245f, 300f-303f, 348f, 349f
      através do forame redondo, 240f, 241f
      CN V, 210f, 211f, 300f-303f, 326f, 327f, 348f, 349f
      forame redondo, 326f, 327f, 348f, 349f
    V2, 210f-213f, 240f, 241f, 244f, 245f, 300f-303f, 326f, 327f, 348f, 349f
    V2H, 208f, 209f
  oftálmica, 138f, 139f, 208f-213f, 244f, 245f, 300f-303f, 378f, 379f
    do nervo trigêmeo, 138f, 139f, 208f-213f, 244f, 245f, 300f-303f, 378f, 379f
      CN V, 208f-213f, 244f, 245f, 300f-303f, 378f, 379f
    V1, 138f, 139f, 208f-213f, 244f, 245f, 300f-303f, 378f, 379f
Doença
  degenerativa, 584
    lombar, 584
  florida, 498
  maligna, 317f
    nas vísceras, 317f
  microangiopática, 46
    crônica, 46
  periodontal, 108
Dor
  de cabeça, 118
Dorello
  canal de, 246, 248
Dorso
  da língua, 392f, 393f
  da sela, 202f-207f, 312f
  músculo do, 533f
    latíssimo, 533f
  região lombar do, 533
    corte transversal, 533
Drenagem
  do CSF, 274
Ducto(s)
  de Stensen, 428f-431f
  nasolacrimal, 330f-333f, 366
    abrindo-se para o meato inferior, 332f, 333f
  parotídeo, 316f, 388f, 389f
    cortado, 316f
  semicirculares, 318f
  torácico, 317f
Duodeno
  parte do, 533f
    2ª, 533f
    descendente, 533f
Dura-máter, 62f, 64f, 66f, 68f, 70f, 72f, 74f, 76f, 78f, 80f, 82f, 84f, 86f, 88f, 90f, 92f, 94f, 104f, 106f, 108f, 110f, 112f, 114f, 116f-119f, 368
  espinal, 533f
  margem da, 564f, 565f
    dorsal, 564f, 565f

E

Edema
  cerebral, 274
    por obstrução, 274
      do CSF, 274
  nos tecidos moles, 538, 562
    pré-vertebral, 562
Edinger-Westphal
  núcleo de, 12f, 200
EEG (Eletroencefalograma), 162
Eixo
  da faceta, 531f
    diferença no, 531f
Eminência
  arqueada, 312f, 318f
  medial, 11f
  piramidal, 406f, 407f
Encefalopatia
  de Wernicke, 42
Enchimento
  defeito de, 116
    dos seios venosos, 116
      durais, 116
Endolinfa, 282
  líquido da, 52
    na cóclea, 52
    nos canais, 52
      auditivos internos, 52
      semicirculares, 52
Entrada
  da laringe, 314f
    ádito, 314f
Epêndima, 8f
Epiglote, 314f, 315f, 448f, 449f, 454f-459f, 504f, 505f, 548f-551f
  delgadeza da, 458
  espessamento da, 458
    por infecção viral, 458
  obstrução da, 458
  radiografia da, 458
    lateral, 458
      sinal de impressão digital na, 458
Epiglotite, 458
Epilepsia
  do lobo temporal, 162
Epitímpano, 402f-405f, 412f-415f
Escápula
  músculo da, 432f-437f, 472f-481f, 498f-503f, 514f-517f
    levantador, 432f-437f, 472f-481f, 498f-503f, 514f-517f
Esclera, 358f-363f
Esclerose
  temporal, 162
    mesial, 162
Escoliose, 510
Escudo, 414f, 415f
Esfenoide, 309f, 310f, 319f, 384f, 385f
  asa, 309f, 319f, 324f-329f, 346f-353f, 382f, 383f
    maior, 309f, 324f-329f, 346f-353f, 382f, 383f
    menor, 309f, 319f
  corpo do, 328f, 329f
  processo do, 330f, 331f, 348f, 349f
    clinoide, 348f, 349f
      anterior, 348f, 349f
    pterigoide, 330f, 331f, 348f, 349f
Esôfago, 314f, 572f, 574f, 576f
  cervical, 480f-487f, 494f, 495f, 504f, 505f
  músculo do, 315f
    circular, 315f
    longitudinal, 315f
Espaço(s)
  de Prussak, 404f-407f, 414f, 415f
  diploico, 62f, 64f, 66f, 68f, 70f, 72f, 74f, 76f, 78f, 80f, 82f, 84f, 86f, 88f, 90f, 92f, 94f, 96f, 98f, 100f, 102f, 104f, 106f, 108f, 110f, 112f, 114f, 116f-118f, 120f, 122f
    da calota, 117f
  epidural, 28f, 29f
  membranoso, 480
  parafaríngeo, 388f, 389f, 394f, 395f
  paraglótico, 488f-491
  pré-dental, 538
    alargamento do, 538
  pré-epiglótico, 454f, 455f, 458f, 459f, 506f-509f
  retrofaríngeo, 314f
  subaracnóideo, 62f, 64f, 65f, 274
    CSF no, 274
  subcutâneos, 480
    na linha mediana, 480
  sublingual, 432f, 434f, 435f
    com glândula sublingual, 432f, 434f, 435f
      não encapsulada, 432f, 434f, 435f
  supraesternal, 314f
    de Burns, 314f
Espessamento
  epiglótico, 458
Espícula
  óssea, 526f
    em C7, 526f
      dividindo o forame transverso, 526f
Espinha
  bífida, 596
  caroticojugular, 116f, 117f

do áxis, 452f-453f
C2, 452f-453f
do ísquio, 531f
ilíaca, 531f
posteroinferior, 531f
posterossuperior, 531f
jugular, 264
músculo da, 533f, 584f-595f
eretor, 533f, 584f-595f
nasal, 309f-311f, 319f
anterior, 309f, 310f, 319f
posterior, 311f
Esplênio
do corpo caloso, 4f, 5f, 10f, 11f, 32f-37f, 88f-93f, 90, 98f-105f, 126f-131f, 148f-151f, 166f-169f, 274f, 275f, 290f, 291f, 304f, 305f
anatomia normal, 90
Estenose(s), 82
de forames, 510
cervicais, 510
avaliação de, 510
Esterno
corpo do, 578f, 579f
manúbrio do, 314f, 578f, 579f, 582f, 583f
Esternotomia
mediana, 486
Esteroide
injeção de, 594
na doença degenerativa, 584
lombar, 584
Estesioneuroblastoma, 178
Estimulação
parassimpática, 266
para a glândula parótida, 266
Estreitamento
do recesso, 586
lateral, 586
Estria(s)
medular, 4f, 11f
do tálamo, 4f
terminal, 8f
Estribo, 406f, 407f, 414f, 415f
base do, 318f, 400, 406
na janela oval, 318f
vestibular, 318f
ramos do, 318f
Estudo
espinal, 536
por imagem, 536
Etmoide, 309f, 342f, 343f
concha nasal, 309f
inferior, 309f
média, 309f
crista do, 324f, 325f, 340f-345f
galli, 324f, 325f, 328f, 329f, 340f-345f
lâmina do, 309f, 328f-331f, 338f-341f, 344f-347f
orbital, 309f
papirácea, 340f, 341f
perpendicular, 309f, 330f, 331f, 338f-341f, 344f-347f
Eustáquio
tuba de, 60f, 311f, 314f, 315f, 318f, 332f, 333f
abertura da, 332f, 333f
faringotimpânica, 311f, 314f, 315f, 318f
abertura faríngea da, 314f
parte cartilaginosa da, 315f
Exame
oftalmoscópico, 180
do olho, 180
Expansão
do nervo óptico, 186
versus massa, 186
comprimindo o nervo óptico, 186
Explosão
solar, 126
Extremidade
do odontoide, 538f, 539f
do processo espinhoso, 506
C7, 506
palpação da, 506

F

Face
articular, 532f
inferior, 532f
inervação para, 400
motora, 400
intervertebral, 578f, 579f
inferior, 578f, 579f
superior, 578f
linha mediana da, 388
músculos da, 252
Faceta(s)
articulações das, 466, 546f, 547f, 550f, 551f, 566f-569f, 576f, 577f, 580f-587f, 592f-595f, 600f-603f
C2-C3, 546f, 547f, 566f, 567f
C3-C4, 550f, 551f
C4-C5, 568f, 569f
C5-C6, 569f
complexo da, 569f
C7-T1, 566f, 567f
complexo da, 566f, 567f
D2-D3, 580f, 581f
D7-D8, 580f, 581f
D8-D9, 576f, 577f
D9-D10, 582f, 583f
D11-D12, 580f, 581f
L4-L5, 584f-587f, 600f, 601f
L5-S1, 592f-595f, 602f, 603f
articular, 525f, 526f, 528f-530f, 540f, 541f, 566f-571f
de C3, 526f
inferior, 526f
de C4, 526f
inferior, 526f
superior, 526f
de C7, 526f
inferior, 526f
para T1, 526f
superior, 526f
de L5, 530f
para o sacro, 530f
de T6, 529f
superior, 529f
de T7, 529f
superior, 529f
de T12, 529f
inferior, 529f
superior, 529f
do atlas, 525f
para o dente, 525f
do áxis, 525f
anterior, 525f
inferior, 525f
para C3, 525f
para o atlas, 525f
posterior, 525f
superior, 525f
do dente, 528f
posterior, 528f
para o ligamento transverso do atlas, 528f
inferior, 566f-571f
de C2, 566f-569f
de C3, 566f-569f
de C4, 568f, 569f
de C6, 570f, 571f
superior, 540f, 541f, 566f-571f
de C1, 540f, 541f
de C3, 566f-569f
de C4, 568f, 569f
de C7, 568f-571f
costal, 572f, 573f, 529f
de T6, 529f
inferior, 529f
superior, 529f
transversa, 529f
de T12, 529f
de T8, 572f, 573f
superior, 572f, 573f
eixo da, 531f
diferença no, 531f
Facetotropismo
no lado direito, 531f
Faringe, 421-469
axial, 422-437
coronal, 438-453
corte mediano, 314
músculos da, 314f-316f, 388f, 389f, 396f, 397f
constritores, 314f-316f, 388f, 389f, 396f, 397f
inferior, 315f
borda cortada, 315f
médio, 315f
superior, 315f, 316f, 388f, 389f, 396f, 397f
vista posterior, 315
parcialmente aberta, 315
rafe da, 314f, 315f
sagital, 454-469
tonsila da, 314f
tumores, 452
Fáscia
bucofaríngea, 314f
cervical, 314f
profunda, 314f
camada da, 314f
de revestimento, 314f
superficial, 314f
externa, 392
da fossa temporal, 392
extraperitoneal, 533f
subserosa, 533f
tecido areolar, 533f
faringobasilar, 315f
pré-traqueal, 314f
pré-vertebral, 314f
e ligamento longitudinal, 314f
anterior, 314f
psoas, 533f
maior, 533f
quadrado, 533f
do lombo, 533f
renal, 533f
camadas, 533f
anterior, 533f
posterior, 533f
toracolombar, 533f
camada, 533f
anterior, 533f
média, 533f
posterior, 533f
transversal, 533f
Fascículo
arqueado, 118f-121f
cuneiforme, 11f
grácil, 11f
longitudinal, 11f, 220f, 221f, 252f, 253f
medial, 11f, 220f, 221f, 252f, 253f
mamilotalâmico, 4f
uncinado, 138f, 139f
Fast
spin-echo, 52, 60, 472, 572, 596
FDI *(Fédération Dentaire International/International Dental Association)*, 388
Feixe
muscular, 315f
acessório, 315f
da parte petrosa do osso temporal, 315f
Fenda(s)
para a cápsula interna, 10f
FES (Cirurgia Sinusal Endoscópica Funcional), 178
Fibra(s)
motoras, 266
dos nervos, 266
glossofaríngeo, 266
vago, 266
nervosas, 176, 250
pontinhas, 206f, 207f
transversas, 206f, 207f
Fímbria
do hipocampo, 4f, 8f, 10f
Fissula
ante fenestram, 406
lesão na, 406
lítica, 406
Fissura
calcarina, 104f-107f
cerebelopontina, 236f, 237f
ramo superior, 236f, 237f
cerebral, 5f
longitudinal, 5f
corióidea, 160f, 161f, 165f, 170f, 171f
coróidea, 158f, 159f, 162f-164f
de Sylvius, 36f, 37f, 40f-43f, 66f-87f, 89f, 118f-121f, 126f-145f, 156f, 157f, 160f-167f, 276f, 277f, 286f, 287f, 296f-299f, 302f, 303f, 366f, 367f
do cerebelo, 88f-91f
horizontal, 88f, 89f
inter-hemisférica, 88f-91f
horizontal, 260f-263f
inter-hemisférica, 28f-36f, 40f-46f, 44, 136f, 137f, 286f, 287f, 296f, 297f
orbital, 309f, 310f, 319f, 324f-329f
inferior, 309f, 310f, 326f-329f
superior, 309f, 319f, 324f, 325f
orbitária, 248
superior, 248
petrotimpânica, 311f
pré-piramidal, 292f, 293f
primária, 292f, 293f
pterigomaxilar, 310f
Fita
motora, 24
Flóculo, 238f, 239f, 254f, 255f, 266f, 267f, 282f, 283f
do cerebelo, 54f, 55f
Fluxo
liquórico, 292
obstrução ao, 292
por aderência, 292
por massa, 292
Foice
do cerebelo, 7f
do cérebro, 6f, 7f, 18f-51f, 62f-97f, 126f-131f, 166f, 167f, 274f, 275f, 290f, 291f
axial, 18f-51f
coronal, 62f-97f
cortada, 6f

ponto de inserção da, 62
anterior, 62
no crânio, 62
Folha
verme do cerebelo, 11*f*
Folium, 292*f*, 293*f*
Forame(s)
alveolares, 310*f*
C7-T1, 498
cego, 312*f*, 314*f*
cervicais, 510
estenose de, 510
avaliação de, 510
da artéria vertebral, 536
fratura do, 536
de C2, 544*f*, 545*f*
transversário, 544*f*, 545*f*
de Luschka, 8*f*, 238*f*, 239*f*, 258*f*, 259*f*, 284, 285*f*
de Magendie, 8*f*, 11*f*, 270*f*, 271*f*, 284*f*, 285*f*, 292*f*, 293*f*
de Monro, 4*f*, 8*f*, 11*f*, 36, 37*f*, 85*f*, 88f-91*f*, 90, 274
anatomia normal, 90
lesão próxima ao, 274
benigna, 274
plexo coroide passando pelo, 85*f*
esfenopalatino, 310*f*
espinhoso, 319*f*, 384*f*, 385*f*, 408*f*, 409*f*
artéria meníngea no, 384*f*, 385*f*, 408*f*, 409*f*
média, 384*f*, 385*f*, 408*f*, 409*f*
estilomastóideo, 120*f*, 121*f*, 311*f*, 410, 410*f*, 411*f*, 416*f*, 417*f*
CN VII no, 120*f*, 121*f*
nervo facial no, 120*f*, 121*f*
etmoidais, 309*f*
anterior, 309*f*
posterior, 309*f*
interventricular, 4*f*, 8*f*, 11*f*, 36, 37*f*, 88f-91*f*, 90, 529f-532*f*, 556*f*, 557*f*, 574*f*, 575*f*, 580f-583*f*, 600f-603*f*
anatomia normal, 90
de D3, 580*f*, 581*f*
de D7, 580*f*, 582*f*, 583*f*
de D8, 582*f*, 583*f*
de D9, 580*f*, 581*f*
de D10, 583*f*
de D11, 583*f*
de L1, 600*f*, 601*f*
de L2, 600*f*, 601*f*
de L3, 600*f*, 601*f*
de L5, 602*f*, 603*f*
esquerdo, 8*f*
neural, 530*f*
de L2, 530*f*
intraorbital, 309*f*, 310*f*, 319*f*
isquiático, 531*f*
maior, 531*f*
menor, 531*f*
jugular, 6*f*, 7*f*, 264, 268, 311*f*, 408*f*, 409*f*, 414f-417*f*
pars nervosa do, 408*f*, 409*f*
pars vascularis do, 268, 408*f*, 409*f*
compartimento da, 268
lácero, 311*f*, 319*f*
magno, 60*f*, 61*f*, 88f-91*f*, 102, 268, 311*f*,, 319*f*, 424, 450*f*, 451*f*, 536*f*, 537*f*, 564
anatomia normal, 102
mastóideo, 311*f*
mentual, 232, 309*f*, 310*f*, 390
neurais, 510, 546*f*, 547*f*, 568*f*, 569*f*, 574, 584*f*, 585*f*
C2-C3, 546*f*, 547*f*
cervicais, 510
D10-D11, 574
superiores, 510
olfatórios, 176
na lâmina cribriforme, 176
na cavidade nasal superior, 176
óptico, 309*f*
ósseos, 548
para artéria vertebral, 548
oval, 70f-75*f*, 72, 228, 230*f*, 231*f*, 310*f*, 319*f*, 352f-385*f*
anatomia normal, 72
CN V no, 384*f*, 385*f*
V3, 384*f*, 385*f*
nervo trigêmeo, 230*f*, 231*f*
CN V, 230*f*, 231*f*
na divisão mandibular, 230*f*, 231*f*
transmitindo V_3, 72f-75*f*
palatino(s), 311*f*, 319*f*
maior, 311*f*, 319*f*
menores, 311*f*
redondo, 66*f*, 67*f*, 208*f*, 209*f*, 240*f*, 241*f*, 326*f*, 327*f*, 348*f*, 349*f*, 376*f*, 377*f*
nervo trigêmeo, 240*f*, 241*f*, 326*f*, 327*f*, 348*f*, 349*f*
através da divisão maxilar, 240*f*, 241*f*
CN V, 240*f*, 241*f*, 326*f*, 327*f*, 348*f*, 349*f*
divisão maxilar, 326*f*, 327*f*, 348*f*, 349*f*
transmitindo V2, 66*f*, 67*f*
sacrais, 602*f*, 603*f*
anteriores, 603*f*
supraorbital, 309*f*, 310*f*
transverso, 525*f*, 526*f*, 540*f*, 541*f*, 548*f*, 549*f*, 554*f*, 570*f*, 571*f*
de C1, 525*f*, 570*f*, 571*f*
de C3, 526*f*
de C4, 526*f*
de C7, 526*f*
septado, 526*f*
do atlas, 525*f*
zigomaticofacial, 309*f*, 310*f*
Formação
reticular, 220*f*, 221*f*
pontina, 220*f*, 221*f*
Fórnice(s), 34f-37*f*, 98*f*, 99*f*, 126*f*, 127*f*, 138f-141*f*, 150*f*, 151*f*, 156f-159*f*, 167f-169*f*, 190*f*, 191*f*, 214*f*, 215*f*, 274*f*, 275*f*, 288*f*, 296f-301*f*, 304*f*, 305*f*
coluna do, 4*f*, 10*f*, 38*f*, 39*f*, 42*f*, 43*f*, 85*f*
corpo do, 4*f*, 8*f*, 11*f*, 80f-84*f*, 86*f*, 148*f*, 149*f*, 160*f*, 161*f*, 163*f*
pilar do, 4*f*, 10*f*, 144*f*, 145*f*, 164f-166*f*
Fossa
anterior, 319*f*
condilar, 311*f*
de Rosenmüller, 58f-61*f*, 60, 332*f*, 333*f*, 394*f*, 395*f*, 422*f*, 423*f*, 424
do crânio, 312*f*
anterior, 312*f*
média, 312*f*
posterior, 312*f*
do saco lacrimal, 309*f*, 310*f*
glenoide, 56*f*, 57*f*, 70*f*, 72f-79*f*, 396, 410*f*, 411*f*
cabeça dentro da, 56*f*, 57*f*
condilar mandibular, 56*f*, 57*f*
com cartilagem articular, 74*f*, 75*f*
da TMJ, 74*f*, 75*f*
do temporal, 396
hipofisária, 312*f*
incisiva, 311*f*, 319*f*
infratemporal, 310*f*
exposta pela remoção, 310*f*
da mandíbula, 310*f*
do arco zigomático, 310*f*
interpeduncular, 5*f*, 200
substância na, 5*f*
perfurada, 5*f*
jugular, 311*f*, 319*f*
mandibular, 310*f*, 311*f*
média, 138*f*, 139*f*, 319*f*
do crânio, 138*f*, 139*f*
soalho da, 138*f*, 139*f*
posterior, 319*f*
pterigopalatina, 58, 59f-61*f*, 224, 230*f*, 231*f*, 240*f*, 241*f*, 310*f*, 328f-331*f*, 348*f*, 349*f*, 384*f*, 385*f*
gânglio na, 240*f*, 241*f*
de Meckel, 240*f*, 241*f*
temporal, 310*f*
linha temporal, 310*f*
inferior, 310*f*
superior, 310*f*
Fosso
tireoaritenóideo, 478*f*, 479*f*
Fóvea
inferior, 11*f*
superior, 11*f*
Fratura(s)
da lâmina papirácea, 328
de áxis, 538
de C1, 538
de C2, 538
do forame, 536
da artéria vertebral, 536
do osso, 120, 402, 404
temporal, 120, 402, 404
transversas, 404
do processo odontoide, 540
através da base maior, 540
perto da extremidade, 540
no canal carotídeo, 326
ósseas, 326
sutis, 326
Frontal, 338*f*, 339*f*
Frouxidão
do processo odontoide, 84*f*
da C2, 84*f*
Funículo
lateral, 11*f*

G

Galeno, 130f-133*f*
veia de, 4*f*, 6*f*, 7*f*, 11*f*, 90, 92f-95*f*, 98f-102*f*, 290*f*, 291*f*
anatomia normal, 90
e o seio reto, 95*f*
junção da, 94*f*, 95*f*
Galo
crista do, 62
Gânglio
ciliar, 200
da raiz dorsal, 584*f*, 585*f*, 592f-595*f*, 600f-603*f*
de L1, 600*f*, 601*f*
de L2, 600*f*, 601*f*
do nervo, 584*f*, 585*f*, 592f-595*f*, 602*f*, 603*f*
espinal, 584*f*, 585*f*, 592f-595*f*
L4, 584*f*, 585*f*
L5, 592f-595*f*
L5, 602*f*, 603*f*
de Gasser, 6*f*, 58, 74*f*, 76*f*, 224, 330
cavo de Meckel contendo o, 74*f*, 76*f*
trigeminal, 330
de Meckel, 58, 224, 240*f*, 241*f*, 330
na fossa pterigopalatina, 240*f*, 241*f*
pterigopalatino, 330
geniculado, 12*f*, 401*f*, 402, 412*f*, 413*f*
nervo facial e, 12*f*
gordura que rodeia o, 330
perda da, 330
linfático, 478
aumentado, 478
nervo e, 12*f*
trigêmeo, 12*f*
pterigopalatino, 58
trigeminal, 6*f*, 75*f*, 77*f*, 224, 228, 244
cavo de Meckel contendo o, 75*f*, 77*f*
no cavo de Meckel, 244
Garengeot, 170
Gasser
gânglio de, 6*f*, 58, 74*f*, 76*f*, 330
cavo de Meckel contendo o, 74*f*, 76*f*
trigeminal, 330
nervo de, 12*f*
Geniculado
lateral, 40*f*, 41*f*
medial, 40*f*, 41*f*
Giro(s)
ambiente, 156*f*, 157*f*
incisura do *uncus*, 156*f*, 157*f*
angular, 3*f*
curtos, 3*f*
dentado, 4*f*, 8*f*, 154*f*, 155*f*, 160-167*f*
do cíngulo, 4*f*, 64*f*, 65*f*, 126f-129*f*, 132*f*, 133*f*, 136f-145*f*, 150f-153*f*, 156f-159*f*, 290*f*, 291*f*
anterior, 64*f*
istmo do, 4*f*, 5*f*, 152*f*, 153*f*
frontal, 3*f*, 4*f*, 20*f*, 21*f*, 23f-27*f*, 120*f*, 121*f*
inferior, 3*f*, 120*f*, 121*f*
parte opercular, 3*f*
parte orbital, 3*f*
parte triangular, 3*f*
medial, 4*f*
médio, 3*f*
superior, 3*f*, 20*f*, 21*f*, 23f-27*f*
fusiforme, 170*f*, 171*f*
lingual, 4*f*
longo, 3*f*
occipitotemporal, 4*f*, 260f-263*f*
lateral, 4*f*, 5*f*
medial, 4*f*, 5*f*, 260f-263*f*
orbitais, 5*f*
paracentral, 21*f*
para hipocampal, 4*f*, 5*f*, 8*f*, 84f-87*f*, 142*f*, 143*f*, 152f-155*f*, 160f-167*f*, 172*f*, 173*f*, 288*f*, 289*f*
pós-central, 3*f*, 20f-25*f*, 112*f*, 114f-117*f*
pré-central, 3*f*, 20f-25*f*, 112*f*, 114f-117*f*
sinal denotando o, 22f-25*f*
ômega, 22f-25*f*
reto, 5*f*, 44f-47*f*
subcaloso, 4*f*
supramarginal, 3*f*
temporal, 3*f*, 120f-123*f*
inferior, 3*f*, 5*f*, 120f-123*f*
médio, 3*f*, 120f-123*f*
superior, 3*f*, 120f-123*f*
Glabela, 309*f*, 310*f*, 319*f*
Glândula
lacrimal, 46f-51*f*, 62*f*, 63*f*, 120*f*, 121*f*, 360f-367*f*
palatinas, 314*f*
parótida, 58f-61*f*, 60, 70f-85*f*, 120f-123*f*, 313*f*, 318*f*, 384f-389*f*, 396*f*, 397*f*, 424*f*, 426f-433*f*, 450*f*, 451*f*, 466f-469*f*, 474

lobo, 60*f*, 61*f*
profundo, 60*f*, 61*f*
superficial, 60*f*, 61*f*
superior, 384*f*, 385*f*
pineal, 4*f*, 10*f*, 11f 38*f*, 39*f*, 89*f*, 100*f*, 101*f*, 122, 134*f*, 135*f*, 144*f*, 145*f*, 164*f*, 165*f*, 168*f*, 169*f*, 276*f*, 277*f*, 292*f*, 293*f*
avaliação da, 122
p.v., 89*f*
sublingual, 232*f*, 233*f*, 432*f*, 434*f*, 435*f*, 462*f*, 463*f*
não encapsulada, 432*f*, 434*f*, 435*f*
espaço sublingual com, 432*f*, 434*f*, 435*f*
submandibular, 316*f*, 392f-397*f*, 432f-437*f*, 444f-449*f*, 462*f*, 463*f*, 472*f*, 473*f*, 474, 488f-495*f*
tireoide, 314*f*, 474, 480f-483*f*, 490f-493*f*, 510*f*, 511*f*
istmo da, 482*f*, 483*f*
Glioma
dos nervos, 186
ópticos, 186
Globo, 62*f*, 63*f*
ocular, 46f-49*f*, 108f-113*f*, 118*f*, 119*f*, 176*f*, 177*f*, 180*f*, 181*f*, 364*f*
topo do, 364*f*
pálido, 8*f*, 10*f*, 38*f*, 39*f*, 76f-83*f*, 108*f*, 109*f*, 128, 128f-135*f*, 140*f*, 141*f*, 150*f*, 151*f*, 156f-159*f*, 170f-173*f*, 190*f*, 191*f*, 274*f*, 300f-303*f*
núcleo lentiforme, 8*f*, 10*f*
medial ao putâmen, 10*f*
Gordura, 472
epidural, 584, 587*f*, 596*f*, 597*f*
posterior, 584
triângulo da, 584
hidrocarboneto da, 144
no canal, 58*f*
do nervo hipoglosso, 58*f*
orbital, 358*f*, 359*f*
retrobulbar, 358*f*, 359*f*
parafaríngea, 430, 538*f*, 537*f*
infecção na, 430
malignidade na, 430
pararrenal, 533*f*
perda da, 330
que rodeia, 330
o gânglio, 330
o nervo, 330
perirrenal, 533*f*
saturação da, 368
subcutânea, 62*f*, 64*f*, 66*f*, 68*f*, 70*f*, 72*f*, 74*f*, 76*f*, 78*f*, 80*f*, 82*f*, 84*f*, 86*f*, 88*f*, 90*f*, 92*f*, 94*f*, 96*f*, 98*f*, 100, 102*f*, 104*f*, 106*f*, 108*f*, 110*f*, 112*f*, 114*f*, 116*f*, 118*f*, 120*f*, 122*f*, 276, 368
Granulação(ões)
aracnóidea, 96, 116, 284
Grupo
cervical, 317*f*
profundo, 317*f*
inferior, 317*f*
supraclavicular, 317*f*
de linfonodos, 317*f*

H

Habênula, 10*f*, 38, 39*f*
Haemophilus influenzae
tipo B, 458
vacina de, 458
Hâmulo
pterigóideo, 310*f*
da lâmina medial, 310*f*
do processo pterigoide, 310*f*
Hematoma
na parede, 536
da artéria vertebral, 536
por dissecção, 536
Hemianopsia
bitemporal, 74, 182
contralateral, 184
esquerda, 184
Hemiparesia
contralateral, 250
Hemisfério
cerebelar, 46f-59*f*, 88f-95*f*
direito, 46f-59*f*, 88f-95*f*
inferior, 54f-56*f*
superior, 49*f*
esquerdo, 46f-54*f*, 56f-59*f*
inferior, 54*f*, 56*f*, 57*f*
cerebral, 4, 78
superfície medial do, 4, 78
tronco cerebral excisado, 4
Hemorragia
aguda, 298, 304
considerações diagnósticas, 298
metemoglobina, 298
processo patológico, 304
ao longo da dura, 538
subaracnóidea, 44, 280
Hérnia
discal, 586
lateral, 586
de L4-L5, 586
na região lombar, 586
Herófilo
tórcula de, 96f-98*f*, 100f-103*f*
Heubner
artéria de, 9*f*
recorrente, 9*f*
Hidrocarboneto
da gordura, 144
Hidrocefalia
sinal de, 278
verdadeira, 46
Hioide, 314*f*, 436*f*, 437*f*, 458*f*, 459*f*
extremidade do corno maior, 315*f*
Hipertensão
intracraniana, 180
benigna, 180
idiopática, 180
Hipertrofia
do ligamento, 586
amarelo, 586
Hipocampo(s), 40*f*, 41*f*, 86*f*, 87*f*, 140f-143*f*, 150, 158*f*, 159*f*, 172*f*, 173*f*
anatomia normal, 160
arquitetura do, 154
cabeça, 80f-85*f*
crenulações da, 84*f*, 85*f*
corpo do, 114*f*, 115*f*, 145*f*, 170*f*, 171*f*
fímbria do, 4*f*, 8*f*, 10*f*
processo patológico, 162
Hipofaringe, 428, 456*f*, 457*f*, 471-519
parede da, 472*f*, 473*f*
posterior, 472*f*, 473*f*
pós-cartilagem, 476f-479*f*
cricóidea, 476f-479*f*
superfície da, 474
mucosas, 474
assimetria nas, 474
Hipófise, 4*f*, 46f-49*f*, 76*f*, 140*f*, 141*f*, 182, 202f-207*f*, 210f-213*f*, 218f-221*f*, 244*f*, 245*f*, 286*f*, 287*f*, 292*f*, 293*f*, 298f-303*f*, 454f-457*f*
anatomia normal, 74
anterior, 168*f*, 169*f*, 304*f*, 305*f*
avaliação da, 122, 286
considerações diagnósticas, 298
mancha posterior da, 98*f*, 99*f*
brilhante, 98*f*, 99*f*
na sela túrcica, 70f-75*f*, 98f-102*f*
posterior, 168*f*, 169*f*, 304*f*, 305*f*
sem o parêntese, 5*f*, 6*f*
Hipotálamo, 8*f*, 42*f*, 43*f*, 76f-87*f*, 140*f*, 141*f*, 150, 152*f*, 153*f*, 156*f*, 157*f*, 168*f*, 169*f*
Hipotímpano, 412f-415*f*
HU (Unidade Hounsfield), 584
Humor
vítreo, 52, 53*f*, 180*f*, 181*f*
anatomia normal, 52
compartimento contendo, 53*f*
posterior do olho, 53*f*

I

IAC (Conduto Auditivo Interno), 400
Ilha
de Reil, 3*f*, 10*f*
Ilíaco
asa do, 586*f*, 588*f*, 590*f*, 592f-595*f*
Ílio
articulação com o, 531*f*
da superfície auricular, 531*f*
do sacro, 531*f*
Impressão
trigeminal, 312*f*
Incisivo
lateral, 388*f*, 389*f*, 428f-430*f*
medial, 388*f*, 389*f*, 428f-430*f*
Incisura
do *uncus*, 156*f*, 157*f*
giro ambiente, 156*f*, 157*f*
mandibular, 310*f*
mastóidea, 311*f*
para o músculo digástrico, 311*f*
pré-occipital, 3*f*
supraesternal, 486
supraorbital, 309*f*, 310*f*
forame, 309*f*, 310*f*
vertebral, 529*f*, 530*f*
de L2, 530*f*
inferior, 530*f*
de L3, 530*f*
superior, 530*f*
de T6, 529*f*
inferior, 529*f*
superior, 529*f*
Inervação
motora, 400
para a face, 400
Infarto(s)
cerebral, 198
posterior, 198
da ponte, 250
dorsal, 250
ventral, 250
no território, 140
da artéria cerebral, 140
média, 140
venoso, 118
hemorrágico, 118
Infecção
na gordura, 430
parafaríngea, 430
Infiltração
perineural, 330
por malignidade, 330
Infundíbulo, 44f-47*f*, 74*f*, 75*f*, 100*f*, 101*f*, 154*f*, 155*f*, 176*f*, 177*f*, 200f-205*f*, 286*f*, 287*f*, 292*f*, 293*f*, 300 301f-305*f*, 362*f*, 363*f*
anatomia normal, 74
avaliação do, 286
Ínio, 310*f*
Injeção
de esteroide, 594
na doença degenerativa, 584
lombar, 584
de medicação anestésica, 584
em pacientes grávidas, 584
Inserção
cricóidea, 315*f*
do músculo longitudinal, 315*f*
do esôfago, 315*f*
Ínsula, 10*f*, 128f-143*f*, 151*f*, 156f-159*f*
giros, 3*f*
curtos, 3*f*
longo, 3*f*
límen, 3*f*
lobo da, 296f-302*f*
opérculo cobrindo a, 86*f*, 87*f*
lobos, 86*f*, 87*f*
frontal, 87*f*
parietal, 86*f*, 87*f*
temporal, 86*f*, 87*f*
sulco, 3*f*
central, 3*f*
circular, 3*f*
Interna
petrosa, 14*f*
Inter-relação
do corpo amigdaloide, 10*f*
do núcleo, 10*f*
caudado, 10*f*
lentiforme, 10*f*
do tálamo, 10*f*
Intestino
delgado, 584*f*, 585*f*
ar no, 584*f*, 585*f*
Invasão
perineural, 240
sinal de, 240
por carcinoma, 456
nasofaríngeo, 456
do *clivus*, 456
Ísquio
espinha do, 531*f*
Istmo
da glândula tireoide, 482*f*, 483*f*, 504f-507*f*
do giro do cíngulo, 4*f*, 5*f*, 152*f*, 153*f*

J

Janela
oval, 318*f*, 400, 406
base do estribo na, 318*f*
redonda, 318*f*, 406*f*, 407*f*
coclear, 318*f*
Joelho
anterior, 114*f*, 115*f*
do segmento petroso, 114*f*, 115*f*
da artéria carótida interna, 114*f*, 115*f*
da cápsula interna, 38*f*, 39*f*, 132f-135*f*, 150*f*, 151*f*, 156*f*, 157*f*
do corpo caloso, 4*f*, 5*f*, 10*f*, 32f-37*f*, 66*f*, 67*f*, 98f-106*f*, 126f-131*f*, 168*f*, 169*f*, 274*f*, 275*f*, 304*f*, 305*f*
do nervo facial, 12*f*
Jugo, 312*f*
Junção
cervicobulbar, 60*f*, 98f-101*f*, 537*f*
cervicomedular, 61*f*
costovertebrais, 572
da base, 542*f*
do dente, 542*f*
com corpo de C2, 542*f*

da veia cerebral, 94*f*, 95*f*
magna, 94*f*, 95*f*
e o seio reto, 94*f*, 95*f*
do odontoide, 543*f*
com corpo de C2, 543*f*
base da, 543*f*
do seio sigmóideo, 86*f*, 87*f*, 92*f*, 93*f*
e transverso, 92*f*, 93*f*
direito, 92*f*, 93*f*
e veia jugular interna, 86*f*, 87*f*
direita, 86*f*, 87*f*
duodenojejunal, 533*f*
occipitocervical, 466
ponto medular, 55*f*
pontobulbar, 54*f*, 250, 252, 304*f*, 305*f*
lateral, 252
pontomesencefálica, 46*f*, 47*f*

L

L1 (Primeira Vértebra Lombar), 524*f*
corpo de, 531*f*, 596f-603*f*
vertebral, 530*f*, 596f-603*f*
disco intervertebral, 530*f*
forame intervertebral, 600*f*, 601*f*
lâmina de, 596*f*, 597*f*
pedículo, 530*f*, 600*f*, 601*f*
processo de, 530*f*, 596f-605*f*
articular, 530*f*, 598f-601*f*
inferior, 530*f*, 598*f*, 599*f*
superior, 530*f*, 600*f*, 601*f*
espinhoso, 530*f*, 596*f*, 597*f*
mamilar, 530*f*
transverso, 530*f*, 602f-605*f*
raiz dorsal de, 600*f*, 601*f*
gânglio da, 600*f*, 601*f*
L1-L2
disco intervertebral, 596*f*, 597*f*, 600*f*, 601*f*
anel fibroso do, 596*f*, 597*f*
núcleo pulposo do, 596*f*, 597*f*
L2 (Segunda Vértebra Lombar), 524*f*
canal espinal, 530*f*
corpo da, 530*f*, 533*f*, 596f-603*f*
vertebral, 530*f*, 596f-603*f*
forame, 530*f*, 600*f*, 601*f*
intervertebral, 530*f*, 600*f*, 601*f*
neural, 530*f*
incisura, 530*f*
vertebral, 530*f*
inferior, 530*f*
lâmina, 530*f*, 599*f*
pars da, 586, 596
pedículo, 530*f*, 600*f*, 601*f*
processo de, 530*f*, 598f-605*f*
acessório, 530*f*
articular, 530*f*, 598f-601*f*
inferior, 598*f*, 599*f*
superior, 530*f*, 600*f*, 601*f*
espinhoso, 530*f*
mamilar, 530*f*
transverso, 530*f*, 602f-605*f*
raiz dorsal de, 600*f*, 601*f*
gânglio da, 600*f*, 601*f*
L2-L3
disco intervertebral, 598f-601*f*
anel fibroso do, 598*f*, 599*f*
núcleo pulposo do, 598*f*, 599*f*
L3 (Terceira Vértebra Lombar)
canal, 530*f*
espinal, 530*f*
corpo, 530*f*, 596*f*, 598f-603*f*
vertebral, 530*f*, 596*f*, 598f-603*f*
forame intervertebral, 600*f*, 601*f*
incisura, 530*f*
vertebral, 530*f*
superior, 530*f*
pars interarticularis de, 530*f*, 602*f*, 603*f*
pedículo de, 600*f*, 601*f*
processo de, 530*f*, 598*f*, 600f-605*f*
acessório, 530*f*
articular, 530*f*, 598*f*, 600f-603*f*
inferior, 598*f*, 600*f*, 601*f*
superior, 530*f*, 600f-603*f*
espinhoso, 530*f*
mamilar, 530*f*
transverso, 530*f*, 604*f*, 605*f*
L3-L4
disco intervertebral, 600*f*, 601*f*
L4 (Quarta Vértebra Lombar)
corpo vertebral de, 596f-603*f*
lâmina de, 530*f*, 596*f*, 597*f*
nervo espinal, 586*f*, 587*f*
ramo do, 586*f*, 587*f*
dorsal, 586*f*, 587*f*
ventral, 586*f*, 587*f*
pars interarticularis de, 600f-603*f*
pedículo de, 600*f*, 602*f*, 603*f*
processo de, 530*f*, 584f-589*f*, 596f-605*f*
articular, 530*f*, 584f-589*f*, 598f-603*f*
inferior, 530*f*, 584f-589*f*, 598f-603*f*
superior, 602*f*, 603*f*
espinhoso, 596*f*, 597*f*
transverso, 604*f*, 605*f*
L4-L5
disco intervertebral, 600*f*, 601*f*
facetas, 584f-587*f*, 600*f*, 601*f*
articulação das, 584f-587*f*, 600*f*, 601*f*
hérnia discal de, 586
lateral, 586
processo de, 584*f*, 585*f*
espinhoso, 584*f*, 585*f*
L5 (Quinta Vértebra Lombar), 524*f*
corpo vertebral de, 586f-596*f*, 598f-603*f*
faceta articular, 530*f*
para o sacro, 530*f*
forame intervertebral, 602*f*, 603*f*
lâmina de, 588f-597*f*
nervo, 585f-587*f*, 590f-595*f*, 598f-603*f*
espinal, 585f-587*f*, 592f-595*f*, 600*f*, 601*f*
raiz do, 585f-587*f*, 592f-595*f*
raiz do, 590*f*, 591*f*, 598*f*, 599*f*, 602*f*, 603*f*
descendente, 590*f*, 591*f*
dorsal, 598*f*, 599*f*, 602*f*, 603*f*
ventral, 598*f*, 599*f*
pars interarticularis de, 600*f*, 601*f*, 604*f*, 605*f*
pedículo de, 588f-591*f*, 602f-605*f*
processo de, 584f-603*f*
articular, 584f-589*f*, 594*f*, 595*f*, 598f-603*f*
inferior, 594*f*, 595*f*, 598*f*, 599*f*, 602*f*, 603*f*
superior, 584f-589*f*, 600f-603*f*
espinhoso, 586f-597*f*
transverso, 590f-593*f*
raiz nervosa de, 591*f*
descendente, 591*f*
L5-S1
anel fibroso de, 596f-599*f*
disco intervertebral, 600*f*, 601*f*
facetas, 592f-595*f*, 602*f*, 603*f*
articulação das, 592f-595*f*, 602*f*, 603*f*
núcleo pulposo de, 596f-599*f*
Labbé
veia de, 7*f*, 92*f*, 93*f*
Lábio
superior, 384f-387*f*
músculo do, 384f-387*f*
levantador, 384f-387*f*
Lambda, 319*f*
Lamela
costal, 526*f*
de C3, 526*f*
de C7, 526*f*
Lâmina(s), 531*f*, 532*f*
cribriforme, 62, 176, 312*f*
anatomia normal, 62
na cavidade nasal superior, 176
forames olfatórios na, 176
da cartilagem tireóidea, 315*f*
margem posterior da, 315*f*
do etmoide, 328f-331*f*, 338f-341*f*, 344f-347*f*
papirácea, 328*f*, 329*f*, 340*f*, 341*f*, 328*f*, 329*f*
perpendicular, 330*f*, 331*f*, 338f-341*f*, 344f-347*f*
do processo pterigoide, 310*f*, 332*f*, 333*f*, 350*f*, 351*f*
lateral, 310*f*, 332*f*, 333*f*
média, 310f l, 332*f*, 333*f*, 350*f*, 351*f*
hâmulo pterigóideo da, 310*f*
horizontal, 311*f*
orbital, 309*f*, 310*f*
do etmoide, 309*f*
ósseas, 394
pterigóideas, 394
lateral, 394
medial, 394
papirácea, 52*f*, 328
fraturas da, 328
perpendicular, 309*f*
pterigóidea, 58f-60*f*, 66*f*, 67*f*, 313*f*
lateral, 58f-60*f*, 66*f*, 67*f*, 313*f*
medial, 58f-60*f*, 66*f*, 67*f*
quadrigêmea, 4*f*, 11*f*, 40f-44*f*, 92*f*, 93*f*, 95*f*, 152*f*, 153*f*
cisterna da, 40f-44*f*, 92*f*, 93*f*, 95*f*, 152*f*, 153*f*
tectal, 4*f*, 11*f*, 88*f*, 89*f*, 152*f*
parte anterior da, 88*f*, 89*f*
terminal, 4*f*, 5*f*, 11*f*
Laringe, 471-519
axial, 472-487
coronal, 488-503
entrada da, 314*f*
ádito, 314*f*
sagital, 504-519
ventrículo da, 456*f*, 457*f*, 504f-507*f*
Laringofaringe, 314*f*
Lemnisco
lateral, 206*f*, 207*f*
medial, 238*f*, 239*f*, 252*f*, 253*f*, 266*f*, 267*f*, 284*f*, 285*f*, 292*f*, 293*f*
Lens, 176*f*, 360
Lente(s)
artificiais, 360
Lesão(ões)
ao longo dos nervos, 478
laríngeos, 478
benigna, 274
próxima ao forame de Monro, 274
da cabeça, 430
da coluna vertebral, 536
da língua, 442
da medula, 562
abaixo de C3, 562
tetraplegia, 562
acima de C3, 562
morte por, 562
perda respiratória por, 562
do CN VII, 252
importância clínica, 252
do ligamento, 84*f*, 538
cruciforme, 84*f*, 538
do nervo, 120, 402, 404
coclear, 404
facial, 120, 402
do pescoço, 430
hipofisária, 298
considerações diagnósticas, 298
lítica, 406
na fissula *ante fenestram*, 406
metastática, 16
na medula, 16
despercebida no vértice, 16
na nasofaringe, 424, 536
ovoide, 300
parotídeas, 60
tireóideas, 60
traumática, 326
LGN (Núcleo Geniculado Lateral), 184*f*, 185*f*
Ligação
veias de, 112*f*, 113*f*, 119*f*
Ligamento(s)
alar, 528*f*, 556*f*, 557*f*
cavidades sinoviais, 528*f*
amarelo, 527*f*, 531*f*, 532*f*, 573*f*, 576f-579*f*, 584*f*, 586, 588*f*, 590*f*, 592*f*, 594*f*, 598*f*, 599*f*
hipertrofia do, 586
apical, 314*f*, 528*f*, 562*f*, 563*f*
do dente, 314*f*, 528*f*
do áxis, 314*f*
atlantoaxial, 528*f*
atlantoccipital, 528*f*
anterior, 528*f*
costotransverso, 572*f*, 573*f*
anterior, 572*f*, 573*f*
craniocervicais, 527, 528
externos 527
internos, 528
cruciforme, 84*f*, 528*f*, 538, 540*f*, 541*f*, 562*f*, 563*f*
banda longitudinal, 528*f*
inferior, 528*f*
superior, 528*f*
lesão do, 84*f*, 538
da nuca, 527*f*, 564*f*, 565*f*
hioepiglótico, 314*f*
iliolombar, 531*f*
interespinhoso, 531*f*, 532*f*, 562*f*, 563*f*, 574*f*, 575*f*, 578*f*, 579*f*, 596*f*, 597*f*
longitudinal, 314*f*, 527*f*, 528*f*, 531f-533*f*, 572f-579*f*, 584f-589*f*, 592f-599*f*
anterior, 527*f*, 531f-533*f*, 572f-579*f*, 584f-589*f*, 592f-599*f*
fáscia pré-vertebral e, 314*f*
posterior, 528*f*, 531*f*, 532*f*, 572f-579*f*, 584f-589*f*, 592f-599*f*
maleolar, 412*f*, 413*f*
anterior, 412*f*, 413*f*
sacrococcígeos, 531*f*
lateral, 531*f*
posterior, 531*f*
sacroespinhoso, 531*f*
sacroilíacos, 531*f*
posteriores, 531*f*
sacrotuberal, 531*f*
supraespinhoso, 527*f*, 531f-533*f*, 578*f*, 579*f*, 596*f*, 597*f*

transversal, 528*f*
do atlas, 528*f*
transverso, 528*f*, 538f-541*f*
do atlas, 528*f*
vertebrais, 531, 532
região, 532
lombar, 532
lombossacral, 531
Límen, 3*f*
Linfonodo(s), 384*f*, 385*f*
acessórios, 317*f*
espinais, 317*f*
cadeia de, 317*f*
cervical, 317*f*, 510
escalênico, 317*f*
lateral profundo, 317*f*
inferior, 317*f*
superiores, 317*f*
medição de, 510
profundos anteriores, 317*f*
superficial, 317*f*
anteriores, 317*f*
posterolaterais, 317*f*
superolateral, 317*f*
da cabeça, 317
e pescoço, 317
do pescoço, 450
eixo longo dos, 450
esternoclidomastóideos, 317*f*
faciais, 317*f*
bucinadores, 317*f*
nasolabiais, 317*f*
intercalado, 317*f*
jugular, 317*f*
externo, 317*f*
interno, 317*f*
jugulodigástrico, 317*f*, 474
jugulomoióideo, 317*f*
mandibulares, 317*f*
mastóideos, 317*f*
metastáticos, 498
no pescoço, 498
occipitais, 317*f*
parotídeos, 317*f*
profundos, 317*f*
à glândula parótida, 317*f*
dentro da glândula parótida, 317*f*
superficiais, 317*f*
pré-tireóideos, 317*f*
pré-traqueais, 317*f*
profundos, 317*f*
aos músculos infra-hióideos, 317*f*
retrofaríngeo, 424
sentinelas, 317*f*
de Virchow, 317*f*
de Troisier, 317*f*
sinalizadores, 317*f*
submandibulares, 317*f*
submentuais, 317*f*
subparotídeo, 317*f*
supraclaviculares, 317*f*
supra-hióideo, 317*f*
tireóideos, 317*f*
superiores, 317*f*
Língua, 66*f*, 67*f*, 426f-431*f*, 462*f*, 463*f*
corpo da, 314*f*
desvio da, 270
dorso da, 392*f*, 393*f*
lesão da, 442
músculo da, 62f-65*f*, 98f-107*f*, 270, 394*f*, 395*f*, 444*f*, 445*f*, 454f-461*f*
intrínseco da, 62f-65*f*, 98f-107*f*, 394*f*, 395*f*, 444*f*, 445*f*, 454f-461*f*
ipsolaterais, 270
atrofia dos, 270
protrusão da, 270
raiz da, 314*f*, 315*f*
Língula, 292*f*, 293*f*
verme do cerebelo, 11*f*
Linha
mediana, 284, 388, 480
da face, 388
espaços subcutâneos na, 480
nucal, 311*f*, 319*f*
inferior, 311*f*, 319*f*
superior, 311*f*, 319*f*
oblíqua, 310*f*
temporal, 310*f*
inferior, 310*f*
superior, 310*f*
Liomiossarcoma, 452
Líquido
da endolinfa, 52
na cóclea, 52
nos canais, 52
auditivos internos, 52
semicirculares, 52
hemorrágico, 326
nos seios paranasais, 326
regiões com sinal de, 52
nas células aéreas, 424
mastóideas, 424
no canal semicircular, 282
T2 brilhante, 52
Liquor, 180, 564*f*, 565*f*
anel de, 186
em torno da medula, 472
espinal, 472
no ângulo cerebelopontino, 252
anterior, 252
LLMM (Lateral Leva para Baixo e Medial Mastiga), 382
Lobectomia
temporal, 162
Lobo
cerebelar, 166*f*, 167*f*
anterior, 166*f*, 167*f*, 226*f*, 227*f*, 236*f*, 237*f*, 246*f*, 247*f*
posteroinferior, 257f-259*f*, 264*f*, 265*f*, 268f-271*f*
posterossuperior, 224*f*, 225*f*, 246f-251*f*, 258*f*, 259*f*, 264*f*, 265*f*, 268*f*, 269*f*
da ínsula, 150*f*, 296f-302*f*
da tireoide, 512*f*, 513*f*
frontal, 3*f*, 24, 28f-36*f*, 38f-43*f*, 62f-66*f*, 68f-70*f*, 72*f*, 74*f*, 76*f*, 78*f*, 80*f*, 84f-87*f*, 98*f*, 100*f*, 102f-123*f*, 126f-135*f*, 137f-139*f*, 148*f*, 149*f*, 188*f*, 189*f*, 300f-303*f*, 364f-367*f*
cobrindo a ínsula, 87*f*
insular, 170*f*, 171*f*
occipital, 3*f*, 32f-42*f*, 44f-52*f*, 96f-98*f*, 102f-115*f*, 198
direito, 49*f*
esquerdo, 198
parietal, 3*f*, 24, 28f-35*f*, 38f-43*f*, 45*f*, 70*f*, 72*f*, 76*f*, 84*f*, 86f-98*f*, 100*f*, 102*f*, 104f-115*f*, 126*f*, 127*f*, 148*f*, 149*f*
cobrindo a ínsula, 86*f*, 87*f*
inferior, 3*f*
superior, 3*f*
posterior, 144*f*, 145*f*
do cerebelo, 144*f*, 145*f*
temporal, 3*f*, 34*f*, 36*f*, 37*f*, 40f-55*f*, 66f-82*f*, 86f-88*f*, 91*f*, 108f-115*f*, 154*f*, 162, 176, 180*f*, 181*f*, 248*f*, 249*f*, 296f-303*f*, 356f-359*f*, 362*f*, 364f-367*f*, 382, 382*f*, 383*f*
anterior, 110f-113*f*
cobrindo a ínsula, 86*f*, 87*f*
direito, 75*f*, 81*f*
do cérebro, 382
epilepsia do, 162
medial, 108*f*, 109*f*
superior, 40*f*, 41*f*
Lóbulo
biventral, 270*f*, 271*f*, 285*f*
central, 11*f*, 292*f*, 293*f*
verme do cerebelo, 11*f*
paracentral, 4*f*, 20*f*, 21*f*, 104*f*, 105*f*, 122*f*, 123*f*
quadrangular, 260f-263*f*
semilunar, 260*f*, 261*f*
Lockwood
tendão de, 374*f*, 375*f*
comum, 374*f*, 375*f*
Locus caeruleus, 11*f*
Lombo
músculo do, 533*f*
quadrado, 533*f*
Longus colli, 238*f*, 239*f*
Luschka
forame de, 8*f*, 238*f*, 239*f*, 258*f*, 259*f*, 284, 285*f*
Luxação
ossicular, 406
Luz
da nasofaringe, 376*f*, 377*f*
nasofaríngea, 376f-379*f*
orofaríngea, 544*f*, 545*f*

M

Macroadenoma, 300
Magendie
forame de, 8*f*, 11*f*, 270*f*, 271*f*, 284*f*, 285*f*, 292*f*, 293*f*
Malformação
de Chiari, 564
Malignidade
disseminação da, 430
a partir da base do crânio, 430
para o recesso pericárdico, 430
infiltração por, 330
perineural, 330
na gordura, 430
parafaríngea, 430
Mancha
da hipófise, 98*f*, 99*f*
brilhante, 98*f*, 99*f*
posterior, 98*f*, 99*f*
Mandíbula, 116*f*, 117*f*, 314*f*, 319*f*, 330*f*, 331*f*, 348f-353*f*, 381-397, 436f-443*f*, 464*f*, 465*f*
axial, 382-389
anatomia normal, 382, 384
nomenclatura, 388
processo patológico, 384
canal na, 232
alveolar, 232
células escamosas da, 390
carcinoma de, 390
colo da, 230*f*, 231*f*, 309*f*, 332*f*, 333*f*
côndilo da, 118*f*, 326f-329*f*, 378*f*, 379*f*, 386*f*, 387*f*, 396, 410*f*, 411*f*
coronal, 390-397
anatomia normal, 392, 394
considerações, 396
sobre técnica de imagem, 396
processo patológico, 390
forame mentual, 309*f*
interna, 394
processo da, 58f-61*f*, 73*f*, 228f-231*f*, 313*f*, 332*f*, 333*f*, 384*f*, 385*f*, 392
condilar, 58f-61*f*, 73*f*
coronoide, 58*f*, 59*f*, 228f-231*f*, 313*f*, 332*f*, 333*f*, 384*f*, 385*f*, 392
subcoronóideo, 60*f*, 61*f*
protuberância mentual, 309*f*
ramo da, 60*f*, 61*f*, 66f-75*f*, 309*f*, 332f-337*f*, 394*f*, 395*f*, 552f-555*f*
remoção da, 310*f*
fossa infratemporal exposta pela, 310*f*
tubérculo mentual, 309*f*
Manúbrio, 504f-511*f*
do esterno, 314*f*, 578*f*, 579*f*, 582*f*, 583*f*
Margem
inferior, 5*f*
inferolateral, 5*f*
do cérebro, 5*f*
posterior, 315*f*
da lâmina, 315*f*
da cartilagem tireóidea, 315*f*
Martelo, 400, 406*f*, 407*f*
cabeça do, 318*f*, 404*f*, 405*f*, 406
Massa(s)
comprimindo o nervo óptico, 186
versus expansão, 186
do nervo óptico, 186
hipofisária, 74
intermédia, 34*f*, 35*f*, 98*f*, 99*f*
intracraniana, 564
laterais, 78f-85*f*, 450*f*, 451*f*, 525*f*, 538*f*, 539*f*, 556f-559*f*, 566f-569*f*
de C1, 78f-85*f*, 525*f*, 538*f*, 539*f*, 556f-559*f*, 566f-569*f*
atlas, 78f-85*f*
do atlas, 450*f*, 451*f*, 525*f*
C1, 450*f*, 451*f*
no plano coronal, 84*f*
na RM, 84*f*
obstrução por, 292
ao fluxo liquórico, 292
obstruindo a abertura, 424
da tuba auditiva, 424
anterior ao toro tubário, 424
Mastigação
músculo da, 224, 381-397
axial, 382-389
anatomia normal, 382, 384
nomenclatura, 388
processo patológico, 384
coronal, 390-397
anatomia normal, 392, 394
considerações sobre técnica de imagem, 396
processo patológico, 390
ipsolaterais, 384
atrofia dos, 384
masseter, 382, 384
pterigóideo, 382, 384
lateral, 382, 384
medial, 382, 384
temporal, 382, 384
zigomático, 384
maior, 384
Maxila, 58f-61*f*, 309*f*, 310*f*, 328f-347*f*, 438*f*, 439*f*
espinha nasal, 309*f*
anterior, 309*f*
forame infraorbital, 309*f*
fossa incisiva, 311*f*
processo, 309*f*, 311*f*, 319*f*, 326*f*, 327*f*
alveolar, 309*f*
frontal, 309*f*, 319*f*, 326*f*, 327*f*
palatino, 311*f*
zigomático, 309*f*, 311*f*
superfície orbital, 309*f*
sutura intermaxilar, 311*f*
tuberosidade da, 310*f*

Maxilar (es), 313*f*
dentes, 104f-107*f*, 108
raízes dos, 108
alveolares, 108
seio, 54*f*, 56f-65*f*, 108
alterações nos, 108
inflamatórias, 108
Meato
acústico, 56f-59*f*, 63*f*, 78*f*, 79*f*, 254, 310*f*, 311*f*, 318*f*
auditivo, 56f-59*f*
externo, 56f-59*f*, 78*f*, 79*f*, 310*f*, 311*f*, 318*f*
interno, 318*f*
poroso, 254
auditivo, 319*f*
externo, 319*f*
osso, 319*f*
inferior, 62f-65*f*, 332f-335*f*, 342f-349
ducto abrindo-se para o, 332*f*, 333*f*
nasolacrimal, 332*f*, 333*f*
médio, 331*f*, 332*f*, 342, 342f-349*f*
superior, 346*f*, 347*f*
Meckel
cavo de, 52, 58, 72, 74f-77*f*, 224f-227*f*, 236*f*, 237*f*, 244*f*, 245*f*, 296*f*, 297*f*, 330, 390, 401*f*
anatomia normal, 52, 72
CSF no, 52
banhado em CSF, 244
contendo o gânglio, 74f-77*f*
de Gasser, 74*f*, 76*f*
trigeminal, 75*f*, 77*f*
gânglio trigeminal no, 244
gânglio de, 58, 224, 240*f*, 241*f*, 330
na fossa pterigopalatina, 240*f*, 241*f*
pterigopalatino, 330
Medicação
anestésica, 584
injeção de, 594
em pacientes grávidas, 584
Medula
cervical, 539*f*, 541*f*, 545*f*, 547*f*
espinal, 8*f*, 11*f*, 86*f*, 87*f*, 268, 284, 368, 426f-437*f*, 472, 498*f*, 499*f*, 502*f*, 503*f*, 536, 543*f*, 558*f*, 559*f*, 562f-565*f*, 572f-579*f*, 574, 596f-598*f*
canal da, 8*f*, 11*f*
central, 8*f*, 11*f*
cervical, 86*f*, 87*f*, 426f-437*f*
cone da, 596
liquor em torno da, 472
superior, 268
suprimento sanguíneo, 574
lombar, 574
torácico, 574
oblonga, 4*f*, 11*f*, 56f-59*f*, 86*f*, 87*f*, 258*f*, 259*f*, 268*f*, 269*f*, 304*f*, 305*f*, 313*f*
bulbo, 258*f*, 259*f*
óssea, 452
de corpo vertebral, 452
metástases na, 452
pirâmides da, 126
presa, 596
superior, 264
Megacisterna
magna, 94
Membrana
atlantoccipital, 314*f*, 527*f*, 537*f*, 562*f*, 563*f*
anterior, 314*f*, 527*f*, 537*f*, 562*f*, 563*f*
posterior, 527*f*
tectória, 528*f*, 562*f*, 563*f*
parte da, 528*f*
acessória, 528*f*
mais profunda, 528*f*
timpânica, 318*f*, 400, 408f-411*f*, 414*f*, 415*f*
espessamento da, 408
tireóidea, 314*f*, 315*f*
Meninge(s), 319, 320
Meningioma, 108
da bainha dural, 186
Mesencéfalo, 42f-45*f*, 86*f*, 87*f*, 152f-155*f*, 160f-165*f*, 168*f*, 169*f*, 184*f*, 185*f*, 234*f*, 235*f*, 280*f*, 281*f*, 304*f*, 305*f*, 382*f*, 383*f*
Mesentério, 533*f*
Mesotímpano, 412f-415*f*
Metástase(s)
durais, 108
incidental, 456
em corpos vertebrais, 456
na medula óssea, 452
de corpo vertebral, 452
Metemoglobina
considerações diagnósticas, 298
Microadenoma, 300
Microcalcificação(ões)
considerações diagnósticas, 298
Mielina
bainha de, 144
gordurosa, 368
Modíolo, 404*f*, 405*f*, 412*f*, 413*f*
Molar (es)
1°, 388*f*, 389*f*, 428f-430*f*
2°, 388*f*, 389*f*
3°, 388*f*, 389*f*, 430
dente do siso, 388*f*, 389*f*
maxilares, 336*f*
raízes alveolares dos, 336*f*
Monro
forame de, 4*f*, 8*f*, 11*f*, 36, 37*f*, 85*f*, 88f-91*f*
interventricular, 36*f*, 37*f*
plexo coroide passando pelo, 85*f*
Morte
por obstrução, 274
do CSF, 274
MRI (Imagem por Ressonância Magnética)
ponderada, 16
para difusão, 16
Mucosa
espessamento da, 342
olfatória, 176
na cavidade nasal, 176
anterossuperior, 176
sobre o teto da boca, 62f-65*f*
Músculo(s)
abaixador, 390*f*, 391*f*
do ângulo da boca, 390*f*, 391*f*
ariepiglótico, 492*f*, 493*f*
com prega ariepiglótica, 492*f*, 493*f*
aritenóideo, 314*f*, 315*f*
oblíquo, 315*f*
transverso, 314*f*, 315*f*
bucinador, 62f-65*f*, 316*f*, 388*f*, 319*f*, 428f-433*f*, 438f-441*f*
ciliar, 200
circular do esôfago, 315*f*
constritor (es), 314f-316*f*, 388*f*, 389*f*, 396*f*, 397*f*, 426f-437*f*, 446*f*, 447*f*, 454f-459*f*, 476f-479*f*, 494*f*, 495*f*
da faringe, 314f-316*f*, 388*f*, 389*f*, 396*f*, 397*f*
inferior, 315*f*
borda cortada, 315*f*
médio, 315*f*
superior, 315*f*, 316*f*, 388*f*, 389*f*, 396*f*, 397*f*
inferior, 454f-459*f*, 476f-479*f*, 494*f*, 495*f*
médio, 437*f*, 454f-459*f*
superior, 426f-435*f*, 446*f*, 447*f*, 454f-459*f*
cricoaritenóideo, 315*f*
parte do constritor inferior, 315*f*
da faringe, 315*f*
posterior, 315*f*
da boca, 424*f*, 425*f*, 428*f*, 429*f*, 432f-435*f*, 454f-457*f*
abaixador, 432f-435*f*
do ângulo, 432f-435*f*
orbicular, 424*f*, 425*f*, 428*f*, 429*f*, 432f-435*f*, 454f-457*f*
da cabeça, 92f-97*f*, 422f-437*f*, 424, 450f-453*f*, 460f-467*f*, 472f-483*f*, 512*f*, 513*f*, 536, 537f-539*f*, 563*f*, 566*f*, 567*f*
esplênio, 96*f*, 97*f*, 426f-437*f*, 452f-453*f*, 464f-467*f*, 472f-483*f*, 512*f*, 513*f*
longo, 422f-427*f*, 424, 430*f*, 432f-435*f*, 450*f*, 451*f*, 460f-463*f*, 536, 537f-539*f*, 563*f*, 566*f*, 567*f*
longuíssimo, 476-483*f*
oblíquo, 430f-435*f*, 460f-465*f*, 567*f*
inferior, 430f-435*f*, 460f-465*f*, 567*f*
superior, 460f-465*f*
reto posterior, 92f-95*f*, 428f-431*f*, 452f-453*f*
maior, 92f-95*f*, 430*f*, 431*f*, 452f-453*f*
menor, 92f-93*f*, 428*f*, 429*f*
semiespinal, 92f-97*f*, 426*f*, 427*f*, 430f-437*f*, 452f-453*f*, 460f-463*f*, 472f-479*f*
da escápula, 432f-437*f*, 472-483*f*, 498f-503*f*, 514f-517*f*
levantador, 432f-437*f*, 472f-483*f*, 498f-503*f*, 514f-517*f*
da espinha, 533*f*, 584f-595*f*
eretor, 533*f*, 584f-595*f*
da face, 252
da faringe, 315
vista posterior, 315
parcialmente aberta, 315
da língua, 270, 444f-447*f*, 454f-461*f*
intrínsecos, 444f-447*f*, 454f-461*f*
ipsolaterais, 270
atrofia dos, 270
da mastigação, 224, 381-397
axial, 382-389
anatomia normal, 382, 384
nomenclatura, 388
processo patológico, 384
coronal, 390-397
anatomia normal, 392, 394
considerações sobre técnica de imagem, 396
processo patológico, 390
ipsolaterais, 384
atrofia dos, 384
masseter, 382, 384
pterigóideo, 382, 384
medial, 382, 384
lateral, 382, 384
temporal, 382, 384
zigomático, 384
maior, 384
digástrico, 311*f*, 315*f*, 388*f*, 389*f*, 392f-397*f*, 424f-433*f*, 438f-443*f*, 460*f*, 461*f*, 472*f*, 473*f*
incisura para o, 311*f*
mastóidea, 311*f*
ventre, 315*f*, 388*f*, 389*f*, 392f-397*f*, 424f-433*f*, 438f-443*f*, 460*f*, 461*f*, 472*f*, 473*f*
anterior, 392f-397*f*, 460*f*, 461*f*, 472*f*, 473
posterior, 315*f*, 388*f*, 389*f*, 424f-433*f*, 438f-443*f*
do abdome, 533*f*
transverso, 533*f*
tendão de origem dos, 533*f*
do dorso, 533*f*
latíssimo, 533*f*
do lombo, 533*f*
quadrado, 533*f*
do pescoço, 428*f*, 429*f*, 431*f*, 436*f*, 437*f*, 452f-453*f*, 460f-463*f*, 472f-483*f*, 494*f*, 495*f*, 498f-503*f*, 512f-519*f*
espinal, 498*f*, 499*f*
esplênio, 500f-503*f*
longo, 428*f*, 429*f*, 431*f*, 460f-463*f*, 472f-483*f*, 494*f*, 495*f*
longuíssimo, 500*f*, 501*f*, 512*f*, 513*f*
semiespinal, 436*f*, 437*f*, 452*f*, 453*f*, 460f-463*f*, 472f-483*f*, 500f-503*f*, 512f-519*f*
do véu palatino, 426*f*, 427*f*, 448*f*, 449*f*
levantador, 448*f*, 449*f*
tensor, 426*f*, 427*f*
em fita, 474f-485*f*, 488f-493*f*
eretor, 484*f*, 485*f*
da espinha, 484*f*, 485*f*
escaleno, 316*f*, 466*f*, 467*f*, 478f-485*f*, 494f-501*f*, 514f-519*f*
anterior, 316*f*, 466*f*, 467*f*, 478f-485*f*, 494*f*, 495*f*, 516*f*, 517*f*
médio, 316*f*, 480f-483*f*, 496f-499*f*, 514f-519*f*
posterior, 482*f*, 483*f*, 496f-501, 514*f*, 515*f*
esfíncter, 200
da pupila, 200
esofágicos, 314*f*
estapédio, 406*f*, 407*f*
esternoclidomastóideo, 268, 426f-437*f*, 450*f*, 451*f*, 466f-469*f*, 472f-487*f*, 492f-499*f*, 508f-519*f*
estilofaríngeo, 315*f*
estiloglosso, 313*f*, 392*f*, 393*f*
estilo-hióideo, 313*f*, 315*f*
estriado, 200
extraoculares, 200
faríngeos, 315*f*
longitudinais, 315*f*
genioglosso, 98f-105*f*, 314*f*, 392f-395*f*, 432f-435*f*, 438f-445*f*, 454f-459
gênio-hióideo, 314*f*, 392f-395*f*, 438f-445*f*, 454f-459*f*
hioglosso, 392f-395*f*, 432f-435*f*, 444*f*, 445*f*, 456f-461*f*
intercostal, 484*f*, 485*f*
intraorbitais, 370
e anel tendíneo, 370
comum, 370
de Zinn, 370
intrínseco, 62f-65*f*, 98f-107*f*, 394*f*, 395*f*
da língua, 62f-65*f*, 98f-107*f*, 394*f*, 395*f*
levantador, 58f-60*f*, 62f-65*f*, 112f-115*f*, 178*f*, 179*f*, 186*f*, 187*f*, 192f-197*f*, 200, 230*f*, 231*f*, 313*f*, 315*f*, 364f-371*f*, 370, 384f-387*f*, 390*f*, 391*f*, 394f-397*f*
da asa do nariz, 384*f*, 385*f*

da pálpebra, 62f-65f, 112f-115f, 178f, 179f, 192f-197f, 200, 364f-371f, 370, 390f, 391f
superior, 62f-65f, 178f, 179f, 192f-197f, 200, 364f-371f, 370, 390f, 391f
do lábio superior, 384f-387f
do véu palatino, 58f-60f, 230f, 231f, 313f, 315f, 386f, 387f, 394f-397f
longitudinal, 315f
do esôfago, 315f
longo, 58f, 60, 61f, 74f, 76f, 77f, 228f, 229f, 238f, 239f, 313f, 386f, 387f, 396f, 397f
da cabeça, 58f, 60, 61f, 74f, 76f, 77f, 228f, 229f, 313f, 386f, 387f, 396f, 397f
do pescoço, 238f, 239f
longus colli, 238f, 239f
longus capitis, 58f, 60f
masseter, 60f, 61f, 64f-71f, 120f-123f, 313f, 228f-231f, 384f-389f, 392f-397f, 422f-433f, 442f-449f, 466f, 467f
milo-hióideo, 232f, 233f, 314f, 392f-397f, 432f-437f, 440f-445f, 454f-459f
multífido, 436f, 437f, 472f-483f, 500f-503f
oblíquo, 62f-65f, 178f, 179f, 186f-189f, 192f-197f, 200, 364f, 365f, 368f-373f, 390f, 391f, 533f
externo, 533f
inferior, 62f, 63f, 370
interno, 533f
superior, 62f-65f, 178f, 179f, 186f-189f, 192f-197f, 200, 364f, 365f, 368f-373f, 390f, 391f
polia troclear para o, 364f, 365f
tendão de origem dos, 533f
orbicular, 382f, 383f, 390f, 391f
da boca, 390f, 391f
do olho, 382f, 383f
reto, 382f, 383f
lateral, 382f, 383f
medial, 382f, 383f
orbitais, 196
palatofaríngeo, 315f
petrofaríngeo, 315f
platisma, 392f-397f, 454f-465f
psoas, 533f, 604f, 605f
maior, 533f, 604f, 605f
pterigóideo, 59f-61f, 66f-71f, 74f-77f, 116f-119f, 228f-231f, 313f, 315f, 384f-387f, 392f-397f, 394, 422f-431f, 446f-449f, 460f-465f
lateral, 59f-61f, 66f-71f, 74f-77f, 114f, 116f-119f, 228f-231f, 313f, 384f-387f, 392f-397f, 394, 422f-425f, 446f-449f, 462f, 465f
medial, 59f, 61f, 66f-71f, 74f-77f, 116f-119f, 230f, 231f, 313f, 315f, 384f, 385f, 388f, 389f, 392f-397f, 394, 426f-431f, 446f-449f, 460f-465f
reto, 46f-55f, 62f-65f, 110f-119f, 178f-181f, 186f-189f, 192f-199f, 200, 240f, 241f, 246, 278f, 279f, 313f, 324f, 325f, 356f-373f, 370, 390f, 391f, 438f-441f
anterior, 313f
da cabeça, 313f
inferior, 54f, 55f, 63f-65f, 110f-117f, 178f, 179f, 186f-189f, 192f-199f, 240f, 241f, 356f-361f, 368f-373f, 370, 390f, 391f, 438f-441f
lateral, 48f-53f, 62f, 64f, 65f, 115f-119f, 178f, 278f, 279f 8f-181f, 186f-189f, 192f-197f, 200, 246, 278f, 279f, 324f, 325f, 360f-363f, 368f-373f, 370, 390f, 391f
da órbita, 246
medial, 48f-53f, 62f, 64f, 65f, 178f-181f, 186f-189f, 192f-195f, 324f, 325f, 360f-363f, 368f-373f, 370, 390f, 391f
superior, 46f, 47f, 62f-65f, 110f-117f, 178f, 179f, 186f-189f, 192f-199f, 364f-373f, 370, 390f, 391f
esquerdo, 371f
romboide, 482f-485f, 512f-519f
salpingofaríngeo, 315f
serrátil, 533f
posteroinferior, 533f
superior, 62f-65f, 218
complexo, 62f-65f
oblíquo, 218
da órbita, 218
supraespinal, 500f, 501f
temporal, 42f-57f, 60f, 61f, 64f-84f, 112f-123f, 382f-387f, 390f-395f, 422f-425f, 440f-447f, 464f-467f
cabeça profunda do, 60f, 61f
tensor, 58f-60f, 230f, 231f, 386f, 387f, 394f, 395f, 406f-411f
do tímpano, 406f-411f
tendão do, 406
do véu palatino, 58f-60f, 230f, 231f, 386f, 387f, 394f, 395f
tireoaritenóideo, 476f, 477f, 488f-493f
trapézio, 268, 426f-437f, 464f, 465f, 472f-485f, 498f-503f, 512f-519f
do pescoço, 268
zigomático, 384f-387f, 390f, 391f, 424f-431f
maior, 384f-387f, 390f, 391f
menor, 386f, 387f

N

Narina, 336f, 337f
Nariz
asa do, 384f, 385f
músculo da, 384f, 385f
levantador, 384f, 385f
corte transversal, 313
vestíbulo do, 313f
Násio, 309f
Nasofaringe, 6f, 60, 61f, 66f-71f, 230f, 231f, 296f-299f, 314f, 318f, 332f-335f, 336, 350f-353f, 392f-397f, 428, 454f-459f, 536, 562
lesão na, 424
luz da, 446f, 447f
Necrose
avascular, 540
Nervo(s)
abducens, 246
abducente, 6f, 208f-213f, 246-263, 282f, 283f, 300f-303f, 370
CN VI, 6f, 208f-213f, 246-263, 282f, 283f, 300f-303f, 370
axial, 246-259
sagital, 260-263
segmento cisternal do, 246
trato do, 250f, 251f
acessório, 6f, 12f, 264-271, 313f, 317f
CN XI, 6f, 12f, 264-271, 313f, 317f
axial, 264-271
espinal, 268
alveolar, 66f, 67f, 116f, 117f, 232, 390, 390f-393f, 432f, 433f, 438f-440f, 540f, 541f
inferior, 66f, 67f, 116f, 117f, 390, 390f-393f, 432f, 433f, 438f-440f, 540f, 541f
canal para, 67f
direito, 66f, 540f, 541f
no canal mandibular, 116f, 117f
auriculotemporal, 316f
cardíaco, 316f
cervical, 316f
superior, 316f
coclear, 240f, 241f, 254f-257f, 258, 260f-263f, 318f, 404
CN VIII, 260f-263f
lesão do, 404
corda, 408f, 409f
do tímpano, 408f, 409f
cranianos, 16, 382
CN V, 382
ramo do, 382
mandibular, 382
de Gasser, 12f
de Wrisberg, 6f
espinal, 527f, 531f, 572f-578f, 584f-587f, 590f-595f, 600f, 601f
C1, 527f
ramo dorsal do, 527f
L2, 531f
ramo ventral do, 531f
L4, 531f
L5, 531f
ramo dorsal do, 531f
lombar, 533f
raiz do, 572f-578f, 584f-587f, 592f-595f
D8, 574f-577f
L5, 584f-587f, 592f-595f, 600f, 601f
gânglio da, 584f, 585f, 592f-595f
S1, 594f, 595f
T8, 572f, 573f
facial, 6f, 12f, 82f, 83f, 120f, 121f, 222f, 223f, 246-263, 266, 282f, 283f, 313f, 318f, 400, 401f-409f, 410, 414f-417f
CN VII, 6f, 12f, 82f, 83f, 120f, 121f, 222f, 223f, 246-263, 282f, 283f, 313f, 318f, 400, 401f-409f, 414f-417f
axial, 246-259
sagital, 260-263
cortado, 318f
direito, 83f
e gânglio geniculado, 12f
fibras que suprem o, 266
lesão do, 120, 402
no forame estilomastóideo, 120f, 121f
pressão sobre o, 254
sintomas de, 254
segmento do, 120, 402, 402f-409f, 414f-417f
labiríntico, 402, 402f, 403f
forma de leque do, 402
mastóideo, 120, 406f-409f, 410, 416f, 417f
timpânico, 404f, 405f, 414f, 415f
trato do, 250f, 251f
frênico, 316f
glossofaríngeo, 6f, 12f, 238f, 239f, 264-271, 313f, 316f
CN IX, 6f, 12f, 238f, 239f, 264-271, 284f, 285f, 313f, 316f
axial, 264-271
fibras que suprem o, 266
na *pars* nervosa, 284f, 285f
gordura que rodeia o, 330
perda da, 330
hipoglosso, 6f, 11f, 12f, 58f, 264-271, 313f, 316f
canal do, 58f
gordura no, 58f
CN XII, 6f, 264-271, 313f, 316f
axial, 264-271
lesão do, 270
núcleo do, 12f
trígono do, 11f
infraorbital, 384f, 385f
intermediário, 6f
L5, 590f, 591f, 602f, 603f
descendente, 590f, 591f
raiz do, 598f, 599f, 602f, 603f
dorsal, 598f, 599f, 602f, 603f
gânglio da, 602f, 603f
ventral, 598f, 599f
laríngeo, 315f, 478
gânglio aumentado
ao longo dos, 478
linfáticos, 478
lesão ao longo dos, 478
superior, 315f
ramo interno do, 315f
mandibular, 6f, 408f, 409f
no forame oval, 408f, 409f
V3, 6f, 408f, 409f
maxilar, 6f
V2, 6f
motor, 218
oculomotor, 6f, 12f, 138f, 139f, 154f, 155f, 200-217, 244f, 245f, 286f-289f, 300f-303f, 370, 378f, 379f
anatomia normal, 208
caminho do, 200f, 201f
CN III, 6f, 12f, 138f, 139f, 154f, 155f, 200-217, 218f-219f, 244f, 245f, 286f, 300f-303f, 370, 378f, 379f
axial, 200-207
coronal, 208-217
paralisia do, 202
segmento do, 202
cisternal, 202
VIII, 6f
oftálmico, 6f, 176-179, 186f-189f, 192f, 194f-197f
anatomia normal, 176
CN I, 176-179, 186f-189f, 192f, 194f-197f
axial, 176, 177
coronal, 178, 179
considerações, 178
sobre técnica de imagem, 178
tumor nos, 178
centrado, 178
V1, 6f
olfatórios, 16, 62, 344
anatomia normal, 62
CN I, 344
óptico, 4f-6f, 46f-51f, 64f-73f, 102f, 103f, 108f-113f, 138f, 139f, 176f-179f, 180-199, 208f-211f, 218, 278f, 279f, 296f, 297f, 324f, 325f, 362f, 363f, 368f-379f, 382f, 383f, 390f, 391f
canal óptico com, 376f, 377f
CN II, 5f, 6f, 46f-51f, 64f-73f, 102f, 103f, 108f-113f, 138f, 139f, 176f-179f, 180-199, 208f-211f, 278f, 279f, 324f, 325f, 362f, 363f, 368f-375f, 378f, 379f, 382f, 383f, 390f, 391f
axial, 180-185
coronal, 186-197

pré-quiasmático, 378*f*, 379*f*
sagital, 198, 199
contralateral, 184
mediais, 184
nasais, 184
cortado, 5*f*
e sistema nervoso, 180
central, 180
entrando no quiasma, 73*f*
esquerdo, 64f-68*f*, 70f-72*f*
entrando no quiasma, 72*f*
parte intracanalicular, 66*f*, 67*f*
glioma dos, 186
ipsolateral, 184
pré-quiasmático, 208f-211*f*, 296*f*, 297*f*
orbital, 64*f*, 65*f*
inferior, 64*f*, 65*f*
direito, 64*f*, 65*f*
periféricos, 368
petroso, 312*f*
sulco do, 312*f*
maior, 312*f*
menor, 312*f*
S1, 590f-595*f*, 598*f*, 599*f*
raiz do, 590f-595*f*, 598*f*, 599*f*
descendente, 592*f*, 593*f*
dorsal, 598*f*, 599*f*
ventral, 598*f*, 599*f*
sensitivos, 224
cutâneos, 224
suboccipital, 527*f*
ramo dorsal, 527*f*
do nervo espinal C1, 527*f*
trigêmeo, 12*f*, 72, 73*f*, 84*f*, 85*f*, 138*f*, 139*f*, 224-245, 286*f*, 287*f*, 300f-303*f*, 326*f*, 327*f*, 348*f*, 349*f*, 378*f*, 379*f*, 382, 384, 390
CN V, 12*f*, 84*f*, 85*f*, 224-245, 286*f*, 287*f*, 300f-303*f*, 326*f*, 327*f*, 348*f*, 349*f*, 378*f*, 379*f*
axial, 224-241
coronal, 244, 245
sagital, 242, 243
divisão mandibular, 228f-233*f*
divisão maxilar, 240*f*, 241*f*, 244*f*, 245*f*, 300f-303*f*, 326*f*, 327*f*, 348*f*, 349*f*
forame redondo, 326*f*, 327*f*, 348*f*, 349*f*
V2, 326*f*, 327*f*, 348*f*, 349*f*
divisão oftálmica, 138*f*, 139*f*, 244*f*, 245*f*, 300f-303*f*, 378*f*, 379*f*
V1, 378*f*, 379*f*
e gânglio, 12*f*
entrada da raiz, 226*f*, 227*f*, 236*f*, 237*f*
núcleo do, 12*f*, 234f-239*f*
espinal do, 12*f*, 238*f*, 239*f*
trato espinal e, 12*f*
mesencefálico, 12*f*, 234f-237*f*
motor, 12*f*, 236*f*, 237*f*
sensitivo principal, 12*f*, 236*f*, 237*f*
ramos do, 72, 224, 228, 232, 382, 384, 390
mandibular, 72, 224, 228, 232, 382
maxilar, 224
oftálmico, 224
V3, 384, 390
desnervação do, 384
segmento cisternal, 84*f*, 85*f*, 222*f*, 223*f*, 224*f*, 225*f*, 242*f*, 243*f*
V1, 138*f*, 139*f*
V3, 72, 73*f*
troclear, 6*f*, 11*f*, 12*f*, 208f-213*f*, 218-223, 244*f*, 245*f*, 300f-303*f*, 370
caminho do, 218f-221*f*
CN IV, 6*f*, 11*f*, 12*f*, 208-213, 218*f*, 219*f*, 222*f*, 223*f*, 244*f*, 245*f*, 300f-303*f*, 370
axial, 218-221
coronal, 222, 223
vago, 6*f*, 12*f*, 238*f*, 239*f*, 264-271, 313*f*, 316*f*
CN X, 6*f*, 12*f*, 238*f*, 239*f*, 264-271, 313*f*, 316*f*
axial, 264-271
fibras que suprem o, 266
núcleo do, 12*f*
dorsal, 12*f*
vestibular, 240*f*, 241*f*, 246*f*, 252f-257*f*, 260f-263*f*, 318*f*
CN VIII, 252*f*, 253*f*, 260f-263*f*
inferior, 240*f*, 241*f*, 254f-257*f*, 260f-263*f*
superior, 246*f*, 252*f*, 253*f*, 256*f*, 260f-263*f*
segmento, 252*f*, 253*f*
cisternal, 252*f*, 253*f*
intracanalicular, 252*f*, 253*f*
vestibulococlear, 6*f*, 12*f*, 222*f*, 223*f*, 246-263, 282*f*, 283*f*, 318*f*
CN VIII, 6*f*, 12*f*, 222*f*, 223*f*, 246-263, 282*f*, 283*f*, 318*f*, 400
axial, 246-259
sagital, 260-263
função do, 416
destruição da, 416
pressão sobre o, 254
sintomas de, 254
provê equilíbrio, 400
ramos do, 254, 260
coclear, 254, 260
vestibular, 254, 260
vidiano, 350*f*, 351*f*, 376*f*, 377*f*
no canal, 350*f*, 351*f*, 376*f*, 377*f*
vidiano, 376*f*, 377*f*
VII/VIII, 52*f*, 86*f*, 87*f*
complexo dos, 52*f*
esquerdo, 86*f*, 87*f*
complexo dos, 86*f*, 87*f*
Neuroblastoma
olfatório, 178
Neurofibromatose 2, 262
Neuro-hipófise, 304
Neuroma
acústico, 262
Nodo(s)
jugulares, 317*f*
anteriores, 317*f*
Nódulo, 257f-259*f*, 290f-293*f*
do cerebelo, 50f-55*f*
do *vermis*, 88f-91*f*
cerebelar, 88f-91*f*
verme do cerebelo, 11*f*
Nomenclatura
mandíbula, 388
mastigação, 388
músculos da, 388
sistemas de, 388
Nuca
ligamento da, 527*f*, 564*f*, 565*f*
Núcleo(s)
abducente, 12*f*, 250*f*, 251*f*, 252
acessório, 12*f*
ambíguo, 12*f*, 266f-269*f*
anterior, 12*f*
basilares, 32
fibras ao nível dos, 32
de substância branca, 32
caudado, 8*f*, 10*f*, 30f-39*f*, 68f-87*f*, 104f-109*f*, 126, 126f-133*f*, 136f-143*f*, 148f-151*f*, 156f-165*f*, 190*f*, 191*f*, 274*f*, 275*f*, 286f-289*f*, 296f-303*f*
cabeça, 10*f*, 32f-39*f*, 68f-73*f*, 104f-107*f*, 126*f*, 128f-133*f*, 136f-139*f*, 148*f*, 150*f*, 156f-159*f*, 296f-303*f*
cauda, 8*f*, 10*f*
corpo, 8*f*, 10*f*, 30*f*, 31*f*, 78f-81*f*, 126*f*, 127*f*
cocleares, 12*f*, 256, 257*f*
dorsal, 256, 257*f*
ventral, 256, 257*f*
da base, 10, 125-145, 150, 156*f*, 157*f*
amígdala, 157*f*
axial, 126-135
anatomia normal, 126, 128, 134
considerações diagnósticas, 132
coronal, 136-145
anatomia normal, 136, 128, 134
considerações, 140, 144
diagnósticas, 140
sobre técnica de imagem, 144
cortes horizontais, 10
através do cérebro, 10
organização dos, 10*f*
tálamo e, 125, 145
de Edinger-Westphal, 12*f*, 200
dentado, 11*f*, 52*f*, 154
arquitetura do, 154
do cerebelo, 11*f*
do nervo, 12*f*
hipoglosso, 12*f*
do tálamo, 142*f*, 143*f*
ventral, 142*f*
lateral, 142*f*
ventrolateral, 143*f*
do trato, 12*f*, 266f-269*f*
solitário, 12*f*, 266f-269*f*
dorsal, 12*f*, 142*f*
do nervo, 12*f*
vago, 12*f*
X, 12*f*
medial, 142*f*
dorsomedial, 143*f*
dos CN, 12
no tronco cerebral, 12
vista posterior, 12
phantom, 12
espinal, 12*f*, 238*f*, 239*f*
do nervo trigêmeo, 12*f*, 238*f*, 239*f*
trato espinal e, 12*f*
CN V, 238*f*, 239*f*
facial, 12*f*, 250*f*, 251*f*, 252
lentiforme, 8*f*, 10*f*, 126, 128, 136f-139*f*, 286*f*, 287*f*
globo pálido, 8*f*, 10*f*
medial ao putâmen, 10*f*
putâmen, 8*f*, 10*f*
mesencefálico, 12*f*, 234*f*, 235*f*
do nervo trigêmeo, 12*f*, 234*f*, 235*f*
CN V, 234*f*, 235*f*
motor, 12*f*
do nervo trigêmeo, 12*f*
oculomotor, 12*f*, 200, 200*f*, 201*f*
acessório, 12*f*, 200
olivar, 264*f*, 265*f*
inferior, 264*f*, 265*f*
posterior, 12*f*
pulposo, 530*f*, 576*f*, 577*f*, 584f-587*f*, 596f-599*f*
D8-D9, 576*f*, 577*f*
de L5-S12, 596*f*, 597*f*
do disco intervertebral, 530*f*, 596f-599*f*
L1-L2, 596*f*, 597*f*
L2-L3, 598*f*, 599*f*
salivatórios, 12*f*, 266f-269*f*
inferior, 12*f*, 266f-269*f*
superior, 12*f*
sensitivo, 12*f*
principal, 12*f*
do nervo trigêmeo, 12*f*
subtalâmico, 152*f*, 153*f*, 160*f*, 161*f*, 222*f*, 223*f*
troclear, 12*f*, 218*f*, 219*f*
vermelho, 5*f*, 12*f*, 40f-45*f*, 152f-155*f*, 162*f*, 163*f*, 168*f*, 169*f*, 184*f*, 185*f*, 200f-205*f*, 234*f*, 235*f*
vestibulares, 12*f*, 256, 257*f*
inferior, 256, 257*f*
lateral, 256, 257*f*
medial, 256, 257*f*
superior, 256, 257*f*
Nucleus
accumbens septi, 138*f*, 139*f*

O

Óbex, 11*f*, 292*f*, 293*f*
Obstrução
ao nível das cordas vocais, 480
da abertura, 60
da tuba de Eustáquio, 60
da epiglote, 458
Odontoide
base do, 540*f*, 541*f*
extremidade do, 538*f*, 539*f*
Olfato
perda de, 178
Olho, 248
compartimento do, 50f-54*f*, 115f-117*f*
anterior, 50f-54*f*, 115f-117*f*
posterior, 50f-54*f*, 115f-117*f*
contendo humor vítreo, 53*f*
exame do, 180
oftalmoscópico, 180
músculo do, 382*f*, 383*f*
orbicular, 382*f*, 383*f*
Ombro
músculos do, 268
esternoclidomastóideo, 268
trapézio, 268
Ômega
sinal, 22f-25*f*
anatomia normal do, 24
denotando giro, 22f-25*f*
pré-central, 22f-25*f*
Opérculo
frontal, 3*f*
lobo, 86*f*, 87*f*
cobrindo a ínsula, 86*f*, 87*f*
frontal, 87*f*
parietal, 86*f*, 87*f*
temporal, 86*f*, 87*f*
orbital, 3*f*
parietal, 3*f*
temporal, 3*f*
Opístion, 102, 562*f*, 563*f*
Optic
strut, 67*f*
Órbita(s), 196, 248, 355-379, 438*f*, 439*f*
axial, 356-367
anatomia normal, 360, 366
processo patológico, 364
coronal, 368-379
anatomia normal, 368, 370, 376
considerações, 368
sobre técnica de imagem, 368
processo patológico, 368

direita, 309*f*
vista frontal, 309*f*
ligeiramente lateral, 309*f*
músculo da, 218, 246
reto lateral, 246
superior, 218
oblíquo, 218
teto da, 322*f*, 323*f*
Orelha, 56*f*, 57*f*, 86*f*, 90f-93*f*, 318*f*, 400
interna, 404
média, 408
cavidade da, 408
Organização
dos núcleos, 10*f*
da base, 10*f*
Orofaringe, 72*f*, 73*f*, 314*f*, 336*f*, 337*f*, 388*f*, 389*f*, 396*f*, 397*f*, 426f-429*f*, 472*f*, 473*f*
luz da, 428
Ossículo(s)
bigorna, 400
estribo, 400
martelo, 400
Osso(s)
densos, 536
esfenoide, 46f-48*f*, 66*f*, 67*f*, 298, 310f-313*f*, 319*f*, 322*f*, 323*f*, 334*f*, 335*f*
asa, 311*f*, 312*f*, 319*f*
maior, 311*f*, 319*f*
menor, 312*f*
clivus, 312*f*
considerações diagnósticas, 298
corpo, 312*f*
espinha, 311*f*
forame, 311*f*
espinhoso, 311*f*
oval, 311*f*
fossa, 311*f*
escafóidea, 311*f*
pterigóidea, 311*f*
hâmulo, 311*f*
jugo, 312*f*
lâmina, 311*f*
lateral, 311*f*
medial, 311*f*
processo, 311*f*, 312*f*, 334*f*, 335*f*
clinoide anterior, 312*f*
pterigoide, 311*f*, 334*f*, 335*f*
sela túrcica, 312*f*
dorso da sela, 312*f*
fossa hipofisária, 312*f*
processo clinoide posterior, 312*f*
tubérculo da sela, 312*f*
sulco, 312*f*
carotídeo, 312*f*
dos vasos meníngeos médios, 312*f*
pré-quiasmático, 312*f*
etmoide, 310*f*, 312*f*, 326*f*, 327*f*
crista *galli*, 312*f*
lâmina cribriforme, 312*f*
fino, 328
entre a órbita, 328
e as células aéreas etmoidais, 328
frontal, 18f-38*f*, 40f-45*f*, 62f-64*f*, 66*f*, 68*f*, 70*f*, 72*f*, 74*f*, 82*f*, 98*f*, 100*f*, 102*f*, 104*f*, 106*f*, 108f-123*f*, 309f-311*f*, 319*f*, 322f-325*f*, 340f-347*f*
crista frontal, 312*f*
forame cego, 312*f*
glabela, 309
incisura supraorbital, 309
forame, 309
sulco, 312*f*
do seio sagital superior, 312*f*
dos vasos meníngeos anteriores, 312*f*
superfície orbital do, 309*f*, 312*f*
superior, 312*f*
hioide, 396*f*, 397*f*, 442, 454f-457*f*, 462*f*, 463*f*, 504f-511*f*, 506, 550*f*, 551*f*
corno maior, 462*f*, 463*f*
lacrimal, 309*f*, 310*f*, 319*f*, 330*f*, 331*f*
malar, 118*f*, 119*f*
maxilar, 56*f*
processo zigomático do, 56*f*
meato auditivo, 319*f*
externo, 319*f*
nasal, 309*f*, 310*f*, 319*f*, 326f-331*f*, 338*f*, 339*f*
occipital, 32*f*, 34f-44*f*, 46f-48*f*, 50f-52*f*, 54*f*, 56f-59*f*, 88*f*, 90*f*, 92*f*, 94*f*, 96*f*, 97*f*, 99f-101*f*, 250*f*, 251*f*, 310f-312*f*, 314*f*, 315*f*, 319*f*, 412*f*, 413*f*, 527*f*
clivus do, 250*f*, 251*f*, 312*f*
côndilo, 312*f*
crista occipital interna, 312*f*
parte basilar, 312*f*, 315*f*
protuberância occipital interna, 312*f*
sulco, 312*f*
do seio, 312*f*
occipital, 312*f*
petroso inferior, 312*f*
transverso, 312*f*
dos vasos meníngeos posteriores, 312*f*
tubérculo do, 314*f*
faríngeo, 314*f*
palatino, 311*f*, 319*f*, 334*f*, 335*f*, 346*f*, 347*f*
espinha nasal posterior, 311*f*
forame palatino, 311*f*
maior, 311*f*
menores, 311*f*
lâmina horizontal, 311*f*
processo piramidal, 311*f*
parietal, 16*f*, 18f-36*f*, 38f-42*f*, 44*f*, 76*f*, 78*f*, 80*f*, 82*f*, 84*f*, 86*f*, 88*f*, 90*f*, 92*f*, 94f-98*f*, 100*f*, 102*f*, 104f-112*f*, 120f-123*f*, 309f-312*f*, 319*f*, 346*f*, 347*f*
ângulo mastóideo, 312*f*
sulco dos vasos meníngeos, 312*f*
médios, 312*f*
sutural, 310*f*
wormiano, 310*f*
temporal, 38*f*, 40f-42*f*, 44*f*, 46f-48*f*, 50*f*, 52*f*, 54*f*, 56*f*, 58*f*, 66*f*, 68*f*, 70*f*, 72*f*, 74*f*, 76*f*, 78*f*, 80*f*, 82*f*, 86f-88*f*, 90*f*, 92*f*, 93*f*, 120, 155*f*, 248, 310f-312*f*, 315*f*, 319*f*, 322*f*, 323*f*, 348f-353*f*, 399-419, 468*f*, 469*f*
axial, 400-411
anatomia normal, 400, 404, 406, 410
considerações diagnósticas, 406
processo patológico, 402, 404, 408
canal carotídeo, 311*f*
abertura externa, 311*f*
canalículo, 311*f*
mastóideo, 311*f*
timpânico, 311*f*
cóclea, 399-419
coronal, 412-419
anatomia normal, 416
processo patológico, 414
crista, 86*f*, 310*f*
petrosa do, 86*f*
supramastóidea, 310*f*
crosta petrosa do, 87*f*
eminência arqueada, 312*f*
fissura petrotimpânica, 311*f*
forame, 311*f*
estilomastóideo, 311*f*
jugular, 311*f*
mastóideo, 311*f*
fossa, 311*f*
jugular, 311*f*
mandibular, 311*f*
fratura do, 120, 402
fundo do, 410
impressão trigeminal, 312*f*
incisura mastóidea, 311*f*
para o músculo digástrico, 311*f*
meato acústico externo, 311*f*
orelha média, 399-419
parte, 310f-312*f*, 315*f*, 348f-353*f*
escamosa, 310*f*, 312*f*, 348f-353*f*
petrosa, 311*f*, 312*f*, 315*f*
feixe muscular acessório a partir da, 315*f*
processo, 56*f*, 310*f*, 311*f*, 468*f*, 469*f*
estiloide, 311*f*
mastoide, 311*f*
zigomático, 56*f*, 310*f*, 311*f*, 468*f*, 469*f*
segmento petroso do, 248
sistema vestibular, 399-419
sulco da artéria temporal, 310*f*
profunda, 310*f*
sulco do nervo petroso, 312*f*
maior, 312*f*
menor, 312*f*
sulco do seio, 312*f*
petroso superior, 312*f*
sigmóideo, 312*f*
sulco occipital, 311*f*
para artéria occipital, 311*f*
tubérculo articular, 310*f*
zigomático, 48*f*, 49*f*, 52f-55*f*, 58*f*, 60f-63*f*, 309f-311*f*, 319*f*, 324f-331*f*, 344*f*, 345*f*
forame, 309*f*
zigomaticofacial, 309*f*
processo, 309*f*
frontal, 309*f*
temporal, 309*f*
superfície orbital, 309*f*
Osteófito(s)
dos platôs vertebrais, 564
da articulação uncovertebral, 564
Otite
média, 408
Otosclerose
e perda auditiva, 406

P

Palato
duro, 62f-65*f*, 98f-107*f*, 228*f*, 229*f*, 314*f*, 336*f*, 337*f*, 438f-441*f*
mole, 98f-107*f*, 228*f*, 229*f*, 314*f*, 336*f*, 337*f*, 392f-397*f*, 442f-447*f*, 454f-459*f*
Pálido, 36*f*, 37*f*
Pálpebra
músculo da, 62f-65*f*, 112f-115*f*, 178*f*, 179*f*, 192f-197*f*, 200, 364f-371*f*, 370, 390*f*, 391*f*
levantador, 62f-65*f*, 112f-115*f*, 178*f*, 179*f*, 192f-197*f*, 200, 364f-371*f*, 370, 390*f*, 391*f*
superior, 62f-65*f*, 178*f*, 179*f*, 192f-197*f*, 200, 364f-371*f*, 370, 390*f*, 391*f*
Pancoast
tumor de, 498
Pâncreas, 533*f*
Papiledema
pressão intracraniana e, 180
aumentada, 180
Paralisia
da corda vocal, 476, 478, 490
injeção prévia para, 476, 490
de Teflon, 476, 490
do CN VI, 246
do músculo retal, 250
lateral, 250
do nervo, 202
oculomotor, 202
facial, 250, 252
ipsolateral, 250, 252
hemifacial, 120
simulando acidente vascular, 120
encefálico, 120
Parede(s)
da artéria vertebral, 536
hematoma na, 536
por dissecção, 536
da hipofaringe, 472*f*, 473*f*
posterior, 472*f*, 473*f*
orbital, 46*f*, 47*f*, 50*f*
lateral, 46*f*, 47*f*, 50*f*
ósseas, 178, 196
dos sulcos olfatórios, 178
do ápice, 196
Pars interarticularis
de C2, 568*f*, 569*f*
de C5, 568*f*, 569*f*
de L3, 530*f*, 602*f*, 603*f*
de L4, 600f-603*f*
de L5, 600*f*, 601*f*, 604*f*, 605*f*
Pars nervosa, 264
do forame jugular, 408*f*, 409*f*
nervo na, 284*f*, 285*f*
glossofaríngeo, 284*f*, 285*f*
CN IX, 284*f*, 285*f*
Pars reticularis, 155*f*
Pars vascularis
bulbo na, 284*f*, 285*f*
jugular, 284*f*, 285*f*
direito, 284*f*, 285*f*
do forame jugular, 268, 408*f*, 409*f*
compartimento da, 268
Parte
anterior, 88*f*, 89*f*
da lâmina tectal, 88*f*, 89*f*
basilar, 527*f*
do occipital, 527*f*
cartilaginosa, 315*f*
da tuba, 315*f*
auditiva, 315*f*
de Eustáquio, 315*f*
faringotimpânica, 315*f*
central, 8*f*
ventrículo lateral, 8*f*
esquerdo, 8*f*
compacta, 204*f*, 205*f*
da substância negra, 204*f*, 205*f*
descendente, 533*f*
do duodeno, 533*f*
2ª, 533*f*
do giro frontal, 3*f*
inferior, 3*f*
opercular, 3*f*
orbital, 3*f*
triangular, 3*f*
do osso, 310f-312*f*, 315*f*, 324*f*, 325*f*, 348f-353*f*
occipital, 312*f*
basilar, 312*f*, 315*f*
temporal, 310f-312*f*, 324*f*, 325*f*, 348f-353*f*
basilar, 310*f*, 311*f*

escamosa, 312*f*, 324*f*, 325*f*, 348f-353*f*
petrosa, 312*f*
inferior, 260*f*, 261*f*
lóbulo semilunar, 260*f*, 261*f*
interarticular, 525*f*
do áxis, 525*f*
de C2, 525*f*
orbital, 312*f*
superfície da, 312*f*
superior, 312*f*
petrosa, 311*f*
posterior, 260f-263*f*
lóbulo quadrangular, 260f-263*f*
reticular, 154*f*
retrolenticular, 10*f*
da cápsula interna, 10*f*
superior, 260*f*, 261*f*
lóbulo semilunar, 260*f*, 261*f*
PD (Densidade de Prótons)
sequência de, 132
Pedículo, 532*f*
cortado, 531*f*
de C2, 525*f*
de C3, 526*f*, 548*f*, 549*f*, 556*f*, 557*f*, 566*f*, 567*f*
de C6, 568*f*, 569*f*
de C7, 526*f*, 568*f*, 569*f*
de D1, 581*f*
de D10, 580*f*, 581*f*
de D11, 582*f*, 583*f*
de D2, 580*f*, 581*f*
de D5, 580*f*, 581*f*
de D6, 580*f*, 581*f*
de D7, 580*f*, 581*f*
de D8, 572*f*, 573*f*, 580*f*, 581*f*
de L1, 530*f*, 600*f*, 601*f*
de L2, 530*f*, 600*f*, 601*f*
de L3, 600*f*, 601*f*
de L4, 600*f*, 601*f*, 603*f*
de L5, 588f-591*f*, 602f-605*f*
de T6, 529*f*
do áxis, 525*f*
Pedúnculo
cerebelar, 11*f*, 48f-53*f*, 86f-89*f*, 104f-107*f*, 166f-169*f*, 224f-227*f*, 236f-239*f*, 242*f*, 243*f*, 246f-255*f*, 257*f*, 264*f*, 265*f*, 268, 282f-285*f*
anterior, 168*f*, 169*f*, 238*f*, 239*f*, 252f-259*f*, 264*f*, 265*f*, 268, 284*f*, 285
inferior, 11*f*, 168*f*, 169*f*
médio, 11*f*, 51f-53*f*, 86*f*, 87*f*, 104f-107*f*, 224*f*, 225*f*, 242*f*, 243*f*, 246f-255*f*, 257*f*, 282*f*, 283*f*
braço da ponte, 52*f*, 53*f*, 107*f*
ponte, 104*f*, 105*f*
superior, 11*f*, 48f-50*f*, 88*f*, 89*f*, 166f-169*f*, 226*f*, 227*f*, 236*f*, 237*f*, 246f-249*f*
cerebral, 4*f*, 11*f*, 42*f*, 44*f*, 45*f*, 48*f*, 84*f*, 85*f*, 142f-144*f*
direito, 45*f*
médio, 144*f*
superior, 48*f*
do cerebelo, 145*f*
posterior, 145*f*
Pele, 62*f*, 64*f*, 66*f*, 68*f*, 70*f*, 72*f*, 74*f*, 76*f*, 78*f*, 80*f*, 82*f*, 84*f*, 86*f*, 88*f*, 90*f*, 92*f*, 94*f*, 96*f*, 98*f*, 100*f*, 102*f*, 104*f*, 106*f*, 108*f*, 110*f*, 112*f*, 114*f*, 116*f*, 118*f*, 120*f*, 122*f*
Perda
auditiva, 404, 406
em crianças, 404
neurossensorial, 404
otosclerose e, 406
da gordura, 330
que rodeia, 330
o gânglio, 330
o nervo, 330
de olfato, 178
de volume, 46
da substância branca, 46
central, 46
do controle motor, 402
no lado ipsolateral, 402
da face, 402
do teto ósseo, 416
do canal semicircular, 416
superior, 416
Peritônio, 533*f*
Pescoço
cabeça e, 307-519
cavidade oral, 421-470
axial, 422-437
coronal, 438-453
sagital, 454-470
faringe, 421-470
axial, 422-437
coronal, 438-453
sagital, 454-470
hipofaringe, 471-519
axial, 472-487
coronal, 488-503
sagital, 504-519
infra-hióideo, 471-519
axial, 472-487
coronal, 488-503
sagital, 504-519
laringe, 471-519
axial, 472-487
coronal, 488-503
sagital, 504-519
mandíbula, 381-398
axial, 382-389
coronal, 390-398
músculos da mastigação, 381-398
axial, 382-389
coronal, 390-398
órbitas, 355-380
axial, 356-367
coronal, 368-380
osso temporal, 399-420
axial, 400-411
cóclea, 399-420
coronal, 412-420
orelha média, 399-420
sistema vestibular, 399-420
seios paranasais, 321-354
axial, 322-337
coronal, 338-354
supra-hióideo, 421-470
axial, 422-437
coronal, 438-453
sagital, 454-470
visão geral, 308-320
artérias, 316
base do crânio, 311, 312, 319, 320
crânio, 309, 310, 319, 320
faringe, 314
linfonodos, 317
meninges, 319, 320
músculos da faringe, 315
nariz, 313
seios paranasais, 313
vasos linfáticos, 317
via da recepção sonora, 318
estudo do, 474
por imagem, 474
linfonodos do, 450
eixo longo dos, 450
músculos do, 238*f*, 239*f*, 268, 428*f*, 429*f*, 431*f*, 436*f*, 437*f*, 452f-453*f*, 460f-463*f*, 472f-483*f*, 494*f*, 495*f*, 498f-503*f*, 512f-519*f*
espinal, 498*f*, 499*f*
esplênio, 500f-503*f*
esternoclidomastóideo, 268
longo, 238*f*, 239*f*, 428*f*, 429*f*, 431*f*, 460f-463*f*, 472f-483*f*, 494*f*, 495*f*
longus colli, 238*f*, 239*f*
longuíssimo, 500*f*, 501*f*, 512*f*, 513*f*
semiespinal, 436*f*, 437*f*, 452f-453*f*, 460f-463*f*, 472f-483*f*, 500f-503*f*, 512f-519*f*
trapézio, 268
Pia-máter, 8*f*
PICA (Artéria Cerebelar Inferior Posterior)
cortada, 9*f*
Pilar (es)
articular, 558*f*, 559*f*
cerebral, 5*f*, 9*f*
comum, 416*f*, 417*f*, 419*f*
crus, 5*f*
do diafragma, 533*f*
do fórnice, 4*f*, 10*f*, 144*f*, 145*f*, 164*f*, 165*f*
Pirâmide(s), 292*f*, 293*f*
bulbar, 238*f*, 239*f*, 268, 270*f*, 271*f*, 284*f*, 285*f*
medular, 238*f*, 239*f*
da medula, 126
decussação das, 11*f*
verme do cerebelo, 11*f*
Platô(s)
vertebral, 563*f*, 564, 579*f*
da articulação uncovertebral, 564
osteófitos dos, 564
inferior, 563*f*
de C3, 563*f*
superior, 563*f*, 579*f*
de C4, 563*f*
Plexo
braquial, 498, 514*f*, 515*f*
corióideo, 30f-41*f*
coroide, 4*f*, 8f-11*f*, 82f-95*f*, 108f-115*f*, 128f-135*f*, 144*f*, 145*f*, 148f-153*f*, 164f-167*f*, 274f-277*f*, 284, 290*f*, 291*f*
do quarto ventrículo, 4*f*, 11*f*
do terceiro ventrículo, 4*f*, 8*f*
do ventrículo, 8f-10*f*
lateral, 8f-10*f*
passando pelo forame de Monro, 85*f*
de Batson, 7*f*
venoso, 6*f*, 7*f*, 562*f*, 563*f*
basilar, 6*f*, 7*f*
vertebral, 7*f*
Polia
troclear, 364*f*, 365*f*
para o músculo oblíquo, 364*f*, 365*f*
superior, 364*f*, 365*f*
Polígono
de Willis, 44, 280
aneurisma do, 280
ruptura de, 280
Polo
frontal, 3*f*, 5*f*
occipital, 3*f*, 5*f*
temporal, 3*f*, 5*f*
Ponte, 4*f*, 11*f*, 48*f*, 49*f*, 52*f*, 53*f*, 82f-87*f*, 98*f*, 100f-105*f*, 142f-145*f*, 160*f*, 162*f*, 163*f*, 168*f*, 169*f*, 216f-218*f*, 224f-227*f*, 236*f*, 237*f*, 240f-243*f*, 246f-257*f*, 282*f*, 283*f*, 288*f*, 289*f*, 304*f*, 305*f*, 450*f*, 451*f*
braço da, 52*f*, 53*f*, 106*f*, 107*f*
cisto incidental na, 206, 218
infartos da, 250
dorsal, 250
ventral, 250
ventral, 258*f*, 259*f*
aspecto caudal, 258*f*, 259*f*
Porus
acusticus, 401*f*
Pré-cúneo, 4*f*
Prega
ariepiglótica, 315*f*, 474*f*, 475*f*, 492*f*, 493*f*
músculo com, 492*f*, 493*f*
ariepiglótico, 492*f*, 493*f*
faringoepiglótica, 315*f*
vocal, 314*f*, 504*f*, 505*f*, 507*f*, 509*f*
falsa, 504*f*, 505*f*
verdadeira, 504*f*, 505*f*, 507*f*, 509*f*
Pré-molar
1°, 388*f*, 389*f*, 428f-430*f*
bicúspide, 388*f*, 389*f*, 428f-430*f*
2°, 388*f*, 389*f*, 428f-430*f*
bicúspide, 388*f*, 389*f*, 428f-430*f*
Pressão
aumentada, 364
no seio cavernoso, 364
após trauma, 364
sintomas de, 254
sobre o nervo, 254
facial, 254
vestibulococlear, 254
Processo
acessório, 530*f*
de L2, 530*f*
de L3, 530*f*
alveolar, 309*f*, 310*f*
articular, 530f-532*f*, 546f-551*f*, 556*f*, 557*f*, 564*f*, 565*f*, 576*f*, 577*f*, 580f-589*f*, 592f-595*f*, 598f-603*f*
inferior, 525*f*, 526*f*, 529f-532*f*, 546*f*, 547*f*, 550*f*, 551*f*, 556*f*, 557*f*, 564*f*, 565*f*, 576*f*, 577*f*, 580f-589*f*, 598f-603*f*
do áxis, 525*f*
superior, 526*f*, 529f-532*f*, 550*f*, 551*f*, 556*f*, 557*f*, 600f-603*f*
facetotropismo, 531*f*
clinoide, 66f-69*f*, 200*f*, 201*f*, 204f-207*f*, 312*f*, 319*f*, 348*f*, 349*f*, 376f-379*f*
anterior, 66f-69*f*, 312*f*, 319*f*, 348*f*, 349*f*, 376f-379*f*
do esfenoide, 348*f*, 349*f*
médio, 319*f*
posterior, 200*f*, 201*f*, 204f-207*f*, 312*f*
condilar, 58f-61*f*, 72f-79*f*, 310*f*, 552*f*, 553*f*, 556*f*, 557*f*
cabeça do, 310*f*
da mandíbula, 58f-61*f*
coronoide, 58*f*, 59*f*, 228f-231*f*, 310*f*, 313*f*, 332*f*, 333*f*, 384*f*, 385*f*, 392
mandíbula, 58*f*, 59*f*, 61*f*, 228f-231*f*, 313*f*, 332*f*, 333*f*, 384*f*, 385*f*, 392
espinhoso, 502*f*, 503*f*, 504, 506, 530f-533*f*, 544f-551*f*, 560f-563*f*, 562, 572f-575*f*, 578*f*, 579*f*, 584f-597*f*
C7, 506
extremidade do, 506
cervicais, 504
inferiores, 504
da vértebra, 533*f*
L1, 533*f*
de C2, 544f-548*f*, 562*f*, 563*f*
bífido, 546f-548*f*
torácicos, 504
superiores, 504
estiloide, 78*f*, 79*f*, 310*f*, 311*f*, 313*f*, 315*f*, 319*f*, 536f-539*f*

frontal, 309f, 310f, 319f, 326f, 327f
da maxila, 319f, 326f, 327f
mamilar, 530f
de L1, 530f
de L2, 530f
de L3, 530f
mastoide, 310f, 311f, 319f
odontoide, 84f, 102, 304f, 305f, 556f-559f, 562f-565f
base do, 562f, 563f
da C2, 84f
frouxidão do, 84f
dente, 304f, 305f
C2, 304f, 305f
posicionamento do, 84f
assimétrico, 84f
orbital, 309f
do osso palatino, 309f
palatino, 311f, 319f
piramidal, 311f
pterigoide, 310f, 330f-335f, 348f-351f
do esfenoide, 330f, 331f, 334f, 335f, 348f, 349f
lâmina do, 310f, 332f, 333f, 350f, 351f
lateral, 310f, 332f, 333f, 350f, 351f
medial, 310f, 332f, 333f
hâmulo pterigóideo da, 310f
subcoronóideo, 60f, 61f
da mandíbula, 60f
supraorbital, 319f
temporal, 309f, 310f, 319f
do zigomático, 319f
transverso, 530f-533f, 540f, 541f, 544f, 545f, 552f-559f, 570f-573f, 582f, 583f, 588f-593f, 602f-605f
da vértebra, 527f
C7, 527f
proeminente, 527f
de C1, 525f, 556f-559f, 570f, 571f
de C2, 525f, 544f, 545f, 556f, 557f
odontoide, 540
de C3, 526f
bífido, 526f
de C4, 526f
de C7, 526f
do atlas, 525f
C1, 527f
do áxis, 525f
fratura do, 540
através da base maior, 540
perto da extremidade, 540
tubérculo anterior do, 546f, 547f, 552f-555f
de C2, 547f
de C3, 546f, 548f, 549f, 554f, 555f
de C5, 552f, 553f
de C6, 552f, 553f
tubérculo posterior do, 546f, 547f, 552f, 553f
de C4, 554f, 555f
de C5, 554f, 555f
uncinado, 526f, 546f, 547f, 556f, 557f, 566f, 567f
de C3, 546f, 547f
de C4, 526f
direito, 526f
esquerdo, 526f
área para articulação do, 526f
de C5, 566f, 567f
de C6, 566f, 567f
de C7, 526f, 566f, 567f
zigomático, 56f, 57f, 59f, 309f-311f, 319f, 390f, 391f, 468f, 469f
do osso, 56f, 57f, 468f, 469f
maxilar, 56f, 57f
temporal, 56f, 57f, 468f, 469f
do temporal, 319f, 390f, 391f
Proeminência
do canal semicircular, 318f
lateral, 318f
na parede anterior, 252
do quarto ventrículo, 252
Promontório, 318f
coclear, 414f, 415f
Protuberância
mentual, 309f
occipital, 310f-312f, 319f
externa, 310f, 311f, 319f
ínio, 310f
interna, 312f
Protrusão
da língua, 270
discal, 586
Prussak
espaço de, 404f-407f, 414f, 415f
Pseudotumor
cerebri, 180
Ptérion, 310f
Pulmão, 484f-487f, 498f-503f, 510f, 512f-518f
Pulvinar, 10f
do tálamo, 5f, 9f, 11f, 38f, 39f, 88f-91f
Punção
da membrana, 480
cricotireóidea, 480
Pupila
músculo da, 200
esfíncter, 200
Putâmen, 34f-39f, 68f-83f, 108f-111f, 128, 128f-135f, 140f-143f, 150f, 151f, 156f-163f, 170f-173f, 190f, 191f, 222f, 223f, 242f, 243f, 274f, 275f, 296f-303f
do tálamo, 144f, 145f
globo pálido, 10f
medial ao, 10f
núcleo lentiforme, 10f
núcleo lentiforme, 8f, 10f

Q

Quarto
ventrículo, 4f, 8f, 11, 48f-51f, 88f-91f, 98f-100f, 102f, 103f, 166f-169f, 224f-227f, 236f-239f, 246f-249f, 250, 257f, 282f, 283f, 284, 290f-293f, 304f, 305f, 401f
plexo corióideo do, 4f, 11f
tênia do, 11f
Quiasma
óptico, 4f, 5f, 6f, 44f, 45f, 72f, 74, 75f, 102f, 103f, 157f, 168f, 169f, 182f, 183f, 244f, 245f, 280f, 281f, 286f, 287f, 298f-305f
anatomia normal, 74
avaliação do, 286
esquerdo, 72f
nervo entrando no, 72f

R

Rafe
da faringe, 314f, 315f
Raiz
alveolares, 336f
dos molares maxilares, 336f
da língua, 314f, 315f
do nervo, 572f-578f, 584f-587f, 590f-595f, 598f, 599f, 602f, 603f
espinal, 572f-578f, 584f-587f, 592f-595f
D8, 574f-577f
L5, 584f-587f, 592f-595f
gânglio da, 584f, 585f, 592f-595f
S1, 594f, 595f
T8, 572f, 573f
L5, 590f, 591f, 598f, 599f, 602f, 603f
descendente, 590f, 591f
dorsal, 598f, 599f, 602f, 603f
ventral, 598f, 599f
S1, 590f-595f, 598f, 599f
descendente, 592f-595f
dorsal, 598f, 599f
ventral, 598f, 599f
nervosas, 498, 584f, 585f, 591f
cervicais, 498
L5, 584f, 585f, 591f
espinal, 584f, 585f
descendente, 591f
S1, 591f
Ramo(s)
alveolar, 316f
inferior, 316f
anterior, 134f, 139f, 140f
da cápsula interna, 134f, 139f, 140f
da artéria, 316f
alveolar inferior, 316f
mentual, 316f
milo-hióideo, 316f
occipital, 316f
esternoclidomastóideo, 316f
da artéria carótida, 72f, 73f, 76f-79f, 94f
externa, 72f, 73f, 76f-79f, 94f
direita, 72f
esquerda, 76f-78f
segmento cervical, 79f
da artéria cerebral, 66f-73f, 136f-139f, 214f, 215f, 364f-367f
anterior, 66f-73f, 136f-139f
pericaloso, 68f-73f, 136f-139f
média, 70f, 214f, 215f364f-367f
esquerda, 364f-367f
da artéria oftálmica, 363f, 368f-373f
esquerda, 368f-373f
inferior, 363f
superior, 368f-373f
esquerda, 368f-373f
da cápsula interna, 222f, 223f
posterior, 222f, 223f
da mandíbula, 60f, 61f, 66f-75f, 309f, 310f, 332f-335f, 394f, 395f, 552f-555f
da SOV, 363f, 370f-373f
esquerda, 370f-373f
da veia oftálmica, 363f
inferior, 363f
do estribo, 318f
do nervo espinal, 586f, 587f
L4, 586f, 587f
dorsal
ventral, 586f, 587f
do sulco lateral, 3f
anterior, 3f
ascendente, 3f
posterior, 3f
dorsal, 527f, 531f, 586f, 587f
do nervo espinal, 527f, 531f, 586f, 587f
C1, 527f
L4, 586f, 587f
L5, 531f
interno, 315f
do nervo, 315f
laríngeo superior, 315f
lingual, 316f
mandibular, 72, 382
do nervo, 72, 382
craniano, 382
trigêmeo, 72, 382
V3, 382
na artéria cerebral, 7f, 13f
anterior, 7f, 13f
A1, 13f
A2, 7f
M2, 7f
média, 13f
M1, 13f
M2, 13f
M3, 13f
superior, 236f, 237f
fissura cerebelopontina, 236f, 237f
V3, 390
do nervo, 390
trigêmeo, 390
ventral, 531f, 586f, 587f
do nervo espinal, 531f, 586f, 587f
L2, 531f
L4, 586f, 587f
vestibulares, 400
inferior, 400
superior, 400
Recepção
sonora, 318
via da, 318
Recesso
do terceiro ventrículo, 98f, 99f
infundibular, 98f, 99f
quiasmático, 98f, 99f
epitimpânico, 318f
esfenoetmoidal, 62f, 63f, 344f-347f
reto inferior, 62f
faríngeo, 313f
infundibular, 8f
lateral, 8f, 11f, 586
esquerdo, 8f
estreitamento de, 586
olfatório, 326f, 327f
pericárdico, 430
inferior, 430
processo patológico, 430
pineal, 8f
supraóptico, 4f, 8f
suprapineal, 8f
Região(ões)
com sinal de líquido, 52
T2 brilhante, 52
pineal, 304f, 305f
Regulação
autonômica, 266
Reil
ilha de, 3f, 10f
Retina, 184, 358f-363f
medial, 182
nasal, 182
sinais a partir da, 182
sensitivos, 182
Revestimento
camada de, 314f
da fáscia cervical, 314f
profunda, 314f
RF (Radiofrequência)
múltiplos pulsos de, 472
Rim, 533f
Rolando
sulco de, 3f, 4f
Rosenmüller
fossa de, 58f-61f, 60, 332f, 333f, 394f, 395f, 422f, 423f, 424
Rosenthal
veia de, 88f-91f, 90
basal, 88f-91f, 90
anatomia normal, 90
esquerda, 90f, 91f
Rosto
sensações do, 238
de dor, 238
e temperatura, 238

Rostro
do corpo caloso, 4*f*, 136*f*, 137*f*, 168*f*, 169*f*, 302f-305*f*
Ruptura
de aneurisma, 280
do polígono de Willis, 280

S

S1, 596f-599*f*, 602*f*, 603*f*
nervo, 590f-595*f*, 598*f*, 599*f*
espinal, 594*f*, 595*f*
raiz do, 594*f*, 595*f*
raiz do, 590f-595*f*, 598*f*, 599*f*
descendente, 592*f*, 593*f*
dorsal, 598*f*, 599*f*
ventral, 598*f*, 599*f*
processo de, 592f-595*f*
articular, 592f-595*f*
superior, 592f-595*f*
raiz nervosa, 591*f*
S2, 598*f*
Saco
endolinfático, 404
lacrimal, 309*f*, 310*f*
fossa do, 309*f*, 310*f*
tecal, 584f-599*f*
Sacro, 531*f*, 600*f*, 601*f*, 604*f*, 605*f*
asa do, 592f-595*f*
S1, 596f-600*f*, 602*f*, 603*f*
S1-S2, 524*f*
S2, 598*f*, 600*f*
superfície do, 531*f*
auricular, 531*f*
articulação com o ílio, 531*f*
Sáculo, 318*f*
Schwannoma, 262
Segmento(s)
vertebrais, 532*f*
anteriores, 532*f*
posteriores, 532*f*
Seio(s)
cavernoso, 6*f*, 7*f*, 13*f*, 46f-48*f*, 68f-73*f*, 104f-107*f*, 188, 202, 208, 300, 302*f*, 303*f*, 364
compartimento selar, 302*f*, 303*f*
lateral, 302*f*, 303*f*
pressão aumentada no, 364
após trauma, 364
confluência dos, 6*f*, 7*f*, 13*f*, 96*f*, 97*f*
tórcula, 13*f*, 96*f*, 97*f*
de Herófilo, 96*f*, 97*f*
do tímpano, 406*f*, 407*f*
esfenoidal, 6*f*, 52f-55*f*, 66f-73*f*, 100f-107*f*, 136f-141*f*, 176*f*, 177*f*, 188*f*, 189*f*, 208f-213*f*, 296f-301*f*, 300, 314*f*, 322, 324, 324f-329*f*, 350*f*, 351*f*, 356f-361*f*, 376f-379*f*, 392*f*, 393*f*, 446*f*, 447*f*
corpo do, 71*f*
septo do, 71*f*
septo ósseo do, 66f-70*f*, 72*f*, 73*f*
esfenoparietal, 6*f*, 7*f*
etmoidais, 322
frontal, 22*f*, 44f-47*f*, 104f-109*f*, 314*f*, 319*f*, 322f-325*f*, 338f-341*f*, 342
superior, 22*f*
intercavernosos, 6*f*, 7*f*
anterior, 6*f*, 7*f*
posterior, 6*f*, 7*f*
maxilar, 54*f*, 56f-65*f*, 108-118*f*, 228*f*, 229*f*, 240*f*, 241*f*, 313*f*, 322, 328f-335*f*, 342, 342f-347*f*, 356*f*, 357*f*, 384f-387*f*, 422f-425*f*, 438f-443*f*, 460f-465*f*
alterações nos, 108
inflamatórias, 108
antro, 240*f*, 241*f*
extensão inferior, 228*f*, 229*f*
nasal, 424*f*, 425*f*
occipital, 7*f*, 312*f*
sulco do, 312*f*
paranasais, 313, 321-353
axial, 322-337
anatomia normal, 322, 324, 330, 336
considerações diagnósticas, 326, 328
coronal, 338-353
anatomia normal, 338, 342, 344, 350
considerações cirúrgicas, 340
processo patológico, 346
corte transversal, 313
líquido nos, 326
hemorrágico, 326
paredes dos, 322
petroso, 6*f*, 7*f*, 13*f*, 120*f*, 121*f*, 312*f*
inferior, 6*f*, 7*f*, 13*f*, 312*f*
sulco do, 312*f*
superior, 6*f*, 7*f*, 120*f*, 121*f*, 312*f*
sulco do, 312*f*
piriforme, 472f-475*f*, 492*f*, 493*f*
reto, 4*f*, 6*f*, 7*f*, 34f-47*f*, 94*f*, 95*f*, 98f-103*f*, 130*f*, 131*f*, 134*f*, 135*f*
no tentório, 4*f*
do cerebelo, 4*f*
veia cerebral magna e, 94*f*, 95*f*
junção da, 94*f*, 95*f*
sagital, 4*f*, 6*f*, 7*f*, 13*f*, 14*f*, 17f-50*f*, 62f-103*f*, 96, 102, 126f-129*f*, 134, 274f-278*f*, 312*f*
inferior, 6*f*, 7*f*, 67f-95*f*, 98*f*, 100*f*, 101*f*, 126f-129*f*, 134
cortado, 6*f*
superior, 4*f*, 7*f*, 13*f*, 14*f*, 17f-50*f*, 62f-103*f*, 96, 102, 274f-278*f*, 312*f*
cortado, 6*f*
sulco do, 312*f*
sigmóideo, 6*f*, 7*f*, 13*f*, 14*f*, 86f-93*f*, 116f-123*f*, 257f-263*f*, 312*f*, 319*f*, 400f-406*f*, 410*f*, 411*f*, 452f-453*f*
alça do, 401*f*, 410*f*, 411*f*
continuação do seio transverso, 6*f*
direito, 258*f*, 259*f*, 452*f*, 453*f*
e transverso direito, 92*f*, 93*f*
junção dos, 92*f*, 93*f*
junção do, 86*f*, 87*f*
e veia jugular interna direita, 86*f*, 87*f*
sulco do, 312*f*, 319*f*
transverso, 6*f*, 7*f*, 13*f*, 14*f*, 50f-57*f*, 94f-97*f*, 96, 104f-123*f*, 312*f*
direito, 96
defeito de enchimento no, 96
sulco do, 312*f*
trombose no, 96, 134
venosa, 96, 134
venosos durais, 6, 7, 116
corte, 6, 7
coronal, 6
sagital, 7
crânio seccionado, 6
horizontalmente, 6
vista sagital, 7
arterial, 7
venosa, 7
Sela
dorso da, 202f-207*f*
túrcica, 48*f*, 49*f*, 70f-75*f*, 98f-103*f*, 295-305, 312*f*, 319*f*, 324
coronal, 296-303
considerações diagnósticas, 298
nota técnica, 296
processo patológico, 300
dorso da sela, 312*f*
fossa hipofisária, 312*f*
hipófise na, 70f-75*f*, 98f-102*f*
processo clinoide posterior, 312*f*
sagital, 304, 305
processo patológico, 304
tubérculo da sela, 312*f*
Septo
do corpo, 71*f*
do seio esfenoidal, 71*f*
nasal, 54f-65*f*, 250*f*, 251*f*, 313*f*, 314*f*, 319*f*, 326f-341*f*, 348*f*, 349*f*, 422*f*, 423*f*
cartilagem do, 313*f*
ósseo, 66f-70*f*, 72*f*, 73*f*
do seio esfenoidal, 66f-70*f*, 72*f*, 73*f*
pelúcido, 4*f*, 8*f*, 10*f*, 32f-35*f*, 68f-79*f*, 126f-131*f*, 136f-143*f*, 156f-163*f*, 274*f*, 275*f*, 296f-300*f*, 302*f*, 303*f*
Simetria
da abertura, 536
da fossa de Rosenmüller, 536
da tuba de Eustáquio, 536
Sinal(is)
de impressão digital, 458
na radiografia lateral, 458
da epiglote, 458
de invasão perineural, 240
de líquido, 52
T2 brilhante, 52
regiões com, 52
ômega, 22f-25*f*
anatomia normal do, 24
denotando giro, 22f-25*f*
pré-central, 22f-25*f*
sensitivos, 182
a partir da retina, 182
Sincondrose
esfenoccipital, 314*f*
Sistema
endócrino, 76*f*
límbico, 42, 78, 147-173
axial, 148-155
anatomia normal, 150, 154
coronal, 156-167
anatomia normal, 160
processo patológico, 162
sagital, 168-173
anatomia normal, 170
nervoso, 76*f*, 368
central, 368
sinais do, 76*f*
universal, 388
de numeração, 388
dentária, 388
vertebrobasilar, 82
vestibular, 252, 274
Soalho
da boca, 442
da fossa média, 108, 138*f*, 139*f*
do crânio, 108, 138*f*, 139*f*
do corno temporal, 170
do ventrículo lateral, 170
do terceiro ventrículo, 76
SOV (Veia Oftálmica Superior), 6*f*, 64*f*, 65*f*, 178*f*, 179*f*, 186f-189*f*, 192f-197*f*, 364, 368
direita, 364*f*, 365*f*
e ramos, 363f-365*f*
ramos da, 363*f*, 368f-373*f*
esquerda, 368f-373*f*
Stensen
ducto de, 428f-431*f*
Subglote, 488*f*, 489*f*, 504f-507*f*
Subiculum, 154*f*, 155*f*, 160f-167*f*
Substância
branca, 38, 46, 102f-105*f*, 126, 137*f*, 140, 144, 260*f*, 261*f*
central, 46
perda de volume da, 46
paraventricular, 137*f*
subinsular, 38
trato de, 102f-105*f*, 126, 260*f*, 261*f*
cíngulo, 102f-105*f*
contínuos da, 126
primário de, 260*f*, 261*f*
cinzenta, 38, 126, 144*f*, 145*f*
insular, 38
periaquedutal, 144*f*, 145*f*
negra, 5*f*, 40f-45*f*, 142*f*, 143*f*, 160*f*, 161*f*, 200, 204*f*, 205*f*, 222*f*, 223*f*, 280*f*, 281*f*
parte compacta da, 204*f*, 205*f*
perfurada, 5*f*, 222*f*, 223*f*
anterior, 5*f*
na fossa interpeduncular, 5*f*
posterior, 5*f*, 222*f*, 223*f*
Sulco(s)
calcarino, 3f-5*f*
carotídeo, 312*f*
da artéria carótida, 312*f*
interna, 312*f*
central, 3*f*, 4*f*, 20f-27*f*, 102*f*, 104f-107*f*, 112f-117*f*, 120*f*, 121*f*
circular, 3*f*
colateral, 4*f*, 5*f*, 170*f*, 171*f*
coronal, 118*f*
CSF nos, 274
da artéria temporal, 310*f*
profunda, 310*f*
da tuba auditiva, 311*f*
de Rolando, 3*f*, 4*f*
de Sylvius, 3*f*, 5*f*
ramo do, 3*f*
anterior, 3*f*
ascendente, 3*f*
posterior, 3*f*
do cíngulo, 4*f*, 104*f*, 105*f*, 136f-143*f*
do corpo caloso, 4*f*
do nervo, 312*f*
petroso, 312*f*
maior, 312*f*
menor, 312*f*
do seio, 312*f*, 319*f*
occipital, 312*f*
petroso, 312*f*
inferior, 312*f*
superior, 312*f*
sagital, 312*f*
superior, 312*f*
sigmóideo, 312*f*, 319*f*
transverso, 312*f*
dos vasos meníngeos, 312*f*
anteriores, 312*f*
médios, 312*f*
ramos frontais, 312*f*
ramos parietais, 312*f*
posteriores, 312*f*
endorrinal, 288*f*, 289*f*
frontal, 3*f*
interior, 3*f*
superior, 3*f*
hipotalâmico, 4*f*, 11*f*
inconstante, 3*f*
infraorbital, 309*f*
intraparietal, 3*f*

lateral, 3*f*, 5*f*
ramo do, 3*f*
anterior, 3*f*
ascendente, 3*f*
posterior, 3*f*
limitante, 11*f*
marginal, 4*f*
mediano, 11*f*
dorsal, 11*f*
occipital, 3*f*, 311*f*
para artéria occipital, 311*f*
posterior, 3*f*
temporal, 5*f*
transverso, 3*f*
occipitotemporal, 4*f*
olfatório, 5*f*, 178, 194*f*, 195*f*, 344*f*, 345*f*
paredes ósseas dos, 178
orbitais, 5*f*, 16, 62
anatomia normal, 62
para artéria vertebral, 525*f*
atlas, 525*f*
C1, 525*f*
para o nervo espinal, 526*f*
em C4, 526*f*
em C7, 526*f*
paracentral, 4*f*
parietoccipital, 4*f*, 98*f*, 99*f*, 102f-109*f*
pontomedular, 258*f*, 259*f*
central, 258*f*, 259*f*
pós-central, 3*f*
pré-central, 3*f*
pré-quiasmático, 312*f*
pulmonar, 498
tumor do, 498
rinal, 4*f*, 5*f*
semilunar, 3*f*
temporal, 3*f*, 5*f*
inferior, 3*f*, 5*f*
superior, 3*f*
Superfície
auricular, 531*f*
do sacro, 531*f*
articulação com o ílio, 531*f*
de C4, 526*f*
articular, 526*f*
do processo uncinado direito, 526*f*
de C7, 526*f*
articular, 526*f*
do processo uncinado, 526*f*
do atlas, 525*f*
articular inferior, 525*f*
da massa lateral para o áxis, 525*f*
superior, 525*f*
da massa lateral para o côndilo occipital, 525*f*
para o côndilo occipital, 525*f*
do cérebro, 126
infratemporal
da maxila, 310*f*
medial, 4
do hemisfério cerebral, 4
tronco cerebral excisado, 4
mucosas, 422, 438, 474
da hipofaringe, 474
assimetria nas, 474
das vias nasais, 438
do trato aerodigestivo, 422
orbital, 309*f*
da asa do esfenoide, 309*f*
maior, 309*f*
menor, 309*f*
da maxila, 309*f*
do osso frontal, 309*f*
do zigomático, 309*f*
posterior, 532*f*
dos corpos vertebrais, 532*f*
superior, 312*f*
da parte orbital, 312*f*
supraespinhoso
Supraglotite, 458
Suprimento
sanguíneo, 574
da medula espinal, 574
lombar, 574
torácico, 574
Sutura
coronal, 18f-36*f*, 38f-42*f*, 44*f*, 45*f*, 98*f*, 100*f*, 102*f*, 104*f*, 106*f*, 108*f*, 110*f*, 112*f*, 114*f*, 116*f*, 119*f*, 120*f*, 122*f*, 123*f*, 309*f*, 310*f*, 319*f*
escamosa, 42*f*, 44*f*, 74f-76*f*, 78*f*, 80*f*, 82*f*, 84*f*, 86*f*, 88*f*, 90*f*, 319*f*
esfenoescamosa, 3480f-353*f*
esfenozigomática, 326*f*, 327*f*
intermaxilar, 311*f*
lambdóidea, 28f-44*f*, 46f-50*f*, 52*f*, 54*f*, 56*f*, 58*f*, 92*f*, 94f-97*f*, 104*f*, 106f-113*f*, 116f-123*f*, 310*f*, 319*f*
occipitomastóidea, 560*f*, 561*f*
palatomaxilar, 311*f*
sagital, 16f-27*f*, 76*f*, 78*f*, 80*f*, 82*f*, 84*f*, 86*f*, 88*f*, 90*f*, 92*f*, 94*f*, 96*f*, 319*f*
zigomaticomaxilar, 56*f*, 57*f*
Sylvius
aqueduto de, 4*f*, 8*f*, 11*f*, 84f-89*f*, 98f-101f144*f*, 145*f*, 218*f*, 284, 292
cerebral, 86*f*
cisternas de, 44, 154*f*, 280*f*, 281*f*
fissura de, 36*f*, 37*f*, 40f-43*f*, 66f-87*f*, 89*f*, 118*f*, 120*f*, 121*f*, 126f-145*f*, 156*f*, 157*f*, 160f-167*f*, 276*f*, 277*f*, 286*f*, 287*f*, 296f-299*f*, 302*f*, 303*f*, 366*f*, 367*f*
sulco de, 3*f*, 5*f*
ramo do, 3*f*
anterior, 3*f*
ascendente, 3*f*
posterior, 3*f*
veia de, 90
profunda, 90
anatomia normal, 90

T

T1 (Primeira Vértebra Torácica), 498, 524*f*, 527*f*
T6 (Sexta Vértebra Torácica)
canal, 529*f*
espinal, 529*f*
corpo, 529*f*
faceta articular, 529*f*
superior, 529*f*
faceta costal, 529*f*
incisura vertebral, 529*f*
inferior, 529*f*
inferior, 529*f*
superior, 529*f*
transversa, 529*f*
lâmina, 529*f*
pedículo, 529*f*
processo, 529*f*
articular, 529*f*
inferior, 529*f*
superior, 529*f*
espinhoso, 529*f*
transverso, 529*f*
T7 (Sétima Vértebra Torácica)
canal espinal, 529*f*
faceta articular, 529*f*
superior, 529*f*
lâmina, 529*f*
processo, 529*f*, 572*f*, 573*f*
articular, 529*f*
superior, 529*f*
espinhoso, 529*f*, 572*f*, 573*f*
T8 (Oitava Vértebra Torácica)
canal, 529*f*
espinal, 529*f*
corpo vertebral, 572*f*, 573*f*
faceta de, 572*f*, 573*f*
costal, 572*f*, 573*f*
superior, 572*f*, 573*f*
lâmina, 529*f*
nervo espinal, 572*f*, 573*f*
raiz do, 572*f*, 573*f*
T9 (Nona Vértebra Torácica)
canal, 529*f*
espinal, 529*f*
lâmina, 529*f*
processo, 529*f*
articular inferior, 529*f*
espinhoso, 529*f*
transverso, 529*f*
T12 (Décima Segunda Vértebra Torácica), 524*f*
corpo, 529*f*
faceta, 529*f*
articular, 529*f*
inferior, 529*f*
superior, 529*f*
costal, 529*f*
processo, 529*f*
articular, 529*f*
inferior, 529*f*
superior, 529*f*
espinhoso, 529*f*
transverso, 529*f*
Tábua
externa, 62*f*, 64*f*, 66*f*, 68*f*, 70*f*, 72*f*, 74*f*, 76*f*, 78*f*, 80*f*, 82*f*, 84*f*, 86*f*, 88*f*, 90*f*, 92*f*, 94*f*, 96*f*, 98*f*, 100*f*, 102*f*, 104*f*, 106*f*, 108*f*, 110*f*, 112*f*, 114*f*, 116f-118*f*, 120*f*, 122*f*
da calota, 117*f*
da calvária, 116*f*
interna, 62*f*, 64*f*, 66*f*, 68*f*, 70*f*, 72*f*, 74*f*, 76*f*, 78*f*, 80*f*, 82*f*, 84*f*, 86*f*, 88*f*, 90*f*, 92*f*, 94*f*, 96*f*, 98*f*, 100*f*, 102*f*, 104*f*, 106*f*, 108*f*, 110*f*, 112*f*, 114*f*, 116f-118*f*, 120*f*, 122*f*
da calvária, 116*f*
Tálamo, 8*f*, 10*f*, 32f-39*f*, 80f-90*f*, 100f-107*f*, 150*f*, 151*f*, 160f-165*f*, 168f-171*f*, 184, 190*f*, 191*f*, 222*f*, 223*f*, 242*f*, 243*f*, 274*f*, 275*f*, 304*f*, 305*f*
axial, 126-135
anatomia normal, 126, 128, 134
considerações diagnósticas, 132
caudal, 38*f*
coronal, 136-145
anatomia normal, 136, 128, 134
considerações, 140, 144
diagnósticas, 140
sobre técnica de imagem, 144
dorsal, 38*f*
e núcleos da base, 125-145
e terceiro ventrículo, 4*f*, 11*f*
estria do, 4*f*
medular, 4*f*
núcleo do, 142*f*, 143*f*
ventral, 142*f*, 143*f*
lateral, 142*f*, 143*f*
pulvinar do, 5*f*, 9*f*, 11*f*, 38*f*, 39*f*, 88f-91*f*, 144*f*, 145*f*
Talamoestriada, 7*f*
Tecido(s)
adenóideo, 562
adiposo, 422
subcutâneo, 422
areolar, 533*f*
conectivo, 406
mole, 536, 538, 562
edema nos, 538, 562
pré-vertebral, 562
lateral, 538
ao odontoide, 538
Tectum
colículos, 98f-103*f*
inferiores, 98f-103*f*
superiores, 98f-103*f*
Teflon
injeção prévia de, 476, 490
em paralisia, 476, 490
da corda vocal, 476, 490
Tegme
do canal semicircular, 416
superior, 416
perda do, 416
do tímpano, 412f-415*f*
mastóideo, 416f-419*f*
timpânico, 318*f*
Tela
corióidea, 8*f*
do terceiro ventrículo, 8*f*
Temporal, 309*f*, 310*f*, 319*f*
crista supramastóidea, 310*f*
fossa do, 396
glenoide, 396
parte escamosa, 310*f*, 324*f*, 325*f*
processo zigomático, 310*f*
sulco da artéria temporal, 310*f*
profunda, 310*f*
tubérculo articular, 310*f*
Tendão(ões)
comum, 196*f*, 197*f*, 374*f*, 375*f*
de Lockwood, 374*f*, 375*f*
de Zinn, 196*f*, 197*f*, 374*f*, 375*f*
de origem dos músculos, 533*f*
oblíquo, 533*f*
interno, 533*f*
transverso, 533*f*
do abdome, 533*f*
do músculo tensor
do tímpano, 406
retos, 374*f*, 375*f*
inferior, 374*f*, 375*f*
medial, 374*f*, 375*f*
Tênia
do quarto ventrículo, 11*f*
Tentório, 158*f*, 159*f*, 164*f*, 165*f*, 290*f*, 291*f*
cerebelar, 166*f*, 167*f*
do cerebelo, 4*f*, 6*f*, 7*f*, 88f-95*f*, 104f-121*f*, 167*f*, 220*f*, 221*f*
meningioma, 108
metástases durais, 108
seio reto no, 4*f*
Terceiro
ventrículo, 4*f*, 8*f*, 10*f*, 11*f*, 38f-43*f*, 76-85*f*, 88*f*, 89*f*, 98*f*, 99*f*, 130f-135*f*, 140f-143*f*, 156f-163*f*, 214*f*, 215*f*, 276*f*, 277*f*, 284, 288*f*, 289*f*, 292*f*, 293*f*
e aderência intertalâmica, 8*f*
plexo coroide do, 4*f*, 8*f*
recesso do, 98*f*, 99*f*
infundibular, 98, 99*f f*
quiasmático, 98*f*, 99*f*
soalho do, 76

tálamo e, 4*f*, 11*f*
tela corióidea do, 8*f*
Teto
da boca, 62f-65*f*
mucosa sobre o, 62f-65*f*
da órbita, 322*f*, 323*f*
ósseo, 416
do canal semicircular, 416
superior, 416
Tímpano
músculo do, 406f-411*f*
tensor, 406f-411*f*
tendão do, 406
nervo do, 408*f*, 409*f*
corda, 408*f*, 409*f*
seio do, 406*f*, 407*f*
tegme do, 412f-415*f*
Tinnitus, 256
Tireoide
istmo da, 504f-507*f*
lobo da, 512*f*, 513*f*
TMJ (Articulação Temporomandibular), 396, 397*f*
cartilagem da, 74*f*
articular, 74*f*
fossa glenoide com, 74*f*
direita, 552
esquerda, 552
Tonsila(s), 76*f*, 77*f*, 238*f*, 239*f*, 284*f*, 292*f*, 293*f*
cerebelar, 54*f*, 55*f*, 98f-103*f*, 102, 122, 564
anatomia normal, 102
avaliação da, 122
superior, 54*f*, 55*f*
da faringe, 314*f*
do cerebelo, 11*f*
faríngea, 315*f*, 454*f*, 455*f*
adenoide, 454*f*, 455*f*
lingual, 314*f*, 396*f*, 397*f*, 454*f*, 455*f*
núcleo da base, 156*f*
palatina, 314*f*, 426f-433*f*, 446f-449*f*
processo patológico, 162
Topo
do globo ocular, 364*f*
Tórax, 268
Tórcula, 13*f*, 14*f*
confluência dos seios, 13*f*
de Herófilo, 96f-98*f*, 100f-103*f*
Toro
tubário, 60, 61*f*, 332*f*, 333*f*, 394*f*, 395*f*, 424*f*, 425*f*
Traqueia, 314*f*, 480f-487*f*, 490f-497*f*, 504f-507*f*
superior, 504
inferior, 504
Traqueotomia
cricóidea, 480
Trato
aerodigestivo, 422, 562
superfícies do, 422
mucosas, 422
corticospinal, 250*f*, 251*f*
do nervo, 250*f*, 251*f*, 257*f*
abducente, 250*f*, 251*f*
CN VI, 250*f*, 251*f*
coclear, 257*f*
facial, 250*f*, 251*f*
CN VII, 250*f*, 251*f*
vestibular inferior, 257*f*
espinal, 12*f*
e núcleo espinal, 12*f*
do nervo trigêmeo, 12*f*
glossofaríngeo, 266*f*, 267*f*
olfatório, 4*f*, 5*f*
óptico, 5*f*, 8*f*, 9*f*, 76f-79*f*, 81*f*, 102*f*, 103*f*, 140*f*, 141*f*, 152*f*, 153*f*, 156*f*, 182f-185*f*, 188f-191*f*, 212f-217*f*, 234*f*, 235*f*, 364*f*, 365*f*
piramidal, 220*f*, 221*f*, 254*f*, 255*f*, 266*f*, 267*f*
primário, 260*f*, 261*f*
de substância branca, 260*f*, 261*f*
solitário, 266f-269*f*
núcleo do, 266f-269*f*
tegmental, 206*f*, 207*f*
central, 206*f*, 207*f*
vago, 268*f*, 269*f*
Trauma
avaliação no, 326
das janelas ósseas, 326
pressão aumentada após, 364
no seio cavernoso, 364
Triângulo
retromandibular, 430
Trigeminal
gânglio, 75*f*, 77*f*
cavo de Meckel contendo o, 75*f*, 77*f*
Trígono, 276
colateral, 170*f*, 171*f*
do nervo hipoglosso, 11*f*
do ventrículo lateral, 128f-135*f*, 150f-153*f*, 166*f*, 167*f*, 172*f*, 173*f*, 276*f*, 277*f*, 290*f*, 291*f*
habênula, 11*f*
retromolar, 430
vagal, 11*f*
Troisier
linfonodo de, 317*f*
sentinelas, 317*f*
Trolard
veia de, 7*f*, 16*f*, 17*f*, 64*f*, 65*f*, 90f-95*f*
Trombo(s), 50, 102
Trombose
de veia, 118
cortical, 118
do seio venoso, 134
venosa, 116
Tronco
aórtico, 14*f*
braquiocefálico, 14*f*
cerebral, 4, 5, 42, 60, 175-271
CSF em torno do, 60*f*
e CN, 175-271
I, 176-179
II, 180-199
III, 200-217
IV, 218-223
V, 224-245
VI, 246-263
VII, 246-263
VIII, 246-263
IX, 264-271
X, 264-271
XI, 264-271
XII, 264-271
excisado, 4
seccionado, 5
superfície do, 42
posterior, 42
do corpo caloso, 4*f*
jugular, 317*f*
simpático, 313*f*, 316*f*
subclávio, 317*f*
e linfonodo, 317*f*
tireocervical, 316*f*
Tuba
auditiva, 60*f*, 61*f*, 311*f*, 313f-315*f*, 318*f*, 394*f*, 395*f*, 408*f*, 409*f*, 422*f*, 423*f*
abertura da, 60*f*, 61*f*, 314*f*, 394*f*, 395*f*, 422*f*, 423*f*
faríngea, 314*f*
cartilagem da, 313*f*
parte cartilaginosa da, 315*f*
sulco da, 311*f*
de Eustáquio, 60*f*, 311*f*, 314*f*, 315*f*, 318*f*, 332*f*, 333*f*
abertura da, 332*f*, 333*f*
faringotimpânica, 311*f*, 314*f*, 315*f*, 318*f*
abertura faríngea da, 314*f*
parte cartilaginosa da, 315
Túber, 292*f*, 293*f*
cinéreo, 4*f*, 5*f*
verme do cerebelo, 11*f*
Tubérculo
anterior, 527*f*, 546f-549*f*, 552f-555*f*
da vértebra C6, 527*f*
do processos transverso, 546f-549*f*, 552f-555*f*
de C2, 547*f*
de C3, 546*f*, 548*f*, 549*f*, 554*f*, 555*f*
de C5, 552*f*, 553*f*
de C6, 552*f*, 553*f*
articular, 310*f*, 311*f*
carotídeo, 527*f*
de Chassaignac, 527*f*
corniculado, 315*f*
cuneiforme, 11*f*, 315*f*
da C6, 527*f*
anterior, 527*f*
da costela, 572*f*, 573*f*
da sela, 312*f*
de C1, 525*f*
anterior, 525*f*
posterior, 525*f*
de C3, 526*f*
anterior, 526*f*
posterior, 526*f*
de C4, 526*f*
anterior, 526*f*
posterior, 526*f*
de C7, 526*f*
anterior, 526*f*
inconspícuo, 526*f*
posterior, 526*f*
do atlas, 525*f*, 528*f*
anterior, 525*f*, 528*f*
para o ligamento do, 525*f*
transverso, 525*f*
posterior, 525*f*
faríngeo, 311*f*, 314*f*, 315*f*, 527*f*
do osso occipital, 314
grácil, 11*f*
jugular, 84*f*, 85*f*
mentual, 309*f*
posterior, 548*f*, 549*f*, 554*f*, 555*f*, 570*f*, 571*f*
de C5, 570*f*, 571*f*
de C6, 570*f*, 571*f*
do processo transverso, 548*f*, 549*f*, 554*f*, 555*f*
de C3, 548*f*, 549*f*
de C4, 554*f*, 555*f*
de C5, 554*f*, 555*f*
trigeminal, 11*f*
Tuberosidade
da maxila, 310*f*
isquiática, 531*f*
Tumor
de Pancoast, 498
do sulco pulmonar, 498
no pulmão, 498
Turbo
spin-echo, 472

U

Úncus, 4*f*, 5*f*
incisura do, 156*f*, 157*f*
giro ambiente, 156*f*, 157*f*
Unidade
osteomeatal, 342*f*, 343*f*
Utrículo, 318*f*
Úvula, 68f-71*f*, 258*f*, 259*f*, 292*f*, 293*f*, 315*f*, 448*f*, 449*f*, 454f-457*f*
verme do cerebelo, 11*f*

V

Vacina
de *Haemophilus influenzae*, 458
tipo B, 458
Valécula, 270*f*, 271*f*, 458*f*, 459*f*
Vaso(s)
corticais, 122
linfáticos, 317
da cabeça, 317
e pescoço, 317
meníngeos, 312*f*
sulco dos, 312*f*
anteriores, 312*f*
médios, 312*f*
ramos frontais, 312*f*
ramos parietais, 312*f*
posteriores, 312*f*
Veia
alveolar, 66*f*
inferior, 66*f*
direito, 66*f*
anastomóticas, 7*f*, 16, 112*f*, 113*f*, 118*f*, 119*f*
superior, 16
angular, 14*f*
ázigo, 572*f*, 574*f*, 576*f*
basal, 88f-91*f*, 90
de Rosenthal, 88f-91*f*, 90
esquerda, 90*f*, 91*f*
basivertebral, 556*f*, 557*f*
braquiocefálica, 486*f*, 487*f*, 514*f*, 515*f*
esquerda, 486*f*, 487*f*
cava, 486, 533*f*
superior, 486
inferior, 533*f*
cerebelar, 167*f*
magna, 167*f*
cerebral, 4*f*, 6*f*, 7*f*, 8*f*, 11*f*, 16, 32f-37*f*, 86*f*, 88f-90*f*, 90, 92f-95*f*, 98f-103*f*, 130f-135*f*, 144*f*, 145*f*, 160f-165*f*, 167*f*, 274f-277*f*, 290*f*, 291*f*
anterior, 90
inferior, 6*f*
cortada, 6*f*
interna, 7*f*, 8*f*, 32f-37*f*, 86*f*, 88f-91*f*, 90, 98f-101*f*, 130f-132*f*, 134*f*, 135*f*, 160f-165*f*, 167*f*, 274*f*, 275*f*
anatomia normal, 90
magna, 4*f*, 6*f*, 7*f*, 11*f*, 90, 92f-95*f*, 98f-103*f*, 130f-133*f*, 134, 166*f*, 276*f*, 277*f*, 290*f*, 291*f*
anatomia normal, 90
cisterna da, 276*f*, 277*f*
e o seio reto, 94*f*, 95*f*
junção da, 94*f*, 95*f*
média, 16, 90
profunda, 90
profundas, 90, 94*f*, 95*f*
acessória, 94*f*, 95*f*
anatomia normal, 90
coroide, 90
anatomia normal, 90
cortical, 13*f*, 16, 96*f*, 97*f*, 118
ocluída, 118

trombose de, 118
de Galeno, 4f, 6f, 7f, 11f, 90, 92f, 93f, 95f, 98f-103f, 130f-133f, 134, 276f, 277f, 290f, 291f
anatomia normal, 90
de Labbé, 7f, 92f, 93f
de ligação, 7f, 112f, 113f, 118f, 119f
de Sylvius, 90
profunda, 90
anatomia normal, 90
de Trolard, 7f, 16f, 17f, 64f, 65f, 90f-95f
anatomia normal da, 16
emissária, 402f, 403f
estriadas, 90
inferiores, 90
anatomia normal, 90
facial, 14f, 313f, 388f, 389f, 446f, 447f
ilíaca, 584f, 586f, 588f, 590f, 592f, 594f
comum, 584f, 586f, 588f, 590f, 592f, 594f
direita, 584f, 586f, 588f, 590f, 592f, 594f
inominada, 486
esquerda, 486
jugular, 7f, 14f, 56f-61f, 80f, 81f, 84f-87f, 114f-117f, 228f, 229f, 258f-263f, 268, 313f, 318f, 388f, 389f, 422f-437f, 450f, 451f, 472f-485f, 486, 494f-497f, 512f-515f, 536f, 538f, 540f, 542f-544f, 546f-548f, 550f, 552f, 553f, 554f, 556f
interna, 7f, 14f, 56f-61f, 80f, 81f, 84f-87f, 114f-117f, 228f, 229f, 258f-263f, 268, 313f, 318f, 388f, 389f, 422f-437f, 450f, 451f, 472f-485f, 486, 494f-497f, 512f-515f, 536f, 538f, 540f, 542f-544f, 546f-548f, 550f, 552f, 553f, 554f, 556f
direita, 81f, 84f-87f, 258f, 259f, 430f-437f, 450f, 451f, 472f, 473f, 476f, 477f, 494f, 495f, 552f-554f
esquerda, 80f, 81f, 84f-87f, 228f, 229f, 422f-429f, 474f, 475f, 482f-485f, 486, 536f, 538f, 540f, 542f-554f, 546f-548f, 550f
mandibular, 119f, 121f
direita, 119f, 121f
média, 6f
superficial, 6f
mesentérica, 533f
superior, 533f
oftálmica, 6f, 64f, 65f, 178f, 179f, 186f-189f, 192f-197f
superior, 6f, 64f, 65f, 178f, 179f, 178f, 179f, 186f-189f, 192f-19
petrosa, 6f
retromandibular, 118f, 120f, 122f, 123f, 313f, 424f-429f, 432f, 433f, 436f, 437f
direita, 118f, 120f, 122f, 123f, 424f-429f, 432f, 433f, 436f
esquerda, 433f, 437f
subclávia, 486
esquerda, 486
talamoestriada, 8f
superior, 8f
terminal, 90
anatomia normal, 90
Velum interpositum
cisterna do, 142f, 143f, 151f
Ventrículo(s), 8, 214f, 215f
avaliação dos, 286
corno do, 206f, 207f
temporal, 206f, 207f
da laringe, 456f, 457f, 504f-507f
dilatação dos, 46
ex-vácuo, 46
do cérebro, 8
phantom, 8
vista lateral, 8
do CSF, 273-293
axial, 274-285
anatomia normal, 274, 276, 282, 284
considerações sobre técnica de imagem, 276
processo patológico, 274, 278, 280
coronal, 286-291
considerações diagnósticas, 286
sagital, 292, 293
considerações diagnósticas, 292
lateral, 4f, 8f, 9f, 10f, 30f-47f, 46, 66f-95f, 108f-117f, 126f-145f, 148f-173f, 242f, 243f, 260f-263f, 274f-281f, 278, 284, 286f-293f, 296f-305f
átrio do, 37f-41f, 92f, 108f-112f, 114f, 115f, 150f-153f, 166f, 167f, 170f, 171f
corno do, 8f, 32f-39f, 42f-47f, 46, 66f-85f, 108f-117f, 130f, 131f, 148f, 149f, 154f-156f, 166f, 167f, 170, 274f, 275f, 278f-281f, 286f-289f, 296f-303f
anterior, 286f, 287f
frontal, 32f-39f, 66f-79f, 81f-83f, 130f, 131f, 148f, 149f, 274f, 275f, 296f-303f
lateral, 8f, 66f, 67f
posterior, 32f-35f, 42f, 43f, 78f, 154f-156f, 166f, 167f, 170
temporal, 44f-47f, 79f, 80f-85f, 108f-117f, 278f-281f, 288f, 289f
corpo do, 126f-129f, 157f-165f, 242f, 243f, 274f, 275f, 304f, 305f
direito, 8f
e plexo coroide, 4f, 9f, 10f
esquerdo, 8f, 86f-91f, 93f-95f
átrio do, 93f-95f
contendo plexo coroide, 95f
corno do, 8f
anterior, 8f
frontal, 8f
inferior, 8f
occipital, 8f
posterior, 8f
temporal, 8f
trígono do, 128f-135f, 150f-153f, 166f, 167f, 172f, 173f, 276f, 277f
quarto, 4f, 8f, 11, 48f-51f, 88f-91f, 98f, 100f, 102f, 103f, 166f, 168f, 224f-227f, 236f-239f, 246f-249f, 250, 257f, 282f, 283f, 284, 290f-293f, 304f, 305f, 401f
e cerebelo, 11
corte sagital mediano, 11
vista posterior, 11
e plexo coroide, 4f
terceiro, 4f, 8f, 10f, 38f-43f, 76-78f, 80f-85f, 88f, 89f, 130f-135f, 140f-143f, 156f-163f, 276f, 277f, 284, 288f, 289f, 292f, 293f
e aderência intertalâmica, 8f
plexo coroide do, 4f, 8f
soalho do, 76
tela corióidea do, 8f
Verme
do cerebelo, 11f, 40f-43f
cúlmen, 11f
declive, 11f
folha, 11f
língula, 11f
lóbulo central, 11f
nódulo, 11f
pirâmide, 11f
túber, 11f
úvula, 11f
Vermis, 224f, 225f, 238f, 239f, 250f, 251f, 258f, 259f, 264f, 265f, 268f, 269f, 280f-283f
cerebelar, 48f, 49f, 54f, 55f, 88f-95f
inferior, 54f, 55f
nódulo do, 88f-91f
superior, 48f, 49f
do cerebelo, 278f, 279f
mediano, 102
anatomia normal, 102
superior, 382f, 383f
Vértebra(s)
C1, 314f
atlas, 314f
arco anterior do, 314f
C2, 314f
áxis, 314f
dente do, 314f
C6, 527f
tubérculo da, 527f
anterior, 527f
C7, 527f
processo espinhoso da, 527f
cervicais, 498, 524f, 525f
atlas, 524f
áxis, 524f
C1, 524f
C2, 524f
C5, 498
C6, 498
C7, 498
C8, 498
superiores, 525f
montadas, 525f
dorsais, 572
L1, 530f, 531f, 533f
corpo da, 530f, 531f
vertebral, 530f
disco intervertebral, 530f
pedículo, 530f
processo, 530f, 533f
espinhoso, 530f, 533f
mamilar, 530f
transverso, 530f
processo articular, 530f
inferior, 530f
superior, 530f
L2, 530f
canal, 530f, 533f
espinal, 530f
corpo vertebral, 530f
forame intervertebral, 530f
neural, 530f
incisura vertebral, 530f
inferior, 530f
lâmina, 530f
pedículo, 530f
processo, 530f
acessório, 530f
articular superior, 530f
espinhoso, 530f
mamilar, 530f
transverso, 530f
L3, 530f
canal espinal, 530f
corpo vertebral, 530f
incisura vertebral, 530f
superior, 530f
pars interarticularis, 530f
processo, 530f
acessório, 530f
articular superior, 530f
espinhoso, 530f
mamilar, 530f
transverso, 530f
L4, 530f
lâmina, 530f
processo, 530f
articular inferior, 530f
L5, 530f, 531f
corpo da, 531f
faceta articular, 530f
para o sacro, 530f
lombares, 524f, 530
L1, 524f
L5, 524f
montadas, 530
proeminente, 527f
T1, 527f
T6, 529f
canal espinal, 529f
corpo, 529f
faceta articular, 529f
superior, 529f
faceta costal, 529f
inferior, 529f
superior, 529f
transversa, 529f
incisura vertebral, 529f
inferior, 529f
superior, 529f
lâmina, 529f
pedículo, 529f
processo articular, 529f
inferior, 529f
superior, 529f
processo, 529f
espinhoso, 529f
transverso, 529f
T7, 529f
canal espinal, 529f
faceta articular, 529f
superior, 529f
lâmina, 529f
processo, 529f
articular superior, 529f
espinhoso, 529f
T8, 529f
canal espinal, 529f
lâmina, 529f
T9, 529f
canal espinal, 529f
lâmina, 529f
processo, 529f
articular inferior, 529f
espinhoso, 529f
transverso, 529f
T12, 529f
corpo, 529f
faceta articular, 529f
inferior, 529f
superior, 529f
faceta costal, 529f
processo, 529f
espinhoso, 529f
transverso, 529f
processo articular, 529f
inferior, 529f
superior, 529f
torácicas, 524f, 529
T1, 524f
T12, 524f
Vertex cranii
considerações diagnósticas, 16

Vértice
lesão despercebida no, 16
metastática, 16
na medula, 16
Vestibular, 416*f*, 417*f*
Vestíbulo, 318*f*, 400, 400f-405*f*, 414*f*, 415*f*
do nariz, 313*f*
Véu
medular, 4*f*, 11*f*, 166*f*, 167*f*, 220*f*, 221*f*, 226*f*, 227*f*, 236*f*, 237*f*, 246*f*, 247*f*, 268*f*, 269*f*
inferior, 4*f*, 11*f*, 268*f*, 269*f*
superior, 4*f*, 11*f*, 166*f*, 167*f*, 220*f*, 221*f*, 226*f*, 227*f*, 236*f*, 237*f*, 246*f*, 247*f*
palatino, 58f-60*f*, 230*f*, 231*f*, 313*f*, 315*f*, 386*f*, 387*f*, 396*f*, 397*f*, 426*f*, 427*f*, 448*f*, 449*f*
músculo do, 58f-60*f*, 230*f*, 231*f*, 313*f*, 315*f*, 386*f*, 387*f*, 396*f*, 397*f*, 426*f*, 427*f*, 448*f*, 449*f*
levantador, 58f-60*f*, 230*f*, 231*f*, 313*f*, 315*f*, 386*f*, 387*f*, 396*f*, 397*f*, 448*f*, 449*f*
tensor, 58f-60*f*, 386*f*, 387*f*, 426*f*, 427*f*
Via(s)
aérea, 474
avaliação da, 474
exposição da, 474
a agentes carcinogênicos, 474
a vírus, 474
obstrução da, 474
iminente, 474
da audição, 400
da recepção sonora, 318
nasais, 340, 438
superfície das, 438
mucosa, 438
Viga
óptica, 66f-69*f*, 376, 377*f*
Virchow
linfonodo de, 317*f*
sentinelas, 317*f*
Vírus
exposição a, 474
das vias aéreas, 474
Visão Geral
da coluna vertebral, 523-533
ligamentos craniocervicais, 527, 528
externos 527
internos, 528
ligamentos vertebrais, 531, 532
região lombar, 532
região lombossacral, 531
região lombar, 533
corte transversal, 533
vértebras, 529, 530
lombares, 530
torácicas, 529
cervicais, 525, 526
atlas, 525
áxis, 525
C1, 525
C2, 525
de C3, 526
de C4, 526
de C7, 526
vista, 524
anterior, 524
lateral esquerda, 524
posterior, 524
Víscera(s)
nervo vago e, 268
Vista
arterial, 7*f*, 13*f*
axial, 13*f*
cervical, 14*f*
frontal, 14*f*
oblíqua, 14*f*
coronal, 13*f*
sagital, 7*f*
facial, 14*f*
lateral, 8*f*
esquerda, 8*f*
do cérebro, 8*f*
posterior, 12
dos núcleos dos nervos cranianos, 12
no tronco cerebral, 12
venosa, 7*f*, 13*f*
axial, 13*f*
coronal, 13*f*
sagital, 7*f*, 14*f*
facial, 14*f*
Volta
aberrante, 76*f*, 77*f*
na artéria carótida interna, 76*f*, 77*f*
direita, 76*f*, 77*f*
da cóclea, 254*f*, 255*f*, 402f-407*f*, 404, 406
apical, 402f-405*f*, 404
basal, 404, 406*f*, 407*f*
média, 254*f*, 255*f*, 402f-405*f*, 404
Volume
da substância branca, 46
central, 46
perda de, 46
Vômer, 309*f*, 311*f*, 313*f*, 319*f*, 328f-333*f*, 336*f*, 337*f*, 340f-351*f*, 384*f*, 385*f*

W

Wernicke
encefalopatia de, 42
Willis
círculo de, 9*f*, 14*f*, 202
polígono de, 44, 280
aneurisma do, 280
ruptura de, 280

Z

Zigoma, 392*f*, 393*f*
Zigomático, 332*f*, 333*f*, 342*f*, 343*f*, 345f-347*f*
Zinn
anel tendíneo de, 370
tendão de, 196*f*, 197*f*, 374*f*, 375*f*
comum, 196*f*, 197*f*, 374*f*, 375*f*
Zona
de entrada, 236*f*, 237*f*
da raiz do nervo, 236*f*, 237*f*
trigêmeo, 236*f*, 237*f*
Zumbido
pulsátil, 254
debilitante, 254